運動機能障害症候群の
マネジメント

―― 理学療法評価・MSIアプローチ・ADL指導 ――

Shirley A. Sahrmann
著

竹井 仁
鈴木 勝
監訳

小倉秀子
玉利光太郎
福島潮人
千葉慎一
玉利珠樹
杉谷敏郎
訳

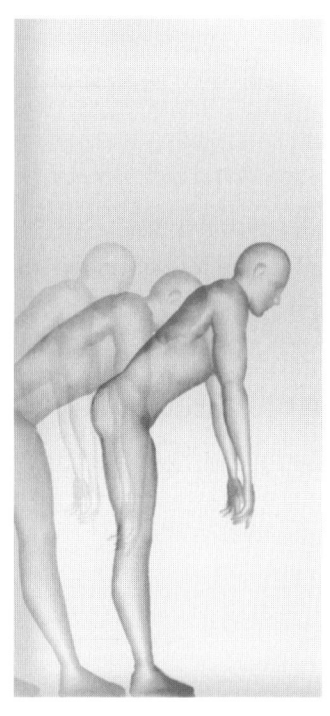

医歯薬出版株式会社

訳者一覧

〔監訳者〕

竹井　仁　株式会社オフィス・タケイリリース
鈴木　勝　しみず整形・形成外科 リハビリテーション科

〔訳　者〕（執筆順）

竹井　仁　前掲
小倉　秀子　Kaiser Permanente South San Francisco Medical Center Rehabilitation Services
玉利光太郎　帝京平成大学健康メディカル学部理学療法学科
福島　潮人　The University of Western Australia, School of Human Movement & Exercise Science and Centre for Musculoskeletal Studies in the School of Surgery & Pathology
千葉　慎一　脇田整形外科
玉利　珠樹　東京都立北療育医療センター城北分園
鈴木　勝　前掲
杉谷　敏郎　元・一盛病院

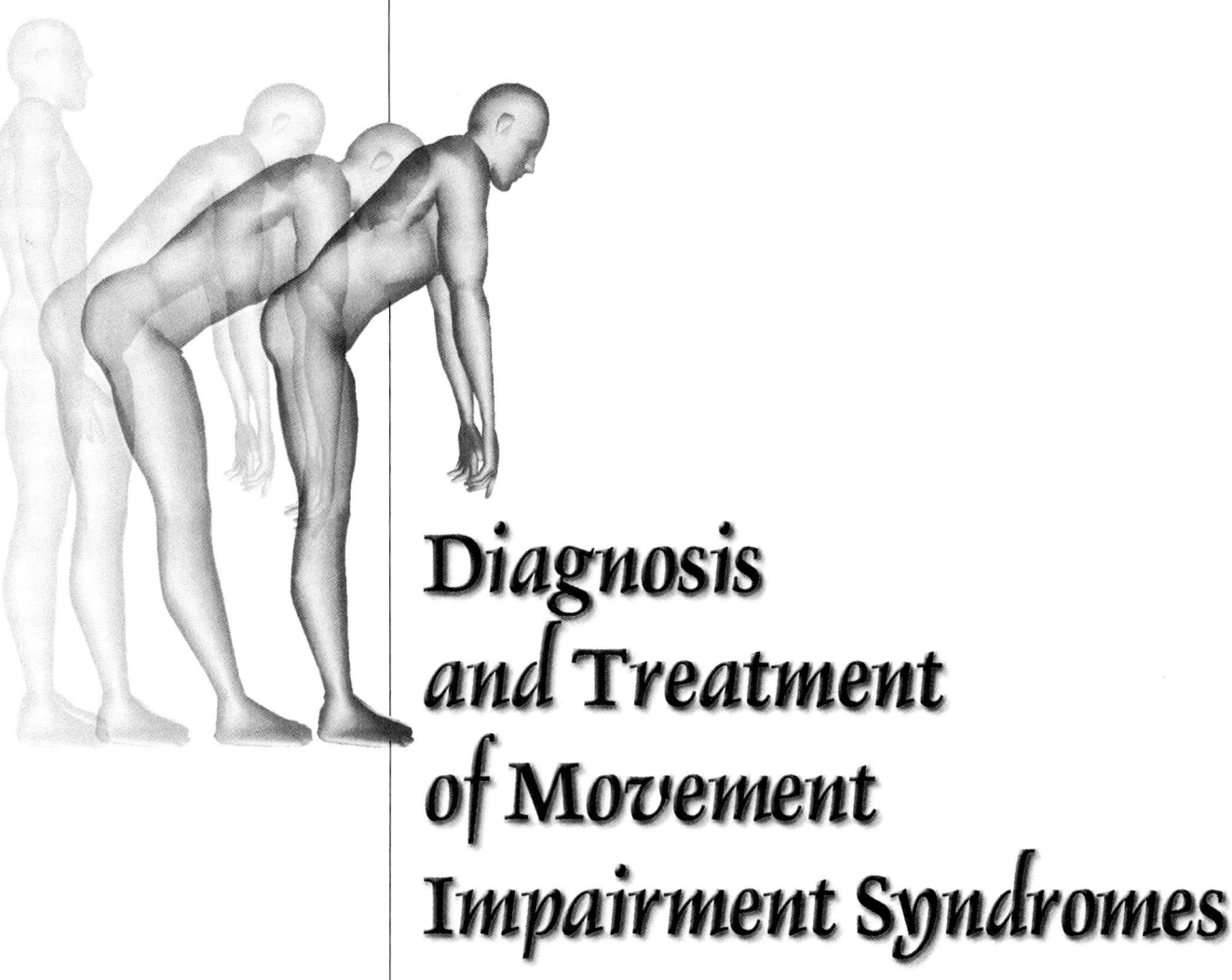

Diagnosis and Treatment of Movement Impairment Syndromes

Shirley Sahrmann, PhD, PT, FAPTA

PROFESSOR, PHYSICAL THERAPY, CELL BIOLOGY & PHYSIOLOGY
ASSOCIATE PROFESSOR, NEUROLOGY
DIRECTOR, PROGRAM IN MOVEMENT SCIENCE
WASHINGTON UNIVERSITY, SCHOOL OF MEDICINE

360 *illustrations*

ELSEVIER

ELSEVIER

DIAGNOSIS AND TREATMENT OF MOVEMENT IMPAIRMENT SYNDROMES
Copyright © 2002 by Mosby, Inc.

ISBN: 978-0-801-67205-7

This translation of *Diagnosis and Treatment of Movement Impairment Syndromes, First Edition* by **Shirley A. Sahrmann**, was undertaken by Ishiyaku Publishers, Inc. and is published by arrangement with Elsevier Inc.

本書，Shirley A. Sahrmann 著：*Diagnosis and Treatment of Movement Impairment Syndromes, First Edition* は，Elsevier Inc. との契約によって出版されている．

運動機能障害症候群のマネジメント －理学療法評価・MSI アプローチ・ADL 指導－, by Shirley A. Sahrmann
Copyright © 2005, Ishiyaku Publishers, Inc. Reprinted 2007, 2010, 2011, 2012, 2013, 2014, 2015, 2016, 2017, 2019, 2021
ISBN：978-4-263-21285-1

All rights reserved. No part of this publication may be reproduced or transmitted in any form or by any means, electronic or mechanical, including photocopying, recording, or any information storage and retrieval system, without permission in writing from the publisher. Details on how to seek permission, further information about the Publisher's permissions policies and our arrangements with organizations such as the Copyright Clearance Center and the Copyright Licensing Agency, can be found at our website: www.elsevier.com/permissions.

This book and the individual contributions contained in it are protected under copyright by the Publisher (other than as may be noted herein).

注意

医学分野での知識と技術は日々進歩している．新たな研究や治験による知識の広がりに伴い，研究や治療，治療の手法について適正な変更が必要となることがある．

医療従事者および研究者は，本書に記載されている情報，手法，化合物，実験を評価し，使用する際には自らの経験と知識のもと，自身と職務上責任を負うべき患者を含むほかの人の安全に留意すべきである．

医薬品や製剤に関して，読者は（ⅰ）記載されている情報や用法についての最新の情報，（ⅱ）各製剤の製造販売元が提供する最新の情報を検証し，投与量や処方，投与の手法や投与期間および禁忌事項を確認すべきである．医療従事者の経験および患者に関する知識のもとに診断，適切な投与量の決定，最善の治療を行い，かつ安全に関するあらゆる措置を講じることは医療従事者の責務である．

本書に記載されている内容の使用，または使用に関連した人または財産に対して被害や損害が生じたとしても，法律によって許容される範囲において，出版社，著者，寄稿者，編集者，および訳者は，一切の責任を負わない．そこには製造物責任の過失の問題，あるいはいかなる使用方法，製品，使用説明書についても含まれる．

監訳者の序

　本書は，Shirley A. Sahrmann 博士の著書 "Diagnosis and Treatment of Movement Impairment Syndromes" の全訳である．

　20世紀における理学療法の歴史は大きく3期に分けられる．第1期は，戦争などによる末梢神経損傷や筋骨格障害の患者が中心の時期で，第2期は，ポリオの根絶により，脳卒中，頭部障害，脊髄損傷，脳性麻痺患者が中心の時期であった．第3期では，関節機能障害に対して理学療法が展開するようになった時期であるが，関節可動域の制限や，関節周囲組織が機能障害の主な問題であると考えられていたことから，筋組織や運動制御が障害に与える影響にはほとんど注目していなかった．そして，現代では，骨関節疾患の患者は理学療法の対象のなかで最も大きなグループとなり，運動システムに対する理学療法の展開が必要になってきた．

　本書の著者は"人は皆，ひとりひとりが個別に運動パターンをもっていること，さらに骨関節疾患をもつ患者には，その運動パターンが誇張されていること"に気づいたのである．そこで過去20年に渡り，その運動パターンの特徴を説明する法則を見つけ出し，それらがどのような形で痛みに関係，または痛みの原因となっているかということを解明するために努力してきた．

　この本にあげたほとんどの運動パターンにおける解釈は，著者による臨床的な観察により治療方法の指標となっており，治療結果を臨床的に観察することによって，治療の基礎となる原則をより明白にしてきている．

　本書を通読すればわかるように，筋骨格系障害に対する治療技術のマニュアルとは性質を異にするものである．むしろ，詳細な評価に裏づけられたエクササイズ指導や日常の運動パターンの修正を通じて，患者自身がセルフコントロールの方法を会得・実践することに主眼が置かれている．スポーツ障害やその他の整形外科疾患において，"使いすぎ症候群"という用語は一般的であり，スポーツや日常動作の反復によって引き起こされるこの症候群では，"過用"を改善するとともに，障害を引き起こすような動作パターンすなわち"誤用"を見極め修正することも重視されている．この観点に立てば，著者の言わんとすることは周知のものとして容易に理解できると思う．

　しかしながら本書の最大の特徴は，"使いすぎ症候群"として画一的に理解されやすい運動機能障害を，病理運動学的モデルではなく著者の膨大な臨床経験をもとに提示された運動病理学的モデルの視点に立ってとらえなおそうとしている点にある．その際，運動機能障害の分析・分類の鍵として"DSM"（directional susceptibility to movement）すなわち"特定方向への運動の起こりやすさ"という概念が導入されており，骨や関節面の起こりやすい運動の方向を評価・治療の基準にしたという点は，理学療法士が専門性を発揮するうえできわめて斬新である．

　本書からキーワードを拾ってみると，運動機能障害（症候群），DSM，機能解剖学，アライメント・運動パターン分析，筋アンバランス，エクササイズ，ADL指導などがあげられる．

　これらは（最初の2つを除けば），われわれ理学療法士が学生時代から学んできたことであるし，これといったテクニックをもたなかった駆け出しのころに拠り所としていた数少ない"持ち駒"であった．しかし本書を熟読し実際の臨床応用してみると，これら最も初歩的と思われる"持ち駒"を十分に使いこなしていないこと，そして多種多彩な治療手技に目を奪われがちななかで，いわば"宝の持ち腐れ"になってさえいることに気づかされる．また，評価のなかでは詳細な関与因子の検討もなされており，シンプルであっても的を射たエクササイズプログラムやADL指導に到達するためには，緻密な臨床的推論過程が必要であることを再認識させられる

　さて，翻訳・監訳を進めるうちに，"はたして書面上の解釈のみでよいのか"という不安や"直接著者の話を聞きたい"という思いが強くなり，2004年1月に，ミズーリ州セントルイスにあるワシントン大学で開催される講習会（導入コース）に参加した．Sahrmann 女史は，英会話も拙劣な日本からの訪問者を気さくに迎えてくださった．2日間の講義を受け，自分の本書に対する理解がおおかた誤りではなかったことに安堵した一方，より多くの日本の理学療法士に紹介したいという意を強くした．本書は，多くの理学療法士にとって，現場に役立つ情報が盛り込まれた実践的な参考書になるだろう．文献引用も豊富であり，エビデンスの確認やより発展的な検索にもこと欠かない．ただ

し，学生や疾患別の画一的なアプローチに終始している場合には，DSMを診断基準とするこの見方は理解しにくいかもしれない．しかし，われわれの職業の最大の目的は患者サービスである以上，ルーティンプログラムから逸脱してしまったケースに対しては，得られた情報をもとに理学療法士が自ら考え新しいレールを敷かなくてはならない．そのような場合，本書はきわめて有益な道先案内人になってくれるに違いない．また，本書にもしばしば文献として引用されているKendallのテキスト[注]を併読すれば，理解の助けになるだろう．

原本は独特の言い回し（著者の序文では自らShirley語と称している）や誤植もあり，翻訳しやすいテキストとはいえなかった．各章の翻訳に取り組まれた訳者の方々，および根気強く校閲を待っていただいた医歯薬出版編集部に謝意を表したい．

著者が本書の症候群の分類について"洗練されていない"と自己評価しているように，このアプローチは完成されたものではなく，ますます発展する余地がある．臨床応用の努力を続ける一方で，今後のさらなる知見や動向にも注意する必要がある．また，読者の批評・御指摘があれば率直に仰ぎ参考にさせていただく所存である．

本書が，理学療法士などの筋骨格系障害の治療に携わる多くの臨床家の参考になることを懇願しつつ，監訳者の序文としたい．

注）Kendall FP et al.：Muscles；Testing and Function. 4th ed., Williams & Wilkins, 1993.

2005年3月

竹井　仁
鈴木　勝

第2刷増刷にあたって

第2刷の出版にあたり，以下の点を補足説明させていただく．

本書で解説されている理学療法の方法は，その概念のひとつであるmovement system balance（MSB）から，原著が出版された当時はMSBアプローチあるいはMSBコンセプトといわれていた．しかし現在，movement system impairment（MSI）という概念に由来して，MSIアプローチといわれるようになっている．そこで，本書の副題にも「MSIアプローチ」を用いることにした．ワシントン大学のコーステキストによれば，movement system（運動系）とは，全体的あるいは部分的な身体運動を生み出すために機能する生理的システムのことであり，運動という作用に寄与する構造の機能的相互関係のことをいう．MSIとは，このシステムに機能障害を引き起こした状態であると解釈することができる．また，原著中のmovement impairment syndromeについても，コーステキストではmovement system impairment syndromeと言い換えられている．これに順ずると本書中の「運動機能障害症候群」は「運動系機能障害症候群」となるが，用語の意味そのものに大差はないと判断し，これは第1刷の訳語をそのまま用いることにした．

序

　まれに，われわれの世界の見方に異議を唱える人が現れます．Shirley Sahrmann教授はそのような人物のひとりといえましょう．"運動機能障害症候群のマネジメント"は，人体がどのように動くか単純に観察し分析する長い年月を過ごした成果です．本書を読まれた方なら誰でも，筋骨格医学の世界に関する認識が変わり，その人の世界が永遠に変わることでしょう．私は，Dr. Sahrmannに，先生は"新たな目"を与えてくださいましたとよく言ったものです．私は長年，筋骨格のさまざまな問題に取り組んできて，今やそれらについて以前とは違ったように理解しています．一度このことを患者に言いましたら"目は脳が知っていることしか見ないのです"と言われました．すぐに日々の実践に採り入れられる新しい情報を脳にいっぱい詰め込むことになる本書の読者はきっと，運動系疾患の患者を観察してみようという気になるでしょう．検査手技を洗練し，本書に概説された運動の選択と指導に習熟すれば，患者にとっても医療実践者にとっても大いなる満足が得られることは疑いの余地がありません．

　同世代のほとんどがそうであるように，私も病理運動学的モデルを用いた評価スキルを教わりました．私のスキルは，患者の身にどのような病理学的状況が起きているかを患者に伝え，患者が診断を受けたら満足して家に帰ることを望む程度でしかありません．実際のところ，私の患者たちは何が原因で自分の症状や痛みが起きたのか知りたいのです．私はしばしばそうした要求を"使いすぎたからですよ"という言葉で機械的にやりすごし，それ以上質問が続かないように願っていました．私のフラストレーションは山のように膨れ上がり，この指導モデルの限界を解決する方法を探し始めました．思い起こせば，リレハンメルのオリンピックでこうしたジレンマについて語りました．そのとき，カナダチームの主任セラピストが私に，Dr. Sahrmannの筋肉バランスコースに出席してみてはどうかと勧めてくださいました．彼のアドバイスに従い，Dr. Sahrmannのもとで，その後の多くのコースにも出席して学んだ評価および治療スキルは，私の欲求を完全に満たしてくれました．以来ずっと私は，この知見を実践の場で実際にすべての患者の評価に適用しています．

　Dr. Sahrmannは，疼痛疾患を論理的に運動機能障害カテゴリーに分類した最初の研究者です．Dr. Sahrmannの評価スキルに従えば，同一の病理診断でも同じ運動機能障害によるものではないことが多いことがすぐにわかりました．診断名よりむしろ特異的な障害を治療することが，転帰という意味で得られるものが多いのです．"運動機能障害症候群のマネジメント"は，臨床家が種々の機能障害を診断するために必要な情報を確かなものとして与えてくれます．研究者には，本書で論じられていない身体領域の診断カテゴリーと治療プロトコールを拡大するために必要な研究を行う基盤も提供してくれるでしょう．

　本書がワシントン大学理学療法プログラムのDr. Sahrmannとその同僚から他の人びとに受け継がれることを望みます．この情報は，他の研究者にとって理論的概念を検証し，治療プロトコールをさらに明確に定義するための契機となるでしょう．概念は世界中の理学療法士により検証されていますが，Dr. Sahrmannはすべての人びとが見て評価できるように，まだ大部分作業中ですが，資料を文書の形で発表する予定です．"運動機能障害症候群のマネジメント"はDr. Sahrmannにとって愛情の産物です．私は，その他大勢のひとりとして，この情報を概念化し，検証し，文書として記録するために費やされた先生の長年のご努力に心から感謝申し上げます．それは研究の根幹であり，運動疾患患者の治療法に重大な意味をもつものです．"運動機能障害症候群のマネジメント"を読まれた方はすべて"この臨床状況は何度も経験している．この知見に従えば，その状況がまったく違って見える"と気づくでしょう．Dr. Sahrmannがその知見を提供してくださり，患者との作業をこんなにも楽しいものにしてくださったことに対し感謝してやみません．

Robert Stalker, MD
カナダ　ノバスコシア州ハリファックス
ダルフージー大学保健サービス科

緒言

　ある問題に対して明白な答えが見過ごされ，代わりに複雑な答えや説明が追求される場合がよくみられる．問題解決に対するこの取り組み方は"ひづめの音が聞こえたら，縞馬より先に馬だと思え"という諺に表されている．この諺のような取り組み方を肝に銘じていれば疾患の蔓延を制御する単純な方法は手を洗うようなものであるが，この明白な答えはあまりにも長い間見過ごされていた．驚くことには今日でさえ，このような重要な取り組み方を実践するには多くの助言を必要としている．筋骨格における疼痛の機械的原因およびそうした疾患症状の医学的治療においても，同様の状況が存在すると思われる．明白な機械的問題に取り組むのではなく，原因の追求を行わないまま，症候のみられる組織を治療するために薬物治療が行われたりしている．

　運動は，それによって筋骨格系に変化がもたらされることから提唱されているが，日常活動にも運動の鍵となる成分である反復運動が含まれている．運動選手のトレーニングではアライメントと運動パターンが慎重に考慮されているが，毎日の行動においてはまだほとんど関心がはらわれていない．姿勢のアライメントは運動パターンの基盤であり，したがってアライメントがずれていれば最適な運動は困難である．子どもたちが座ったり立ったりしているときに背筋を真っ直ぐ伸ばすように強く教えられた時代は，はるか昔のことになった．以前は，ほとんどの男性が軍隊に入らねばならず，そうした経験に内在する部分がよいアライメントで立つことの訓練になっていた．最近では，前屈みや，だらけた姿勢でも受容される．家具は，特に家庭で"リラックスする"ときには，身体によく沿い，だらけた姿勢を促すような形態に作られている．悪い姿勢の受容は特に，私たちが過去にそうであった以上に座ることが多い現代において顕著である．皮肉なことに，女性が高齢になるにつれ"年老いた"女性に特徴的な後彎姿勢になることが大きな心配事である．しかし，若い女性では胸椎後彎の進行を予防するための努力がほとんどなされていない．骨は加えられる力の形に適応するというWolffの法則は，骨格系によく当てはまる原理である．アライメントや関節の安定性を制御する組織も，加えられる力の影響を受ける．座ることが比較的多い時代では，筋骨格組織は身体的要求がないために十分な発達を遂げず，したがって，身体は負荷への反応によって組織が"より強力"であった時代から損傷を受けやすい素因をもつことになる．その結果が，日常活動の反復運動による機械的損傷の疾病素因の増大である．行動パターンはいったん確立されれば主要なパターンになり，何度も反復される．仕事の場では，コンピュータ作業や，電話をとったり，隣接のカウンターで作業をするために反復的に片側を向くのが典型である．母親は，車の後部座席の子どもに注意をはらうため，何度も後ろを振り向く．また，一日に何度も車への出入りを繰り返し，それも同じ方向から出入りする．歯科医は患者の同じ側から作業する．心臓専門医は聴診器を使用するために何度も屈み込む．ゴルファーやラケットボール選手は，同じパターンの運動でクラブやラケットを振る．同じ方向を向いて寝ることでさえ，アライメントの変化をもたらしうる．

　本書の第1の目的は，日常の活動によって運動パターンや組織にもたらされる変化について述べることである．提示する論題は，そうした運動パターンや組織の適応を修正することは，筋骨格における機械的な疼痛問題を軽減するだけでなく，修正によってそのような問題を予防できるというものである．身体のメカニクスを修正することは，機械的原因が軽減あるいは緩和されることで，抗炎症薬の使用減少にも役立つであろう．患者には，症状を緩和する薬に頼って真の原因解決をないがしろにするのではなく，自分の痛みの問題に責任をもつように指導することができる．関節の動きには限度があり，一般的な問題は多様な活動から生じている．このように今日では，患者の徴候，症状，検査結果に基づいて臨床家が同定することができる特異的な運動機能障害症候群を説明することができるようになった．本書では，肩，腰，股関節の運動機能障害症候群について述べる．

　本書の第2の目的は，正常な解剖学と運動学において観察される変化と組み合わせた理学療法の基本検査や測定値をどのように利用すれば，運動機能障害症候群からなる分類系を構築することができるか考察することである．理学療法を方向づける診断を構成する分類系の考察は，本分野の継続的発展に欠かせないと思われる．分類系を構成する

基盤となる理論の大前提は，関節は運動に対して特定の方向へ生じやすい動きを促進させ，このために"弱い接合"が生じ，ほとんどが疼痛部位となることである．

第1章では，運動系と運動機能障害症候群という概念の展開に至った歴史的および専門的事象と，分類系の探求が重要である理由について述べる．

第2章では，分類系の基礎となる概念と原理を述べる．精神医学の分野で精神疾患に関する一般的な診断系の必要性が認識されたとき，行動パターンが基盤として利用された．情動の障害は脳の特異的な損傷や相互作用と直接には関連せず，行動における相互的因子の同定は困難であった．ヒトの運動機能異常の分類は，行動を組織化する際に明らかな長所をもっている．分類系は，定義された解剖学的・運動学的原理を伴う生体力学的な性質であるため，相互作用は予測可能である．したがって，機能異常を説明する鍵となる因子や，問題につながりうる相互作用の変化を仮説として提唱することさえ可能である．本章では，日常活動に関連した反復運動と姿勢の維持によって生じた組織の適応について述べる．特定の方向へ生じやすい動きを発達させた関節によって生じる影響も説明する．3つの運動系のモデルを提案し，それらの機能障害に対する相互作用についても述べる．運動学的(kinesiologic)，病理運動学的(pathokinesiologic)および運動病理学的(kinesiopathologic)モデルとその要素や構成体を用いて機能障害の発現とそれら機能障害の結果について説明する．構成体やその相互作用の変化の型および特徴は，臨床適用とともに述べる．症例を通して組織変化から生じた機能障害を説明し，組織変化が運動パターンの変化にどのように関与したか説明する．

第3，4，5章では，それぞれ腰，股関節，肩の運動機能障害症候群について説明する．各章には，関連身体領域の正常な機能の理解に必要と思われる基本的な解剖学と運動学も述べる．各章の後には，運動機能障害だけでなく，関連する症状と疼痛，アライメント，動員パターン，相対的柔軟性と硬さ，および筋の長さと強さについて説明するフォーマットを付す．検査・測定項目，要約，治療プログラムは各症候群ごとに述べる．各運動機能障害症候群は症例を通して図示する．症候群の理解の一助に，各章には症状と既往，鍵となる検査と徴候，関連する徴候，鑑別運動および関連する診断，照会を要する医学的診断を説明するためのグリッドを表示する付表を設ける．

第6章には，上部四半分および下部四半分の機能障害のための検査を紹介するが，この検査結果は，診断と，治療プログラムにおいて取り組むべき障害関与因子の同定につながると思われる．検査は，体位と特異的肢位における検査に従って構成されている．2つの形式の検査表を用意した．ひとつは，正常または理想的な標準検査，機能障害の基準および特異的な機能障害に関する形式である．もうひとつは，臨床的な検査の基本として使用できる形式である．これはチェックリストになっており，セラピストが検査により判明した特異的な機能障害や，疼痛の根底にあって診断を決定する可能性がある関節運動の方向を記録することができる．検査によって同定される他の問題は，疼痛を誘発する関与因子と考えられる反復運動である．

第7章は，機械的な疼痛の軽減や予防に重要な身体力学の修正と日常活動の達成を補助する運動プログラムの詳細な説明である．単純ではあるがよく選択され，正確に指導された治療のための運動プログラムは，患者の痛みの解決を助けるために不可欠と考えられる．したがって，それぞれの運動について，個々の状況に対する個別の考察と並行して，きわめて詳しく述べている．第8章は，コピーして患者に配布できる形式の運動の図解である．セラピストがお気づきのとおり，運動プログラムは検査に密接に従っている．結果的にセラピストが検査を行う場合，そのセラピストが患者のための治療プログラムを決定することもできる．セラピストはまた，患者指導に必要な情報を得ることにもなり，そして最も重要なこととして，診断に基づく理学療法の実践に貢献し，その方向性を定めることができる．

Shirley Sahrmann, PhD, PT, FAPTA

謝辞

　本原稿は，後期石器時代の洞窟の壁に残されたわずかな彫り跡から始まり，多くの時代を通じ風説として言葉で脈々と伝えられ，ようやく21世紀という電子時代に形となって現れたように思われ，したがってなんとか別の銀河での宇宙探査船上で完成することだけは避けられました．それはひとえに，私が特別な感謝を捧げるわが友人にして同僚であるKathleen K. Dixon, PTが，仕事に没頭できるようにしてくれただけでなく，長時間にわたり私の原稿を読み，私の"シャーリー語"を翻訳し，本書の内容を洗練してくれたからこそです．Robert Stalker, MDも多くの時間を原稿の編集と批評に割いてくださいました．また，啓発的な編集者であるChristie Hart女史の有能なご支援や，Dana Peick女史の編集とレイアウト，およびこのプロジェクトをご支援いただいた他のHarcourtの方がたにもお礼申し上げます．

　私の臨床経験および学者としての生涯を通じて，幸運にも，卓越した科学的思考と最良の患者ケアへの関心を伝授してくださる方がたにご指導いただきました．私が専門教育を受けているとき，Lorraine F. Lake, PT, PhDは，理学療法における科学の必要性を初めて指摘してくださいました．卒業研究中は，Margaret Clare Griffin女史とWilliam M. Landau, MDが，私がいまだ到達できずにいる標準を設定してくださいました．Steven J. Rose, PT, PhDは，理学療法における研究や臨床状況の分類の重要性に対する博士の興奮と傾倒を伝授してくださいました．Barbara J, Norton, PT, PhDは，誠実な友人であり，同僚であり，サポーターであり，そして私を多くの知的世界の枝葉から引き戻してくれた最も貴重な批評家です．

　Nancy J. Bloom, MSOT, PTは，学生として上述の考えを有用なフォーマットに置き換え始め，以後ずっと長年にわたり努力を続けてくれています．私は，上述の概念の考案，洗練，および指導を助けてくださった次のすべての同僚に感謝してやみません：Cheryl Caldwell, PT, CHT；Mary Kate McDonnell, PT, OCS；Debbie Fleming, PT；Susie Cornbleet, PT；Kate Crandell, PT；Tracy Spitznagle, PT；Renee Ivens, PT；Carrie Hall, PT．また，腰の運動障害分類検査および女史の所見発表にご努力いただいたLinda Van Dillen, PT, PhDにも特別な感謝を捧げます．このほかにも，本書は，Kendallらの古典的教科書"筋，検査，および機能"における慎重な観察と経験的分析や，私の生涯を通じて楽しんだFlorence Kendallとの多くの活発な議論によって得られた基本的知識や着想がなければ成立していなかったでしょう．

　私は，私の経歴のほとんどをワシントン大学医学部の教員として過ごせたことを幸運に思っています．40年以上，最も傑出し熱心な理学療法士である同僚らとともに働いてきました．彼らの努力とSusie Deusinger, PT, PhDの有能な方向づけにより，理学療法におけるプログラムは真に傑出した評価を得ました．私は，専門と教育部門のサポートにおいては比類がなく，私たちが，最高の水準にあるものを真に得ようと努め，到達できる環境を与えてくれる機関の教員として過ごしてきました．私の希望は，本書が患者のケアにおける最高水準を理学療法において追求する次のステップとなってくれることです．

Shirley Sahrmann

目次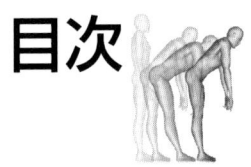

監訳者の序 ... v
序 ... vii
緒言 ... viii
謝辞 ... x

Chapter 1：概論 ... 1
運動系バランス概念の発展 ... 1
第1期：末梢神経損傷と筋骨格障害に対する理学療法の展開 ... 1
第2期：中枢神経障害に対する理学療法の展開 ... 1
第3期：関節機能障害に対する理学療法の展開 ... 2
現代：運動系に対する理学療法の展開 ... 2
疼痛症候群の原因として潜在的な前提である運動 ... 3
概要 ... 4
概念と原理 ... 4
診断方法…4　　修正エクササイズ…4
運動機能障害症候群 ... 5
定義 ... 5
発症率 ... 5
診断と管理(マネジメント) ... 5
影響を受ける組織 ... 6
介入に基づく治療アプローチ ... 6
原因の明確化と症状の軽減 ... 7
分類法の必要性 ... 7

Chapter 2：運動の概念と原理 ... 9
運動学的モデル ... 9
モデルの構成 ... 9
臨床における運動力学的モデルの関与 ... 9
病理運動学的モデル ... 10
モデルの構成 ... 10
臨床における病理運動学的モデルの関与 ... 11
運動病理学的モデル ... 12
このモデルにおける理論的根拠 ... 12
臨床における運動病理学的モデルの関与 ... 13
筋系における基礎的要素の機能障害 ... 16
筋力 ... 16
萎縮による筋力低下…16　　筋萎縮の臨床的関連性…18
損傷(strain)による二次的な筋力の低下…18　　筋肥大による筋力増強…19

筋の長さ...19
過伸張(over-stretch)による弱化..19
損傷(strain)による二次的な筋の長さの増加..20
解剖学的な適応による二次的な筋の伸張—筋節の増加..23
解剖学的適応により短縮した筋—筋節の減少..25
共同筋間における筋の長さ変化の相違..27　筋と軟部組織の硬さ(stiffness)..28
相対的柔軟性による代償運動..30

図2-21の説明...31

骨格系における基礎的要素の機能障害：関節アライメントの構造的多様性...33
大腿骨の前捻(antetorsion)...33
大腿骨の後捻(retrotorsion)...34

神経系における調節的要素の機能障害...34
動員パターンの変化...34
共同筋の動員パターンにおける優位性の変化...34
僧帽筋上部線維の優位性..35　ハムストリングスが腹筋よりも優位な場合..35
ハムストリングスが大殿筋よりも優位な場合..36
共同筋の優位性が変化するその他の例..37

動員(recruitment)と相対的柔軟性...38
膝関節自動屈曲運動の際,腰椎伸展を伴う過度な骨盤前傾..38
膝関節自動屈曲運動の際に起こる過度な骨盤後傾..38
手指伸展時に起こる手関節屈曲(掌屈)..39

遠心性収縮のパターン...39

生体力学的(バイオメカニクス)要素の機能障害...40
静力学(statics)：重力による影響...41
重力が筋の働きに及ぼす影響..41　重力が骨関節の変化に与える影響..41
動力学(dynamics)：運動と運動を起こす力との関係...43
運動力学(kinetics)：運動を起こす力の説明..43
運動学(kinematics)：身体の動きの説明..43
関節運動学と機能障害...44
膝蓋大腿関節における運動病理学的モデルの応用...45
筋組織の機能障害..45　運動制御の機能障害..45　生体力学的な機能障害..45

運動の要素の複合的な機能障害...46
補助的要素の機能障害...46

Chapter 3：腰椎の運動機能障害症候群...51
正常な腰椎のアライメント...52
立位...52
正常な姿勢..52　機能障害..52
座位...54
正常な姿勢..54　機能障害..54

腰椎の動き...57
瞬間回旋中心の軌道...57

屈曲：前屈 ··· *58*
　　　　正常··*58*　　機能障害··*59*
　　前屈位からの復位（伸展）·· *60*
　　　　正常··*60*　　機能障害··*60*
　　伸展 ·· *60*
　　　　正常··*60*　　機能障害··*60*
　　回旋 ·· *61*
　　　　正常··*61*　　機能障害··*61*
　　側屈 ·· *62*
　　　　正常··*62*　　機能障害··*63*
　　並進運動 ·· *64*
　　　　正常··*64*　　機能障害··*64*
　　圧迫 ·· *64*

腰椎の筋運動 *64*
　　背筋群 ··· *64*
　　　　広背筋··*64*　　脊柱起立筋··*65*　　多裂筋··*66*　　棘間筋と横突間筋··*67*
　　　　腰方形筋··*67*　　腸腰筋··*67*
　　腹筋群 ··· *68*
　　　　外腹斜筋··*69*　　内腹斜筋··*70*　　トランクカール-シットアップエクササイズ··*70*
　　　　腹直筋··*73*　　腹横筋··*73*

腰部の運動機能障害症候群 *73*
　　腰椎回旋-伸展症候群；放散症状を伴ったものと伴わないもの ·································· *74*
　　　　症状と痛み··*74*　　運動機能障害··*77*
　　　　アライメント：構造的多様性と後天的機能障害··*81*
　　　　相対的柔軟性と筋の硬さに関する機能障害··*83*　　筋と動員パターンの機能障害··*83*
　　　　確認検査··*83*　　治療··*83*
　　腰椎伸展症候群 ··· *88*
　　　　症状と痛み··*88*　　アライメント··*88*　　運動機能障害··*88*
　　　　柔軟性と筋の硬さに関する機能障害··*89*　　筋と動員パターンの機能障害··*89*
　　　　確認検査··*90*　　治療··*90*
　　腰椎回旋症候群 ··· *92*
　　　　症状と痛み··*92*　　アライメント··*93*　　運動機能障害··*93*
　　　　柔軟性と筋の硬さに関する機能障害··*95*　　筋と動員パターンの機能障害··*95*
　　　　確認検査··*95*　　治療··*95*
　　腰椎回旋-屈曲症候群 ··· *97*
　　　　症状と痛み··*97*　　運動機能障害··*97*
　　　　アライメント：構造的多様性と後天性障害··*99*
　　　　柔軟性と筋の硬さに関する機能障害··*99*　　筋と動員パターンの機能障害··*99*
　　　　確認検査··*99*　　治療··*99*
　　腰椎屈曲症候群 ··· *102*
　　　　症状と痛み··*102*　　運動機能障害··*102*　　アライメント··*104*
　　　　相対的な柔軟性と硬さに関する機能障害··*104*

　　　　筋と動員パターンに関する機能障害…104　　確認検査…104　　治療…104
　　仙腸関節機能異常 … 106
　　圧迫 … 107
　　補足的検討事項 … 107
　　付表 … 110
　　　腰椎屈曲症候群…110　　腰椎伸展症候群…112　　腰椎回旋症候群…114
　　　腰椎回旋-屈曲症候群…116　　腰椎回旋-伸展症候群…118

Chapter 4：股関節の運動機能障害症候群 … 121
股関節の正常アライメント … 122
骨盤 … 122
股関節 … 124
膝関節 … 128
　矢状面…128　　前額面…129
足部 … 131
股関節の運動 … 134
骨盤帯の運動 … 134
股関節の運動 … 134
股関節の副運動 … 135
股関節の筋活動 … 135
骨盤に影響を及ぼす体幹前面の筋群 … 135
骨盤に影響を及ぼす後面の筋群 … 136
股関節に影響を及ぼす前面の筋群 … 136
股関節に影響を及ぼす後面の筋群 … 136
股関節に影響を及ぼす内側の筋群 … 138
股関節と膝関節に影響を及ぼす前面の筋群 … 138
股関節と膝関節に影響を及ぼす後面の筋群 … 138
膝関節と足関節に影響を及ぼす下腿後面の筋群 … 139
足関節に影響を及ぼす下腿前面の筋群 … 140
足部に影響を及ぼす下腿外側の筋群 … 141
足部に影響を及ぼす下腿後面の筋群 … 141
足部に付着している筋群 … 142
筋と運動機能障害 … 142
股関節の運動機能障害症候群 … 144
大腿骨前方すべり症候群 … 144
　症状と痛み…144　　運動機能障害…144　　相対的柔軟性と硬さの障害…146
　筋と動員パターンの障害…146　　確認検査…147　　治療…147
外旋を伴う大腿骨前方すべり症候群 … 151
　症状と痛み…152　　運動機能障害…152　　相対的柔軟性と硬さの障害…152
　筋と動員パターンの障害…152　　確認検査…152　　治療…152
股関節内転症候群 … 154
　症状と痛み…154　　運動機能障害…155　　柔軟性と硬さの障害…155

　　　　筋と動員パターンの障害…155　　確認検査…155　　治療…155
　　膝関節の伸展を伴う股関節伸展症候群……………………………………………………161
　　　　症状と痛み…161　　運動機能障害…162　　柔軟性と硬さの障害…162
　　　　筋と動員パターンの障害…162　　筋の長さと筋力の障害…162　　確認検査…162
　　　　治療…162
　　股関節外旋症候群…………………………………………………………………………164
　　　　症状と痛み…165　　運動機能障害…165
　　　　アライメント：構造的多様性と後天的障害…165　　相対的柔軟性と硬さの障害…165
　　　　筋と動員パターンの障害…165　　確認検査…165　　治療…165
　　大腿骨副運動過剰可動性……………………………………………………………………167
　　　　症状と痛み…167　　運動機能障害…167　　柔軟性と硬さの障害…167
　　　　筋と動員パターンの障害…167　　確認検査…167　　治療…167
　　上方すべりを伴う大腿骨過少可動性………………………………………………………169
　　　　症状と痛み…169　　運動機能障害…169　　柔軟性と硬さの障害…169
　　　　筋と動員パターンの障害…170　　確認検査…170　　治療…170
　　短軸方向への離開を伴う大腿骨外側すべり症候群………………………………………172
　　　　症状と痛み…172　　運動機能障害…172　　柔軟性と硬さの障害…173
　　　　筋と動員パターンの障害…173　　確認検査…173　　治療…173
　付表…………………………………………………………………………………………176
　　内旋を伴わない大腿骨前方すべり症候群…176　　内旋を伴う大腿骨前方すべり症候群…178
　　外旋を伴う大腿骨前方すべり症候群…180　　内旋を伴わない股関節内転症候群…180
　　内旋を伴う股関節内転症候群…182　　大腿骨の外側すべり症候群…184
　　膝関節の伸展を伴う股関節伸展症候群…184　　内旋を伴う股関節伸展症候群…186
　　上方すべりを伴う大腿骨過少可動性症候群…186　　大腿骨副運動の過剰可動性症候群…188
　　股関節外旋症候群…190

Chapter 5：肩甲帯の運動機能障害症候群 …………………………………193
　肩甲帯の正常なアライメント………………………………………………………………194
　　肩……………………………………………………………………………………………194
　　　　正常なアライメント…194　　アライメント障害…194
　　肩甲骨………………………………………………………………………………………195
　　　　正常なアライメント…195　　アライメント障害…195
　　上腕骨………………………………………………………………………………………197
　　　　正常なアライメント…197　　アライメント障害…198
　　胸椎…………………………………………………………………………………………198
　　　　正常なアライメント…198　　アライメント障害…199
　肩甲帯の運動………………………………………………………………………………199
　　用語解説—肩甲骨の運動……………………………………………………………………199
　　肩甲帯の運動パターン………………………………………………………………………199
　肩甲帯の筋活動……………………………………………………………………………206
　　胸郭-肩甲骨間筋群…………………………………………………………………………206
　　胸郭-上腕骨間筋群…………………………………………………………………………210

肩甲骨-上腕骨間筋群 ··· 211
　肩甲骨の運動機能障害症候群 ·· 215
　　アライメントと運動の関係 ·· 215
　　肩甲骨症候群の診断基準 ··· 216
　　頻繁に観察される肩甲骨の症候群 ·· 216
　　　肩甲骨下方回旋症候群··216　　肩甲骨下制症候群··222　　肩甲骨外転症候群··223
　　　肩甲骨浮き上がり(winging)症候群··226
　上腕骨の運動機能障害症候群 ·· 229
　　アライメントと運動の関係 ·· 229
　　上腕骨症候群の診断基準 ··· 229
　　上腕骨症候群(観察された頻度順) ··· 230
　　　上腕骨前方すべり症候群··230　　上腕骨上方すべり症候群··232
　　　肩関節内旋症候群··235　　上腕骨過少可動性症候群··238
　付表 ··· 244
　　　肩甲骨下方回旋症候群··244　　肩甲骨下制症候群··246　　肩甲骨外転症候群··248
　　　肩甲骨浮き上がり・傾斜症候群··250　　上腕骨前方すべり症候群··252
　　　上腕骨上方すべり症候群··254　　肩関節内旋症候群··256
　　　肩甲上腕関節過少可動性症候群··258

Chapter 6：上下四半分の運動機能障害検査 ··· 261
　運動機能障害：下部四半分検査 ·· 262
　　歩行 ··· 316
　運動機能障害：上部四半分検査 ·· 326

Chapter 7：修正のためのエクササイズ(運動)：その目的と留意点 ············ 365
　立位エクササイズ ··· 366
　　前屈(腰椎を平坦に保った股関節屈曲) ·· 366
　　　目的··366　　正しい方法··366　　特別な留意点··366
　　体幹を巻きこむ前屈(脊柱と股関節屈曲を伴った前屈) ································· 367
　　　目的··367　　正しい方法··367
　　脊柱の側方への屈曲―側屈位 ·· 367
　　　目的··367　　正しい方法··367
　　片脚立位(片側の股関節と膝関節の屈曲) ·· 367
　　　目的··367　　正しい方法··368　　代償運動に関する特別な留意点··368
　　体幹直立位で制限された範囲での股関節・膝関節屈曲(スモール・スクワット) ······ 368
　　　目的··368　　正しい方法··368　　特別な留意点··369
　背臥位エクササイズ ··· 369
　　股関節屈曲のストレッチ(反対側の股関節と膝関節を最大限に屈曲して，股関節と
　　　膝関節の伸展) ··· 369
　　　目的··369　　正しい方法··369　　特別な留意点··369
　　下肢運動に伴った骨盤コントロール(股関節・膝関節屈曲位からの股関節・膝関節伸展) ······ 369
　　　目的··369　　正しい方法··369

大殿筋のストレッチ（股関節・膝関節伸展位からの股関節・膝関節屈曲） ……… *369*
　　　　目的…*369*　　正しい方法…*370*　　特別な留意点…*370*

　　大殿筋のストレッチ（股関節・膝関節伸展位からの股関節・膝関節屈曲） ……… *370*
　　　　目的…*370*　　正しい方法…*370*　　特別な留意点…*370*

　　股関節・膝関節伸展位から踵をすべらせての股関節・膝関節屈曲（ヒールスライド） ……… *370*
　　　　目的…*370*　　正しい方法…*370*　　特別な留意点…*371*

　　段階的下部腹筋エクササイズ ……… *371*
　　　　目的…*371*　　正しい方法…*371*　　特別な留意点…*373*

　　トランクカール-シットアップ（段階的上部腹筋エクササイズ） ……… *374*
　　　　目的…*374*　　注釈…*374*　　正しい方法…*374*　　特別な留意点…*375*

　　股関節・膝関節屈曲位からの股関節外転/外旋 ……… *375*
　　　　目的…*375*　　正しい方法…*375*　　特別な留意点…*376*

　　膝伸展位下肢挙上（SLR；膝を伸展した状態での股関節屈曲） ……… *376*
　　　　目的…*376*　　正しい方法…*376*　　特別な留意点…*376*

　　股関節屈筋（二関節筋）のストレッチ ……… *376*
　　　　目的…*376*　　正しい方法…*377*　　特別な留意点…*377*

　　広背筋と肩甲上腕関節筋群のストレッチ（肘伸展位での肩屈曲/挙上） ……… *378*
　　　　目的…*378*　　正しい方法…*378*　　特別な留意点…*378*

　　肩の外転運動 ……… *378*
　　　　目的…*378*　　正しい方法…*378*　　特別な留意点…*379*

　　肘屈曲で肩外旋しながらの外転運動 ……… *379*
　　　　目的…*379*　　正しい方法…*379*　　特別な留意点…*379*

　　肩関節回旋 ……… *379*
　　　　1. 内旋—目的…*379*　　正しい方法…*379*　　特別な留意点…*379*
　　　　2. 外旋—目的…*379*　　正しい方法…*379*　　特別な留意点…*380*
　　　　3. 水平内転—目的…*380*　　正しい方法…*380*　　特別な留意点…*380*

　　小胸筋のストレッチ ……… *380*
　　　　目的…*380*　　正しい方法…*380*　　特別な留意点…*381*

側臥位エクササイズ（下肢） ……… *381*

　　股関節外旋 ……… *381*
　　　　目的…*381*　　正しい方法…*381*　　特別な留意点…*381*

　　股関節外転（外旋を伴わない外転と伴う外転） ……… *381*
　　　　レベル1：股関節の外旋を伴わない外転—目的…*381*　　正しい方法…*381*
　　　　　　　特別な留意点…*381*
　　　　レベル2：股関節の外旋を伴った外転—目的…*381*　　正しい方法…*382*
　　　　　　　特別な留意点…*382*
　　　　レベル3：股関節外転—目的…*382*　　正しい方法…*382*　　特別な留意点…*382*

　　大腿筋膜張筋-腸脛靱帯のストレッチ ……… *382*
　　　　目的…*382*　　正しい方法…*382*　　特別な留意点…*382*

　　筋力強化のための股関節内転 ……… *382*
　　　　目的…*382*　　正しい方法…*383*　　特別な留意点…*383*

側臥位エクササイズ（上肢） ……… *383*

肩関節屈曲，外旋，肩甲骨内転 ……………………………………………………………………………………………… 383
  1. 肩関節屈曲—目的…383 正しい方法…383 特別な留意点…383
  2. 肩甲骨内転（僧帽筋エクササイズ）—目的…383 正しい方法…383
        特別な留意点…383
  3. 肩関節回旋—目的…383 正しい方法…383 特別な留意点…383

肩甲骨の外転と上方回旋 ……………………………………………………………………………………………………… 383
 目的…383 正しい方法…383 特別な留意点…384

腹臥位エクササイズ（下肢） …………………………………………………………………………………………… 384

膝関節屈曲 …… 384
 目的…384 正しい方法…384 特別な留意点…384

股関節回旋 …… 384
 目的…384 正しい方法…384 特別な留意点…384

膝関節伸展位での股関節伸展 ………………………………………………………………………………………………… 385
 目的…385 正しい方法…385 特別な留意点…385

膝関節屈曲位での股関節伸展 ………………………………………………………………………………………………… 385
 目的…385 正しい方法…385 特別な留意点…385

股関節外転 …… 386
 目的…386 正しい方法…386 特別な留意点…386

両股関節外転・両膝関節屈曲位での等尺性の股関節外旋 ………………………………………………………………… 386
 目的…386 正しい方法…386 特別な留意点…386

等尺性の大殿筋収縮 ……… 386
 目的…386 正しい方法…386 特別な留意点…386

腹臥位エクササイズ（上肢） …………………………………………………………………………………………… 386

背部の伸筋群の活性化（背部の伸筋群の活動を高めるための肩関節屈曲） ………………………………………… 386
 目的…386 正しい方法…386 特別な留意点…386

肩関節屈曲 …… 386
 目的…386 正しい方法…387 特別な留意点…387

段階的僧帽筋エクササイズ …………………………………………………………………………………………………… 387
  レベル1：手を頭部に乗せて—目的…387 正しい方法…387 特別な留意点…387
  レベル2：肘屈曲位で肩外転位からの肩甲骨内転—目的…387 正しい方法…387
        特別な留意点…387
  レベル3：肘伸展位で肩外転位からの肩甲骨内転—目的…387 正しい方法…387
        特別な留意点…388

肩関節回旋 …… 388
 目的…388
  1. 外旋—正しい方法…388
  2. 内旋—正しい方法…388 特別な留意点…388
  3. 最終域での内旋—正しい方法…388

四つ這い位エクササイズ ……………………………………………………………………………………………………… 388

四つ這い位での揺さぶり（rocking） ………………………………………………………………………………………… 388
 目的…388 正しい方法…389 特別な留意点…389

前方への揺さぶり …… 389

目的…390　　正しい方法…390　　　特別な留意点…390
　四つ這い位での四肢の運動 ……………………………………………………………………………390
　　1. 肩関節屈曲―目的…390　　正しい方法…390　　　特別な留意点…390
　　2. 股関節伸展―目的…390　　正しい方法…391　　　特別な留意点…391
　　3. 肩関節屈曲位での股関節・膝関節伸展―目的…391　　正しい方法…391
　　　　　　　　　　　　　　　　　　　　　　特別な留意点…391
　頸部の屈曲と伸展 ………………………………………………………………………………………391
　　　目的…391　　正しい方法…391　　　特別な留意点…391
　頸部の回旋 ………………………………………………………………………………………………391
　　　目的…391　　正しい方法…392　　　特別な留意点…392

座位エクササイズ ……………………………………………………………………………………………392
　膝関節伸展と足関節背屈 ………………………………………………………………………………392
　　　目的…392　　正しい方法…392　　　特別な留意点…392
　股関節屈曲 ………………………………………………………………………………………………393
　　　目的…393　　正しい方法…393　　　特別な留意点…393

立位エクササイズ ……………………………………………………………………………………………393
　肩関節屈曲（壁に背中をつけた立位） …………………………………………………………………393
　　　目的…393
　　　レベル1：肘関節屈曲位―正しい方法…393　　　特別な留意点…394
　　　レベル2：肘関節伸展位―正しい方法…394　　　特別な留意点…394
　肩関節外転（壁に背中をつけた立位） …………………………………………………………………394
　　　目的…394　　正しい方法…394　　　特別な留意点…395
　肩関節屈曲（壁に背中をつけない別の方法） …………………………………………………………395
　　　目的…395
　　1. 壁に向かって立つ―正しい方法…395　　　特別な留意点…395
　　2. 戸口に立つ―正しい方法…396　　　特別な留意点…396
　　3. 壁に体側を向けて立つ―正しい方法…396　　　特別な留意点…396
　肩関節外転（壁に向かった立位, 僧帽筋エクササイズ） ………………………………………………396
　　　目的…396　　正しい方法…396　　　特別な留意点…396

歩行エクササイズ ……………………………………………………………………………………………397
　股関節と膝関節内旋のコントロール …………………………………………………………………397
　　1. 骨盤回旋の制限―目的…397　　正しい方法…397　　　特別な留意点…397
　　2. 股関節内旋の制限―目的…397　　正しい方法…397　　　特別な留意点…397
　股関節内転の制限 ………………………………………………………………………………………397
　　　目的…397　　正しい方法…397　　　特別な留意点…397
　膝関節過伸展の防止 ……………………………………………………………………………………397
　　　目的…397　　正しい方法…397　　　特別な留意点…397
　膝関節回旋の制限 ………………………………………………………………………………………398
　　　目的…398　　正しい方法…398　　　特別な留意点…398
　足関節底屈 ………………………………………………………………………………………………398
　　　目的…398　　正しい方法…398　　　特別な留意点…398

Chapter 1
概論

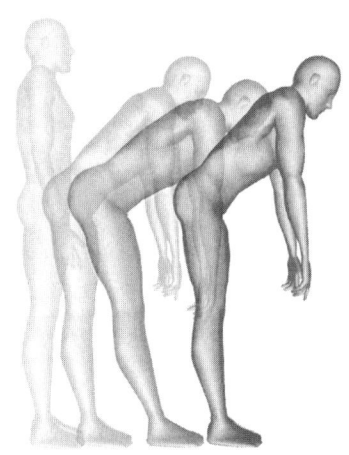

> **Chapter 1 のハイライト**
> 運動系バランス概念(movement system balance concept)の発展
> 疼痛症候群の原因として内在する運動の前提
> 概要
> 運動機能障害症候群
> 分類法の必要性

> **Chapter 1 の目的**
> この章では，以下の3点を理解できるようになる．
> 1. 理学療法の歴史が3期に分かれ，それぞれの時代に何が重要であったか，そしてそれらの時代から得たものが現代にどのように生かされているかということ．
> 2. 運動系が筋骨格系疼痛症候群(musculoskeletal pain syndromes；MPS)にどのように影響しているかということ．
> 3. 理学療法士による分類と診断法，そして治療方針について．

運動系バランス概念の発展

　著者は，理学療法士として40年あまりのあいだ，理学療法が技能職から専門職へと進展していく姿を見守ってきた．そして，理学療法はいまだ日進月歩で大きな改革と進展を続けている．20世紀において理学療法発展の歴史における焦点は3期の時代に分けられる．この3期は，それぞれがある体系を主にした治療法が優勢であった．それは，その時代を反映した特殊な疾患，疾病などを治療しなければならないという必然から生まれ，理学療法における重要な基本的概念をもたらしたといってよいだろう．

第1期：末梢神経損傷と筋骨格障害に対する理学療法の展開

　この時期の理学療法は，戦争などによる末梢神経損傷や筋骨格障害が中心であった．徒手筋力検査(manual muscle test；MMT)などで神経因性，または筋骨格因性の障害の重傷度を評価することが中心で，理学療法の役割はその診断に関与していた．疾患鑑別のためのいろいろな検査や評価結果が医師に情報として与えられ，診断名や障害の程度を決定するのに役立った．

　筋の機能低下とそれに伴う運動の障害は，比較的はっきりとした関係があることから，治療方針は決定されやすかった．しかし，神経筋接合部の障害やそれに伴う筋力低下，関節可動域制限の関係は診断されたものの，ポリオなどの特に急性期の治療法は確立されていなかった．そのため，この時期の主な治療法は，装具を使用したり，ストレッチを行うなどして関節可動域を維持することであった．回復期の患者については，麻痺などから回復しつつある筋群の筋力強化，そして疾病に侵されなかった筋群の筋力回復増強運動も，重要な治療のひとつであった．MMTの結果に基づいて行われる運動療法なども最適な治療として取り入れられた．MMTの結果は，装具やその他の補装具の処方や機能的な予後予測を設定するために利用された．それぞれの筋自体の働きなどを注意深く考え，その筋の運動方向にできるかぎり正確にそった運動が効果的な治療とされた．筋をつかさどる神経系統の役割については理解があったものの，下位神経損傷の患者における神経系の複雑な役割はまだはっきりとしていなかった．

第2期：中枢神経障害に対する理学療法の展開

　ポリオの根絶により，脳卒中，頭部外傷，脊髄損傷，脳性麻痺患者が理学療法の対象の中心となった．これらの疾患は，中枢神経系の機能不全に起因するため，それまでの筋骨格系に対して行ってきた理学療法では通用しなくなった．この時期，中枢神経系独自の病態生理についてはまだ理解が不十分であった．ポリオ患者に行われていたストレッチや筋力強化などの運動は，中枢神経障害に対しては痙縮を増悪させると考えられたため，禁忌であった．同じように，痙縮の影響により，MMTでは中枢神経障害の患者

1

を正確に評価できないと考えられていた．神経系機能不全が患者に及ぼす仕組みについて理解されていなかったのである．そのため，今まで筋骨格系の障害をもつ患者に行ってきた評価や治療法は通用しないと考えられた．中枢神経障害のメカニズムについては，さまざまな見解があり，病態がどのようにして現れているのかまだはっきりわかっておらず，治療方法が確立していなかったのである．そのため，それぞれの臨床家が独自の経験の考え方をもとにして，治療法を編み出していった．残念なことに，これらの概念のない個人的で折衷的な治療法は，はっきりとしたよりどころのない仮説に基づいて行われ，みじめな結果に終わった．これは，診断と治療の関係にも変化を与えた．障害のもととなる疾病や原因がはっきりしており，治療も確立されていたポリオと比べ，中枢神経系患者の診断と治療のガイドラインは得られていなかった．

　この時期における理学療法士の運動障害のメカニズムに対する考え方は，1967年のNUSTEP会議にみられるように[2]，知識の欠如から治療にかかわる臨床的仮説を支持するための説明があいまいになり，誤解をまねきやすいものであった．残念なことに，中枢神経系の損傷によって起こる病態生理学的な運動機能障害のメカニズムははっきりしていなかったのである．そしてこの時期，神経系統の調節能力が運動機能にとって不可欠ということが明白となったのである．しかしながら運動制御が筋骨格系疼痛症候群(musculoskeletal pain syndromes；MPS)に与える影響については，まだはっきりした理解がなかった．

第3期：関節機能障害に対する理学療法の展開

　1980年代，理学療法士はオーストラリアやニュージーランドの理学療法の影響を受け，筋骨格系疼痛のある患者の治療法として関節機能に着目した評価，診断，そして治療を行う方法が注目され始めた．これは，関節副運動とそれに伴う痛みによって評価する．この治療法は，今まで行われていたような物理療法で炎症を抑制したり，一般的な運動療法で問題のある部位の筋力を強化するなどとは違ったものであった．医師のJames Cyriax[3]によって提唱された臨床的方法を使い始めるセラピストもいた．この方法は，痛みの発生源となっている特定の組織を鑑別するものである．これらの治療法は，理学療法士の役割を変化させた．これまでは，医師の診断のもと，疾患によって治療が処方されていた．ほとんどの中枢神経疾患に関する処方は"理学療法評価・治療"というような内容であったが，筋骨格系疾患の痛みに対する処方は，より具体的な内容が多くあった．そのため，物理療法を行ったり，一般的な運動療法を患者に指導し，機能の向上をはかるという理学療法士のかかわりから，関節を検査・評価して痛みの原因をつきとめるようになったということは，理学療法士にとって大きな変化であった．

　関節副運動を利用して評価することは，理学療法士の専門性における大きな転機になったともいえる．痛みを一時的にやわらげるために物理療法を使うのが主な役割であったが，軟部組織や関節の制限など，障害の原因をつきとめることが理学療法のかかわりの中心となっていった．

　しかし，関節可動域の制限や，関節周囲組織が機能障害の主な問題であると考えられていたことから，筋組織や運動制御が障害に与える影響には，ほとんど注目していなかった．もうひとつのこの時期の大きな流れとしては，患者自身の脊柱の動きにより痛みを生じるかということによって分類を始めたことである[11]．

現代：運動系に対する理学療法の展開

　1990年代になって，筋骨格系疼痛(musculoskeletal pain；MSP)の患者は理学療法の対象のなかで，最も大きな集団となっていった[8]．そのため，筋骨格系疾患の患者管理が大きな課題となった．筋，神経，骨関節に関する問題をそれぞれ孤立したものととらえ，別々に治療する方法は，すでに十分でも適切でもないと考えられるようになってきた．常に進化・発展してきた理学療法士にとって，運動はいつも焦点であった．米国理学療法士協会は運動機能異常が理学療法士にとっての基本的となる専門領域であるという指針を表明した[1]．

　運動というのは，全身または，その一部を使って作り出す生理系の作用である[15]．運動の構成要素は，筋・骨格・神経・心肺機能から，代謝系にまで至る．したがって本書では，運動系とそれが運動機能障害症候群に及ぼす影響について述べることとする．

　著者は，もともと神経系の障害にたいへん関心があったので，運動パターンの観察に取り組んできた．そのなかで，人は皆，ひとりひとりが個別に運動パターンをもっていること，さらに筋骨格系疼痛患者では，その運動パターンが誇張されていることに気づいた．過去20年にわたり，著者はその運動パターンの特徴を説明する法則を見つけ出し，それらがどのような形で痛みに関係，または痛みの原因となっているかということを解明するために努力し

てきた．本書にあげたほとんどの運動パターンにおける解釈は，臨床的な観察により，治療の指標となるようにしたものである．

　治療結果を臨床的に観察することによって，治療の基礎となる原則がより明白になった．現在，これらの原則は，絶対に正しくゆるぎないものというのではなく，これからの研究でより明らかになったり，修正されたり，または，この根本となる仮説や症候群の説明は変化することも考えられる．これらの原則を証明する研究や調査が必要であるが，この原則は一般的な解剖学，運動学などの考え方に基づいている．理学療法教育の根本をなす解剖学，運動学，生理学などに基づいて，筋や運動のパフォーマンスを評価することが重要である．

　この評価には，①運動を運動学的な原則に基づき観察すること，②筋長や筋力を評価することが含まれる．これは理学療法士が日常の臨床のなかで，常に行ってきたことである．このようにして，理学療法士は身体的機能を観察し，運動療法プログラムを立案してきた[9]．このようなアプローチは，運動系バランス(movement system balance；MSB)といわれている(訳注)．

(訳注：原著が発行された当時はMSBアプローチといわれていたが，その後MSIアプローチと言い換えられている．MSIは，運動系機能障害(movement system impairment)の略称である．しかしMSBは死語になってしまったわけではなく，ワシントン大学のコーステキストでは，"関与するあらゆる成分や構成要素が適正に機能することによって関節運動学(arthrokinematics)的および骨運動学(osteokinematics)的に正確な運動が得られる"と説明されており，運動学的モデル(本書p 9参照)とほぼ同義語と解釈することができる．)

　MSBと名づけた背景には，的確でバランスのとれた運動が，運動系やその構成要素の健全さにとっていかに重要であることかに由来している．理学療法士によるMSBの診断と治療の体系によって，基本的情報は症候群あるいは診断的カテゴリーとして整理され，症候群に関与する諸因子も明確にされる．命名された症候群によって，おもな機能異常あるいは運動機能障害が明らかにされ，治療に指針が与えられる[13]．有効な結果も採算性もないまま，理学療法士が試行錯誤的アプローチを繰り返すことは，許されない．これらの理論や症候群を提示するのは，読者とともに，その妥当性を検証したり，より洗練させることを期待しているからである．

　理学療法の専門性が将来発展していくためには，以下の3つのことが重要である．1つは，治療の指標となる診断的カテゴリーを発展させること．2つめは，運動と運動に関連する障害を理解して解釈でき，それに関係する病態生理を明らかにすることである．第3には，根拠に基づく実践(evidence-based practice)という要求に応えるために，診断的カテゴリーに基づいて臨床的な試みを実施し，理学療法士の治療や基本的な臨床科学の知識を方向づけていくことが必要である．

疼痛症候群の原因として潜在的な前提である運動

　身体の正常な動きを維持すること，また異常な場合はそれを正常へと導くことが筋骨格系疼痛の予防または回復につながる．これが，本書で提示された重要な前提である．生体の運動の仕組みは，機械的な物の構造と似ている．機械の場合は，機能を効率的にまた長期間利用するため，動きにかかわる部品が正確かつ的確に動くように維持することがたいせつである．生体が機械と異なる点は，ある程度のストレスがその働きを維持していくために必要なばかりでなく，ほどよいストレスが機能を高める役割を果たす．これは，生体がもっている長所である[10]．このストレスは，上限と下限があって，それによりストレスが生体・組織の健康に有益となるものをもたらすのか，害をもたらすのかに分かれる．それは，微小損傷(microtrauma)から始まり，外傷へとつながる．

　すべての生体において各部分のアライメントは重要である．最良のアライメントが最良の動きを生み出す．そのアライメントに欠陥があれば，それを修正しその状態を維持することが，正確な動きを開始するために必要となってくる．明らかに生体は機械と違って自己修正が可能で，ある程度の融通が利く．しかし，理論的に考えてみても，骨格のアライメントがよければよいほど，それをコントロールしている身体の部分の筋や神経系の機能がよいということがわかる．また，同様にアライメントがよければ，関節やその周囲組織が微小損傷を受ける機会も減少する．過去の研究でもわかっているように，最も頻繁に使われる脊椎分節は，変性を起こしやすい[14]．言葉を変えれば，理想的な運動から逸脱すると，変性が起こるのである．それは，自動車とタイヤにたとえることもできる．タイヤが最良の状態で動くためには，4つの車輪のアライメントがよく，バランスを保っていることが必要である．4つの車輪がバランスを保ち，アライメントがよければ，自動車と路面との

接点としてのタイヤは，平均にすり減るので長く使用することができる．前に述べたとおり，筋の長さや強さを微妙に調整したり，運動に必要なパターンを操作することによって，筋が最良の機能を発揮し，適切なアライメントやバランスある関節運動を生み出し，維持することになる．

概要
概念と原理

繰り返される運動や持続する姿勢がどのようにして，組織を変化させ，その変化がどのように運動パターンを変化させるか，そしてその運動パターンが理想的な運動パターンとかけ離れている場合にどのような機能障害を引き起こすかということについて概念と原理を説明する．理学療法は，連続した動きや持続した姿勢を保つなどの運動療法を利用し，組織によい効果をもたらすことを基礎としている．運動療法は，柔軟性，強さ，そして動きのパターンを改善することを期待している．運動療法を毎日30分から1時間続けることにより，良好な結果が得られることを理学療法士は期待しているのである．しかし，そのような継続した運動や持続した姿勢などのすべてが，よい結果をもたらすとは限らない．活動性の低い人でさえ，毎日長時間にわたって繰り返される運動や持続した姿勢を保つことはできる．

身体の動きに欠陥があったり，筋力や柔軟性に欠ける場合などには，軟部組織や骨格にマイナスの影響が現れる．そしてそれがそのうちに筋骨格系の痛みあるいは運動機能障害症候群(movement impairment syndromes)になっていく．このモデルは，運動に起因する機能障害へのガイドとして発展してきた．

Chapter 2で説明するが，運動を作り出す要素や因子を取り入れた運動学的モデルは，それらの要素や単一の因子の相互関係や，運動機能障害がどのように構成されているのかを説明するのに役立つ持続的な動きや静的な姿勢によって軟部組織が障害を受け，結局は，関係した関節が一定の解剖学的な方向だけに動く習慣をつけさせてしまう．この関節の運動の習慣が，副運動と生理学的な運動の回数をより頻回にし，それが軟部組織に損傷を与えると考えられている．この**特定方向への運動の起こりやすさ**(directional susceptibility to movement；DSM)が，診断の体系化や各障害名の由来となっている．望ましくない運動や運動方向については，Chapter 2で述べる．将来これらはより確立したものとなると考えられるが，ここでは現在のある情報や考え方を取り入れて有益な分類法を生み出していくこととする．分類から症候群に至る過程はたいせつな結果研究のステップである．たとえば腰痛の分類が主訴によるものだけだとすると効果的な治療法はほとんど決定不可能ということを臨床家は皆知っている．もし，心疾患やその他の疾患が分類されていなかったら，その治療は現在あるような進歩をしなかっただろう．本書では，肩関節，脊柱，股関節の診断法について述べる．

診断方法

DSMを分類する標準化された検査により，DSMの原因となっているものは何かを評価していく．体幹は，四肢とそれらの筋群をサポートしているので，そのアライメントは四肢体幹すべてに影響を及ぼす．頭部，頸部や肩関節のアライメントの異常は，体幹と骨盤のアライメントの正常化なしでは考えられない．股関節，膝関節や足関節などのアライメント，またそれらにかかる力学的な配分も，体幹と骨盤のアライメントと深い関係がある．そのため，身体各部分の生体力学検査(biomechanical examination)でも，体幹や四肢の動きを考えて行わなければならない．標準的な評価として，痛みの局在に応じて個別な検査を実施する(この標準的な評価については，さらに詳しく説明を行う．そして，それがどのように肩関節，脊柱，股関節などの検査に利用されているかということは，それぞれに関係のある章で説明する)．

修正エクササイズ

検査結果は，修正するためのエクササイズを決定する目安になる．患者が検査をすべて行えない場合には，そのできなかった部分の変法を治療の一部として指導する．基本の運動，変法，そしてそれに続く運動の説明をここでは行っている．治療プログラムには，生活のなかで最も望ましい姿勢を保つようにすること，また正しい身体各部の運動を指導することも含まれている．

日常生活のなかで，頻繁に行う動きや動作を望ましくない方法で行うことによって，疼痛症候群が生じる．基本的運動パターンにおいてこれらの機能障害が何であるかを確認し，正しい運動が実行されなければならない．正確な運動は特定の筋と運動の神経筋調整を向上させ患者をよくするためにデザインされているが，それは，患者がもっと動的な環境のなかでもできるという保障にはならない．患者

が関節のDSMを予防するために，DSMの原因となっている動きをしないことの重要さを認識しないかぎり，日常生活に戻ったときにもとの習慣に戻ってしまう．患者は身体の正しい使い方，または座位や立位などの静的な姿勢を常に正しく保つという特別な訓練が必要である．プログラムは，毎日続けられること，そして患者は常に自分の身体のメカニズムを意識することが必要であり，これは患者自身の責任となる．そのため，ホームプログラムが治療の主な方法となり，毎週理学療法士は患者の動作能力の質とプログラムの効果を再評価する．

また，この検査は，疼痛症候群が起こらないうちに，望ましくない姿勢や運動を指摘し，それを予防するためにも利用することができる．痛みが強くなる前に，やがて生じるかもしれない筋骨格系機能障害を指摘し，望ましい運動を指導するのも予防プログラムの一部である．

運動機能障害症候群

定義

原因不明の筋骨格系の痛みは，今まででさまざまな名称で呼ばれてきた．Hadlerはそれを局所的筋骨格系障害(regional musculoskeletal disorder)と呼んでいる[6]．これは，局所という言葉からわかるように，その痛みは疾病が原因で起こっているのではなく，何らかの外傷によって引き起こされたものであるという考え方が基本となっている．このような障害は，その他に筋骨格系疾患(musculoskeletal disorders)，筋骨格系異常(musculoskeletal dysfunction)，筋・筋膜性症候群(myofacial syndromes)，使いすぎ症候群(overuse syndromes)，累積外傷(cumulative trauma)，反復伸張傷害(repetitive strain injuries)などと呼ばれている．骨に対する外傷や腫瘍，また疾病が原因となっている場合や関節リウマチなどは，このなかに入らない．

本書では，運動機能障害症候群(movement impairment syndromes)は，筋骨格系疼痛(musculoskeletal pain；MSP)と同義語である．そしてこの症候群は，筋膜，関節周囲，そして関節などの組織の炎症によって起こる局所的な痛みを指す．そして，それは，使いすぎによって起こる微小損傷に起因し，慢性化したものである．微小損傷は，主に使いすぎで生じるが，その原因は繰り返し使った場合や組織に限界以上の負荷を継続的にかけたことによる．組織に対する限界以上の負荷は，1回だけのこともあり，また継続的な運動の場合もある．継続的な運動の例としては，長いあいだ行わなかったキャッチボールなどのボール投げを1時間続けたときである．また，継続的な運動は，長期間を経て起こることもある．たとえば，野球選手が毎日何時間も同様の運動や活動をすることによって起こることもある．また，その他の微小損傷の原因として，理想的な関節運動から逸脱した運動を行ったために，それが組織に影響を及ぼし，その結果動作そのものの障害を起こしてしまうことがある．

本書では，主に使いすぎで生じた症候群のマネージメントを取り上げていくが，それらの治療の概念は，関節リウマチなどのように関節や筋に変化をもたらすような疾病の治療に応用することも可能である．この概念は，疾病が筋骨格系に生体力学的な影響を与えている場合には常に応用できるので，たとえ神経系の機能異常を伴っていても，その標準的検査と，類似した治療は推奨される．しかしながら，この概念以外の要素も考慮に入れるべきである．

発症率

筋骨格系に由来する痛みをもつ患者は，理学療法を受ける患者の最も大きなグループを成している．Jetteの報告によると，調査対象のPTクリニックを受診した患者の60％が筋骨格系疼痛症候群であり，そのうちの，25％が腰痛，約12％が頸部痛，12％が肩関節痛，12％が膝関節や股関節の痛みである[8]．腰痛の患者が理学療法の対象患者の圧倒的多数を占めるということは，腰部が最も筋骨格系疼痛を起こしやすい部位といえる[5]．なぜ，過半数を超える患者が筋骨格系疼痛症候群(MPS)のために理学療法を受けるのかということには，2つの要因がある．1つは一般的にMPSで苦しんでいる患者の人口が多いということ，そして2つには，運動によって悪化することが多い状態に対してエクササイズや身体メカニクスの修正によって治療するのが最も合理的だからである．本書では，すでに損傷を受けた組織に対して，痛みを伴う運動がいかにストレスを追加し悪化させ，さらなる外傷の一因となるかについても言及している．

腰痛の治療に費やされる多額の費用に関しては，さまざまな報告がある[4]．これらの費用のなかには，直接治療費とともに腰痛のために仕事を休まなければならないことによる費用も含まれている．これは，MPSに関する社会的な負担がいかに重大なものであるかを物語っている．

診断と管理(マネジメント)

　MPSがどのように引き起こされるかということは，それが社会や個人に及ぼす影響が多大であるにもかかわらず，明白となっていない．たとえば，病状が進行し，X線所見や神経学的な所見が陽性であった後でも，診断がはっきりしないか，誤診をまねく場合もある．特に腰痛症候群に関しては，X線所見ではっきりとした病的所見があったとしても臨床的な徴候に欠けていたり，その反対に，X線でははっきりとした病的所見が認められなくても，実際の臨床では明らかに徴候が認められることがある[7]．したがって，痛みの初期の段階では，診断が明確にならないこともある．痛みの管理は，多くの場合局所の炎症を抑えることにあり，その原因となっている力学的な修正についてまでは含まれていない．このような症状は，心疾患，転移性腫瘍や神経疾患と比べて，生命にかかわるというよりは，日常生活の質に関係があるため，運動機能障害については研究があまり行われてこなかった．運動機能障害を生じさせる多くの力学的な要因の管理は客観的検査結果よりも患者の自覚症状によるところが多いために困難であった．またこれらの疾患は特定の局所のみに異常を見つけ出すことが難しく，理学療法士にとって診断と治療が困難であった．痛みとそれを引き起こす運動を関連づけることは，MPSに関与する力学的な要因と主観的な要因を明らかにすることに役立つ．

　効果的な治療法を生み出すために，理学療法士は，
　①痛みの原因またはそれに関与している因子に対して論理的な仮説を打ち立てる．②特定の系統だった検査を用いて，それを確認する．③理学療法治療のための方針を立てる．④診断や要因に基づいて考案された治療計画を立てる．⑤その治療が効果的であるか否かを評価する．

影響を受ける組織

　症状の発生源となる組織としては，筋膜，関節周囲組織，関節，そして神経組織があげられる．痛みはこれらに関連する侵害受容器に炎症や力学的な変化が起きていることを示している．もっと重要であり，しかもしばしば無視されがちなのが"痛みの原因は何か"という疑問である．さまざまな組織が損傷されるのであれば，いろいろな原因が示唆される．ところが，非常にお粗末な説明によってありきたりの原因が示唆される．原因として言われがちなのが，機械的刺激とかストレスである．絞扼やインピンジメント，または癒着のように局所に対する機械的な刺激は，筋・筋膜組織だけでなく，それに関連する神経や神経根にも影響を与える．

　症状を呈している組織がどこであるかということは，その症状を治療していくことの第一歩にすぎず，また必ずしも必要なこととは限らない．たとえば，棘上筋腱が肩の痛みの原因となっていても，なぜそこに痛みが起きたかの理由を明らかにしない限り，その痛みをやわらげることも予防することもできない．一般的な発症機序としては，繰り返しの運動が組織にストレスをもたらし腱に炎症や過敏性を引き起こすということである．しかし，もっと有益な説明をすれば，肩関節の運動に障害があり，関節包内運動に異変を起こし，腱に機械的な刺激を与えるといえる．そして，それは関節の運動が最も望ましいものであれば，起こらなかったものである．棘上筋腱が痛みの原因組織であることよりも，肩甲上腕関節の特異的な機能障害を明らかにすることのほうが有益である．そうした機能障害についての知見は，その進行を阻み機能障害を修正し，痛みを軽減し，そして再発を予防するための有益な情報を提供してくれる．

介入に基づく治療アプローチ

　MPSの原因となる内在する因子によって，3種類の治療アプローチが生み出された．ひとつは，症状に注目したもの，2つに症状と制限や損傷のある組織に注目したもの，そして，3つめに症状の原因となるものとその関連因子に着目したものである．

　症状に注目したアプローチは，痛みのある局所が原因だと考える[3]．組織が炎症を起こしていたら，その炎症を抑えることで痛みを除去するということになる．この状態は，何らかの理由で局所に長期間にわたりストレスがかかり，その組織の耐性が限界を超えて，破壊され，炎症が起きた状態である．overuseいわゆる使いすぎというのは，組織が受け入れることのできる範囲を超えた活動と定義されるが，この使いすぎも組織の破壊につながり，炎症を起こす原因のひとつといえる．治療法としては，局所の安静を保ち，炎症の原因である使いすぎやストレスを防ぎ，炎症を抑える方法をとる．症状が治まったところで，その組織を強化する運動が，次のステップとなる．

　症状とその要因として，制限や損傷のある組織に注目するという2つめの理論は，痛みの症状を起こしている原因の局所に注目するということである．たとえば，棘上筋腱

の痛みに関連している因子としては，肩峰下の空間が狭くなっていることであり，関節の運動を制限している組織の治療を目指すことになる．関節の運動が不十分で特に痛みを伴わないものには，マニピュレーションやモビライゼーションを実施する．治療後に関節副運動が正常範囲内で痛みがないのであれば，続いて起こる運動は正常であり続け，症状は緩和されるであろう．

3番めのアプローチは，本書において最も奨励している方法であるが，痛みがどこにあるかということよりも，痛みがなぜ起こっているのかという根拠を見つけ出すということである．このアプローチは，関節運動が痛みや制限を伴う前に，運動のパターン自体が異常をきたすということに基づいている．関節運動の制限は，二次的に起こったものであり，運動障害の原因ではないということである．たとえば，棘上筋腱炎では，たいてい肩甲骨の動きが肩関節の屈曲や外転時に制限される．もし肩甲骨が効率的に外転，または60°以上の上方回旋ができないと，肩峰下の空間が狭くなり，腱は刺激され炎症症状を引き起こす．この場合，肩関節に痛みを生じるが，肩甲帯全体の動きを検査する必要がある．肩関節周囲の痛みは，肩甲骨の運動学的な機能障害によって生じることが多く，治療も肩関節周囲筋だけではなく，肩甲骨周囲筋のコントロールにアプローチする必要がある．

運動系バランス(MSB)の検査は，肩甲帯の運動パターンの障害に関するすべての要因を見つけ出すために行う．これらの要因はアライメントと神経筋のパフォーマンスである．たとえば，明らかな炎症がある場合以外は，棘上筋腱の治療が主体となるのではなく，問題を起こしている力学的な原因を取り除くことにある．このアプローチで治療する目的は運動パターンの機能障害の素因や関与因子を修正することにある．関連している要因を取り除くことによって運動を正常化し，局所的なストレスを抑え，炎症を取り除くことが目的となる．症状を起こしている組織を直接治療することを避け，症状の変化に注目することによりエクササイズプログラムによって運動が修正される効果を評価または観察することができる．

原因の明確化と症状の軽減

運動は，身体的，経済的，社会的そして情緒面でも欠くことのできないたいせつなものである．あるひとつの運動が痛みによって制限されると，痛みのある局所だけでなく身体全体に影響を及ぼす．運動機能障害を正すことによって痛みを取り除くことは，精神的身体的な健康に有益であり，痛みのある組織の微小損傷を軽減することになる．そして症状をもたらす原因をいかにコントロールするかということを患者が理解すれば，患者は保健医療に対して受身の姿勢から，自発的に治療や予防にかかわっていくことができるようになる．痛みの原因となっている運動に注目することによって，物理療法や薬などの一時的な治療や，患者自身が原因や予防について無知でいることよりも，よりよく継続性のある運動の正常化が行える．

分類法の必要性

医学は分類法を基にしている．医師の診断の目的は，治療法を見出すことにある．しばしば診断は，医師自身の病態生理学の知識が根拠となる．診断を基にした技術や薬物治療なしでは，現代の医療の発展はなかった．医師の診断と治療は，病態生理の知識に基づいていたからこそ，的確に行われてきたのである．医師の診断によって，運動機能障害のメカニズムが明確に説明できるのであれば，理学療法士による治療を適切に指示できるであろう．医師の筋骨格系疼痛症候群の診断と治療方針が，薬物療法や手術ということであれば，痛みをやわらげるという意味で役に立つかもしれないが，これは，痛みを起こしている生体力学的な原因の説明やその治療をするということにおいては，不十分である．理学療法士は効果的な治療プログラムを患者に対して工夫している．しかし，残念なことに，それらのプログラムは理学療法士が個人的に判断し決定したものであって，世間一般に認められているような診断の基準とその治療方針にのっとったものではないことが多い．Nagiが障害モデル[12]で描いた機能障害の基準は，理学療法士の診断に適切なものである．機能障害症候群からなる診断のカテゴリーは，理学療法教育や治療の焦点と一致する．Nagiは，機能障害を"潜在的な異常によって起こる解剖学的，生理学的，または心理学的な生体構造の変性と機能の変容"と定義している[12]．そしてさらに，医師の診断の基となるような病理学的な原因で起こるものではないとしている[12]．疾病に由来する状態と同様に，機能障害に関連した状態の治療と研究も，体系的診断によって進歩しなければならない．本書では，医学的診断が疾病によって起こる症状を利用して分類を行ったように，筋骨格系疼痛症候群(MPS)によって，運動機能障害を分類していくことに焦点を当てる．

本書では，痛みをもたらす運動やストレスがかかる方向によって，MPS の分類を行うことを勧めている．この分類における診断カテゴリーでは，関節運動（生理学的または副運動）の用語が用いられている．

疼痛症候群は，痛みをもたらす運動や望ましくない姿勢によって診断名をつける．たとえば，腰痛に対する診断カテゴリーでは，痛みは脊柱自体が痛みのある方向に運動した際にのみ起こるのではなく，四肢を動かしたことによって脊柱が痛みのある方向に動く際にも起こる．腰椎屈曲による痛みは，腰椎自体が屈曲したとき，たとえば，体幹を前方にもっていったり，座位をとる際などに起こる．しかし，腰椎を正中位に保ち，股関節屈曲を利用して体幹を前方にもっていけば，腰椎の屈曲は防げる．座位の姿勢で膝関節の伸展角度を抑えることで，腰椎の動きを抑え，痛みの症状を軽減することもできる．これはこの診断法を支持するものである．

診断は，いろいろな組み合わせで行う．というのは，さまざまな検査から DSM たとえば腰椎屈曲のような原因を見出すためである．注意深く正確に，特異的な関節の検査を行うことが，評価のうえで非常に重要である．筋の硬さ，長さ，強度，運動パターン，そして代償的な二次的な関節運動などの関与因子に対する特異的な検査は，重要な評価の一部である．MSP にあたっては，痛みが主要な問題なので，患者の心理的な態度や不健康な行動なども診断や患者管理において重要である[16]．しかし，この点については，本書では触れないため，ほかの資料や情報が必要である．

文献

1. American Physical Therapy Association: Philosophical statement on diagnosis in physical therapy. In *Proceedings of the House of Delegates*, 1983, Washington, DC, APTA.
2. Bouman HD: *An exploratory and analytical survey of therapeutic exercise*, Baltimore, 1967, Waverly Press.
3. Cyriax J, Cyriax P: *Illustrated manual of orthopedic*, Boston, 1983, Butterworths.
4. Deyo RA, Cherkin DC, Douglas C, Volinn E: Cost, controversy, crisis: low back pain and the health of the public, *Ann Rev Public Health* 12:11, 1991.
5. Deyo RA, Phillips WR: Low back pain: a primary care challenge, *Spine* 21:2826, 1996.
6. Hadler N: *Medical management of regional musculoskeletal diseases*, Orlando, 1984, Grune & Stratton.
7. Haldeman S: North American Spine Society: failure of the pathology model to predict back pain [presidential address], *Spine* 15:718, 1990.
8. Jette AM, Davis KD: A comparison of hospital-based and private outpatient physical therapy practices, *Phys Ther* 74:366, 1991.
9. Kendall HO, Kendall FP: *Muscles: testing and function*, ed 1, Baltimore, 1949, Williams & Wilkins.
10. Lieber RL: *Skeletal muscle, structure and function*, Baltimore, 1992, Williams & Wilkins.
11. McKenzie RZ: *The lumbar spine: mechanical diagnosis and therapy*, Waikanae, New Zealand, 1989, Spinal Publications.
12. Nagi SZ: *Disability and rehabilitation*, Columbus, Ohio, 1969, Ohio State University Press.
13. Sahrmann SA: Diagnosis by the physical therapist—a prerequisite for treatment: a special communication, *Phys Ther* 68:1703, 1988.
14. Singer KP, Fitzgerald D, Milne N: Neck retraction exercises and cervical disk disease. In Singer KP, editor: *Biennial manipulative physiotherapist conference*. Perth, Australia; 1995.
15. Dirckx JH, editor: *Stedman's concise medical dictionary*, ed 3, Baltimore, 1997, Williams & Wilkins.
16. Waddell G et al: A new clinical model for the treatment of low-back pain, *Spine* 9:209, 1984.

Chapter 2
運動の概念と原理

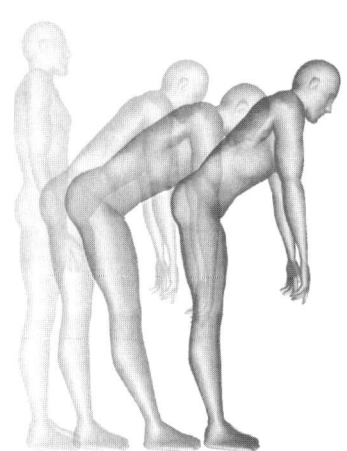

Chapter 2 のハイライト

運動学的モデル
病理運動学的モデル
運動病理学的モデル
筋系における基礎的要素の機能障害
骨格系における基礎的要素の機能障害：関節アライメントの構造的多様性
神経系における調節的要素の機能障害
生体力学的（バイオメカニクス）要素の機能障害
運動の要素の複合的な機能障害
補助的要素の機能障害

Chapter 2 の目的

この章では，以下のことをディスカッションできるようになる．
1. 3つの運動系モデルの要素との違い．
2. 筋や神経，そして骨格系における反復運動や持続的な姿勢による影響．
3. 筋骨格系疼痛症候群の進行における反復運動や持続的姿勢の関与．
4. 相対的柔軟性(relative flexibility)という概念，筋の硬さ(stiffness)との関係，および筋ストレッチ運動の役割の影響．
5. 筋骨格系疼痛症候群進行における関節の特定方向への運動の起こりやすさ(DSM)の役割．

運動学的モデル
モデルの構成

本書では，運動によって生じる組織の変化から起こる筋骨格系疼痛症候群について述べる．運動はいくつかの構成要素からなる．そして，それぞれの要素が運動を引き起こし，またそれを規則正しく維持するという特徴的で基本的な働きをする．さまざまな自律的で生理学的な系（システム）がこれらの要素となっているのである（図 2-1）．運動が疼痛症候群をどのように発生させるのかということを理解するためには，その運動に関係のある解剖学的・生理学的なすべての部分がどのような形で関連し，望ましい運動をつくり出しているかということを理解する必要がある．

運動学的モデルは，そのような望ましい機能とそれに関与する身体の各要素を基にして構成されている．

モデルとなる構成要素は，①基礎的要素，②調節的要素，③生体力学的要素，④補助的要素，である．**基礎的要素**，つまり運動の基本となるものは，筋骨格系である．**調節的要素**は，筋に運動を起こし，その運動パターンをコントロールする役割をする神経系である（これは，神経生理学，神経心理学，生理学的心理学でも述べられている）．**生体力学的要素**を構成しているものには，静的なものと動的なものがある．**補助的要素**は，心肺系と代謝系を含んでおり，これらは筋骨格系の運動とは直接関係していないものの，生体の生育や維持に欠かせないものであり，間接的に関与している．

これらすべての構成要素は，それぞれ独自の役割により，運動に本質的に必要なものであるが，同じく重要なことは，それらの各運動要素の相互関係である．各要素は，運動にとって欠かせない役目を果たすとともに，その運動に影響も受けている．たとえば，筋収縮によって運動が生じ，その運動は筋の解剖的，生理的機能の維持に関与している．特に，運動は，筋緊張，伸張性，柔軟性というような筋の性質に変化を与え，それと同時に神経系，心肺系および代謝系の性質にも影響を与えている（詳細はこの章の終わりに述べる）．

臨床における運動学的モデルの関与

運動系の機能を効率的に保つためには，それに関連している関節が定期的に，かつさまざまな方向に動くことができるという点がたいせつである．たとえば，一定の姿勢を1時間以上保つことは望ましくないといわれている．McGillらの報告によると，関節を20分以上屈曲したままでいると，軟部組織に変性をきたし，それを回復するためには40分以上かかるとされている[41]．このような軟部組

織の変性には，2つのタイプがある：①時間的持続によって起こる変性，②軟部組織における蛋白質生成適応[23]．Lightらの研究によると，膝の屈曲拘縮をもつ患者に毎日1時間，低負荷による膝の持続的伸張運動を行ったほうが，短時間で，高負荷の持続的伸張運動を行った患者よりも効果的であったという[37]．このことから，短時間のストレッチは，一時的な軟部組織の変性をもたらすが，1時間のストレッチは，軟部組織の効果的な刺激となって長期的な軟部組織の適応が認められるといえる．関節にかかるストレスや運動が多様であれば，それを補助している組織も望ましい様態（正確な運動と定義される）を保ち，健全でありうる．その反対に，同じ運動を反復したり同じ姿勢をとりつづければ，組織の健全さを維持することができない．

病理運動学的モデル
モデルの構成

病理運動学は，解剖学的，生理学的にみて生体の運動が正常から逸脱したものである．この用語は，この分野において卓越した経験をもつHislopによって，定義されたものである[25]．この言葉の構成とその意味からわかるように，病理運動学では，疾患などによって発生した運動の異常を対象にしている．病理運動学的モデルは，図2-2に示したとおり，疾患や損傷が運動をつかさどる身体の各組織にどのような変化をもたらし，それが運動の異常をもたらすかということを示している．Nagiによって作成された障害モデル[45]は，疾病によって，機能的制限を起こすような機能障害がもたらされ，それが能力低下という結果をもたらすとされている．**機能障害**は，解剖学的，生理学的，精神的な系の異常と定義されている．そのため，各系の異常や運動の異常が機能障害ということになる．

病理運動学的モデルにおける疾患としては，関節リウマチのような関節変性により骨格構成組織に損傷が起きた場合も対象となる．この関節変性が関節運動に変化を起こし，たとえば歩行や日常生活における運動に支障をきたす．このモデルによると，関節組織のような骨格のシステムや運動の特性に変化を起こすばかりではなく，神経系，生体力学，心肺機能，そして代謝にまで影響が及ぶとしている．その運動機能障害の重症度によっては，二次的に能力低下が起こるとしている．

同様に，脳血管障害では，中枢神経系の病的異常によって，麻痺や運動機能障害が生じる．その原因が中枢神経系

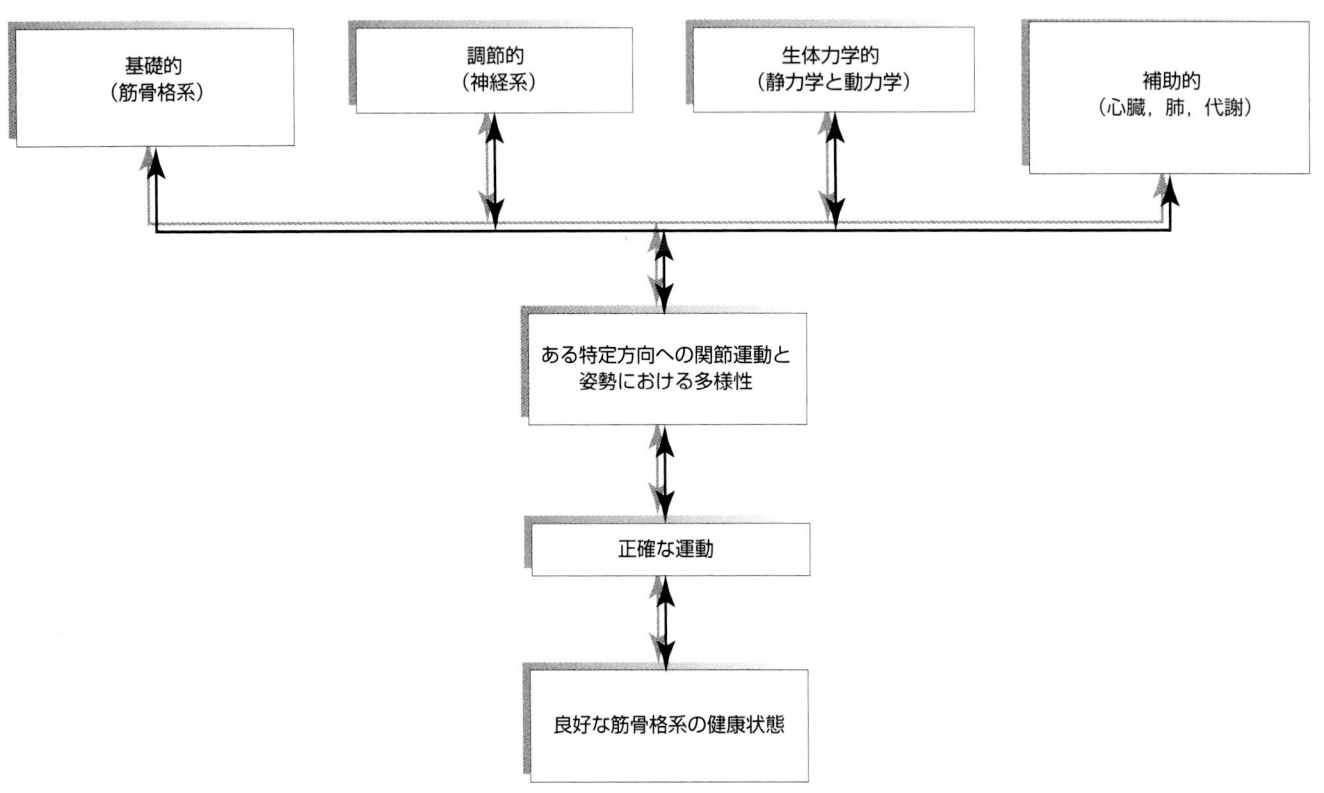

図2-1　運動学的モデル

にあってもその他の運動系の構成要素が二次的に影響を受けることを考慮に入れ，運動機能障害に対する最良の管理を行っていかなければならない．

臨床における病理運動学的モデルの関与

病理運動学的モデルでは，病理学的な異常が機能障害の根源であり，そこから運動機能障害や機能的制限，そして能力低下へとつながっていく．このモデルに示されているように，各要素系には相互関係があるので，各々の要素系の2次的な変化を見いだすことは，あるひとつの要素に対する1次的な病理学的影響を理解するのと同様に重要である．たとえば，片麻痺によって起こる運動機能異常は，中枢神経系における異常の結果である．運動機能異常を引き起こすもののなかには，以下のようなものがある．

①中枢神経系による運動単位の高頻度の活動と動員が不十分な状態[56]

②拮抗筋の同時活動[13]
③筋収縮能力の低下による二次的な筋の萎縮[7]
④筋の硬化[57]
⑤拘縮による関節可動域の低下[21]
⑥非効率的で不適切な筋活動による生体力学的変化[12,51]
⑦内在性感覚機能の低下[12]

それに加え，活動時に要求される代謝の変化や有酸素運動の状態などを運動機能障害の関連因子として考えなければならない．そしてそれらがどの程度どのように，機能に影響を与えているかということは個々の患者で異なる．身体的検査項目はこれらすべての要因を配慮し，その結果それらの要因がその患者の機能的問題にどの程度関与しているかということを明確にしていかなければならない．患者管理のためのプログラムを作るためには，個々の関連因子の改善の可能性を基にして，患者の機能的帰結を達成するために重要な要因に優先順位をつけなければならない．

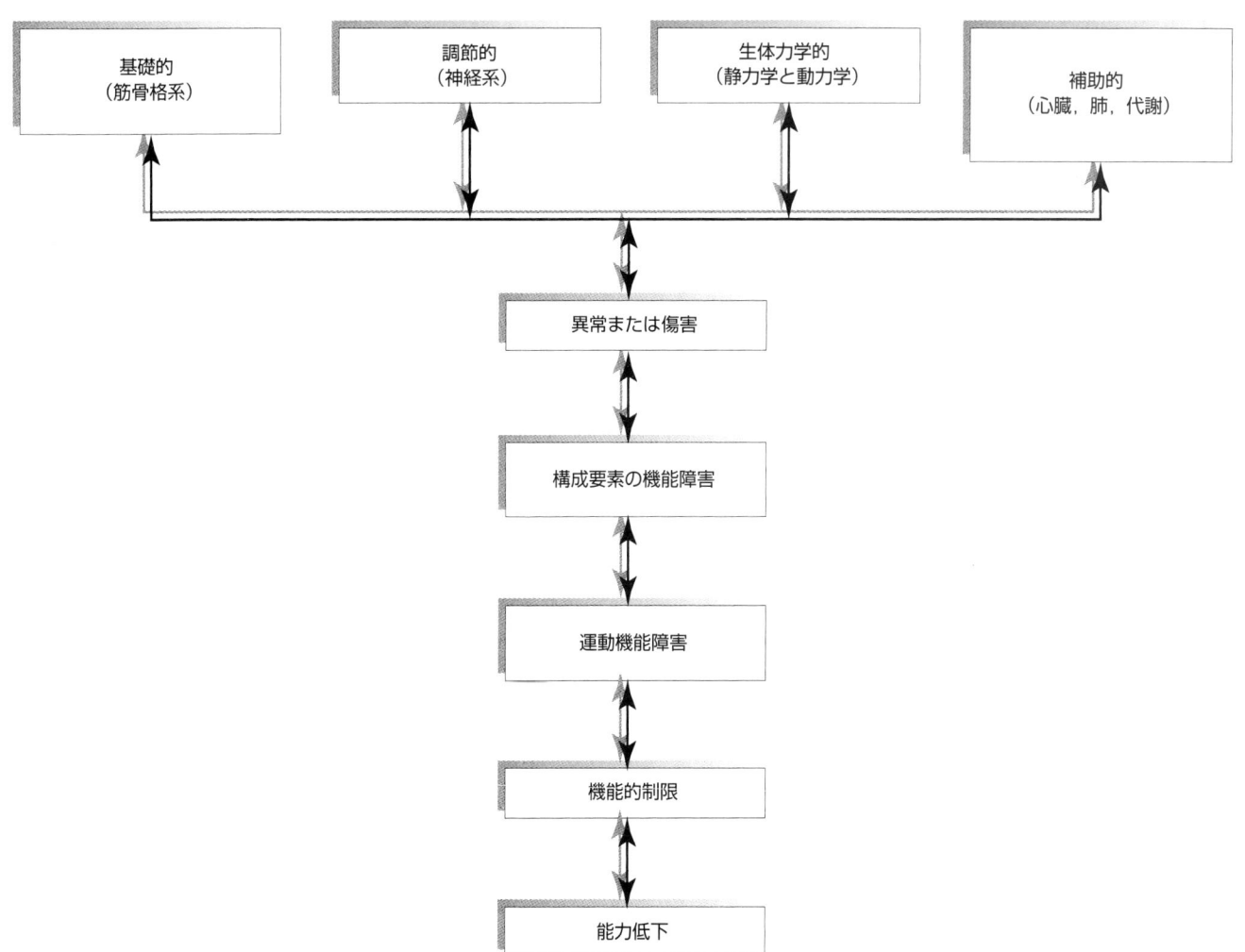

図 2-2　病理運動学的モデル

運動病理学的モデル
このモデルにおける理論的根拠

　一般的に運動機能障害は，病理的な異常によって引き起こされると考えているが，本書の論旨では，日常の活動が運動機能障害を発生させ，それが結局病的な異変を引き起こすと考える．そこでもうひとつのモデルを提示することができる．それは運動が機能障害や異常を引き起こすこと

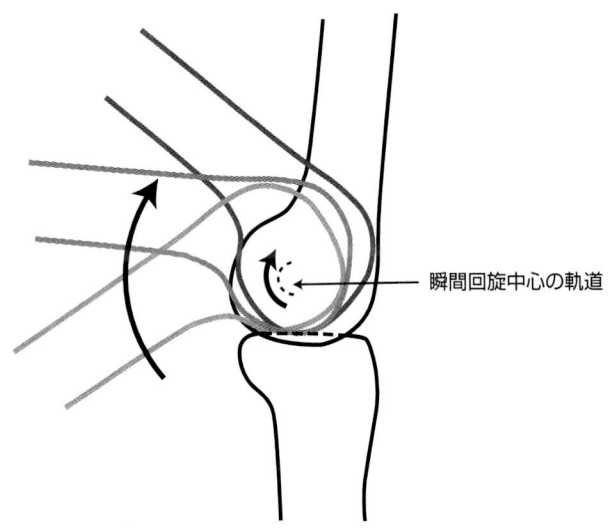

図 2-3　瞬間回旋中心の軌道
膝関節が屈曲から伸展に動くとともに，瞬間回旋中心の軌道が描かれる．
正常な膝関節では，この軌道は半円形で，大腿顆の中に位置する（Rosenberg A, Mikosz RP, Mohler CG：Basic Knee Biomechanics. In Scott WN, Editor, *The Knee*, St Louis, 1994, Mosby から一部修正）．

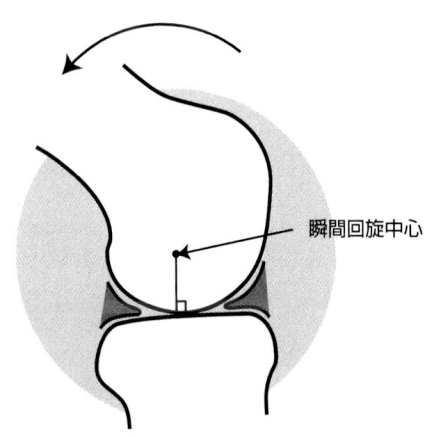

図 2-4　瞬間回旋中心
膝関節の瞬間回旋中心の軌道（PICR）．瞬間的な関節中心から関節面に垂直に描かれた線は通常関節面と平行であり，関節面のすべりの動きを示すものとなる（Rosenberg A, Mikosz RP, Mohler CG：Basic Knee Biomechanics. In Scott WN, Editor, *The Knee*, St Louis, 1994, Mosby から一部修正）．

を特徴づけたものである．このモデルには経験的な基礎があり，それは反復運動や持続的な姿勢が筋骨格系や神経組織に影響を与えるという観察に由来する．反復運動の結果，特にその運動が望ましい運動の様態からかけ離れている場合，組織の損傷につながる．人間の運動は，機械の動きと同様に，内側からと外側からの力が関係している[49]．機械の場合，各部品が的確に動くこと，またそれを維持していくことがとてもたいせつで，そのために摩擦学があり，それは，動き，またそれに関連する部分の相関関係に関するものの専門的分野である．**摩擦学**は動きに関係している各部分のなかで，摩擦，注油，部品の消耗について学ぶ科学である[1]．生体力学システムと機械的システムは類似するところがあり，人間の運動器官の効率や耐久力を向上させることは，運動する部位の動きをいかに正確に保つかということである．生体は機械と違って適応力や自己修正力があるので，異常なストレスを避けながら正確な運動パターンを維持することが可能である．

　正確な運動を評価する有用な基準は，関節が運動している際の瞬間回旋中心の軌道（path of instantaneous center of rotation；PICR）を活動時に観察することである（**図 2-3**）．瞬間回旋中心（instantaneous center of rotation；ICR）は剛体における瞬間的な回旋の中心点である[48]．PICR は，運動中に ICR が通る軌道である．多くの関節では，PICR を観察することは難しく，X 線などを使用しなければ，正確な運動はわからない（**図 2-4**）．そのうえ，それは人為的な環境下で，他動的な運動を X 線で観察するといったものである．臨床的に観察の難しい関節のなかには，膝関節や脊柱の各関節があげられる．肩甲胸郭連結の肩甲骨（**図 2-5**）や肩甲上腕関節（**図 2-6**）の PICR は，肉眼でも観察が可能だが，それを量的に表現することは難しい．

　PICR や関節可動域における知識が，運動における観察や判断の指標となる．PICR はそれほどとりわけて使われていないが，理学療法士が患者の関節運動が正常であるか異常であるかを見分ける際の指標になる．PICR と関節の運動パターンを決める解剖学や運動学の要素は，①関節面の形状，②靱帯によるコントロール，③筋の協調運動による偶力（force couple）の作用である[73]．

　正常または理想的な関節運動であっても，つまり病的な原因や外傷がなくとも，なぜその関節に変位が起こるのだろう．それは，仕事やレクリエーションの毎日の活動のなかで，**繰り返し行われている運動や持続的な姿勢**を保ち続

けることによって，関節運動に変位が起こってくるためと考えられる．たとえば，野球の投手や水泳選手は繰り返し行われる運動によって，肩の痛みをよく経験する[16,31]．長時間座位をとることは，腰痛を起こす原因になるといわれている[52]．毎日3時間も腰部を屈曲して自転車に乗る自転車選手は，一般の人と比べると，腰椎の自然な彎曲が減少している[10]．

セラピストや運動処方に関係する医師は，誰しも**運動を繰り返し行うことを通し，関節の柔軟性，筋の長さ，そして筋力などを望ましい状態に増加させることを期待している**．また，運動を経験したことのある人は，誰しも繰り返し運動を行えば，筋や運動のパフォーマンスに影響することを認識している．しかしそれと同時に，**スポーツや健康のために行っている運動ばかりでなく，日常生活のなかで繰り返し行われる動作でさえも，関節など各構成要素に有害な影響を与えるかもしれないということを考えに入れて**おかなければならない．筋のストレッチングや筋力強化を1時間以内実施しても，その筋や結合組織に変化をもたらすと考えられている．しかしながら，日常生活のなかで，繰り返し行われる運動や，長時間の持続した姿勢を保つことにより，運動系の要素の変化や運動機能障害，ストレス，微小損傷，そして外傷へと進行していく．この仮説に従うと，繰り返し行われる運動と持続的な姿勢が，運動学的モデルを変化させ，運動病理学的モデルへと変容させることになる(**図 2-7**)．

臨床における運動病理学的モデルの関与

運動病理学的モデルは，運動の異常によって，変化した身体の各部位を見いだす一般的なガイドラインとして役立つ．異常なあるいは最適ではない機能を見いだすことが，いかにそれを予防し，診断し，また治療を行っていくかという目安になる．望ましく機能していない要素があれば，それは問題であり，かつ機能障害といえ，患者に筋骨格系疼痛を生じさせる以前にそれを治療することができる．機能障害を確認し，症状として現れる前に治療するということは，このモデルに含まれている情報を収集し活用することで，予防の指針につながる．もし，機能障害が修正されることなく運動を継続したとすれば，それは微小損傷となり，可視的な外傷となって痛みが症状として現れ，ついには明白な組織の異常となっていく．

もし，痛みがある場合，運動病理学的モデルを利用し，すべての関連する要因を見いだしてから，望ましい動きを

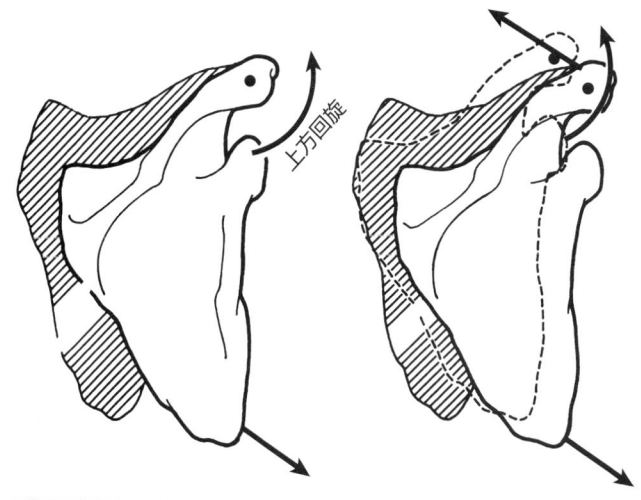

図 2-5　肩甲胸郭関節の PICR

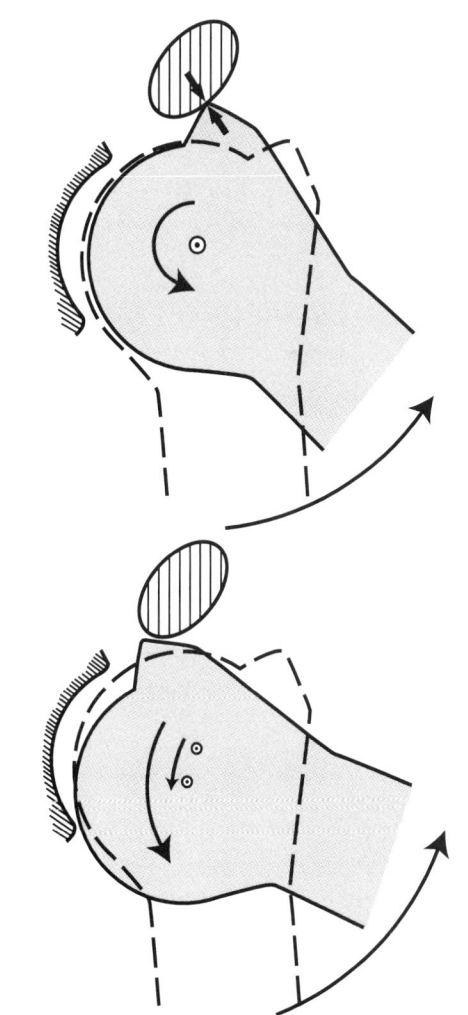

図 2-6　肩甲上腕関節の PICR

導くための運動療法を作成しなければならない．有害な帰結を防止するためには，機能障害を起こしている部位の異常を見つけ修正することである．治療プログラムを作成するよりも重要なことは，まず痛みを起こしている実際の動作を見つけだし，それを修正することである．

臨床的な検査によると，筋，骨格，神経系の機能障害などが筋骨格系疼痛症候群に関与している（おのおのの機能障害については，この章でひとつひとつ説明していく）．運動機能障害症候群の診断とそれにあった適切な治療の鍵となるのは，個々の運動機能障害症候群に関与しているあらゆる機能障害を明らかにすることである（症候群やそれに関する多様な機能障害については，それぞれ関連した章の診断分類のなかで説明していく）．

持続した姿勢や反復運動がどのように運動をつかさどっている身体の各系に変化をきたすのか？ 筋系の大きな特徴は，必要に応じた敏速な適応ができるというところである．特に，必要に応じて筋力が調整できるというのは，たいへん有利であると考えられる．しかしながら，筋力を変化させることが，有害な影響を及ぼす可能性もあり，それが機能障害につながることもある．筋節の数が増加したり減少したりすることにより，筋は伸張したり短縮したりする．日常の活動が，筋力や筋の長さに変化を与え，共同筋

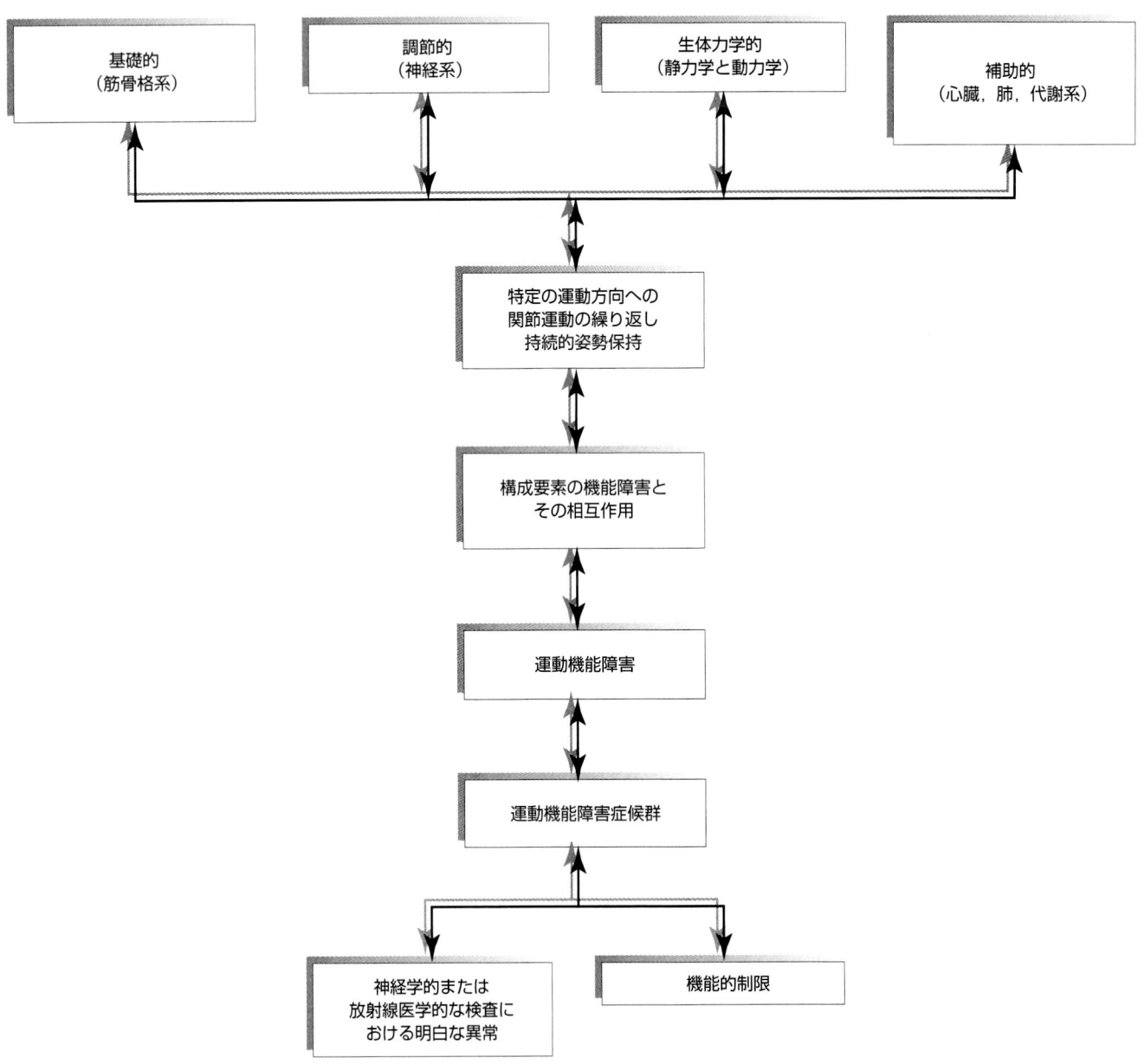

図 2-7　運動病理学的モデル

や拮抗筋の関係に変化をもたらし，それが運動のパターンを変化させる．

　筋自体に起こる変化のタイプとそれによって二次的に起こる変化を明白にすることにより，筋骨格系を望ましい状態に保ったり回復することができる．筋の変化は肉体的な労働や活動を行う人ばかりに起こるわけではない．身体をほとんど使わない仕事や生活のなかでも，一定の姿勢を保ったり，また同じ運動を繰り返し行うことにより，筋に変化を及ぼす．たとえば，事務職のように一日中座位でコンピュータに向かっていたり，電話を取ったり，机の引き出しを開けたりすることによって，何回も脊柱の回旋や側屈を繰り返すことになる．

　高頻度または低頻度で反復される運動，または筋の張力の亢進または低下を伴う運動は，筋力，長さ，または硬さに変化をきたす．一定の姿勢の維持が特に異常なアライメントで行われたとき，筋や支持組織に有害な変化をきたす．そのような変化は，特に関節が可動域の最終域に位置した場合に生じやすい[70]．

　筋のパフォーマンスの驚くべき特性のひとつは，日常的に身体活動を行っている人でさえも個々の徒手筋力検査（manual muscle test；MMT）では低下が認められることである．日常生活やスポーツに参加するためにはあらゆる筋群に適切な活動が要求されて，正常なパフォーマンスを確保する必要があると考えられることが多い．しかし，注意深く特異的なMMTを実施してわかることは，いくつかの筋力が共通して低下しているということである．たとえば，僧帽筋下部，外腹斜筋，大殿筋，中殿筋後部線維などに弱化が見つかる．スポーツなどで活動的な人においても，ある筋が特異的に弱いなどの共同筋のなかで相違がある場合が認められる．

　次に，反復運動がいかに筋に変化をきたし，運動機能障害に移行するかという具体例を示す．大殿筋と梨状筋が主動筋となって股関節を伸展するとき，この2つの筋の近位の付着部は，ハムストリングスが作用するよりも寛骨臼における大腿骨により効果的なコントロールを行うことができる．股関節伸展において，大転子と転子間線部分の梨状筋と大殿筋の筋付着部は，大腿骨の近位部をコントロールする．遠位において大殿筋は腸脛靱帯を介して脛骨へ付着している．このようにして，この筋は股関節伸展時に，大腿の遠位と近位においてこの運動をつかさどり，大腿骨頭の位置を相対的に同位置に維持することに大きな働きを担うのである（**図 2-8**）．

　正常な運動パターンは，たとえば長距離走者などで腸腰筋や大殿筋の筋力低下を起こすことにより変化する．それとは対照的に，大腿筋膜張筋（tensor fascia lata；TFL）や大腿直筋，ハムストリングスは長距離走者においては筋力が比較的増強される．この股関節屈曲と伸展の筋力バランスや活動パターンの欠如が運動機能障害の原因となる．その理由は，それぞれの筋がそれに関与している関節に少しずつ違ったかたちで働いているからである．そのため，そのグループのなかのひとつの筋だけが増強されると，関節の動きそのものに正確さが失われることになる．ハムストリングスが強く，大殿筋が弱いと，ハムストリングスの損傷につながり，関節の痛みを伴うさまざまな問題に発展する．股関節の動きが変化する理由のひとつとして，ハムストリングスは大腿二頭筋短頭を除き，坐骨結節から出て脛骨に付着する点である（大腿二頭筋短頭は大腿骨遠位から起始している）．ハムストリングスは短頭を除き，大腿骨に付着していないので，股関節伸展のとき，大腿骨近位端の正確なコントロールができない．股関節伸展時のハムストリングスが主働筋となると大腿近位部が関節包前部にストレスを加え，寛骨臼のなかで位置を保つことができず，前方へすべってしまう（**図 2-8**）．もし腸腰筋が伸張していたり，筋力低下があるなどして，大腿骨頭に通常の抑制がかかっていなければその状況はさらに増悪する．

　このような，筋の優位性の変化は，仮説だけではなく，MMTや関節の動きを観察することによって，確認できる．MMT[32]は，共同筋の相対的な筋力やバランスの不均衡を見つけるのに利用できる．筋力の不均衡によって運動機能障害が起きた場合，PICRで示されるような関節の精密な動きを観察することが必要である．たとえば，股関節の伸展時，どの筋が主働筋となっているかということを確認するために大転子の位置を観察する．ハムストリングスを主に使っているときには，大転子は前方に動く．反対に，大殿筋や梨状筋を主に使って股関節を伸展する場合は，大転子は同じ位置にとどまるか，やや後方へ動く（**図 2-8**）．

　MMTによって筋力低下や筋の長さの変化や運動パターンの変化によって性能が低下した筋を明らかにすることができる．筋の収縮能力の低下以外にも筋の長さの変化，損傷などが筋のパフォーマンスに変化を起こす．そして，その変化はMMTで正常以下の結果として現れる．このMMTで確認できるさまざまなメカニズムについては，この章で説明する．

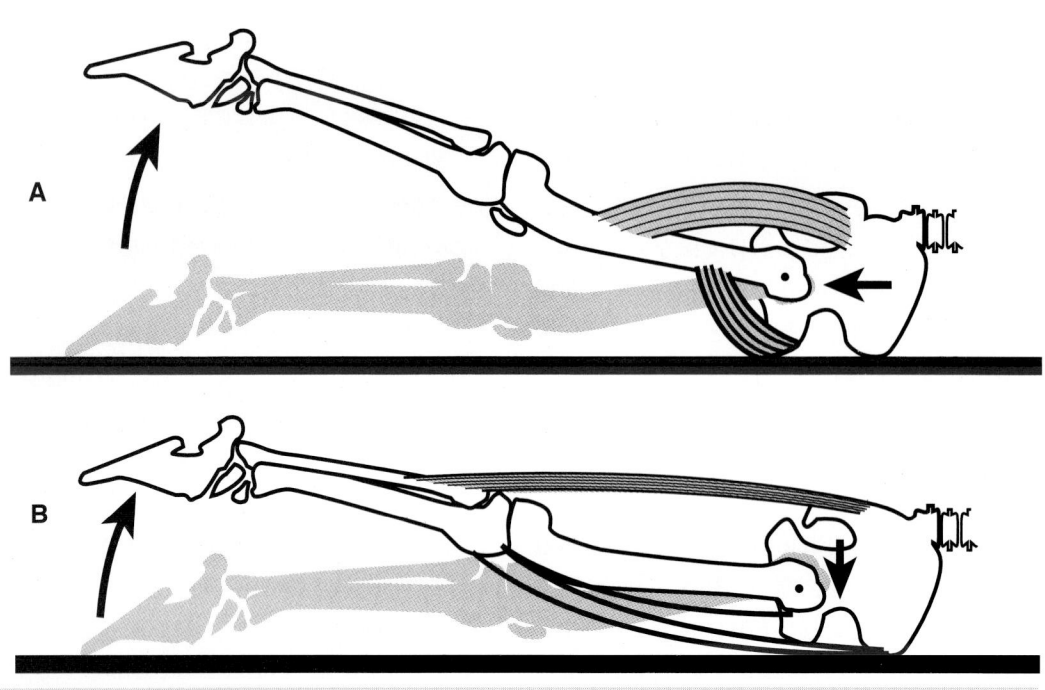

図 2-8 腹臥位での股関節伸展
A：正常な股関節伸展において大腿骨の位置は寛骨臼内で一定の位置．
B：大腿骨頭の前方へのすべり運動による異常な股関節伸展．

筋系における基礎的要素の機能障害
筋力

　適切な治療のためのプログラムを立案するためには，まず運動機能障害を起こしている筋系の機能障害が何によって起こっているのかということを確認する必要がある．筋の収縮能力要素としてまずあげられるのは，筋線維の数である．そしてそれぞれの線維のなかの収縮要素が萎縮しているか，肥大しているか，または収縮要素の配列構成が連続か並列か，伸張されていないか，または重なりあっていないかなどといったことである．

　筋力は，生理的断面積（physiologic cross-sectional area；PCSA）と比例している[36]．生理的断面積は筋内の収縮要素の数で決定される（図 2-9）．筋は，常に発達する状況にないと萎縮するか収縮力を失う．逆にいえば，筋細胞（筋線維）は大きな張力が必要であり，それがその筋の許容範囲であれば肥大する．筋のサイズの変化（円周）は，筋節が減少（萎縮）したり（図 2-10），または増加（肥大）することにより起こる（図 2-11）．肥大の場合，筋節の数は並列に増える．その際直列的な筋節の増加も伴うが，並列的な増加ほどではない．

萎縮による筋力低下

　筋力低下のひとつの理由として，筋の筋節構造のなかの収縮要素であるアクチンとミオシンの数が減少するということがある．筋萎縮は多くの場合，収縮時や触診時でも痛みを伴わない．筋に抵抗運動負荷がかからなくなると萎縮が起こる．それは，並列の筋節の数が少なくなり，そして直列の筋節の数もその並列のものほどではないが少なくなり，結合組織の量が少なくなるからである．

　筋節の数が少なくなり，結合組織の量が少なくなると，筋の自動的[36]と他動的[9]な張力に影響を及ぼす．そしてそれは，それに関連している関節の動的，静的な支持に影響を与える．その結果，自動的なトルクを筋が発揮する能力が弱くなり，その筋によってコントロールされている関節の安定性が悪化する．足関節を例にあげれば，腓骨筋群に筋力低下が起こると外反が弱化し，内反を制限する他動的な安定性も失われる．

　筋の他動的な張力もまた関節のアライメントに影響する．肘関節屈曲筋群に筋力低下がある場合や他動的な張力が低下し，そして肩関節が正中位にある場合，肘関節は伸展位となる．また，肘関節屈筋群がウエイトトレーニングなどで肥大していると，肘関節は屈曲位となる．萎縮は，収縮要素が減少するということなので，筋の断面積とその固さが筋力を評価するひとつの指標となる．たとえば，殿

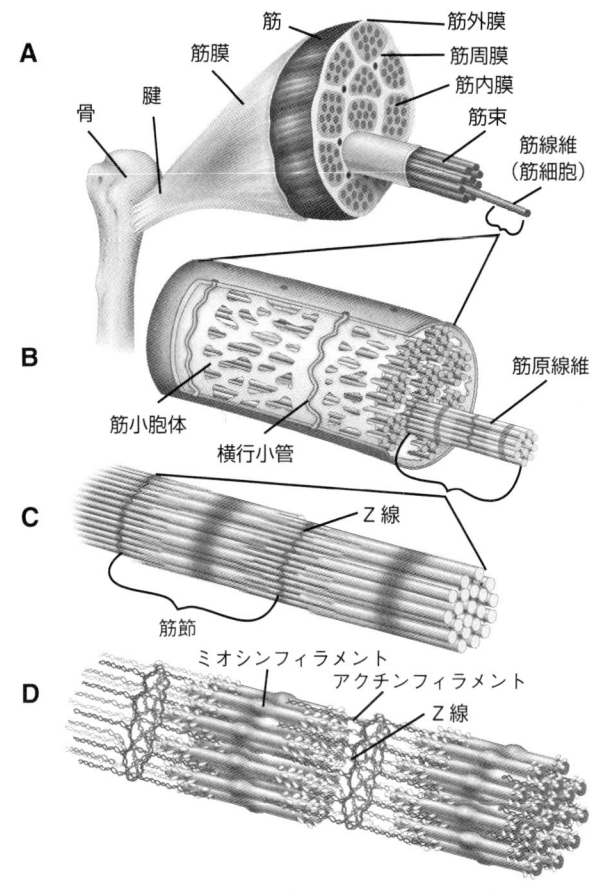

図2-9 骨格筋の構造

A：骨格筋器官収縮筋線維の束が結合組織で支えられている．B：小さい線維のうちの一本の線維を拡大したもので筋形質の筋原線維．C：連続するZ線のあいだの筋節を表すために筋原線維をさらに拡大したもの．D：筋原線維の分子構造で，ミオシンフィラメントとアクチンフィラメントを表したもの．
(Thibodeau GA, Patton KT：*Anatomy & Physiology*, 3e, St Louis, 1996, Mosby から)

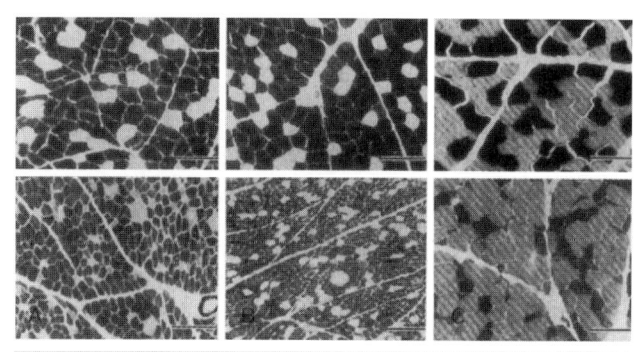

図2-10 筋萎縮

上段は，正常な筋の顕微鏡写真．下段は固定・不動による萎縮筋の筋節直径が減少した状態を示したもの．
(Leiber RL et al：Differential response of the dog quadriceps muscle to external skeletal fixation of the knee, *Muscle Nerve* 11:193, 1988 から)

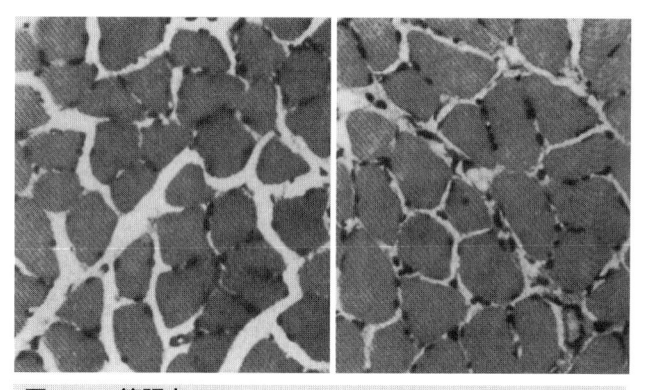

図2-11 筋肥大

左は，対照群（コントロール群）のねずみのヒラメ筋横断面．右は，肥大を起こしたねずみのヒラメ筋横断面．
(Goldberg AL et al：Mechanism of work-induced hypertrophy of skeletal muscle, *Med Sci Sports* 3:185, 1975 から)

筋の筋力がはっきりしないというときに，特にハムストリングスの肥大が明確な場合は，たいてい殿筋の筋力低下が示唆される．検査者は観察だけでなく，MMTを通して仮説の真偽を確認するべきである．

すでに述べてきたように，健常者や普段から運動をしている人びとでさえも，MMTの結果，筋のパフォーマンスに欠陥があることも珍しくない．そして，その欠陥が生じたのは，その個人独特の構造や活動の仕方に微妙な違いがあり，それが筋の働きに影響を及ぼすからである．身長が約152 cm より低い人は，標準の椅子から立ち上がる場合，股関節と膝関節の高さはほぼ同じだが，182 cm くらいの人は，膝関節が股関節より高くなるので，それぞれに働く伸展筋群に要求される負荷は同じとはいえない．座位で膝関節の高さが股関節よりも高くなる人は，そうでない人びとと比較すると伸展筋に負荷がかかる．この違いは，低い椅子やソファから立ち上がるときなどに顕著となる．また，立ち上がるときに上肢を使って，身体を押し上げながら椅子から立つと，下肢にかかる負荷は軽減するが，下肢筋の弱化に影響する．

筋の働きに変化を及ぼす身体の使い方の別の例としては，身体が体幹屈曲位から直立位に戻るとき，股関節を一定の位置に保持するのではなく，股関節を前方に突き出すようにする場合がある．股関節をある程度一定の位置に保って身体を起こす場合には，股関節と腰部を伸展することによって，骨盤と体幹を持ち上げる（図2-12）．骨盤を前方に突き出すようにして体幹を起こす場合は，概して大殿筋の筋力低下がある．このほかにも，身体の運動パターンがある特定の筋力低下に関与していることが多くある．変容した身体の運動パターンとそれに伴う特定の筋力低下に対する治療には，身体の運動パターンを改善することが必

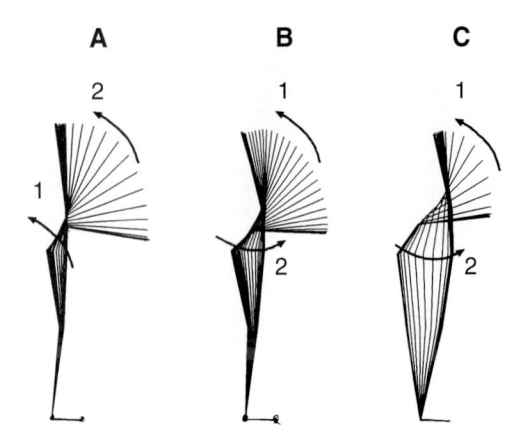

図 2-12　前屈位から直立位に戻る3タイプの異なる戦略（strategy）
動きを視覚的な線で表すためのマーカーは，第5中足骨骨頭，足関節，膝関節外側顆，大転子，腸骨稜と肩関節に置いた．
A：動きは股関節伸展から開始し，その後すぐに腰椎の伸展が股関節の残りの伸展とともに続いて起こる．
B：動きは腰椎伸展から起こり，その後股関節の伸展が起こる．
C：前屈位で，足関節が底屈位にあり重心が後方に傾いている．直立位に戻る際，骨盤の前方方向へ振り出すような動きにより，足関節の背屈と股関節の伸展運動が組み合わさって起こる．
(Courtesy of Amy Bastian, PhD, PT)

要であり，ただ筋力低下のある筋を強化するだけでは，身体を動かす際に筋をいかに使用するか，またそのタイミングまでには影響を及ぼすことはできないだろう．

筋萎縮の臨床的関連性

どこに筋力低下が認められるかを評価するのには，MMTが必要である．筋が萎縮すると，MMTの肢位を保持することができなかったり，また可動域のある位置において抵抗を加えたときに維持ができないことなどが認められる．筋は，触診しても抵抗に対して収縮しても痛みを伴わない．そして，検査の結果筋力低下が認められると，セラピストは運動パターンを注意深く観察し，その弱い筋を代償するための動きの変化を見つける．弱い筋を強化する運動療法に加え，運動パターンを正すことが最良の結果を得るために必要である．その他に必要なことは，睡眠中のような習慣となっている非活動的な要因によって，筋がストレッチされた状態におかれていないかを確認することである．睡眠中の姿勢は，股関節や肩関節の筋群を伸張した位置を強制することがある（このような伸張による筋力の低下は次頁の"筋の長さ"で説明する）．

筋の萎縮の進行をくい止め，状況を逆転させるためには，まず弱い筋を随意的に動かす能力を増加させることである．研究によると，2週間のトレーニングの結果，筋の張力の変化は20％が筋収縮力の向上によるもの，そして80％は神経系統の活性化によるものであった[43]．特定の筋をトレーニングするということは，筋の全体的な萎縮がある場合よりも，共同筋群にアンバランスがある場合にたいへん重要である．

大きな筋群を重要視した運動は，筋のアンバランスをまねく．患者が股関節外転を股関節を屈曲したり内旋したりしながら行うと，大腿筋膜張筋，中殿筋前部や小殿筋のほうが，中殿筋後部よりも特異的に強調されてしまう．その結果，純粋な外転ではなく，股関節屈曲や回旋を伴った外転となってしまう．機械を利用した運動を行う場合，抵抗運動はこのような点によほど注意して行わないと，筋のアンバランスにつながることになる．

筋の断面積の増加が形態学的に確認されるのには，およそ4週間の筋力増強訓練が必要である[43]．細胞レベルでの研究によると，変化は4週間たたないうちから起こり始め，それは他の蛋白質の代謝と一致している．収縮要素の数量的変化をみるためには4週間はかかるため，より早く起こる筋力の向上は，神経支配の動員（recruitment）によるものと考えられている．動員の割合と筋活動頻度は，筋の張力発生特性をよりよく発達させ，維持するために重要である．

損傷（strain）による二次的な筋力の低下

過度の伸張による損傷は，短時間の過度なストレッチや遠心性収縮による過度な生理学的負荷から起こる[35]（損傷が細胞生成においてどのように現れるかということは，後の"筋の長さの増加"でもっと詳しく述べる）．実際の筋線維に断裂や出血がない限り，過度な伸張による損傷は，必ずしも筋力低下に直接結びつかない．ただの萎縮ではなく損傷がある場合，治療法は違ったものになる．

過度に伸張された筋は，触診や収縮で痛みが出る．萎縮した筋と同じように，損傷のある筋には筋力低下が認められ，抵抗を加えると関節可動域のどの位置でもその肢位を保つことはできない．痛みがある場合にはたいていは損傷による弱化であり，萎縮ではないといえる．損傷して過度に長くなった筋は，その関節付近での付着部による制約がなくなるため安静肢位では伸ばされた状態になる．たとえば，僧帽筋の損傷に伴って，肩は下方または前方に変位する．損傷した筋は，筋細胞がそれ以上伸張されないように，理想的な長さに保つ必要がある．過度に伸張されて損傷した筋は，伸張性のないテーピングを利用して，しっかりとサポートする．運動は痛みを伴わないもの，または，

不快感をほとんど伴わないものに限定しなければならない．

痛みがなくなった後は，萎縮筋と同じようにアプローチする．

（訳者注：strainとは，付随した神経筋間の伸張反射を伴う筋・腱・靱帯・筋膜の過伸張，過伸展を伴う損傷，特に筋膜単位の分離の程度を表すために使われる用語である．
sprainとは，関節包や靱帯・腱・筋の軟部組織への過度なストレス，伸張あるいは断裂を意味し，特に靱帯の傷害の程度を表す用語である．
overuseとは，使いすぎを意味し，最大負荷が反復的に筋や腱に加わることで損傷が生じ，結果的に炎症と疼痛を生じたものをいう）

筋肥大による筋力増強

これまでの研究によれば，筋に重い負荷がかかる状態にあると，筋はそれに応じるために，収縮が増加し，結合組織の蛋白質量が増加する．張力発生能力の増加による筋肥大はよく知られていることであり，リハビリテーションや運動選手のトレーニングなどに利用されている．筋肥大における筋とその他の結合組織の静止張力への影響はあまり知られていない．多くの組織は，ストレスがかかるとそれに適応しようとするが（図 2-11，p 17），筋の場合は肥大する．筋が肥大すると靱帯や腱，筋など結合組織の蛋白質量が増加する．腱や靱帯は，ストレス下に置かれると強く頑健な状況になるが，ストレスがなければ弱化する[64,67,72]．腱や靱帯が強くなると，その結果，筋が収縮して発生する活動張力だけでなく，これらの組織の静止張力も増加する（細胞レベルでの要因については，この章の"筋の硬さ"のところで述べる）．

最大負荷をかけて筋力増強運動を行うことは，理学療法士にはよく知られている．筋力増強運動は，張力発生能力を高めるだけでなく，筋の適度な硬さや関節の安定性にもつながる．筋肥大は自動運動にも他動運動にも筋のコントロールのために必要である．

筋の長さ

筋は以下に示す3つのメカニズムで伸張される．
1. **長期間伸張した肢位におかれた場合** 筋は場合によって長期間（長時間または数日）の安静や非活動（例：臥床時，布団などにより足関節背屈筋が伸張された状態）によって伸張された肢位を強いられる．この状態は，過伸張（over-stretch）による弱化と似て軽度の損傷である．Kendallによって記載された．負荷をかけた遠心性収縮はこの状態に含まれない[32]．
2. **外傷による損傷（strain）** 筋は強力な遠心性収縮によって架橋（cross bridges）の破壊が起こり，過度に伸張された損傷が起こることがある．筋は，そのために継続的に緊張を強いられることもある．
3. **継続的なストレッチング** 筋が伸張された位置で不動となり，何回もまたは何週間も継続してストレッチした状況におかれると，直列筋節の数が増大する[71]．

過伸張（over-stretch）による弱化

筋は，特に長期間の安静を強いられると，伸張された位置におかれたことによって筋力低下をきたす．その例として，長期間にわたり臥床を強いられたり，足関節に対する装具などを使用せずに長期間背臥位を強いられた患者には，伸張された背屈筋と短縮された底屈筋という問題が起こりがちである．この問題は，シーツが下方への張力を加えているときに悪化し，それによってさらに背屈筋が伸張される．

また，その他の臥床時の例として，中殿筋後部線維の継続した伸張である．これは，常に身体の一側を下方にして，上方の下肢を内転，屈曲，そして内旋した状態で臥床するなど，特に骨盤の幅がある女性によく起こりがちな状態である．このような患者にMMTを行ってみると，股関節外転，伸展，外旋などの検査肢位や，その他のいろいろな位置において抵抗を加えた場合，それぞれの肢位を保つことができない．このような伸張された筋の結果として，股関節を外転した姿勢となるか，立位での脚長に左右差が出現する．

また，その他の例として，いつも一方向の側臥位をとる習慣のある場合，下方にある肩が前方突出するため，肩甲骨が外転して前方に変位するということがある．この姿勢を長期間続けると，僧帽筋下部線維が伸張されることとなり，菱形筋も伸張されることになるかもしれない．側臥位は，胸郭の大きく上肢の重いケースにおいては，上になる肩関節が上肢の重みにより，肩甲骨を外転方向に引っ張ることとなり，このような姿勢が上腕肩甲関節の上腕骨頭を前方に変位してしまう原因にもなる．

過伸張によって筋力低下をきたした筋の特徴は，
①理想的な姿勢よりも筋が過度に伸張されてコントロールされていることがわかる．たとえば，筋が伸張されているために，肩関節が下方に変位していたり，股関

節が内転や内旋していることなどが挙げられる．
②MMTでは，検査肢位だけでなく，その全可動域を通して筋力低下が認められる．

症例——1

既往歴 20歳の女性，大学生．背部痛あり，特にウエイトレスの仕事のときに痛みが出現する．X線検査では，腰椎部に右凸のC彎曲が認められる．左腸骨稜は2.5 cm右よりも高く，著明な骨盤前傾が認められる．

症状 患者は，ズボンがちゃんと合わないという訴えがある．とてもやせているにもかかわらず，非常に幅の広い骨盤をしている．臥床時は，右下の側臥位で左下肢は屈曲，内転，内旋位をとる．

筋の長さと筋力 筋長検査では，左大腿筋膜張筋に短縮が認められる．MMTでは，左中殿筋後部線維に筋力低下が認められ，3+/5である．外腹斜筋も筋力低下が認められ，3+/5である．側臥位では，左股関節が25°内転し，膝蓋骨がベッド面を向いているほど内旋している．ホームプログラムとして，中殿筋後部の筋力増強運動を筋短縮位で行うように指導する．仰臥位では，股関節と膝関節を屈曲し，骨盤正中位にて外腹斜筋の等尺性収縮を行うようにする．次に，左下肢を伸展し，右股関節屈曲の肢位にて，左大腿筋膜張筋のストレッチを内転方向に行う．また，腹臥位にて膝屈曲位で股関節の内旋を行う．立位は，股関節の高さが左右均等になるように指導し，外腹斜筋と殿筋が収縮するようにする．また，右を下にして側臥位をとるとき，抱き枕（body pillow）で左下肢を支えて寝るよう指導する．

帰結 3週間後の2回目の理学療法の際，患者は明らかな症状の改善が認められ，時たま不快感が感じられる程度にまでなった．骨盤の高さは左右対称となり，側彎は認められなかった．骨盤前傾も改善した．背部痛はなくなった．

臨床での適応

この例においてもわかるように，診断の結果が筋の過伸張による筋力低下である場合，運動療法で筋力強化を図り，伸張を軽減することにより，アライメントを修正し，症状を改善することができる．睡眠時の姿勢に加えて，患者の身体的特徴によって過伸張による筋力低下が助長される．同じようなメカニズムで，僧帽筋上部線維の過伸張の筋力低下が起こる．この場合，早急に筋の長さを修正しない限り，痛みを伴う損傷に移行する．持続的な他動伸張（ストレッチ）は，特に安静時の場合，この症状を助長することとなる．過伸張による筋力低下を鑑別する鍵となるのは，①関節可動域の全域においてその筋に低下が認められること．②安静時の筋の長さが，その筋の解剖学的な長さよりも伸張されていること，これは姿勢のアライメントの観察によって，明らかになる．

損傷（strain）による二次的な筋の長さの増加

損傷による痛みが筋の短縮によって起こっているのか，それとも伸張されたことによって起こっているのかという鑑別が重要である．よく行われている筋の痛みに対するアプローチとして，特に肩甲帯の場合，コールドスプレイと筋のストレッチングなどがある[60]．痛みは，短縮した筋のスパズムに関係するとされている[60]．しかし，筋の長さが評価されないまま筋のストレッチの治療手技などを行ってしまいがちである．過度に伸張されている筋には痛みを伴うことがあるため，ストレッチをするべきではない．たとえば，とても重いものを持ち上げることで，筋は損傷の危険を伴う緊張を強いられ，それが外傷へとつながる．もし，筋が継続的な緊張を伴う場合，筋は伸張を強いられて痛みを伴うようになる．姿勢のアライメントを検査し，筋が過度に伸張されている場合，痛みは極度に伸張された筋の損傷からきているのであって，短縮からきているとはいえない．

損傷は，軽度な断裂であり，生理学的な限度を超えて，筋のフィラメントが伸張されたりストレスがかかり，Z線に付着しているべきアクチンフィラメントの分裂が起こっている（図2-13）．分裂が筋フィラメントのアライメントに異常をきたし，収縮要素の張力発生能力に障害をきたす[35]．この結果，筋力の低下とともに，多くのケースで触診や抵抗運動により筋が収縮した際に痛みを伴う．

筋に損傷が起こった場合，強い抵抗をかけたり，持続的な緊張を加えない状況におくことで，回復が進む．ほとんどの場合，筋はその解剖学的な長さを，安静時には筋付着部がその線維を適切な長さに保つように関節によって制限されている．肩や股関節の姿勢筋は過度に伸張されることがある．たとえば，僧帽筋上部線維が損傷されると肩甲帯の重みが筋にとって過負荷となり，肩がその筋を引っ張り，引き伸ばす結果となり，損傷治癒が難しくなる．損傷には，筋の痛みを伴うことが多く，それはその筋が常に緊張を余儀なくされているからであり，安静時にも実際には筋は緊張している．筋は安静時の長さで保持されると不快感は軽減し，他動的な張力も減少する．さらに患者にリラ

ックスするように指示すると随意的あるいは不随意的な筋収縮活動は軽減するだろう．患者が損傷した筋に過度な負荷をかけない限り，3～4週間で治癒が起こるはずである．

損傷した筋にMMTを行うと，最終可動域付近で検査を行っている肢が重力に抗して支えきれないことがよく認められる．さらに，抵抗をかけたときに，可動域のどの部分でも張力を保つことができず，痛みを伴うこともある．この場合明らかに，張力発生能力が障害を受けている．もし，損傷が重度な場合には，その筋に関係している関節運動が障害され，関節可動域に機能障害が生じる．

症例——2

既往歴 32歳の女性．仕事で肩の高さほどのベルトコンベアのお盆に，食べ物をのせていた際，突然，右肩甲骨と胸椎のあいだの耐え難い痛みに襲われた．痛みは，再び仕事で収納家具を持ち上げようとしたときに再発する．すぐに医師の診察を受け，医師が紹介した理学療法士によって，痛みのある部位の温熱療法と肩関節の運動療法を週3回受けていた．1週間後患者はすぐに軽作業から職場に復帰したが，6週間たっても耐えがたい痛みにいまだに悩まされ，通常の業務に復帰できずにいる．MRI検査の所見では特に異常はない．

症状 初回とは別の理学療法クリニックに紹介された．初回診断時，患者は約27 kgほどの肥満が認められ，上肢や胸部は非常に大きく重く，肩にはブラジャーのストラップによる大きな窪みが認められた．患者は，右肘関節を屈曲して，身体につけて抱えるようにしており，その表情は痛みに耐えているようであった．上肢の痛みスケールでの評価は，肩をある方向に動かした際には6～8/10で，腕を安静に保持している際は4～5/10以内であった（10が最も痛いとした場合）．

筋の長さと筋力 検査では，右肩甲骨が過度に外転しており，前傾している（**図2-14A**）．上腕，前腕を理学療法士が支持すれば，肩甲骨は徒手的に正しい位置に直すことができる．この位置で患者に右肩甲帯周囲筋をリラックスするように指導すると，痛みは軽減する（**図2-14B**）．MMTでは，僧帽筋が，全体的に低下していることが認められた（3－/5）．筋力低下と痛みのため，重力を軽減した状況においても，正常な関節可動域内での運動に制限が認められる．

肩甲骨の下制と外転を軽減し，僧帽筋への負担を軽減

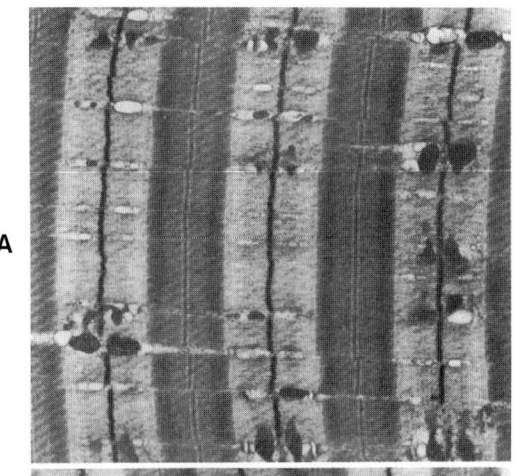

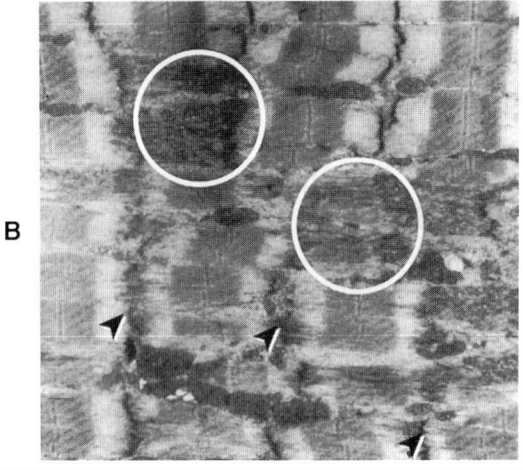

図2-13
A：正常な筋原線維のパターンとZ線が筋原線維の長軸にそって垂直なことを示した顕微鏡写真．B：さまざまな部位で，その崩壊が生じているもの．Z線の流れと乱れが矢印で示されている．Z線が近接のA帯に至っている様子が円で囲まれている．
(Lieber RL, Friden JO, McKee-Woodbum TG：Muscle damage induced by eccentric contractions of twenty-five percent stain, *J Appl Physiol* 70:2498, 1991から)

し，肩甲骨を正しい位置に保持するために，テープを右肩甲帯の後方部に貼った．Hostの報告したケースレポートによると，肩甲骨の位置は，肩甲帯後方へのテーピングが効果的といわれている[28]．

ブラジャーの肩紐をテープで固定して，頸部に近くなるようにし，肩にかかる下方方向への負担を軽減した．また，座位では両腕をクッションに乗せるようにし，立位時には左上肢で右上肢を支えるようにし，肩甲帯が下方へ引っ張られないように指導した．すべての肩関節の運動は，5日間行わないようにした（**図2-14C**）．

帰結 4日後の2回目の理学療法時に，患者の痛みは明らかに減少していた．肩甲帯のテーピングは2日間使用したが，特に皮膚の炎症などの症状もなく，テーピングによ

るサポートで安静時の痛みはなくなったとのことである．その結果を受けて，再びテーピングを利用した．その1週間後，3回目の理学療法時は，側臥位で上肢を枕で支えた状態で，痛みを伴わずに肩関節を160°屈曲できるようになった．この姿勢では，肩甲骨は肩関節屈曲時上方回旋と外転をするが，立位で同じ動作をすると肩甲骨の動きは制限されていた．右肩甲帯は，外転，内転，挙上，下制，回旋の中間位となるようにテーピングで固定した．そしてその後2日ほど，テーピング固定を継続した．結局，2週間ほどのあいだに患者は3回テーピングを使用したことになる．

座位や立位の際，肩甲帯の下方への引っ張りを減少するために，左手での他動的な支持は続けた．運動療法は，次のように漸増的に行った．

①重力の影響を軽減した側臥位での肩関節屈曲
②壁に向かって立ち，肘関節を屈曲して壁に手をつき，手を滑らせて上に挙げるようにして，肩関節を屈曲する
③肘関節を伸展したまま肩関節を屈曲する
④軽い重りを持ち，肩関節の屈曲と外転

2件目の理学療法クリニックに移って，初回評価から6週間8回目の治療で，約13.5kgのお盆を肩の高さまで持ち上げることができるようになり，以前の職場に復帰した．

臨床での適応

肩甲帯の痛みを訴える患者は，筋が過度に伸張されているか否か，姿勢を観察することにより評価すべきである．肩が下方へ下がっているような状態にあると，筋が過度に伸張されて損傷を起こすリスクがある．筋のスパズムや痛みは，筋が短縮した場合だけではなく，筋の過度に伸張された際にも症状として現れる．そのため，筋のスパズムや痛みを軽減するために，必ずしもストレッチングを行うことが効果的であるとはいえない．筋が損傷された状況であるのなら，ストレッチングや過度な負荷をかけることは，禁忌である．過度に伸張されたことによる損傷と思われるとき，痛みのある筋を短縮した状況で他動的に保持することによって，症状が変化するか否かをみることが有効である．その際，痛みが軽減するようならば，過度に伸張されたことによる損傷であるということがわかる．

肩甲帯の動きの特徴を観察することによって，筋が正常な運動をコントロールしているかどうかを観察する．損傷や萎縮した筋を，MMTで検査してみると，関節可動域全般にわたって筋力が低下していることがあるが，損傷している筋は，触診や最大収縮の際に痛みを伴う．筋の長さの増加と痛みの存在が筋の萎縮に

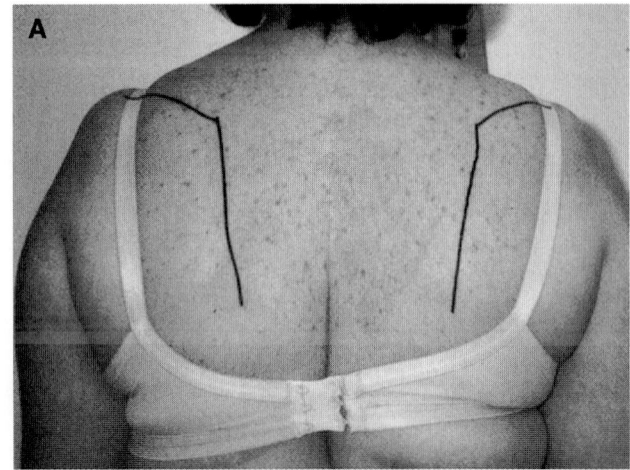

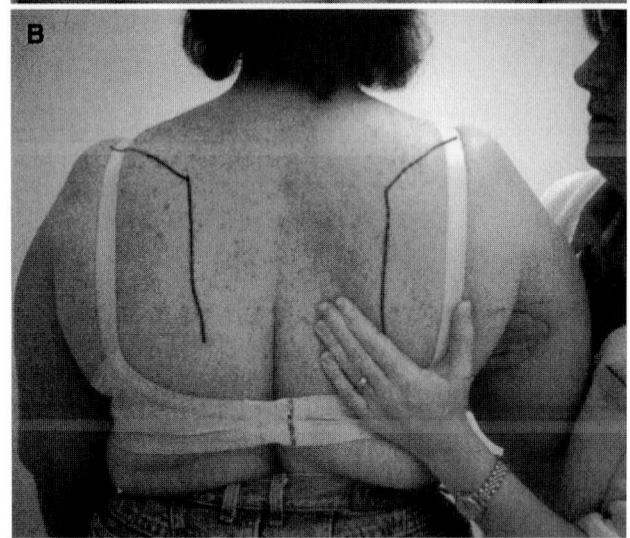

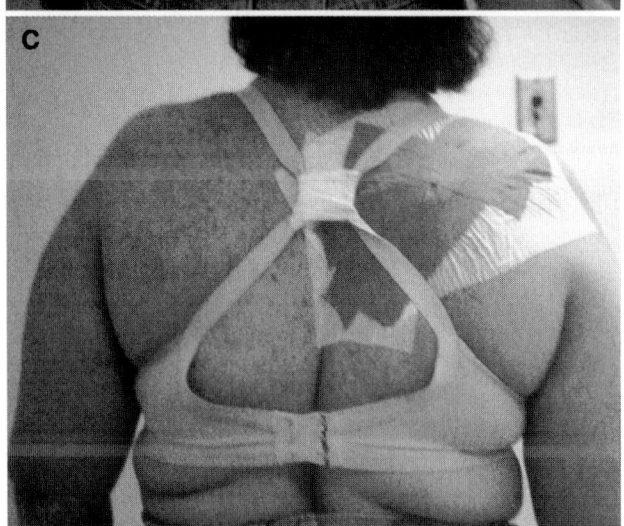

図 2-14 右胸郭肩甲筋群の損傷（strain）
A：右肩甲骨は，外転し前傾している．B：右の肩関節を他動的に支え，正常なアライメントにおき，肩甲骨内転筋群の伸張による損傷を緩和．この筋群を緩めることにより，痛みが軽減する．
C：ブラジャーのストラップをテープで固定し，頸部の近くに位置させることにより，肩外側部分を下方へ引き下げる負荷を減少させる．

伴う筋力低下か，また損傷による筋力低下かということを鑑別する基準となる．

　筋の損傷は何らかの形により保護することで，それ以上の伸張や緊張を軽減し，段階的な運動療法を始める前に筋の回復を促進する．筋が非常に弱化しており，その付着部の関節部分を正常に動かすことができないあいだは筋にかかる負荷を減らすべきである．筋にかける負荷を筋力の回復とともに徐々に増やし，関節が正しい運動ができるようにする．

解剖学的な適応による二次的な筋の伸張
―― 筋節の増加

　多くの研究者によると，筋を伸張した位置に保持しておくと（よく使われるのはギプス固定）筋細胞のなかの筋節が直列に連続的に増加する．Williams と Goldspink の研究[60,72]によると，このような解剖学的な長さの適応が起こる場合，直列的な筋節の増加によって筋の長さ張力曲線は右へ移行することが示された[71]．しかし，伸張された筋を対照の筋の長さと同じ位置まで短縮して比較してみると対照の筋のほうがより大きな張力を発生することもわかる（**図 2-15**）．

　対照の正常筋と伸張された筋を同じ短縮位で検査したときに，伸張されていた筋の自動収縮力（張力）が弱い事実は，伸張された筋のほうがアクチンフィラメントとミオシンフィラメントの重なり合い（overlap）が大きいということで説明がつく．最大伸張された位置において最大張力を発生する筋は，短縮した位置では最小の張力を示す．伸張されていた筋が（直列に筋節が増加した状態）短縮位におかれると，それぞれの筋節の筋フィラメントは，過剰に重なり合い（**図 2-16Ⓐ**），最大張力を発生することができなくなる．このような解剖学的適応は，ヒトの組織学では実証されていないが，左右の股関節外転筋筋力が筋の長さによって異なるという研究は，筋の長さに関係する変化の仮説を裏づける[46]．

　典型例では，伸張された筋（直列に筋節が増加した状態）に MMT を行うと，筋が短縮された位置ではその関節を支えることができない．しかし，多少伸張（10°〜15°ほど角度を変化）すると，重い負荷の抵抗にも耐えることができる．臨床的な例では，肩甲骨を内転位にすることを習慣としているような症例があげられる．肩甲骨が内転位（前鋸筋が伸張された状態，**図 2-17**）にあると，前鋸筋のMMTでは，筋力が強いことを示す．しかし，肩甲骨を外転させ，上方回旋して，MMTを行うと（前鋸筋が短縮さ

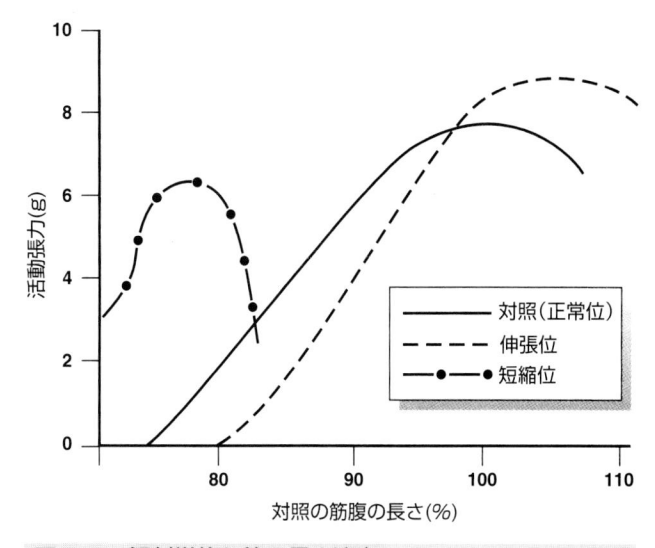

図 2-15　解剖学的な筋の長さ適応
伸張位にある筋は，より大きな張力を発生する．同じ筋を短縮位にした場合，標準の位置にある対照と比較すると，より小さな張力しか発生できない．
(Gossman, Sahmann SA, Rose SJ：Review of lengthassociated changes in muscle. Experimental evidence and clinical implications. *Phys Ther* 62(12):1799, 1982 から修正)

れた状態）前鋸筋の筋力低下を示し，肩甲骨を正常の位置で保つことができない．

症例――3

既往歴　50歳の男性，水泳選手．右肩の前外側の痛みがある．医師による診断は，インピンジメント症候群．水泳のコーチからは，肩甲骨の内転や肩関節の伸展と回旋の運動プログラムを指導された．安静時，肩甲骨内側縁は棘突起から約 5.7 cm のところまで内転している（約 7.5 cm が正常とされている）．菱形筋がその他の胸椎-肩甲骨間の筋群よりも顕著に発達している．

症状　右肩関節の屈曲可動域は170°であるが，150°〜160°で肩峰に痛みが生じる．肩関節屈曲の際，肩甲骨の外転と上方回旋は減少している．肩関節屈曲を最終可動域まで行っても，肩甲骨下角は胸郭の後方にあり，中腋窩線まで十分に外転，上方回旋しない．症例が肩の自動屈曲をしているあいだに，理学療法士が他動的に肩甲骨を外転して上方回旋すると，肩関節屈曲の最終可動域までの運動は可能で痛みはない．

筋の長さと筋力　前鋸筋の MMT では，肩甲骨を外転位にして理学療法士が支持し，その位置を保持するように指示すると，患者は自力で腕をそのポジションで保持することができないが，内転位にするとその位置を保つことができ，最大抵抗をかけても維持することができる．

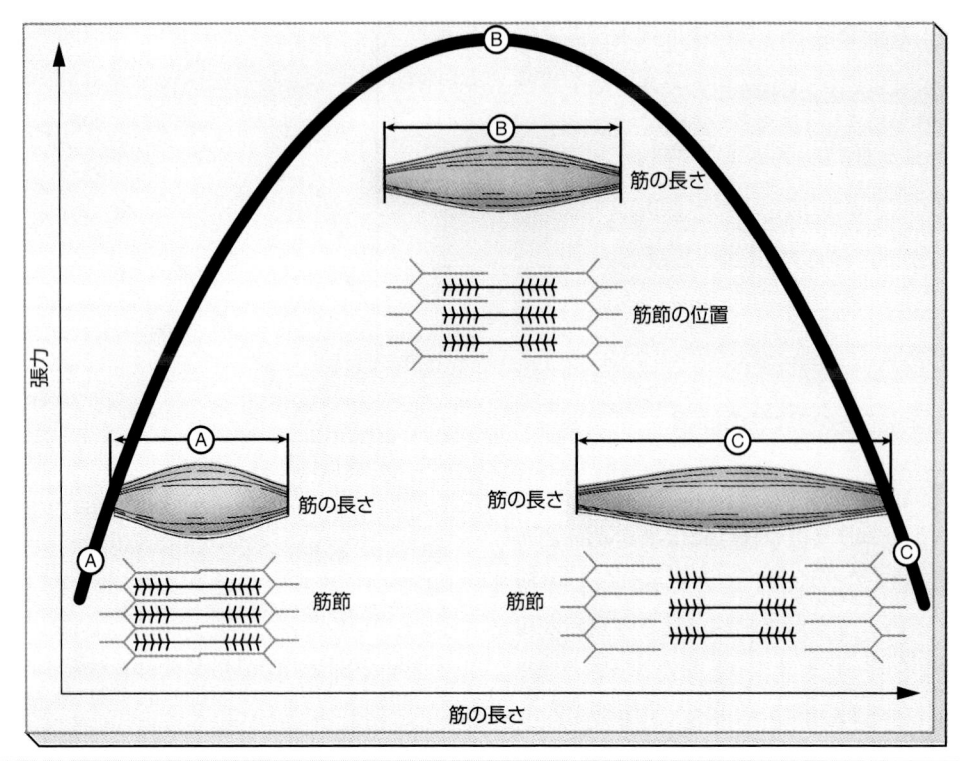

図 2-16 筋の長さと張力の関係
筋が発揮できる最大の力は，その筋線維の収縮開始時の長さと直接的な関係がある．収縮開始時の長さが短い場合，それぞれの筋節のフィラメントはすでに重なり合っているので，筋が発生できる張力は限られている（Aの位置）．最大の張力を生じることができるのは，筋がその最適な長さにある場合のみである（Bの位置）．ミオシンとアクチンフィラメントが離れすぎてしまっていると，重なり合ったフィラメントの部分を欠くため，張力発生が抑制される（Cの位置）．
(Thibodeau GA, Patton KT：*Anatomy & Physiology*, 4e, St Louis, 1999 Mosby から)

帰結 この患者の運動療法プログラムとしては，重力の影響を軽減した腹臥位または側臥位で肩甲上腕関節が最終可動域である150°～160°になるのを避けながら，正常の肩甲骨の運動パターンが行えるようになるまで，右の肩甲骨を外転，上方回旋させる．ゴールは，肩甲骨を外転，上方回旋させながら，肩関節屈曲最終可動域にて肩甲骨下角が，中腋窩線までくるようにすることである．運動療法を開始してから3週間以内に，患者の肩関節の痛みは軽減し，肩関節は最終可動域を獲得し，再び水泳が可能となった．

臨床での適応

姿勢の変化が筋の長さを増加させる要因となっていることが多い．動物実験によると，筋節の増加によって筋の長さが獲得された場合，その本来よりも延長された静止長で収縮すると筋は実験的処置を受ける前の元の長さと同等かそれよりも大きな張力を生み出す．肩関節が前方に変位していたり，一側の股関節が内転している（見かけ上の脚長差）ような姿勢の機能障害がある場合，MMTを行うと，多くの症例では抵抗をかけると検査肢位を保つことができない．しかし，10°～15°筋を伸張させた位置で最大抵抗をかけると，検査肢位を保つことができる．

これは，筋の収縮能力が低下したわけではなく，筋の長さの変化における異常適応である．伸張された筋は，肩関節の前方変位や股関節の内転変位のように，姿勢の異常をきたした関節のアライメント異常と関係するため，長さを修正することが必要である．また，それよりももっと注目しなければならないのは，筋の長さの変化が関節の動きを変化させる点である．

過度に伸張された筋を正常に機能させるためには，筋がより正常な長さで働くことができるようにすることである．そのためには，その筋を短縮位において働かせることがたいせつで，その際には筋にかかる負荷を減少させることが必要である．たとえば，股関節外転を行うのに，側臥位になり，膝を屈曲するとてこの長さが短くなり，負荷が軽くなる．同じ原理で，肩関節屈曲を立位で行う場合には，肘関節を屈曲することにより，てこの長さを短くして負荷を軽減することができる．筋に外傷や萎縮があるわけではないので，特に筋を保護するアプローチなどを施す必要はない．

治療のゴールは，①安静時の筋の長さを変更することにより，その筋がコントロールしている分節のアライメントを調整する．②筋のコントロールを改善し，それによってその筋が関係している関節が最適な可動域で運動が行えるようにする．たとえば僧帽筋の下部と中部線維が過度に伸張された場合，肩関節屈曲の最終段階で肩甲骨が内転できないので，この状態を正す

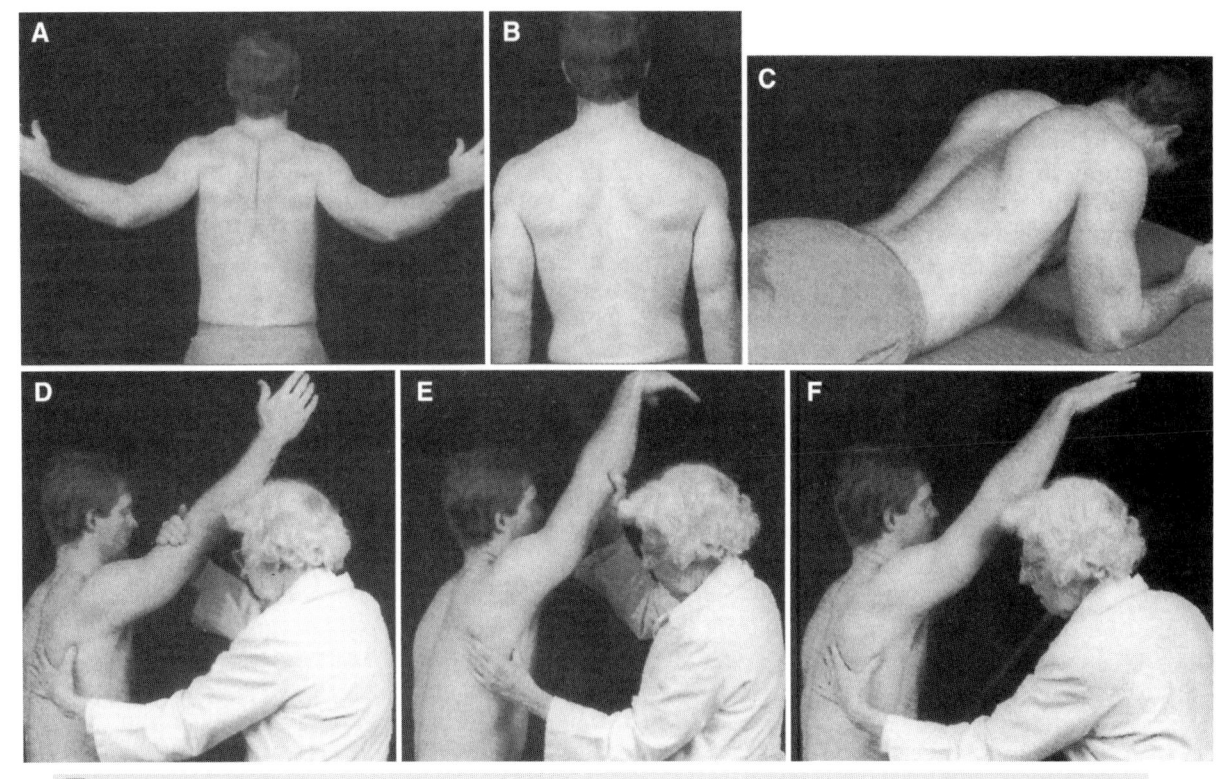

図 2-17
A：この患者は，ベンチプレスや肩の内転運動，座位でのローイング（ボート漕ぎ運動），およびかがんだ位置でのローイングなどを重い負荷をかけて習慣的に行っていた．菱形筋が過度に発達している．**B**：肩甲骨内転の異常な位置が，前鋸筋が伸張されていることを示している．**C**：腹臥位にて前腕で支持すると，翼状肩甲が認められる．前鋸筋で肩甲骨に胸郭を引きつけて保持できない．**D**：肩関節屈曲して，前鋸筋を検査するために肩甲骨を検査位置に置こうとするが，肩甲骨が正常な外転位置へ動かない．しかし，この位置（内転位）での前鋸筋筋力は正常である．**E**：肩甲骨を他動的に正常な外転位置に置いて検査者が支えている．**F**：検査者が手を離して患者が自力でその位置を保持しようとしても，前鋸筋が肩甲骨を外転，上方回旋位に保持することができない．

ことは治療プログラムの非常に重要な点である．

　本来より長くなった位置で適応した筋を強化することは可能だが，その筋の収縮を増強することに焦点をおいた訓練は効果的とはいえない．むしろ，焦点は理想的な筋の長さを回復させることにある．それは，PICR を最適にコントロールするために必要な要素であり，運動学的に適切だといえる．そして，それによって筋骨格系疼痛を予防または治療することができる．

解剖学的適応により短縮した筋──筋節の減少

　筋骨格系疼痛は，関節運動が制限されることに関連し，理学療法士はその治療として一般的には筋のストレッチを行う．いかに筋をよりよくストレッチするかという方法はいままでに多くの研究者によって研究されてきた．そしてその多くは，ハムストリングスを対象にしたものが多い．筋が短縮することが臨床上どのような重要性をもっているかというと，

① 筋がどれほど短縮すると関節や運動に影響を与えるか？

② どのような条件下で短縮筋が運動のパフォーマンスに問題を与えるか？

③ 筋が短縮された状態とは解剖学的にどのような意味があるのか？　言い換えれば，ハムストリングスの運動域における 10°の差[30] は臨床的にどのような重要性があるのか？　筋のどのような構成要素がこの制限をつくっているのか？

　ほとんどの臨床家はハムストリングスの短縮による 45°の制限は重要であると一致する．けれども，これだけ筋の長さに変化が生じたということは，170°の運動域があるところで，5°や 10°の変化があるというときと異なり，解剖学的構造が影響を受けているにちがいない（この 170°という可動範囲の計算は，股関節伸展位で膝を屈曲して最もハムストリングスを短縮した点と膝伸展位にて股関節を 80°屈曲した点に基づいている）．一般的に，日常生活やスポーツなどをするときには，ハムストリングスの

最終運動域までの伸張を必要としない．そのため，ハムストリングスの短縮により運動域が10°程度制限されたとしても，たいした問題にはならない．

それに対して，腸腰筋の短縮により10°の制限を生じたということは，重大な問題である．腸腰筋の短縮による10°の制限は，0°を超える股関節伸展を妨げてしまう．股関節伸展は正常歩行に欠かせないもので，伸展に制限があると筋骨格系疼痛症候群の原因となる．筋の短縮において重要なことは，関節可動域の何度を失ったかということが重要なのではなく，筋の全伸張範囲の何パーセントが失われ，またそれが関節の機能的な活動にどのような影響を与えるかということである．

さまざまな研究によると，筋が短縮された位置で固定された状態では，急速に（たとえば，2～4週間）直列の筋節を失うとある[60,62,71,72]．筋節を失うと，短縮された筋の能力を活動時長さ張力曲線が正常筋カーブの左に移行してしまう（図2-15，p 23）．筋が，線維のなかの直列の筋節が減少するほどの短縮をきたすと，身体の生理学的修正機能として，筋節を増加させるように要求する．そのうえ，筋細胞は筋のなかでも最も弾性のある要素であるため，ストレッチングにより最も影響を受ける．

関節運動を改善しようと短期間（15～20分）の強引な他動的ストレッチングを実施すると，筋フィラメントのアライメントを破壊し，実際には筋を損傷する結果をまねく．著しく短縮した筋を伸張するためには，ダイナミックスプリントを利用して筋を伸張した位置で保持し関節を保護しながら，長時間，低負荷で行うべきである．筋の直列あるいは並列の弾性要素の変化により，筋の長さに変化が生じ，関節可動域の減少に関係があることはわかっているが，筋の長さが何パーセント変化すると筋節の減少につながるかということはまだわかっていない．クリープなどの短時間の筋組織の変化によって起こる筋の短縮は10～15％であり，その短縮した筋を伸長するのは割合簡単なことである．

（訳者注：クリープ〈creep〉とは，持続的に低負荷を与えた後に軟部組織に生じる進行性の変形や形態の変化）

それに反して，筋の長さが大きく変化し，制限が大きい場合は，筋に筋節の減少を生じ，筋や支持組織にはおそらくコラーゲン線維（膠原線維）の癒着や短縮というより長期的な構造的変性をもたらす．過度に長さが短くなった筋やその異常適応が身体の構造までを変化させたとき，異なる方法での治療が長期間必要となる．

多くの人びとは"自分にはストレッチが必要である"と思い込んでおり，関節自体の運動に制限をきたしたにも関わらず，筋がすみやかに他動的に伸張できなくなったからと思っている．このような人びとは，張っているとか硬いという表現を使うが，多くの場合，この硬さは筋全体の運動範囲の問題ではなく，筋の硬さ（stiffness）という機能的な問題である．

筋の可塑性あるいは可変性という特徴（筋節の増加や減少）は，臨床的に筋の長さに適応をもたらす．筋の長さに適応をもたらす生理学的な刺激とは，他動的な張力をどれだけの期間筋に与えたかということである．その張力がある限界を超えると，筋節の数が増加する．そして張力がある点から落ちた時点で，筋節の数が減少する．アクチンとミオシンフィラメントの適度な重なり合いを保持するために，筋節の数が増えたり減ったりするのである（図2-16，p 24）．解剖学的・運動学的関係から，ほとんどの関節では，関節周囲筋が短縮するとその拮抗筋が伸張する．

従来の理学療法においては，短縮した筋を伸張することに重点がおかれていたが，伸張された筋を正しい長さにするということは重視されなかった．過度に伸張された筋は，その拮抗筋が短期間に伸張されたときには，自動的に短縮して適応するということはない．短縮した筋，たとえばハムストリングスをストレッチする運動療法では，それと同時に伸張された筋，たとえば腰部の伸展筋群を短縮させるようなことはなかった．

最も効果的な治療は，短縮した筋をストレッチするとともに伸張された筋を正しい長さにすることによって解剖学的な筋の長さの適応を正常にすることである．このアプローチは，筋の短縮により，その関節運動が制限され，伸張された筋がそれを代償してコントロールしている場合に特に効果的である．たとえば，体幹を前屈した際，ハムストリングスが短縮していると，腰椎屈曲が股関節屈曲を代償するということがあげられる．最も効果的な治療は，ただ単に短縮した筋に注目するのではなく，関節周囲の筋で長さが変化してしまったものをすべて治療するということである．したがって，腰椎が過度に屈曲する場合（20°以上）ハムストリングスを伸張するとともに，過度に伸張された腰椎伸展筋の長さを適度に短縮させて正すことが必要となる．

このような解剖学的な長さの適応を効果的に修正するには，過度に伸張された筋を短縮した位置で収縮させ，それと同時に短縮している筋をストレッチする方法がある．こ

の双方を同時に治療するための運動療法として前段のハムストリングスを例にとると，①ハムストリングスをストレッチするためには，座位にて自動運動で膝を伸展する．②それと同時に，体幹伸展筋を自動的に収縮させ，ごく軽度腰椎を伸展した位置で保持して，筋を短縮位におくことである．ハムストリングスが自動膝伸展運動の全可動域から40°の減少をきたしたとき，著しく短縮していると考えられる．このような症状のある患者は，腰椎伸展筋をわずかに収縮させて，踵を足台にのせ，膝はハムストリングスがわずかなストレッチを加える程度にして座位をとるように指導する．この姿勢をできるだけ長く（できれば20〜30分ほど）保ち，少なくとも一日に6回は行うように指導する．これらの運動療法のゴールとしては，①過度に伸張された腰椎伸展筋を正しい位置へと短縮する．②短縮したハムストリングスを伸張する．③腰部伸展筋を過度に伸張するような代償運動を防ぐため，腰椎屈曲を制限することがあげられる．代償運動が存在すると，ハムストリングスの長さを維持することを阻害する．

症例——4

既往歴 34歳の男性，長距離走者．毎週平均80〜96kmを走る．腰痛治療のため，理学療法を紹介される．職業は営業で，一日のうちほとんど車の運転，または顧客との面会を行っている．腰痛は昼間に増悪するが，ランニングのときには痛みの症状がない．

症状 検査によると，立位時の観察では腰椎部の自然な前彎がなく平坦である．体幹を屈曲すると顕著な腰椎の屈曲が認められ，最終可動域では腰椎部で30°，股関節部で65°であった．ハムストリングスは短縮しており，膝伸展位下肢挙上（straight leg raising；SLR）で60°ほどであった．運転中は腰椎部が屈曲した姿勢となる．車の座面はできる限り後方へ押し込んであり，膝が最大に伸展した状態となっている．この状態では，ハムストリングスに短縮があるために股関節屈曲はわずか65°であり，したがって，腰椎部は屈曲位を余儀なくされている．

筋の長さと筋力 ハムストリングスを伸張する運動療法においては，背もたれが直立の椅子を使用し，股関節を90°に屈曲し，踵を足台にのせ，継続的なハムストリングスのストレッチが行える位置に保持するように患者に指導する．そして，この姿勢をできる限り長時間保つように指示する．また，胸椎部を背もたれに押しつけるようにして，腰背部伸展筋の10回の等尺性収縮を少なくとも一日5〜6回，膝関節の自動伸展運動と同時に行うように指導する．それから，車の運転席を前方に置き，座位の際に膝を完全伸展位にしないように，股関節を90°の屈曲を保つことを指導する．

帰結 腰痛は，腰椎屈曲の姿勢を防ぐことによって軽減した．4週間のあいだにSLRは10°改善し，立位での体幹屈曲も過度な腰椎屈曲が起こらなくなった．そして，患者は腰椎の自然な彎曲を保ちながら最大可動域まで屈曲して，過度な腰椎屈曲にまでは至らないということを習得した．

■ 臨床での適応

筋の短縮における臨床的な重要性とその管理（マネジメント）を決定するとき，いくつかの要因を考えなければならない．理学療法士は以下のことを考えに入れなければならない．
①筋の短縮が機能的活動またはスポーツの際の関節可動域に実際には，どの程度影響しているか．
②解剖学的構造のどの部分が，その変化に関連しているか（たとえば，筋節の減少，短期間に起こった変形，直列の弾性要素の延長など）？
③患者は，筋の短縮により痛みを感じているのか？それとも過度な伸張により痛みを感じているのか？
④実際の筋の伸張-短縮の運動域が制限されているのか，それとも運動の速度が制限されて患者が硬さを感じているだけなのか？
筋の短縮によって運動が制限されている場合，しばしばその他の関節の過度な運動を引き起こす．過度な運動が起こっている関節に付随する過度に伸張された筋と，運動に制限が認められる関節にかかわる短縮した筋を同時に理想的な長さにすることが，最も効果的な治療を行うために必要である．

共同筋間における筋の長さ変化の相違

伝統的な理学療法においては，あるひとつの関節をある特定の方向に動かすときに働く共同筋は，構造的に同様な筋の長さの変化を遂げると考えられてきたが，これを注意深く検証すると必ずしもそうとはいえないことがわかった．たとえば，股関節伸展に制限があるとき，股関節屈曲筋のすべてが短縮するわけではない．また，SLRで股関節屈曲の角度を測定することによりハムストリングスの筋群としての長さを検査しているだけである[32]．しかしながら，股関節屈筋群やハムストリングスは，屈曲や伸展以外の運動にも関与しているのである．その結果，あるひとつの筋が短縮しても，他の共同筋は正常であったり，逆に過度に伸張されていたりする．よくある代償運動の方向としては回旋があげられる．股関節屈筋の場合は，外転が代償

表 2-1　共同筋群における長さのアンバランス

筋の働き	短縮筋	伸張筋
肩甲骨挙上筋群・内転筋群	肩甲挙筋	僧帽筋上部線維
肩甲骨内転筋群	菱形筋	僧帽筋下部線維
肩甲上腕関節内旋筋群	大胸筋	肩甲下筋
骨盤を後傾する体幹屈曲筋群	腹直筋	外腹斜筋
股関節屈曲筋群	大腿筋膜張筋	腸腰筋
股関節外旋筋群	大腿筋膜張筋	中殿筋後部線維
股関節伸展筋群と膝関節屈曲筋群	内側ハムストリングス	外側ハムストリングス
足関節背屈	長趾伸筋	前脛骨筋

運動としてあげられる．

　股関節屈筋の長さを検査するとき，最終運動域で股関節を外転または内旋するとさらに10°の伸展が可能となる．この場合，短縮している筋は，腸腰筋ではなく，大腿筋膜張筋である．実際鑑別検査で股関節の屈筋の長さをみると，大腿筋膜張筋が短縮すると腸腰筋が過度に伸張される．同様に，ハムストリングスの長さを調べるとき座位で（股関節は80°に屈曲）股関節が内旋しないように注意すると膝の最終伸展角度は−15°となる．もし，内旋すると膝はさらに伸展が可能となる．これは外側ハムストリングスではなく，内側ハムストリングスが短縮したためである（**図 2-18**）．**表 2-1** は共同筋によく認められる長さのアンバランスの例である．

　2つの共同筋の長さの違いが，代償運動を生む要因であり，運動機能障害を引き起こすことにもつながる．ほとんどの代償運動は回旋運動である．このように共同筋のなかで，長さにアンバランスが生じて機能障害を生じた筋を見つけだすためには，注意深く筋の長さや姿勢のアライメント，そしてその筋によってコントロールされている関節の運動を調べる必要がある．

筋と軟部組織の硬さ（stiffness）

　硬さは，筋の長さの単位あたりの緊張の変化であると定義されているが[59]，この筋や軟部組織の特徴のひとつが，運動のパターンや運動機能障害症候群に大きく関係している．関節の他動運動を評価するとき，その関節を交差しているすべての組織がその関節の抵抗感，いわゆる硬さに影響しているといえる．関節可動域制限もまた硬い（stiff）と表現される．本書では，関節可動域制限を関節自体の硬さの問題だけでは考えていない．

　硬さの別の概念としては，自動的収縮と他動的抵抗の組み合わせとして生じた張力ととらえているものがある．硬さに関して，他動的・自動的条件下からさまざまな研究が

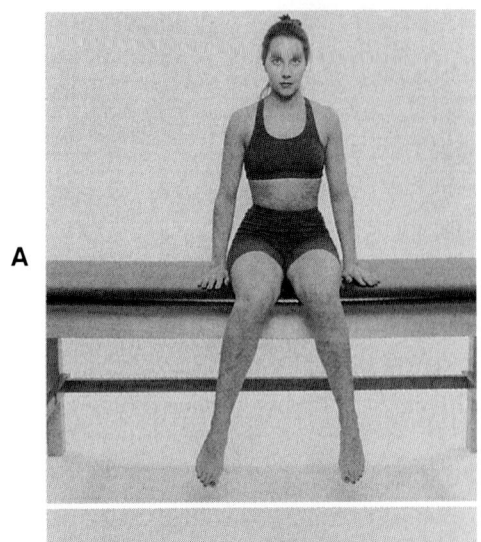

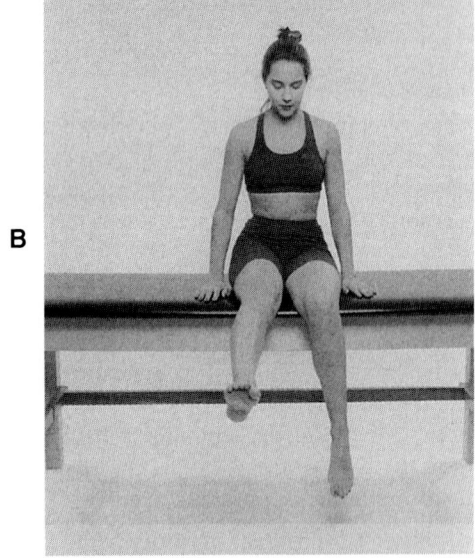

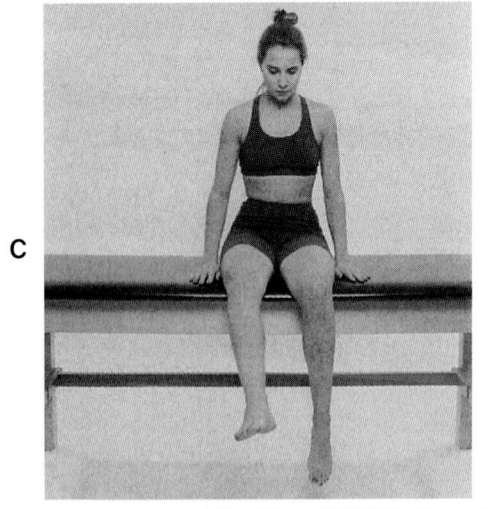

図 2-18
A：股関節内旋で安静肢位にある座位
B：膝関節の伸展とともに股関節の内旋角度が増加する．
C：股関節外旋すると膝関節伸展角度が減少する．

行われている[6,8,22,69]．自動的な条件下では，筋が自動的に収縮しているときに筋が発生する全張力のことをいう．本書における硬さの概念は，筋や結合組織の他動的伸張を行ったときに起こる抵抗のことを指し，自動的な筋収縮が起こっている状態や，最終関節可動域の状態ではない．本書では，筋長検査によって硬さを評価するので，硬さを主に筋の状態としてとらえることにする．

硬さは，筋の特徴のひとつであり，筋はばね（スプリング）のような特性をもっているといわれている[6,11,69]．筋が他動的に伸張されたときに感じられる抵抗は，ばねを引き伸ばしたときの抵抗と類似していると考えられている（**図 2-19**）．筋組織のなかで，伸張に抵抗する要素として考えられているのは，細胞外や細胞内の連続した弾性構造があげられている．最新の情報によると，他動的伸張の主な細胞内の抵抗要素として巨大分子の蛋白質であるタイチン（コネクチン）が関係していると考えられている[34,68]（**図 2-20**）．また，その他の情報として，細胞内の抵抗に関するものとして，ミオシンフィラメントの架橋における弱い結合があげられている[54]．ひとつのミオシンフィラメントに対し，6種類のタイチン蛋白質がある．そのため，ミオシンフィラメントが増加すると，これらのタイチン蛋白質も付随して増加することから，ミオシンフィラメントの増加が筋の硬さに関係があると考えられている．

その他の筋の硬さに関係する因子として，シキソトロピー（揺変性）があげられる．シキソトロピーはある一定期間安静にしていると，硬さと抵抗量が増える現象をいう．それは，揺さぶるなどの機械的刺激を与えると，ゲルが液化（ゾル）する可逆的な特性をいう[42]．シキソトロピーは架橋の弱い結合によるもので，他動的な伸張に対する抵抗の原因と考えられているが，これは，総合的な他動的抵抗のうちのわずかな因子にすぎない．

肥大は，収縮性要素や結合組織の蛋白質の数が増加した状態と知られている[4]．これらの蛋白質の増加は，同時に筋の硬さが増大するということを示唆する．というのは，タイチンのような結合組織の蛋白質を増加させ，収縮要素を増加させるためである．Chleboun らによると，筋の断面積は，筋が伸張されるときに最終可動域を越えるあたりだけでなく，可動範囲全体を通して筋を伸ばすときの筋の硬さと相関がある[9]．逆にいえば，筋の萎縮や収縮要素の減少は，可動域内全域での硬さを減少する．これは，結合組織の蛋白質や架橋の数が減少するからである．

筋や関節の硬さは多様であるため，関連する関節への代

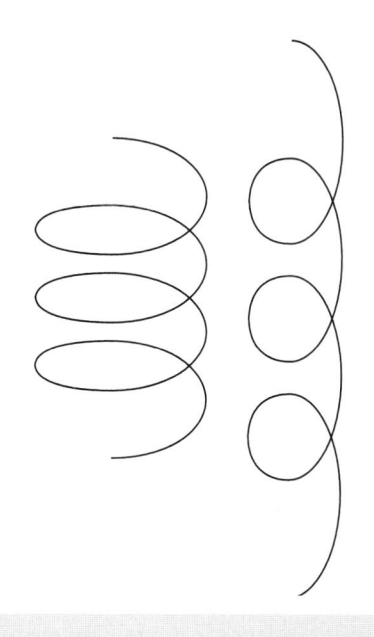

図 2-19
異なるレベルの硬さを示すばね．この現象は筋にも見られる．

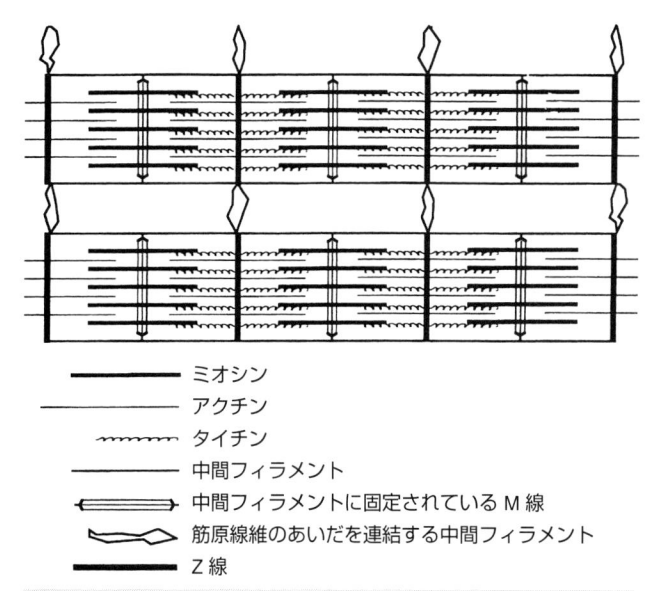

凡例：
— ミオシン
— アクチン
— タイチン
— 中間フィラメント
— 中間フィラメントに固定されている M 線
— 筋原線維のあいだを連結する中間フィラメント
— Z 線

図 2-20
この図は，Skeletal Muscle APTA から（Friden J, Lieber RL：The structural and mechanical basis of exercise-induced muscle injury, *Med Sci Sports Exerc* 24:521, 1992）．

償運動を生じ，そして骨格系疼痛症候群につながる．たとえばある研究では，座位でハムストリングスをストレッチすれば，腰椎はハムストリングスがストレッチしないときと比較し顕著に屈曲を示した．体幹を前屈したときに，どの程度腰椎が屈曲するのかは明白ではない．この研究においては，体幹前屈の割合については述べていない[66]．Thomas の研究によると，体幹を前屈したとき，主に男性

は腰椎から屈曲を開始し，女性は，股関節から屈曲を開始するとしている[63]．男性は女性と比較し，ハムストリングスの短縮と硬さが認められることが多い．これは，柔軟性のある組織は，柔軟性のない組織よりも容易に伸張されるという仮説と一致する．他動的なハムストリングスの硬さは，健常者群よりも腰の痛みのある患者群に有意に多い[61]．しかし，ハムストリングスの長さは，健常者と患者の2群としてみると，統計的有意差がなかったという点についての説明はない．

本書の仮説では，関節の動きが起こる順番としては，硬さの少ないところから起こる．男性が体幹を前屈したときを例とすると，より硬さのある股関節から動きが起こるのではなく，硬さの少ない腰椎部から動きが始まるということである．これは，ハムストリングスが突っ張っていて硬いために，腰椎の動きが多くなるということとは違う．運動が2つの関節にかかわっている場合，より柔軟性のある関節から運動を開始するということである．できるところまで体幹を前屈しようとすると，関節を最終可動域まで動かす．この動作が繰り返されると，長期的な結果として，腰椎の柔軟性が増し，股関節が屈曲すべきときでも腰椎を屈曲してしまうような傾向が強くなる．

共通の運動方向をもつ複数の関節において連携した運動を行う場合，そのなかのより柔軟性のある関節が，そうでない関節よりも先に動き始める傾向がある．そして，他の関節でまず起こるべき運動が，より柔軟性がある関節において動くべきではないときに動き始める現象を，**相対的柔軟性による代償運動**（compensatory relative flexibility）といい，これについてはあとで述べる．この概念は，人体が一連のばねのようにコントロールされていると想像するとわかりやすいかもしれない．人間の筋は異なった伸張性をもつばねに似ており，このばねの分節間の伸張性の違いは，代償運動（特に脊柱）に関与している．

相対的柔軟性による代償運動

臨床的観察 筋の肥大は関節可動域全域において，その硬さを増加する[9]．筋のばねのような動きは，身体の部分ごとに柔軟性が異なるため，論理的な仮説としてはある筋群が硬ければ，それと隣接する柔軟性のある筋や関節に支配されている部分で代償運動が起こることになる．筋の長さを検査してみると，その筋を完全に伸張する以前に，それと隣接する筋が動き始めることを臨床でよく見かける．このような隣接する関節の運動は代償運動である．たとえば，腰椎伸展方向に柔軟性があり，それと相対的に広背筋に硬さがあると，肩関節の屈曲が行われるとき，広背筋の完全伸張が行われる前に，腰椎が伸展する．

セラピストが腹臥位の患者の膝関節を屈曲したとき，大腿直筋が伸張され，膝屈曲角度が115°から120°になるまで骨盤や脊柱の動きは通常起こらない．しかし，膝が45°から115°しか屈曲していないのにすでに骨盤や脊柱の運動が認められる場合には，その患者は脊椎における分節での動きが大腿直筋の柔軟性よりも勝るということである．今までも述べたとおり，これは必ずしも大腿直筋に短縮があるために起こるわけではなく，骨盤や脊柱と比較すると硬さが顕著なためで，その脊柱分節が大腿直筋よりも柔軟性があるために，脊柱の伸展が起こるということである．

患者が自動的に膝の屈曲を行うとき，自動的安定化反応が骨盤や脊柱の動きを安定させる．たとえば，腹臥位で患者が自動的に膝関節の屈曲伸展を行う際，ハムストリングスの収縮が骨盤を後傾させる．しかし，骨盤の動きを抑制して安定させるために，股関節屈筋と腰椎伸展筋が収縮する．この安定性にかかわる筋の反応が過度である場合と反対に不十分である場合がある（この安定性にかかわるパターンの編成についてはこの章の運動制御機能障害にて詳しく述べる）．**図2-21**では，さまざまな筋の硬さと長さの障害が骨盤や脊柱の代償運動にどのように関係しているかを示している．

骨盤や腰椎の開始肢位は，正しいアライメントである．自動または他動の膝関節屈曲運動から，以下のことを観察する．

①**大腿直筋の長さが正常な場合** 腰椎骨盤の動きがなく，膝の屈曲が行える．

②**大腿直筋に短縮がある場合** 腰椎骨盤の代償運動なしで膝屈曲が可能だが，屈曲は90°までで制限され，大腿四頭筋の短縮を示す．

③**腰椎骨盤の代償運動を伴い，大腿直筋の硬さと短縮のある場合** 膝は屈曲すると，骨盤は前傾する．腰椎の伸展が膝屈曲60°で起こるが，膝関節は135°まで屈曲が可能である．セラピストが骨盤を固定すると，膝関節は90°までしか屈曲できない．

④**腰椎骨盤の代償運動を伴い，短縮はなく大腿直筋に硬さだけがある場合** 膝が屈曲し骨盤は前傾する．膝屈曲60°で腰椎伸展が顕著となるが，135°までは屈曲が可能．セラピストが骨盤を固定しても膝関節は135°まで屈曲が可能である．

⑤腰椎骨盤に自動的安定化反応を伴い，大腿直筋に硬さがある場合　自動運動ではなく，他動的膝関節屈曲の際に，代償的な腰椎の伸展が認められる．
⑥腰椎骨盤の安定性に欠ける場合　膝屈曲開始時に，股関節が後傾し，腰椎の自然な彎曲が少しばかり減少する．

図 2-21 の説明

①筋の硬さと関節の安定性の最良のバランス　大腿直筋は，腰椎骨盤の代償運動がなく伸張が可能である．そのため，腰椎前方向の安定性にかかわる構造と腹筋の他動的な硬さが大腿直筋の硬さと同様かそれよりも硬い．

②**大腿直筋の短縮があるが，それを相殺する脊柱と腹筋の硬さが認められる場合**　膝関節は 90°までしか屈曲できないため，大腿直筋が短縮しており，筋の運動域は標準正常域までいかない．しかし，大腿直筋が短縮しているにもかかわらず，腰椎骨盤の代償運動はない．大腿直筋は，腰椎の前方の安定性構造を弱く不安定にさせたり腹筋を他動的に伸展させるほどには硬さがない．

③**大腿直筋に短縮があり，腰椎骨盤に代償運動が認められる場合（Position 3 A）**　膝を屈曲すると，大腿直筋運動域の限界に達するよりも前に，骨盤が前傾し，腰椎の伸展が代償運動として起こる骨盤前傾は膝屈曲可動域が増すにつれて増加する（Position 3B）．骨盤を固定し，骨盤の前傾を抑制すると，膝は 90°まで屈曲する（Position 3 C）．Position 2 と違い，大腿直筋の短縮は骨盤前傾の代償運動を伴っている．そのため，大腿直筋は短縮しているだけではなく，腹筋群と腰椎の前方支持組織よりも大腿直筋のほうに硬さがある．重要なのは，大腿直筋が伸張され，その長さが正常となっても全可動域を通しての硬さが残存している点である．したがって，大腿直筋が骨盤の前傾や腰椎の伸展を防止する組織よりも硬いかぎり，膝屈曲を行うたびに腰椎の前傾を誘発する．この現象は，大腿直筋の伸張が完全に行えたとしても起こる．この誤った代償運動のパターンを修正するには，大腿直筋を伸張すると同時に，脊柱の前方支持組織と腹筋を硬くする必要がある．代償運動が大腿直筋の最終運動域だけで起こるということもある．この位置では，抵抗が特に強くなるため，骨盤の代償運動が起こる．この場合は，大腿直筋を伸張することにより骨盤の運動を抑制することができる．これはまれなケースである．

④**筋の短縮がなく代償運動が起こる場合**　膝関節は 135°まで屈曲が可能だが（Position 4），屈曲を開始して早い時期から骨盤の前傾と腰椎の伸展が生じる．骨盤を固定しても膝関節は屈曲 135°まで可能である．そのため明らかにこの代償運動は筋の短縮とは関係がない．もっとわかりやすい説明をすれば，脊柱の前方支持組織と腹筋が，正常な長さをもつ大腿直筋よりも硬くはないということである．体幹前面の筋群および脊柱の前方支持組織の硬さに対して，大腿直筋の運動範囲内での相対的硬さがどの程度であるかが運動パターンの決定や代償運動の出現の重要な鍵となる．この代償運動は，筋の運動域の限界に至るよりもかなり早い段階で起こる．これを正すためには，体幹前部にある筋の硬さを増加させる必要がある．

⑤**他動的屈曲で生じる代償運動が，自動的収縮では制御される場合**　膝関節を他動的に屈曲すると，大腿直筋の硬さが，脊柱の前方支持組織や腹筋の硬さよりも硬いため，代償運動として骨盤前傾や腰椎伸展が起こる（Postion 5 A）．しかし，患者自身がハムストリングスを収縮し膝を屈曲すると代償運動は起こらない（Postion 5 B）．この現象を説明できるものとして，ハムストリングスの収縮により骨盤が後傾することにより，大腿直筋の硬さに対抗可能ともいえる．また，もうひとつの説明としては，腹筋の収縮が十分であり，骨盤が前傾したり，腰椎が伸展するのを防いでいるともいえる．

⑥**過度な骨盤後傾**　正常な関節の安定化パターンでは，その関節に関係する筋が実際に関節運動開始前から，収縮を開始している．それができなかったり，収縮が不十分な場合，骨盤は後傾する（Position 6）（このコントロールに関する機能障害については調節的要素〈modullar element〉のところで述べる）．

臨床での適応

腹臥位で膝を屈曲したときに起こる反応のうち，最初の 5 種類の反応，特に他動的に膝を屈曲した際の反応において，その運動パターンは組織の相対的柔軟性の概念でよりよく説明することができる．これは，運動パターンが身体の 1 分節に限った場合でも他の分節の代償運動を伴った場合でもいえることである．ここでたいせつなことは，障害された運動パターンを修

32 Chapter 2：運動の概念と原理

Position 1

Position 2

Position 3

Position 4

Position 5

Position 6

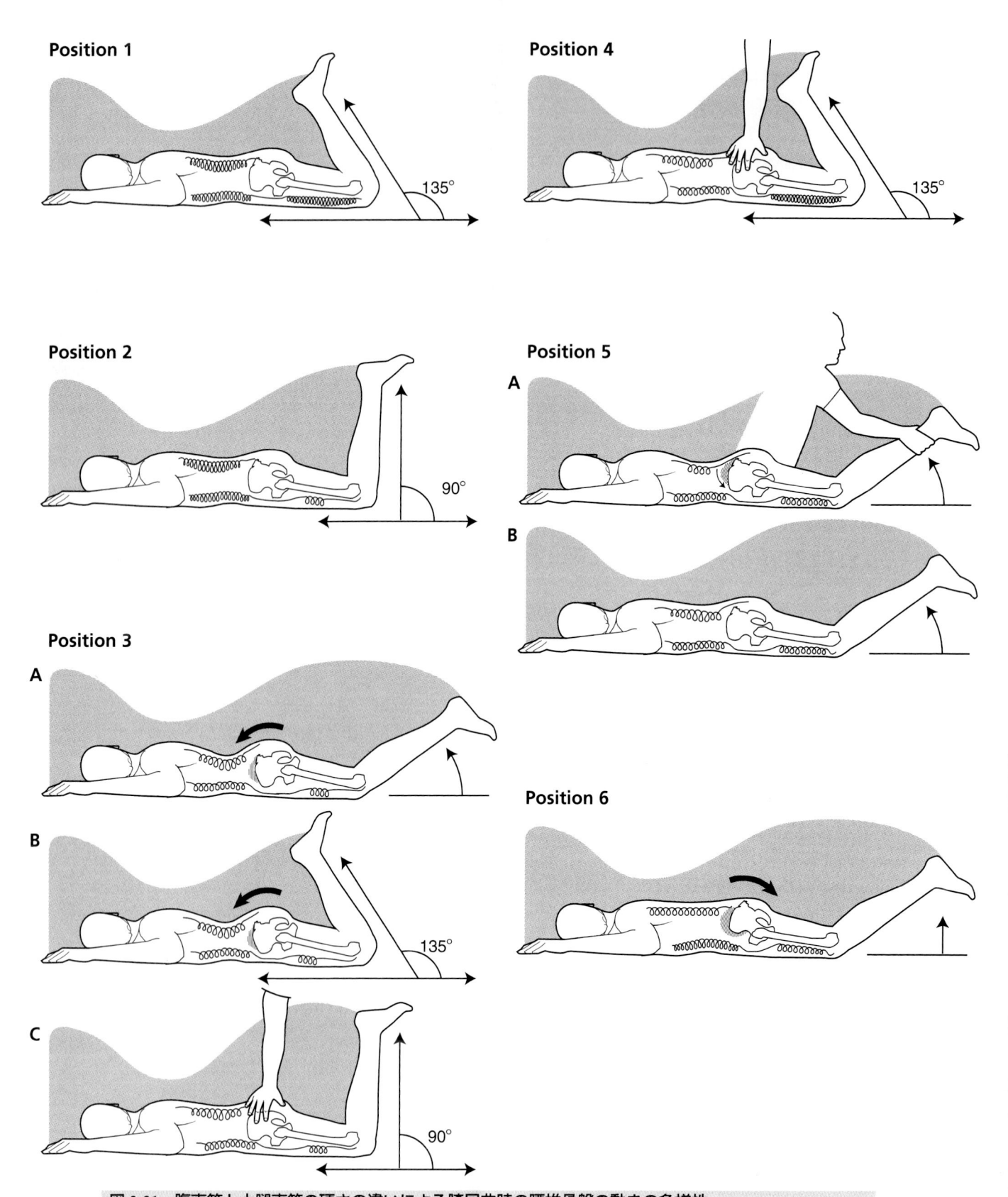

図 2-21　腹直筋と大腿直筋の硬さの違いによる膝屈曲時の腰椎骨盤の動きの多様性
開始時姿勢の股関節と膝の伸展の位置は，Position 1に示したように骨盤と腰椎を同じ正しいアライメントにする．

正するには，代償運動を生じている部分の硬さを増加させなければならないということである．この問題は，長さが不足した筋を望ましい運動によって伸張することではなく，代償運動を行っている部分の筋や支持組織と比べて相対的にその筋が硬いために伸張するということである．

検査の際，患者に検査肢位で正しい運動を行うように指導することは，代償運動を防ぐ効果的な方法である．たいせつなことは，腹筋を収縮して代償運動を防ぐことができるかということである．検査肢位のうち，たとえば腹臥位で腹筋を収縮させ，膝を屈曲する際に，その他の身体の部分に動きが起こらないかということである．腹筋運動は，代償運動が起こらない範囲の運動域で行う．トランクカール-シットアップ(段階的上部腹筋運動)(Chapter 7 を参照)や上部腹筋の運動療法は，代償運動を起こさないために骨盤のコントロールを行うというたいせつな要素を含んでいない．

ある一定の条件下だけで筋力強化トレーニングを行った場合，その筋が条件の異なる運動場面や姿勢でトレーニングの効果が発揮できるかという研究はまだ進んでいないのが現状である．本書では，トレーニングは比較的特異性があるという立場から，ある運動をするための筋の収縮能力が向上しても，そのほかの運動では必ずしもその収縮能力が向上するとはいえないということを取り上げている．したがって，望ましい筋の活動へと向上するには，その特別な条件下で筋を働かせることができるように訓練すべきである．直列的に配列した複数の関節に代償運動が認められる場合，影響を受けているすべての分節を同時にコントロールすることが効果的な治療といえる．

骨格系における基礎的要素の機能障害：関節アライメントの構造的多様性

以下のような関節と骨構造の多様性は，筋骨格系疼痛症候群に関連する(図 2-22)．これらの構造的多様性とそれらに関連する痛みは，他の章で詳細に述べるが，疼痛症候群について考えるとき，これらがどのようにかかわっているかということの理解がいかにたいせつであるかということをここで強調しておく．

大腿骨の前捻(antetorsion)

これは先天性のものであり，大腿骨骨頭と頸部が大腿骨骨幹面に対して正常よりも前方に回旋している．その結果，見かけの股関節の外旋は制限され，内旋が過度となる．Gelberman らの研究によると股関節が屈曲であろうと伸展であろうと股関節の内外旋が不均等であるときは，股関節の構造的な前捻が認められる[19]．大腿骨の骨頭と頸部が大腿骨骨幹面に対して，15°以上前方に回旋していると股関節の前捻があるとされる．

症例

既往歴 22歳の大学生．X線上で胸椎下部の2分節に関節変性が認められ，両股関節と腰痛治療のために，理学療法を紹介される．この股関節痛と腰痛は，歩行距離を減らすために大学を転校するほどひどいものだった．痛みの症状が悪化する前は，体重コントロールと健康維持のため，毎日約 5～6 km を走っていた．しかし，現在は痛みのため，夜もよく眠れないと訴えている．検査の際，股関節を屈曲し内旋すると痛みが緩和するという．Craig 検査(図 4-7，p 128 参照)では，股関節正中位が左右とも 35°内旋位にあり，顕著な両側の前捻が認められる．

症状と診断 股関節において大腿骨を正しいアライメントにおくと，足部が異常な位置で内反足の状態となる．患者が足部を真っ直ぐにして歩くようにすると，股関節は過度な外旋位置になる．そのため患者は，股関節外旋不足を補うために脊柱を代償で回旋して歩く．正常の歩行では，股関節外旋が，立脚期の足指離地直後に起こる[29]．この股関節外旋が起こらないときは，骨盤そして体幹回旋の代償運動が起こる．足部を真っ直ぐにしようとして走ると，この症状が悪化する．寛骨臼内の大腿骨頭の位置が不良なために股関節の構造に悪影響を及ぼす．

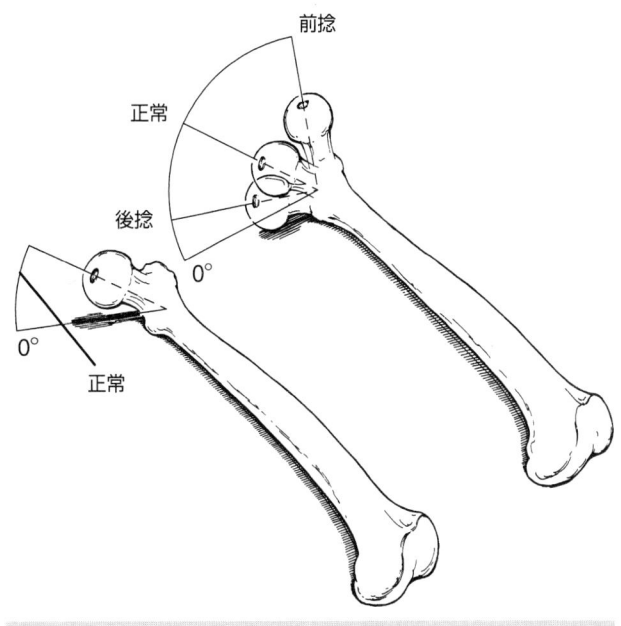

図 2-22

大腿骨頸部の後捻と前捻を示した図．
(Malone TR, McPoil TG, Nitz AJ : *Orthopedic and sports physical therapy*, 3e, St Louis, 1997, Mosby から)

帰結 患者は3週間ほど体重負荷がかかる活動を大幅に減らし，ある程度内股で歩行することを学習した．これによって大腿骨頭の位置を改善し歩行中に利用できる外旋の運動範囲を確保するようにした．この治療により股関節痛と腰痛は消失した．なお患者に走行，ランニングをすることを避けるよう指導した．

大腿骨の後捻 (retrotorsion)

この先天的障害は，女性よりも男性に多く大腿骨骨幹面に対して骨頭が後方に回旋している．その結果，股関節内旋に制限があるのに，股関節外旋は過度になる．後捻も股関節や腰部の筋骨格系疼痛症候群の原因となる．この症状がある場合，股関節を強制的に内旋位に保とうとすると，アライメントが不良なために痛みが起こる．後捻のある女性が，足を組んで座ると（大腿どうしを重ね合って座る）過度の内旋位となり，関節包前部が刺激を受け，股関節痛につながる．このように足を組んで座ったり，睡眠中に一側を下にして股関節を内転内旋することを習慣化することにより股関節外旋筋群が過度に伸張され，股関節のアライメントが悪化し，コントロールが不良となる．

股関節両側に後捻があり，股関節の内旋に制限がある場合，特に仕事やスポーツ（たとえば，ゴルフなど）で腰部回旋を強要されたときには腰椎に代償運動が生じる．男性は足部を反対側の大腿におき（股関節外転，外旋），足を開いて腰かけても，世間一般では行儀が悪くないとされているので，男性で股関節の後捻があっても腰痛になることが少ないようである．また男性の場合，骨盤は一般的に狭いので側臥位となっても過度な股関節内転や内旋が起こりにくい．したがって座位でも側臥位でも男性の後捻は女性よりも股関節のアライメントが悪化する危険性が少ない．

このほかにも筋骨格系疼痛症候群の原因となる構造的多様性があるが，詳しいことについては，下肢症候群の章で述べる．その例としては，①膝内反と外反，②脛骨の捻転と内反（矢状面と前額面），③内反足または強直した足部，④短い体幹長と長い下肢長，⑤長い体幹長と短い下肢長，⑥短く幅の狭い上半身と長く幅広い下半身，⑦肩幅が広い場合，である．

神経系における調節的要素の機能障害

調節要素の障害はきわめて重要である．しかし，残念なことに神経系の骨関節系疼痛症候群に対する関連因子は最近まで考えられていなかった．セラピストやその他の臨床家もよく経験するように，筋力がある患者でも疼痛症候群が多く認められる．このような症候群のある患者に対しては，筋力を増強するよりも意識的に微妙な運動をコントロールするよう指導することが重要である．HodgesやRichardsonの研究によると背部痛の訴えのある患者では，腹横筋の動員に遅れがあるとされ，これは運動制御障害の一例である[26]．Hidesらの研究によると，腰痛患者の多裂筋は特異的なトレーニングプログラムなしでは，筋の回復が認められないとある[24]．こういった場合もまた運動制御の問題といえる．有用な情報が不足していることで，十分な議論ができないがこの神経系の要素が重要であることに変わりはない．

動員パターンの変化

Babyarの報告によると，肩関節痛を訴える患者は痛みのない人と比べ，肩関節屈曲90°で肩甲帯の過度な挙上が認められる[3]．この過度な挙上は患者がすでに痛みを感じなくなっても同じように認められる．また患者に口頭で過度な肩甲帯挙上を正すように指示すると患者は修正が可能である．このことは，不適切な運動パターンが一度習得されると，その運動パターンを正常化するために特異的な訓練が必要であるということを示唆している．

また，歩行においても筋の戦略(strategy)変化が認められる．Muellerらによる最近の研究では，糖尿病患者のうち，足関節背屈の制限とけり出しの力の減少がある場合には，歩行時に股関節の運動を利用するという報告がある[44]．底屈筋筋力が低下した患者では，その遊脚相へのけり出しを用いた推進運動を使うことができないので，股関節屈曲が強調される．

これら股関節屈曲と足関節のけり出し時の多様性は走者によく見られる．走者のうち，重心が後方に偏り，足部前方ではなく後方に近いところに重心線がある場合は，過度な足関節背屈筋の働きを強いられ，股関節を屈曲する．これは，シンスプリント（脛骨過労性骨膜炎）を引き起こすことにもなる（図 2-23）．これとは反対に，重心が前方にある場合は，足関節底屈筋をけり出しに利用するのが観察できる（図 2-24）．

共同筋の動員パターンにおける優位性の変化

共同筋における効率的な動員パターンに変化が起こると，共同筋のなかのあるひとつの筋がその他と比較して優

勢となる．臨床上よく認められる変化としては，同じ方向への力の組み合わせのうちのひとつの筋だけしか使用しなかったり，または，拮抗筋とバランスをとる共同筋のうちただひとつの筋しか主に使用しなかったりすることである．その結果，優位な共同筋の方向への運動が生じる．

僧帽筋上部線維の優位性

僧帽筋上部線維は，肩甲骨をコントロールするために肩甲骨の上部にある筋群のなかで重要な部分であり，僧帽筋下部線維と比較すると上部線維のほうが優位となることがある．僧帽筋は，肩甲骨を内転し，上方回旋するが，その際，上部線維は肩甲帯を挙上し，下部線維は下方へ抑制する．Babyar[3]の研究によると，過度な肩甲帯の挙上は僧帽筋上部線維が優位となり，下部線維がこれを抑制することができなくなった状態であるとしている．Babyar[3]によると，口頭による指導はこのパターンを修正する最も有効な方法であるとしている．

この過度な肩甲帯挙上は筋力の問題というよりも，習慣からきているといえる．検査では，僧帽筋下部線維の筋力に低下が認められるかもしれないが，これらの患者に僧帽筋下部線維の筋力強化運動を行うだけでは不十分である．鏡を利用して運動パターンを患者に見せながら，肩関節運動を正常に行うことが欠かせない．筋の動員と筋の収縮能力とは関連があると考えられるが，筋力を強化することは必ずしも動員パターンを変化させることにならない．動員パターンを変化・改善させることのほうが，筋の収縮能力と筋力を変化させ正常な運動を再獲得することに役立つ．

ハムストリングスが腹筋よりも優位な場合

腹筋と股関節伸展筋は，骨盤を後傾させる際に偶力（force couple）として働く共同作用がある．これらが正常に働いている場合，腹筋の前部が骨盤を上方へ引き，ハムストリングスは坐骨結節を下方へ引き，これらの運動により偶力として骨盤が後傾する（図2-25）．この最適な作用についてはまだ解明されていないが，臨床的に観察するとさまざまな多様性がある．

（訳者注：偶力とは，物体に作用する平行でかつ互いに逆向きの一対の力のことをいう）

腹筋が弱い場合，ハムストリングスが優位となり，骨盤を後傾する．これが習慣化すると腹筋はますます弱化して劣勢となり，ハムストリングスの優位性が進む．この作用のアンバランスが，ハムストリングスが強く腹筋群が弱い

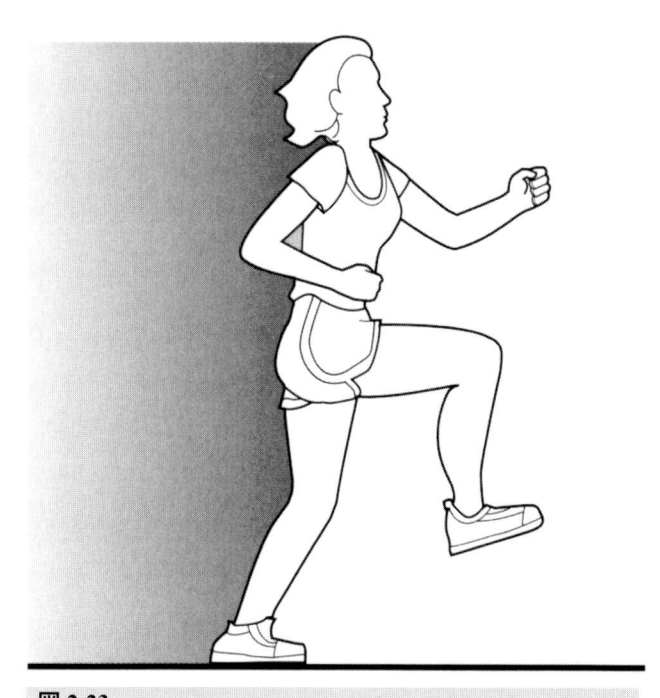

図 2-23
重力に引かれてしまっている走者．足関節背屈筋が過度に働くことになる．

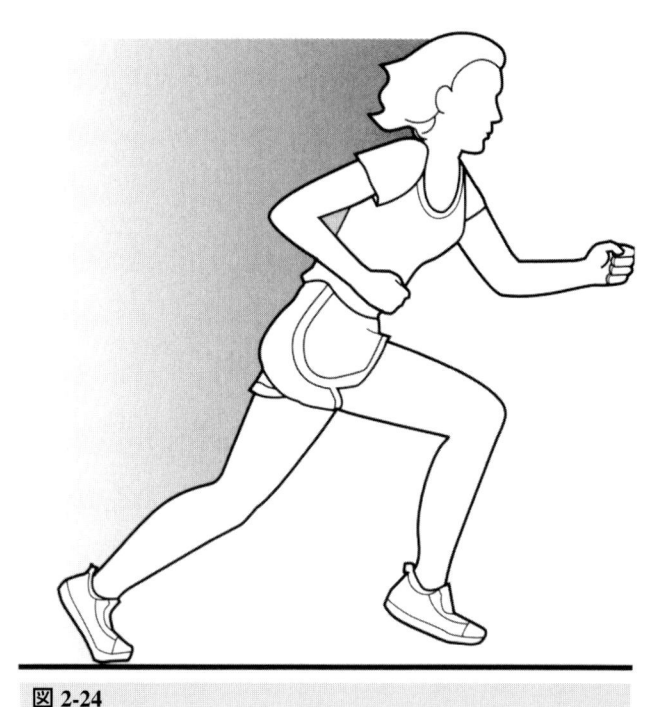

図 2-24
重力に打ち勝っている走者．足関節を底屈することができ，足関節背屈筋の筋緊張を緩和することができる．

という筋力検査上のアンバランスにつながる．

　背臥位でSLRを行う場合には，腹筋および下肢挙上側が反対下肢の股関節伸展筋と共同して働き，股関節屈筋が骨盤を前傾するのを防ぐ働きをする．臨床的な観察では，腹筋が弱い場合は強い場合よりも，SLRの際に反対側の股関節伸展筋を利用して，骨盤を固定しようとする．

　ハムストリングスと腹筋の背臥位でのSLR時に起こる相互作用を筋電図検査（EMG）によって調べた研究がある．それによると，この相互関係に個人差があることがわかった．患者がハムストリングスを優位に利用する傾向がある場合，左SLRの際，右の股関節伸展を行わないように指導すると，腹筋がより収縮することがわかった[40]．その結果から，偶力のうちのある筋の働きが減少すると，その他の筋の作用が増加するという解剖学的な原理にかなった反応が起こることが明白となった．このように相互関係にある筋の運動に習慣的な変化が起こると，優位な筋は強化され，劣位な筋が弱化し，アンバランスが生じる．

ハムストリングスが大殿筋よりも優位な場合

　関節を目的とする方向へ同一に動かす組み合わせをもつ筋のひとつが優位となると，使いすぎ症候群のような優位筋の障害につながる．たとえば，股関節を伸展位にして立つスウェイバック（swayback）の顕著なケースでは，殿筋の盛り上がりが弱く，この筋群の発達にかけるということを示唆する．骨盤を前方に変位し，上半身を後方に位置させるスウェイバックでは，骨盤の後傾と股関節の伸展が組み合わされ，身体の重心が股関節に対して顕著に後方に移動することになる（図2-33，p 41）．このタイプの姿勢は，体幹を直立位に維持するための股関節伸展筋群の作用を最小限にするので対麻痺患者の歩行に利用されることがある．股関節伸展筋群の作用が欠けていても，下肢装具やスウェイバック姿勢を利用することにより，立位姿勢を保つことが可能になる．重力を利用して股関節を伸展させていると，特に殿筋群を主とした股関節伸展筋群の萎縮をもたらすだろう．

　スウェイバック姿勢の患者が股関節伸展を腹臥位で行うとき，筋の動員のタイミングと量は，筋の外形変化からもわかるように，大殿筋よりもハムストリングスのほうが優勢である．MMTを行うと，多くの場合大殿筋が弱いことが証明される．このパターンは前彎（lordosis）姿勢のあるケースのパターンとは逆のものである．この観察から，筋の動員のタイミングは共同筋のなかでも差があること，そしてそれは，劣位にある筋の筋力が低下するという影響を及ぼす．

　腹臥位で股関節を伸展する際，股関節伸展筋群の活動がいつ開始されるかということについて，EMGを利用したさまざまな研究が報告されている[53]．Pierceの研究によると，ある患者で大殿筋の活動開始はハムストリングスの活動開始よりも2秒ほど遅れて起こる（図2-26）．この研究では，その運動を行うための筋の動員パターンや，筋の大きさなどについては述べられていない．しかし，理論的な仮説として，運動に共同筋活動のある2つの筋のうちひとつが主に働き，その特定の運動について最大収縮を行い続けると，たとえばハムストリングスや腸脛靱帯の損傷（strain）のように，その筋は使いすぎ症候群に陥りやすい．

　ハムストリングスは股関節伸展筋および股関節屈曲筋として作用するが，ランニングを含むスポーツにおいて特に活動が活発になる．腹筋，大殿筋，大腿直筋，股関節外旋筋群が十分に働いていないような状況において，ハムスト

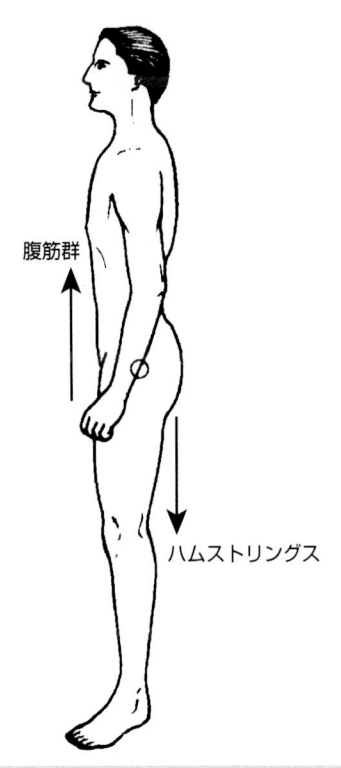

図2-25　体幹と骨盤帯の力学的な偶力（force couple）による平衡

腹筋群が骨盤の前方を上方に引き，ハムストリングスが坐骨結節を下方に引く．この偶力により骨盤が後方回旋し，腰椎の彎曲を平坦にする．体幹の伸展筋群が骨盤を上方に引き，股関節の屈曲筋群が骨盤を下方に引くと，偶力により骨盤が前方回旋し，腰椎を伸展させる．
（Soderberg G：*Kinesiology*, Philadelphia, 1986, Williams & Wilkinsから）

リングスは特に使いすぎ症候群に陥りやすい．したがって，使いすぎ症候群に関連する因子を評価する際のひとつのルールとして，損傷のある筋が属する共同筋群のなかのある筋あるいは筋群が弱いかどうかを確定することがある．共同筋の筋力低下があると，過剰な要求の結果，筋の損傷が生じる．優位でない筋は検査で弱化が認められるはずであり運動パターンの注意深い観察が必要である．筋力低下の陽性所見は，優位でない筋の動員が不十分であることと一致する．

共同筋の優位性が変化するその他の例

ある筋の動員パターンの変化は，前の基本的な機能障害の章で述べた筋の優位パターンの変化と似ている．筋の動員パターンの変化は，筋の長さや強さにおいて筋の優位性を変化させる．この状態は"鶏が先か，卵が先か？"の論理に似て，どちらが先に起こるのかははっきりしないが，動員パターンの変化と，筋の長さと強さの変化がほとんど同時に起こることはわかっている．最も望ましい治療は，この3つの機能障害を修正することである．次にあげる例は，動員パターンの変化を表したものである．

① 股関節屈曲の際，大腿筋膜張筋と大腿直筋が腸腰筋よりも優位である．この場合，股関節の内旋が過度に起こる．患者は片足立ちでは，腸腰筋の伸張と大腿筋膜張筋の短縮を伴うスウェイバック姿勢を呈する．
② 股関節外転の際，大腿筋膜張筋，中殿筋前部線維，小殿筋が中殿筋後部線維よりも優位である．中殿筋後部線維にMMTを行うと，股関節を内旋，屈曲する．
③ 膝関節伸展の際，ハムストリングスが大腿四頭筋よりも優位である．歩行，走行の際，足部が地面に接地し固定された際に，ハムストリングスで行われる股関節伸展が膝関節の伸展に関与する．ポリオのように大腿四頭筋筋力低下がある場合，股関節伸展が膝の伸展を助けることは，臨床上よく認められる．膝の伸展をさらに補強するために，患者は体幹をわずかに屈曲して重力を利用してさらに膝を伸展させる．これに似た運動パターンは，走者がハムストリングスを利用して膝伸展のコントロールを行う場合に認められる．その他に，階段を昇る際（**図 2-27**），あるいは椅子からの立ち上がりの際（**図 2-28**）に体幹を膝の上に移動させるのではなく，体幹に対して膝を後方に引くパターンが認められる（**図 2-28**）．
④ 足関節背屈の際，長趾伸筋が前脛骨筋よりも優位である．背屈をするとき，足関節の動きが最初に起こるのではなく，まず足趾の伸展が起こる．
⑤ 骨盤後傾の際，腹直筋が外腹斜筋よりも優位な場合があり，しばしば胸部の下制を伴う．このような患者が下部腹筋（外腹斜筋）のための運動を行うと，触診するとわかるように，外腹斜筋の収縮が困難で，腹直筋の収縮が顕著に早くから起こり，胸部の下制あるいは体幹の軽い屈曲を伴う．
⑥ 肩関節内旋の際，大胸筋が肩甲下筋よりも優位である．この運動パターンであると，上腕骨の内旋は，50°～70°と制限される．内旋をすると上腕骨頭が前方にすべり運動を行うのが触診や観察で認められる．

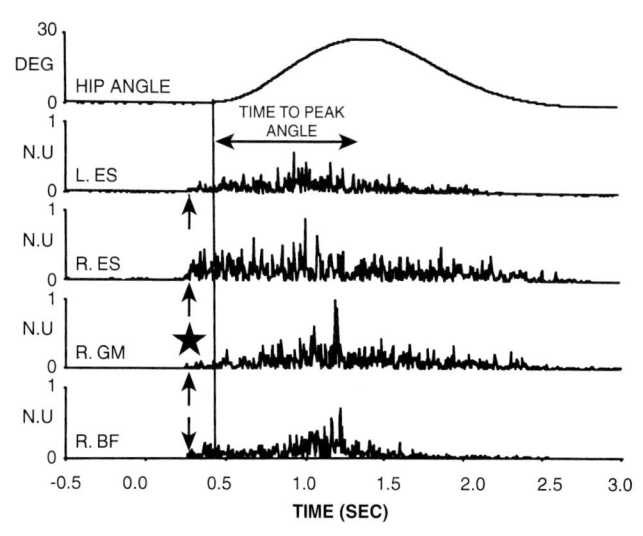

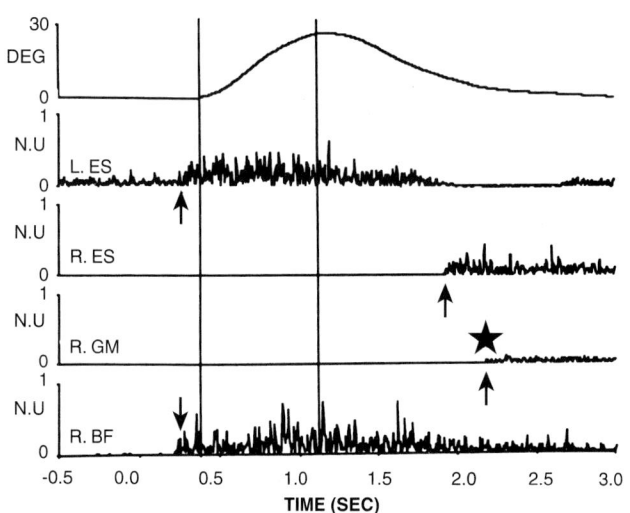

図 2-26 腹臥位での股関節伸展時の筋電図（EMG）活動の多様性
個人によっては，大殿筋（GM）が大腿二頭筋（BF）の EMG の開始よりもかなり遅れて起こる．
(Pierce MN, Lee WY : Muscle firing order during active prone hip extension. *JOSPT* 12:2, 1990 から)

上腕骨頭の前方へのすべり運動という過度な柔軟性は，大胸筋の収縮でさらに強調される．これとは対照的に肩甲下筋が肩関節内旋の主に運動をつかさどる筋となると，上腕骨頭は前方ではなく，後方にすべるようになる．肩甲下筋の働きを検査するための最良の方法としては，腹臥位となり肩関節を外転位にして，70°の内旋を行う．この検査を行うためには，その関節可動域があることが必要である．60°から70°の肩関節内旋が可能で，腹臥位で内旋の MMT を行った場合，筋力に低下が認められる．これは，肩甲下筋の過剰な長さと筋力低下によるものと考えられる．もし，肩甲下筋が最適に働いていない場合は，大胸筋が優位に働くことが多い．

臨床での適応

あるひとつの関節運動の際に，多様な筋の戦略を利用できることは，多くの利点がある．このようにさまざまな筋を使えれば，ある筋がその能力を失っても関節運動が妨げられることにならない．しかし動員パターンの結果，非常にしばしば選ばれたパターンに陥ってしまうため，患者は機能的動作を行う際に運動を再教育されなくてはならない．このような患者に対する治療プログラムは，筋力低下の認められる筋に対する強化訓練だけに限定されてはならない．その代わりに，患者は優位な筋の働きを減少させ，その筋の共同筋をより働かせることを指導されるべきである．

動員(recruitment)と相対的柔軟性

前の基本的な機能障害では，筋の硬さは代償運動の関連因子となることについて述べた．筋の硬さが主な要因である場合，筋が他動的に伸張された際に，代償運動が起こる．しかし，代償運動が他動的な伸張の際に起こらず，自動的な収縮によって起こる場合，問題は運動制御(motor control)にある．

膝関節自動屈曲運動の際，腰椎伸展を伴う過度な骨盤前傾

この関連因子としては，①腰椎伸展方向の過度な柔軟性，②ハムストリングスの収縮とともに起こる骨盤の後傾を防ぐための股関節屈曲筋あるいは脊柱筋群の収縮がある（**図 2-29**）．しかし，腰椎に過度な柔軟性があるために，安定性に関与する筋は，動きを防止するよりも動きを引き起こしてしまう．この活動が定着すると，過度に柔軟性のある腰椎は，伸展方向に引っ張られることになる．これらの患者は，安定性に関する筋が過度に働かないよう，筋活動を学習し，腰椎の硬さを増加させる必要がある．

膝関節自動屈曲運動の際に起こる過度な骨盤後傾

正常な関節安定性のパターンとして，最初の動きが始まる前に，その関節に与える影響を中和するために必要な筋群が収縮をする（**図 2-30**）．たとえば骨盤後傾を防止するため，腰部伸展筋または股関節屈筋群は，ハムストリングスが膝を屈曲するよりも前にわずかに収縮する．この中和的な動きが遅れたり足りなかったりして，近位端部分が動

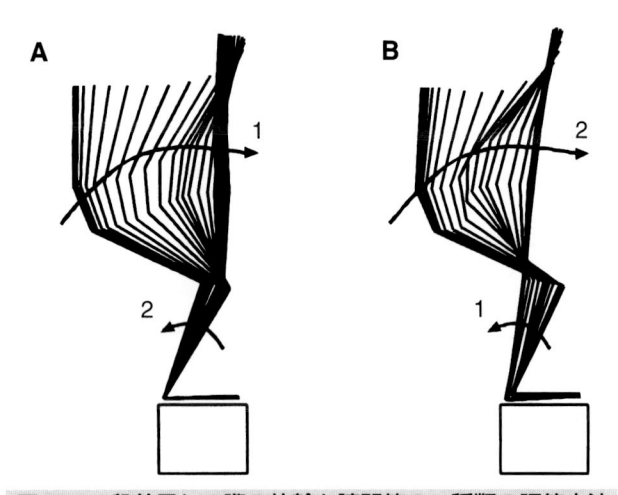

図 2-27 段差昇りの際の体幹と膝関節の 2 種類の調節方法
A：被検者は，体幹を下肢のほうにもってくることによって段差を昇り，体幹は足部から垂直方向にあり，比較的下腿が固定した位置にある．
B：被検者は，下腿を体幹のほうへもってくることによって段差を昇り，体幹が足部から垂直の方向へ動いていく．(Courtesy of Amy Bastian, PhD, PT)

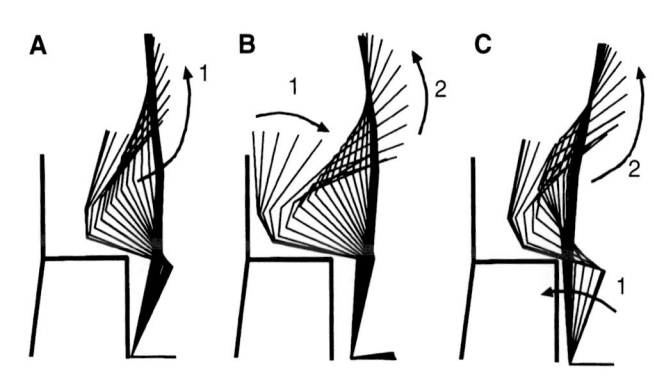

図 2-28 座位から立位への 3 種類の異なる方法
A：被検者は，椅子の端(浅く腰かけた位置)から，直接垂直方向へ向かっていく．
B：被検者は，椅子の後方(深く腰かけた位置)から，まず前方へ傾いて股関節を屈曲し，そして体幹と股関節を伸展させて直立姿勢になる．
C：被検者は，椅子の端(浅く腰かけた位置)にいるが，膝を椅子のほうへ(体幹の方向)もってきて，それから膝を部分的に伸展させて直立姿勢となる．(Courtesy of Amy Bastian, PhD, PT)

きを抑制することができない場合，不適切な運動が起こる．

腹臥位で膝を屈曲するとき，骨盤は後傾して腰椎はわずかに屈曲する．これは相対的柔軟性の問題の例であるが，そのメカニズムは関節の安定性による問題であって，代償運動ではない．この関連因子は，安定すべき分節に過度な運動性があるか，適切なタイミングまたは安定性に携わる筋の運動制御に問題がある場合である．

手指伸展時に起こる手関節屈曲（掌屈）

安定性に働くべき筋の活動が反対に運動を起こす他の例として，手関節がある（図2-31 A, B）．手指を伸展するように指示されると，ほとんどの人はわずかな手関節の屈曲を伴う．このタイプの動きは手関節の継続的な屈曲を伴う活動を行っている人に現れることが多い．この継続的な手関節の屈曲は硬さを低下させて，屈曲方向の柔軟性を増加する．正常な運動パターンでは，手指伸展筋群と手関節屈曲筋群が収縮し，手関節伸展を防ぐ．しかしながら，もし屈曲方向の過度な柔軟性がある場合，手関節は中間位よりも屈曲位になる．手関節屈曲運動の結果として，この屈曲位にある手関節と屈曲腱前面が手根管のスペースを減少させ，手根管症候群の原因となる．

HodgesとRichardsonらは，安定性に関与する筋活動にタイミングのずれがあることを報告した．この報告によると，股関節を屈曲しようとしたとき，腰痛のある患者では，下肢運動時に腰椎の安定に関与する閾値の低いはずの腹横筋の収縮が遅れるとしている[26]．

遠心性収縮のパターン

遠心性筋活動のタイミングが最も重要なのは，肩甲帯である．胸郭肩甲間や，肩甲上腕関節に関与する筋群の正確なタイミングや筋の動員の大きさは，肩関節の最適な運動の開始や活動において常に重要である．翼状肩甲が腕を上げる（肩関節屈曲）ときにではなく，下ろしてくる際に生じる場合，これは前鋸筋の筋力低下以外の問題により起こることを示唆する（図2-32 A～C）．

求心性収縮は，負荷に抗する場合遠心性収縮よりも大きな張力を必要とする[36]．そのため，前鋸筋に筋力低下があるとすれば，腕を下ろすよりも腕を上げるときのほうが顕著な翼状肩甲が認められるはずである．この原因の説明として最も適切なのは，三角筋や棘上筋が伸張されていないこと，あるいはこれらの筋が前鋸筋ほど早く活動を終えて

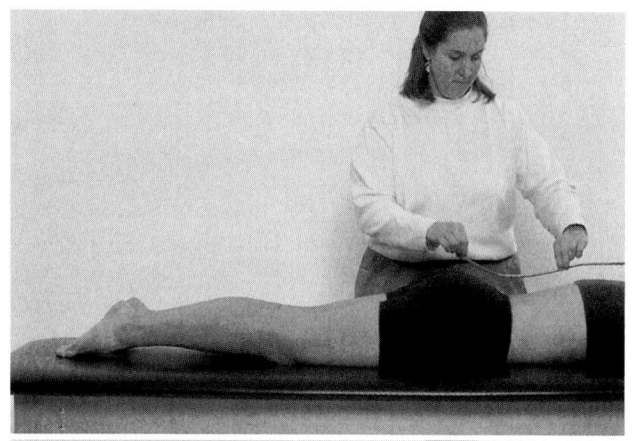

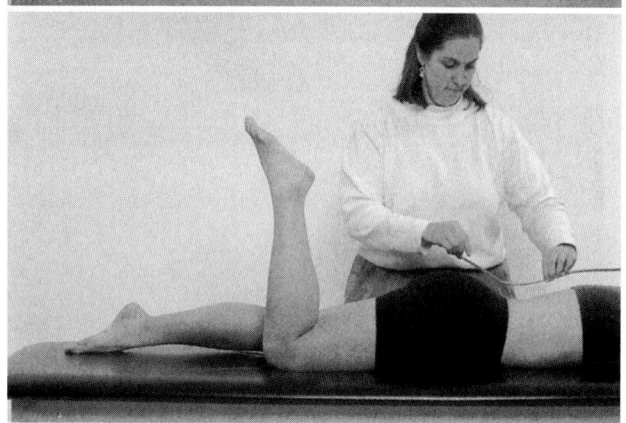

図2-29　自動膝関節屈曲運動時の腰椎伸展とともに起こる過度な骨盤前傾
骨盤前傾は体幹伸展筋群と股関節屈曲筋群の活動に加え，過度な腰椎伸展の可動性によっても影響を受ける．

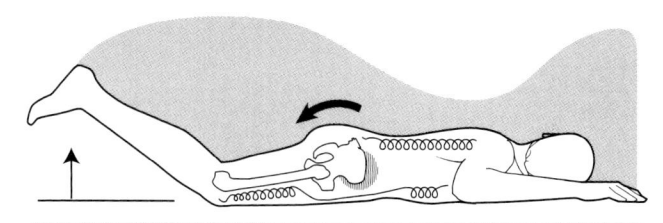

図2-30　自動膝関節屈曲運動時に起こる過度な骨盤後傾
膝関節を屈曲させるためのハムストリングスの収縮が，脊柱伸展筋群と股関節屈曲筋群を収縮させることなく骨盤を後傾させる．

いないことである．このパターンはインピンジメント症候群の関連因子ともなりうる（翼状肩甲症候群は肩関節機能障害症候群の章で述べる）．

いくつかの研究で紹介されたように，筋によってコントロールされている痛みのある関節（または筋自体に痛みがある）は筋を収縮させようとする随意的な努力を妨げる[2,15]．これを説明する仮説としては，患者が痛みのある関節の運動を痛みが出ないように他の筋群を利用する癖がついてしまうと，その痛みがなくなったあとも同じ動作を

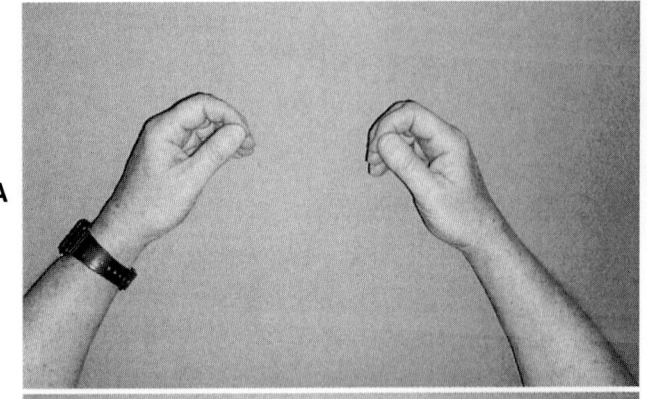

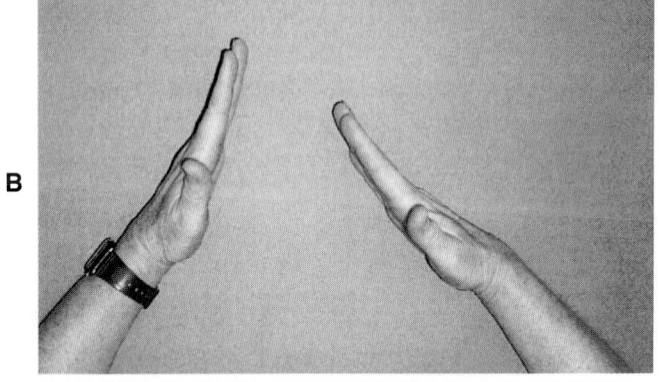

図 2-31 手指の伸展時に起こる多様な手関節の動き
A：手関節正中位で手指をリラックスさせた状態．B：手指伸展時，左の手関節は正中位のままであるが，右は手関節が掌屈する．

続けてしまうことである．膝関節手術後の患者は，足底接地してから足関節を軸にして股関節を伸展することにより，膝関節の伸展を補う．股関節伸展を使うのは，大腿四頭筋の活動が困難であるためである．しかし，この筋の戦略が膝をコントロールするパターンになっている場合は，トレーニングで正常なパターンを再学習する必要がある．

生体力学的（バイオメカニクス）要素の機能障害

運動において生体力学的な要因における重要な役割は，身体の系ではないとはいえモデルに加える必要性がある．生体力学的要素は，筋の使い方のパターンや骨関節の形状などに影響を与える筋骨格系機能と運動制御とのあいだの接点となる．おそらくそれは，筋骨格系機能と生体力学の内在的関係であるが，生体力学について詳しく語ろうとすると非常に長くなる恐れがある．しかし，生体力学の役割とそれがいかに運動機能障害症候群に関連しているかを理解しておくと，それを理解していないと見逃してしまう治療の選択や方向性に気づかせてくれる．

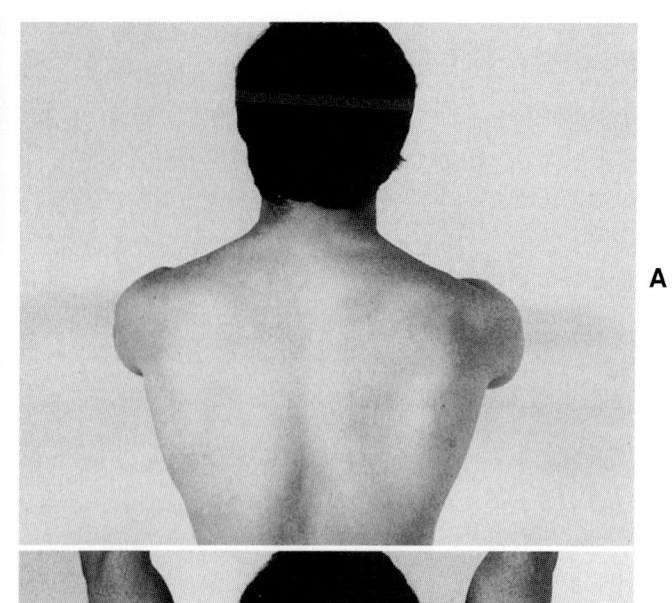

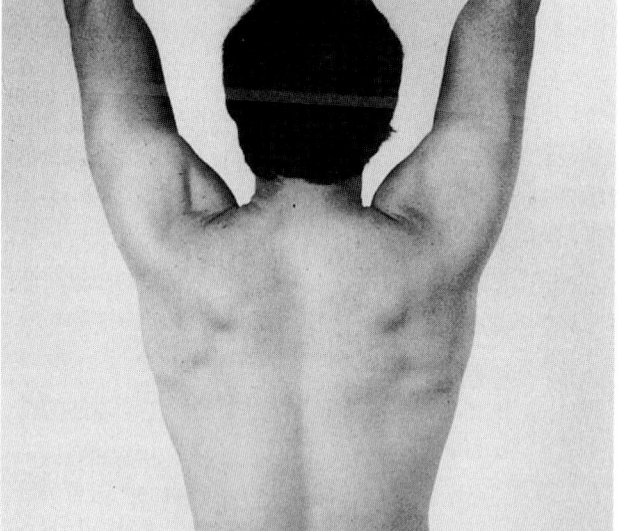

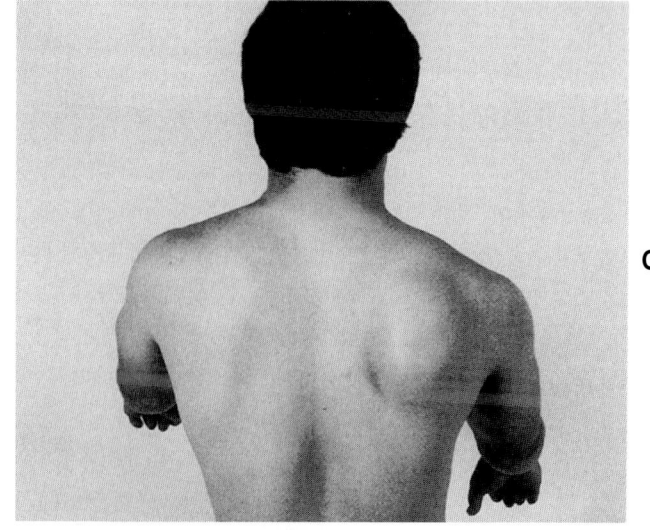

図 2-32 屈曲位から戻る際の翼状肩甲
A：開始肢位．B：肩関節屈曲位（翼状肩甲は認められない）．C：肩関節屈曲位から元へ戻る（翼状肩甲が認められる）．

生体力学(biomechanics)は身体に影響を与えている内外の力に関する科学である[58]．力学(mechanics)という，身体に与える力を研究する2つの側面は，動力学(dynamics)と静力学(statics)からなる．**動力学**は運動学(kinematics)と運動力学(kinetics)に含まれた分野だが，それは運動学者によって詳しく研究されている生体力学的な側面である．**運動学**は身体の動きを研究するが，**運動力学**は動きによって発生する力や均衡を維持するために必要な力について研究する．これに対し**静力学**は，身体が静止時または均衡にあるときの力について研究する．また，これは組織にも影響を及ぼすがこれについては，次の項で説明する．

静力学(statics)：重力による影響

重力が筋の働きに及ぼす影響

セラピストは，検査や筋力強化運動プログラムを立てる際，従来から重力の影響を考慮に入れている．運動時の重力の影響のほかに，姿勢のアライメントにおける変化も影響を与える．よくある例としては，スウェイバック(swayback)が顕著な場合である．以前にも説明したとおり，スウェイバックの場合，重心線は股関節の後方へ顕著に変位する．股関節伸展筋群をあまり使用せず，大殿筋の発達が認められず，筋力検査の結果，筋力低下が認められる(図2-33)．このように，静的な力も筋の萎縮に関与する．

静的な力が筋の活動を増加したり，動筋と拮抗筋の相互作用を変化させることができる．たとえば，背が高くやせた人のなかで，しばしば前方向に体重をかけて立つ人[33]がいるが，この場合には重心線が前方に変位して足部の前方に落ちる．この結果，ヒラメ筋に負担がかかり前脛骨筋にはあまり負担がかからない．この前方変位した姿勢は，重心線が足部前方に落ち，それにより前脛骨筋の活動が最小限にとどまる(図2-34)．

これとは反対に，足部が硬く甲が高い場合は，重心線が足部の後方へ落ち，身体を前方にもってくるために前脛骨筋を働かせる．このような場合は，足部のアライメントが正常な場合と比べ，前部シンスプリントになる傾向が強い(図2-35)．体重が前方にかかる場合は，中足骨痛になりがちで，これは前方に重心線が落ちない場合よりも，顕著に中足骨頭に負荷がかかるためである．

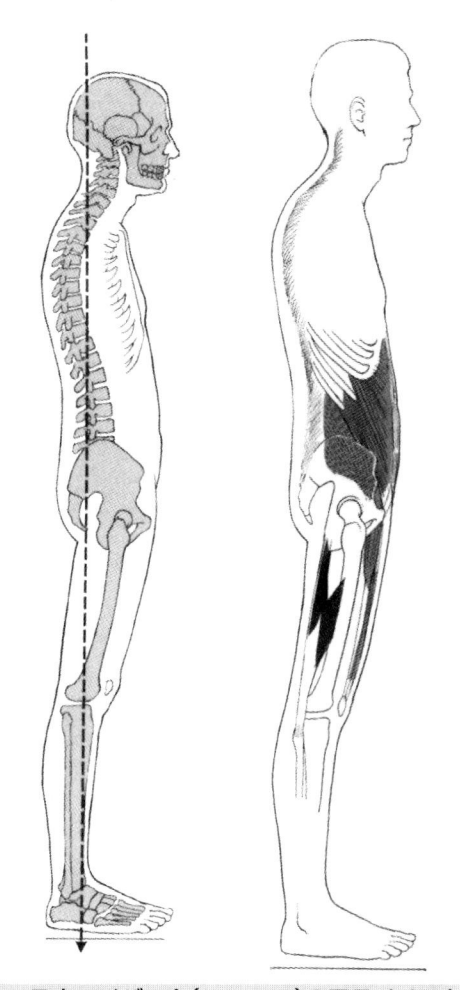

図2-33　スウェイバック(swayback)のアライメント
(Kendall FP, McCreary EK, Provance PG：*Muscles：testing and function*, 4e, 1993, Williams & Wilkins から)

重力が骨関節の変化に与える影響

骨にかかる静的な力により，骨は長軸方向や関節面の形状に影響を及ぼすことがある．側彎で生じる力によって椎骨の形状に変化が起こることは研究で示されている[14]．椎骨のアライメントの変化による力学的な結果により，関節面の形状に変化が起こる．力学的負荷や骨に対する圧力や張力により劣化または外骨症が生じる[18,47]．

その他の姿勢不良から起こる例として，反張膝がある．X線検査による立位での正常なアライメントの膝関節と過伸展の膝関節を比較するといくつかの欠陥が見られる(図2-36)．Kendallによって説明されたように，矢状面での脛骨と腓骨の彎曲変形は，膝関節を過伸展して立つ習慣が子どものころからずっとあるような人に見られる変化である[32]．しかしこのような人を詳しく観察してみると，まだ他にも変化があることが認められる．それは，①脛骨の関節前面が下方に向かって傾斜している(図2-36 C)．こ

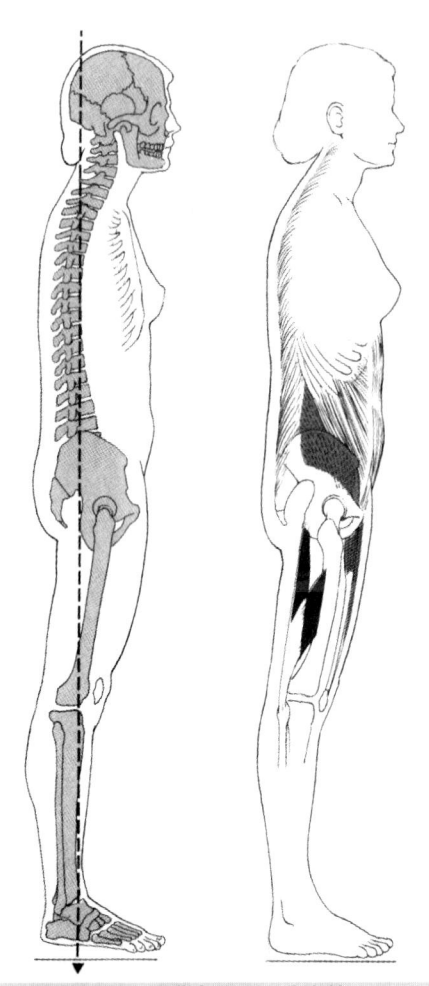

図 2-34 やや前傾した平背(flat back)姿勢
(Kendall FP, McCreary EK, Provance PG：*Muscles：testing and function*, 4e, 1993, Williams & Wilkins から)

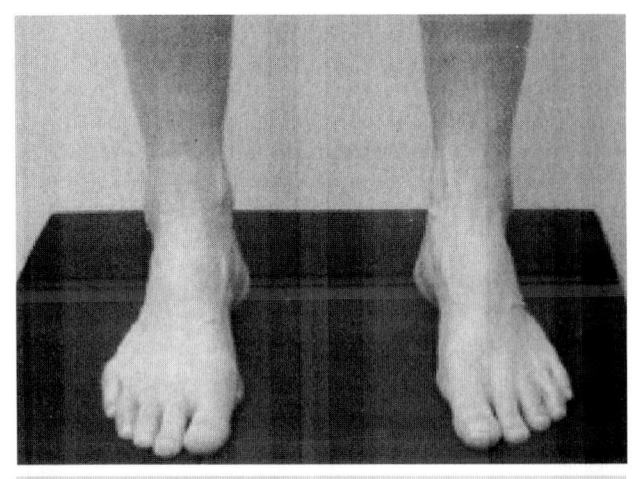

図 2-35 堅い甲高の足部

れは本来水平面にあるべきである(図 2-36 A)．②膝関節のアライメントを正した位置で明らかになるように，大腿骨が脛骨の前方に変位している(図 2-36 C)，これは本来，同じ垂直面に大腿骨と脛骨の前面が位置すべきである(図 2-36 A)．③膝の過伸展による大腿四頭筋の筋活動低下によると考えられる膝蓋骨の下方への変位(図 2-36 B, C)などである．Wolff の法則と矛盾することなく，脛骨と腓骨の異常は，膝関節の過伸展に伴う力によって生じる[5]．

膝関節過伸展という異常なアライメントを観察すると，前十字靱帯と後十字靱帯に対する負荷は異なる状態にある．膝関節が過度に伸展されると，前十字靱帯は短縮位におかれ，ストレスが一定とならない．このアライメントの異常は，靱帯を弱化させる．これとは対称的なのが，後十字靱帯である．回旋を伴う活動で，膝関節の損傷のリスクが高いケースでは，①脛骨の関節前面が後方よりも低く斜めになっている状態，②前十字靱帯にかかるストレスが低いことから起こる弱化がある状態があげられる[38]．

その他の関節の変性に関連するアライメント異常の例として，膝内反がある．膝関節の内反がある場合，片足立ちの際，重心線が外側方向に移動できず，膝関節の近くまで移らない(図 2-37)．このアライメントの異常は，内反方

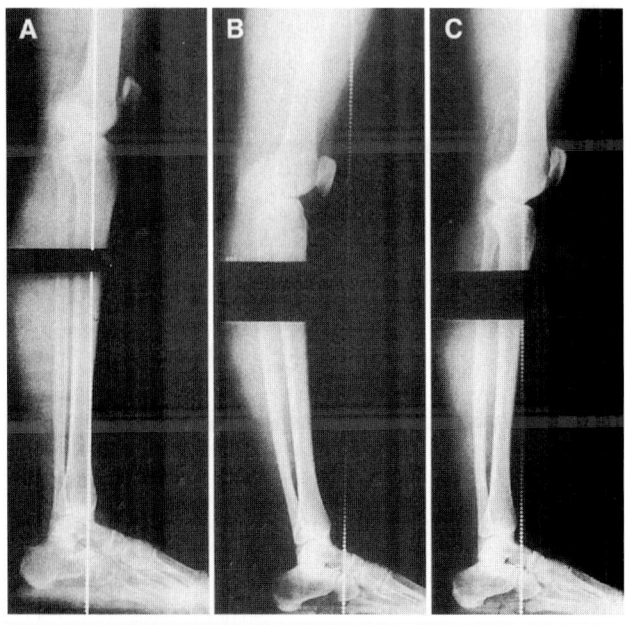

図 2-36 2 人の被検者の膝関節 X 線写真
A：この被検者は，生涯を通してよいアライメントで立位をとってきた．B：この被検者は，子供のころから膝過伸展で立位をとってきた．C：B の被検者が膝関節正中位で立位をとっているところ．
(Kendall FP, McCreary EK, Provance PG：*Muscles; testing and function*, 4e, 1993, Williams & Wilkins から)

向の動き（膝関節内側面からの垂直線上の距離）が正常なアライメントの場合よりも大きい．この内反方向の動きが内反の変形を起こし，その結果，脛骨の内側に過度なストレスがかかり関節変性が悪化する．

動力学(dynamics)：運動と運動を起こす力との関係

運動力学(kinetics)：運動を起こす力の説明

荷重位にある関節アライメントの変化は，関節アライメントの異常を悪化させるような運動を助長する．たとえば，歩行の立脚相（股関節は内旋し，膝関節は過伸展位）で，膝は内反する．もし，体重負荷がかかった足の重心線が外側に移動しない場合，正常なアライメントの膝関節と比較して，膝内反方向にかかる力は大きくなる．この大きな内反の力は，膝関節内反のアライメントを助長することになる．

運動学(kinematics)：身体の動きの説明

骨運動学的および関節運動学的関与を考慮に入れれば関節運動のパターンは，筋骨格系疼痛症候群に対する運動系バランス(movement system balance；MSB)アプローチ(MSB アプローチ)の基本的な因子である．運動学的機能障害は，疼痛症候群を引き起こす最も重要な関連因子とされ，関節の特定方向への運動の起こりやすさ(directional susceptibility to movement；DSM)を生じることである．この DSM とは，特定方向への代償運動あるいは特定方向にかかるストレスのことである．この代償運動の部位が痛みの部位と考える．

本書における多くの運動機能障害症候群は，関節運動学（関節副運動）の欠陥により起こるものである．ひとつの例としては，股関節が伸展位にあったり，過度に伸展する場合に生じる大腿骨の前方すべり症候群がある．股関節後部の組織構造に短縮が起こったり，硬さが増加すると，大腿骨頭は，股関節屈曲時に正常なパターンで後方へのすべり運動を行わなくなる．その結果，関節包前面が挟み込まれたり痛みが出現する．この状態は肩関節について記載があるインピンジメント出現前の動力学に類似している[30]．

関節副運動を評価したり，回復させることは徒手療法のテクニックにおいて最も強調されることであり，他動的な治療方法としてよく使われている．他動的な関節の可動性は重要だが，患者自身が関節運動をコントロールできるようになることはさらに重要である．筋活動は，関節運動学

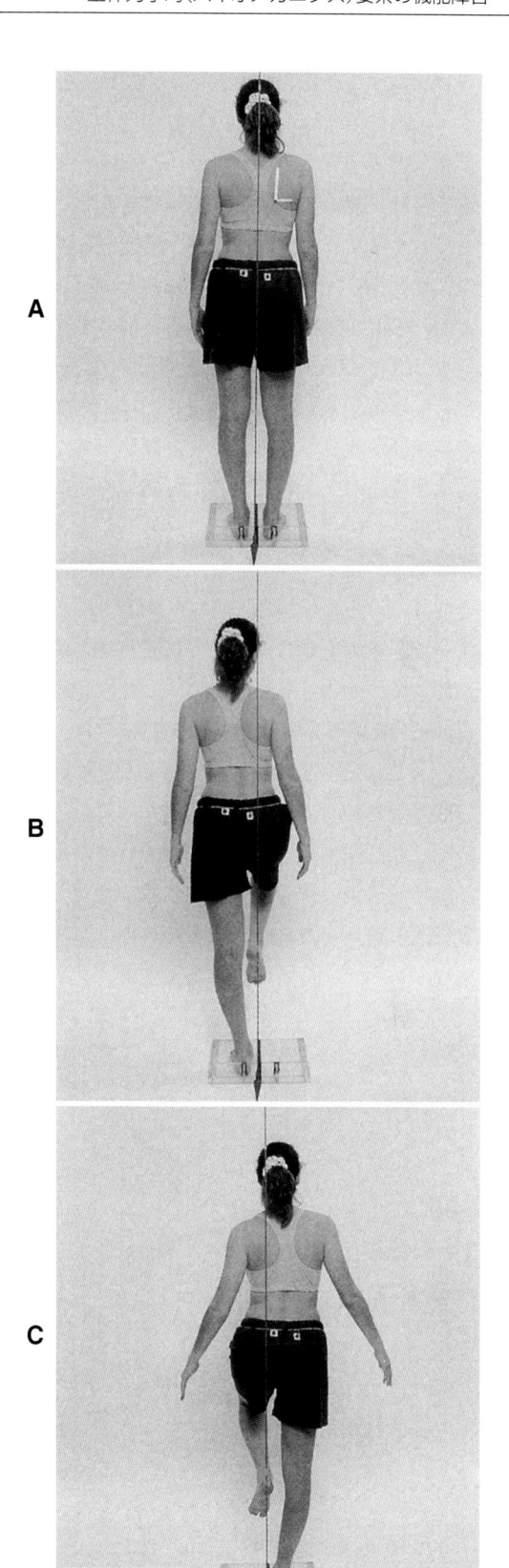

図 2-37　片足立ちの際の特徴的な膝関節の内反
A：開始肢位．B：片足立ちの際の正常なアライメント．C：特徴的な膝関節の内反傾向が認められる．重心線が膝関節外側のすぐそばに落ちない．

をコントロールするひとつの要因である．筋のパフォーマンスにおける機能障害は，関節副運動の機能障害における最も大きな関連因子であるため，筋のパフォーマンスを正常にすることは，関節副運動の機能障害を正常にするひとつの方法でもある．

関節の相互関係をみる骨運動学の観察と測定は，理学療法士による一般的な評価の一部である．筋骨格系疼痛症候群の患者を評価する際，関節可動域検査がよく行われている．関節可動域に制限があるということは，筋が短縮したり，関節包組織が変性したり，そして関節自体が変形するという結果を生むが，それらがまた可動域を制限することにもなる．多くのテキストが関節可動域制限を治療する方法を示している．

本書で取り上げた症候群は，特に筋の長さ，強さ，硬さとパフォーマンスの変化による影響に重点をおいている．このなかのいくつかの症候群において，たとえば股関節の伸展あるいは外転症候群のように骨運動学的に分類されたものもある．これらの症候群の条件として，筋の損傷や軟部組織の問題が筋のパフォーマンスにおける機能障害に関連している．筋や軟部組織の損傷に対する診断カテゴリーとして，生理的運動の用語を用いたのは，推定された原因が動的な性質を持つことを強調するためである．

MSBアプローチの主な考え方としては，筋のパフォーマンスの変化（運動病理学的モデルで述べたように）が痛みを生じる原因になっているということである．したがって治療のためには，その因子を評価し，障害を修正するということが必要である．筋の損傷にはいろいろな要因があるということを強調するわけは，安静にしたり炎症を緩和したりする治療や筋力強化の運動療法だけでは，長期的な治療や再発防止には十分でないからである．こういった方法が臨床家が考えているほど有用かどうかは時が経てばわかるだろう．

脊椎の運動機能障害症候群は，筋や軟部組織の損傷だけでなく，関節運動学の機能障害ではあるが，骨運動学の運動に従って名づけられている．現時点では，脊柱の関節運動学の機能障害を臨床的に解釈することは不可能である．したがって診断カテゴリーは，屈曲，伸展，回旋などの主要な運動に関して名づけられた（これらの診断については，腰椎の運動機能障害症候群のところで詳しく説明する）．

関節運動学と機能障害

2つの関節面の相互関係を示す関節運動学は，簡単に観察できるものではないが，セラピストは，他動的なずれ（displacement）を利用した評価システムを開発した．そのなかのひとつに瞬間回旋中心の軌道（path of instantaneous center of rotation；PICR）（図2-3，p4）という関節運動学を描写して解析する方法がある．Frankel[17]は半月板の断裂はPICRの欠陥からくると報告している（図2-38）．膝関節の屈曲伸展運動を行っているあいだには，大腿骨と脛骨のあいだに正常なころがりとすべりが起こる（図2-39 A）．これに対し，PICRが異常な場合，膝関節の屈曲伸展運動の際に圧迫が起こったり，離開が起きたりする（図2-39 B）．

PICRが異常な場合，関節が病的な状態に陥っているということだが，異常な運動は関節の変性が始まる前にすでに起こることが指摘されている[20,69]．X線所見で変性があると，線維化により動きが制限されてくる．

その他の研究でも，関節組織に損傷が起こるとPICRに変位が起こると報告されている．この状況は悪循環を引き起こす．その理由はPICRの変位によって関節面が相互に最適の状況で動くことができず，関節の微小損傷が進行するためである．現在，実用的とも生理学的ともいえないX線所見による評価がPICRの主な評価となってい

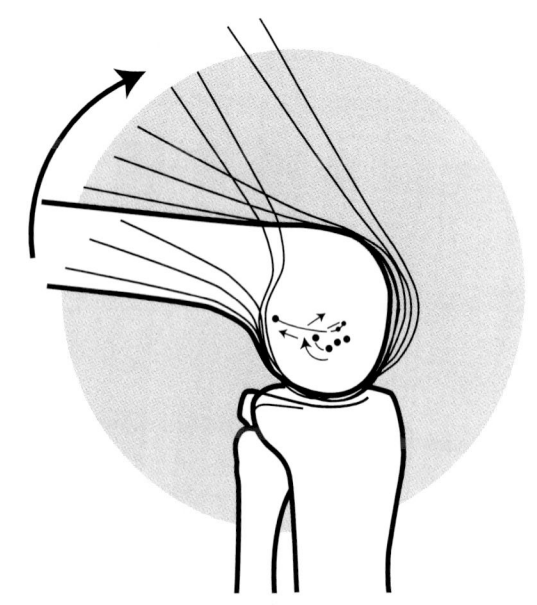

図2-38 膝半月板にバケツ柄断裂のある35歳男性の異常な瞬間回旋中心

瞬間中心は，完全伸展時に飛んでしまう．
(Frankel et al：Biomechanics of internal derangement of the knee：pathomechanics as determined by analysis of the instant center of motion. *J Bone Joint Surg*, 53A:945, 1971 から借用)

る．しかし，生理学的な状態の下，実用的にPICRを利用し関節副運動を観察し，診断と治療に利用できるような非侵襲性の診断方法が開発されつつある[27,39].

いかにPICR上の欠陥が関節の微小損傷に関与しているかということを説明する方法として，ストレスモデルがある．これはストレスがどのように生体の組織に影響を与えているかということを図式化して表す（**図2-40**）．

筋骨格系疼痛症候群のほとんどは，疾病を基礎とした障害ではなく，機械的障害と考えられている．そのため組織の刺激を引き起こす最終的な原因は生体力学的機能障害である．本書における症候群は，生体力学的機能障害が根本的な問題であると認識した上で運動機能障害症候群と命名された．したがって，それぞれの症候群について，生体力学的な機能障害が述べられている．

膝蓋大腿関節における運動病理学的モデルの応用

筋組織の機能障害
- 短縮または硬い大腿筋膜張筋-腸脛靱帯（tensor fascia lata-iliotibial band；TFL-ITB），あるいは大殿筋とITB.
- 不十分な内側広筋の働き．
- 不十分な中殿筋後部線維の働きがTFLの活動を優位にさせる．
- 不十分な腸腰筋の働きがTFLの活動を優位にさせる．

運動制御の機能障害
- TFL-ITBが優位．この場合，座位で膝関節を伸展する，あるいは歩行の立脚相で膝関節を伸展した際，過度に股関節を内旋することが認められる．
- 走行中や座位から立ち上がる際，また階段を昇るときなどに，ハムストリングスが大腿四頭筋よりも優位．
- 内側広筋斜走線維（vastus medialis oblique；VMO）とTFLの偶力の変化．

生体力学的な機能障害
- 大腿骨滑車切痕における膝蓋骨のアライメント異常．膝蓋骨の位置が下方に変位し，下方に傾き，外上方に回旋している．
- 膝の運動時における膝蓋骨のPICRの欠陥．

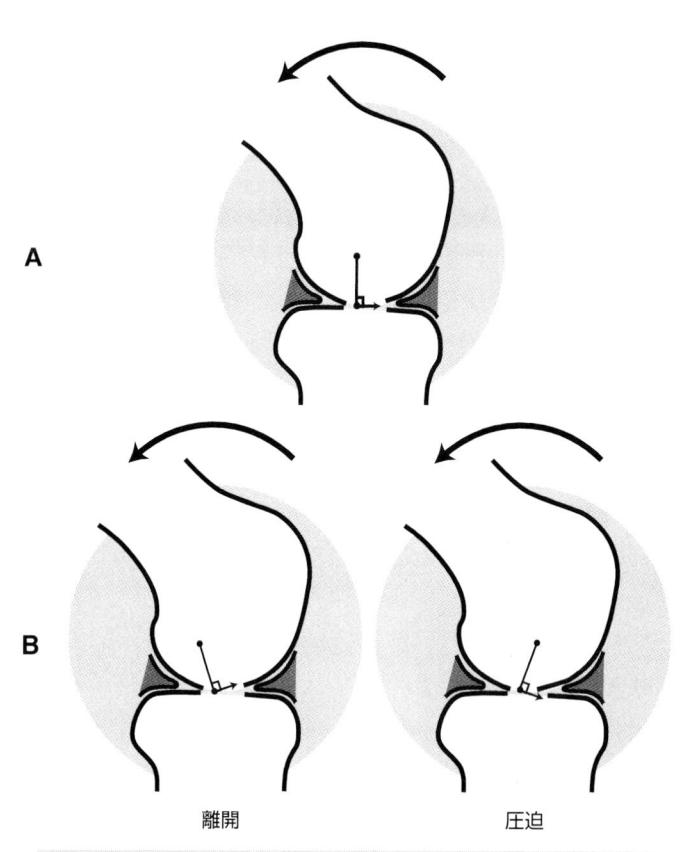

図2-39
A：膝関節運動のすべての角度において正常なすべりが大腿と脛骨のあいだで認められる最適なPICR．
B：膝関節屈曲の際の関節圧迫または離開による異常なPICR．
(Nordin M, Frankel VH：*Basic biomechanics of the musculoskeletal system*, 2e, Philadelphia, 1989, Lea & Febiger)

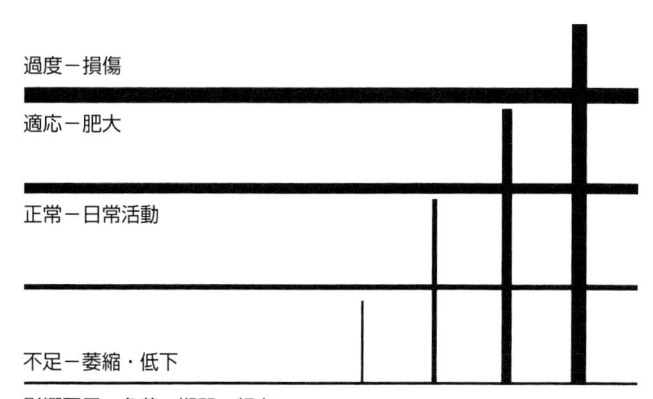

図2-40　ストレスに対する組織の反応
筋，骨，軟骨は，生理学的特性を最適なレベルに維持するために正常範囲でのストレスが必要である．これらの組織は，わずかのストレスの増加で，肥大を起こして適応する．これらの組織は，ストレスが正常を下回ったり，適応範囲を超えると低下をきたす．
(Courtesy of SA Sahrmann and MJ Mueller)

運動の要素の複合的な機能障害

症例

既往歴 35歳の女性．高い競技レベルのマラソン選手．大腿二頭筋付着部の外側にあたる右膝後外側に痛みがある．この痛みは6週間続いている．今回の診察を受ける2週間ほど前，超音波治療を受けたが，ほとんど効果が認められなかった．歩行時に痛みは感じられないが，この症状が出現するため走行は約5～8km程度に制限される．

症状 痛みスケールによる評価は3～5/10である．観察では，右膝の内反が認められた．左右の脛骨自体にも内反がある．右膝関節をさらに詳しく観察すると，大腿骨は脛骨から見て内旋しており，膝を屈曲して座位をとるときでも，脛骨は大腿骨に対して後外側に変位している（図2-41 A～F）．右下肢一側だけでの立脚相に，右膝関節内反が増加する．これは，立脚相の際，大腿骨の内旋が増加することに大きく起因するといえる．側方から見ると，特に右大腿二頭筋の肥大が顕著である．

筋の長さと筋力 筋長検査とMMTの結果では，右股関節外旋筋群の筋力が4+/5ということ以外問題は認められなかった．

診断 この運動機能障害は，大腿骨の脛骨に対する過度な内旋である．この内旋は特定方向への運動の起こりやすさ（DSM）による．そのため，相対的柔軟性が最も大きな部位は膝関節である．筋の機能障害として，股関節外旋筋群の筋力低下があるが，最も重要な因子は，脛骨の後外側への変位，大腿骨の内旋，そして右大腿二頭筋の発達が顕著なことである．

これらの観察は動員パターンにおける運動制御の機能障害を示唆した．この患者は股関節外旋のため，本来使うべき双子筋，閉鎖筋，梨状筋や大腿方形筋の代わりに大腿二頭筋を優位にしていると考えられる．大腿二頭筋が優位になることで生じる顕著な問題は，筋の短頭を除き，筋が近位部では坐骨結節に，遠位部では脛骨に付着しているということで，大腿骨の回旋を直接コントロールしないという点である．それに対し，本来股関節の外旋6筋は，大腿骨大転子に付着しており，大腿骨を最も効率よくコントロールできる．

生体力学的な機能障害として，膝のアライメント異常，特に内反，回旋そして後外側へのすべりがある．体重を負荷した際，これらの機能障害はアライメントの異常を悪化させる．このような分析と治療は，膝の後外側に刺激を受け，痛みのある部位への治療と，問題の原因となっている機能障害に対するここで示したような治療との違いを示すよい例である．ここで問題の原因となっている機能障害は脛骨の後外側へのすべりであった．

帰結 立脚相に股関節内旋が増加することから，この患者に右片足立ちの際に股関節の外転を維持するために殿筋をしっかりと収縮させるように指導した．患者自身による筋の収縮が大腿骨と脛骨のアライメントを保ち，以前観察された内反方向への変位を減少した．患者は股関節外旋筋を収縮する練習を立位で5分間行い，そしてそれを維持しながら歩行する練習を25分行った．

このほかに，特に筋の機能障害が認められなかったため，それ以外に特別な運動療法は指導せず，今まで患者が行っていたとおりのストレッチプログラムで適当と考えた．4日間の治療後に，患者は外国で行われる10kmマラソンレースに出場するため病院を去り，その後は治療には訪れなかった．患者はセラピストに電話と手紙で連絡をとり，競技中に膝の痛みがなかったことを伝えてきた．そして夏のあいだずっと激しいトレーニングを行ったが，特に膝の痛みを経験しなかった．膝に少しでも違和感があるときには，殿筋を引き締めることで緩和することができた．

まとめ

ここで検討したように，筋，運動制御および生体力学的な要素の機能障害がすべて原因に関与している．したがって，最適に治療するにはこれらすべての要素に取り組む必要がある．この例では，治療は比較的簡単でわかりやすく，患者は単に正しいタイミングで適切な筋群を活動させることを学習するだけであった．

補助的要素の機能障害

心肺系，代謝系，そして内分泌系も身体の運動にたいせつな役割をもっているが，これらの系の機能障害と筋骨格系疼痛症候群の関係は，本書の範囲を超えており，ここでは取り上げない．バイタルサインや呼吸率の測定は理学療法の評価としてルーチンに行うべきことである．患者の酸素消費量や運動に対する反応などを理解することは，適切な有酸素運動を患者に指導するために必要である．患者にスクリーニング検査を行う際はいつも，筋骨格系疼痛症候群と症状が似ている全身性疾患の潜在も考慮に入れ，確認

補助的要素の機能障害　**47**

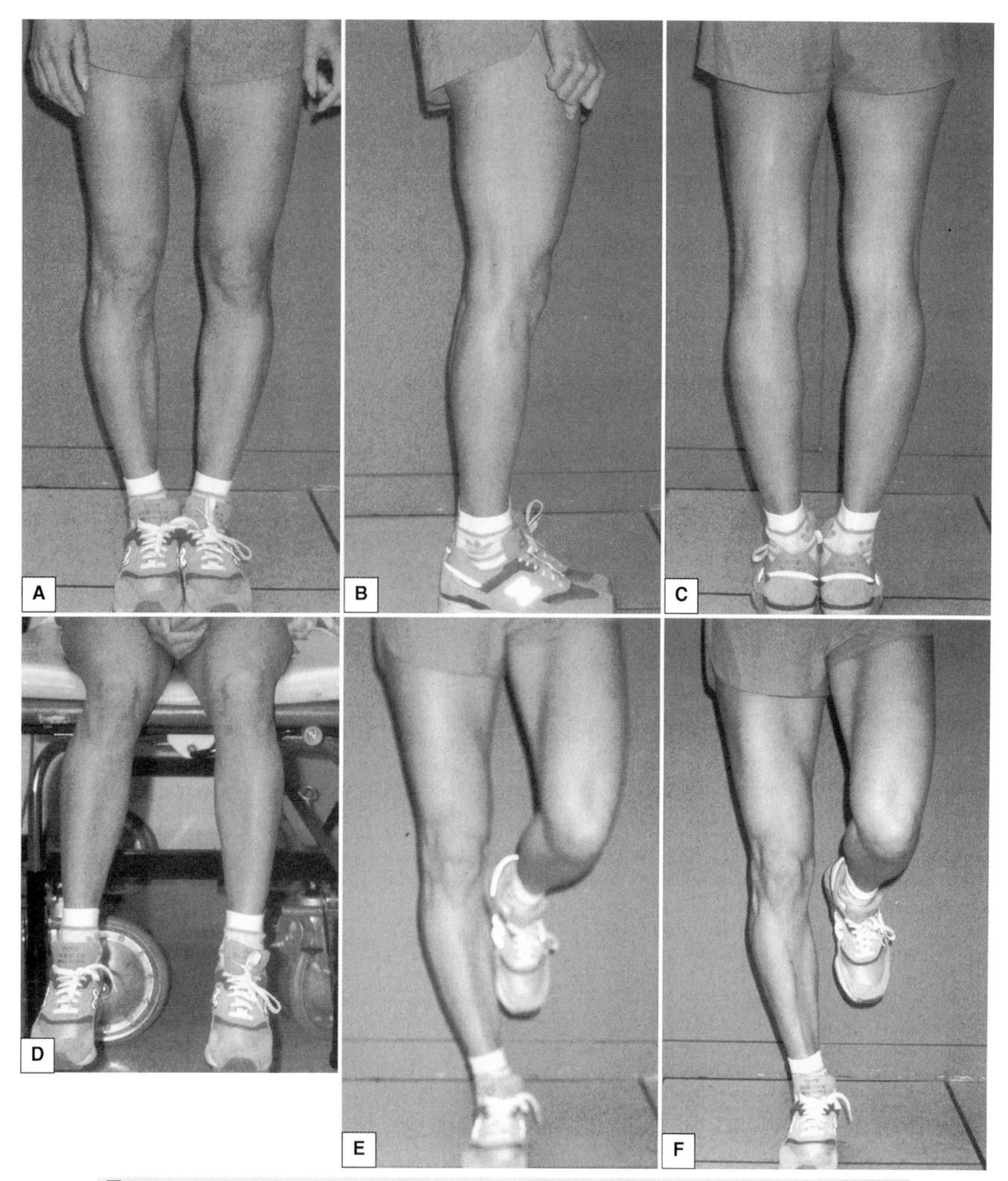

図 2-41
A：右膝関節の内反アライメント．両側の脛骨自体の内反．　B：発達が顕著な大腿二頭筋　C：脛骨に対して大腿が顕著に内旋し，脛骨の正常位置から後外側方向への変位が認められる．　D：大腿骨の内旋．脛骨が後外側へ変位している．　E：片足立ちの際，内反と大腿骨の内旋が増加．　F：片足立ちで骨盤帯の外旋筋群の活動を促したときに認められる大腿骨内旋の減少．

要約

この章で取り上げた，運動系の機能障害は，運動機能障害症候群の関連因子として重要なポイントである．患者の筋骨格系疼痛症候群を評価するとき，身体の運動をつかさどっているどの部位がどのような疼痛症候群にかかわっているかということを明白にし，それに対する正しい治療を行わなければならない．運動機能障害で生じた組織レベルでの力学的ストレスが，多種多様な組織損傷の原因となる．筋骨格系疼痛症候群に関係しているとされているそれら多様な組織の損傷の例をいくつかあげれば，関節軟骨や関節の変性，靱帯損傷，関節の炎症，筋膜の過度な伸張，筋膜の損傷，腱鞘炎，滑膜炎，絞扼による神経痛，圧迫や癒着などがある．

本書で提唱しているのは，組織の損傷や変性が重度でない限り，痛みのある組織を明らかにすることよりも，機械的な原因を明確にすることのほうが，問題を修正し，痛みを解消するためにより重要なステップだということである．機能障害を明らかにして，それを修正することは，物理療法などで炎症を起こしている部位の痛みを緩和するよりも効果的である．炎症を緩和するだけの治療は，痛みの原因を究明するものではなく，痛みのある組織のみに着目している．炎症を抑え，痛みが緩和されてもそれは一時的なものであり，痛みを引き起こしている運動のパターンの正常化がない限り，力学的問題を予防することも再発防止もできないのである．

を行うべきである．これらについて，詳しく述べた本は多くあるので，適切な検査方法の情報を調べておくべきであろう．

文献

1. *American heritage dictionary*, Boston, 1985, Houghton Mifflin.
2. Arvidsson I, Eriksson E, Knutsson E, Arner S: Reduction of pain inhibition on voluntary muscle activation by epidural analgesia, *Orthopedics* 10:1415, 1986.
3. Babyar SR: Excessive scapular motion in individuals recovering from painful and stiff shoulders: causes and treatment strategies, *Phys Ther* 76:226, 1996.
4. Baldwin KM et al: Biochemical properties of overloaded fast-twitch skeletal muscle, *J Appl Physiol* 52:467, 1982.
5. Bassett CL: Effect of force on skeletal tissues. In Downey RC, Darling RC, editors: *Physiological basis of rehabilitative medicine*, Philadelphia, 1971, WB Saunders.
6. Blanpied P, Smidt GL: Human plantarflexor stiffness to multiple single-stretch trials, *J Biomech* 25:29, 1992.
7. Bohannon RW, Smith MB: Assessment of strength deficits in eight hemiparetic upper extremity muscle groups of stroke patients, *Phys Ther* 67:522, 1987.
8. Chesworth BM, Padfield BJ, Helewa A, Stitt, LW: A comparison of hip mobility in patients with low back pain and matched healthy subjects, *Physiother Can* 46:267, 1994.
9. Chleboun G, Howell JN, Conatser RR, Giesey JJ: The relationship between elbow flexor volume and angular stiffness at the elbow, *Clin Biomech* 12:383, 1997.
10. Claus H, Bullock-Saxon J: *An investigation of lumbar and pelvic sagittal posture comparing road cyclists with control subjects*, Brisbane, Australia, 1996, Proceedings of the 1996 National Physiotherapy Congress.
11. Cummings GS: Comparison of muscle to other soft tissue in limiting elbow extension, *JOSPT* 5:170, 1984.
12. DeFabio R, Badke MB: Relationship of sensory organization to balance function in patients with hemiplegia, *Phys Ther* 70:543, 1990.
13. Dewald JP et al: Abnormal muscle coactivation patterns during isometric torque generation at the elbow and shoulder in hemiparetic subjects, *Brain* 118:495, 1995.
14. Enneking WF, Harrington P: Pathologic changes in scoliosis, *J Bone Joint Surg (Am)* 51:165, 1969.
15. Fahrer H et al: Knee effusion and reflex inhibition of the quadriceps, *J Bone Joint Surg* 70B:635, 1988.
16. Fowler P: Shoulder problems in overhead-overuse sports: swimmer problems, *Am J Sports Med* 7:141, 1979.
17. Frankel VH et al: Biomechanics of internal derangement of the knee: pathomechanics as determined by analysis of the instant center of motion, *J Bone Joint Surg* 53A:945, 1971.
18. Frost HM: *Orthopaedic biomechanics*, Springfield, IL, 1973, Charles C. Thomas.
19. Gelberman RH et al: Femoral anteversion: a clinical assessment of idiopathic intoeing gait in children, *J Bone Joint Surg (Br)* 69B:75, 1987.
20. Gertzbein SD et al: Centrode patterns and segmental instability in degenerative disc disease, *Spine* 3:257, 1985.
21. Halar EM, Stolov WC: Gastrocnemius muscle belly and tendon length in stroke patients and able-bodied persons, *Arch Phys Med Rehabil* 59:476, 1978.
22. Hayes KC, Hatze H: Passive visco-elastic properties of the structures spanning the human elbow joint, *Eur J Appl Physiol* 37:265, 1977.
23. Hebert R: Preventing and treating stiff joints. In Crosbie J, McConnell J, editors: *Key issues in musculoskeletal physiotherapy*, Sydney, 1993, Butterworth-Heinemann.
24. Hides JA et al: Evidence of lumbar multifidus muscle wasting ipsilateral to symptoms in patients with acute/subacute low back pain, *Spine* 19:165, 1994.
25. Hislop H: The not-so-impossible dream, *Phys Ther* 55:1069, 1975.
26. Hodges PW, Richardson C: Inefficient muscular stabilization of the lumbar spine associated with low back pain, *Spine* 21:2540, 1996.
27. Hollman J, Deusinger RH: Videographic determination of instantaneous center of rotation using a hinge joint model, *J Orthop Sports Phys Ther* 29:463, 1999.
28. Host HH: Scapular taping in the treatment of anterior shoulder impingement, *Phys Ther* 75:803, 1995.
29. Inman VT, Ralston HJ, Todd F: *Human walking*, Baltimore, 1981, Williams & Wilkins.
30. Jobe FW et al: *Operative techniques in upper extremity sports injuries*, St Louis, 1996, Mosby.
31. Jobe FW: Shoulder problems in overhead-overuse sports: thrower problems, *Am J Sports Med* 7:139, 1979.
32. Kendall FP, McCreary FP, Provance PG: *Muscles: testing and function*, ed 4, Baltimore, 1993, Williams & Wilkins.
33. Kendall HO, Kendall FP, Boynton DA: *Posture and pain*, Malabar, Fla, 1952, Robert E. Krieger.

34. Labeit S: Titins: giant proteins in charge of muscle ultrastructure and elasticity, *Science* 276:1112, 1995.
35. Lieber RL, Friden JO, McKee-Woodburn TG: Muscle damage induced by eccentric contractions of twenty-five percent, *J Appl Physiol* 70:2498, 1991.
36. Lieber RL: *Skeletal muscle structure and function*, Baltimore, 1992, Williams & Wilkins.
37. Light KE, Nuzik S, Personius W: Low-load prolonged stretch vs high-load brief stretch in treating knee contractures, *Phys Ther* 64:330, 1984.
38. Loudon J, Jenkins W, Loudon KL: The relationship between static posture and ACL injury in female athletes, *JOSPT* 24:91, 1996.
39. Loudon J: *Reliability and validity of PICR, movement science*, St Louis, 1993, Washington University.
40. Mayhew T, Norton BJ, Sahrmann SA: Electromyographic study of the relationship between hamstring and abdominal muscles during a unilateral straight-leg raise, *Phys Ther* 63:1769, 1983.
41. McGill SM, Brown S: Creep response of the lumbar spine to prolonged full flexion, *Clinical Biomech* 7:43, 1992.
42. *Merriam-Webster's collegiate dictionary*, ed 10, Springfield, Mass, 1994, Merriam-Webster.
43. Moritani H, Devries HA: Neural factors versus hypertrophy in the time course of muscle strength gain, *Am J Phys Med* 58:115, 1979.
44. Mueller MJ et al: Differences in the gait characteristics of patients with diabetes and peripheral neuropathy compared with age-matched controls, *Phys Ther* 74:1027, 1994.
45. Nagi SZ: Some conceptual issues in disability and rehabilitation. In Sussman MB, editor: *Sociology and rehabilitation*, Washington, DC, 1965, American Sociological Association.
46. Neumann DA, Soderberg GL: Comparison of maximal isometric hip abductor muscle torques between sides, *Phys Ther* 68:496, 1988.
47. Nordin M, Frankel VH: *Basic biomechanics of the musculoskeletal system*, ed 2, Philadelphia, 1989, Lea & Febiger.
48. Nordin M, Frankel VH: Biomechanics of the knee. In Nordin M, Frankel VH, editors: *Basic biomechanics of the musculoskeletal system*, ed 2, Philadelphia, 1989, Lea & Febiger.
49. Norkin CC, Levangie PK: *Joint structure and function: a comprehensive analysis*, ed 2, Philadelphia, 1992, FA Davis.
50. Noyes FR: Functional properties of knee ligaments and alterations induced by immobilization, *Clin Orthop* 123:210, 1977.
51. Olney SJ, Richards C: Hemiparetic gait following stroke: part I: characteristics, *Gait & Posture* 4:136, 1996.
52. Pearcy MJ: Twisting mobility of the human back in flexed postures, *Spine* 18:114, 1993.
53. Pierce MN, Lee WY: Muscle firing order during active prone hip extension, *JOSPT* 12:2, 1990.
54. Proske U, Morgan DL, Gregory JE: Thixotropy in skeletal muscle and in muscle spindles: a review, *Prog Neurobiol* 41:705, 1993.
55. Sahrmann SA, Norton BJ: The relationship between spasticity and voluntary movement in the upper motor neuron syndrome, *Ann Neurol* 2:460, 1977.
56. Seligman JV, Gertzbein SD, Tile M, Kapasouri A: Computer analysis of spinal segment motion in degenerative disc disease with and without axial loading, *Spine* 9:566, 1984.
57. Sinkjaer T, Magnussen I: Passive, intrinsic and reflex-mediated stiffness in the ankle extensors of hemiparetic patients, *Brain* 117:355, 1994.
58. *Stedman's concise medical dictionary*, Baltimore, 1998, Williams & Wilkins.
59. Sternheim MM, Kane JW: *Elastic properties of materials, General Physics*, Toronto, 1986, John Wiley & Sons.
60. Tabary JC et al: Physiological and structural changes in the cat's soleus muscle due to immobilization at different lengths by plaster casts. *J Physiol* 224(1):231, 1972.
61. Tafazzoli T, Lamontagne M: Mechanical behaviour of hamstring muscles in low-back pain patients and control subjects, *Clin Biomech* 11:16, 1995.
62. Tardieu C et al: Adaptation of sarcomere numbers to the length imposed on muscle. In Guba FMG, Takacs O, editors: *Mechanism of muscle adaptation to functional requirements*, Elmsford, NY, 1981, Pergamon Press.
63. Thomas JS, Corocos DM, Hasan Z: The influence of gender on spine, hip, knee, and ankle motions during a reaching task, *J Mot Behav* 30:98, 1998.
64. Tipton CM, James SL, Mergner W, Tcheng T: Influence of exercise on strength of medial collateral ligaments of dogs, *Am J Physiol* 218(3):894, 1970.
65. Travell JG, Simons DG: *Myofascial pain and dysfunction: the trigger point manual*, Baltimore, 1983, Williams & Wilkins.
66. van Wingerden JP, Vleeming A, Stam HJ, Stoeckart R: *Interaction of spine and legs: influence of hamstring tension on lumbopelvic rhythm*, San Diego, 1996, The Second Interdisciplinary World Congress on Low Back Pain.
67. Viidik A: The effect of training on the tensile strength of isolated rabbit tendons, *Scand J Plast Reconstr Surg* 1:141, 1967.
68. Wang K et al: Viscoelasticity of the sarcomere matrix of skeletal muscles, *Biophys J* 64:1161, 1993.
69. Wiegner AW, Watts RL: Elastic properties of muscle measured at the elbow in man: I. normal controls, *J Neurol Neurosurg Psych* 49:1171, 1986.
70. Wilder DG, Pope MH, Frymoyer JW: The biomechanics of lumbar disc herniation and the effect of overload and instability, *J Spinal Disord* 1:16, 1988.
71. Williams P, Goldspink G: Changes in sarcomere length and physiologic properties in immobilized muscle, *J Anat* 127:459, 1978.
72. Williams P, Goldspink G: The effect of immobilization on the longitudinal growth of striated muscle fibers, *J Anat* 116:45, 1973.
73. Zatisiorsky VM: *Kinematics of human motion*, Champaign, Ill, 1998, Human Kinetics.

Chapter 3
腰椎の運動機能障害症候群

Chapter 3 のハイライト

正常な腰椎のアライメント
腰椎の動き
腰椎の筋活動
腰部の運動機能障害症候群

Chapter 3 の目標

この章を理解すると，読者は以下の項目を会得することができる：
1. 脊柱・骨盤の理想的なアライメントを述べ，構造的多様性を説明することができる．
2. 脊柱の正常運動可動域を述べることができる．
3. 体幹・骨盤の運動や安定性に貢献しているおのおのの腹筋の役割を理解し，適切なエクササイズを処方することができる．
4. それぞれの腰部運動機能障害症候群の特徴を理解することができる．
5. 腰痛患者に対する検査を実施し，関与因子を考え，診断することができる．
6. 診断に基づいた具体的なエクササイズプログラムを作り上げ，患者に指導することができる．また，運動機能障害症候群を引き起こしている生活活動を修正することができる．

はじめに

大部分の脊柱機能異常は，**脊柱アライメント不良，安定性そして運動パターンの異常**によって引き起こされる微小損傷が累積された結果である．脊柱が適切に機能していれば，体幹筋による等尺性の支持と運動制御によってこのような機能障害は予防されている．しかし，**もし機能異常が起きてしまったら，患者の症状を誘発したり増悪させるような脊柱アライメントの方向，ストレスの方向，あるいは運動の方向を鑑別することが必要になる**．患者が容易に繰り返し行うことのできる脊柱や四肢の運動によって，ストレスや運動の方向を示すような症状を誘発できるかもしれない．障害側は反対側に対してより柔軟になっている場合が多いため，障害側への運動が生じやすくなる．この特定方向への運動の起こりやすさ(directional susceptibility to movement；DSM)によって，その運動は頻回に引き起こされ，その部位の柔軟性はさらに増大する．

ほとんどの身体運動には多分節がかかわる．各々の分節が相互に関与することによって，機械的な性質をもったひとつの機能が成立する．運動は力学の原理に従う．これらの原理のなかには，**運動は抵抗の最も少ない軌道で起こる**，という物理学的な法則もある．人体のような多分節をもつシステムが運動するときは，最も柔軟な分節に最も大きな運動が起こる．

したがって，多くの脊柱機能異常は，柔軟性の低下した分節ではなく，相対的に柔軟性が過剰になった分節が原因となって生じる．ある分節での柔軟性の低下は，例外なく，最も柔軟な分節での代償運動を引き起こす．脊柱に特異的な問題(例：椎間関節の肥大，椎間板の退行性変化，脊椎すべり症，神経インピンジメント，椎間板膨隆)が生じることがあるが，体幹筋の機能障害を改善することによって，上記のような問題を引き起こす異常なストレスを軽減することができる．適切な体幹筋のコントロールと下肢筋の柔軟性を得ると，脊柱そのものに直接治療を施さなくても腰痛が軽減することがしばしばある．修正によって，脊柱に対するストレスが減少するからである．

脊柱機能異常を予防・軽減するための鍵は，①体幹筋が脊柱骨盤を適切なアライメントに保持し，②不要な運動を防ぐことにある．この２つの鍵を達成するためには，体幹筋が適切な長さ・強さをもち，また正しい活動パターンで働く必要がある．四肢が運動するあいだ，体幹筋が等尺性収縮をすることにより，四肢筋群の近位部を適切に安定化させることが必要とされる．

正常な腰椎のアライメント
立位
正常な姿勢

　正常な姿勢あるいは中間位では，腰椎は前方に凸の彎曲を呈する．14～15歳の思春期児童を対象とした研究では，背部の矢状面上の輪郭から椎体の位置を予測し，椎体中心を結んだラインから腰椎の彎曲を計算している．思春期の男子は25.6°の彎曲で，思春期の女子は30.8°の彎曲がある[45]．このような椎体中心から計算される彎曲は，棘突起のような体表面ランドマークから予測されるものとは異なる（図3-1, 2）．体表からで腰椎彎曲を計測するのには，傾斜計やフレキシブルルーラーを用いる．これら2つの方法は異なった器具を用いるので，報告された数値にもばらつきを生じている．Youdasの研究はフレキシブルルーラーを使い，平均年齢25歳の男性5人，女性5人の腰椎彎曲を計測している．この研究では，Tangent法と三角法を使って彎曲を計測しており，腰椎彎曲は21°～49°の範囲で平均34°であった（図3-3）．以上のことから，若年者の腰椎彎曲は25°～30°である，という仮説を導ける．Ohlenらは計測道具に傾斜計を用いている．彼らの研究では，胸椎彎曲は30°～33°であると報告している[41]．Loeblも傾斜計を用いて胸椎彎曲を計測している．彼らによれば，40歳以下の若年者における胸椎彎曲は32°～37°であり，60歳以上の人では40°～41°であった[29]．

機能障害

　矢状面上での後天的な機能障害は，腰椎前彎の減少の結果生じる平背（flat back）か，腰椎前彎の増加の結果生じる前彎症（lordosis）のどちらかである．腰椎彎曲の程度を計測するのは必ずしも容易ではない．理想的彎曲の例を図3-4に掲載し，また腰部骨盤帯のよいアライメントの一例を図3-5に示した．骨盤傾斜は腰椎彎曲に影響する．腰椎彎曲と骨盤傾斜の相関はまだ示されておらず，統計学的または解剖学的根拠から推定できるものではない．しかしながら，図3-6に示すように，骨盤前傾は腰椎彎曲を増強させ，反対に骨盤後傾は腰椎彎曲を減少させる（図3-6, p 55）．

　腰部骨盤帯のアライメント検査は，下半身に疼痛のある患者の評価をするときに用いられるが，この結果は誤って解釈されやすい．一般的には以下に示す3つの手法が，腰部骨盤帯のアライメント評価に用いられている：①腰椎彎曲，②上後腸骨棘（posterior superior iliac spine；PSIS）と上前腸骨棘（anterior superior iliac spine；ASIS）を結ぶ線が水平線とのなす角，③股関節の角度．

　上記計測法の結果は，腰部骨盤帯の後天的アライメント異常以外の要因によって変わってしまうことがある．たとえば，男性にしばしば認められる立位時の腰椎彎曲の構造的多様性がある．腸骨稜がベルトラインよりも明らかに高位の場合，通常男性の腰椎は平坦であると予想される（図3-7, p 56）．（しかし，図中の例では）後天的な骨盤の後傾が腰椎の平坦化を引き起こしている場合とは異なり，PSISはASISよりも高位であり，股関節も伸展位になっていない．このようなケースでは，しばしば大腿骨の後捻も呈している．

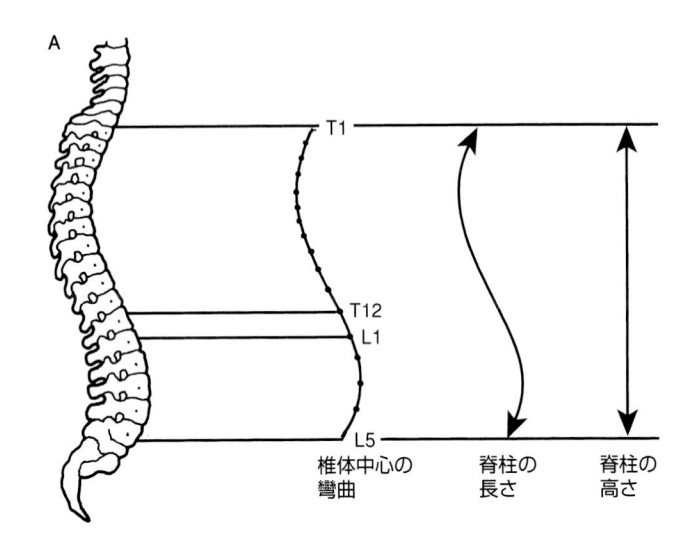

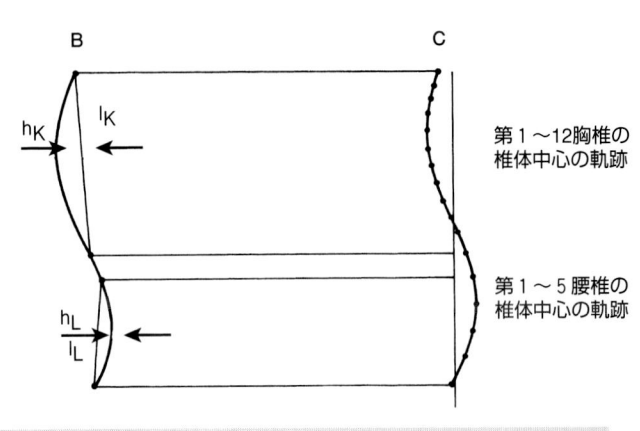

図 3-1　腰椎の形状
計測変数の計算．
A：脊柱の長さと高さ．B：後彎と前彎の角度と脊柱の深さ．後彎角＝4×arctan($2 \times h_K/l_K$)；前彎角＝4×arctan($2 \times h_L/l_L$)；脊柱の深さ＝$h_K + h_L$．C：胸腰部の累積椎体中心変位．
（Pearsall DJ, Reid JG： Line of gravity relative to upright vertebral posture, Clin Biomech 7:80, 1992 から）

患者の腰椎が平坦の場合，股関節の柔軟性は特に重要になる．このような患者では，前屈時に，即座に股関節を屈曲することによって，脊柱の過度の屈曲を避けなければならない（図 3-8, p 56）．身長が高く縦長の骨盤をもつ男性は，骨盤の縦径が普通で高身長の男性よりも腰痛が発生しやすい傾向にある[36]．

構造的要因はまた PSIS と ASIS 間を結ぶ方法にも影響する．女性では骨盤の構造に大きな差異がある．女性によっては，ASIS が PSIS より明らかに低いにもかかわらず，骨盤は前傾しておらず，股関節は屈曲位でもなく，また腰椎が前彎しているわけでもない場合もある（図 3-9, p 57）．股関節の角度は膝関節の角度と骨盤の傾斜に影響される．両膝が過伸展している場合，股関節は伸展位で，骨盤はむしろ理想的な傾斜を示していることがある（図 3-10, p 57）．以上の理由から，腰部骨盤帯のアライメントの評価は上記 3 つの計測方法のうち 2 つが陽性であることを基本にすべきである．

傍脊柱部の対称性の観察もアライメント不良の評価のひとつであり，特に腰痛患者の検査において重要である．傍脊柱部の左右の膨隆が 1.25 cm 以上異なるかどうかを触診

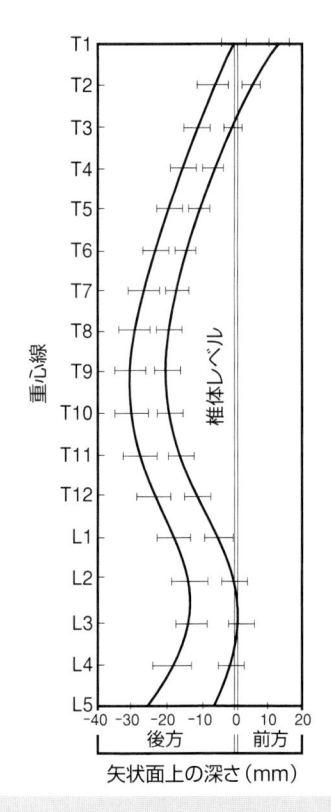

$\theta = 4 \times (\text{arc tan}[2H/L])$
$= 4 \times (\text{arc tan}[26/178])$
$= 4 \times (\text{arc tan } 0.14606)$
$= 4 \times (8.30986)$
$\theta = 33°$

図 3-2
男女の平均的椎体中心の彎曲と重心線との関係．
(Pearsall DJ, Reid JG：Line of gravity relative to upright vertebral posture, *Clin Biomech* 7:80, 1992 から)

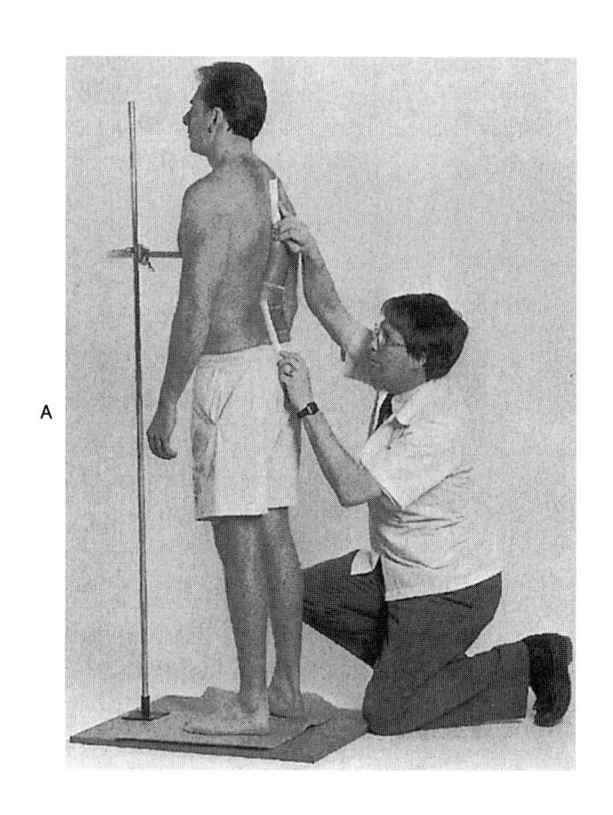

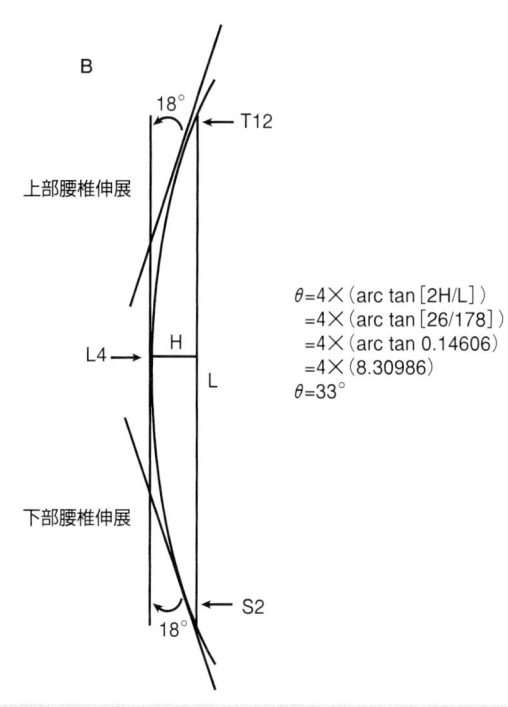

図 3-3
立位をとる被検者の矢状面上の腰椎可動性を計測する方法．
A：被検者は木製の板上に立ち，垂直棒に取り付けられている調整ねじに，被検者の剣状突起がわずかに触れるようにする．検者はフレキシブルルーラーを当て，被検者の腰椎の曲線の型を採る．こよりのようなものをフレキシブルルーラーに取り付け，第 12 胸椎，第 4 腰椎と第 2 仙椎棘突起の位置がわかるよう目印とする．**B**：フレキシブルルーラーから得られる腰椎の曲線は，検者によって慎重に厚紙にトレースされる．
(Youdas JW, Suman VJ, Garrett TR: Reliability of measurements of lumber spine sagittal mobility obtained with the flexible curve, *JOSPT* 21(1):13, 1995 から)

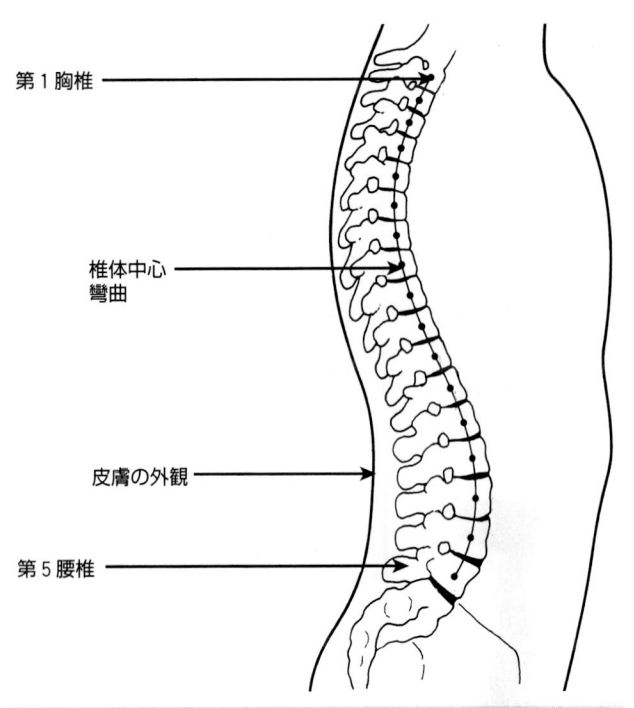

図 3-4　正常な脊柱の彎曲

脊柱と重心線の関係．
(Pearsall DJ, Reid JG：Line of gravity relative to upright vertebral posture, *Clin Biomech* 7:80, 1992 から)

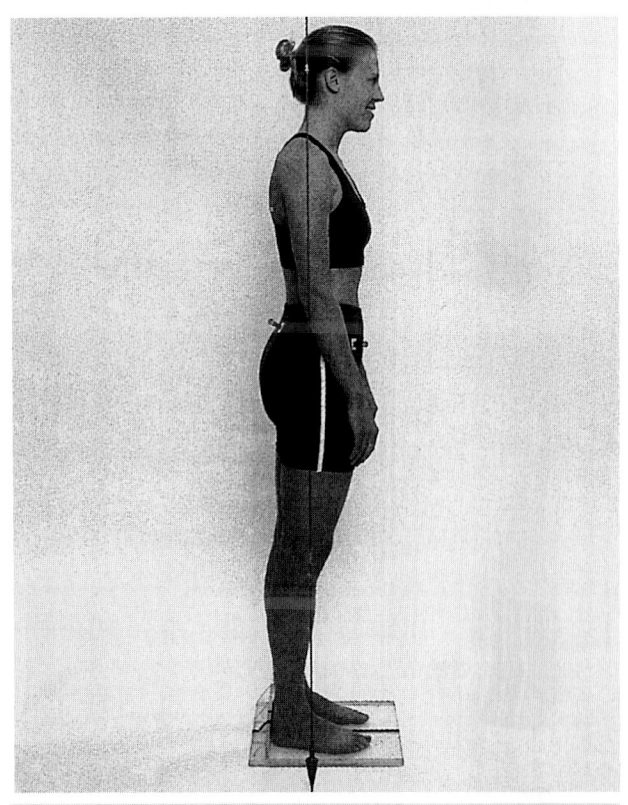

図 3-5　理想的な腰仙部のアライメント

し(熟練したセラピストは識別可能である)，回旋位の差を推測する[54]．非対称性は，腰椎の片側への姿勢性の回旋もしくは片側傍脊柱筋の肥大のどちらかが原因である(この2つの要因を鑑別する運動検査法を，次節の **腰椎の動き** に示した)．

座位

正常な姿勢

　正常な座位姿勢での骨盤は，立位姿勢と比較して後傾している．結果として腰椎は前彎が減少し，平坦になる(図3-11，p 58)．その結果，椎間関節にかかる圧力が減少するので，立位姿勢と比較して座位姿勢で椎間板にかかる圧力は増加する．座位姿勢で腰椎前彎が増加した場合でも椎間板への圧力は減少するが，立位姿勢の場合ほどは減少しない．

機能障害

　腰椎に対する負荷に影響する他の要因として，重心線の位置と腸腰筋の活動がある．座位時に腰椎が平坦であれば，重心線は脊柱の前方に位置し，脊柱にかかる負荷は増加する．重心線がさらに前方に位置したり，肩の周りが比較的がっちりとしている人の場合，脊柱にかかる負荷はより大きくなる．背もたれを使わず，かつ脊柱骨盤のアライメントを維持するために股関節屈筋群を収縮して椅子に座ると，さらに圧力と剪断力が脊柱に加わる．椅子の前縁に座っている場合，脊柱の前方への引っ張りがさらに強調されてしまう．股関節屈曲位を保持するために，股関節屈筋群を収縮させなければならないからである．身長が160cmに満たない人が標準的な椅子に腰かけた場合，彼らの足部は床に届かないことが多い；その場合，両下肢の重みによって骨盤と脊柱が前方に引っ張られる．

　ほかにも，目立たないがよくある機能障害のひとつとして，一側へ寄りかかって座る傾向がある．寄りかかり座りをする人は往々にして，その人の座高や腕の長さに対して低すぎるアームレストに寄りかかって座る．このような体幹側屈を伴った姿勢は，腰痛を引き起こしやすい．特に腰椎の運動が下部腰椎に限局して起こる人に多い．

　著しい胸椎の後彎(kyphosis)を呈した患者は，座位姿勢において腰椎伸展位を強いられるかもしれない．このような座位姿勢で痛みがあるときは，殿部を前方にスライドさせ腰椎を平坦にするとよい．また，硬めの枕を腰椎の後ろに置くと，胸椎に垂直方向の支持を与え，腰椎の伸展モー

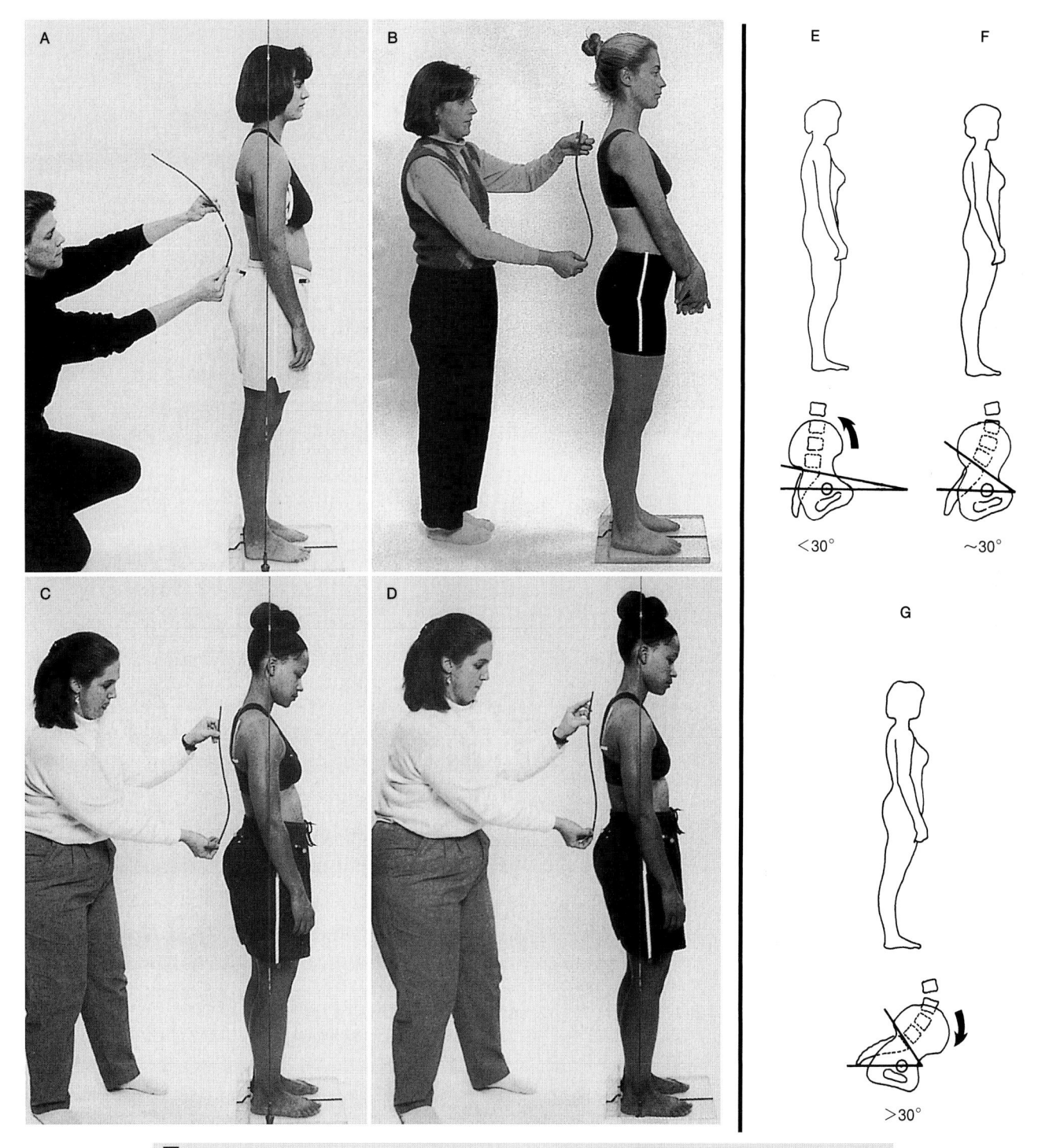

図 3-6

不良な骨盤のアライメント：**A**：腹筋群が弱くて長い．**B**：短くて硬い股関節屈筋群．**C**：明らかな骨盤前傾．**D**：骨盤後傾．骨盤後傾の仙骨底の傾きに対する影響．**E**：骨盤の後方傾斜が仙骨角（骨盤傾斜角）を減じ，腰椎を平坦にさせる．**F**：リラックスした立位での仙骨角は約 30°．**G**：骨盤の前方傾斜は仙骨角と腰椎彎曲を増強する．

(E, F, G: Nordin M, Frankel VH：*Basic biomechanics of the musculoskeletal system*, 2 ed, Philadelphia, 1989, Lea & Febiger から)

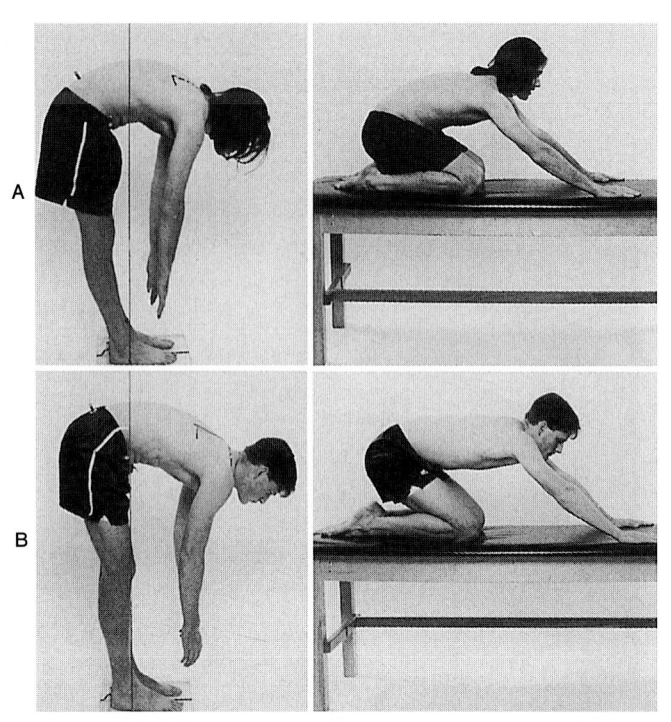

図 3-8 前屈および四つ這い揺さぶり(rocking)時のさまざまな腰椎屈曲
A：過剰な腰椎屈曲を伴う股関節屈曲制限．
B：適切な腰椎屈曲を伴う良好な股関節屈曲．

メントを減少させてくれる．その際，枕によって腰椎前彎を助長させてはいけない．

脛骨が長めの長身男性が椅子に座ると，股関節よりも膝のほうが高い位置にあることがよくあり，腰椎屈曲を増大してしまう．そのような男性は，股関節と膝関節が同じ水平面上にあるように椅子の高さを調節する必要がある．もし，その椅子自体が調節できないのであれば，座面上に枕を置くなどして床からの高さを高くするとよい．お腹の出た男性もまた，座位では腰椎を屈曲位にする傾向がある．そういう人は，股関節が90°以上屈曲しないように座面の前縁よりも後縁のほうが高い椅子を使用すべきである．

まとめると，座位で起こる機能障害には腰椎の屈曲以外にも多くのアライメント異常がある．理想的には，背もたれを利用して背中全体で座ることである．両肩の位置は腰椎と同じライン上に保ち，股関節は90°屈曲位で膝関節と同じ水平面上にあることが望ましい．もし足底が床に届かないのであれば，足置き台を使うとよい．患者が一側だけに寄りかかって座るのはよくない．したがって長い脛骨や短い下肢，大きな腹部・殿部，また胸椎後彎などの構造上の多様性を考慮して調整がなされるべきである．患者のなかには，座位時に近位大腿筋群を過度に収縮しているがた

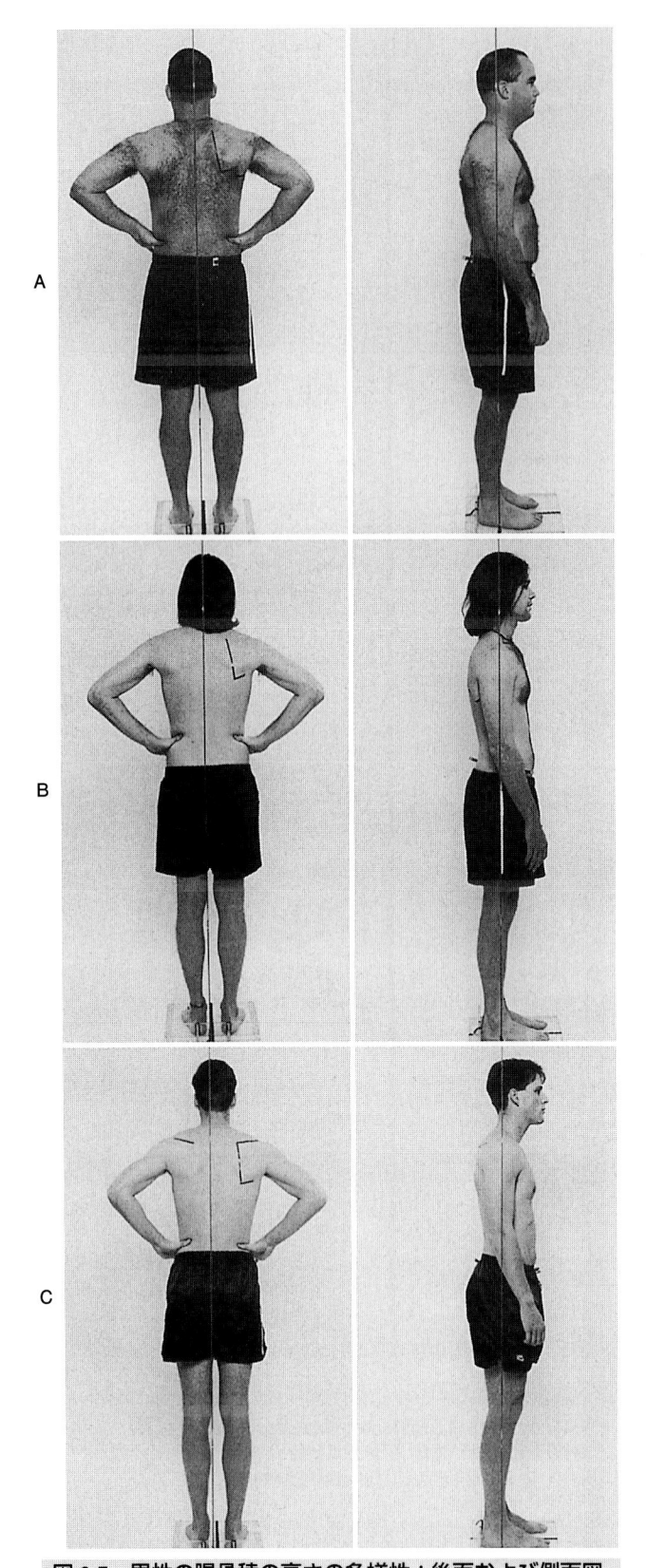

図 3-7 男性の腸骨稜の高さの多様性：後面および側面図
A：腸骨稜頂点がベルトラインよりわずかに高い．B：腸骨稜がかなり高い．C：腸骨稜がベルトラインと同じ．

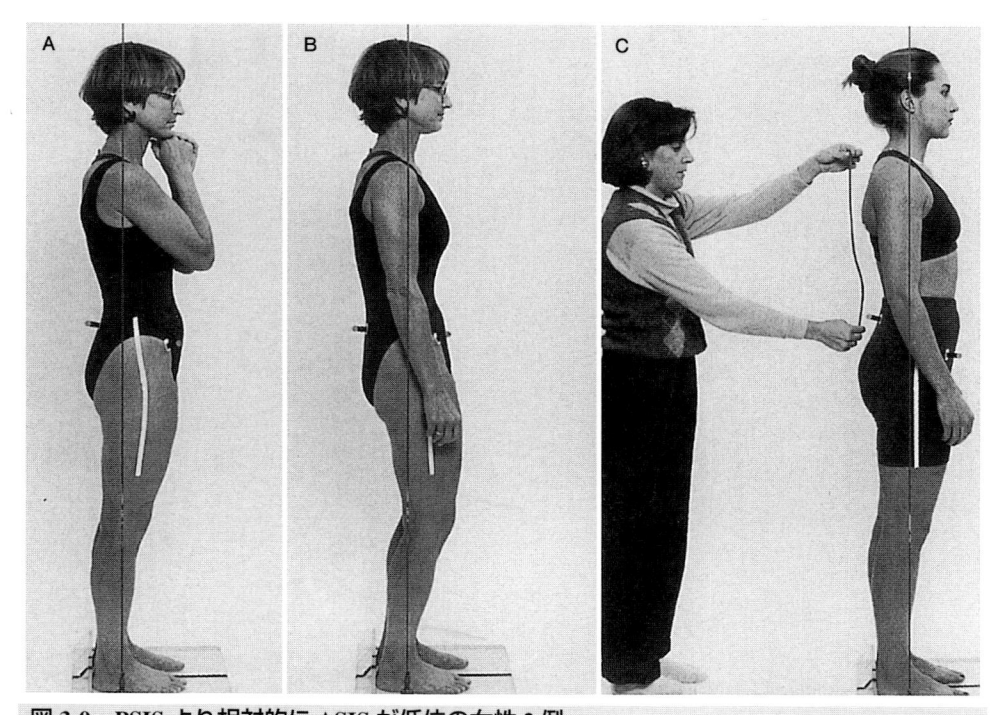

図 3-9　PSIS より相対的に ASIS が低位の女性 2 例
A：安楽立位，ASIS は PSIS よりも低い．B：ASIS と PSIS を同じ高さにするように骨盤を後傾させる．腰椎は平坦になる．C：正常な腰椎彎曲．

めに症状を呈している場合もある．たとえば，座位時に両膝を抱えていたり，緊張して無意識に背中にアーチをつくって座っている場合である．またハムストリングスを緊張させ，骨盤を後傾させているケースもある．

腰椎の動き

瞬間回旋中心の軌道

　四肢関節の運動と同様に，脊柱における隣接した椎体間の運動は，瞬間回旋中心の軌道(path of the instant center of rotation；PICR)を調べることで分析される．PICR の位置は，さまざまな脊柱運動において測定されている(**図 3-12**)．腰椎屈曲・伸展では，椎間板の後ろ半分の位置にその回旋軸がある．

　PICR の位置は，腰椎の筋束によって及ぼされるモーメントを算出するために用いられる[2]．脊柱の柔軟性の程度が示唆するのは，脊柱アライメントの変化が PICR の位置に影響を与えて，個々の筋が発揮するモーメントにも影響を与える可能性があるということである．このような変化はまだ研究によって確認されてはいないが，実在する可能性があり，臨床上重要な意義がある．

　胸鎖乳突筋の交互性の活動(たとえば胸鎖乳突筋は頸部

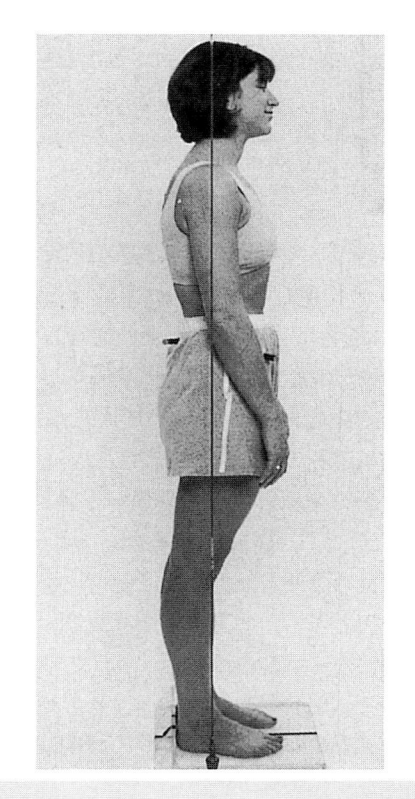

図 3-10
股関節の過伸展が原因の膝過伸展の女性．しかしながら骨盤傾斜は理想的である．

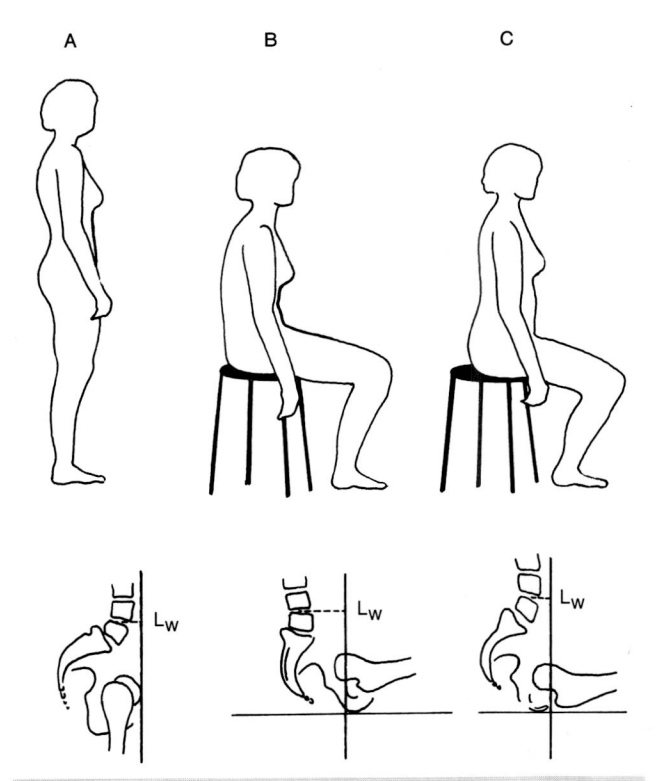

図 3-11
安静立位（**A**）と比較すると，安楽座位（**B**）では骨盤が後傾し腰椎が平坦になるため重心線が前方へ移動する．この移動は上部体幹の重みによって発揮される力線から脊柱までのレバーアーム（L_W）を長くする．真っ直ぐに座っているとき（**C**）は，骨盤後傾が減少しまたレバーアームは短くなる．しかしそのレバーアームは安静立位よりも，わずかに長い．
(Nordin M, Frankel VH：*Basic biomechanics of the musculoskeletal system*, 2 ed, Philadelphia, 1989, Lea & Febiger から)

図 3-12
頸椎，胸椎，腰椎の回旋時における 3 平面上の瞬間回旋軸（IAR；instantaneous axes of rotation）のおおよその位置．E：基本肢位から伸展したときの瞬間回旋軸の位置，F：基本肢位から屈曲したときの瞬間回旋軸の位置，L：左側屈または左軸回旋における瞬間回旋軸の位置，R：右側屈または右軸回旋における瞬間回旋軸の位置．
(White AA III, Panjabi MM：*Clinical biomechanics of the spine*, Philadelphia, 1978, JB Lippincott から)

内在屈筋群が収縮しているときは頸椎屈曲筋となり，またその内在筋群が収縮していないときには頸椎伸展筋となる）は，いかに脊柱アライメントや共同筋の安定化機能の変化が重要な臨床的結果をもつかということを示す一例である．PICR の変化は椎間板の退行性変化と関連がある（**図 3-13**）；このことを，腰痛患者のためにエクササイズプログラムを開発するときに考慮する必要がある．Chapter 2 で述べたように，PICR の変化は 2 つの関節面のあいだで起こる動きと関連があり，運動中に生じる関節の圧迫や離開の原因となる．圧迫や離開は関節に対する永続的な外傷の原因になる可能性がある．椎間板変性のある場合には，脊柱のその部分の運動を増加させるのではなく，抑制するようなエクササイズを実施することを指導すべきである．

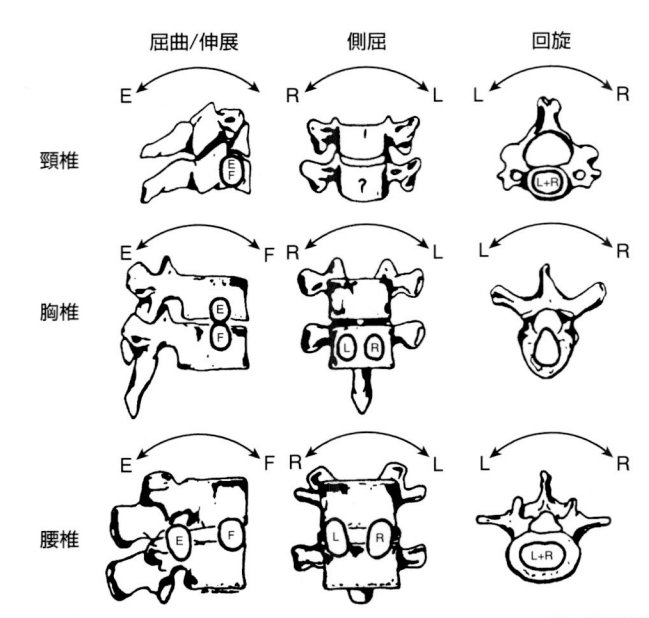

屈曲：前屈

正常

立位での前屈動作は，日常生活で最も頻繁に行われる動作である．前屈の運動開始時には，支持基底面内に重心を保つために，両側の股関節の屈曲と同時に骨盤が後方へ移動する．両股関節が屈曲し始めるとき，腰椎は前彎を減じ始め，彎曲が逆転する．腰椎彎曲の逆転が終了した後，残りの運動は股関節によって行われる．

Woosley と Norton は，傾斜計を使った腰椎関節可動域の過去の研究について分析を行い[58]，その結果**腰椎屈曲可動域**の平均は，56.6°と報告した．前屈を行う際には股関節が屈曲するが，その時点までの腰椎屈曲運動は全腰椎可動域の 50% 以下のはずである[40]．また最大前屈位の腰椎は屈曲位ではなく，真っ直ぐまたは平坦な状態でなければならない．よってこのような腰椎の状態は，屈曲位というよりも平坦な状態というべきである[27]．

腰椎最終屈曲角度の測定は，腰椎の屈伸可動域の測定よりも重要な意味をもつ．第 1 腰椎上に傾斜計を当てて行った研究では，最終腰椎屈曲角は 20°～25°であると報告されている（股関節の屈曲角度は除去されている）[10]．腰椎最

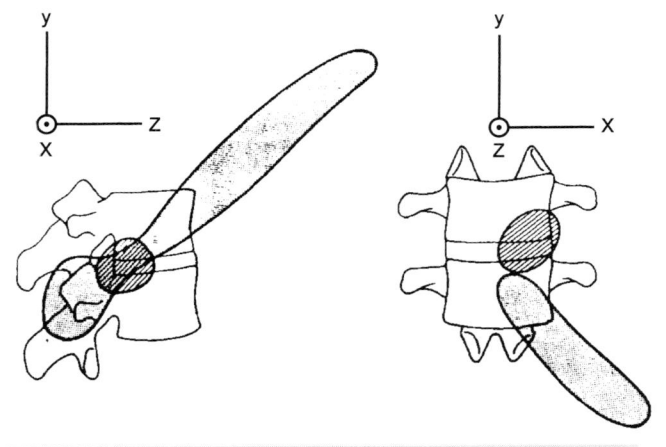

図 3-13
腰椎瞬間回旋軸の位置の変化（椎間板の退行変性のある患者とない患者）．左図は屈曲，右図は右側屈．
(Rolander SD: Motion of the lumber spine with special reference to the stabilizing effect of posterior fusion, *Acta Orthop Scand* 90:1, 1966 から)．

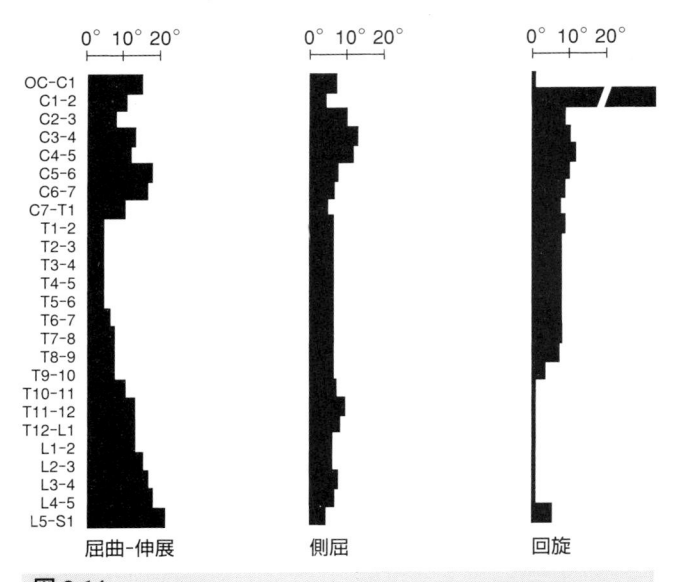

図 3-14
脊柱の各関節での関節可動域．
(White AA III, Panjabi MM: *Clinical biomechanics of the spine*, Philadelphia, 1978, JB Lippincott から)

終屈曲角度が腰椎の屈伸可動域よりも重要である理由は，可動域測定では初期アライメントの角度の違いにより影響を受けてしまうからである．屈伸関節可動域の値は約20°～30°の腰椎伸展位を基にしているため，関節可動域が50°のときには，腰椎は最大屈曲角20°に達しているといえる．しかし平背の患者で，立位での腰椎アライメントが屈曲伸展0°でそのトータルの関節可動域が50°である場合はたいへん危険である．よって患者を前にして確認すべき点が2点ある．

①腰椎前彎が減少し，平坦になっていないか？
②腰椎が解剖学的運動範囲を超えて屈曲し，後方支持組織を過剰に伸張していないか？

腰椎屈伸可動域と最大腰椎屈曲角度の問題のほかに重要なことは，各椎体の分節運動の問題である．White と Panjabi は，椎体間の屈曲-伸展の可動範囲は，上部胸椎で約4°，中部胸椎で約6°，そして下部胸椎で12°と報告している．上部腰椎での椎体間の屈伸可動域は約12°で，1分節下降するごとに約1°ずつ増え，第5腰椎と第1仙椎間では約20°の最大可動域に達する[56]（図3-14）．

最大屈曲位では脊柱起立筋が活動しないため，筋や靱帯のなかの他動的要素に対してストレスがかかる[14]．最大屈曲位で約20分間伸張を行うと，軟部組織のクリープ現象によって，約5°可動範囲が増加する．伸張位から正常なアライメントに戻すと，2分以内にもとの堅さの50%は回復する．しかしながら，完全に元の堅さに戻るためには30分以上が必要である[31]．これらの所見は，持続的な姿勢保持は軟部組織の性質に変化を起こし，アライメントを変える関連因子となる可能性があることを示唆している．

機能障害

前屈の際，腰椎の最終屈曲位が25°～30°を超えている場合，それは過剰といえる．股関節の屈曲が観察される前に，腰椎の全可動域の50%以上が屈曲してしまう場合も機能障害と考えられる．Esolaらの報告では，腰痛患者は30°～60°の前屈相で，股関節よりも腰椎の動きがより大きいと報告している[12]．他の要素としては，前屈動作時に各分節がバランスよく動かない場合に，腰痛が発生しやすいことである．なぜなら，動きの少ない分節を補うために，他の分節が適切な範囲を越えて過剰に動いてしまうからである（図3-15）．これらの代償運動が存在することを念頭におきながら，エクササイズは慎重に行われるべきである．ある分野の可動性低下があるまま，ほかの分節が過剰可動性になることは確実に避けなければならない．

最も柔軟な分節が他の分節と比較してより早く動いてしまう，という概念を踏まえながら，多分節器官である脊柱における制限の強い分節だけ可動性を改善するプログラムを開発するのは容易ではない．最も硬い分節が他動的に動かされる場合でさえも，活動中に生じる動きのためには，その分節は最も柔軟性のある分節のように容易に動かなくてはならない．前屈の最終アライメントは図3-16に示さ

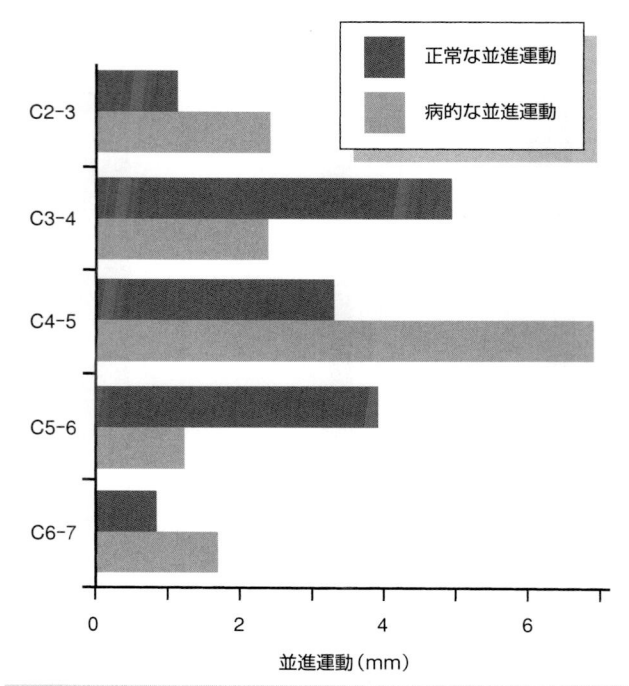

図 3-15　矢状面上における頸椎屈曲−伸展運動範囲
C 4-5 の過剰な動きは，C 5-6 の制限と関連がある．
(Singer KP, Fitzgerald D, Milne N : Neck retraction exercises and cervical disk disease. In Singer KP, editor : *Integrating approaches*. Proceedings of the Eighth Biennial Conference of the Manipulative Physiotherapists Association of Australia, 1993, Perth Western Australia)

れている．

　一般的に，女性は股関節の動きをより出すことによって前屈動作を行い（股関節優位），男性は腰椎の動きが優位である．Thomas らの研究によると[51]，被検者が立位で，2つの異なる高さの物に向かってリーチ課題を遂行する際，男性は股関節よりも脊柱を動かし（脊柱/股関節比，1：20），女性は脊柱よりも股関節の動きがより大きい（脊柱/股関節比，0：20）．この比率は最終可動範囲で得たものではないが，運動開始のパターンは多様であり，男女差があることを示している．したがって，患者が正しく動作を行えるよう再教育すること，そしてどのポイントで運動が起こるかは，筋の長さの限界点に達することによって決定されるものではない，ということを念頭におく必要がある．

前屈位からの復位（伸展）

正常

　前屈位からの復位動作も，患者の疼痛の一要因となりうる．前屈動作と同様に，復位においてもさまざまなやり方がある．理想的な前屈位からの復位は，股関節の伸展運動から始まり，次に，股関節と脊柱の両者が並行して伸展していき直立位に至る（図 2-12，p 18 参照）．股関節の可動域は 70°〜80° で，腰椎は平均して 30°〜50° であるため，股関節は脊柱よりも大きく動く．股関節伸展が行われるこの運動の初期以外では，股関節と脊柱の運動はスムーズであり，かつ連続的ではなく比較的同時に起きるべきである．

機能障害

　伸展運動によって腰痛が引き起こされるような患者のなかには，屈曲位からの復位の際に機能障害を生じる場合がある．その際，腰椎から運動が起こることもあるし，股関節がわずかに伸展した直後に腰椎が伸展することもある（図 2-12，p 18 参照）．このタイプの動きは，脊柱への圧迫を増す[34]．腰痛患者がこのような復位動作を行っている場合，日常生活でもわずかな角度ではあるが反復性の屈曲伸展運動を伴って動作を行っていることが多い．運動は，動きが生じるべき股関節では起こらず，腰椎に限局している．

　前屈位からの復位に関連するもうひとつの機能障害のタイプは，股関節と足関節の過度の前方への重心移動であり，この動作は股関節への負荷を軽減する．このタイプの前屈位からの復位は，主として股関節伸展筋力が低下しているスウェイバック（swayback）姿勢の患者に認められる．

伸展

正常

　腰椎の伸展は前彎の増強を意味する．Kendall によると，その可動範囲にはかなりの個人差があるため参照値の標準化は困難であるが[27]，腰椎の最大伸展角度について報告されている値は，約 50° である[59]．ほとんどの動作では，伸展方向の最大可動域を必要としない．

機能障害

　伸展時の腰椎機能障害によって生じる問題は，関節可動域の減少よりも，1 または 2 個の椎体間へかかる過剰な伸展運動から生じている．腰椎屈曲を制限する腰椎伸筋群は，脊柱の後面上に位置する．対照的に腰椎伸展を抑制する腹筋群は，腹部前面に位置する．腹筋群の付着部は，背筋群の付着部よりも脊柱から離れている．脊柱の分節運動と隣接する椎体および椎間板に関する研究によれば，棘突起，椎間板，そして椎間関節は過伸展を制限する役割があ

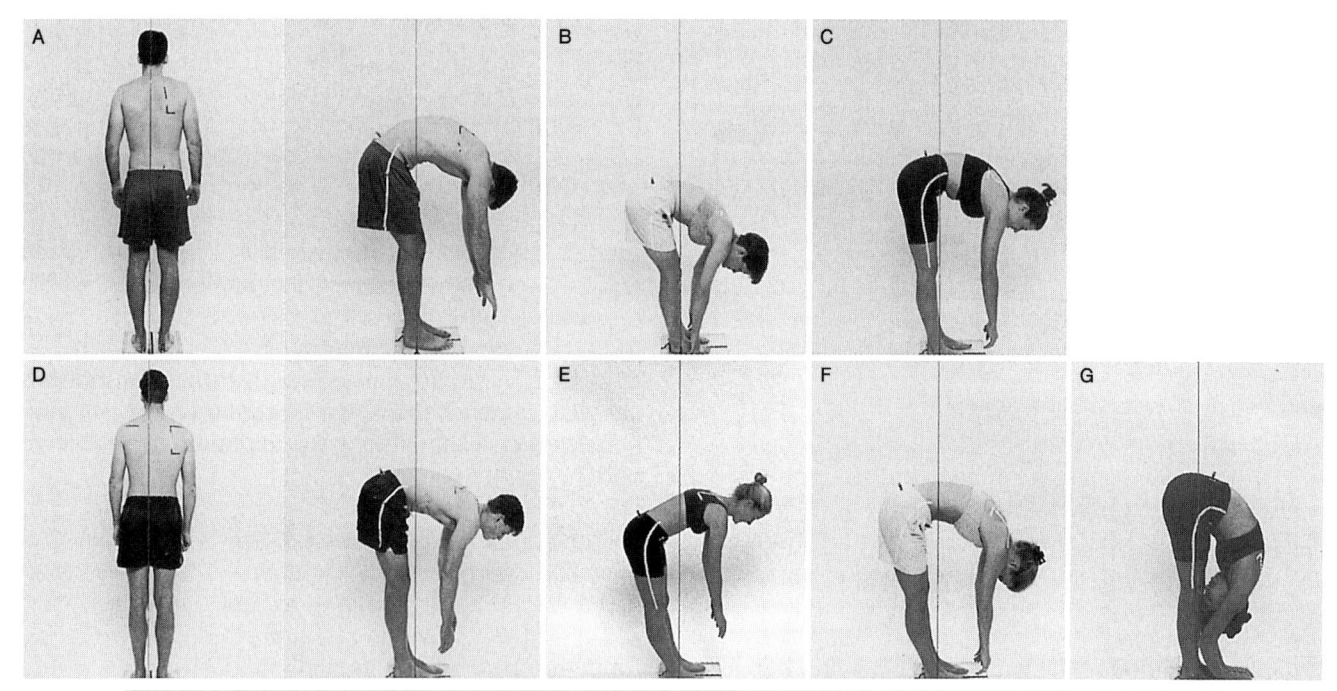

図 3-16　最終前屈位のアライメントの例

A：体幹が下肢に比べ相対的に長い．両股関節は後方に動き，股関節屈曲可動域は制限されている．両膝関節はわずかに屈曲位をとり，下部胸椎の屈曲はやや過剰である．この前屈パターンは，支持基底面内に重心を保つために起きている．B：両股関節は後方に移動し，両膝関節はわずかに屈曲する．これで体幹が長くても支持基底面内に重心を納めることができる．C：股関節屈曲は正常で，腰椎は平坦あるいはやや屈曲気味，胸椎屈曲は過剰である．D：下半身に比して体幹が短い例では，股関節屈曲は正常であるものの，腰椎屈曲はわずかに大きくなる．E：著明な両股関節の後方への移動によって足関節からかなり後方に位置している．両股関節，体幹屈曲に制限があることが確認できる．F：胸椎の過剰な屈曲に伴う腰椎軽度屈曲．G：股関節屈曲可動性過剰．

るとされる[1]．過屈曲同様，過伸展も棘間靱帯にダメージを与え，突然椎間板が脱出したり，長期間の椎間板への構造的な障害を起こす原因となる[1]．前縦靱帯には強い伸展方向への力に抗するだけの構造はないと考えられているが[52]，解剖学的には伸展方向への腰椎の静的アライメントの乱れを防ぐ役割はあるはずである．椎間板に退行変性が起こると，椎間板が健常な厚みをもっているときに比べ，前縦靱帯には張りがなくなる．したがって，前縦靱帯の伸展方向への制限力は落ちる．他の例として，65歳以上の人に比較的よく見られる脊柱管狭窄症があり，やはり腰椎伸展に伴う問題をはらむ．また，脊柱に構造的変化がなくても，伸展運動自体は明らかに脊柱管の面積，正中矢状径と関節における矢状径を狭める．一方，屈曲運動は同部位を拡大する[23]．静的狭窄が組織の退行変性や肥大性変化によって生じるという通念もさることながら，これらは動的狭窄の存在を示すものである．

器械体操での反復する過伸展が，腰痛の原因[41,42]や，脊椎分離症[24]の原因のひとつとなっている．また自動伸展運動，特に四つ這い位で肩と股関節の同時伸展も強い圧迫を引き起こす[5]．腹筋が硬く胸椎の動きを制限している

ときは，伸展運動は腰椎分節全体ではなく下部腰椎に限局して起きる．

回旋

正常

腰椎の全回旋可動域は約13°である．第10胸椎から第5腰椎の各椎体間では2°の動きが生じる．

最大回旋が生じる部位は第5腰椎と第1仙椎間で，5°である（図3-14，p 59）．腰椎の回旋可動域が小さい理由は，椎間関節の形状が横断面に対し垂直に立ち，前額面に対し45°の傾きをもつためである[56]．一方，第5腰椎と第1仙椎関節のあいだでは椎間関節が斜めに位置しているため，回旋可動域がやや大きい[30]．回旋が最も大きく生じる部位は，腰椎ではなく胸椎である．よって，身体を捻るエクササイズを行う際は，ウエストではなく胸郭を捻るように指導する必要がある．

機能障害

腹斜筋の硬化または短縮は，回旋運動を制限する（図3-17）．腰痛患者のなかには，外観上，腰部傍脊柱筋の非対

称を有するものもあり，特に傍脊柱部に1.25 cm以上の違いがある場合有意に非対称であるといえる[54]．非対称性は腰椎の一側への回旋か，傍脊柱筋の肥大によって引き起こされる．筋が非対称に発達すると，膨隆部と反対側への側屈が，同側への側屈よりも制限される．これは膨隆筋がより硬化しているためである．もし姿勢性の回旋の結果傍脊柱部の非対称性が生じている場合には，膨隆側への側屈は制限され，対側への側屈は正常に保たれる．

Pearcyらの研究によると，腰椎の最大回旋は，座位で腰椎が屈曲位にあり，そして支持組織がリラックスしているときに得られる[43,44]．また3.5°の腰椎回旋は，椎間板の線維輪を引き裂くと報告されている[43,44]．臨床的観察に基づけば，机の前に座っているときの回旋動作の反復は，腰椎の過剰回旋に関与する最大の要因のひとつである．多くの人はコンピュータに向かったり，電話に出たり，引き出しを開けたり，または近くにある棚に手を伸ばしたりするために体幹を回旋する．座位では，回旋運動が起こると，腰仙関節が反復する伸張によって最も傷つきやすい．ゴルフやラケットボール，スカッシュなどのスポーツは，動作のなかで両足が接地しているため腰椎の過剰回旋が一般的に起こりやすい．テニスやバレーボールなどは，腰椎の回旋の問題を引き起こしにくい．なぜなら，体幹回旋時に両足は必ずしも接地しているわけではなく，また，身体全体を使ってフォロースルー動作を行うからである．

回旋の問題を導く他の要因としては，腰仙関節での回旋を引き起こす骨盤回旋運動がある．大腿筋膜張筋や股関節屈筋群が短縮すると股関節伸展を制限するため，歩行立脚期中の代償性骨盤回旋を引き起こす．このような骨盤回旋は，胸椎ではなく腰仙部での回旋運動を引き起こす．大腿筋膜張筋は股関節内旋・屈曲作用をもつため，一側性の短縮は骨盤回旋を引き起こす重大な要因となりうる．同筋の短縮は，立脚期に股関節伸展と外旋を制限するからである．

側屈

正常

側屈の可動域は下部胸椎で最大と報告されている(8°～9°)．これは，下部胸椎が肋骨で制限されていないからである．他の胸椎および腰椎での平均側屈角度は6°で，仙

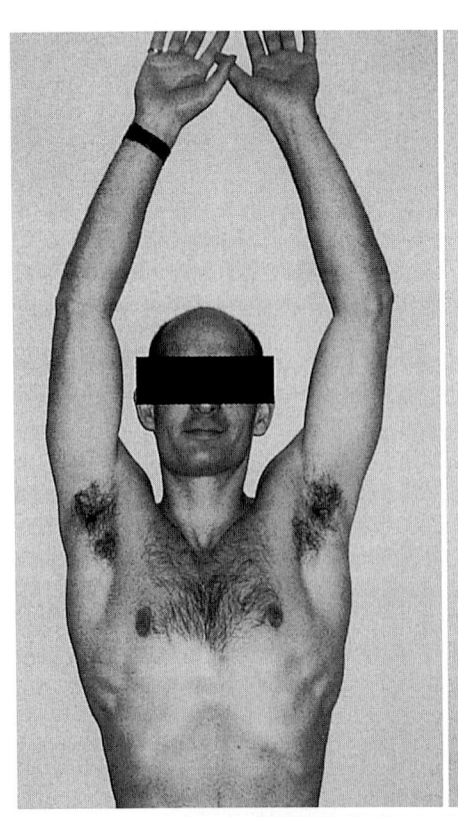

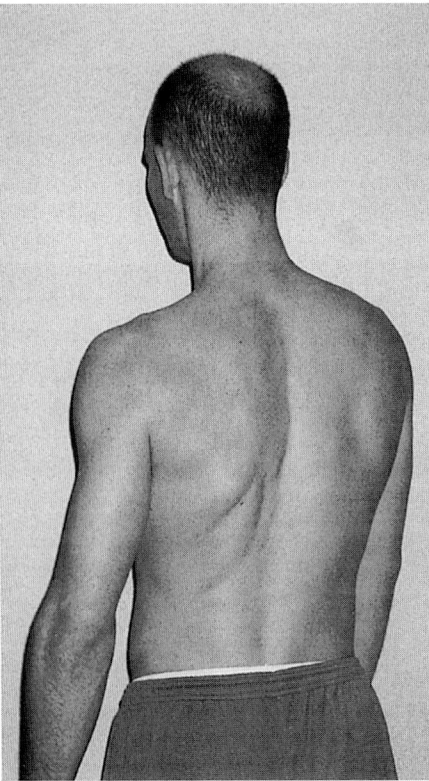

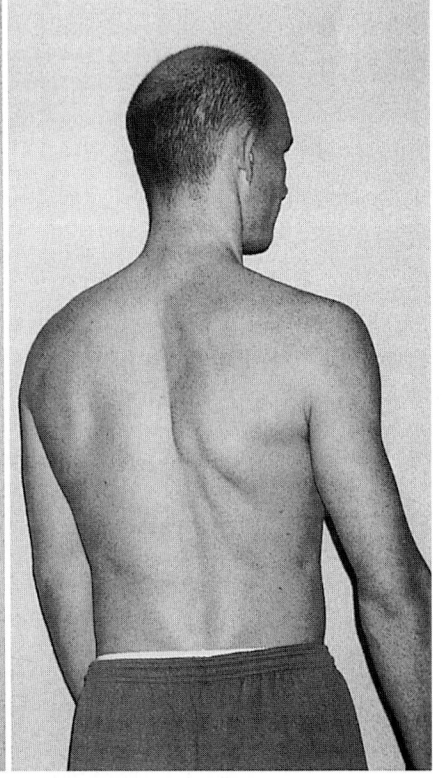

図 3-17
腹筋群の短縮．一側の外腹斜筋の短縮，および対側の内腹斜筋の短縮による体幹回旋制限と肋骨下角の非対称性．

腸関節部では3°である[56]．側屈は，彎曲の凸側方向への腰椎回旋を伴う．右側屈では，左への腰椎回旋が起こる．しかし胸椎においては，凹側への椎体の回旋が起こる[57]．各腰椎での側屈は6°で，第1腰椎から第1仙椎の全可動域は27°である．胸椎での側屈は，肋骨による制限があるにもかかわらず，75°以上側屈する可能性があり，それは何個の胸椎が側屈運動に参加するかによって異なる．

腰椎と比べ胸椎の側屈運動は大きいため，指を下肢外側に沿って下ろしていく腰椎側屈運動の評価方法の有用性に疑問が生じる．というのは，同運動に制限がみられたとしてもその3/4以上が胸椎から起こっているので，運動制限を腰椎の問題として片づけるわけにはいかないからである．患者の手が動いた距離よりも有益な評価方法は，腰椎彎曲の形状と運動軸を観察することである．腰椎の側屈運動が理想的に起きている場合，腰椎の彎曲はスムーズな弧を描く．

機能障害

回旋と側屈の運動は組み合わさっているので，そのどちらかの方向のアライメントや運動の異常があれば，互いに影響を及ぼしあう．たとえば，もし腰椎が一側へ回旋しているようなアライメント異常があれば，同側への側屈が制限される．つまり，腰椎が右に回旋していれば，腰椎の右側屈が制限される．というのは，その時点で腰椎は右側屈に必要な左への回旋ができなくなっているからである．一方，腰椎がすでに右へ回旋しているので，左への側屈は制限されることなく行われる．

もうひとつの側屈機能障害は，側屈の際おのおのの腰椎が共同して動かず，あるひとつの分節でだけ動くために腰椎が前額面上で棒状を呈することである．このような動きは主に下部腰椎で起こり，傍脊柱筋群が発達した患者によく見られる．肥大した傍脊柱筋の硬さはこれらの筋群の伸張性を制限し，結果的に，第4～5腰椎と第1仙椎のあいだにある筋腱移行部で動きが起こる．下部腰椎レベルで体側部の動きを徒手的に固定して，側屈を行わせると，上記のような違いが明らかになる．たとえば，下部腰椎での動きを妨げるように固定すると，側屈時の腰椎は真っ直ぐにならずに彎曲する．それに対して下部腰椎に対する動きの固定がないと，傍脊柱筋が筋腱移行部よりも硬いため，このようなスムーズな彎曲は得られない．最小抵抗部位に運動が集中しないようにその分節を固定することによって傍脊柱筋を伸張し，ほかの腰椎が動くようにする（**図 3-18 A**,

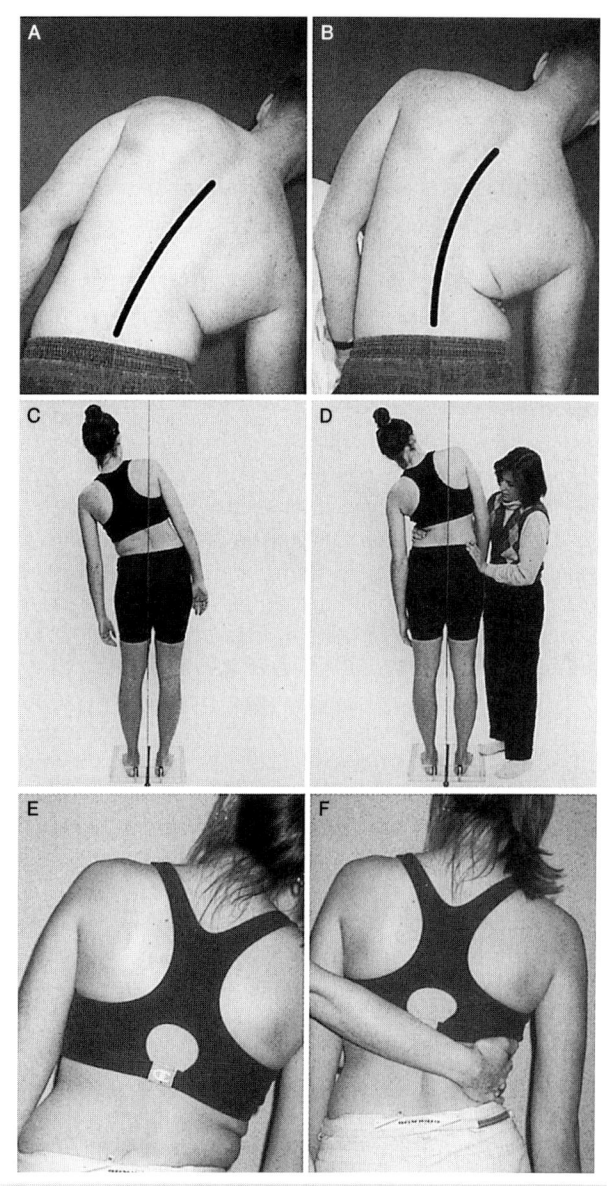

図 3-18　傍脊柱筋群の硬直または短縮が体幹側屈可動域や側屈運動パターンに与える影響

A：若年男性，発達した脊柱起立筋が認められる．側屈時，運動軸は腸骨稜の高さの下部腰椎に限局している．B：セラピストが腸骨稜レベルで側屈運動に対して徒手的に固定を加えると，腰椎全体は滑らかな彎曲を示す．このように彎曲が変化する場合は，脊柱起立筋は短縮はしていないが硬いということを示唆する．下部腰椎分節に限局した運動が起きる理由は，側屈運動に対するここでの抵抗が最小だからである．C：腰痛のある若年女性．左側屈しても動きは腸骨稜レベルの腰椎だけに制限される．上部腰椎から胸椎は真っ直ぐのままである．D：腸骨稜レベルで固定すると，被検者は側屈できない．彼女の脊柱起立筋が短縮しているのがわかる．E：同じ女性で4か月後の図．注意をしていればもはや腰痛が出現することはない状態である．側屈はまだ下部腰椎レベルで動きが生じているが，この時点では胸椎での動きが主体になっている．F：固定されると，被検者は腰椎よりも胸椎の動きを通して側屈することができる．彼女は腰椎を固定されなくても，胸椎を動かすことができるようになった．運動を胸椎に制限することで，被検者の腰痛は消失した．

B）．図3-18 C～Fに示すように，患者のなかには側屈運動を腰仙部で徒手的に固定すると，ほとんど側屈運動が起きなくなってしまう場合もある．

並進運動

正常

並進運動は屈曲，伸展，回旋，そして側屈の動きを交えた，腰椎の複雑な運動の一部分である．回旋運動とともに，並進運動は剪断力を生むため，組織を傷つけることも多い．

機能障害

不安定性は，並進運動の機能障害と最も関連が深い．椎体がほかの椎体に対して前方へ滑る脊椎すべり症は，矢状面での過剰な並進運動の結果である．大・小腰筋によって生じる前方剪断力は，椎体の過剰な並進運動の一因となる．過剰な並進運動は脊柱管狭窄症にも関連が深い．

圧迫

圧迫は腰椎の動きではないが，筋の位置や収縮様式の違い，あるいは肢位の変化や物を運ぶような動作の違いによって圧迫力は変化する．椎間板が正常なときは，椎間板がダメージを受ける前に，椎体や終板が破損する；しかし，椎間板が退行変性していたり損傷しているときは，圧迫は患者の症状に重大な結果をもたらす．たとえば，圧迫力の大きい座位では患者に放散症状をもたらすが，臥位，立位，または歩行時にはその症状をきたさない．さらに患者が腰椎伸展位で座っているときには，症状が出現しないことが多い．腰椎前彎を増強して座位をとると，力の一部分が椎間関節に分散されるので，椎間板への圧迫は減少する（図3-19）．椎間関節は脊椎が過伸展しているとき，全負荷の30％を担う[28]．圧迫力は，座位よりも臥位，立位，および歩行時のときのほうが小さい．速歩は体重の2.5倍の圧迫負荷を第3・4腰椎間に加えるが，ゆっくり歩くとその負荷は体重とほぼ同じになる[6]．

要約

脊柱のアライメントは，脊柱にかかる力と筋活動に影響を与える．たとえ運動が特定の方向で起こっているようにみえても，脊柱の運動は複雑で多方向性である．脊柱の運動は多分節で起こるため，機能不全の評価と各々の分節の適切な運動が保証されるようなエクササイズプログラムを立案することは容易ではない．Nordinの言葉を引用すると，"脊柱の一部で起こる運動制限は，脊柱の他の部位の動きを増大させる"[39]

したがって，脊柱にとって望ましくない圧迫や剪断力，またはアライメント不良を引き起こさずに，脊柱の代償運動を抑制し，安定性を高め，体幹筋の筋力やコントロールを改善するエクササイズプログラムを作成することは容易ではない．微妙なアライメント不良や代償運動，または脊柱にかかるストレスが，2～3分節に限局している場合，これらを治療できるか否かが腰痛治療の鍵となる．したがってセラピストは，単に運動の全体的な軌跡だけに注目するのではなく，特定の分節で起きる運動パターンのわずかな偏位を観察できるようになる必要がある．

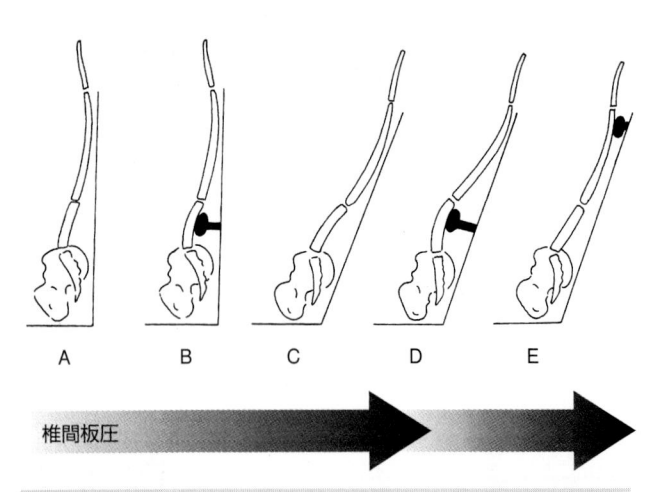

図3-19

座位姿勢の違いと腰椎にかかる圧の変化．A：背もたれの角度90°で椎間板の圧は最大．B：腰椎サポートは椎間板圧を減少させる．C：背もたれが110°傾いている状態．腰椎サポートはないが，椎間板圧は減少する．D：腰椎サポートを入れることで椎間板圧はさらに減少する．E：サポートを胸椎部に移動させ，上部体幹を前方に移動するような力を与え腰椎を後彎すると，椎間板圧は高まる．
（Andersson GBJ, Ortengren R, Nachemson A, Elfstrom C: Lumber disc pressure and myoelectric back muscle activity during sitting. I. Studies on an experimental chair, Scand J Rehab Med 6:104, 1974 から改変して引用）

腰椎の筋活動

背筋群

広背筋

広背筋は最も浅層にある筋で，胸腰筋膜を介して下位6胸椎の棘突起，すべての腰椎・仙椎棘突起，腸骨稜に付着している．すべての線維は収束し，上・外側方向に伸びて上腕骨に付着する（図3-20）．広背筋は胸腰筋膜へ付着しているため，腰椎骨盤のアライメントに影響する．広背筋

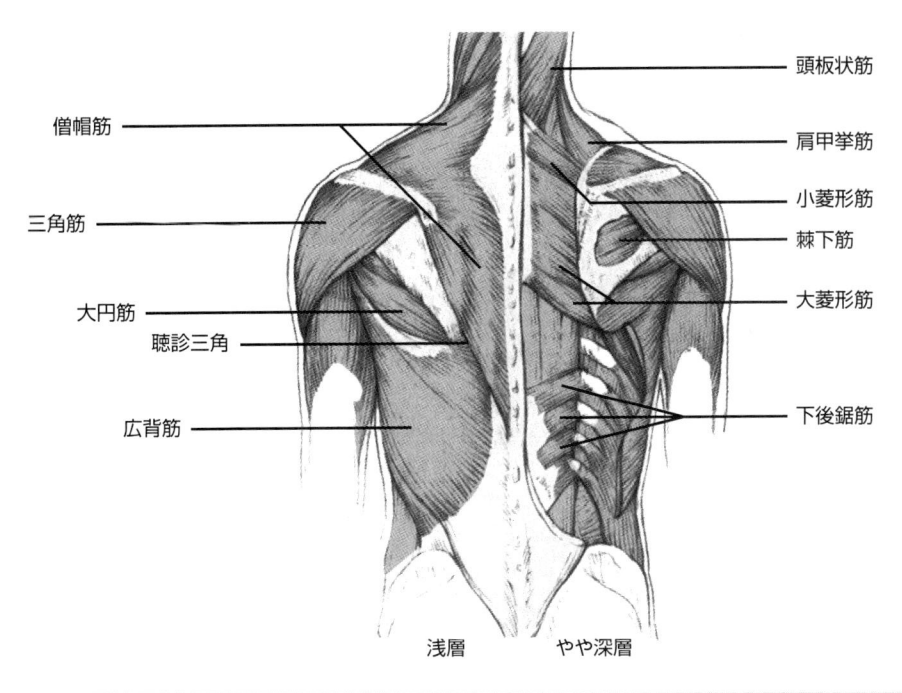

図 3-20　浅層の背筋群
左側は最も浅層の背筋群で，広背筋や僧帽筋などが含まれる．右側は，やや深層にある筋群で，後鋸筋下部線維，腹斜筋などである．
(Mathers et al : *Clinical anatomy principles,* St Louis, 1996, Mosby から)

の収縮は，脊柱の伸展方向の力を生み出し，骨盤の前傾を引き起こす．広背筋が短縮していると，肩関節を屈曲して広背筋を最大の長さまで伸張したとき，背部は代償的に伸展する．腰椎の伸展を制限する腹筋群よりも広背筋のほうが硬化していれば，たとえ広背筋が短縮していなくても，同筋が伸張されると背部は伸展してしまう．これは，相対的柔軟性(relative flexibility)の概念を支持する．腰椎伸展時に腰痛を訴える患者の広背筋が短縮または硬直している場合，その患者が頭部以上の高さまで手を伸ばすと腰痛を引き起こす．

脊柱起立筋

脊柱起立筋群には，腸肋筋(最も外側に配列)，最長筋，棘筋(最も内側に配列)がある(図3-21)．Bogduk と Macintosh は脊柱起立筋の活動について，有益な見解を述べている．彼らはこの筋群を深層部分と浅層部分に分類し，深層筋と浅層筋が発揮する力を詳細に分析した[2]．

浅層　外側の腸肋筋とその内側の最長筋は浅層をつくる．これらの筋群は胸腰筋膜に付着部をもち，肋骨に停止している．Porterfield と DeRosa は，これら浅層の脊柱起立筋群の盛り上がりは上部・中部腰椎棘突起の外側で観察できると述べている[46]．浅層の筋群は骨盤から肋骨へと上・後方へ走行している．そのため，骨盤が前傾したり脊柱が後方へシフトしたり回旋したりすると，脊柱はピンと引っ張られることになる．これらの筋群はたとえ腰椎に付着していない線維でも，腰椎を伸展するための最適なレバーアームをもっている．Bogduk の研究によると腰椎の全伸展モーメントの40～80%は，腸肋筋と最長筋の浅層線維によって発揮され，これらの線維は腰椎レベルにおいて，脊柱起立筋腱膜のみに付着する．詳しく述べると，胸部脊柱起立筋は全伸展モーメントの50%を担い，第4～5腰椎に影響を与える．また全伸展モーメントの70～80%は上部腰椎に影響を与える[2]．また，これらの筋群の収縮は骨盤の前傾も起こす．

深層　深層部は腸骨と胸腰筋膜の深層部に起始をもち，下部腰椎の横突起に付着している．この筋線維は，上方・内方・前方へ走行しているので，筋収縮により圧迫と後方剪断力，正確にいうと前方剪断力に対する拮抗作用をもたらす(図3-22)．この筋群の筋腹の位置は棘突起に近いため，胸腰筋膜を介して触診することができる．この筋群の緊張は，前方剪断力を生み出す腸腰筋や，前屈動作時の並進運動と拮抗しているため重要である[46]．Bogduk によると，患者が真っ直ぐな姿勢でいるとき，腰椎の伸筋群は第1～4腰椎上に後方剪断力，第5腰椎上に前方剪断力を生

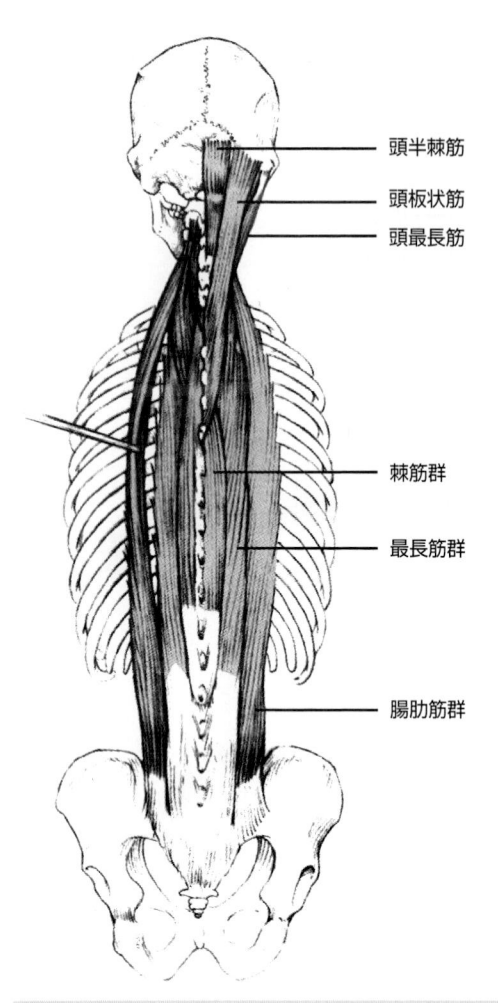

図 3-21
背部に大きく縦に伸びた，中心線と肋骨角のあいだに位置しているのが脊柱起立筋である．
(Mathers et al：*Clinical anatomy principles*, St Louis, 1996, Mosby から)

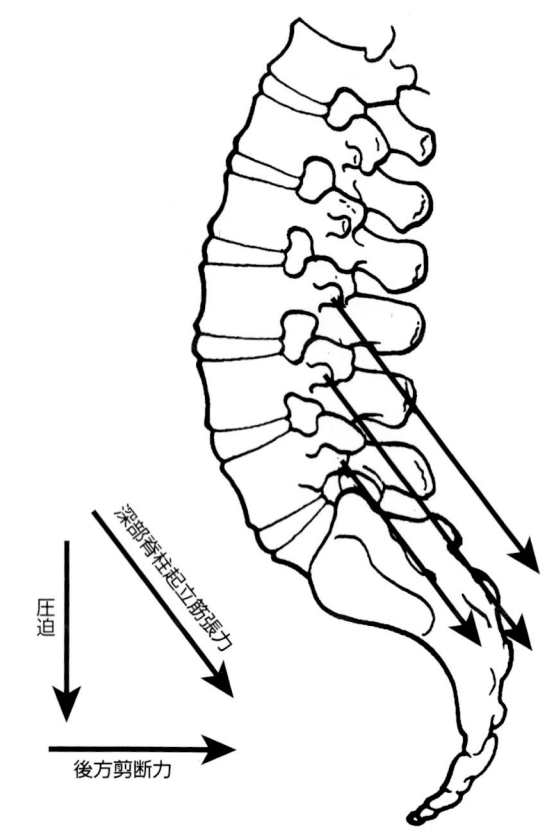

図 3-22
図示されている矢印は，深層の脊柱起立筋群の作用により生じる力である．これら深層の脊柱起立筋は腰椎の運動軸に隣接して付着しているので，後方剪断力と圧迫力が生まれる．
(Porterfield JA, Derosa C: *Mechanical low back pain: perspectives in functional anatomy*, Philadelphia, 1998, WB Saunders から)

じる[2]．
　Bogduk は，圧迫が原因で腰痛を起こしていたり，とりわけ腰椎に並進方向の不安定性がある場合は，どのような肢位で伸展エクササイズを行っても傷害を引き起こす可能性がある，と述べている．また McGill は Bogduk の研究に基づいて，最終域での伸展エクササイズは行うべきではないと述べている[34]．

多裂筋
　多裂筋は横突棘筋に分類されるが，それは多裂筋が仙骨，仙結節靱帯，脊柱起立筋筋膜，上後腸骨棘，後仙腸靱帯の背側に起始をもつという事実を考慮していない（**図 3-23**）．多裂筋は仙骨表面を覆い，上・内方へ走行し，腰仙椎棘突起に付着する．多裂筋は仙・腸骨の間隙や腰椎棘突起と横突起の間隙を埋める[46]．よって，傍脊柱部に沿って軟部組織が膨隆しているとき，それは主として多裂筋群であるといえる．この筋が正常に発達しているときは，腰椎横突起の触診は実質的には不可能である．
　多裂筋は棘突起に付着するので，横突起に付着している脊柱起立筋よりも多裂筋は伸展を起こす長いレバーアームをもっている．多裂筋の最も重要な役割は，前屈時に遠心性の収縮を通して脊柱屈曲や前方剪断力をコントロールすることである．多裂筋は回旋にはあまり関与しないが，回旋時には，体幹回旋の主動作筋である腹筋による屈曲方向の力を相殺する作用をもつ[46]．他の背筋群のように，多裂筋は腰椎の安定性に関与するような腰椎圧迫を導く．Hide らは，片側の腰痛を初発とする患者では，同側の多裂筋の萎縮を認めるため，その筋の大きさが回復するようにデザインされたエクササイズプログラムが必要である，と報告している[19]．圧迫が患者に症状をもたらすとき，背筋の収縮は問題を悪化させる．

棘間筋と横突間筋

名前のとおり，棘間筋と横突間筋は棘突起と横突起間を走行する小さな筋群である．棘間筋は伸展に働き，横突間筋は伸展と側屈に働くと考えられている．この2つの筋群は小さいので，運動作用には制限がある．これらはむしろ固有受容器としての役割があり，多裂筋の4～7倍の筋紡錘をもつことが確認されている[38]．

腰方形筋

腰方形筋はその他の伸筋群より明らかに小さいが(図3-24)，その付着部から，腰椎骨盤の運動に対する重要な働き，特に脊柱の安定化機能をもつことが示唆され，このことはMcGillによっても賛同されている[32]．腰方形筋の一部は腸骨稜と横突起の両方に付着するが，ほかは腸骨稜から肋骨に走行している．腰方形筋は，遠心性収縮を通して対側への側屈をコントロールし，求心性収縮により側屈からの復位動作をコントロールするのに適した位置にある．この筋はまた，歩行時に骨盤と脊柱間で起こる回旋運動においても役割をはたすように位置している．

腸腰筋

腸腰筋は全腰椎横突起前面，椎体側面，第12胸椎～全腰椎間の椎間板を起始としている[27]（図3-24参照）．腸腰筋の作用は，股関節屈曲である．近位付着部が固定されているとき，大腿が胸部方向へ動く．遠位付着部が固定されているときは，脊椎と骨盤が前方へ動くことによって，股関節が屈曲する．Bogdukは，腰筋の付着部では腰椎屈曲の主働筋として作用するのに十分なてこの長さがあるとは考えていない．彼の分析によれば，直立姿勢では腰筋が上部腰椎に対し伸展モーメントを，下部腰椎に対し屈曲モーメントを発揮しているようである．これらのモーメントは

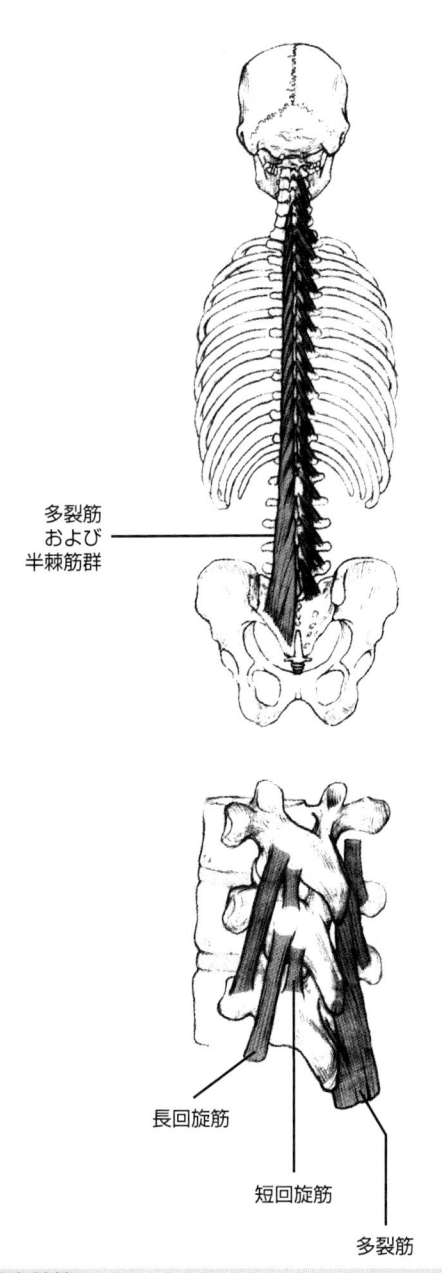

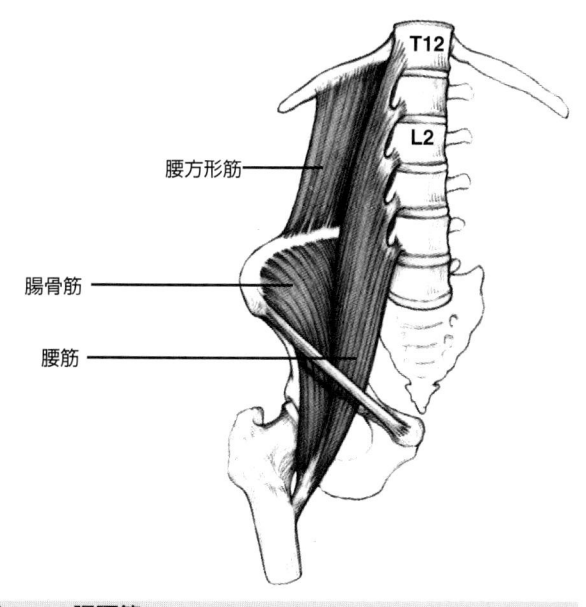

図 3-23　横突棘筋
脊柱起立筋より深層に横突棘筋群が配列．
(Mathers et al: *Clinical anatomy principles,* St Louis, 1996, Mosbyから)

図 3-24　腸腰筋
腸骨筋と大腰筋はそれぞれ異なる部位を起始にもつが，遠位部で結合して大腿骨小転子に付着する．
(Mathers et al: *Clinical anatomy principles,* St Louis, 1996, Mosbyから)

脊柱伸展位で強調され，一方屈曲位では，腰椎のすべてのモーメントは屈曲方向へ転じる傾向がある[3]．腸腰筋の最も確実な役割は，腰椎の前方への剪断力と圧迫力の発揮である[3]．

Santaguidaの研究では，腰筋は側屈に働きその圧迫作用により腰椎を固定する，と述べている[48]．Jukerらによる各種エクササイズ中の腸腰筋と腹筋の筋電図の研究では，腰部機能不全患者のプログラムを構築するための有効な情報を示唆している．その研究のポイントは，以下のものである：

①腸腰筋は，股・膝関節伸展位での起き上がりエクササイズと同様に，股・膝関節屈曲位でのエクササイズでも強く働く．
②腰筋はプッシュアップエクササイズのときに活動するが，腹筋群の活動は最小である．
③腹直筋はカールアップ（巻きこみ）エクササイズのとき，腹斜筋よりもさらに強く働く．
④腰筋の最大の活動は股関節屈曲に抵抗を与えたときに起こる．
⑤クロスカール（斜め巻きこみ）エクササイズは，カールアップエクササイズに対して腹斜筋の活動をわずかに増加させるが，顕著な増加は期待できない[25]．

この研究結果は，圧迫と前方剪断力が患者の痛みの原因である場合，エクササイズ中に腸腰筋の活動を最小化する必要性を示唆している．伸展が痛みの原因となっている場合も同様に，圧迫と前方剪断力を最小限に抑える必要がある．患者の日常生活活動を修正することも必要である．患者へ指導することは，①背臥位で下肢を滑らせるときは，ベッド上に足部を押しつけて行う．下肢を持ち上げてはならない，②下肢を持ち上げることなく寝返る，③側臥位になるときは手を使って股関節を他動的に屈曲して行う，④車に乗るとき，手を使って下肢を持ち上げる，などである．どのようなエクササイズでも股関節屈筋を使用することは避けるべきである．またJukerらは，患者が背もたれを使わずに座っているとき腰筋は活動している，と指摘している[25]．

背臥位をとる際，ほとんどの患者は股・膝関節が屈曲位でサポートされる臥位を好む（図3-25）．なぜならこの肢位では，腰筋から生み出される圧迫と前方剪断力が減少し症状が緩和するからである．腸腰筋の活動は，神経緊張検査に用いられる膝伸展位下肢挙上（straight leg raising；SLR）にも影響する．この緊張検査が，患者の股関節屈筋群の収縮によって陽性となっている場合，患者には完全にリラックスしてもらいセラピストが下肢の重みを支えてあげると，その徴候は軽減する．つまり，その問題が腰椎の前方剪断力や圧迫によって生じており，神経の真の絞扼はないということを意味している．腸腰筋の収縮による症状は，たとえば四つ這い位で後方（踵の方向）に身体を移動させる（揺さぶる）ような動きによっても引き起こされる．しかし股関節屈筋群よりも手の力を使って後方へ揺さぶるように患者に指示すると，症状は軽減する．運動の起こし方を変えることによって，症状が消失したり，軽減したりする．

要約すると，腸腰筋で生じるストレスは，たとえ小さな筋活動であっても，腰部機能不全患者の症状に関与する．よってセラピストは腸腰筋の活動や伸張が，患者の症状をどのように変化させるのかを慎重に検査する必要がある．また，腹筋の収縮により腰筋の活動を相殺するように適切な指導をしたり，運動パターンを変えるためのアドバイスをする必要がある．

腹筋群

一般人やリハビリテーションに携わる人たちにとって，腹筋群の強化への興味はつきない．それはお腹をへっこませるためであったり，あるいは脊柱保護のためであったり，理由はさまざまである．しかし，強力な腹筋をもつ多くの人が，あまりに腹筋強化に熱心になりすぎるあまりに腰痛を起こしてしまう．実際，腹筋を強化するために考え

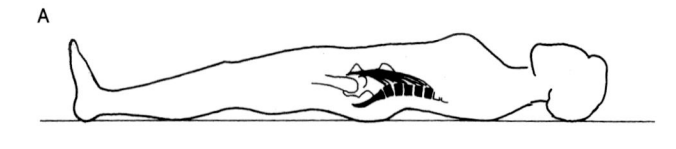

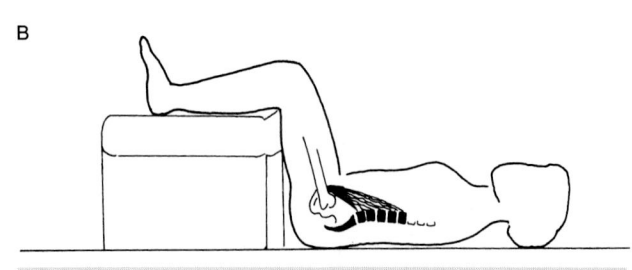

図 3-25
A：足を真っ直ぐに伸ばして寝ると，大腰筋が緊張することで前方剪断力と圧迫力が腰椎上に生じる．B：両股・膝関節が屈曲位で支えられると，腰筋はリラックスし，腰椎上の負荷は減少する．
(Nordin M, Frankel VH：*Basic biomechanics of the musculoskeletal system*, 2 ed, Philadelphia, 1989, Lea & Febiger を修正して引用)

られているプログラムのなかには，筋群のアンバランスや疼痛症状を引き起こしてしまうものもある．腹筋群の役割のなかで最も重要なのはコントロールを獲得することであり，それは，①脊柱を適切に安定化し，②骨盤と脊柱とのあいだの最適なアライメントと動きを保ち，③四肢が動いているときの過剰なストレスや骨盤の代償運動を防ぐために必要である．Cholewicki らは，無負荷・直立位の条件で作業を行う場合，腹筋の最大収縮のたったの 2〜3% の力があれば，脊柱を安定化することができる，と報告している[7]．よって単に筋力を評価するだけではなく，腹筋の収縮をコントロールする能力を確認したり，患者の症状を引き起こす運動方向やストレスのタイプを鑑別して，腰痛患者の腹筋エクササイズの選択と指導をする必要がある．

メディアの幅広い宣伝により，カールエクササイズ（crunches），クロスカールエクササイズ（diagonal crunches），そして腹直筋を効かせたシットアップ（起き上がり）エクササイズ（sit up）を多くの人が行っている．これらは，目立つ腹筋にするために，腹直筋強化を目的としたものである．Juker らの研究では，シットアップエクササイズにおいては，腹直筋の活動（68%）が外腹斜筋の活動（19%）や内腹斜筋の活動（14%）よりも大きいことが示唆されている[25]．腹直筋が優位になると，しばしば腹斜筋，とりわけ外腹斜筋の活動を抑制してしまう．すなわち腹直筋のパフォーマンスだけを改善しても，体幹の回旋を引き起こしたり防いだりする機能を改善できず，また腹直筋の短縮や硬化が胸椎後彎を生み出してしまうという欠点をもつ．

Juker らによって報告されている筋電図的研究によれば，シットアップエクササイズ中の，内・外腹斜筋の活動は類似しているが，この研究ではエクササイズ中の異なる相での内・外腹斜筋群の相対的な活動については検討していない．内・外腹斜筋群を解剖学的に観察すると，体幹巻きこみ相（trunk curl phase）では内腹斜筋がより強く活動することが考えられる．一方外腹斜筋も活動するが，実際の体幹屈曲には関与せず，むしろ起き上がり相（sit up phase）に骨盤後傾を維持するためにより強く働くと考えられる．

外腹斜筋

外腹斜筋の前部線維は第 5〜8 肋骨の外側面を起始とし，白線として筋膜に付着する．外側線維の起始は第 9〜12 肋骨の外側面である；その停止は鼠径靱帯であり，上前腸骨棘や恥骨結節，そして腸骨稜の前 1/2 にも付着する（図 3-26）．他の腹筋群と協調して，外腹斜筋（外側線維）の両側が作用するとき，腰椎を屈曲する．この筋は胸郭に始まり骨盤へと停止するので，同筋の最も効果的な作用は骨盤の後傾である．Kendall らによると，外腹斜筋収縮時の張力の方向によって骨盤後傾が起き，下半身の動きがコントロールされるので，この筋は下部腹筋と呼ばれる[27]．対側の内腹斜筋とともに，外腹斜筋は体幹を回旋する．また，外側線維は骨盤の側方傾斜も起こす．

日常生活活動における腹筋群の主な役割は，等尺性の支持を与えることと体幹回旋を制限することである（回旋運動は腰椎では制限されていることはすでに述べた）．しかし腹筋群は第 5 腰椎と第 1 仙椎間の回旋をコントロールできないため，腰痛を起こしやすい．また腹筋群は，下肢筋を使った活動中に起きる過剰な骨盤前傾や腰椎伸展を防ぐこともできない．逆に腹筋の過剰な活動や短縮，硬化は骨盤後傾や腰椎屈曲を生じてしまう．

外腹斜筋は対側内腹斜筋と一緒に働き，骨盤回旋や骨盤前傾をコントロールする役割があることから，外腹斜筋の適切なエクササイズとして考えられるのは，四肢を動かしながら骨盤の動きをコントロールするやり方であろう．もし股関節屈筋群に強い収縮が起こるエクササイズを処方する場合は，腰痛患者が股・膝関節伸展位の背臥位で寝ているとき無症状であることを確認してから行うべきである．それは股関節屈筋の作用による骨盤前傾，脊柱伸展，前方剪断力，圧迫が疼痛の原因となっているという妥当な仮説に基づいている；したがってこの股関節屈筋の引き寄せ作用は最小限にとどめられるべきである．腹筋群はこの引き

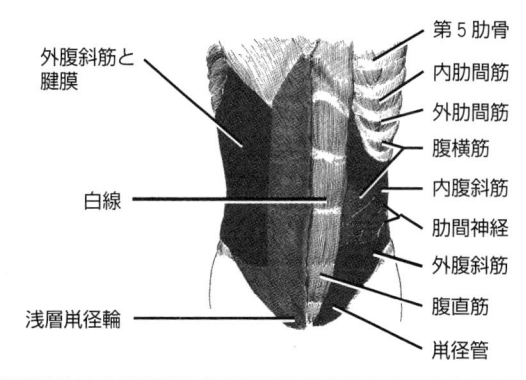

図 3-26

腹筋群の一部に外腹斜筋があり，その起始は胸郭，停止は骨盤と腹直筋の腱膜である．内腹斜筋は骨盤を起始とし，外腹斜筋と直角に走行，胸郭と腹直筋腱膜に付着する．腹直筋は骨盤から起こり，胸骨に付着する．これらの筋群の深層には腹横筋があり，その線維は体幹の周りを水平に走行している．
(Jenkins DB: *Hollinshead's functional anatomy of the limbs and back*, 6 ed, Philadelphia, 1991, WB Saunders から)

寄せ作用とは反対に働くものであるが，そのプログラムは漸増的であることが必要で，同時に，アライメントの変化を防いだり，症状を誘発するストレスをコントロールしながら強化される必要がある．Chapter 7で考察され提案されたエクササイズには，股関節屈筋群を過剰に使用することなく，かつ外腹斜筋の働きを改善するためにデザインされた漸増的なプログラムのアウトラインが記述されている．腰椎伸展時に疼痛を引き起こす患者のための重要なエクササイズを以下に2つ紹介する：

①患者は両膝屈曲位の背臥位で運動を開始する．まず，外腹斜筋を収縮した状態で，一側の股・膝関節を伸展方向に滑らせ，次いで反対側の股・膝関節を伸展する．
②壁に寄りかかって立ち，両股・膝関節を屈曲，腰椎を平坦にして，外腹斜筋を収縮し，腰背部を平らに保ちながら両股・膝関節を伸展する．

立位で外腹斜筋の等尺性収縮を繰り返すエクササイズは過小評価されてはいるが，実際は効果的で簡便である．トランクカールとシットアップエクササイズ(sit up exercise)は外腹斜筋の強化には効果的ではない．むしろこれらのエクササイズは腹直筋や内腹斜筋の作用を強調し，外腹斜筋は逆に抑制される．

外腹斜筋の外側線維のパフォーマンスを高める他のエクササイズは，側臥位での股関節外転である．股関節外転筋群の収縮は骨盤を下制させるが，外側に位置する外腹斜筋は骨盤が下制しないよう拮抗するからである．外側腹筋群の作用を適正にするためには，患者は対側の股関節の外転運動を利用して骨盤をコントロールするべきではない．外腹斜筋の起始部は前鋸筋や広背筋の起始部と嵌合をなすため，外腹斜筋の活動を引き出す別の方法もある．患者が上肢を動かす際，外腹斜筋も活動している．Jukerら[25]の研究によれば，プッシュアップエクササイズの際，前鋸筋や広背筋の活動を必要とするため，外腹斜筋の活動が大きくなり，それはカールアップエクササイズのとき以上である，とされている．したがって広背筋や前鋸筋に強い活動が起こるように何らかの負荷をかけたエクササイズもまた，外腹斜筋による等尺性コントロールを高める手段のひとつである．

臨床的観察によると，女性の外腹斜筋は男性よりもかなり弱いということが指摘されており，男女の身体のつくりの違いと矛盾していない．通常は，男性は広い肩をもち，相対的に下肢が小さいが，女性では上半身が小さく下半身が大きい．それゆえに，女性では男性以上に，外腹斜筋によって骨盤傾斜をコントロールする必要がある．

外腹斜筋弱化のひとつの徴候は，胸骨下角が広く，90°以上あることである．Zoellerらは，平均的には胸骨下角の角度は83°であると報告している[60]．外腹斜筋線維の走行は内側尾側方向であるため，同筋が収縮すると胸骨下角をより狭める．この角度が過剰に広い場合，外腹斜筋は正常な硬さを失い伸びている可能性が高い．反対に，胸骨下角が異常に狭いと，外腹斜筋は短縮していることが考えられる．筋短縮ではなく構造的多様性のため胸骨下角が狭い場合もあるため，患者にできるだけ肩を屈曲するように指示し，それから深呼吸をさせる．もし胸骨下角が増加しないならば，おそらく外腹斜筋は非常に短縮しているだろう．

内腹斜筋

内腹斜筋の下・前方線維は，鼠径靱帯や上前腸骨棘近隣の腸骨稜を起始とし，ほぼ真横に走行して恥骨稜や白線に付着する．内腹斜筋の上・前部線維は腸骨稜中間線の前1/3部分から始まり，内側・上方へ斜めに走行し，白線に停止する．内腹斜筋の外側線維は腸骨稜中間線の中央1/3部分と胸腰筋膜を起始とし，上・内方へ斜めに走行し，第9～12肋骨の下面と白線に付着する[27]．前方線維は腹部内臓をサポートしたり圧迫したりするが，脊柱の屈曲にも働く．対側の外腹斜筋が共同収縮すると，内腹斜筋前方線維は脊柱を回旋する．外側線維は脊柱を屈曲し，胸郭を下制する．同側の外腹斜筋が作用すると，内腹斜筋の外側線維は脊柱を側屈する．対側の外腹斜筋が作用すると，内腹斜筋外側線維は脊柱を回旋する[27]．

内腹斜筋は上部腹筋群と呼ばれる．その線維は，上半身の屈曲に最も効果的な方向に走行している．トランクカールエクササイズは，外腹斜筋よりも内腹斜筋の活動をより必要とする．フィットネスを指導する人がこのエクササイズを頻繁に推進するので，内腹斜筋や腹直筋の過剰に発達してアンバランスになっている人に遭遇することが非常に多い．胸骨下角が大きい人は，内腹斜筋の短縮の結果である場合もある．

トランクカール-シットアップエクササイズ

体幹屈曲を取り入れた腹筋エクササイズは，安全に行え，かつ筋パフォーマンスを高めるという目的のため，しばしば安易に選択される傾向がある．安全な体幹屈曲エクササイズは，股関節・膝関節屈曲位でのトランクカールで

あり，特にエクササイズクラスに参加している人や，理学療法士によって個別に評価や指示を受けられない人には有効であるかもしれない．これは，腹筋群を適切に収縮させることなく股関節屈筋群を不必要に収縮させてしまうエクササイズよりも，この方法によるエクササイズのほうが傷害を最小限にとどめるという信念のようなものを基盤としている．しかしながら，最適なエクササイズを推奨したり教えたりするためには，専門的な検査と指導が必要である．トランクカール-シットアップエクササイズを行う場合，必ず股関節屈筋の活動を必要とする起き上がり相のときに，体幹巻きこみ（trunk curl）を維持しておく必要がある．トランクカール-シットアップエクササイズは，トランクカールを遂行するための腹筋力を必要とするだけでなく，骨盤後傾を維持することも必要とする．同エクササイズ中では，体幹屈曲相後半（the latter phase of the trunk curl），すなわち股関節屈曲が開始する時期に腹筋群の最大収縮が必要とされる．したがってトランクカール-シットアップエクササイズを体幹巻きこみ相だけに制限すると，内腹斜筋のパフォーマンスはそれほど必要なくなる．

Kendall は股・膝関節屈曲位，および伸展位でのトランクカール-シットアップエクササイズの相違を詳細に分析した[27]．Juker ら[38] の研究では，膝屈曲位でのトランクカール-シットアップエクササイズは腸腰筋の活動を除去しない，という Kendall の主張を支持している．大・小腰筋の収縮は圧迫や前方剪断力を生み出すため，このエクササイズを正しく処方すること，そして正しく指導することが脊柱の傷害を防ぐ．トランクカールの指導においてよく見かける誤りは，患者の現在の筋力レベルに，エクササイズのレベルを合わせないことである．しかしながら実際は，エクササイズプログラムの開始時に，最もハードなレベルでエクササイズを行うよう患者に指導してしまっていることが多い．商業上の宣伝では，しばしば両手を頭の後においてエクササイズを行っている様子が見受けられる．しかしこの方法は重心を上方へ移動させるので，腕が体側や腹部にあるときよりも難しくなる．手を頭の後ろにおく方法は，場合によっては危険である．というのは，もし患者が頭部を強く引っ張ったり回旋したりすると，頸椎や頸椎動脈にダメージを与えることになるからである．

トランクカール-シットアップエクササイズを安全でかつ最適に行うためには，以下の要素を慎重に評価すべきである：

①どのくらい体幹を起こすことができるか？ 患者の脊柱の他動的柔軟性はどのくらいあるか？ 脊柱が硬い人もいれば，柔軟な人もいる．また，ちょうど中間の人もいる．有効な可動域を測定するには，患者を背臥位にさせ，股関節が屈曲し始めるポイントまでセラピストが他動的に体幹を屈曲し，その際の可動域を評価するとよい．

②股関節屈筋群，特に腸腰筋は短くないか？ 股関節屈筋群の長さが不十分で骨盤後傾がうまく行えないとき，腰椎を平坦にすることができない．そのため腰椎は前彎位となり，腰筋が収縮すると腰椎での前方剪断力を生み出す．

③患者がトランクカールをするとき，骨盤は後傾するか？ 股関節屈筋群が短い場合，骨盤を後傾することができない．また，腹筋よりも股関節屈筋群がより早く作用し始めてしまうと骨盤は後傾しない．

④肩関節を屈曲し，肘関節を伸展した状態で両腕を胸郭の前面におき，最も容易にトランクカールをできるようにした状態で，患者は脊柱の最大可動域まで屈曲することができるか？

⑤患者が，(a)胸の前で腕組みする，あるいは(b)両手を頭の後ろにおくことによって，④のエクササイズよりもさらに難しいレベルのエクササイズを行うとき，体幹を④と同じ角度まで屈曲することができるか？ 体幹を④のエクササイズ時のように屈曲できない場合は，患者は股関節を屈曲する起き上がり相を非常に早くから開始してしまう可能性がある．腹筋群がこのレベルのエクササイズをするだけの十分な強さをもっていないのである．

⑥患者の胸椎は後彎しているか？ トランクカール-シットアップエクササイズは，胸椎後彎を増強する可能性がある．

⑦患者は股関節屈曲相の初期で，体幹屈曲を維持できるか？ 患者が体幹屈曲を維持できない場合，よりハードなレベルでエクササイズを行うための十分強い腹筋を患者はもち合わせないため，腰椎前方剪断ストレスが強まる．

⑧もしトランクカール-シットアップエクササイズを，股・膝関節屈曲位でしかも足部の固定がない状態で行う場合，股関節屈曲相においても，患者は足部を床に接地し続けるために両股関節を伸展しなければならない．両股関節屈筋群が体幹を屈曲するために収縮しているとき，両足を接地しておくための唯一の方法は，

股関節伸筋群を収縮することである．Juker らの報告によれば[38]，起き上がり時に患者が足部で床面を押しながらエクササイズを行うと，腰筋の活動が高まる．股・膝関節屈曲位から能動的に股関節を屈曲するには，上述のような股関節伸筋群の能動的な活動に対抗するため，腰筋はより強く収縮しなければならないからである．

⑨男女では体節間での質量分布が異なるため，トランクカールを行うことにおいては，女性よりも男性のほうが力学的に不利である．

⑩トランクカール–シットアップエクササイズを股・膝関節屈曲位で両足部の固定を伴わないままに施行する場合，回転軸は腰椎にシフトする．これは腰椎の過剰な屈曲を起こすおそれがある．また股・膝関節が屈曲位の状態では，股・膝関節伸展位で行うよりも，起き上がりの最終域でより大きな股関節屈曲可動域をもち合わせている必要がある．この場合，股関節伸筋の活動量を増大しなければならないので，骨盤が垂直位に到達するまで股関節を屈曲させることは，ますます困難になる．これは女性よりも男性でより困難である．

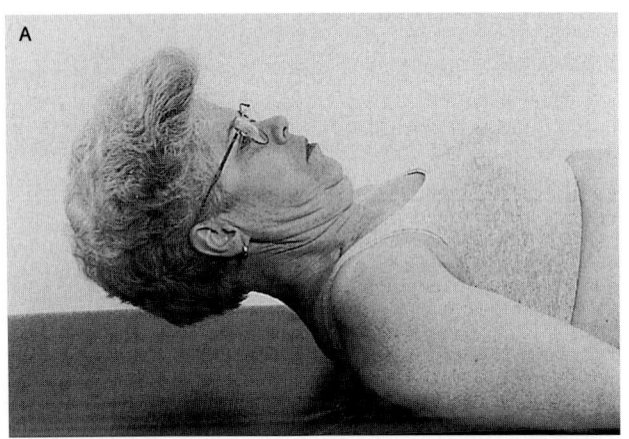

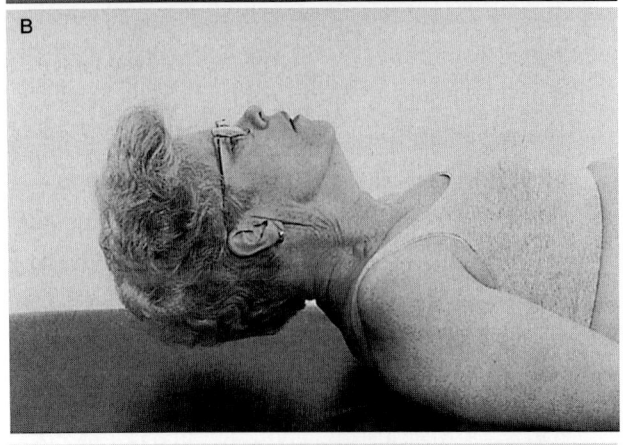

⑪両足部を固定している場合，患者が体幹屈曲相を完全に達成せずに股関節屈曲を始めてはいないか？ 股関節屈筋群の作用は両足部が固定されているときにより強くなるので，この筋群の遠位付着部が固定されていない状況と比較した場合に，体幹がより伸展したまま股関節を屈曲することが可能になる．

⑫両手を頭の後ろにおくべきではない．なぜなら患者が両手で頭部を不均衡に引っ張るため，頭部の過剰な屈曲や回旋を生じてしまうおそれがあるからである．両手は頭の上か，頭部外側面におき，頸部傷害のリスクを避けるべきである．

⑬あごは胸のほうではなく喉頭隆起の方向にもっていくべきである．この頸部屈曲は前彎を減じるために行われるのであり，あまりに過剰に頸椎を屈曲し下部頸椎に対して前方剪断力を生み出してしまうようなやり方は避けるべきである．また患者の顔が上を向いてしまうのは頸部伸展位を意味するため，避けるべきである（**図 3-27**）．このあごの引き方はテレビ番組のエクササイズプログラムや多くのエクササイズのビデオテープでも説明されている．しかしその動きが頸部や腕に痛みを引き起こすならば，このエクササイズは禁忌である．

クロスカールエクササイズは胸椎だけで回旋が起きるよう動きが制限された状態で行われるべきである．もしそのような注意をはらわずに行った場合，クロスカールは有害となる可能性がある．腰椎回旋は有益ではなくむしろ危険であり，特に体幹が固定もしくは一側へ回旋しているときに，骨盤と下肢を逆方向に回旋すると危険が増幅する．もし股関節だけを回旋し（臼蓋窩における大腿骨の回旋），骨盤を回旋しなければ，そのエクササイズは無難であろう．このような方法でクロスカールを行うことにより骨盤の安定性と股関節の柔軟性を高め，下部腰椎や骨盤を過剰に動かすことを避ける．

腹筋群の等尺性パフォーマンスを改善するためにとられる方法は，背臥位で腹筋群を収縮しながら両腕に抵抗をかけるやり方である．これは，カールや起き上がりよりも効果的で安全な方法である．トランクカールやシットアップ腹筋のエクササイズを最近実施していなかったり，まったく行ったことがなくても，多くの人は腹筋を強化できる．

図 3-27
A：トランクカールで，頸椎彎曲は後彎し，あごが首の根元に向かって動く．B：間違った方法で，頭部とあごはそのままの位置を保つか，あるいは頸椎は伸展している．これは患者がトランクカールのときに上方を見ているような感じである．

身体全体を動かすときや，四肢の抵抗運動を行っているあいだ，正しく腹筋を使っていれば，適切な腹筋力を得るのに必要な刺激を与えられる．

また，内・外腹斜筋が正常な強さでも，骨盤の回旋を制御するために協調させてこの筋群を使うことができない人もいる．このような課題の特異性にかかわる問題は，あらゆるエクササイズにあてはまることである．たとえば，一平面上（例：矢状面上）あるいは一場面設定（例：側臥位）で行うことのできるエクササイズが，他の条件下でも正確にできるかどうかは別問題である（例：対角線方向の運動や立位でのエクササイズなど）．

腹直筋

腹直筋は恥骨稜と恥骨結合を起始とする．その線維は垂直に走行し，第5～7肋骨と胸骨剣状突起に付着する[27]．この筋の作用は，脊柱を屈曲するか，骨盤を後傾する．この作用は近位端が固定されているか，遠位端が固定されているかによって異なる．腹直筋は，ほかの腹筋群の付着部である腱膜の鞘に包まれているので，その腹筋群が活動すると，腹直筋も活動する．Jukerらは，アイソメトリックサイドサポートエクササイズを除くすべての体幹屈曲を伴うエクササイズで，最大随意的活動に（比較的）近い腹直筋の筋活動が見られたと報告している[25]．上述したように，腹直筋の短縮や硬化は，胸椎後彎を生じてしまう．また腹斜筋群よりも腹直筋の活動が優位となると，回旋制御能力に欠陥を生じるかもしれない．

腹横筋

腹横筋の起始は，第6から第12肋骨の軟骨内側面，胸腰筋膜・腸骨稜内唇の前方3/4と，鼠径靱帯の外側1/3である．筋線維は横に走行し，白線と恥骨稜，そして恥骨櫛に付着する[27]．この筋の作用は，腹壁を平坦にすることと，腹部内臓を圧迫することである．また腹横筋は胸腰筋膜に付着しているので，その収縮は腰椎の安定化にも関与する[13,33]．腹横筋は，立位姿勢で上下肢を動かす際，姿勢保持のために最初に発火する腹筋である[9,20]．Hodgesらは，腹横筋の活動の遅延は，腰痛患者における腰部機能異常のひとつの要因を成す[21]，と述べている．この作用に遅延があると，上肢の運動中に腰椎を十分に安定させることができない．腹横筋を活性化するための効果的な方法は，臍を背中のほうに引き寄せるか，ウエストラインを引きしめる練習を指導することである．

要約

腰椎の安定化は，腰痛患者に対するリハビリテーションの重要な部分である[26]．研究者や臨床家によっては，一般的な体幹屈曲エクササイズによる筋力よりも，腹筋の動員パターンやタイミング，そして持久力など筋群の活動をコントロールする能力が腰椎の安定化にとってより重要であると考えている．

それぞれの腹筋は，安定化の必要に応じた比較的独自の役割をもち，全体としてバランスのとれた活動を必要としている．腹筋の検査で正常とされる筋力の60～70%の強さがあれば，ほとんどの日常生活活動は安全に行うことができる．このような患者の場合，プログラムの焦点は骨盤や体幹の運動のコントロールに置かれる．腹筋の筋力が60%以下の患者に対しては，漸増的に筋力を増強するエクササイズプログラムが処方される．セラピストには，腰椎に有害なストレスがかからないようなプログラムを考案することが要求される．腰椎には，頸部のように脊柱前面に付着する屈筋群はない．したがって腹筋が，腰椎の前方剪断力を最小化し，腰椎伸展力や伸展ストレスに拮抗できる唯一の筋群である．

腰部の運動機能障害症候群

運動機能障害症候群の名称は，疼痛を最も確実に生じる（再現する）アライメント・ストレス・運動方向に基づいて名づけられる．患者のすべてが一方向だけに陽性を示すということはないし，また検査のなかにはとても微妙な判断を要求されるものもある．運動がある方向で行われた際の疼痛の強さ，運動を修正した際の疼痛の軽減，および症状を増悪させたり軽減させたりするような運動方向の一貫性が，適切な診断カテゴリーを決定するための検査の際に比較検討すべき要素である（**表 3-1**）（**Chapter 3 付表**）．

検査結果が多様であるために，検査は段階的ではなく，組み合わせによって問題解決を目指す方法となる．したがってセラピストは，ひとつの検査を行って診断を下すのではなく，複数の検査を行い診断を確実にしていく方法をと

表 3-1：診断カテゴリー（頻繁に観察される順）
- 回旋-伸展
- 伸展
- 回旋
- 回旋-屈曲
- 屈曲

る．検査の目的は，どの症候群に属するかを明らかにするように診断することと，その関与因子を明確にすることである．たとえば，側屈検査は診断上，患者をある症候群に分類する目的で行われるが，腹筋力の検査は関与因子を鑑別するために行われる．なぜなら腹筋力の低下が，必ずしも特定の診断上の分類に結びつくわけではないからである．

Van Dillen[53]らの研究によると，検査した患者169人のうち50%以上が，回旋-伸展症候群に当てはまる；次に多いのは，伸展症候群である．この研究に参加した患者は，平均して7週間以上の期間腰痛を患っていた．そのうちのほとんどの人がそれ以前にも腰痛の既往があると報告されている．屈曲症候群に分類された患者はわずかであった．

腰椎回旋-伸展症候群；放散症状を伴ったものと伴わないもの

症状と痛み

脊柱の退行性変化は，椎間関節の滑膜炎，過剰運動性，加齢に伴う退行性変化，あるいは，日常の普通の活動に本来備わっている反復性外傷により生じる．椎間板の線維輪の退行性変化は，椎間関節の変化と同時に始まる．線維輪の裂傷はヘルニアを引き起こす．椎間関節の肥厚は，椎間板の狭小化と骨棘形成の結果生じる[22]（図3-28〜30）．これらの問題に対する治療は，運動系バランス（movement system balance；MSB）アプローチで用いられる治療計画に沿って，反復性外傷を生じる日常生活上の活動を探し，関与因子を取り除き，そして患者の運動パターンを変えることにある．以下に，特定の痛みの問題について列挙するが，これらが関節のある一部分のみの病的な機能異常について記述したものであることを理解しておくのは，たいせつである．関節の一部分で起きた病的変化は，その相互関係により同運動分節の他の部位での変化も伴うはずである．したがって，望ましくないストレスや運動を取り除くことは，運動分節の一部分だけを治療することよりも効果的である．一般に回旋-伸展症候群と一致する疼痛の問題や放射線学的診断は，以下に示されるものである：

①椎間関節症候群
②脊柱管狭窄症
③脊椎すべり症
④脊柱不安定症
⑤椎間板変性
⑥腰部変形性脊椎症
⑦椎間板ヘルニア

椎間関節症候群（facet syndrome） これは一般的にほとんどの脊柱退行変性の初期症状で[22]，神経終末に富む関節包への何らかの刺激の結果生じる脊柱関節の外傷性，退行性および炎症性の状態である（図3-31）．典型的な症状は，長いあいだ動いていないときに起こる鈍痛や，運動後の症状の軽減である．また場合によっては，運動後に疼痛が再発することもありうる．急激な動作で，一時的に鋭い痛みを伴うこともある．患者は放散痛を訴えることもあるが，神経根性のパターンとは一致しない[22]．

脊柱管狭窄症（spinal stenosis） 脊柱管狭窄症は，脊柱管または椎間孔の狭小化であり，不明瞭で独特な症状を招く（図3-28〜30参照）．この疾患は，椎間板変性，関節症，そして亜脱臼が混合することによって起きる[36]．

一般的には65歳以上の患者でよく見られるが，ある研究では40歳ごろに発症するとも報告されている[4,35]．典型的な脊柱管狭窄症の場合，立位または歩行時に症状が出現し，そのほとんどは座位になるとすぐに軽減する．脊柱管狭窄症の患者は，脊柱にかかる荷重を減らすように支持面に寄りかかったり，両上肢や上体に体重をかければ，症状は最小となり，たいていは立ったり歩いたりすることができる（例：食料品売り場のカート）．

脊椎すべり症（spondylolisthesis） 脊椎すべり症は，椎体のひとつが他の椎体よりも前にすべっている状態を指す．脊椎すべり症の患者は，ある肢位を保持しているときに腰痛が起こったり，肢位を変えるときに一時的な痛みが出現する．強い疼痛が生じる部位は通常背部である．

脊柱不安定症（spinal instability） 特徴的なのは，脊柱不安定症の患者は肢位を変化するときに疼痛を伴うことであるが，長い時間同じ肢位を保つことも疼痛のために困難である．このため患者は，症状から逃れるために頻繁に動く傾向にある．座位は立位よりも症状を発現させることが多い．

椎間板変性（degenerative disk disease） 椎間板がその衝撃吸収機能を維持するためには，髄核内が水分を保ち，線維輪と椎体の終板が正常でなければならない．しかし，髄核内の水分含有量が減少しゼリー様の性質が失われると，椎間板が線維軟骨化する．内部の液体はもはや圧力下にはなく，衝撃吸収材として機能しない．核が正常に保たれていても，機能不全のある椎間板に機械的ストレスが加われば，腰痛を生じる．椎間板変性が最もよく起こる部位は

腰仙関節である．椎間板の狭小化と椎間板面積の変化により周囲靱帯の緊張が低下するため，分節的不安定性を引き起こす．起床時にしばしば痛みが強くなり下肢に放散することもある．しかし，皮膚分節に沿って起こるわけではない．

腰部変形性脊椎症（osteoarthritis of the lumbar spine） 腰椎は，50歳以上の患者に退行変性が頻繁に認められる部位である．変形性関節症は，硝子軟骨の変性と薄化により特徴づけられる．椎間板の狭小（薄化）を伴う場合は，関節裂隙が狭くなり関節面が不整になる．腰部脊椎症の患者は，たいてい起床時や長時間同じ姿勢をとっていたとき，特に座位姿勢を長くとっていたときに，疼痛やこわばりを訴える．何らかの活動をすると症状は改善するが，過剰な活動は症状を悪化させる．患者は殿部や大腿前面への症状の広がりを訴えることがある[15]．

椎間板ヘルニア（herniated intervertebral disk） 線維輪の断裂はヘルニアを引き起こし，髄核の破片や髄核全体の脊柱管への脱出を引き起こす．最も多いのは，後方あるいは外側への脱出である．髄核は後縦靱帯を圧迫したり，靱帯を突き抜けて脱出し脊柱管に達することもある[15]（図3-32）．Saalらは，疼痛の原因は機械的圧力ではなく，髄核から産生されるホスホリパーゼA_2の神経根に対する化学的影響であると提唱している[47]．椎間板ヘルニアは，25〜50歳の人に発症することが多く，しかも女性よりも男性

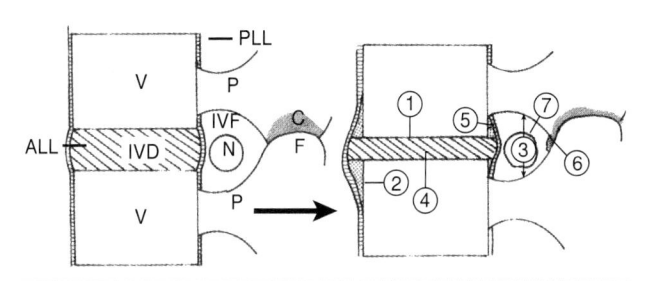

図3-28　椎間板の退行変性─脊椎症に至るまで
左：正常で機能的なユニット．右：退行変性の段階．V：椎体（vertebra），ALL：前縦靱帯（anterior longitudinal ligament），IVD：椎間板（intervertebral disk），PLL：後縦靱帯（posterior longitudinal ligament），IVF：椎間孔（intervertebral foramen），P：椎弓根（pedicle），N：神経根（nerve root），C：椎間関節軟骨（cartilage of the facet）．①椎間板の狭小化，②骨棘の形成，③椎間孔の狭小化，④終板の硬化，⑤後縦靱帯の椎体からの分離，⑥椎間関節軟骨の退行変性による椎間関節での狭窄症の形成，⑦椎間関節での狭窄症が神経根を圧迫している様子．
（Calliet R: *Low back pain syndrome*, 5 ed, Philladelphia, 1995, FA Davisから）

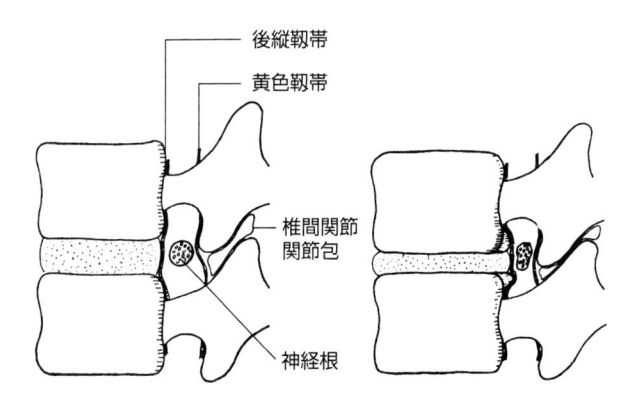

図3-29　椎間孔内での神経根のインピンジメント
左：正常な椎間孔とその中を通る神経根．右：椎間孔の狭小化の原因となる骨棘形成，後縦靱帯肥厚および椎間関節変化などの退行変性．
（Calliet R: *Low back pain syndrome*, 5 ed, Philladelphia, 1995, FA Davisから）

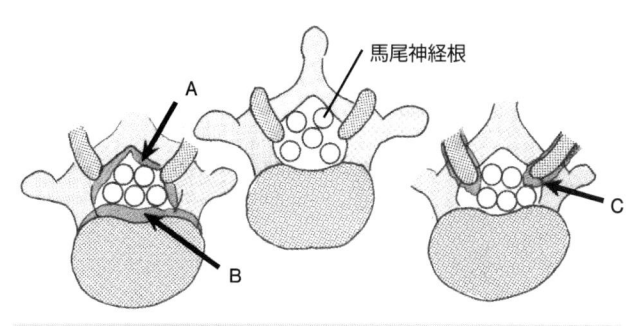

図3-30　脊柱管狭窄症
中央の図は，正常な脊柱管内の馬尾神経を示している．左の図は，椎弓（**A**）や椎体後面部（**B**）の肥厚が神経根を侵害していることを表している．右図は椎間関節の肥厚による神経根の侵害を示している．
（Calliet R: *Low back pain syndrome*, 5 ed, Philladelphia, 1995, FA Davisから）

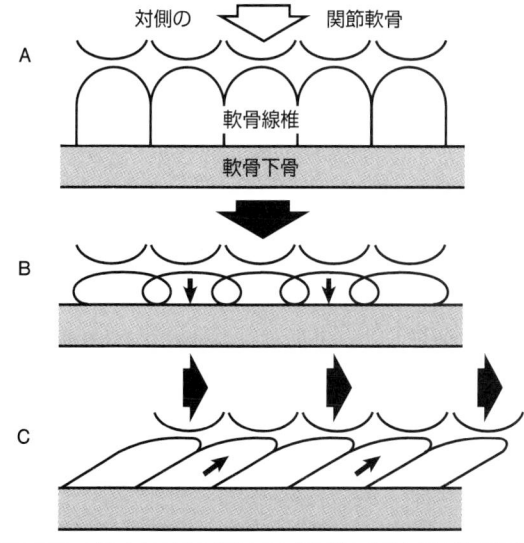

図3-31　軟骨への剪断力による変形
A：関節（椎間関節）の運動時に向かい合う関節面の軟骨は，コラーゲン線維の彎曲変形を引き起こす．**B**：この剪断力は重力と筋作用の圧迫力により増強される．**C**：剪断力の影響はコラーゲン線維の変性を生じることになる．
（Calliet R: *Low back pain syndrome*, 5 ed, Philladelphia, 1995, FA Davisから）

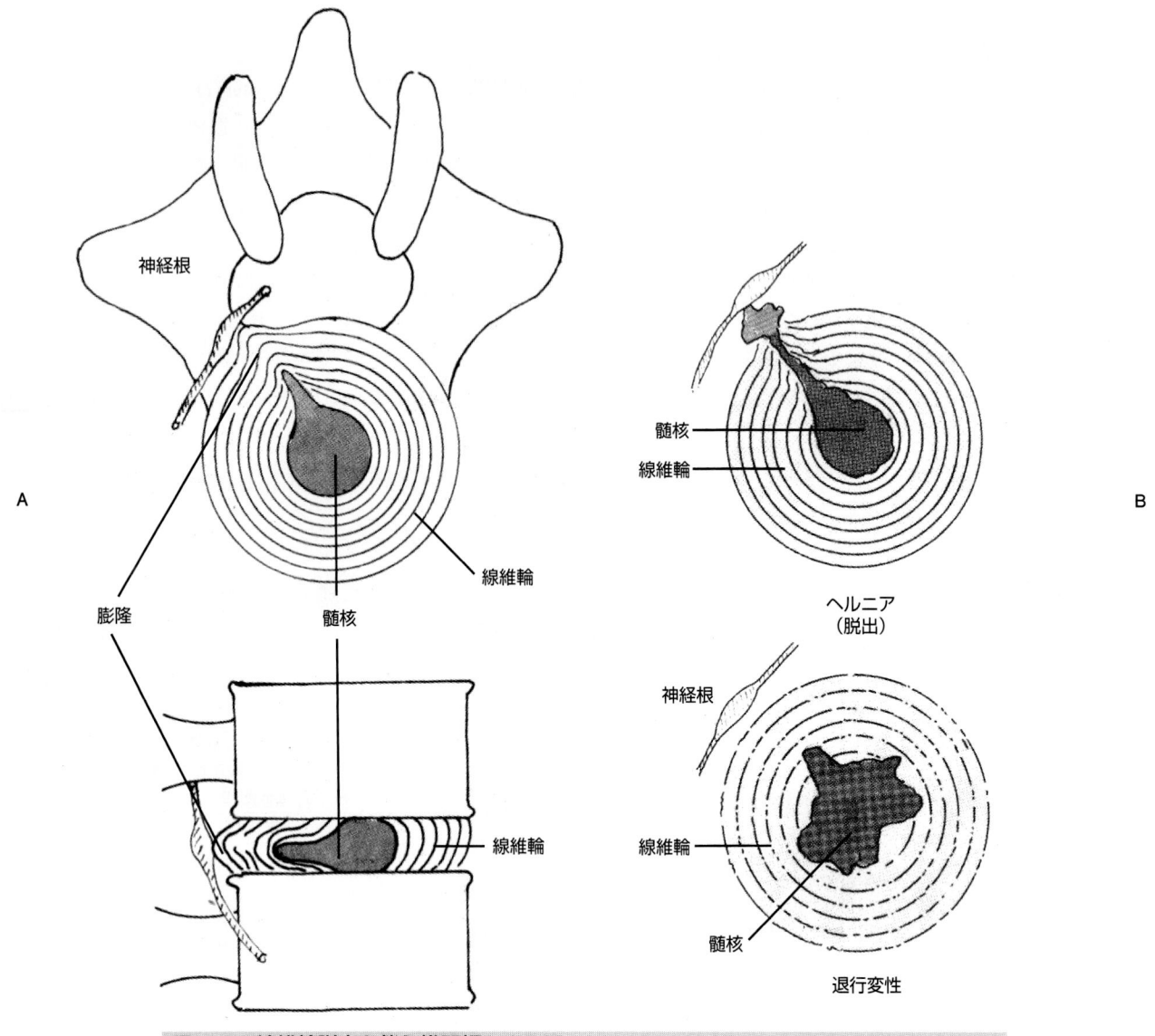

図 3-32　線維輪脱出を伴う椎間板ヘルニア
A：線維輪の亀裂による髄核のヘルニアで，線維輪外周が盛り上がってくるため神経根を圧迫する．B：髄核の流出．髄核が線維輪を突き抜けて椎間板外へ流出するもので，髄核ヘルニア(herniated nucleus または extruded nucleus)の状態である(右上)．一方，正常な線維輪内での髄核の流出は，髄核と内側線維輪を変性させる(右下)．
(Calliet R: *Low back pain syndrome,* 5 ed, Philladelphia,1995, FA Davis から)

に多い．椎間板ヘルニアの約90%は，L4-L5椎間板(L5神経根を圧迫することが多い)か，L5-S1椎間板(S1神経根を圧迫することが多い)に起こる．おそらくこれらの分節で生じる運動が最も大きいからであろう．最大回旋は第5腰椎～第1仙椎で起こるため[56]，このレベルはほかの腰椎の分節よりも過剰な回旋にさらされやすい．

　放散痛が皮膚分節のパターンに沿って現れる場合，神経学に基づいた検査が必要となる．筋骨格系疼痛の非機械的原因に対するスクリーニング検査は，すべての患者に対して最初に実施すべきことである．非機械的要素が原因の腰痛やそのスクリーニング検査についての議論はこの本の目的を超えているため割愛するが，推薦する図書に，GoodmanとSnyderの"Differential Diagnosis in Physical Therapy"[18]や，GoodmanとBoissonnaultらの"Pathology, Implications for the Physical Therapist"[17]がある．

　以下，腰椎回旋−伸展症候群の検査を列記していくが，黒丸1つ(●)が関与因子を調べる検査を表し，黒丸2つ(●●)は，症候群に分類するための検査を表す．

運動機能障害

患者の症状の誘因が伸展と回旋の動きであるため，伸展・回旋運動を生じるできるだけ多くの肢位，ストレス，運動を評価する必要がある．検査する動きが疼痛を引き起こしたり症状を悪化させたりする場合は，動作を修正しながら動きの影響や検査結果の妥当性を確認する．

立位 以下の検査を立位で患者に施行する：①壁に寄りかかった立位，②前屈，③前屈位からの伸展，④側屈，⑤回旋，そして⑥片脚立位．

●●**壁に寄りかかった立位** 立位で生じる疼痛が，背中を平坦にすることで緩和されるか？ 特に腰を壁に預けた状態で疼痛が緩和するか？

●**前屈** 前屈が症状を軽減するか？ 椎体の並進運動や神経の伸張が前屈に伴って起こる可能性がある．前屈は疼痛を再現しやすい検査ではあるが，（回旋-伸展症候群に）特異的な検査であるとはいえない．

●●**前屈からの復位** 伸展-回旋症候群の患者は，前屈からの戻る動作の際，早い段階から腰椎を伸展してしまう．つまり，股関節伸展の動きから始まり，次いで体幹を徐々に伸展するようなスムーズな動きができない（図2-12, p 18参照）．前屈からの復位動作を，股関節伸展から始めて徐々に背中を伸展するような運動パターンに変えると，疼痛は軽減する．

●●**側屈** 回旋は側屈と同時に起こるので，側屈による症状の悪化は，回旋の問題を含む症候群とみなされる．側屈テストの際は疼痛の再現性だけでなく，脊柱の形状，関節可動域も併せて評価する．もし側屈検査の際，脊柱がスムーズな彎曲を描かず，ある一点でだけ側屈する場合，その部位で側屈側へ椎体が回旋していることを示唆する（**図3-33**）．このとき，同方向への回旋可動域は制限されるはずである．診断を確定するためには，セラピストは，腸骨稜のすぐ上の側屈側の体幹を固定するように操作を加え，その部位の運動を防ぐ．この状態で患者は側屈を繰り返し，症状が緩和すれば回旋に対する検査が陽性である．側屈に伴い脊柱が回旋すれば脊柱彎曲の形状は変わらないが，側屈可動域は減少する．側屈方向とは反対側の筋に硬化がありスムーズな彎曲ではなく角を生じるならば，運動中に上述のような体側部への固定を与えると，脊柱の彎曲はスムーズになる．

●**回旋** 患者の骨盤を固定した状態で，左右方向へ体幹を回旋させる．回旋運動のほとんどは胸椎で起こるが，一方向への回旋が他方に比べてより大きい場合，腰椎での回

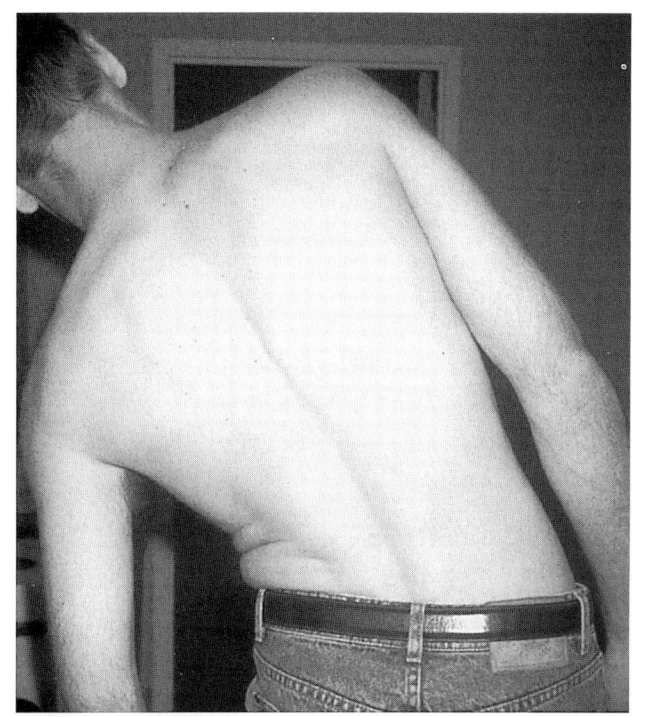

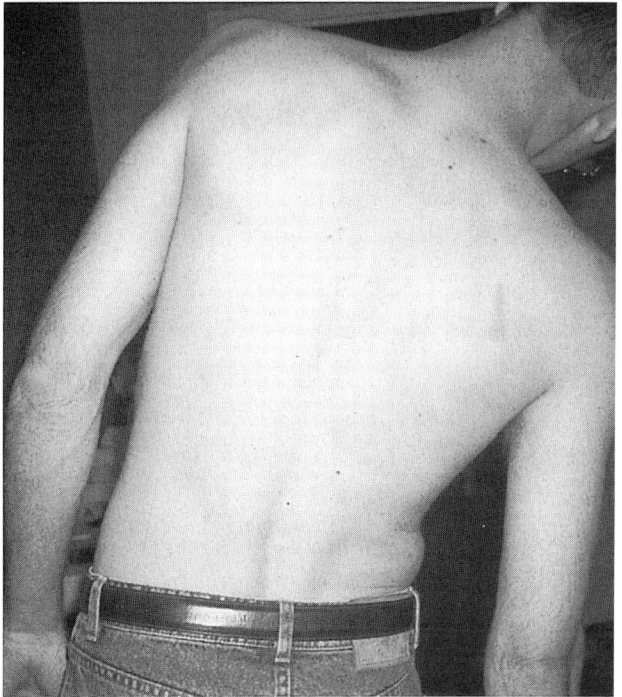

図3-33 非対称的で機能障害のある側屈運動
被検者は左へ側屈することができるが，腰椎仙骨レベルでだけ運動が行われ，他の部位は真っ直ぐのままである（上）．右への側屈は制限があり，腰椎はほとんど動いていない（下）．右への側屈制限は，患者の腰椎がすでにわずかに右へ回旋していることと関係がある．本来右側屈のときは，脊柱が左へ回旋する必要があるが，この患者の場合それができないからである．一方，腰椎はすでに右へ回旋しているので，左への側屈は容易である．

旋が起こっているという臨床的な推測が支持される（図3-34）．この場合，回旋が腰椎で起こっているかどうかを確かめなければならない．

●**片脚立位**　患者に一側股関節を90°屈曲位に保持させたまま片脚立位をとらせる．この検査で，腰椎・骨盤の回旋（図3-35），あるいは股関節内転（骨盤の下制）がある場合は陽性である．

背臥位　以下の検査を背臥位で施行する：①股関節屈筋群の筋の長さ，②自動的股・膝関節屈曲，③股関節屈曲位からの外転/外旋，④膝関節伸展位での他動的股関節屈曲，⑤180°までの肩関節屈曲．

●**股関節屈筋群の筋の長さ**　股関節を他動的に伸展したときに，代償的に骨盤が前傾したり回旋する場合，この検査は陽性とみなされる．大腿筋膜張筋や大腿直筋の筋長検査でこれらの筋群に短縮が認められても，骨盤運動が認められない場合は，伸展症候群を強く支持することにはならない．なぜなら腰椎骨盤の代償運動は伸展症候群に必須だからである．膝を胸部まで抱え込み，腹筋群の収縮によって骨盤を固定した場合に，反対側の股関節が屈曲したままで，骨盤の前傾が生じない場合は股関節屈筋の短縮が存在するといえる．しかし股関節屈筋の短縮を確認しても上記のような代償運動がなければ，この所見は，腰椎回旋-伸展症候群の特定方向への運動の起こりやすさ（DSM）を支持するものではない．

●●**自動的股・膝関節屈曲**　下肢の運動中症状が増悪したり，1.25 cm以上の大きな骨盤の回旋が生じる場合，腰椎回旋-伸展症候群が支持される．骨盤は下肢を動かしているほうへ回旋する．この検査の陽性を再確認する場合，骨盤を固定して症状への影響を評価する．

●●**股関節屈曲位からの外転/外旋**　この運動中の初期の50%のあいだに骨盤が運動中の下肢のほうへ回旋する．この運動中に症状が悪化する場合もある．検査中に骨盤を固定したり，下肢を支えたりすると症状は軽減する．この症状の緩和は，脊柱の回旋を抑制したためか，あるいは腸腰筋が伸張する際に脊柱にかかるストレスを下肢を支えることで除去したため，あるいはその両者によるものと考えられる．

●**膝関節伸展位での他動的股関節屈曲**（SLR）　神経伸張の陽性徴候は，股関節屈曲60°に到達する前に下肢に走る神経根痛である．患者が症状を訴えるとき，その検査肢位でセラピストが患者の下肢を保持し，患者に下肢を完全にリラックスするように指示する．これによりしばしば症状が消失するが，これは放散痛の原因が，股関節屈筋群の収縮による脊柱へのストレスであるということを示唆しており，神経が引っ張られているということではない．

●**180°までの肩関節屈曲**　この運動は腰椎伸展を誘導するため，腰痛症状を悪化させる．

側臥位　以下の検査を側臥位で施行する：①股関節外旋，②骨盤の外側傾斜を伴った股関節外転，③股関節内転．

●**股関節外旋**　この検査では，股関節を外旋するときに，運動が股関節に限局せずに骨盤が回旋してしまった場合を陽性とする．

●**股関節外転に伴う骨盤の外側傾斜**　運動中に患者が疼痛を訴えるとき，この検査は陽性である．考えられる要因は，腸腰筋または腰方形筋のどちらかの収縮による脊柱の側屈ストレスである．これらの筋は腰椎横突起に付着し，脊柱を側屈させるからである．

●**股関節内転**　この検査は，股関節内転が単独で起きず，骨盤の側方傾斜を伴う場合陽性である．骨盤の側方傾斜は，脊柱の側屈と関連がある（図3-36, p 80）．

腹臥位　以下の検査を，腹臥位で施行する：①膝関節屈曲，②股関節回旋，③股関節伸展．

●●**膝関節屈曲**　この検査中に，腰椎伸展や骨盤回旋に伴って骨盤が前傾し，さらに症状の増悪を認める場合，腰椎回旋-伸展症候群陽性である．この検査における陽性を確証するためには，骨盤を固定したときの膝関節屈曲の影響を評価する．もし症状が軽減すれば，腰椎回旋-伸展症候群陽性の証明となる．

●●**股関節回旋**　股関節回旋とともに骨盤回旋が起こる場合，その回旋は脊柱で生じていると考えられる．もし症状が悪化する場合は，脊柱回旋が原因と考えられる．確定診断には，腰椎骨盤の動きを妨げるように骨盤を固定した状態で，股関節回旋の影響を評価する．症状が軽減する場合，疼痛の原因は代償的な骨盤回旋によって引き起こされる脊柱の回旋であることが裏づけられる．この"代償的な"という表現は，腰椎骨盤回旋が股関節回旋の不足を代償する方法であるからである．

骨盤の代償性回旋は，股関節内旋あるいは外旋に伴い片側あるいは両側にて起こりうる．一般的には，骨盤回旋は股関節外旋とともに生じる．患者のなかには，骨盤回旋が常に一方向で起こる場合もある．すなわち，一側の股関節外旋が骨盤の回旋を引き起こし，対側の股関節内旋が同方向の骨盤の動きを引き起こす場合もある．

腰部の運動機能障害症候群　79

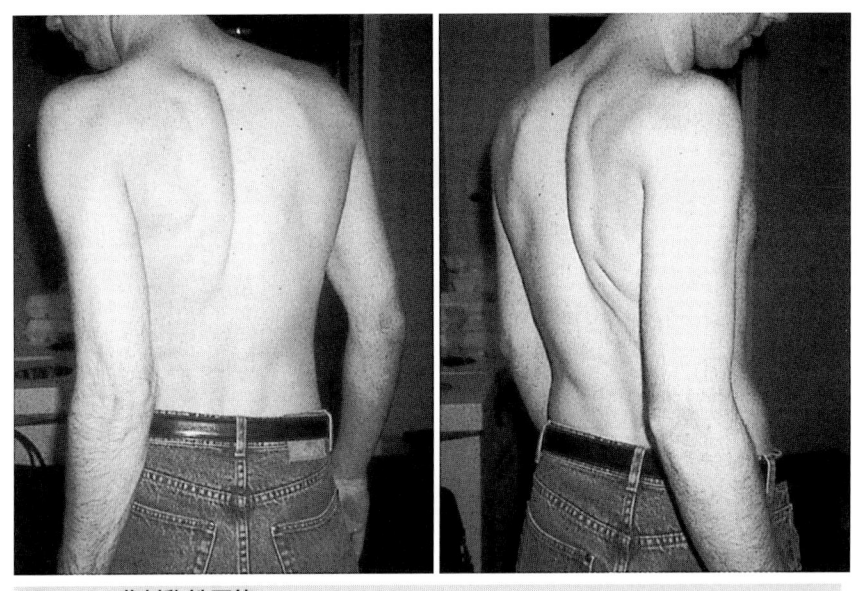

図 3-34　非対称性回旋
患者は左回旋制限あり（**左図**），右回旋は過剰である（**右図**）．この回旋非対称性は，側屈における非対称性と関連がある．静的にも，この患者の脊柱はやや右に回旋していることが示唆される．

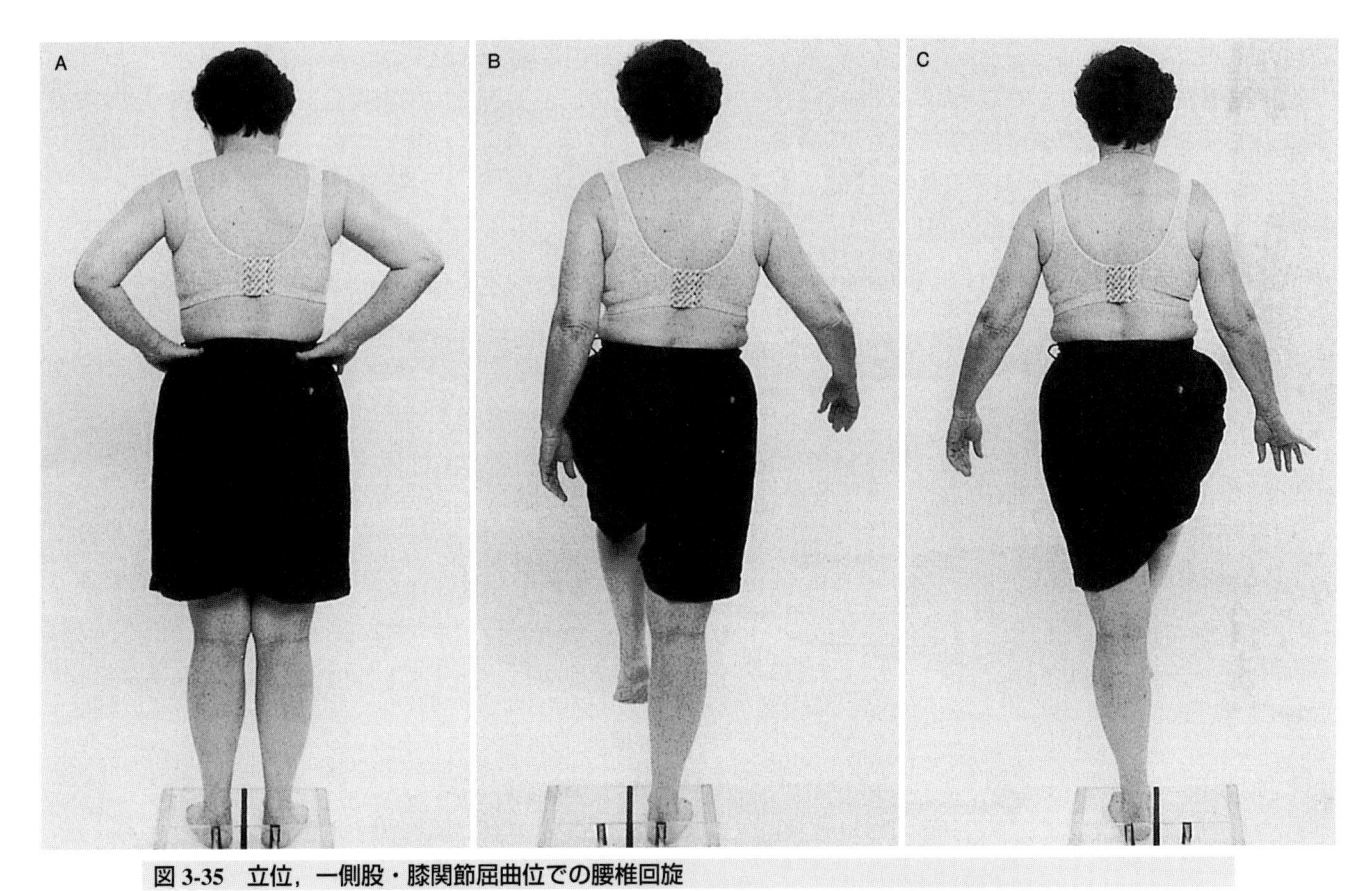

図 3-35　立位，一側股・膝関節屈曲位での腰椎回旋
A：両脚で立っているときの腰椎は真っ直ぐである．**B**：左股・膝関節を屈曲した右片脚立位では，腰椎アライメントに変化なし．**C**：右股・膝関節を屈曲した左片脚立位では，腰椎の回旋が見られる．

●●**股関節伸展** 股関節の伸展は10°に制限されるため，患者には大腿部をあまり大きく動かしすぎないようあらかじめ伝えておく．この運動中，脊柱の過剰伸展や過剰回旋がよくみられる．過剰か否かは，股関節伸展中の脊柱の動きを，左右で比較することによって判断する．運動が症状を引き起こす場合，腰椎回旋-伸展症候群の検査が陽性であると考えられる．診断の確認方法は，腹部下に枕を入れた状態で腹筋を収縮させ，さらに運動側と対側の大腿部を治療台に押しつけない（つまり，股関節屈曲を避ける）状態で，股関節伸展の影響を評価する．この運動中に生じる症状を除去するのは難しい．

単に腹臥位をとるだけで症状が出たり，伸展運動が，症状を起こすことが明らかである場合，この検査は，施行しない．また，もし患者が強い症状を訴える場合も（>6/10），この検査は省略すべきである．

四つ這い位 以下の検査が四つ這い位で施行される：①姿勢の影響，②後方への揺さぶり，③前方への揺さぶり，④肩関節屈曲．

●**姿勢の影響** 四つ這い位での疼痛は通常最小限にとどまるので，患者の症状を軽減するためによく使われる．四つ這い位の利点は脊柱に対する圧迫を最小化にすること

と，立位のような重力にさらされる2点支持よりも，良好なアライメントを保ちやすいことにある．

●●**後方への揺さぶり** この姿勢ではわずかに脊柱が屈曲するので，たいてい症状は軽減する．もし脊柱がすでに回旋位にある場合，後方に体重移動（揺さぶり）するとその回旋は増大する．患者が後方への揺さぶりをしているあいだ，回旋に対してセラピストが軽く逆の圧を与えることで症状が軽減する．

患者のなかには，左右の股関節の硬さや屈曲可動域が異なるために，骨盤側方傾斜や回旋を引き起こすことがある．この場合，もちろん脊柱にも影響する（図3-37, 38）．したがって後方への揺さぶり検査に先立って，股関節の柔軟性の影響を評価しておく必要がある．検査中もし一側股関節が屈曲しにくい場合（すなわち検査側の一側骨盤が対側よりも高位），その股関節を外転あるいは外旋，または外転外旋させる．結果として患者は腰椎骨盤部を対称的に動かし後方への揺さぶりを行うことができるはずである．もし伸展症候群が強く示唆される患者が，後方への揺さぶりによって症状を誘発した場合，股関節屈筋群の収縮によるものかもしれない．この場合，検査中に股関節屈筋群を使わないように両手で押しながら後方への揺さぶりをする

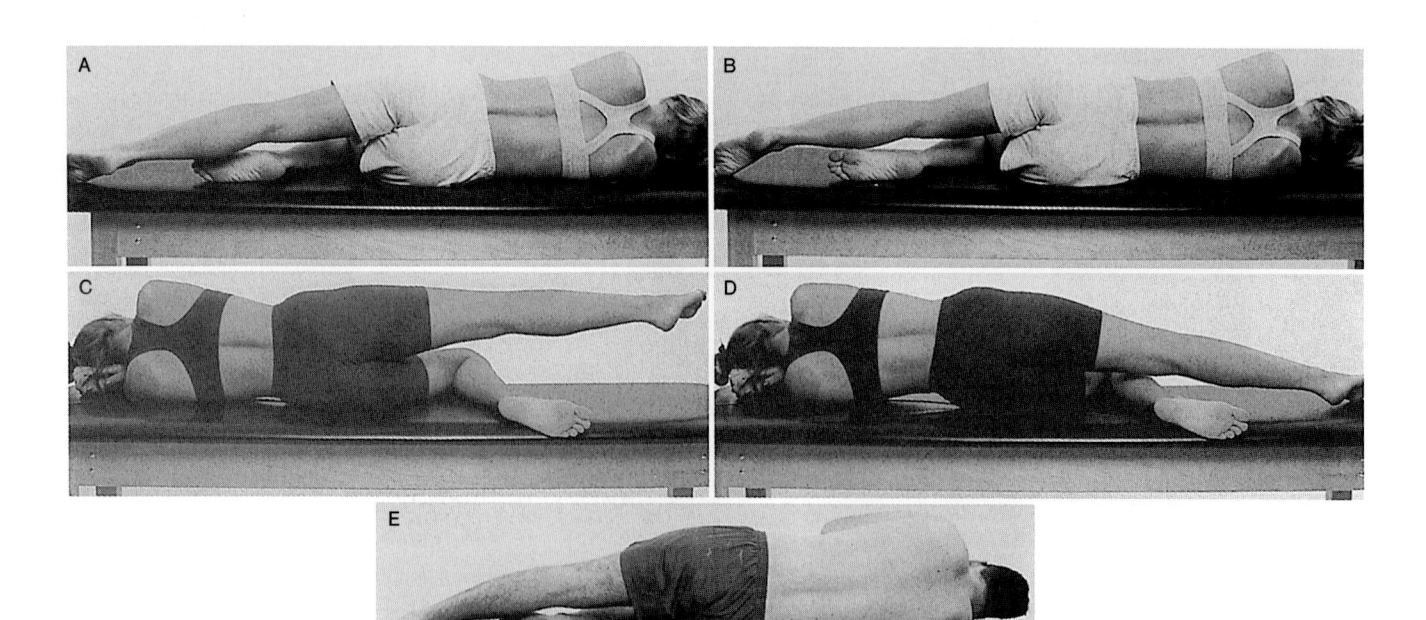

図3-36 側臥位での脊柱アライメントの多様性
A：股関節内転が骨盤側方傾斜や腰椎側屈を伴っている．B：下肢をわずかに外転させると，骨盤傾斜と腰椎側屈は修正される．C：Ober test変法が陽性の患者．股関節が外転しているとき，脊柱と骨盤は中間位にある．D：Cと同じ患者．股関節を内転させると，骨盤は側方に傾斜する．この被検者では腰椎と胸椎両方が側屈する．E：体幹が長くて広く，骨盤が体幹と比べて小さい人の脊柱は，側臥位でも真っ直ぐになる．

ように指示するとよい．これにより症状が緩和されたり除去される可能性がある．

●●**前方への揺さぶり**　この動きはしばしば症状を悪化させる．症状が重度で，他の伸展検査すべてが陽性である場合は，この検査を省略する．前方への揺さぶりをエクササイズとして使ってはいけない．

●●**肩関節屈曲**　肩関節屈曲時に骨盤の一側が対側よりも少なくとも1.25 cm以上高くなるような脊柱の回旋は，回旋検査で陽性とされる．もし症状が増悪する場合，患者に腹筋群を収縮させるように指示し，さらにセラピストは脊柱回旋を減じるように体幹を徒手的に固定するとよい；この手続きによる症状の増減に注意する．

座位　以下の検査を座位で施行する：①姿勢の影響，②膝関節伸展．

●●**姿勢の影響**　"アライメント"の項の議論を参照せよ．

●●**膝関節伸展**　患者は背もたれに寄りかからずに座位をとる．セラピストは膝関節伸展を行う側の腰椎部に手を置き，患者に膝関節を伸展するように指示する．もし骨盤や脊柱が膝関節伸展に伴い回旋するならば，回旋は陽性である．その患者に神経伸張徴候がない限り，症状の悪化が起こることはまれである．もし症状が増悪する場合，セラピストは患者の脊柱を固定し，脊柱・骨盤回旋が始まる場所で動きを止めるよう指示する．そのうえで，患者に膝関節伸展を繰り返すように指示する．

歩行

●**歩行**　歩行中足尖離地までの立脚相において，骨盤が過剰に回旋したり，腰椎の伸展が著明になることはしばしばある．正常な骨盤回旋は，正中軸回りで8°回旋する．腹筋群を収縮するように患者に指導し，患者が自分の左右の腸骨稜に手を置いて，過剰な動きが出現しないように歩くと，症状は緩和するだろう．

アライメント：構造的多様性と後天的機能障害

立位　アライメントは，腰痛と相関関係にあるわけではないし，また期待すべきでもない．加齢とともに脊柱アライメントは構造的に変化するが，それが臨床的に必ずしも明白であるわけではない．狭窄症の患者はたいてい腰椎が平坦であり，伸展が症状を引き起こす．反対に，腰部に過度な前彎が認められる患者でも，腰椎伸展によって疼痛を訴えることがある．したがってアライメントは有益な指標になりうるが，必ずしも疼痛と関連しているわけではな

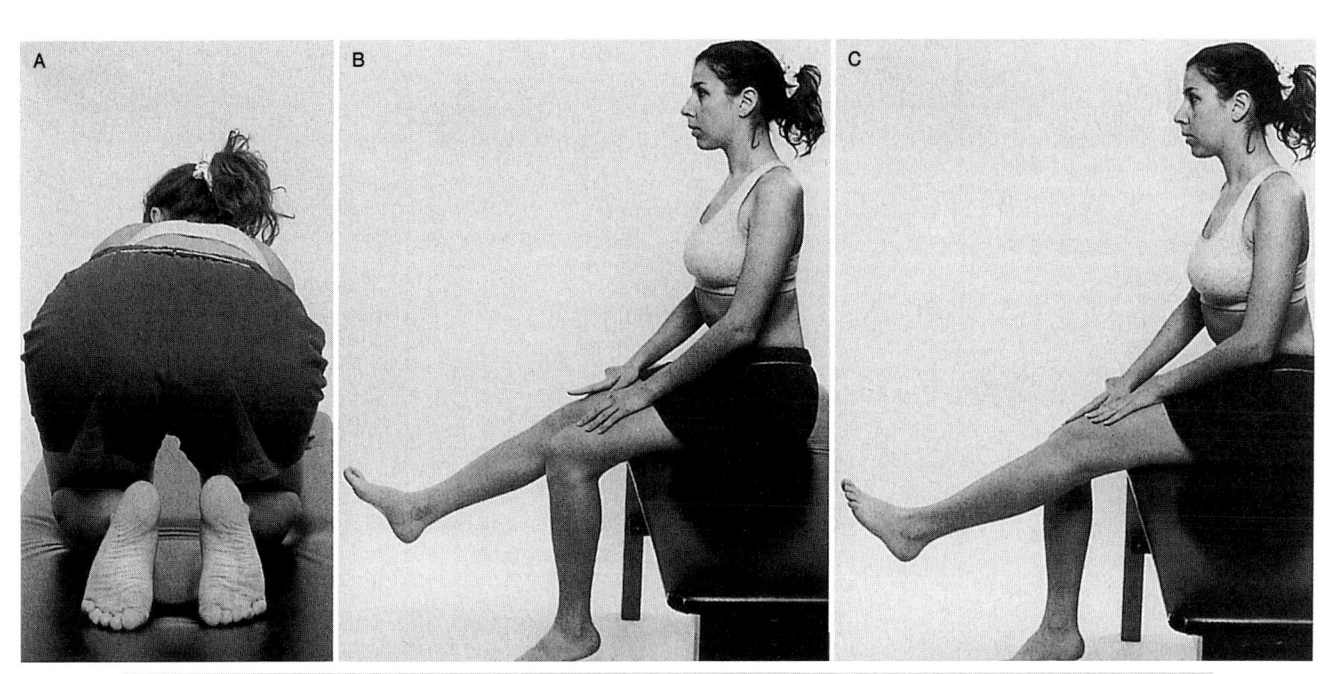

図3-37　四つ這い位と座位膝伸展中の腰椎回旋
A：後方への揺さぶり時，右股関節は左股関節よりも屈曲している；結果的に，患者は右へ動く．股関節の非対称性が腰椎骨盤回旋を生じ，左右骨盤の高さに非対称性を認める．腰椎骨盤回旋の傾向は，膝伸展運動でさらに強調される．B：右膝関節伸展時，回旋は起こらない．C：左膝関節伸展時，腰椎骨盤部で反時計回りに回旋しており，左股関節伸筋群が左回旋にかかわる腰椎骨盤の関節よりも硬いということを示している．四つ這い位での後方への揺さぶりと膝関節伸展運動での回旋パターンは同じである．

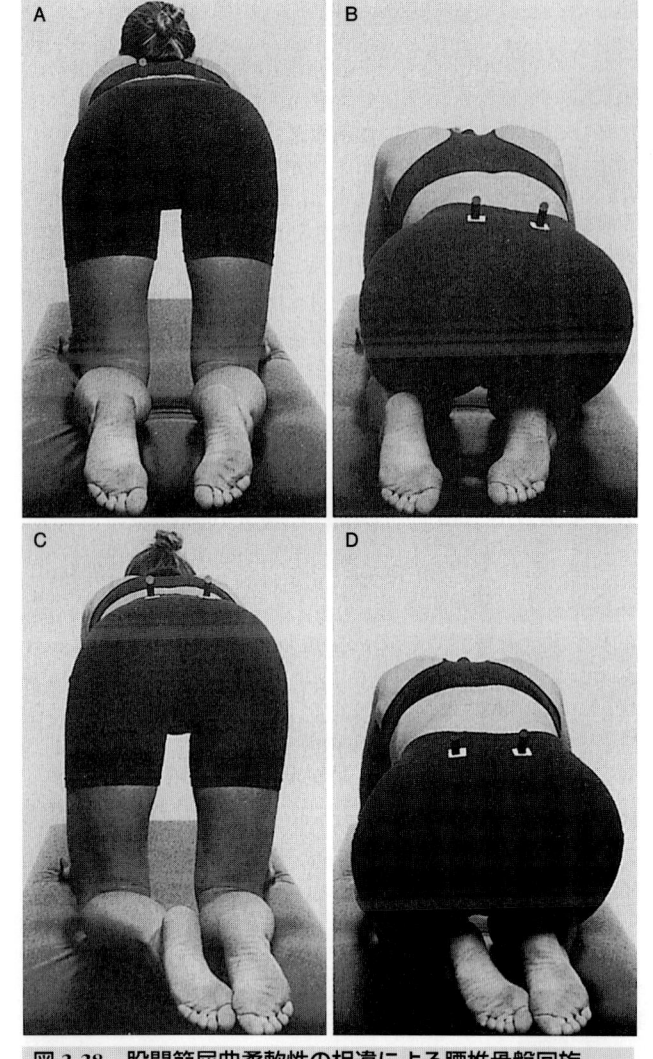

図 3-38　股関節屈曲柔軟性の相違による腰椎骨盤回旋
A：四つ這い位では骨盤は水平．B：後方への揺さぶりをすると，右股関節は左股関節よりも屈曲するため腰椎骨盤は回旋し，左骨盤は右よりも高位となる．C：左股関節は外旋位．D：左股関節外旋位のまま後方への揺さぶりをすると，両股関節の高さは水平となり，腰椎骨盤回旋が防止される．左股関節外旋-伸展筋群は脊柱よりも硬い．結果として，左股関節筋群への張りを減少させない限り，股関節屈曲の代わりに腰椎が回旋する．

い．この多様性も，単一の検査だけ使うよりも複数の検査から診断をしたほうがよいという根拠のひとつである．他の検査結果とともに用いることにより，アライメントの評価は有益な手がかりを示してくれるが，それが陰性所見の場合もある．アライメントのなかでは以下の徴候が回旋-伸展症候群の関与因子となりうる：①腰椎前彎，②胸椎後彎，③傍脊柱部の非対称性，④股関節の屈曲，後捻，あるいは前捻．

●**腰椎前彎**　患者が立位で疼痛を訴え，かつ腰椎前彎が異常に増大している場合，伸展は疼痛の原因であり，陽性所見である．この診断を確かめる方法は，患者の背中を壁につけて立つように指示し，腰椎を平坦にさせる．壁から少なくとも 15～30 cm くらい足を離し，患者の股・膝関節を屈曲させる．セラピストは患者の背筋群がリラックスしているか，背中を反りかえらせようとしていないかを確認する必要がある．症状の緩和は伸展症候陽性の裏づけとなる．

●**胸椎後彎**　後彎は腰椎前彎と関連がある．胸椎後彎の強い患者が壁に背中をつけて立つと，両肩と上部胸椎が壁から離れ前方に位置する．患者の腰椎を壁に対して平坦に保持させ，その姿勢が症状を軽減させるかどうかを評価する．

●●**傍脊柱部の非対称性**　一側腰部が対側より 1.25 cm 以上膨隆している場合，回旋の陽性所見とみなされる．アライメントの非対称性が，前述した運動検査を施行中に見いだされれば，陽性が確証される．

●**股関節**　Chapter 4 の前捻と後捻の解説を参照せよ．

背臥位　両股・膝関節伸展位で疼痛がある場合，腰椎回旋-伸展症候群の陽性所見と考えられる．しかし放散痛のある症例では，背臥位での腸腰筋伸張が腰椎に対する圧迫や前方剪断力を生じさせている可能性がある．したがってこの検査は疼痛を再現しやすいが，回旋-伸展症候群に特異な検査ではない．患者の両股・膝関節を屈曲位に保持させ，伸展ストレスを減じようとしても伸展の影響を評価するために適切ではない．なぜなら股関節屈筋群の収縮だけでも，症状を惹起するに十分であるからである．したがって患者は股関節を屈曲位で他動的に保持し，下肢筋群を完全にリラックスする必要がある．もしこの操作で症状が軽減するならば，症状の原因が伸展であることが明らかになる．

側臥位　この姿勢の場合，腰椎は側屈位となりやすく，特に骨盤の広い女性では著明となる．この肢位で症状が出現する場合，脊柱を横から支えるためウエストに 2～3 折りしたタオルを敷くと症状が軽減する．その場合，この姿勢での症状は，回旋の陽性所見である．

腹臥位　この姿勢で症状が増大する場合，伸展が陽性であるとみなされる．これを確認する方法は，腹部下に枕を置き症状の増減を評価する．もし症状が軽減するようであれば，伸展の陽性所見である．

座位　この姿勢で腰椎前彎を強調したときに症状が増悪する場合，伸展の陽性所見である．これを確認するには，患者の腰椎を平坦にして支持する．著明な胸椎後彎のある患者の場合，座位においても腰椎伸展位を呈することが多い

ため，症状が出現することがある．また患者の背が低い場合（160 cm 以下），足底が床に届かないことがあり，その場合は骨盤が前傾する．このような患者は，座位時に自分の股関節屈筋群や背筋群を収縮していることに気づいていないかもしれない．よって，伸展ストレスが症状に与える影響を評価するためには，患者が完全にリラックスしていること，そして腰部が平らなアライメントを保持していることを随時確認する必要がある．

相対的柔軟性と筋の硬さに関する機能障害

腰椎回旋-伸展症候群では，腰椎の伸展や回旋方向の柔軟性が過剰である．以下の因子が腰椎の伸展と回旋に関与する．
①股関節屈筋群が骨盤を後傾する腹筋群よりも硬い．
②股関節外転筋群が外側の腹筋群よりも硬い．
③大腿筋膜張筋が骨盤の回旋をコントロールする腹筋群よりも硬い．
④広背筋が骨盤を後傾したり腰椎を平坦にする腹筋群よりも硬い．

筋と動員パターンの機能障害

患者の筋が収縮する動員パターンの障害が観察されるときがある．たとえば患者の起立動作中に，背筋群の活動がカウンターバランスをとろうとしている腹筋群の活動よりも優位で大きい場合がある．あるいは，前かがみや何かに寄りかかった姿勢から直立位へ戻ろうとするとき，股関節伸筋群よりも背筋群の活動がより優位である場合もある．座位のまま前方にかがむ場合や臥位から起き上がったりするときに，腹筋群よりも股関節屈筋群のほうが優位に活動することもある．

筋の長さや筋力の機能障害が観察される場合もある．神経学的徴候があるとき，皮膚分節に沿って筋力低下が認められる．神経の影響がなくても，外腹斜筋，腹直筋，腹横筋，中殿筋後部線維に筋力低下が出現することもある．大腿筋膜張筋と大腿直筋が短縮あるいは硬くなっている場合もある．

確認検査

確定診断のための確認検査は，この章のなかの"運動機能障害"の項に記載してある．概略すると，伸展方向へのアライメント，ストレスあるいは運動を抑制することによって症状が軽減するかどうかを確認することが重要である．

要約

慢性腰痛患者においては，回旋-伸展運動が最も多い腰痛発生要因である．一連の検査はこの診断を証明するために使われる．すべての患者が全検査項目で陽性になるわけではないが，伸展-回旋検査の各項目で陽性所見が多く，または症状が重度であることが多い．

治療

診断は治療方法に直結する．治療プログラムの主な戦略（strategy）は，症状を引き起こす方向のアライメント，ストレス，運動を除去することである．拮抗方向の動きばかりを繰り返す必要はないが，あまりにもアライメント障害が深刻である場合はそうするべきである．たとえば，前彎の強い患者は骨盤を後傾し，腰椎を平坦にすることで彎曲を減じるべきである．

最も重要なのは，害を及ぼす方向へのストレスや運動に関与する日常生活活動や姿勢を明らかにすることである．

普段の生活中に起こる腰椎回旋（例：机の前に座っててコンピュータ，電話，引き出しなどを使用するために回旋すること）は非常に頻回に行われるため，ほとんどの患者は活動中の回旋に気づかない．患者のなかには椅子の端に座り，姿勢保持のために股関節屈筋群を使用しているものもいる．理想的な座位姿勢は，椅子に深く腰かけ，脊柱を背もたれに預けた状態で，わずかに腰椎を前彎している状態がよい．また股関節と膝関節は同じ高さにあり，両足底が床についていることが望ましい．長身の者や，相対的に体幹が長かったり上肢の短い人にとっては，一側に寄りかかったり肘かけに体重をのせることによって側屈姿勢をつくってしまう．側屈は腰椎に対して非対称的な圧迫を伴うだけでなく，回旋も伴う．

ラケットボールやスカッシュ，ゴルフなどのスポーツは，比較的地に足をつけたままで回旋が行われる．したがってこれらのスポーツは回旋症候群に関与することが多い．骨盤や腰椎での代償的回旋を最小限にとどめるためには，股関節回旋の柔軟性を維持することが不可欠である．テニスやバレーボールでも回旋運動はある；しかし，足部は固定されず全身を使って回旋運動が行われるため，回旋の関与はあまり大きなものではない．

陽性となった検査はそのままエクササイズとして行われ，患者は正しくこれを行うことが必要である．修正エク

ササイズプログラムの焦点は，エクササイズ中に症状が誘発されていないかどうかを確認することであり，そのことを患者自身が理解することが重要である．どんなエクササイズでも症状が増悪するのであれば，次回に理学療法士が評価するまでは行われるべきではない．

立位 一側股関節内転位の立位は，脊柱が側屈するので，避けるべきである．また胸椎を後方に移動することで腰椎の伸展運動や腰椎前彎が増強するので，これも避けたほうがよい．逆に骨盤をわずかに後傾させたり，腰椎前彎を減じるような腹筋群の等尺性収縮を行うとよい．立位で患者が疼痛を訴える場合，壁に腰部をつけて背筋をリラックスさせるとよい．

座位 椅子に深く真っ直ぐ腰かけると，股関節周囲筋と背筋群はリラックスする．両股・膝関節は同じ高さであることが望ましい．体幹は回旋したり一側に寄りかかるようなことなく，真っ直ぐにする．患者のなかには，体幹の重みを取り除くように椅子の座面や肘かけを腕で押すことで，症状を軽減できる場合もある．

寝返り 症状の程度にもよるが，まず患者は踵をベッド上で滑らせながら一側股・膝関節を屈曲し，対側下肢も同様にする．次に患者は，上肢と体幹が骨盤や下肢と同時に動くよう一塊となって寝返るとよい．その際，患者は足でベッドを蹴ってはいけない．ベッドの片側に移動するときは，側臥位となり，手と足を使って身体を後方に押すのが望ましい．患者が前方に移動しなければならないときは，ベッドの端を手で引っ張って移動する．もし痛みがひどい場合，股関節屈筋群が働かないように，手を使って股関節を屈曲する必要があることもある．

座位からの立ち上がり 椅子の前端に移動する際，患者は両手で身体を押し上げながら前方移動し，股関節を捻らないように気をつける．膝の真上に股関節が位置するようにしながら，腰椎伸展を強めるような動きをすることなく，背部を真っ直ぐに保ったまま立ち上がる．その際に，肘かけを押しながら行う必要があるかもしれない．座るときも，特に大腿の筋群が弱い人は，上肢の力を利用して着席する．

階段昇降 セラピストは，階段昇降のどの動きが患者の症状を悪化させるかを評価する必要がある．階段昇降の第1相は，階段に足を置くために股関節を屈曲する．足を持ち上げる前に腹筋群を収縮させると，疼痛を緩和することがある；そうしないと，患者は二足一段で昇らなければならないかもしれない．第2相は足を階段に置いた後に，身体を持ち上げる．この相で見られる機能障害のひとつは，腰部伸展，または，腰椎伸展を増強させるような不十分な股関節伸展である．次の段に昇るとき，体幹を少し前方に傾斜させたり，手すりに体重を乗せるように指示することで症状悪化を防ぐことができる．

歩行 脊柱にかかる圧迫を減じるためには，ゆっくり歩く必要がある[6]．また本来よりも小さな歩幅で歩き，骨盤回旋や前傾を制限する必要がある．

症例──1

病歴 63歳の男性．大企業に勤める管理職で，5か月前より腰部と左大腿後面から下肢に広がる深刻な痛みがある．彼はスポーツを愛好し，定期的に牧場で乗馬をする．X線所見上では，狭窄症を伴った椎間板変性を認める．観血的治療が進められているが，その前に保存的治療を患者は望んでいる．

症状 立位時，特に歩行時に疼痛が出現する．痛みの程度は10段階で6から7レベルである．痛みの程度にかかわらず，彼は歩行を強行している．痛みは左鼡径部から大腿後面に下降し，下肢後方外側面にも広がる．座位では疼痛が2から3レベルに治まる．臥位でも疼痛はあるが，側臥位が最も快適な臥位である．

アライメント分析 患者は，筋骨隆々で背筋が膨隆している．上部体幹は後方に偏位しているが，骨盤は後傾していない．傍脊柱部は非対称的である；右側は左よりも2.5cm以上大きくなっており，左股関節は右股関節よりもわずかに高い．彼は両股関節を外転して立っている．

運動分析 両足をくっつけるように指示すると，彼の症状は増悪する．足を離して立ったときと比べると，この肢位では左腸骨稜が右より高くなる．立位で5つの検査を施行する：①前屈，②側屈，③回旋，④片脚立位，⑤壁に寄りかかった立位．

前屈 前屈で症状は軽減するが，前屈位から伸展するときには症状が増強する．この復位の動作で，脊柱は股関節よりも大きな割合で伸展する．患者が治療台に両手を置き，体幹が前傾位にならないよう高さを調節した状態で，前屈と前屈位からの復位を行う．この復位の運動中に，腰椎よりも股関節を優先して伸展するよう指示する．指示に従って動くと，疼痛が軽減する．

側屈 左側屈で疼痛が増強し，その動きは腰仙関節で生じる．右側屈で疼痛が軽減するが，この方向へはあまり側屈できない．胸椎で側屈運動を行わせても，そのときの腰

椎は直立位である．

回旋 脊柱を回旋するように指示すると，右回旋の可動域は左よりも明らかに大きい．

片脚立位 左片脚立位で左股関節は内転位となり，またわずかに疼痛が増強する．右片脚立位では，左股関節屈曲に伴い症状が増悪し，右への腰椎骨盤帯の傾斜が著明となる．

壁に寄りかかった立位 腰部を壁につけて立つと，症状は緩和する．

以下の検査を背臥位で施行する：①股関節屈筋の筋の長さ，②姿勢の影響，③股関節屈曲位からの外転/外旋，④他動的股・膝関節屈曲，⑤腹筋群の筋力．

股関節屈筋の筋の長さ 左右大腿筋膜張筋と左右大腿直筋の両者が短縮しており，代償性骨盤前傾を伴っている．

姿勢の影響 股・膝関節伸展位で耐えられない疼痛を生じる．また左膝を胸部に近づけて保持した状態で（股関節屈曲100°），右下肢を股関節伸展方向に動かすと必ず症状が出現する．左股関節を屈伸する際は，タオルを使って膝を引っ張り保持しながら屈伸しなければならない．右股関節は中間位まで伸展できるが，左股関節は30°屈曲位くらいまでしか伸展できない．患者の症状は，左下肢を動かすと増悪する．

股関節屈曲位からの外転/外旋 股関節外転/外旋は症状を悪化させ，右下肢よりも左下肢の股関節外転/外旋で腰椎骨盤帯のより大きな回旋を伴う．

他動的股・膝関節屈曲 両側とも他動股・膝関節屈曲100°で抵抗を感じる．

腹筋群の筋力 自動股関節屈曲作用で痛みを伴うため，腹筋群の筋力は検査できない．

以下の追加検査を，異なる4つの姿勢で施行する：①側臥位，②腹臥位，③四つ這い位，④座位．

側臥位 右側臥位よりも左側臥位のときに患者はより快適であるという．中殿筋後部線維の筋力は，徒手筋力検査（manual muscle test；MMT）で左3+/5，右4+/5．中殿筋の検査中，股関節外転位から内転すると，骨盤側方傾斜を伴う．股関節外旋運動で腰椎骨盤回旋を伴う．

腹臥位 腹臥位で患者の症状は増悪するが，腹部下に枕を入れると軽減する．また膝関節を屈曲すると症状が増強し，左右膝関節屈曲に伴い骨盤前傾と回旋が観察される．膝関節は90°まで屈曲できないので，股関節回旋は検査しない．

四つ這い位 四つ這い位で腰椎の右回旋が著明である．この姿勢ではすべての症状が軽減する．後方への揺さぶりで前述の回旋が増強する．骨盤は時計回りに回旋するため，結果として左よりも右の骨盤が高くなる．

座位 背もたれに寄りかかって座ると，症状はきわめて少なくなる．膝関節を伸展しても症状の増悪は認められないが，右ハムストリングスは短縮しているため，この肢位では膝関節完全伸展に対し30°不足している．

筋の長さと筋力の分析 筋の長さと筋力の検査では，大腿筋膜腸筋と大腿四頭筋は両側とも短縮していることがわかる．腹筋群は骨盤の前傾，回旋，側方傾斜を制御することができない．ハムストリングスは短縮しているが，痛みに関与してはいない．大殿筋は硬く，特に左よりも右大殿筋が硬い．

診断 アライメントと運動検査から，患者は明らかに回旋と伸展の問題をもっている．座位や股関節屈曲位，あるいは手を膝の上に置くことによって症状が軽減することからも，患者の症状は腰椎を平坦にすることによって軽減することが期待できる．彼の症状は伸展アライメントと伸展方向の運動で増強する．診断は腰椎の回旋-伸展症候群である．

治療 治療の最初の焦点となるのは，両股・膝関節伸展位で背臥位がとれるようにすることである．この背臥位をとることができなければ，無症状で立位をとることはできない．

膝を立てた背臥位（hook-lying position）から，胸に左膝をつけ，腹筋群を収縮しながら右下肢を伸展方向に滑らせるように指示する．右膝の下には右股関節を屈曲位で保持するための枕を置き，左大腿の下には布を使って両手で保持するよう指導する．腹筋を収縮した状態で，両手を使って左股関節の屈曲伸展を行う．次に右膝窩部には枕を置いたままで，腹筋群を収縮させ骨盤の回旋を防ぎながら，左股関節を外転/外旋させる．この背臥位でのエクササイズを反対側でも行わせる．

側臥位では股関節内旋を制限するために両膝のあいだに枕を置き，患者は骨盤を固定した状態で股関節外旋を行う．

腹臥位では腹部の下に枕を置き，腹筋を収縮させながら膝関節を一側ずつ屈曲する．その際セラピストは骨盤の動きを触診によってモニターする．骨盤が傾斜したり症状が出現するところで動きを止めるように，患者に指示しておく．

四つ這い位では両股関節外転，右股関節をわずかに外旋

させた肢位から，患者は後方へ身体を移動し（後方への揺さぶり），症状が増強する時点で動きを止める．

座位では，膝関節伸展および足関節背屈を行わせる．

壁に寄りかかった立位では，両股・膝関節が屈曲できるような位置に壁から十分に足部を離して立つ．この姿勢では，腰椎を平坦にすることができる．そこで腹筋群を収縮し，身体を壁上で滑らせるように両股・膝関節を伸展するように指示する．患者は症状が出現するところで動きを止める．

患者の日常生活の一部を修正するように指導する：椅子に深く腰かけるように指導し，いつも職場で行っているように浅く椅子に腰かけるのは避けさせる．机の前に座っているときや，書類に手を伸ばすときなどに，体幹を回旋しないように注意する（患者の作業空間や電話は，机の後のテーブルにあり，電話に出るときは常に右に回旋していた）．電話は机の上に移動するように指導する．

帰結 患者は一日に2回エクササイズを施行し，数回背中を壁につけて行う立位エクササイズを実施した．1週間後に2回めの診療を行ったところ，立位・歩行時の症状は10段階主観的評価で4～5のレベルまで軽減されていた．壁に寄りかかった立位においては，2～3のレベルまで疼痛が緩和されていた．症状が強いときは，症状を軽減させるため（四つ這い位で）後方への揺さぶりを施行した．

2週間後の診療では，左足を治療台につけた状態の左股・膝関節屈曲位で，右股・膝関節伸展して背臥位をとることができた．左股関節は完全伸展位より20°少ないが伸展できるようになり，症状の発現がなく踵を滑らせながら，股関節を屈曲することができるようになった．患者は症状を緩和するために胸の前で膝を保持しなくてもよくなった．腹臥位では，骨盤前傾や骨盤回旋を起こさないで，症状がなく100°まで両膝関節を屈曲できるようになった．この時点で，患者は股関節の回旋運動を開始した．当初は股関節外旋によって骨盤の回旋が起きたが，これは腹筋の収縮によって制御するよう指導した．

それから1週間後の3回めの診療では，10段階評価の2～3のレベルを超えることなく1区画（one block；都市の道路で四つ角から次の四つ角まで）を歩くことができた．また壁に寄りかかって立たせると，ほんのわずかな両股・膝関節屈曲だけで，症状を伴わずに立つことができた．脊柱の外観は視診でわかるほど変化があった；結果的に回旋は非常に小さくなり，後方に偏位することなく立つことができた．患者は，両側とも股・膝関節伸展位で背臥位をとることができるようになったが，無症候でこの肢位を保持するためには腹筋群を能動的に収縮する必要があった．側臥位での股関節内・外転が治療プログラムに追加された．壁に寄りかかった立位で，肩関節を屈曲するエクササイズも追加されたが，右肩腱板の断裂の既往があるためもともと関節可動域は制限されていた．

プログラムの検討や変更のため，基本的に週1回の割合で8週間治療した．最終的に，患者は症状が出現することなく1.6 kmの距離を歩くことができるようになった．またすべての立位エクササイズを，症状の発現なく行うことができるようになった．最終診療時には，当初からあった脊柱アライメントの非対称がわずかに残っているだけであった．患者にはゴルフのスケジュールが入っていたので，ゴルフクラブのスイングの際は腰椎ではなく両股関節を回旋するようにと指導した．またコースに出始めの2～3回はがんばりすぎないよう指導した．ゴルフの後に2～3回疼痛が出たが，エクササイズを行うことで症状は消失したと電話で報告してくれた．また徐々に本格的に行っていくともいっていた．

症例——2

病歴 58歳の男性，会社社長．彼は立位時と歩行時に左下肢に痛みが走るという．彼の職場環境について質問すると，机の後ろの壁にかかっている2つのスケジュールボードのことを教えてくれた．彼のオフィスには3つのドアがあり，スタッフが3方向から出入りする．また彼の電話は机の左端に置いてある．スケジュールボード，オフィスドア，そして電話の位置が，一日に何回も身体を回旋する原因となっている．患者は明らかに肥満で，特に腹部が大きい．腹部をうまい具合に納めて床にしっかりと足底をつけるためには，椅子の端に座らなければならない．

彼は心疾患を患っており，投薬でコントロールされている．また心臓リハビリテーションプログラムに参加し，下腿三頭筋を含むストレッチを行っている．このストレッチを行うには，患者は前かがみで壁に寄りかかり，腰椎を伸展する．また膝を立てた背臥位で骨盤回旋エクササイズを行っている．

彼は以前に左膝再建術を受けており，左膝は右膝よりも大きな外見を呈し，また内反している．彼の痛みの問題は変形性膝関節症として診断され，大腿と下肢への放散痛も存在した．また，彼は膝関節置換術を予定している．彼の親戚の医者は，脊柱のX線所見から脊柱管狭窄症も疑っ

ていた．この症状に対して考えられる保存的治療法がないかどうかを確かめるために，理学療法が紹介された．

症状　患者は起立直後に大腿と下腿に疼痛を訴える．歩行は，仕事とセルフケアのための活動に限定されている．歩行時，彼は痛みのレベルを6～7としていた．長距離を歩くと，痛みのレベルは8～9まで上昇する．座位でも何らかの症状があるが，それはわずか1～2レベルの痛みに過ぎない．

アライメント分析　腰椎前彎が増強しており，傍脊柱部は顕著に非対称的で，右よりも左のほうが約1.8 cm以上大きくなっている．胸椎は後彎している．またわずかに骨盤が前傾している．腸骨稜は水平であり，前述したように，左膝が内反している．

運動分析　立位では5つの検査を施行する：①前屈，②側屈，③脊柱回旋，④片脚立位，⑤壁に背中をつけて寄りかかった立位．

前屈　前屈で症状が軽減するが，前屈位から戻るときは症状が悪化する．

側屈　左に側屈すると症状が悪化し，動きは下部腰椎に限局している．左側屈時に患者のウエストラインを徒手的に固定すると，症状は軽減する．右側屈では症状の変化はない．

脊柱回旋　左回旋可動域が右よりも大きい．

片脚立位　左右どちらでも片脚立位をとると症状は増強する．

壁に寄りかかった立位　この姿勢では症状の改善は認められない．

以下の検査を背臥位で施行する：①股関節屈筋群の筋の長さ，②姿勢の影響，③股関節屈曲位からの外転/外旋，④下部腹筋群の筋力．

股関節屈筋群の筋の長さ　大腿筋膜張筋は両側とも短縮しており，股関節を他動的に伸展方向に動かすと骨盤が直ちに前傾し，両側ともそれが観察される．

姿勢の影響　胸椎後彎のため，上部胸椎の下には枕を必要とする．両股・膝関節伸展位では背臥位をとることができない．というのは，この姿勢では左下肢に症状が出現するからである．左膝を他動的に胸に近づけると，右下肢を伸展することができる．右膝を胸に近づけ他動的に保持すると，症状が出現することなく左下肢の股関節を完全伸展可動域より20°少ないところまで伸展することができる．患者は治療台上で左下肢をすべらせることができるが，治療台から下肢を持ち上げると症状が出現する．

股関節屈曲位からの外転/外旋　右股関節では，骨盤の回旋を伴わずにこの動きを行うことができる．しかし，左股関節でこの動きを行うと，骨盤が回旋し，症状が増強する．

下部腹筋群の筋力　股関節自動屈曲により疼痛が出現するので，下部腹筋群は検査できない．しかし機能的にみると，患者は骨盤前傾や回旋を制御することができないため，腹筋群の低下を示唆している．

次の4つの姿勢の検査が付け加えられる：①側臥位，②腹臥位，③四つ這い位，④座位．

側臥位　左側臥位では，骨盤回旋が股関節外旋を伴って生じるが，右側臥位では生じない．

腹臥位　腹部の下に枕を置いたときだけ，患者は腹臥位に耐えられる．膝関節屈曲検査では，左膝を90°までしか屈曲できない．また両側ともに膝関節屈曲とともに骨盤の代償性の回旋が認められる．腹臥位での股関節回旋運動も骨盤の回旋を伴うが，この運動で症状を生じることはない．

四つ這い位　患者の膝の疾患のため，四つ這い位姿勢をとることはできない．

座位　椅子に深く腰かけ背もたれに寄りかかり，下肢をリラックスさせた座位では，症状は出現しない．膝関節伸展検査でも，症状は認められない；しかし，わずかではあるがハムストリングスの短縮が認められる．

筋の長さと筋力の分析　股関節屈筋群は硬くて短縮しており，腹筋群は弱化している．

診断　この患者の症状は脊柱のアライメントとかかわりがあり，動作や膝関節への荷重には関連がない．症状を誘発するアライメントは伸展であるが，脊柱回旋もまた疑いなく椎間孔を狭小することに関与している．彼の問題に関与しているのは，腹筋力の弱化と股関節屈筋群を収縮したときの腹筋による脊柱の支持の不足である．支持面に寄りかかったり四つ這い位のような圧迫力を軽減する姿勢で腰椎を屈曲すると，症状は和らぐ．しかし，膝障害があるため四つ這い位は（検査や治療に）利用できない．診断は，回旋-伸展症候群である．

治療　初期ゴールは，日常生活での回旋運動を取り除くこと，回旋アライメントを減じること，そして筋力増強や腹筋群の長さを短くすることである．

背臥位で一側の踵を滑らせ，胸まで膝関節をもっていき，それから腹筋を収縮させながら膝を立てた背臥位をとる．また，股関節を外転・外旋する．患者の膝関節障害の

ため側臥位でのエクササイズはできない．腹臥位で一側膝関節を屈曲する．彼は四つ這い位でのエクササイズはできない．座位では膝関節の伸展運動を行う．立位では，両股・膝関節屈曲を保ちながら，机にかぶさるように寄りかかり，前方に上肢を伸ばしながら脊柱をストレッチするように指示する．このエクササイズは，完全に症状を取り除くための鍵となる．しかし彼にとって立位に戻る動作が困難である．彼はこの動きによって背中を伸展してしまうので，簡単には直立位に戻ることができない．代わりに，机よりも低い位置に股関節が位置するよう両股・膝関節をより大きく屈曲するよう指示する；結果，患者の身体は座位に似た姿勢となる．この姿勢から手を使って身体を軽く押し上げるように机を押しながら，真っ直ぐ立ち上がる．この方法をとると，患者の症状は発現しない．症状緩和と脊柱アライメント改善のために，一日に何回もこの立ち上がりエクササイズを行わせる．

患者は，オフィスの環境整備も行わなければならない．3つのドアのうち2つは閉めて通行禁止とし，スケジュールボードを彼の前方に配置する．そうすることで回旋動作をする必要がなくなる．

帰結　患者が1週間後理学療法士を訪れたときには，ちょっとのあいだならば無症候で立位保持ができた．また症状なく，壁に背中をつけて立つことができた．さらに症状が出現することなく座ったり，座位から立ち上がることができた．2週めの終わりには，両股・膝関節伸展位でわずかな時間ではあるが背臥位をとることができるようになった．

患者は理学療法へ週に一度の頻度で通い，1か月後には5～6区画の距離を歩くことができ，15～20分くらいなら無症状で立っていることができるようになった．疼痛があるときは，指導されたように壁に背中をつけて立ったり，机の上にかぶさるようにして寄りかかったりしたあと真っ直ぐに立ち上がるなどして，痛みを取り除いていた．回復の鍵となったのは，オフィス環境や運動パターンの変化，また脊柱が股関節屈筋群に引っ張られるのを防ぐための腹筋コントロールの改善であった．

約1年半後，患者は腰痛と下肢痛の評価・治療のために理学療法を訪れた．彼はわずかに症状を伴うものの，例の鍵となるエクササイズを取り入れることで症状を常にコントロールすることができていた．残念ながら患者は2回めの心臓発作を起こし，バイパス術の必要があった．彼はエクササイズプログラムに力を注ぎ，今もなおトレーニングマシーンや水中エアロビクスなど1週間のうち6回エクササイズを行っている．患者はかなり減量し筋力も改善したが（最も顕著な改善は腹直筋と背筋群である），問題は脊柱伸展を強調するエクササイズや，脊柱伸展位でのエクササイズを行っていることであった．水中エアロビクスは，股関節屈曲運動の反復が多いエクササイズのひとつで，これも患者の問題になっていた．いくつかのエクササイズの修正を行い，残りのエクササイズのうちひとつを省略するように指導した．また，腹筋群を収縮しながら胸の前で（一側の）膝を保持し，（反対側の）股・膝関節を伸展していく背臥位のエクササイズを再開するように指導した．このエクササイズを行う際，症状の変化を指標として，運動の範囲を決めるようにした．これらのアドバイスで彼の腰痛は消失し，歩行時には下肢にわずかな痛みを訴えるだけとなった．

腰椎伸展症候群

腰椎伸展症候群は，神経根症状の有無にかかわらず，腰痛患者の分類上2番めに多いと，Van Dillenらは報告している[53]．前述したように，椎間板の厚みが少なくなると，脊柱の伸展によりすでに狭くなっている椎間孔の狭小化がますます問題化してくる．この腰椎伸展症候群という診断は，慢性腰痛または再発性の腰痛患者，60歳以上で特に腹筋の弱い女性に共通して見られる．

症状と痛み

愁訴は腰椎仙骨部の痛みから殿部，大腿後面，大腿外側面，そして/または足部に放散する痛みにまで及ぶ．医学的疾患，あるいは関連疾患は，脊柱管狭窄症，椎間板変性，脊椎すべり症，椎間板ヘルニア，腰部脊椎症などである．

アライメント

伸展症候群の患者のアライメントの構造的特徴として，胸椎後彎がある．これは，高齢者やScheuermann（ショイエルマン）病の若年者に認められるが，このほとんどが腰椎前彎と深く関連がある．よく見かける後天的アライメント障害には上背部のスウェイバック，骨盤前傾と腰椎前彎がある．

運動機能障害

立位　以下の検査を立位で施行する：①前屈，②前屈位

からの復位．

●●**前屈** 前屈は症状を緩和するが，神経根症状がある場合はこの検査中に疼痛が増強することもある．ある患者では，特に腹部が大きかったり腹筋が弱かったりするような人では，前屈中に腹筋群を収縮したりセラピストが腹部をサポートしたりすると，症状が軽減することもある．

●●**前屈位からの復位** この動きでは，患者が股関節よりも脊柱をより早く伸展する場合，疼痛が増強する．確定診断するためには，脊柱を伸展しないように保ちながら両股関節を伸展することで前屈位から身体を起こしていくように，患者に指示する；セラピストはこの動きにより症状がどう変化するかに注意する．

背臥位 以下の検査を背臥位で施行する：①姿勢の影響，②股・膝関節屈曲，③肩関節屈曲．

●●**姿勢の影響** 両股・膝伸展位と比較して，膝窩部に枕を置いたり他動的に両膝関節を胸部まで屈曲すると症状が緩和する．

●●**股・膝関節屈曲** 股・膝関節屈曲運動の初めに骨盤前傾が起こり，症状が増強することがある．腰椎伸展症候群陽性か否かを確認する方法は，股関節を屈曲する際，骨盤前傾を防ぐために腹筋を収縮するよう指示する．セラピストはこの運動の際の症状の変化に留意する．患者は股関節屈筋群の活動を抑えるため，手を使って膝を引き寄せる必要があるかもしれない．タオルかシーツ1枚を大腿の下に敷き，それをつかんで下肢を動かしてもよい．

●**肩関節屈曲** 肩関節を180°まで屈曲すると腰椎伸展を誘導し，症状が増強することがある．

腹臥位 以下の検査を腹臥位で施行する：①姿勢の影響，②膝関節屈曲，③股関節伸展．

●●**姿勢の影響** 腹臥位では症状が増強するが，腹部に枕を入れると症状は緩和する．

●●**膝関節屈曲** 膝関節屈曲運動の初めに骨盤前傾が起こり，また症状が増強することがある．腰椎伸展症候群陽性を確認するには，セラピストが骨盤を前傾しないよう固定し，症状の変化を確認する．

●●**股関節伸展** 股関節伸展は，腰椎伸展を誘導し症状を増強させることがある．

四つ這い位 以下の検査を四つ這い位で施行する：①腰椎伸展/屈曲，②後方への揺さぶり，③前方への揺さぶり．

●**腰椎伸展/屈曲** 腰椎を伸展すると症状は増強し，屈曲すると緩和する．

●●**後方への揺さぶり** 四つ這い位で後方に揺さぶると，症状は軽減する．後方へ揺さぶる際，股関節屈筋群の作用を避けるために，手で身体を押すようにしなければならない場合もある．

●●**前方への揺さぶり** 四つ這い位で前方に揺さぶると，症状は悪化する．

座位 以下の検査を座位で施行する：①腰椎伸展，②腰椎の平坦化あるいは屈曲．

●●**腰椎伸展** 腰椎を前方に引っ張るようにして背中にアーチをつくると，症状は増強する．

●●**腰椎の平坦化あるいは屈曲** 腰椎を平坦にして支持したり身体を丸くすると，症状は軽減する．

壁に寄りかかった立位 壁に背中をつけて寄りかかって立つと，症状は軽減する．不必要に背中を緊張させてのけぞらずに，背筋群をリラックスさせる．壁に対して脊柱が平坦になるように，患者の足は十分壁から離す．両股・膝関節も屈曲する．

歩行 歩行中に腰椎伸展に対する検査を施行する．

●**腰椎伸展** 歩行立脚期に過剰に腰椎が伸展すると症状が増悪する．これを確認する方法は，患者に腹筋を収縮し小さくステップするように指示する．セラピストはこの動きが症状にどう影響するか確認する．

> 要約

腰椎伸展にかかわるアライメント，ストレス，動きは症状を増悪させ，これらの動きやストレスを防ぐことによって症状は軽減する．

柔軟性と筋の硬さに関する機能障害

腰椎伸展症候群の患者において，腰椎は伸展方向により柔軟性があり，それは骨盤後傾に携わる腹筋群の拮抗的な緊張や伸展を制限する脊柱の前方支持機構に勝る．股関節屈筋群は骨盤を後傾する腹筋群よりも硬い．広背筋もまた腹筋群よりも硬く，過剰な腰椎の伸展に関与する可能性がある．

筋と動員パターンの機能障害

腰椎伸展症候群患者の股関節屈筋群の作用は腹筋群よりも優位である．たとえば，患者が座位で前かがみになっているときにこのような作用が見られる．背筋群の作用は股関節伸筋群の作用よりも優位である．

筋の長さと筋力の障害も観察されることがある．外腹斜

筋が弱いか長くなっていることもある．股関節屈筋群や腰部傍脊柱筋群が硬いか短くなっていることもあり，これは胸椎後彎の患者によく見られる．大殿筋の弱化が認められることもある．

確認検査

　腰椎を平坦にすることで症状が軽減する．股関節屈筋群の作用，特に腸腰筋の作用を取り除くことで症状が緩和する．

要約

　腰椎の構造的変化，たとえば椎間板が薄くなったり椎間関節での外骨腫形成などは，靱帯の緊張を緩めたり，椎間孔を狭小化する．構造的変化はまた椎間関節のアライメントも変えてしまう．腹筋群によるコントロールは特に重要で，運動時および休息時ともに過剰な腰椎伸展を防止する．大事なことは制御能力である．つまり腹筋群が正しい長さで適度に機能していることが大事であり，一般的な腹筋群の筋力強化エクササイズとは目的が異なる．股関節屈筋群の過剰な作用，特に腸腰筋の作用は伸展の問題を引き起こす．患者はいかに日常生活活動が問題に関与しているか，またどのようにすれば腹筋群を効率的に使えるか，ということに気づく必要がある．

治療

　目標　腰椎伸展症候群に対するプログラムの主要な目標は，腰椎前彎があればそれを是正し，腹筋群の作用を改善することである．これらは患者の症状を増悪させる伸展ストレスを抑制することを目的とする．股関節屈筋群と腹筋群とを比較すると，両者の柔軟性に差異が見られることがしばしばある．このような不均衡があると，股関節屈筋群の伸張中に骨盤を前傾させ腰椎を伸展してしまう．姿勢に関しても，たとえば椅子の端に座るような姿勢は腰椎伸展を強調する．腰椎伸展を起こす活動として，たとえば背中にアーチをつくるように座位から立位へ立ち上がるような起立動作や，股関節屈筋群が短く腹筋が弱い患者の歩行がある．最も効果的なリハビリテーションプログラムは，運動パターンの障害がどこにあるのかを特定し，それらのパターンを修正する方法を患者に教え，極力患者自身が痛みの原因を除去できるようにすることである．

修正エクササイズプログラム

　背臥位でのエクササイズ　最も一般的なエクササイズは，股関節屈筋群をストレッチしているあいだ，腹筋群を収縮させたり緊張させたりしておく方法である．背臥位でのエクササイズは，膝を立てた背臥位から踵を滑らせて股・膝関節を伸展することから始まり，Chapter 7 で示されている外腹斜筋のエクササイズに移行していく．腰部背筋群の短縮がある場合，患者は両膝を胸に引き寄せるエクササイズを行う必要があるが，このエクササイズをしているあいだ，股関節屈筋群の収縮による腰椎の伸展を避けなければならない．股関節外転のエクササイズと股関節屈曲位からの外旋のエクササイズは，腹筋の収縮による骨盤回旋制御能力を改善する．円背の場合，脊柱を安定化させた状態で肩関節屈曲運動を行うことによって，姿勢障害を修正する助けになる．患者が頭上に両上肢を挙上しているあいだ深呼吸するように指示したり，胸部を持ち上げるように指示することで，下制している胸部のアライメントを改善する．

　側臥位でのエクササイズ　股関節外転は外側腹筋群による骨盤運動の制御能力を改善する．大腿筋膜張筋，中殿筋前部線維，小殿筋に短縮が見られる場合，中殿筋後部線維のパフォーマンスを改善させることが，前述した股屈筋群に対する拮抗作用として重要である．

　腹臥位でのエクササイズ　膝関節を屈曲しながら腹筋群を使い骨盤前傾を制御するエクササイズは，腹筋群のパフォーマンスを改善し，また大腿直筋や大腿筋膜張筋を伸張する．股関節外旋によっても大腿筋膜張筋を伸張する補助となる．患者に症状が認められる場合，股関節伸展は通常禁忌とされている．なぜならこの動きにより腰椎伸展が増強されるからである．

　四つ這い位でのエクササイズ　後方への揺さぶり中に，患者に腰椎を屈曲するように指示すると，症状緩和をしばしば認める．患者に胸椎後彎がある場合，このエクササイズは胸椎を真っ直ぐにするのに対して実用的であり，アライメント修正を開始するために有用である．

　座位でのエクササイズ　座位アライメント障害を修正することは治療で最も重要なめやすである．患者は椅子の背もたれを利用し，足置き台を必要とすることがある．患者に胸椎後彎がある場合，座位で腰椎平坦・胸椎直立位を保ちながら肩関節屈曲運動を行うことによって，胸部傍脊柱筋のパフォーマンスを高めることができる．

　立位でのエクササイズ　腰椎を平坦に保ち，両股・膝関節を屈曲位に保持したまま壁に背中をつけて立つ．腹筋群を収縮しながら徐々に股・膝関節を伸展していく．このき

わめて効果的なエクササイズは，股関節屈筋群の作用を妨げながら腹筋群の骨盤運動制御能力を改善する．患者の多くはこの肢位をとることで症状が消失する．腹筋群の収縮時に肩関節を屈曲することもまた，アライメントや腹筋群のパフォーマンスを改善するのに適しているエクササイズである．

習慣的姿勢や運動パターンの修正　座位アライメント，腰椎伸展運動に関与する立ち上がり・歩行パターンなどが観察されたら，患者に異常運動パターンを修正するように指導する．症状に関与するその他の活動として，両股・膝関節屈曲を強いられるマニュアル車の運転があげられる．したがって運転時には常に腹筋を収縮させ，両股・膝関節の屈曲運動を小さくする必要がある．アクセルからブレーキに足を移すときは，右股・膝関節を屈曲せずに，踵を軸として股関節を回旋したほうがよい．

症例

病歴　32歳の女性．腹部，骨盤，腰部に広がる疼痛の検査と治療のために，理学療法を紹介された．彼女は6年前に大きな交通事故に遭っている．骨盤骨折は幾分変形治癒をしていた．彼女は多忙なクリニックで医師の助手として働いている．仕事中，立ったり腰を曲げたりすることが多い．また彼女は理学療法に紹介される日の5日前に別の交通事故に遭遇しており，現在は腹部と骨盤に疼痛がある．X線検査では新しい所見は見つからなかった．前回の交通事故での骨盤骨折は右側である．

症状　動き始め，特に側臥位をとろうとすると症状が悪化する．床上での寝返りや体位変換でも疼痛が伴う．彼女は起床後に最も爽快感を感じるが，勤務の後半には疼痛が増強してくるのを感じる．患者は腹部と骨盤全体を通して圧痛がある．痛みの程度は6〜7/10であった．

アライメント分析　患者のアライメントは，下部脊柱で強い腰椎前彎をもち，骨盤は前傾している．立位では左腸骨稜が右よりもわずかに高位である．座位では左殿部に体重のほとんどをのせており，右腸骨稜は左よりも低位である．右坐骨結節を挙上すると，居心地が悪くなる．これは彼女が左坐骨結節に体重のほとんどをのせてきた習慣が影響している．

運動分析　立位時に疼痛があり，仙骨部の著明な圧痛があるために，壁に背中をつけて立つことができない．以下の検査を施行する：①前屈，②側屈，③回旋，④片脚立位．

前屈　前屈で疼痛が増強する．両上肢を治療台に置き体重を支えながら前屈をさせると，疼痛は軽減する．また前屈位から戻るときにも疼痛を訴える．

側屈　側屈では症状の変化がなく，左右対称的なC彎曲を描く．

回旋　回旋も対称的である．

片脚立位　どちらの側も股関節屈曲によって腰痛が増強する．

以下の検査を背臥位で施行する：①股関節屈筋群の筋の長さ，②姿勢の影響，③股関節屈曲位からの外転/外旋，④腹筋群の筋力，⑤股・膝関節屈曲．

股関節屈筋群の筋の長さ　一側股関節伸展の方向へ下肢をベッド端から下ろすと即座に骨盤が前傾する．この骨盤前傾は，たとえ股関節屈筋群を完全にリラックスしていても生じる．股関節屈曲30°の肢位で腰痛が増強すると訴える．右股関節は左よりも伸展がわずかに少ない．

姿勢の影響　両股・膝関節を伸展すると，患者は症状が増強すると訴える．両股・膝関節を他動的に屈曲した場合でさえも，非常に突出した仙骨上の圧痛のために，彼女は不快感を訴える．

股関節屈曲位からの外転/外旋　この検査ではほんのわずかな動きでも両股関節に疼痛を生じる．両股関節に疼痛がある．

腹筋群の筋力　腹筋の筋力はMMTで1/5以下である．

股・膝関節屈曲　一側股・膝関節屈曲をすると，即座に骨盤回旋と症状の増強が認められる．骨盤を固定すると症状は軽減する．

以下の5つの検査を補足する：①側臥位，②腹臥位，③四つ這い位，④座位，⑤歩行時の立脚期．

側臥位　背臥位よりも側臥位のほうがより快適である．彼女の骨盤は大きいのでウエストラインの下に枕などを置くが，症状は改善しない．股関節運動は疼痛を伴う．

腹臥位　腹臥位に耐えるためには腹部下に枕を1つ入れなければならない．この腹臥位で膝を屈曲しても症状の変化や骨盤の代償的動きは見られない．股関節回旋の検査は，股関節の疼痛のため実施できない．

四つ這い位　四つ這い位では骨盤に疼痛を生じ，後方に身体を移動すると疼痛がさらに増強する．この肢位では下腹部にも痛みを生じる．

座位　患者の身長はわずか157 cmであるため，座位では足底が床に届かない．椅子の背もたれを使い，足底を支持するための足置き台を使って正しく座ると，快適に座

ことができる．

歩行時の立脚期　明らかな骨盤回旋が両側ともに起こる．

筋の長さと筋力の分析　股関節屈筋群は短縮している．腹筋群は弱化しており，触診すると圧痛がある．

診断　骨盤と腹部に圧痛を認める．股関節屈筋群は短縮しており，骨盤は前傾している．腹筋の収縮が必要とされるどのような運動も，疼痛を増強させる．2回目の交通事故の後発生した痛みや圧痛は，おそらく筋の損傷（strain）が原因である．さらに以前から存在していた骨盤のアライメント不良や腰椎前彎によって引き起こされるストレスにも起因している．診断は腹筋の損傷（strain）と神経根症状を伴わない伸展症候群である．

治療　初期に勧めることは，腰椎骨盤ベルト（コルセット）を使うことである．伸張性のコルセットを用いて腹筋と脊柱をサポートする．また背臥位での踵のスライド運動（股・膝関節伸展運動）を指導したいところだが，背臥位で不快感があるのでこのエクササイズを行うのは困難である．彼女は多忙であるために，次回の通院は4週後である．筋の損傷が治癒するためには時間が必要なため，4週間という期間は妥当であろう．コルセットは疼痛除去に効果があったようだ．

約4週間後に彼女は来院し，再評価された．コルセットが役に立ったようで，日中の活動が可能で，立位中も快適であったと，彼女は報告した．腹部には以前のような圧痛はなかったが，骨盤と腰部にまだ疼痛があった．痛みの程度は，4～5/10であった．立位では前彎が著明であり，股屈筋群の筋長検査では腸腰筋などの短縮を認め，両側とも股関節伸展は正常可動域よりも25°少なかった．検査中，骨盤前傾が左よりも右に強く認められた．

背臥位では，一方の膝を胸のところで保持し，腹筋を収縮させて，かつ他方の股関節を伸展方向に動かすよう指導した．対側の下肢でもこのエクササイズを行うように指導した．腹臥位では腹部の下に枕を置き，腹筋を収縮させ，それから膝関節を屈曲するよう指導した．壁に背中をつけ，腰部が平坦になるように両股・膝関節を十分に屈曲した状態での立位をとり，それから腹筋群を収縮させたまま両股・膝関節を伸展していくエクササイズも指導した．患者の癖として，立位中痛みのあるときに繰り返し体幹伸展運動（身体をのけぞらせる運動）を行っていることに，セラピストは気づいた．したがってこの動きは行わないよう指導し，対処法として腰部を平坦にした状態で壁に寄りかかることを勧めた．

患者はその2週間後に来院し，骨盤の前面の圧痛が増強し，これが1週間続いたが今はよくなっていると報告した．睡眠時も楽になり，疼痛を伴わずに寝返りができるようになった．また特に大きな不快感を伴わずに一日の活動ができるようになった．不快な症状が出るときは，壁に背中をつけて後方に寄りかかる方法を行うように変えたので，疼痛はさらに急速に治まっていった．

患者は両股・膝関節伸展位で背臥位をとることができるようになったが，症状を最小限に抑えるためには腹筋を収縮させる必要があった．股関節屈筋群の筋長検査ではまだ両側とも正常よりも10°欠如していた．腹臥位では，まだ両股関節に疼痛を伴うので股関節外転や10°以上の股関節内外旋が不可能であった．

エクササイズ開始当初，患者の骨盤前面に疼痛がわずかながら増強したことは股関節屈筋群の伸張や腹筋群の筋力強化に起因している．腰痛は明らかに腰椎前彎と腰椎伸展運動に起因していた．維持的プログラムとして，現在のエクササイズと，腹臥位で腹部に枕を置き股関節を外転するエクササイズを継続するように指導した．この運動の際は，股関節に痛みの生じない範囲で行うよう指導した．歩行練習においては，遊脚側の踵接地時に腹筋と殿筋に力を入れるよう指導した．また歩行練習時に骨盤に手を置いて動きを感じ取り，過剰な骨盤回旋運動を制限するよう歩幅を小さくすることを指導した．

帰結　初診から約3か月後，患者は疼痛が出現することなくまる一日活動ができるようになった．また彼女はすべての日常生活活動を何不自由なく症状を伴わずに実行することができるようになった．両股・膝関節伸展位で長時間背臥位をとることができるようになった．股関節外転運動は両側とも15°可能となり，回旋も15°まで可能になった．

腰椎回旋症候群

腰椎回旋が疼痛の原因となることはよくあることだが，純粋な腰椎回旋症候群の患者はあまり見られない．回旋の動きには側屈が伴うため，患者によっては回旋しただけで，あるいは側屈しただけで症状の悪化を経験する．このような患者はこのカテゴリーに含まれる．

症状と痛み

症状はたいてい一時的であり，また肢位の変化に伴って起こる．腰椎回旋症候群の患者は，長時間同じ姿勢で座っ

ていられない．腰部にわずかな鈍痛を生じることもある．X線的診断では，椎間板変性，脊椎すべり症，腰部脊椎症，脊柱不安定症，また椎間関節症候群などが含まれる．

アライメント

腰椎回旋症候群の患者によく見られるアライメントや体型の代表例を以下に示す：①大きい骨盤に細い体幹，②下肢脚長差，③大腿骨頸部前捻または後捻，④側彎．後天的なアライメント不良には，胸背部傍脊柱領域の非対称性や，見かけ上の脚長差があげられる．

運動機能障害

立位　立位で以下の検査を施行する：①前屈，②側屈，③回旋，④片脚立位．

●●**前屈**　前屈ではたいてい痛みが生じない．最大前屈位で腰椎に何らかの非対称性が見られる場合がある．前屈位から身体を起こしてくるときに患者がわずかでも体幹を回旋してしまうと疼痛が生じることがある．

●●**側屈**　側屈の動きを左右で比較すると非対称性が認められる．側屈時に動きの軸となるポイントが腰椎上に存在するため，傍脊柱筋の肥大や硬化を生じやすい（**図 3-18 C～F**，p 63）．また，側屈で症状が悪化することもある．腰椎回旋に対して検査が陽性であることを確認するためには，側屈時に患者の腸骨稜の高さで体幹の動きを固定する．この状態で患者に側屈運動を繰り返させ，症状の変化，彎曲の形，可動範囲に注意する．

●**回旋**　回旋には左右差が認められる．

●**片脚立位**　片脚立位では，体幹の側屈（**図 3-39**）や骨盤回旋を引き起こす．

背臥位　以下の検査を背臥位で施行する：①股関節屈筋群の筋の長さ，②姿勢の影響，③股・膝関節屈曲，④股関節屈曲位からの外転/外旋，⑤下部腹筋群の筋力．

●**股関節屈筋群の筋の長さ**　この検査中に起こる骨盤の前傾は，しばしば左右で異なる．

●●**姿勢の影響**　両股・膝関節伸展位では症状が増強する．大腿筋膜張筋が短縮している場合，股関節屈曲や外転で症状が軽減する．これは骨盤回旋が和らげられるからである．

●●**股・膝関節屈曲**　股・膝関節の自動屈曲時に骨盤回旋が起こるので，この動きは症状を増強させる．腰椎回旋症候群の陽性を確認するためには，骨盤を固定したうえで症状の変化を見る．

●●**股関節屈曲位からの外転/外旋**　この動きで骨盤回旋を起こし，症状を悪化させることがある．腰椎回旋症候群の陽性を確認するためには，骨盤を固定し運動を反復させ症状の変化に注意する．

●●**下部腹筋群の筋力**　腹筋の筋力よりも，腹筋群の腰椎骨盤回旋制御能力がより重要である．この症候群の患者の腹筋力はそれほど弱くないが，下肢の動きに随伴した腰

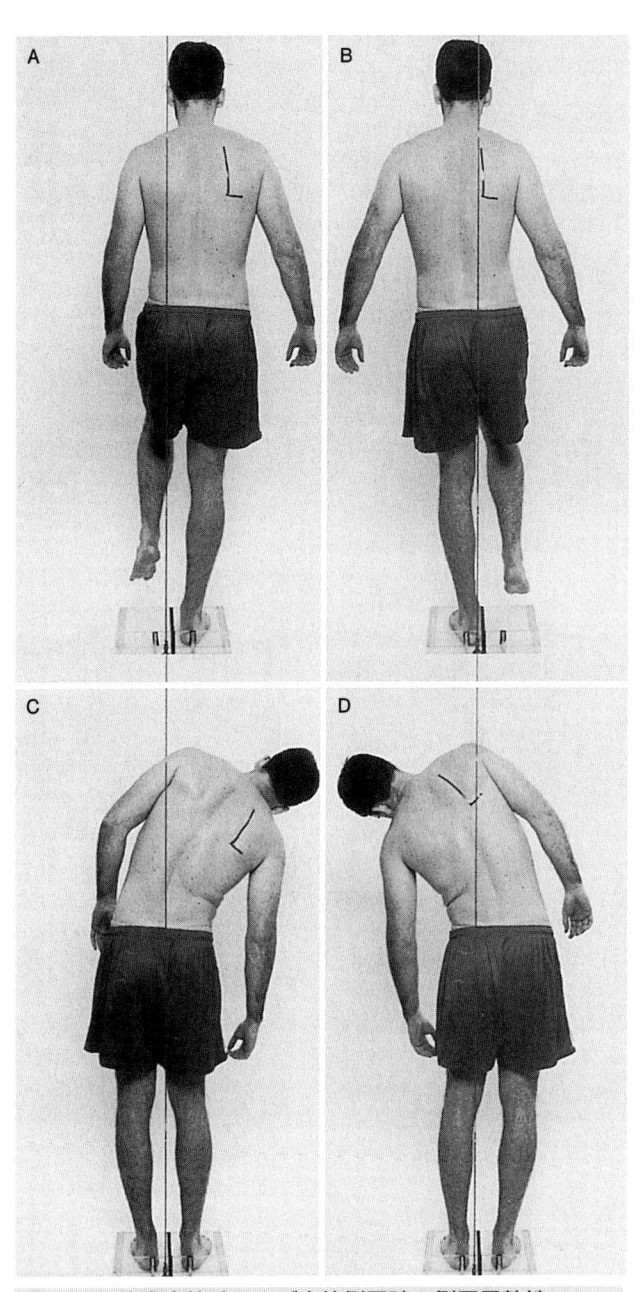

図 3-39　片脚立位時および立位側屈時の側屈柔軟性
A：右片脚立位で左股・膝関節を屈曲しても腰椎の動きは起こらない．B：左片脚立位で右股・膝関節を屈曲すると，胸腰椎での側屈が起こる．C：右側屈では骨盤の側方移動はほとんど見られない．D：左側屈では骨盤の側方移動が生じ，右側屈よりも胸腰椎の屈曲可動域が大きい．この動作時の体幹の動きの違いは，上部体幹の左側屈柔軟性が右側屈に比べて大きいことを示唆している．

椎骨盤回旋運動をコントロールすることができない．

●**寝返り**　脚で蹴りながら骨盤，体幹を分節的に回旋しながら寝返ると症状が増強することがある．腰椎回旋症候群の陽性を確認するためには，体幹と骨盤を同時に動かしながら寝返るように指導して症状の変化を見る．

以下に4つの検査を補足する：①側臥位，②腹臥位，③四つ這い位，④座位．

側臥位

●**股関節外旋**　股関節外旋により骨盤回旋を伴うことがある．

●**股関節内・外転**　股関節内転または外転のどちらかで，骨盤側方傾斜を伴うことがある．腰椎側屈は腰椎回旋

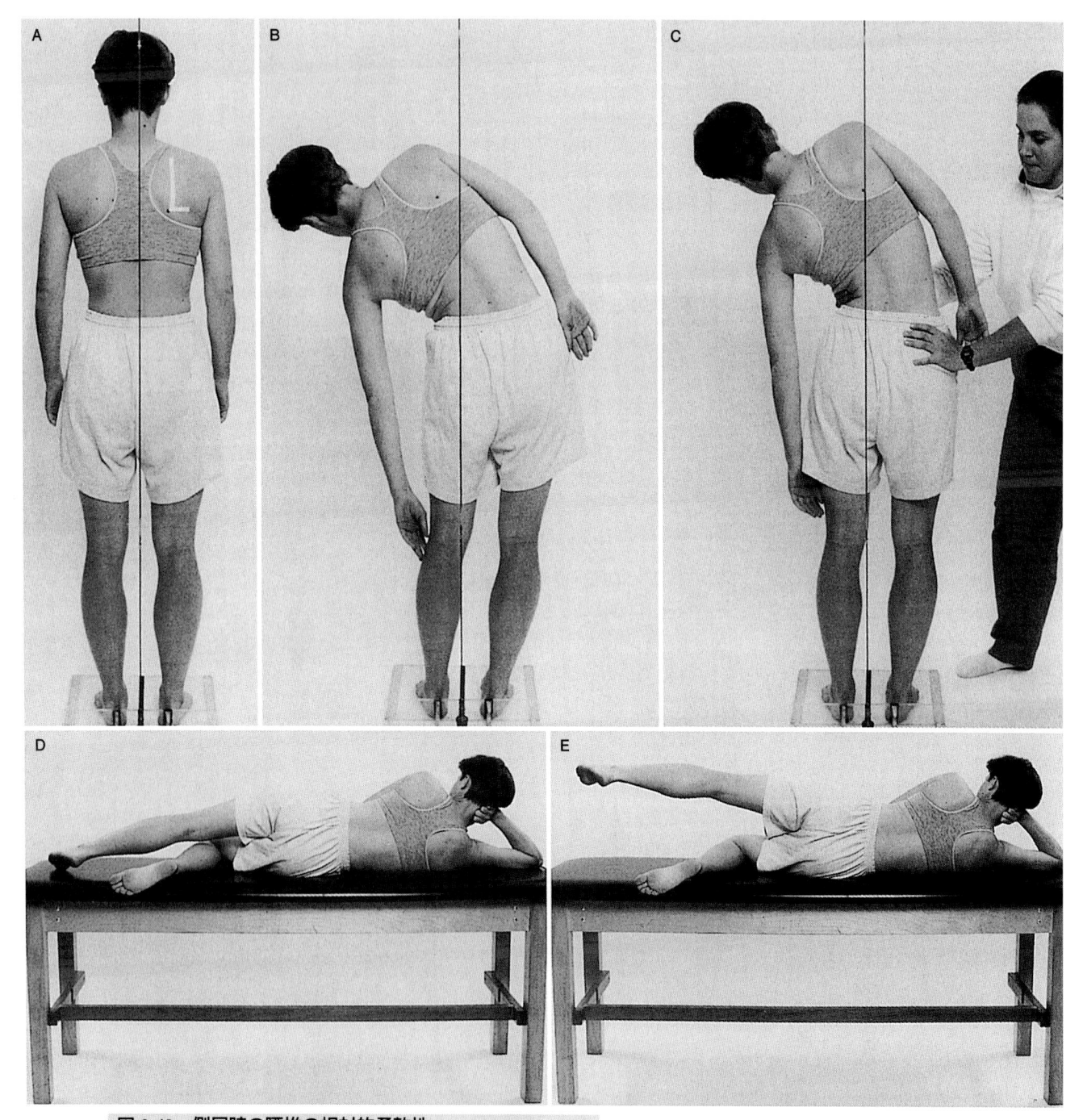

図 3-40　側屈時の腰椎の相対的柔軟性
A：立位時の腰椎．B：側屈時，動きは下部腰椎で起きている．C：最も柔軟な部位での動きを固定すると，それ以外の腰椎で側屈することができる．D：患者が右下の側臥位をとると，最も柔軟な部位で運動が起きていることがよくわかる．E：股関節伸展を維持しながら外転すると，骨盤は側方傾斜し，腰椎骨盤部での動きがより大きくなる．

を伴うので，これは腰椎回旋症候群陽性を示唆する（図 3-40）．

腹臥位

●●**膝関節屈曲**　膝関節屈曲は骨盤回旋を生じ，症状の増強を認めることがある．腰椎回旋症候群陽性を確認するためには，骨盤を固定しこの動きを反復させ，症状の変化を観察する．

●●**股関節回旋**　股関節回旋は腰椎骨盤回旋を伴い，症状を悪化させることがある．確認のための検査として，骨盤を固定し股関節回旋運動を繰り返させ，症状の変化を観察する．

四つ這い位

●●**後方への揺さぶり**　患者が後方に身体を移動すると腰椎または骨盤が回旋する．骨盤が側方に傾斜することもある．椎体間の圧迫が少なくなるため症状が軽減することもある．

●●**肩関節屈曲**　肩関節屈曲は腰椎回旋を生じることがある．

座位

●●**膝関節伸展**　膝関節伸展で腰椎骨盤回旋を引き起こすことがある．

要約

回旋症候群の主要な問題は脊柱の回旋である．動きが脊柱全体というよりも，1つまたは2つの分節で起こることが問題となっている．この過剰回旋の傾向は四肢を動かすだけでも起こることがある．

柔軟性と筋の硬さに関する機能障害

回旋症候群における腰椎は回旋と側屈方向の柔軟性がより高く，特に上位分節よりも下位分節で，また股関節内転や股関節回旋時にそれが著明となる．傍脊柱筋が腹筋群よりも硬いことが多く，1対の分節だけが側屈運動に関与する．股関節外転筋群は外側腹筋群よりも硬いので，骨盤側方傾斜やそれに伴う脊柱側屈を引き起こす．

筋と動員パターンの機能障害

回旋をコントロールするための外腹斜筋と対側内腹斜筋の発火が不適切である．腹直筋の作用があまりに優位だと，このような筋活動パターンを作り出してしまう場合がある．また筋の長さと筋力に機能障害が存在する場合もあり，大腿筋膜張筋，股関節外転筋，そして/あるいは傍脊柱筋の過緊張あるいは短縮が見られる．

確認検査

体幹の動きや四肢の動きに伴って生じる腰椎回旋と側屈を防ぐと，患者の症状が緩和する．

要約

回旋症候群の患者は，生活動作のなかで回旋の動きを頻回に行う．胸椎は最も大きな回旋可動域をもつが，なかには腰椎での回旋が大きすぎる患者もおり，結果的に下位腰椎分節で過剰な回旋可動域をもってしまうことになる．股関節筋群のなかには，腹筋群よりも緊張が高くなるものがある．また腹筋群の骨盤脊柱回旋の制御能力が低下すると，異常な体幹回旋と脊柱側屈を生み出す．結果として股関節だけで回旋が生じるべきところも，腰椎回旋運動が含まれるようになる．

治療

目標　腰椎と腰椎骨盤関節での回旋を制御することが症状軽減につながる．日常活動での回旋の動きを患者に認識させること；たとえば机の前での回旋運動や肘かけにもたれて体幹を側屈することなどをしないようにすると，目標を成し遂げることができる．患者が椅子自体を回転させ安全に見える場合もあるが，上部体幹を回旋する慣性を利用して椅子を回転していることもあるので注意を要する．もし患者が身体を捻る必要のあるスポーツをする場合，腰椎での代償運動を避けるために股関節の柔軟性を獲得することがこのプログラムのポイントである．回旋アライメント不良の修正は，四つ這い位での後方への揺さぶりエクササイズによって達成できる．他にも腹筋群による脊柱骨盤帯の安定性改善のためのエクササイズなどが行われる．

修正エクササイズプログラム

背臥位　下部腹筋群の段階的なエクササイズ（Chapter 7で紹介されている）は，腹筋群のコントロールとパフォーマンスの改善のためにデザインされている．股関節屈曲位からの外転/外旋または内転/内旋エクササイズは腹筋群のコントロールを改善する．またこのエクササイズにより，患者は連鎖的な腰部骨盤回旋を防ぐことができるようになる．肩関節の90°から135°までの内外転運動を抵抗をかけて行うことによって，腹筋群のパフォーマンスを改善するエクササイズもある．

側臥位　股関節外旋運動を，腰椎骨盤帯の動きから分離

して単独で行うエクササイズは，腰椎回旋症候群の患者に有効である．また，股関節の内外転運動を骨盤の側方傾斜を入れずに行うことによって，外側腹筋群の制御能力を改善できる．

腹臥位 腰椎骨盤回旋を伴わない膝関節屈曲と股関節外旋運動は，股関節や大腿前面の筋群の伸張性を改善し，腹筋群のパフォーマンスを高める．

四つ這い位 脊柱や股関節での回旋を一切入れずに，四つ這い位で後方に身体を移動する．もう一つは，腰椎回旋を入れないように腹筋群を収縮しながら，一側肩関節を屈曲する．これにより腹筋群の制御能力を改善する．

座位 座位で腰椎回旋を入れずに膝関節を伸展する．

立位 立位での最も重要なエクササイズは，ウエストレベルでの側屈を固定しながら(脊柱の)側屈運動をすることである．それによって腰椎の下部分節における側方剪断力や単軸運動を防ぐ．

習慣性姿勢と運動パターンの修正 前述したように，治療プログラムの最も重要な部分は，日常生活やレクリエーション，またはスポーツなどの活動において，過剰な腰椎回旋により症状の誘発される機会が無数にあることを患者に認識させることである．その戦略(strategy)は，腰椎回旋を回避すること，回旋を股関節や胸椎に限定することである．セラピストは動きが上部胸椎で起こっているかどうか確かめる必要がある．多くの人は，気づかぬうちに側屈あるいはわずかな回旋位で座位をとっている．脚を組んだり一側下腿の上に尻を乗せることもまた脊柱を回旋する．背の低い人は，椅子に座っているときに足が床に届かないので，下腿の上に尻を乗せる傾向がある．

症例

病歴 26歳の大学生．腰痛があり，5～6時間授業で座っていると腰痛がひどくなる．彼女のコースでは，週に5日このような長時間の座位をとる必要がある．彼女はスポーツが好きで，大学のバレーボール，フリスビー，バスケットボール，ソフトボールに参加している．腰痛の既往歴があるが，それはほんの短期間の腰痛であって，スポーツや学業に支障をきたすものではなかった．

症状 腰椎骨盤全域の疼痛があった．痛みがひどいときは，5～6/10の痛みと評価した．睡眠をとると症状はたいてい改善していた．彼女は腹臥位で寝るのを好み，最近は夜寝返ると目が覚めるほど不快な症状が増強していた．

アライメント分析 患者の胸部はわずかに下制している．立位をとらせると，上背部のスウェイバックが認められるが，骨盤は後傾していない．結果的に下部腰椎の伸展が増大している．身体は細いが筋は発達している．

運動分析 以下の検査を立位で施行する：①前屈と前屈位からの復位，②側屈，③回旋，④片脚立位．

前屈と前屈位からの復位 どちらの動きでも症状の増強は見られない．股関節は柔軟性があり，最大前屈位で85°屈曲している．また最大前屈位で15°の腰椎屈曲がある．

側屈 側屈すると，その動きが下位腰椎分節でだけ生じ，脊柱の彎曲はまったくない．また側屈で症状が悪化する．胸椎の側面で動きを固定されると，彼女はまったく側屈できない．この所見は左右側屈どちらにも見られる．

回旋 回旋可動域は左右とも同じで症状が発現することはない．

片脚立位 片脚立位をとると体幹は同位置にあって動かないが，立脚側のほうへわずかに骨盤が回旋する．

以下の検査を背臥位で施行する：①股関節屈筋群の筋の長さ，②股・膝関節屈曲，③股関節屈曲位からの外転/外旋．

股関節屈筋群の筋の長さ これは正常な長さであり，検査中に代償運動も出現しない．両股・膝関節伸展位でも症状は出現しない．

股・膝関節屈曲 他動的な股関節の柔軟性は正常範囲内であった．自動的股・膝関節屈曲では，左右どちらの下肢の動きでも骨盤の回旋が1.25 cm程度認められるが，症状の変化は見られなかった．

股関節屈曲位からの外転/外旋 この動きの最初の50%で骨盤がわずかに回旋する．左よりも右下肢を動かすときにより大きな骨盤の回旋が見られる．

以下の検査を4つの姿勢で施行する：①側臥位，②腹臥位，③四つ這い位，④座位．

側臥位 股関節外旋検査または内・外転検査では，骨盤回旋は見られない．

腹臥位 腹臥位で症状の変化は認められない．膝関節を屈曲しても，骨盤の動きは出現せず症状が変化するのに伴い，股関節外旋時にわずかに骨盤が回旋し，これは特に最終可動域付近で見られる．この代償運動は，左右どちらの下肢においても股関節回旋に伴い認められる．

四つ這い位 四つ這い位の静的アライメントにおいて回旋の傾向はない．後方に身体を移動してもアライメントや症状の変化はない．

座位 座位で脊柱を屈伸しても症状の変化はない．一側

に寄りかかると，たとえそれがわずかな体重移動であっても，その動きは腰椎下部の分節で起こり，立位での側屈検査と同じような徴候を示す．膝関節を伸展しても腰椎骨盤の動きは出現しない．ハムストリングスの筋の長さも正常である．

筋の長さと筋力の分析　背筋群は短縮しており，体幹を側屈するときに第4，5腰椎または第1仙椎でブロックされるとまったく動けなくなる原因となっている．他の筋群は筋の長さおよび筋力ともに正常範囲内であるが，下肢を動かすときに腹筋群の働きによって骨盤の回旋を防ぐことができないのが問題である．

診断　顕著な筋機能障害は背筋群の短縮である．患者の立位姿勢は，わずかに腰椎伸展気味であるが，腰椎伸展により症状が出現したり腰椎屈曲により症状が緩和するようなことはない．患者はパートタイムでウエイトレスとして働き，重いトレーを運んでいた．この動作は，スポーツとも相まって，腰椎回旋のDSMをつくる．われわれの考え方では，脊柱側屈の機能障害は回旋障害とみなす．彼女が授業で椅子に座ると，頻繁に左右へ体重移動するという癖がある．彼女は椅子の傍の床に教科書を置くため，本やノートを取り上げるたびに一側へ身体を傾斜させる必要がある．この繰り返しの動きが彼女の下位脊柱分節を刺激し，不安定性を生み出してしまうのである．診断は，腰椎回旋症候群である．

治療　主目標は，日常生活に潜む微妙な側屈運動を取り除くことである．エクササイズは骨盤運動を制御し，下部腰椎の回旋運動をなくすことを目的に選択する．

背臥位では，骨盤の動きが出ないように腹筋を収縮しながら自動股・膝関節屈曲運動を指導する．また，同様に腹筋を収縮しながら股関節を外転/外旋するエクササイズも行う．腹臥位でも，腹筋群を収縮させながら股関節外旋を行い，骨盤の回旋を抑制する．座位では，腸骨稜のすぐ上の体側に手を置き，腰椎が側屈しないようにしながら肩から体幹を側屈する．またふだんの生活では，座位時に側屈運動を行わないよう指示する．

上述の座位時の注意と同様に，立位エクササイズは最も重要なプログラムのひとつである．立位で腸骨稜のすぐ上に手を置き，腰椎を動かすことなく，身体を側方へ倒す．また"おへそを背中に向かって引っ張る"よう想像しながら腹筋を収縮し，上部体幹が後方に揺れないようにする．一日に数回このエクササイズをするように指導する．側臥位や四つ這い位でのエクササイズは指導しない．

帰結　患者は6週間授業に出ていなかったので，座位で過ごす時間はほとんどなかった．この休みのあいだ彼女は身体をよく動かしており，スポーツにも参加していた．6週間後再評価したときは，代償性の腰椎骨盤回旋を伴わずに，すべての動きが可能となっていた．また彼女は，以前はできなかった腰椎直立位を保ちながら体幹を側方に傾けることができるようになった．トランポリン中に転落して少し腰が痛くなった以外は，まったく腰痛が起きなくなった．このアクシデントの後，患者は一日約6時間の座位姿勢を4か月間とる必要があったが，ほとんど腰痛は起きなかった．彼女は，自分が注意しなくてはいけない，と語った．すなわち，普段は身体を横に傾けないようにし，立位での側屈エクササイズを続けることにより，腰痛を防ぐことができるのである．

腰椎回旋-屈曲症候群

Pearcyらの研究によると，立位姿勢や前傾姿勢のときよりも座位姿勢のほうが，腰椎の回旋可動域が大きくなるとされている[44]．そのために机の前にうなだれた姿勢で座っていたり，コンピュータ，電話や引き出しに手を伸ばすために体幹を回旋するような人は，腰椎回旋-屈曲症候群をまねく危険性がある．臨床における印象では，屈曲に伴い腰痛が発生する年代は18〜45歳の男性である．この傾向は，男性のほうが股関節屈曲の柔軟性に乏しいこと，また，女性よりも背が高く下腿が長いために，高さが合わない椅子に座ったときに腰椎屈曲を強いられることによる．下腿の長い人が椅子から立ち上がる場合，前方に体重を移動し両殿部を椅子から持ち上げる際に，両股関節よりも脊柱のほうが屈曲しやすい．

症状と痛み

腰痛は座位あるいは身体を曲げたりひねったりするときに，最も頻度が高く出現する．疼痛は早朝起床時に増悪するが，動いたり熱いシャワーを浴びると改善する．患者は殿部や下肢に神経根症状などの放散痛を訴えることもある．放射線学的診断は，椎間板ヘルニア，椎間板変性，腰部脊椎症，不安定性などがある．症状の程度は，状態の重篤さや問題の深刻さによってさまざまである．

運動機能障害

立位　座位よりも立位のほうが症状は軽い．以下の検査を立位で施行する：①前屈，②修正した前屈，③側屈，④

体幹の回旋，⑤片脚立位．

●●**前屈** 腰椎は両股関節よりも早く屈曲し，股関節屈曲可動域は制限されるであろう．またその場合は，前屈で症状が増強するだろう．傍脊柱部では非対称性が出現することもある．男性の多くは前屈時に股関節屈曲に制限があるが，必ずしもハムストリングスの短縮が原因となっているわけではない．患者は治療台に両手を置き，上部体幹の重みを支持すると，股関節を少なくとも75°〜80°屈曲することができる．股関節の動きが制限される理由は，体幹の重みをコントロールするために発揮されるハムストリングスによる制御の影響であり，ハムストリングスが短縮しているわけではない．ハムストリングスをストレッチしても，前屈パターンを改善することはできない．前述したように，前屈検査は痛みを再現しやすい感受性の高い検査ではあるが，腰椎回旋-屈曲症候群を診断するための特異的な検査ではない．

●●**修正した前屈** 腰椎屈曲に対する陽性所見を確認する方法は，両手を治療台に置き，腰椎ではなく，両股関節を屈曲することによって体幹を前屈する．症状は軽減するはずである．前屈の際，両膝を軽く曲げる必要があるかもしれない．

●●**側屈** 側屈で症状は増強し，左右非対称性が出現することがある．側屈検査で陽性を確認するために，セラピストは一分節での動きを避けるために胸郭の側面を固定して，症状の変化に注意する．

●**体幹の回旋** 体幹の回旋可動域の左右差がしばしば見られる．

●**片脚立位** 腰椎骨盤の回旋が見られ，左右差も認められる．

背臥位 以下の検査を背臥位で施行する：①股関節屈筋群の筋の長さ，②姿勢の影響，③股・膝関節屈曲，④股関節屈曲位からの外転/外旋．

●**股関節屈筋群の筋の長さ** 腰椎回旋-屈曲症候群の患者のなかには，一側大腿筋膜張筋が硬く，代償性に腰椎骨盤が回旋しているケースがよくある．

●**姿勢の影響** 患者の症状が両股・膝関節伸展運動で増強することは通常ない．

●**股・膝関節屈曲** 股・膝関節屈曲運動で，骨盤が回旋しながら症状が悪化したり，一側骨盤が1.25 cm以上の回旋する場合，腰椎回旋症候群陽性とみなされる．股関節屈曲可動域は120°以下であるか，あるいは股関節他動的屈曲の際に腰椎屈曲が同時に起こる．両股関節屈曲に伴い，症状の増悪と代償性の腰椎屈曲が生じる．

●●**股関節屈曲位からの股関節外転/外旋** この動きを行うと，症状の悪化，または1.25 cm以上の代償性の骨盤回旋が起こる．腰椎回旋に対する陽性所見を確かめるには，骨盤を固定し，股関節だけでの動きがどう症状に影響するかを観察する．

側臥位 以下の検査が陽性の場合，腰椎側屈過剰が疑われ，よって回旋のDSMが示唆される．以下の検査は側臥位で施行する：①股関節外旋，②股関節内外転．

●**股関節外旋** この動きは骨盤の回旋を伴う可能性がある．

●**股関節内外転** この動きは，骨盤の回旋方向への側方傾斜を伴うことがある．

腹臥位 以下の検査を腹臥位で施行する：①姿勢の影響，②膝関節屈曲，③股関節回旋．

●**姿勢の影響** 腹臥位になると症状は軽減するかもしれない．

●●**膝関節屈曲** この動きは，腰椎骨盤回旋を生じるので症状を悪化させる．腰椎回旋に対する陽性を確認する方法は，骨盤を固定し膝関節屈曲の運動を繰り返させる．セラピストは運動が症状に与える影響を観察する．

●**股関節回旋** この運動は骨盤回旋を伴い，症状を悪化させることがある．腰椎回旋に対して陽性かどうかを確認する方法は，骨盤を固定し股関節回旋を繰り返させることである．セラピストはこの運動が症状にどのように影響するか観察する．

四つ這い位 以下の検査を四つ這い位で施行する：①姿勢の影響，②後方への揺さぶり，③肩関節屈曲．

●**姿勢の影響** 腰椎の彎曲を増強させ，屈曲角度を減じると，症状が軽減することがある．

●●**後方への揺さぶり** 四つ這い位で後方に体重を移動すると，腰椎と骨盤が回旋し，症状が増強することがある．骨盤は側方傾斜することもある．

●●**肩関節屈曲** この動きは，腰椎回旋を生じることがある．

座位 以下の検査が座位で施行される：①姿勢の影響，②腰椎屈曲，③膝関節伸展．

●●**姿勢の影響** 座位で腰椎前彎を増強させると，症状が軽減することがある．

●●**腰椎屈曲** 腰椎を屈曲させると，症状が悪化する可能性がある．

●●**膝関節伸展** この運動は腰椎屈曲と骨盤・脊柱の回

旋を導くことがある．

要約

屈曲と回旋の運動が腰痛や神経根症状の主要な原因となる．四肢の運動は腰椎骨盤回旋を生じる．回旋パターンの優位な方向を鑑別すれば，どの活動が運動機能障害を引き起こしているのか知ることができる．また他の検査を実施し，四肢のどの動きが問題に関与しているのかを知ることもできる．

アライメント：構造的多様性と後天性障害

平背（flat back）は，上半身が下半身に対して相対的に長い胴長の健常男性によく見られる．下肢長差，大腿骨頸部後捻や前捻などもアライメントの多様性の例としてあげられる．大腿骨頸部後捻は男性に，前捻は女性によく見られる．

後天的なアライメントの障害としては，骨盤後傾と股関節伸展を伴った平背，スウェイバック，大きな腹部，明らかな下肢長差などがあげられる．

柔軟性と筋の硬さに関する機能障害

ハムストリングスや大殿筋の伸張性よりも，腰椎の屈曲回旋方向への柔軟性のほうが著しい．ハムストリングスは背筋群よりも硬い．

筋と動員パターンの機能障害

立位でスウェイバック姿勢がある場合，背筋群よりもむしろ腹筋群，特に腹直筋が体幹を支持している．腹直筋，大腿筋膜張筋，そしてハムストリングスは，短縮または硬くなっていることがある．腹筋群は腰椎骨盤回旋をうまく制御することができない．

確認検査

腰椎の屈曲と回旋を妨げることで，症状を軽減したり除去することにつながる．各検査については，それぞれの項目を参照されたい．

治療

目標 腹筋群によって得られるコントロールの改善であり，腰椎の屈曲運動を起こさずに回旋を制御することである．ほかにパフォーマンスの改善が必要なのは，背筋群である．背筋群は，①代償性の腰椎屈曲を防ぐ，②股関節屈曲の動きを改善する，③座位で脊柱を平らに維持する，といった機能を発揮させるために，短縮させ硬化させる必要がある．回旋は患者の問題の一要素であるため，短縮したり硬い状態になったりして，回旋を助長する因子になっている筋群を治療することも重要な一面である．患者もまた，どの活動が，いつ，不良運動パターンを引き起こしているかを知る必要がある．たとえばゴルフをするときは，両股関節と胸椎が回旋し，腰椎では回旋していないということを意識する必要がある．患者の大腿骨頸部が後捻している場合，股関節で内旋方向に余裕ができるように，つま先を外側に向けて両股関節を少し外旋させて立つ必要がある．

修正エクササイズプログラム

背臥位 腹筋群の収縮で骨盤の回旋を抑制しながら，自動の股・膝関節屈曲運動を行う．腰椎の下にタオルを置くと，腹筋群の収縮による腰椎屈曲は妨げられる．腹筋の収縮の程度には，注意深い段階づけが必要である．股・膝関節屈曲運動の次に，手を使って膝を胸のほうに引き寄せ，緊張が高く短縮した股関節伸展筋群をストレッチする．このエクササイズでは，腰椎が屈曲しないように注意しなければならない．股関節屈曲位から外転-外旋し，腹筋群を収縮しながら腰椎骨盤の回旋を制御するエクササイズも行う．

側臥位でのエクササイズ 腰椎骨盤の回旋を入れずに股関節を外旋し，骨盤の側方傾斜も制御しながら股関節を内・外転する．

腹臥位でのエクササイズ 膝関節の屈曲運動を行い，次に腹筋群を収縮しながら腰椎骨盤回旋を入れないようにして股関節の回旋運動を行う．大殿筋の弱化とハムストリングスの優位性を改善するため，小さな範囲で股関節の伸展運動を行う．このエクササイズは，背筋群のパフォーマンス改善にもつながる．背筋群のパフォーマンスをさらに改善するために，肩関節を90°〜180°屈曲する．

四つ這い位でのエクササイズ 腰椎屈曲と回旋を入れないようにしながら，股関節屈曲運動で身体を後方に移動する．

座位でのエクササイズ 椅子に深く腰かけ，背中を背もたれにぴったりつけて，膝関節の伸展運動を行う．エクササイズ中は体幹を少し伸展させ，腰椎骨盤が屈曲・回旋しないようにした状態で，膝伸展運動を行う．

立位でのエクササイズ 股関節を軸として体幹の前屈運動を行う．このとき，膝関節を屈曲してもよい．側屈運動

のときは，第4, 5腰椎レベルで動きをブロックして行う．

習慣的姿勢と運動パターンの修正　腰椎を平坦にし両股関節を90°屈曲位にして真っ直ぐに座る．矢状面上で頭部，肩，股関節を同一直線上に置き，脊柱で屈曲モーメントを生み出さないよう体幹を直立させる．もし患者の下腿が長い場合，股関節と膝関節が同じ高さになるように椅子の高さを調節する必要がある．立ち上がるときは，椅子の端に殿部を移動させ，脊柱を真っ直ぐに保つ．座位で体重を片方へ預けたり，一方の股関節を内転しながら立ってはいけない；なぜなら，これらのやり方は脊柱を側屈させるからである．もし回旋を伴うスポーツ，たとえばラケットボールとかゴルフなどを行う場合，スイングのパターンを修正する必要がある．

症例

病歴　39歳の心臓内科医，学生のころから腰痛の経験があるが，腰痛によって生活を妨げられるようなことはなかった．彼は心臓カテーテル法を臨床行為として行っており，この動作が最近の腰痛の原因であるのではないかと考えている．理学療法に紹介される前の年，疼痛は頻回に起こりかつ重症であった．理学療法に紹介される1か月前，最後の腰痛が起こり，その腰痛は彼が仕事を休まなければならないほど重度なものであった．彼は3日間自宅のベッドで安静をとった．腰痛が悪くなる前は，少なくとも1週間に1回天候が許す限りゴルフを行っていた．

症状　この患者の痛みは下肢に限局し，左殿部に放散する疼痛がある．いちばん最後に腰痛があったとき，痛みは左下肢全体に広がっていたが，およそ3日後この放散痛は減弱していた．深部腱反射，筋力，右下肢の感覚には変化は見られなかった．座位よりも立位のほうで痛みが少なく，歩行時が最も快適であった．急性期では，両股・膝関節屈曲位で臥床するのが最も楽だった．評価時の痛みの程度は，立位時で3〜4/10，座位で6/10だった．

アライメント分析　患者の身長は188 cmで，細身である．彼の胸椎は少し後彎しており，腰椎は平坦である．腸骨稜はベルトラインよりも5 cm高い．左右腸骨稜は水平で，骨盤傾斜や回旋は認められない．左の腰部傍脊柱部は右よりも約1.25 cm以上膨隆している．

運動分析　以下の検査を立位で施行する：①前屈，②上部体幹を支持して，股関節屈曲だけでの前屈，③側屈，④回旋，⑤片脚立位.

前屈　この動きは脊柱の症状を悪化させる．前屈中に腰椎は股関節よりも早く屈曲する．最大屈曲位で，腰椎は20°屈曲しており，股関節では65°の屈曲である．前屈位から戻るとき，症状は軽減する．

上部体幹を支持しての股関節屈曲による前屈　両股・膝関節を屈曲し，腰椎屈曲の角度を減じたときは，前述の前屈運動のときほど症状が増強しない．

側屈　側屈で症状が増強し，特に左に側屈するときにひどくなる．左側屈可動域は右よりも小さい．腸骨稜のところで側方から固定を加えると症状は軽減する．

回旋　回旋可動域は右よりも左のほうがわずかに大きい．

片脚立位　左股関節を屈曲して，右片脚立位をとると，骨盤が左へ回旋する．右股関節屈曲，左片脚立位時では，腰椎骨盤の回旋は見られない．

以下の検査を背臥位で施行する：①股関節屈筋群の筋の長さ，②股・膝関節屈曲，③股関節屈曲位からの外転/外旋，④腹筋群の筋力．

股関節屈筋群の筋の長さ　大腿筋膜張筋は両側とも短縮している．左下肢の股関節屈筋長の検査中に股関節外転を制限すると，腰椎骨盤の代償回旋が出現する．患者の症状は臥位で軽減する．小さな枕を左膝の下に置くか左股関節外転位にするとより快適な肢位となる．

股・膝関節屈曲　他動的に股・膝関節を屈曲すると，左股関節屈曲100°，右股関節屈曲110°で抵抗を感じる．自動で行わせると左股関節屈曲運動の前半で骨盤が回旋し，右股関節屈曲運動時には骨盤は回旋しない．

股関節屈曲位からの股関節外転/外旋　この動きで骨盤の回旋は認められない．症状の変化もない．

以下の4つの検査を補足する：①側臥位，②腹臥位，③四つ這い位，④座位．

側臥位　左股関節を外旋すると骨盤が回旋するが，右側では回旋しない．左股関節を外転すると，骨盤が側方に傾斜し症状が増強する；骨盤の動きを抑制しても，症状の悪化が認められる．右股関節外転時には骨盤の傾斜はない．左股関節を内転すると骨盤の側方傾斜を伴うが，症状は変化しない．右股関節内転時には骨盤の傾斜は起こらない．

腹臥位　腹臥位では症状が最も抑えられている．左膝関節を屈曲すると，骨盤は反時計回りに回旋するが症状は変化しない．股関節外転位で膝関節屈曲を反復すると，骨盤の回旋が見られなくなる．右膝関節屈曲時に骨盤の動きは認められない．左股関節外旋時に骨盤は反時計回りに回旋

する．右股関節を外旋するときは代償運動を認めない．股関節外旋可動域は，左で 50°右で 55°である．股関節内旋は左右ともわずか 5°しかないが，股関節内旋時に骨盤の運動が生じることはない．

四つ這い位 四つ這い位をとると，腰椎はわずかに屈曲位になる．後方に身体を移動していくと，股関節屈曲と同時期に腰椎が屈曲する．全運動範囲の 50%ぐらいのところで，骨盤が反時計回りに回旋し，両股関節は右へシフトする．この骨盤の動きは，右股関節が左股関節よりもより屈曲しているために起こる．左股関節を外転させ，さらにわずかに外旋させると，後方への揺さぶり時に骨盤が回旋せず，股関節屈曲可動域も対称的となる．

座位 腰椎を屈曲して座ると症状が悪化する．逆に腰椎が伸展位のときは症状が緩和する．標準高の椅子に座ると，患者の膝は股関節よりも高くなる．左膝の伸展運動を行うと，腰椎骨盤の回旋と骨盤の後傾が左膝 45°屈曲位の位置で起こり，そのときに症状が増強する．右膝の伸展運動のときは 35°屈曲位の位置で骨盤が後傾し腰椎も屈曲するが，症状の悪化はわずかである．腰椎骨盤の動きを防ぐと，両膝とも 45°屈曲位までしか伸展しない．座位で股関節回旋の評価をすると，左股関節外旋が 50°，右外旋が 55°である．股関節内旋可動域は両側とも 5°であった．この所見は大腿骨頚部の後捻と関連があった．

筋の長さと筋力の分析 患者の外腹斜筋筋力は，MMT3＋/5 であった．左中殿筋後部線維は，MMT4＋/5，右は 5/5 であった．大殿筋，ハムストリングス，両側の大腿筋膜張筋は短縮していた．

診断 この患者の検査から，腰椎骨盤領域が特に左へ回旋しやすく（反時計回りに回旋しやすいということ），また腰椎が屈曲しやすいということが示唆される．腹筋群は回旋を制限するのに十分な緊張があるが，他の疼痛発現要素がより強力であるため役割を果たせていない．その主要因は大腿骨頚部の後捻である．右打ちのゴルファーなので，ゴルフのフォロースルーの際には両股関節は内旋する．腰椎骨盤関節での回旋は，代償運動として現れている．大腿筋膜張筋の短縮は歩行立脚期，特に左立脚期の骨盤回旋を増強している．

左股関節伸展筋群は，右よりも硬い；したがって，四つ這い位で後方への揺さぶりを行うときに，右股関節が左よりも早く屈曲する．左股関節伸展筋群の硬さのため，右側への腰椎骨盤の回旋と骨盤シフトが起こる．左股関節外転と外旋によって，股関節後面の筋群の緊張が緩められる．

その結果，左股関節の硬さが軽減するため両股関節の動きは左右対称となり，後方への揺さぶりを行うことができるようになる．

仕事中，彼（心臓内科医）は標準椅子の座面より低い台を使って患者の問診を行っている．右足を左足の上に組んで座り，問診記録をするために身体をわずかに左側にひねる．患者を臥位にして評価するときは，前かがみになり聴診器を使う．心臓カテーテル術を行う際は鉛でできたエプロンを着用し，前かがみとなり少し身体を左にねじる必要がある．これらの習慣のため，腰椎骨盤の回旋と屈曲を生み出している．診断は腰椎回旋-屈曲症候群である．

治療 背臥位で，患者の腰椎の下に 2～3 回折りたたんだタオルを敷く．腹筋群を収縮しながら股・膝関節の自動屈曲運動を行う．ただし腹筋群の収縮は骨盤の回旋を妨げるためで，腰椎を平らにするためではない．股関節最終屈曲位で，手を使って膝を胸のほうに引き寄せ股関節屈曲最終域まで動かすが，腰椎を屈曲させてはならない．また，腹筋群を収縮しながら骨盤運動をコントロールし，腰椎が屈曲しないようにしながら股関節屈曲位から外転/外旋運動を行う．

側臥位では，骨盤を回旋させずに股関節を外旋する．股関節内・外転は，たとえ骨盤が固定されていても患者の症状を悪化させるため勧められない．この症状の悪化は，股関節外転時に骨盤固定の補助をする腰方形筋の収縮が腰椎を側屈させるためであると説明できる．

腹臥位では，腹筋群を収縮することで骨盤を固定し，そのうえ腰椎の屈曲も制御しながら膝関節の屈曲運動を行う．また骨盤を固定して股関節の外旋運動も行う．このエクササイズは大腿筋膜張筋のストレッチに役立つ．

四つ這い位では，腰椎を平坦に保ちながら後方揺さぶり運動を行い，両股関節の屈曲運動によってこの運動を遂行する．左股関節は，エクササイズの初めの 2～3 回はわずかに外転外旋位にして，徐々に前額面上および横断面上で中間位にする．

仕事で使う椅子は，股関節と膝関節が同じ高さになるように調節する．調節不可能な椅子に座る場合は，枕を置いたり椅子の端に座ったり，腰椎の後に枕を入れるなどの工夫をする．座位で膝伸展運動を実施する場合には，股関節を屈曲しないように注意する．というのは，股関節屈筋群の収縮によって，しばしば症状が悪化するからである．

立位時のエクササイズは，体幹の重みを上肢で支持しながら前屈する．このエクササイズで最も重要なことは，腰

椎ではなく股関節を動かすことを患者に教えることである．したがって，高いカウンターの上に両手を置いて体幹を支えながら，両股・膝関節を屈曲し，わずかに前かがみになる．このエクササイズでは症状の悪化が見られないため，少なくとも一日に8～10回行うように指導した．

いくつかの日常生活活動を修正するようにも指導した．現在彼は病歴聴取の際は背もたれの真っ直ぐな椅子に腰かけ，机上で記録をしている．30分以上座ることを避け，再び座る前に2～3分間は立っているようにしている．患者の検査をするときは，前かがみになると同時に股・膝関節を屈曲するよう心がけている．心臓カテーテル術を行うときは，上下に分かれたエプロンを着用するか，骨盤周囲でワンピースのエプロンを結びつけるように指導した．また股関節を屈曲することで前にかがむようにして，腰椎が屈曲しないようにした．立って仕事をするときはわずかに左股関節を外旋し，足尖が外側を向くようにした．こうすることで股関節内旋方向に余裕ができるため，腰椎回旋傾向を軽減できる．ゴルフをするときも，患者は足尖を真っ直ぐ前に向けているが，股関節を外旋しやや足尖が外を向くようにした．スイングのときには脊柱よりもむしろ股関節を回旋するよう指導した．必要ならば，彼のスイングをモニターできるゴルフの専門家にレッスンを受けるようにアドバイスした．

帰結 患者は治療プログラムを完遂し，仕事やスポーツで勧められた方法を実行した．彼は5週間のうち4回理学療法を受け，2回めの治療までには症状が出現することなくすべてのエクササイズを正しく施行することができるようになった．また前屈エクササイズの際，上部体幹を両手で支持し股関節を45°屈曲できるようになった．5週間後には，体幹の支持を伴わずに股関節を75°まで屈曲，同時に膝関節を屈曲して前屈が可能となった．1時間は症状の悪化が起こらずに背すじを伸ばして座位をとっていられるようになった．症状が出現する場合はすぐに四つ這い位をとり，腰椎ではなく股関節を屈曲することを確かめながら後方揺さぶり運動をして，その症状を緩和することができるようになった．

腰椎屈曲症候群

腰椎屈曲症候群は，下肢への放散症状の有無にかかわらず，女性よりも男性に多く，かつ若年に多く見受けられる．急性椎間板ヘルニアは，腰椎屈曲と最も関係が深い．

症状と痛み

症状は重症から軽症までさまざまであり，同様に放散症状の程度も多様である．この疼痛の問題は椎間板ヘルニア，腰仙部捻挫，腰痛，そして椎間板変性を含む．

運動機能障害

立位 以下の検査を立位で施行する：①姿勢の影響，②前屈．

●**姿勢の影響** 患者の症状は座位よりも立位のほうが少ない．

●●**前屈** 腰椎は平坦であることが多い；股関節よりも腰椎はより容易に屈曲し，この動きで症状が増強する（図3-41 A, B）．腰椎屈曲症候群に対する陽性を証明するためには，高くした治療台上に両手を置いて体幹を支持して，股関節屈曲のみで前屈運動をしてもらう．セラピストはこの動きによる症状の変化を観察する．神経根症状がある場合は，たとえ前屈運動を修正しても症状が増強する可能性がある．

背臥位 以下の検査を背臥位で施行する：①姿勢の影響，②股・膝関節屈曲，③両股・膝関節屈曲．

●**姿勢の影響** 背臥位では症状が増強することなく両股・膝関節伸展位を保持することができる．脊柱に対する圧迫負荷が症状を引き起こす因子となっている場合は，両股・膝関節を屈曲する必要がある．

●●**股・膝関節屈曲** この動作の最終肢位で他動的に膝関節を胸のほうに引き寄せると，腰椎屈曲を伴うために症状が増強することがある．

●●**両股・膝関節屈曲** 両股・膝関節屈曲最終域で，同様に他動的に両膝関節を胸のほうに引き寄せると，腰椎屈曲が伴うために，症状が増強することがある．

腹臥位 以下の検査を腹臥位で施行する：①姿勢の影響，②膝関節屈曲．

●●**姿勢の影響** 腹臥位は症状を軽減する可能性がある．

●**膝関節屈曲** 膝関節を屈曲し始めると骨盤が後傾することがあるが，この所見は比較的まれである．

四つ這い位 以下の検査を四つ這い位で施行する：①姿勢の影響，②後方への揺さぶり．

●●**姿勢の影響** 四つ這い位では，腰椎は屈曲し，また股関節は屈曲90°以下となっていることが多い．患者が腰椎を平坦にしたり中間位にすると，症状が軽減することがある．

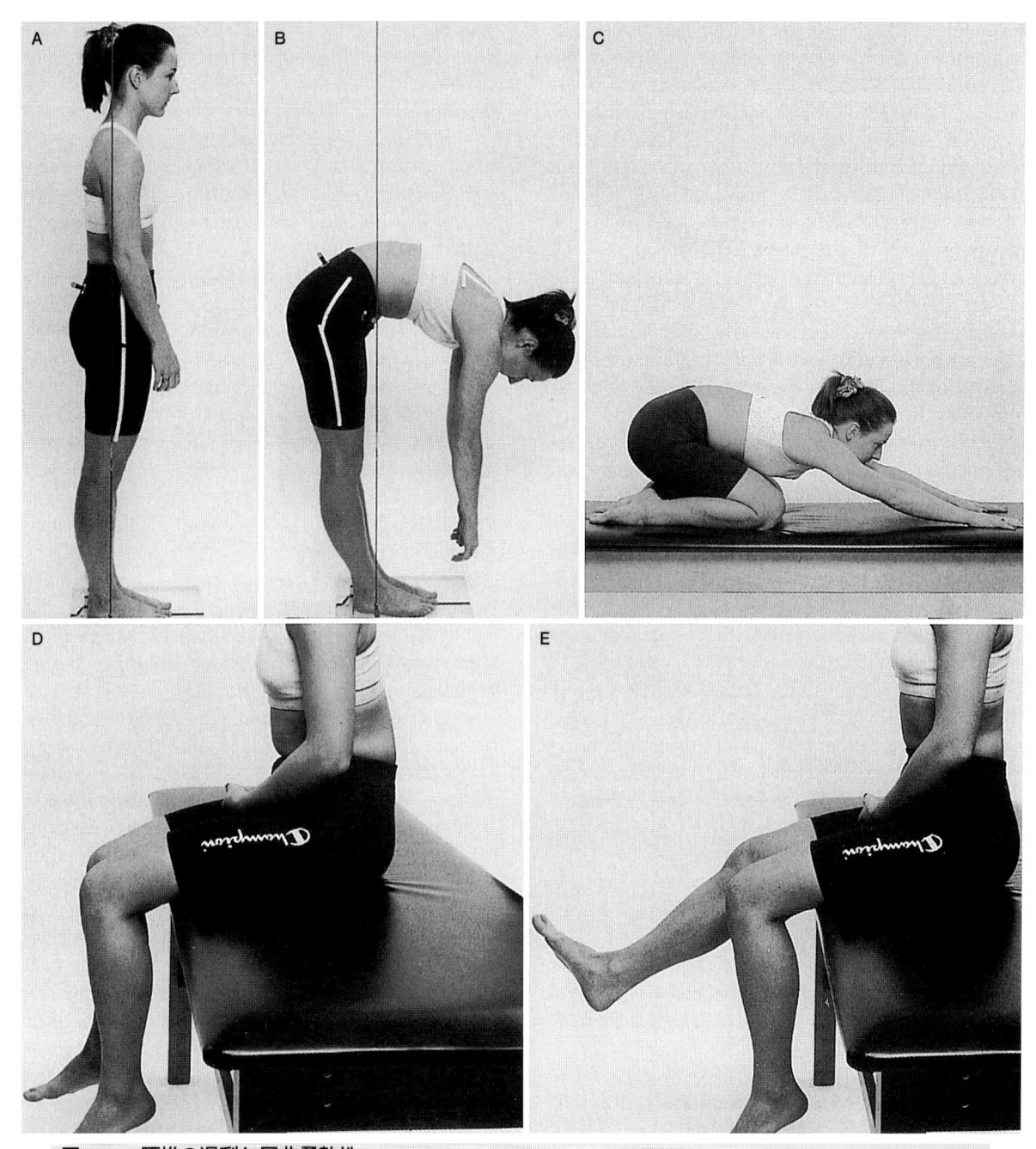

腰部の運動機能障害症候群　**103**

図 3-41　腰椎の過剰な屈曲柔軟性
A：立位時，腰椎は平坦（マーカーは S2 上）．B：前屈時の過剰な腰椎の屈曲．C：四つ這い位で後方への揺さぶりをすると，動作終了時に腰椎の過度な屈曲を示す．D：座位姿勢では，腰椎屈曲位を呈しやすい．E：90°股関節屈曲位の座位で，膝関節伸展は－20°である．したがって彼女のハムストリングスは，最適長に対して約 10°短いことが示唆される．彼女のハムストリングス長は，前屈時の股関節屈曲運動制限（60°）の原因ではない．

●●**後方への揺さぶり**　四つ這い位で後ろに身体を移動すると，腰椎は屈曲し症状が増強する（図 3-41 C）．腰椎屈曲症候群に対する陽性を確認する方法は，腰椎を平坦に保ち両股関節だけ屈曲することで後方への揺さぶり運動を行う．セラピストはこの動きで症状がどう変化するかを観察する．

　座位　以下の検査を座位で施行する：①姿勢の影響，②脊柱屈曲，③脊柱伸展，④膝関節伸展．

●●**脊柱屈曲**　腰椎の屈曲に伴い，症状の悪化が見られる（図 3-41 D）．

●●**脊柱伸展**　腰椎伸展に伴い，症状が軽減する．

●●**膝関節伸展**　膝関節を伸展すると骨盤後傾，腰椎屈曲が起こり，症状が増強することがある（図 3-41 E）．腰椎屈曲症候群に対する陽性を確認する方法は，脊柱と骨盤を

保持して屈曲運動を防ぐことによって，症状にどう影響するかを観察する．

要約
脊柱の回旋や伸展を引き起こす四肢の運動は多数あるが，腰椎屈曲を強いる四肢の運動はほんの少しにすぎない．腰椎屈曲を強いる主な要因を以下に示す：
①座位時の腰椎屈曲位，頭部・両肩が脊柱に対し前方に偏位している．
②構造的に平背（flat back）をもっている．
③腰椎の過剰な屈曲柔軟性が進行している．これは，前屈動作時に両股関節よりも脊柱により早く動きが生じるからである．

背筋群と脊柱は密接に関係しているため，背筋群の硬さの低下を正常化することは，ほかの症候群で見られる筋の硬さの低下を改善することよりも容易である．

アライメント
腰椎屈曲症候群の患者によく見られるアライメントや体型の代表例を以下に示す：①背が高く，下半身と比較して体幹が長い（胴長），②脛骨が長い，このため座位をとると股関節よりも膝関節の位置が高くなる，③平背であるが骨盤後傾はない．また腸骨稜の位置が高い．後天的なアライメント異常としてあげられるのはスウェイバックと，骨盤の後傾を伴った平背である．

相対的な柔軟性と硬さに関する機能障害
股関節の屈曲方向の柔軟性よりも，腰椎の屈曲方向の柔軟性がより強い．

筋と動員パターンに関する機能障害
座位で前にかがむと，腹筋群が股関節屈筋群よりも優位に作用する．ハムストリングスと大殿筋は短縮・過緊張の状態にある．背筋群は長いか，また/あるいは弱く，腹筋群は短縮しているか，また/あるいは弱化していることがある．

確認検査
脊柱を屈曲せずに，両股関節を動かしながら前屈すると症状が軽減する．

要約
四肢の動きが患者の症状に関与することは比較的少ないが，座ることと前屈動作は症状を誘発する．多くの日常生活活動のなかに座位姿勢や前屈運動が含まれるため，これらを修正することは困難なことが多い．

治療
目標 このエクササイズプログラムでの目標は，患者に正しい座り方を指導し，また腰椎ではなく両股関節を動かすことを指導することである．

修正エクササイズプログラム
背臥位 手を使って他動的に膝を胸のほうに引き寄せることで股・膝関節を屈曲し，腰椎は屈曲させない．もし腹直筋が短縮していたり硬くなっている場合には，最大可動域まで肩関節を屈曲した状態で胸郭を挙上し，その筋を伸ばす．

側臥位 側臥位では腰椎屈曲症候群に適したエクササイズはない．

腹臥位 両上肢を挙上した状態で，一側の肩関節をさらに屈曲させることによって背筋群のパフォーマンスを改善する．また両股関節が少し屈曲位となるように腹部に枕を敷き，一側股関節を伸展することで背筋のパフォーマンスを改善する．

四つ這い位 腰椎を平坦またはわずかに伸展位にして，後方に身体を移動する（後方揺さぶり）．腰椎でなく股関節を屈曲するように注意する．

座位 座位で膝の伸展運動を行う．また椅子の背もたれを使い，背筋群の等尺性収縮を行う．もしハムストリングスが特別に短縮している場合は，足置き台を使ってハムストリングスを一度に15〜20分程度ストレッチする．起立運動では，腰椎ではなく股関節の動きで前傾し，腰椎屈曲を入れずに立ち上がる．

立位 腰椎ではなく両股関節の屈曲運動を使って前屈する．この運動中，両膝関節をやや曲げなければならないこともある．また腰椎屈曲を制御しながらスクワットをする．腹直筋が短縮したり硬くなったりしている場合は，壁に背中をつけた立位をとる．そして，両上肢を頭上に挙上してから胸郭を挙上する．その際，腰椎が平坦にならないように注意をはらう．

習慣性姿勢と運動パターンの修正 修正を必要とする最も重要な習慣的姿勢および運動パターンは座位姿勢と前傾動作である．患者のなかには，腹筋強化のため膝屈曲位の

シットアップエクササイズ(sit up exercise)を行っている人もいるが，これは禁忌である．

症例

病歴　26歳の大学生．ウエイトトレーニングの後で腰痛と左下肢痛の出現を認めた．腹臥位で90 kgの重りをつけて両膝関節を屈曲しているときに，背中で破裂音が聞こえ，また同時に背中に痛みも感じた．そのため彼はそのエクササイズは中止したが，その他のエクササイズは継続していた．

患者は基礎科学研究室で働き，2～3の授業を受講している．座位をとると，強い腰痛と下肢痛を感じる．彼はハムストリングスを損傷したと思っており，前屈のようなストレッチを行っていた．この前屈ストレッチを行っているときには痛みを伴うが，その後は痛みが軽減したように感じる．

そのけがの2か月後に，彼は理学療法に紹介された．彼は激しい運動を続けていたが，例の腹臥位での膝屈曲エクササイズは避けていた．彼は自分の強化プログラムに傾倒しているようである．彼は以前左膝のけがをして手術を受けており，その年以降はランニングをすることができない．結果的に，ウエイトトレーニングが彼のフィットネスプログラムになっている．

症状　患者は疼痛が出現してから床の上で寝るようにしている．両股・膝関節の下に枕を置いていたが，肢位を変えると疼痛が出現していた．座位での痛みの程度は腰部・左大腿後面ともに7～8/10だった．座位から立位へ立ち上がるときは症状が増加した．立位での痛みは4～5/10と少なかった．アキレス腱や膝蓋腱の反射は正常で，足関節，膝関節周囲の筋力の低下もなく，感覚検査も正常であった．

アライメント分析　患者の身長は177 cmである．肩甲帯周囲の筋群は顕著に膨隆しており，肩幅が広い．腹筋の発達は明瞭に観察できる．胸部は下制しており，胸椎がわずかに後彎していた．背中は平坦であるが，腸骨稜はベルトラインと同じ位置にあった．骨盤はやや後傾していた．膝は以前怪我をした経験があり，わずかに屈曲位を呈していた．

運動分析　以下の検査を立位で行う：①前屈，②側屈，③回旋，④片脚立位．

前屈　前屈すると，すぐに腰痛と大腿後面の痛みが悪化する．前屈位から戻るときは症状が軽減する．手を使って体幹の重みを支え，股関節の屈曲だけで前屈をしても症状は悪化する．

側屈　側屈では症状は増悪しない．

回旋　回旋は左右対称的である．

片脚立位　片脚立位で骨盤の回旋を伴うことはないが，左股関節屈曲による右片脚立位では症状の増強が起こる．

以下の検査を背臥位で施行する：①股関節屈筋群の筋の長さ，②姿勢の影響，③股関節屈曲位からの股関節外転/外旋，④下肢伸展挙上．

股関節屈筋群の筋の長さ　股関節屈筋群は短縮しておらず，骨盤の代償運動も認められない．

姿勢の影響　左股・膝関節伸展位で背臥位となると疼痛を伴うが，右股・膝関節伸展位では疼痛はない．

股関節屈曲位からの外転/外旋　この動きによる症状の増悪や骨盤の代償運動はない．

下肢伸展挙上　左大腿後面の痛みが股関節屈曲60°で出現する．股関節屈筋群を完全にリラックスすると，疼痛は軽減する．

以下4つの検査が補足される：①側臥位，②腹臥位，③四つ這い位，④座位．

側臥位　側臥位で症状の増加はなく，また股関節の外旋を伴った骨盤回旋も生じない．股関節外転あるいは内転による症状の増悪も骨盤側方傾斜も出現しない．

腹臥位　患者は下腿外側面に広がる放散症状の悪化を訴えるが，腹部の下に枕を1枚入れると症状が軽減する．膝関節を屈曲すると骨盤がわずかに後傾するが，症状の変化はない．股関節を回旋しても骨盤の回旋は生じないが，左股関節内旋で症状がわずかに悪化する．

四つ這い位　四つ這い位で腰椎は屈曲位に保たれている．腰椎を平坦にさせても症状の増加は認められない．後方揺さぶり検査では，両股関節屈曲120°のところで症状が増強する．

座位　座位でわずかに腰椎を屈曲するとすぐに症状が増強する．腰椎の後方にサポートを挿入して股関節周囲筋を完全にリラックスするように指示すると，患者は約10分間は快適に座ることができる．膝関節を伸展させると，左膝関節伸展-50°のところで大腿後面に疼痛が走る．大腿部を椅子の上に完全に密着して行うと，膝関節伸展角度は-40°に改善する．右膝関節伸展でも左大腿後面の疼痛が増強する．

筋の長さと筋力の分析　筋の短縮はないが，腹直筋が硬く，胸椎後彎の関与因子となっている．筋力低下はない；

しかし背筋群は腹筋群ほど顕著には隆起していない.

診断 患者の症状は，脊柱屈曲，脊柱の圧迫力増強，そして左股関節屈筋群（おそらく腸腰筋）の収縮により悪化する．反対に立位，臥位で症状が軽減する．また下肢伸展挙上などの検査で陽性となっても，股関節屈筋群を弛緩させると症状は軽減する．彼の症状は前屈で増強するが，回旋検査では症状の悪化はない．診断は坐骨神経に沿った放散症状を伴った，腰椎屈曲症候群である．

治療 四肢を動かすときや日常生活活動中に，腰椎の安定性を維持させるためのエクササイズを指導した．脊柱に圧迫力が加わるエクササイズは禁忌とした．患者が普段行うウエイトトレーニングの継続を希望したため，上半身のウエイトトレーニングプログラムは継続した．しかし頭上にウエイトを持ち上げるようなエクササイズや，症状が悪化するようなエクササイズは一切しないように指導した．患者は坐骨神経痛をハムストリングスがストレッチされたものと勘違いしていたため，間違いを指摘した．腰椎の屈曲を避け，座位時間を制限するようにも指導した．膝を立てた背臥位では，腹筋群を収縮した状態で股・膝関節を伸展するエクササイズを行い，症状が出現する位置で動きを止めるよう指導した．背臥位では，股関節屈曲位から外転／外旋するエクササイズを行った．側臥位で股関節を内外転するエクササイズも行った．腹臥位では腹部の下に枕を置き，膝関節屈曲，股関節回旋を行った．四つ這い位では，腰椎を伸展方向に動かすようにし，症状が出現する場合はその動きを止めるように指導した．また，同じ四つ這い位で症状が出現する手前まで後方揺さぶり運動を行い，その際は股関節屈曲運動だけを行い腰椎を屈曲しないよう指導した．座位では左足部を床の上でできるだけ遠くまで滑らせる方法により膝伸展運動を行い，運動範囲は症状が出現する手前までとした．またそのとき大腿部が座面から浮かないように注意した（股関節屈曲を避けるため）．このエクササイズは右下肢でも行った．立位でのエクササイズは，神経伸張徴候があり前屈に伴い圧迫力が増強し症状悪化をまねくので勧めなかった．

帰結 治療の3週間後，立位における症状は消失したが，まだどんなに短時間であろうとも座位をとることができなかった．また，時々右下肢の間欠的坐骨神経痛も引き起こしていた．彼は整形外科医に紹介され，MRI検査が施行された．検査の結果，第4，5腰椎間の椎間板ヘルニアが示唆された．彼は2回硬膜外注射を受け，これにより短時間の座位がとれるようになった．また45分以上座らない限り，神経根症状をきたすことはなくなった．MRIでは，第5腰椎／第1仙椎間，第3，4腰椎間の椎間板の脱水化も見られ，これはウエイトトレーニングによるものと考えられた.

患者は治療と経過観察のため，2週間ごとに来院した．初診から約4か月後，彼は四つ這い位で症状を発現することなく後方に揺さぶり運動ができるようになった．彼は腹臥位でも症状が出現せず，枕なしでも症状をきたすことはなくなった．制限が残存している動作は，45分以上の座位と前屈動作であった．下肢伸展挙上検査は陰性であり，坐骨神経症状が出現せずに左右一側ずつ膝関節の完全伸展を行うこともできた．背筋群の筋力を改善するためのプログラムも開始した．初期のエクササイズは，腹臥位で腹部下に枕を入れ，一側肩関節を屈曲するものであった．このエクササイズ中に体幹伸展が加わると，左足部にしびれ感が出現するので，それは避けた．四つ這い位でも同様に肩関節屈曲エクササイズを行った．初診から6か月後，彼は45分以上の座位がとれるようになった．しかし，前屈動作の際は，手で体幹を支持する必要があった．彼はウエイトトレーニングプログラムを再開したが，非常に軽い重りを使っている．立位または座位でのトレーニングの際，以前は90 kg以上の重りを持ち上げていたが，現在は23 kg以下の重りでトレーニングを行っている．

仙腸関節機能異常

このテキストでは，仙腸関節の機能異常を一診断として分類しない．仙腸関節の機能異常が一般的な腰痛の原因だとする臨床家たちから，さまざまな仮説が提案されている．しかしながら，われわれはそれらの仮説を否定する．仙腸関節付近に痛みを感じる人はたくさんいるが，われわれはその痛みが仙腸関節の動きから生じているわけではないと考えている．むしろ，仙腸関節領域に付着している軟部組織がストレスを受ける結果，仙腸関節領域に疼痛が生じると考える．しかし妊婦や出産直後の女性に見られる仙腸関節の痛みは例外である．ホルモンの変化から関節に不安定性が生じるため，仙腸関節機能異常から疼痛を生じる．

仙腸関節の動きの範囲については，2°または，多くても2 mmと，多くの文献で述べられている[49,55]．実際，50歳以上の人のうち76%の人の仙腸関節は強直している[49]．2°や2 mm以下の動きを触診できるかどうかも疑問が残る．本書で提案した諸検査の検者間信頼性について

調べた研究によると，6か月以上の練習をしても，1.25 cm あるいは 2.5 cm の動きを識別することはかなり難しいとされている[54]．仙腸関節の動きを調べる検査で（たとえば，前屈検査，背臥位から長座位になる検査，腹臥位での膝関節屈曲検査など）仙腸関節が 2 mm 動くと，1.25 cm あるいはそれ以上の下肢長差を引き起こすという推論は，解剖学的には理解しがたい[8]．仙腸関節運動の仮説を支持するためには，検者は仙骨の上面の動きだけでなく，腸骨と仙骨とのあいだの変化を触診できる必要がある．もし仙腸関節の過剰な可動性が機能障害の原因だとしても，徒手整復を繰り返せばより柔軟性を増加させるので安定性の獲得は期待できない．成書で勧められているマニピュレーションの方法，特に仙腸関節の自己マニピュレーションにおいては，周囲のより柔軟性に富む関節がその方法によってストレスにさらされているにもかかわらず，仙腸関節だけに影響が及んでいるとは考えにくい．

もし妊婦などに見られるように仙腸関節が過剰に柔軟であり，そこにかかるストレスが痛みを引き出している場合，本書で紹介された運動機能障害症候群の原理を治療に応用することは可能である．この機能異常を修正する効果的な方法は仙腸関節を安定させることである．必要ならば，外部からの適切な支持とかテーピングを用いて関節を安定させたり，仙腸関節にストレスを与えている軟部組織（たとえば，短縮あるいは硬化した大腿筋膜張筋や腸脛靱帯，腹筋群の筋力低下）の機能障害を改善するプログラムを実施するとよい．

圧迫

姿勢の違いが椎間板にかかる圧力へ与える影響は，Nachemoson によって報告されている[37]．また腰筋と背筋群の収縮は，腰椎にかかる圧を増強させる．圧迫が疼痛の主要因となっていることを証明するためには，以下の条件で疼痛が減弱するかどうかを確かめればよい．①臥位，②座位よりも立位，③上肢で支持しながらの座位，④腰椎屈曲位ではなく腰椎伸展位での座位．圧迫は椎間板だけでなく，椎間関節や靱帯にかかる力にも影響を与える．圧迫の影響を知ることにより上述してきた分類や診断が確定するわけではないが，患者の運動機能障害に影響する関与因子として考えておくべきである．

補足的検討事項

確定診断や効果的な治療プログラムの作成に役立つ補足的な検討事項を以下にあげる：

- **身体活動（physical activity）のレベル** デスクワーク中心の患者は筋力低下の傾向にあるため筋力強化の必要があるが，活動性の高い患者は筋コントロールを高めたり，個々の分節の相対的柔軟性を高める必要がある．
- **仕事で要求されること** 一日のなかで患者がよくとる姿勢やよく行う運動の種類が，運動機能障害を引き起こす主要因であると考えられる．たとえば，秘書は一日のほとんどを座位で過ごすが，彼女はコンピュータや電話を使ったり，引き出しを開けるために身体を頻繁に捻る．一日の大半を身体を動かして過ごしている患者の場合，習慣的姿勢やよく行う反復運動について徹底的に調べたほうがよい．
- **フィットネスのための活動や趣味** 仕事の場面と同様に，フィットネスプログラム，スポーツ，陶芸や油絵などの趣味の活動でも持続した姿勢や反復動作が必要とされる．回旋動作を要求されるスポーツ，特に足が地面に固定されたまま回旋しなければならないスポーツ，たとえばラケットボールやゴルフ，ソフトボールなどは，回旋症候群の主要因となる．
- **家事動作** 掃除，掃き掃除，ガーデニング，模様替え，改装などは回旋伸展を含む．また塗装，壁紙貼りなどの頭上で行う動きなども含まれる．反対に，足元などの低い場所を塗装するような前屈動作は，腰椎の屈曲を含む．縫製動作は，塗装動作よりも身体を捻りやすい．
- **身体的特徴** ある特定の症候群に関与する構造的特徴や体格は該当する項で述べられている．しかし，それ以外にもさまざまな姿勢や身振り特徴があり，それらが症状に結びついている可能性があることにセラピストは注意すべきである．たとえば，腹部の大きい男性は，椅座位でお腹が安定するように股関節を前にずらして座っている．また背の低い女性は，一側股関節を回旋させ横座りをするように座っていることがある．どちらの姿勢も回旋症候群に影響する．別の例として顕著な後彎か，あるいは大きな殿部をもつ女性が腰椎を過剰に伸展して座っている場合がある．これは彼女がこうすることで真っ直ぐ座れていると勘違いしているからである．

文献

1. Adams MA, Dolan P, Hutton WC: The lumbar spine in backward bending, *Spine* 13:1019, 1988.
2. Bogduk N, Macintosh JE, Pearcy MJ: A universal model of the lumbar back muscles in the upright position, *Spine* 17:897, 1992.

3. Bogduk N, Pearcy MJ, Hadfield G: Anatomy and biomechanics of psoas major, *Clin Biomech* 7:109, 1992.
4. Bridwell KH: Lumbar spinal stenosis, diagnosis, management, and treatment, *Clin Geriatr Med* 10(4):677, 1994.
5. Callaghan JP, Gunning JL, McGill SM: The relationship between lumbar spine load and muscle activity during extensor exercises, *Phys Ther* 78:8, 1998.
6. Cappozzo A: Compressive loads in the lumbar vertebral column during normal level walking, *J Orthop Res* 1:292, 1984.
7. Cholewicki J, Panjabi M, Khachatryan A: Role of muscles in lumbar spine stability in maximum extension efforts, *Spine* 22:2207, 1997.
8. Cibulka MT, Koldehoff R: Clinical usefulness of a cluster of sacroiliac joint tests in patients with and without low back pain, *JOSPT* 29:83, 1999.
9. Cresswell AG, Oddsson L, Thorstensson A: The influence of sudden perturbations on trunk muscle activity and intraabdominal pressure while standing, *Exp Brain Res* 98:336, 1994.
10. Deliltto RS, Woolsey NB, Sahrmann SA: Comparison of two non-invasive methods for measuring the lumbar spine excursion which occurs in forward bending, *Phys Ther* 67:743, 1987.
11. Eie N: Load capacity of the low back, *J Oslo City Hosp* 16:73, 1966.
12. Esola MA, McClure PW, Fitzgerald GK, Siegler S: Analysis of lumbar spine and hip motion during forward bending in subjects with and without a history of low back pain, *Spine* 21:71, 1996.
13. Farfan HF: *Mechanical disorders of the low back*, Philadelphia, 1973, Lea & Febiger.
14. Farfan HF: Muscular mechanism of the lumbar spine and the position of power and efficiency, *Orthop Clin North Am* 6:135, 1975.
15. Gartland JJ: *Fundamentals of orthopaedics*, Philadelphia, 1987, WB Saunders.
16. Goldman JM, Lehr RP, Millar AB, Silver JR: An electromyographic study of the abdominal muscles during postural and respiratory maneuvers, *J Neurol Neurosurg Psychiatry* 50:866, 1987.
17. Goodman CG, Boissonnault W: *Pathology: implications for the physical therapist*, Philadelphia, 1998, WB Saunders.
18. Goodman CG, Snyder TE: *Differential diagnosis in physical therapy*, Philadelphia, 1998, WB Saunders.
19. Hides JA, Richardson CA, Jull GA: Multifidus muscle recovery is not automatic after resolution of acute, first-episode low back pain, *Spine* 21:2763, 1996.
20. Hodges PW, Richardson CA: Contraction of the abdominal muscles associated with movement of the lower limb, *Phys Ther* 77:132, 1997.
21. Hodges PW, Richardson CA: Inefficient muscular stabilization of the lumbar spine associated with low back pain, *Spine* 21:2640, 1996.
22. Hresko MT: Thoracic and lumbosacral spine. In Steinberg GG, editor: *Orthopaedics in primary care*, ed 2, Baltimore, 1992, Williams & Wilkins.
23. Infusa A, An HS, Lim T, Hasegawa T, Haughton VM, Nowicki BH: Anatomic changes of the spinal canal and intervertebral foramen associated with flexion-extension movement, *Spine* 21:2412, 1996.
24. Jackson DW, Wiltse LL, Cirincione RJ: Spondylolysis in the female gymnast, *Clin Orthop* 11:68, 1976.
25. Juker D, McGill SM, Kropf P, Steffen T: Quantitative intramuscular myoelectric activity of lumbar portions of psoas and the abdominal wall during a wide variety of tasks, *Med Sci Sports Exerc* 30:301, 1998.
26. Jull GA, Richardson CA: Rehabilitation of active stabilization of the lumbar spine. In Twomey LT, Taylor JR, editors: *Physical therapy of the low back*, New York, 1994, Churchill-Livingstone.
27. Kendall FP, McCreary FK, Provance P: *Muscles testing and function*, Baltimore, 1993, Williams & Wilkins.
28. King AL, Prasad P, Ewing CL: Mechanism of spinal injury due to caudocephalad acceleration, *Orthop Clin North Am* 6:19, 1975.
29. Loebl WY: Measurement of spinal posture and range of spinal movement, *Ann Phys Med* 9:103, 1967.
30. Lumsden RM, Morris JM: An in vivo study of axial rotation and immobilization at the lumbosacral joint, *J Bone Joint Surg* 50A:1591, 1968.
31. McGill SM, Brown S: Creep response of the lumbar spine to prolonged full flexion, *Clin Biomech* 7:43, 1992.
32. McGill SM, Juker D, Kropf P: Quantitative intramuscular myoelectric activity of quadratus lumborum during a wide variety of tasks, *Clin Biomech* 11:170, 1996.
33. McGill SM, Norman RW: Low back biomechanics in industry: the prevention of injury through safer lifting. In Grabiner, editor: *Current issues in biomechanics*, Champaign, Ill, 1993, Human Kinetics.
34. McGill SM: Low back exercises: evidence for improving exercise regimens, *Phys Ther* 78:754, 1998.
35. Mercier LR: *Practical orthopedics*, St Louis, 1995, Mosby.
36. Merriam WF, Burwell RG, Mulholland RC, Pearson JC, Webb JK: A study revealing a tall pelvis in subjects with low back pain, *J Bone Joint Surg Br* 65:153, 1983.
37. Nachemson A: Toward a better understanding of back pain: a review of the mechanics of the lumbar disk, *Rheumatol Rehab* 14:129, 1975.
38. Nitz AJ, Peck D: Comparison of muscle spindle concentrations in large and small human epiaxial muscles acting in parallel combinations, *Am Surg* 62:273, 1986.
39. Nordin M, Frankel VH: *Basic biomechanics of the musculoskeletal system*, ed 2, Philadelphia, 1989, Lea & Febiger.
40. Norton BJ, Gauitierrez C, Schroeder B, Van Dillen L: Videographic* analysis of subjects with and without low back pain during forward bending, *Phys Ther* 76:529, 1996.
41. Ohlen G, Wredmark T, Spangfort E: Spinal sagittal configuration and mobility related to low-back pain in the female gymnast, *Spine* 14:847, 1989.
42. Oseid S, Evjenth G, Evjenth O, Gunnari H, Meen D: Lower back trouble in young female gymnasts: frequency, symptoms and possible causes, *Bull Phys Educ* 10:25, 1974.
43. Pearcy MJ: Axial rotation and lateral bending in the number spine measured by three-dimensional radiography, *Spine* 9:582, 1984.
44. Pearcy MJ: Twisting mobility of the human back in flexed postures, *Spine* 18:114, 1993.
45. Pearsall DJ, Reid JG: Line of gravity relative to upright vertebral posture, *Clin Biomech* 7:80, 1992.
46. Porterfield JA, DeRosa C: Mechanical low back pain. In *Perspectives in functional anatomy*, ed 2, Philadelphia, 1998, WB Saunders.
47. Saal JS, Franson RC, Dobrou R, Saal JA, White AH, Goldthwaite N: High levels of inflammatory phospholipase A2 activity in lumbar disk herniations, *Spine* 15:674, 1990.
48. Santaguida P, McGill SM: The psoas major muscle: a three-dimensional geometric study, *J Biomech* 28:339, 1995.
49. Simon SR et al: Kinesiology. In Simon SR, editor: *Orthopedic basic science*, 1994, American Academy of Orthopaedic Surgeons.
50. Sturesson B, Selvick G, Uden A: Movement of the sacroiliac joints: a stereophotogrammetric analysis, *Spine* 21:218, 1989.
51. Thomas JS, Corcos DM, Hasan Z: The influence of gender on spine, hip, knee, and ankle motions during a reaching task, *J Mot Behav* 30:98, 1998.
52. Tkaczuk H: Tensile properties of human lumbar longitudinal ligaments, *Acta Orthop Scand Suppl* 115:1, 1968.
53. Van Dillen LR, Sahrmann SA, Norton BJ et al: Classification of patients with low back pain, *Phys Ther* (submitted 2001).
54. Van Dillen LR, Sahrmann SA, Norton BJ et al: Reliability of physical examination items used for classification of patients with low back pain, *Phys Ther* 78:979, 1998.
55. Vleeming A, van Wingerden JP, Snidjers CJ et al: Mobility of the SI joints in the elderly: kinematic and roentgenologic study, *Acta Orthop Scand* 7:170, 1992.
56. White AA, Panjabi MM: *Clinical biomechanics of the spine*, Philadelphia, 1978, JB Lippincott.

57. White AA: Analysis of the mechanics of thoracic spine in man: an experimental study of autopsy specimens, *Acta Orthop Scand Suppl* 127:1, 1969.
58. Woolsey NB, Norton BJ: Measurement of lumbar range of motion with an inclinometer, *Phys Ther* (submitted 2001).
59. Youdas JW, Suman VJ, Garrett TR: Reliability of measurements of lumbar spine sagittal mobility obtained with the flexible curve, *JOSPT* 21:13, 1995.
60. Zoeller R, Sahrmann S, Kuhnline M, Minor S: Changes in the infrasternal angle with abdominal contractions, *Phys Ther* 73:S104, 1993.

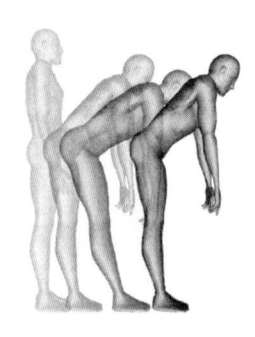

Chapter 3
付 表

腰椎屈曲症候群

この症候群の主な機能異常は，腰椎屈曲の動きが股関節屈曲の動きよりも柔軟であるということである．典型的なケースでは，座位での屈曲モーメントと圧迫が腰椎上に負荷をかける．腰椎屈曲ストレスまたは腰椎屈曲運動は，腰部または殿部，そして/あるいは下肢に症状を引き起こす．この症候群は18〜45歳の若年者によく見られ，急性の痛みとして現れる．女性よりも男性に多く，特に日常生活活動のなかで前屈動作を繰り返す背の高い男性に多く発現する．往々にして彼らの股関節伸展筋群は短縮していて硬く，そのため背筋群が引き伸ばされ柔軟になっている．この症候群は，椎間板ヘルニアの人に多く見られるが，腰椎回旋−屈曲症候群ほど一般的ではない．

症状と症歴

- 腰椎屈曲を伴う姿勢や運動で，症状が出現・増強する（たとえば，座位，運転，前屈など）
- 腰椎屈曲が減じる姿勢や運動で，症状が消失・軽減する（たとえば，立位，歩行）

主検査と徴候

立位
前屈
- 腰椎屈曲の柔軟性が股関節屈曲柔軟性よりも相対的に大きい
- 症状が出たり増強したりする

前屈（股関節屈曲だけ）
- 前屈動作と比べて，症状が消失または軽減する

四つ這い位
- とりやすい肢位：腰椎屈曲位
- 後方への揺さぶり：腰椎屈曲や長軸方向への伸張に関する柔軟性が，股関節の屈曲柔軟性よりも大きい（症状は必ずしも出るとは限らない）

座位
- とりやすいアライメント：腰椎屈曲位
- 腰椎が中間位またはわずかに屈曲しているような座位では，症状が出現したり悪化したりする．
- 膝関節伸展：腰椎が屈曲する

背臥位
股関節屈曲と膝関節屈曲
- 股関節屈曲の最終域で，症状が出現または増加する
- 股関節120°屈曲以前に腰椎が屈曲する
- 症状が増悪することなく両股・膝関節伸転位で寝ることができる
- タオルを折って腰椎の下に敷くと症状が緩和する

関連徴候 （関与因子）	運動の鑑別と関連診断	医師の紹介を必要とする医学的診断に対するスクリーニング

- 腰椎彎曲の消失：スウェイバックまたは平背（flat back）
- 大殿筋またはハムストリングスの短縮
- 腹直筋の短縮
- 傍脊柱筋群が長い

鑑別症候群
- 腰椎回旋-屈曲症候群

関連診断
- 椎間板ヘルニアまたは隆起

- 妊娠
- 炎症性の状態（例：結核，骨髄炎）
- 脊髄圧迫
- 馬尾神経障害
- 骨折
- 骨粗鬆症
- 強直性脊椎炎
- 脊椎すべり症
- 若年性椎間板障害
- Scheuermann（ショイエルマン）病

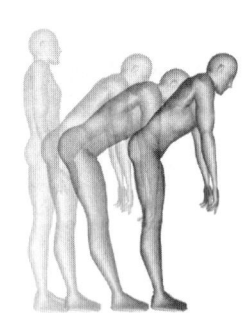

Chapter 3 付表

腰椎伸展症候群

この症候群の主な機能異常は，腰椎伸展筋群が股関節伸展筋群より速く収縮して腰椎伸展を起こすこと，そして股関節屈筋群が脊柱に対して前方剪断力を及ぼしたり，骨盤前傾を生み出したりすることである．これらの要素は腹筋群によってカウンターバランスをとることができない．この症候群は慢性腰痛や腰痛を繰り返す患者によく見られる．患者は通常55歳以上である．背の高い人よりも背の低い人によく見られ，また椅子の端に座ることの多い人にも見られる．この症候群の発生頻度は腰椎回旋-伸展症候群よりも低い．

症状と症歴

- 腰椎伸展を伴う姿勢または運動で症状が出現・増強する（例：立位，両手を頭上に上げる，腰椎伸展位の座位，下肢伸展位の背臥位）
- 腰椎伸展動作を減じると症状が消失・軽減する（例：座位，腹筋群収縮）

主検査と徴候

立位
アライメント
- 若年者：著明な腰椎前彎アライメント
- 脊柱管狭窄症の高齢者：腰椎は平坦
- 背筋群は膨隆していることがある

前屈位からの復位
- 腰椎伸展運動に始まる，あるいは，骨盤の前方移動と胸郭後方移動を伴いながら終わる
- 前屈動作と比較して，症状が出現または増強する場合がある
- 前屈位からの復位の動作を股関節伸展運動で行わせると，症状が軽減または消失する

腹臥位（枕を使ってもよい）
- 膝関節伸展位での股関節伸展：股・膝関節を伸展すると，症状が出現または増悪することがある

座位
- 腰椎中間位または屈曲位での座位と比べると，腰椎伸展位での座位は症状が出現または増悪することがある

背臥位
- 骨盤前傾と腰椎伸展：この動きの初期に，症状が増悪する
- 腹筋の収縮を繰り返すと，症状が増減する
- 両股・膝関節伸展位で症状が増悪する

四つ這い位（腰椎伸展位）
- 前方揺さぶり運動：中間位と比べ，前方揺さぶり運動により症状が軽減する
- 後方揺さぶり運動：前方揺さぶり運動と比べて，症状は増悪する

壁に寄りかかった立位
- 通常の立位時に感じる症状と比べて，骨盤を後傾または腰椎を中間位にもっていくと，症状は軽減する

関連徴候
（関与因子）

腰椎前彎
・腰椎の前彎増強によって直立姿勢をとらなければならないような胸椎の後彎（骨粗鬆症の患者によく見られる）

前屈
・腰椎屈曲の柔軟性よりも股関節屈曲の柔軟性のほうが相対的に大きい
・腰椎屈曲の可動域制限（腰椎前彎が後方に反り返らない）

腹臥位での膝関節屈曲
・腹臥位で膝関節を屈曲すると，骨盤前傾と腰椎伸展が増強し症状が増強することがある

腹筋群
・腹筋群の筋力低下，過剰に長い，または外腹斜筋の硬さが不十分

短縮または硬い筋群
・股関節屈筋群（一側だけまたは両側）
・腰部傍脊柱筋群

特徴的な体格
・肥満で，腹部が大きい
・殿部が大きい

運動の鑑別と関連診断

鑑別症候群
・腰椎回旋-伸展症候群

関連診断
・脊柱管狭窄症
・椎間関節症候群
・椎間板変性
・脊椎分離症
・骨粗鬆症

医師の紹介を必要とする医学的診断に対するスクリーニング

・妊娠
・炎症性の状態（例：結核，骨髄炎）
・脊髄圧迫
・馬尾神経障害
・骨折
・骨粗鬆症
・強直性脊椎炎
・脊椎すべり症
・若年性椎間板障害
・Scheuermann（ショイエルマン）病

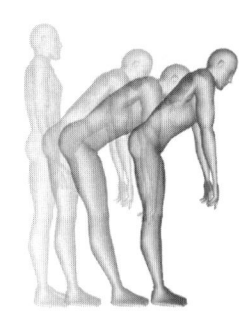

Chapter 3
付　表

腰椎回旋症候群

この症候群の主な機能異常は，腰椎のある一分節が他の腰椎・胸椎・股関節よりも緩いために容易に回旋，側屈，並進運動をしてしまうことである．ここでいう回旋は広く解釈され，屈曲や伸展以外の運動方向すべてを指す．脊柱不安定症では，しばしば副運動が問題をきたすが，この回旋症候群に属す．というのは，副運動は臨床的に観察されるわけではなく，そのために副運動の方向を基準に分類することができないからである．患者によっては，腰椎回旋が顕著に認められる場合もあるし，他の患者では腰椎回旋は明らかではないこともある；むしろ，骨盤の回旋が下肢の運動に伴って起こり，それが脊柱への過剰な動きやストレスとなっている場合が多い．また患者によっては側屈運動が疼痛を引き起こすことがあるが，はっきりした脊柱の回旋異常が見られないこともある．症状の出ている側と回旋の方向は必ずしも一致しない．

症状と症歴

- 症状は一側だけに出現するか，あるいは左右差がある
- 腰椎回旋で症状が増強する

主検査と徴候

立位
- **アライメント**：傍脊柱部の非対称性
- **側屈**：立位時と比べて側屈運動で症状が出現したり増強したりする
- **動き**：非対称的

背臥位
股関節または膝関節屈曲
- 骨盤の回旋を観察せよ

股関節屈曲位からの股関節外転/外旋
- この下肢の運動の前半で骨盤と腰椎が回旋し始める；股関節が外転/外旋するよりも，腰椎はより回旋する（下肢筋群による遠心性の動きに対して，腰椎骨盤を固定するに十分な硬さが欠けている）
- 立位姿勢と比べて，股関節屈曲位からの股関節外転/外旋は症状を出現，または増強させる

側臥位
- この肢位で疼痛が出現することがある
- タオルをウエストの下に入れると症状は軽減する
- **股関節外旋**：骨盤の回旋を観察せよ
- **股関節外転**：骨盤の側方傾斜を観察せよ

腹臥位
- **膝関節屈曲**：膝関節屈曲により骨盤の非対称的な回旋が見られる
- **股・膝関節伸展**：股関節伸展時，非対称性の股関節外旋が見られる
- **股関節回旋**：腹臥位；股関節回旋の初期50％で腰椎骨盤回旋が起こる

四つ這い位
- **アライメント**：腰椎領域の非対称性を観察せよ
- **上肢の挙上**：この動きで脊柱の回旋が起こる

座位
- **膝関節伸展**：腰椎骨盤の回旋を観察せよ
- **後方への揺さぶり**：膨隆のある腰椎分節での回旋が見られる

関連徴候
（関与因子）

・回旋運動が頻繁に行われる活動（例：ゴルフ，テニスのサーブ）
・座位をとっているときに体幹を回旋する習慣がある
・座位で一側下肢に体重を乗せたり，足を組んだり，一側に身体を傾けたりなどの習慣がある
・弱化したり過剰に長かったり，あるいは制御能力の低下した腹斜筋群（一側外腹斜筋と対側内腹斜筋）
・腸脛靱帯の長さが非対称
・明らかな下肢長差

運動の鑑別と関連診断

鑑別症候群
・腰椎回旋-屈曲症候群
・腰椎回旋-伸展症候群

関連診断
・脊柱管狭窄症
・椎間関節症候群
・椎間板変性
・脊椎分離症
・骨粗鬆症
・側彎症

医師の紹介を必要とする医学的診断に対するスクリーニング

・妊娠
・炎症性の状態（例：結核，骨髄炎）
・脊髄圧迫
・馬尾神経障害
・骨折
・骨粗鬆症
・強直性脊椎炎
・脊椎すべり症
・若年性椎間板障害
・Scheuermann（ショイエルマン）病

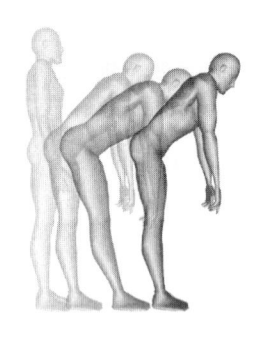

Chapter 3
付 表

腰椎回旋-屈曲症候群

この症候群の主な機能異常は，腰椎の一分節が，他の腰椎，胸椎，股関節の分節よりも容易に回旋，屈曲方向に動いてしまうことである．腰椎屈曲症候群および回旋症候群について記述した多くの特徴がこの症候群にも当てはまる．また純粋な屈曲あるいは回旋症候群よりも，この症候群は頻繁に見られる．この症候群における回旋要素はほぼ常に存在するといっても過言ではない．したがってセラピストはこの回旋要素を常に頭に入れて，治療プログラムを立てる必要がある．

症状と症歴

- 症状は一側だけに出現するか，あるいは左右差がある
- 立ち上がりの動きで症状が出現・増強する

主検査と徴候

アライメント
前屈
- 立位時と比べ，症状が出現・増強する；前屈時に脊柱の非対称性がより明らかになることもある

前屈（股関節屈曲運動だけ）
- 腰椎屈曲による前屈と比べて，症状が軽減する

背臥位
股関節屈曲位からの股関節外転/外旋
- この下肢の運動の初期 50 % までに骨盤と腰椎が回旋する
- 股関節の外転/外旋方向への柔軟性よりも，腰椎の回旋方向の柔軟性がより強い（下肢筋群による遠心性の動きに対して，腰椎骨盤を固定するに十分な硬さが欠けている）
- 立位時と比べて，この肢位で症状が出現・増強する
- 症状が増強することなく両股・膝関節伸展位で背臥位をとることができる
- 腰椎の下にタオルを入れると症状が軽減する

自動股・膝関節屈曲
- 自動股関節屈曲時に骨盤の回旋が見られる

側臥位
- この肢位で疼痛が出現する．タオルをウエストの下に入れると症状が軽減する
- 股関節外旋：骨盤の回旋を観察せよ
- 股関節外転：骨盤の側方傾斜を観察せよ

腹臥位
- 股関節回旋：安静腹臥位と比べて，股関節を回旋すると症状が出現・増悪する
- 股関節回旋の初期 50 % のあいだに，腰椎骨盤回旋が起こる

四つ這い位
- アライメント：非対称的で，患者は腰椎の屈曲を伴った姿勢を好む
- 後方揺さぶり運動：後方揺さぶり運動の際の腰椎回旋，骨盤傾斜，骨盤回旋を観察せよ
- 上肢の挙上：上肢の挙上で脊柱の回旋が起こる

座位
- 通常の座位または腰椎伸展位の座位と比べて，腰椎屈曲位での座位では症状が出現・増強する
- 膝関節伸展運動の際，骨盤や腰椎の回旋が起こると，症状が増強する

関連徴候
（関与因子）

- 片方の下肢を反復して動かす，または体幹の回旋を必要するような仕事やフィットネス活動
- 立位での明らかな下肢長差（姿勢が原因のもの，あるいは真の下肢長差）
- 座位で身体全体を回すのではなく体幹をねじる習慣がある
- 座位で足を組んだり，一側に体重を乗せたりする習慣がある
- 大腿筋膜張筋または大殿筋に起始をもつ腸脛靱帯の長さの非対称
- **腹臥位での膝関節屈曲**：骨盤の回旋が観察されることがある
- 腹斜筋が腰椎骨盤運動を適切に制御していない

運動の鑑別と関連診断

鑑別症候群
- 腰椎屈曲症候群
- 腰椎回旋症候群

関連診断
- 椎間板の膨隆またはヘルニア
- 側彎症

医師の紹介を必要とする医学的診断に対するスクリーニング

- 妊娠
- 炎症性の状態（例：結核，骨髄炎）
- 脊髄圧迫
- 馬尾神経障害
- 骨折
- 骨粗鬆症
- 強直性脊椎炎
- 脊椎すべり症
- 若年性椎間板障害
- Scheuermann（ショイエルマン）病

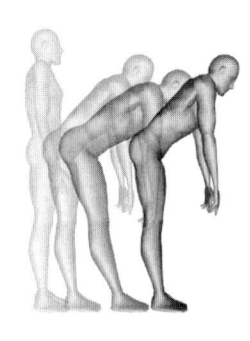

Chapter 3
付　表

腰椎回旋-伸展症候群

この症候群の主な機能異常は，腰椎の伸展肢位や伸展運動が腰椎，殿部，あるいは下肢に疼痛を引き起こすことである．この症候群は最も一般的である．慢性腰痛や腰痛を繰り返す人，55歳以上，ゴルフやラケットボールのような回旋運動を伴うスポーツをする人によく見られる．脊柱の退行性変化，腹筋群の制御能力障害，日常生活での回旋運動，そして腰椎に回旋運動を引き起こす下肢の運動などはすべてこの症候群の発症に関与する．腰椎伸展症候群と回旋症候群に見られる特徴の多くは，腰椎回旋-伸展症候群も当てはまる可能性がある．

症状と症歴

- 症状は一側だけに出現するか，あるいは左右差がある
- 腰椎の伸展や回旋運動とともに，症状は増強する

主検査と徴候

立位
- **アライメント**：非対称的な傍脊柱部
- 前屈位から戻るときに症状が増強する
- **側屈**：立位時と比べ症状が出現・増強する
- 体幹前屈や回旋時に非対称的な動きが起きる

座位
- **腰椎伸展**：中間位での座位と比べて，腰椎伸展位での座位で症状が出現・増強する

背臥位
- **股・膝関節屈曲**：骨盤の回旋を観察せよ
- **股関節屈曲位からの股関節外転/外旋**：この下肢運動の初期50％までに骨盤と腰椎が回旋する；股関節の外転/外旋方向の柔軟性よりも，腰椎の回旋方向の柔軟性が強い（下肢筋群による遠心性の動きに対して，腰椎骨盤を固定するに十分な硬さが欠けている）
- 両股・膝関節伸展により症状が増強する
- **股関節屈曲と外転位での外旋**：運動開始時に比べ，この動きで症状が出現・増強する；股関節に比べ脊柱がより柔軟である

側臥位
- この肢位で疼痛が出現する
- タオルをウエストの下に入れると症状は軽減する
- **股関節外旋**：骨盤の回旋を観察せよ
- **股関節外転**：骨盤の側方傾斜を観察せよ

腹臥位
- **膝関節屈曲**：安静腹臥位と比べて，膝関節を屈曲すると症状が出現・増悪する；骨盤の非対称的な回旋運動を観察せよ
- **膝関節伸展位での股関節伸展**：股関節伸展時に腰椎の非対称的回旋が起きる
- **股関節回旋**：股関節回旋の初期50％のあいだに，腰椎骨盤回旋が起こる

四つ這い位
- **前方揺さぶり運動**：安静四つ這い位または後方揺さぶり運動と比べて，前方揺さぶり運動で症状が出現・増強する
- **後方揺さぶり運動**：前方揺さぶり運動と比べて，症状が減少あるいは消失する

関連徴候
（関与因子）

- 回旋運動が頻繁に行われる活動（例：ゴルフ，テニスのサーブ）
- 座位をとっているときに体幹を回旋する習慣がある
- 座位で一側下肢に体重を乗せたり，足を組んだり，一側に身体を傾けたりなどの習慣がある
- 腰椎骨盤の回旋と伸展を防ぐための腹筋群の制御能力およびパフォーマンス不良
- 非対称的な腸脛靱帯の長さ
- 明らかな下肢長差

運動の鑑別と関連診断

鑑別症候群
- 腰椎屈曲-回旋症候群
- 腰椎伸展症候群

関連診断
- 脊柱管狭窄症
- 椎間関節症候群
- 椎間板変性
- 脊椎分離症
- 骨粗鬆症
- 側彎症

医師の紹介を必要とする医学的診断に対するスクリーニング

- 妊娠
- 炎症性の状態（例：結核，骨髄炎）
- 脊髄圧迫
- 馬尾神経障害
- 骨折
- 骨粗鬆症
- 強直性脊椎炎
- 脊椎すべり症
- 若年性椎間板障害
- Scheuermann（ショイエルマン）病

Chapter 4
股関節の運動機能障害症候群

Chapter 4のハイライト
股関節の正常アライメント
股関節の運動
股関節の筋活動
股関節の運動機能障害症候群

Chapter 4の目標
この章を考察すれば、読者は、
1. 運動機能障害症候群に関与する後天的姿勢障害と下肢の構造的多様性を述べることができるようになる。
2. 運動機能障害に関係する特有の筋活動を確認することができるようになる。
3. 生理学的運動と副運動に対する診断の違いがわかるようになる。
4. 股関節のそれぞれの運動機能障害症候群に関して特徴がわかるようになる。

股関節に痛みのある患者を治療するにあたり、読者は、
1. 評価を行い、関与因子を考察し、診断をくだすことができるようになる。
2. 診断特有の治療プログラム、および運動機能障害症候群の形成の一因となっている生活活動の修正を展開して指導することができるようになる。

はじめに

股関節に影響を及ぼす症候群の大半は、大腿骨近位に付着する筋群の機能障害から発生する。これらの筋群は、寛骨臼で大腿骨のアライメントや運動を制御する。股関節領域の症状は腰背部からの関連痛の可能性もあるし、腰部症候群（low back syndrome）を併発している可能性もある。そのため、症状が股関節と脊柱のどちらから、あるいは股関節と脊柱の両方から生じているのかを鑑別するため、股関節の運動と筋制御の注意深い分析が必要である。検査時、これらの可能性を留意しなければならない。

本書は、例外がないとはいえないが、痛みは異なる分節の相対的柔軟性の違いから生じているということを前提としている。この相対的柔軟性の違いは、介在する関節（特に柔軟になっている関節）において代償運動として現れる。続いて、そのパターンは繰り返し強化され、その関節は特定の方向への運動が起きやすくなる。この状態は、**関節の特定方向への運動の起こりやすさ**（joint's directional susceptibility to movement；DSM）と呼ばれている。たとえば、硬直した足部（rigid foot）のような足部の硬さが、それより近位の分節（たとえば膝関節や股関節など）へ影響を及ぼすことがある。足部が硬直していて歩行中に背屈が見られないとき、長期的結果として膝関節の過伸展や股関節の外旋などの代償運動が生じる。

この章では、2つのタイプの症候群が論じられる。ひとつめは、股関節に直接関係している痛みから生じると思われるタイプである。それは通常、大腿骨副運動の運動機能障害として特徴づけられる。そのため、これらの症候群の名前には、大腿骨の問題となる副運動（accessory motion）がつけられている（訳者注：たとえば大腿骨の前方すべり症候群）。2つめのタイプでは、筋腱の障害によって生じる有痛性の生理的運動（physiologic motion）が症候群の名前として用いられている。すなわち、これらの症候群の名前には、股関節の障害されている生理的運動がつけられている（訳者注：たとえば股関節の外旋症候群）。筋機能障害に対する診断として、筋の名前ではなく生理学的運動の用語を用いることによって、痛みのある筋に対する緩和治療だけに重点をおくのではなく、運動を実行する筋の運動パターンの修正に重点をおくことが可能になる（**表 4-1**）。

表 4-1 観察頻度順による症候群

症候群	副運動	関連診断
大腿骨の前方すべり	回旋を伴わない	腸腰筋の腱障害；滑液包炎
	内旋を伴う	腸腰筋の腱障害；滑液包炎
	外旋を伴う	内転筋の損傷；腸腰筋の腱障害；鼡径部の損傷（groin pull）
股関節内転	回旋を伴わない	中殿筋の損傷；転子滑液包炎
	内旋を伴う	梨状筋症候群（梨状筋は延長）；腸脛靱帯炎
股関節伸展	膝関節伸展を伴う	大殿筋か大腿四頭筋の不十分な参加の結果，ハムストリングスの損傷
	股関節内旋を伴う	内在外旋筋の不十分な参加の結果，ハムストリングスの損傷
大腿骨副運動の過剰可動性		初期の退行性股関節疾患
		関節唇損傷
大腿骨の過少可動性	上方すべりを伴う	退行性股関節疾患
股関節外旋		梨状筋症候群（梨状筋は短縮）
大腿骨の外側すべり	短軸方向への離開	股関節の痛み；ポンと鳴る股関節（popping hip）；亜脱臼

股関節の正常アライメント

下肢のいくつかの構造的多様性は，筋の機能障害および痛み症候群の素因となりうる．下肢の構造的多様性を後天的障害と区別することは難しいであろう．

骨盤

Kendall[11]によると，理想的な骨盤のアライメントは上前腸骨棘(anterior superior iliac spine；ASIS)が恥骨結合と同一垂直面上にある．水平面とASISと上後腸骨棘(posterior superior iliac spine；PSIS)を結んだ線のなす角は，臨床で骨盤の傾きの評価として用いられることが多い．一般的に，その角度は非常に小さく，通常では5°以下と考えられている．屍体を用いた研究によると，ASISが垂直面にて恥骨結合と同じ位置にあるとき，水平面とASISとPSISを結ぶ線のなす角には12°ものばらつきが認められた[2]．そのため，検者はASISとPSISを結ぶ線が水平であることを理想的なアライメントの指標とすべきではない．

女性のなかには，骨盤の前傾によるものではなく，ASISがPSISよりもかなり低位置にある場合がある（図4-1）．ASISとPSISの関係で，男性にはそれほど極端な変位は確認されていない．男性の骨盤の構造的多様性として，縦に長い骨盤(tall pelvis)が報告されている．縦に長い骨盤では，骨盤の高さ（坐骨結節から腸骨稜の最高位までの長さ）の身長に対する割合が平均よりも大きい[3,13]．臨床で見られるもうひとつの構造的多様性は，男性のベルトラインが腸骨稜の直上に位置せず，腸骨稜の頂点より少なくとも2.5cm以上低い場合に確認できる（図4-2）．高い腸骨稜をもつ男性には，骨盤の後傾を伴わない平背(flat back)が認められる．そのため，以上の2つの非常に一般的な構造的多様性が，後天的姿勢障害として誤解されている．すなわち，①女性にみられるASISの低位．これは骨盤前傾として誤解されることがある．②ベルトラインよりも高い腸骨稜がある男性に見られる，構造的な平背．これは，たびたび後天的な腰部屈曲のアライメントとして誤って解釈される．

股関節の角度は骨盤の傾きの正確な指標にはならない．股関節の角度は，膝関節および骨盤のアライメントに影響される．骨盤の傾きが中間位にあっても，膝関節が屈曲しているときには股関節も屈曲する．骨盤の傾きが中間位あるいは少し前傾していても，膝関節が過伸展しているときは股関節も伸展する（図4-3）．

骨盤の傾きを評価するとき，上述したことが誤りの原因になる可能性があるため，次の3つの決定因子のうち2つの所見に矛盾がないことをもとに，評価の決定を行う必要がある．①腰椎彎曲の深さの増加または減少，②ASISとPSISを結ぶ線の水平線からの著しい変位，③膝関節のアライメントが中間位での，股関節の角度の増加または減少．構造的多様性と比較して後天的姿勢障害の有無を評価するもうひとつの有益な方法は，骨盤のアライメント不良を修正してから，影響を受けていたすべての分節のアライメントが修正されたかどうか観察することである．

骨盤の傾きがあるとき，それに対応して脊椎と股関節のアライメントに変化が生じる．骨盤のアライメントを治すことで脊椎と股関節のアライメントに望ましくない変化が生じるならば，その障害はおそらく構造的なものであって，後天的なものではない．たとえば，ASISがPSISとの関係で低位にあるように見え，骨盤を後傾させることで

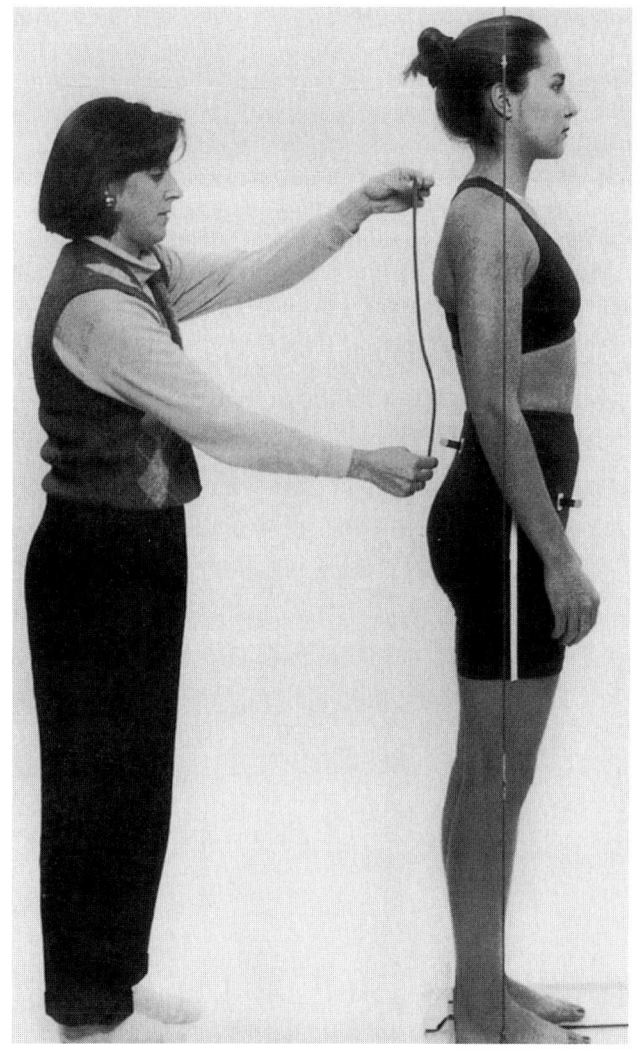

図 4-1　女性の骨盤の構造的多様性
上前腸骨棘(ASIS)と上後腸骨棘(PSIS)にマーカーが置かれている．理想的には，ASISとPSISを結ぶ線はPSISを通る水平線からわずか15°以内の逸脱．この症例では，ASISはPSISよりも著しく低いが，腰椎彎曲は増加しておらず，股関節は中間位にある（屈曲あるいは伸展していない）．

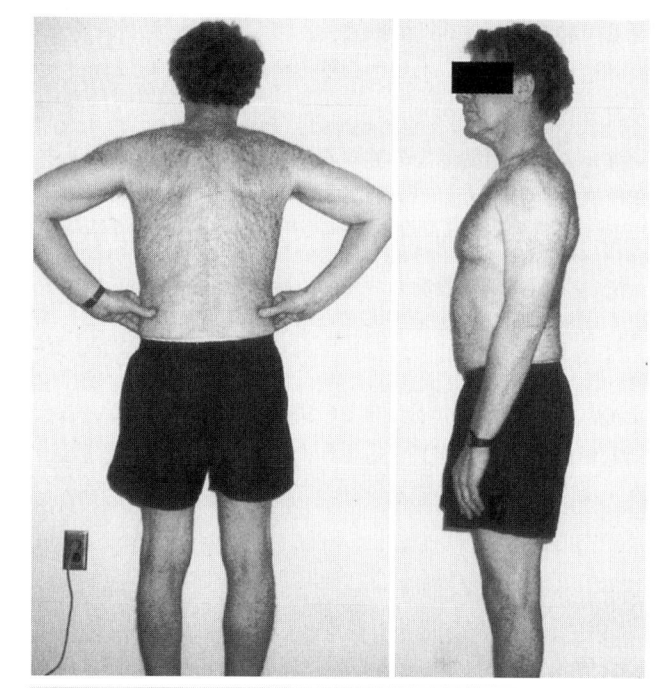

図 4-2　平坦な腰椎(flat lumbar spine)を伴う高い骨盤
この男性は両手を腸骨稜の最上部に置いている（左図）．腸骨稜の最上部はベルトラインよりも2.5cm以上高い．この男性は平背を呈している（右図）．このアライメントは，腸骨稜がベルトラインよりも明らかに高位にある男性の特徴である．

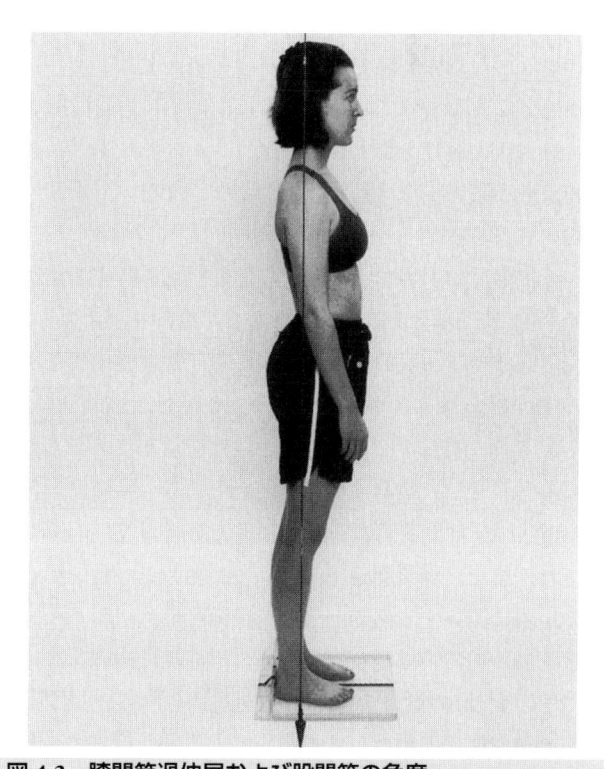

図 4-3　膝関節過伸展および股関節の角度
わずかな骨盤の前傾が認められる．この女性の両膝関節は過伸展しているため，股関節は屈曲ではなく伸展している．

腰椎の正常な前彎がなくなるときには（図 3-9, p 57 参照），構造的多様性がある．

　股関節に痛みのある患者に，垂直軸を中心とした骨盤の回旋がよく見られる．検者は患者の後方に立ち，指を患者のASISの上に平行に置き，骨盤の回旋を評価することができる．この位置から，左右腸骨棘を結ぶ線の前額面からの変位を容易に認めることができる．下肢のアライメント不良が骨盤回旋の原因でないことを確認するため，検者は足部のアライメントを観察する必要がある．一側の足部が反対側の足部よりも前方にあるならば，下肢のアライメントのため，骨盤の回旋が生じるであろう．この場合，骨盤の回旋は必ずしも股関節や脊椎のアライメントの変化と関

係していない．

一側に前捻股をもつ患者のなかには，前捻股に関連して足部が内側に向く内また(pigeon-toe)のアライメントを修正するため，股関節を外旋する者がいる．前捻の度合いにもよるが，骨盤もまた前捻のある股関節のほうへ回旋するであろう．骨盤が回旋しているため脊椎は回旋し，結果として，一側に前捻股をもつ患者は腰痛を発症することがある．骨盤の回旋を修正すると，患者は新しいアライメントを"正しくない"と感じることがある．この誤った認識のため，アライメント不良をどのように修正するのか，また新しい肢位を正常と思えるようになるまでには時間を要するので，患者には口頭および視覚的情報を与えることが必要である．

股関節

外腹斜筋または腹直筋の弱化あるいは過度の長さのため，直立位で股関節の屈曲を生じることがある．股関節屈筋群も短縮または硬化していることがある．歩行中，股関節は10°伸展する必要がある[8]．しかし，腹筋群と関連して股関節屈筋群が短縮あるいは硬化しているとき，股関節に代償運動が現れる代わりに，骨盤の前傾と腰椎の伸展が増加することがある．ハムストリングスのストレッチに重点が置かれることが非常に多いが，股関節屈筋群の長さを維持することや腹筋群で骨盤の前傾を防止することへの配慮はほとんどなされていない．歩行中は常に，股関節屈筋群は最大限の運動を要求されるが，ハムストリングスの筋活動は最小限の往復移動だけしか要求されない．股関節屈筋群の適切な長さと腹筋群の機能を十分に維持することは，腰椎前彎の増加および過剰な骨盤前傾を防ぐために重要である（特に歩行やランニングなどの動的状態の最中）．

股関節伸展は一般的な姿勢障害であり，骨盤後傾と膝関節の過伸展を伴うスウェイバック(swayback)の姿勢で立位をとる者に明らかに見られる．骨盤後傾と膝関節過伸展の組み合わせは，股関節の過伸展を生じる．股関節過伸展位(10°以上)で長期間の立位をとると，関節包の前部は伸張され，また，腸腰筋腱にストレスが加わる．股関節過伸展の出現に関与する活動として，長距離走，バレエ，モダンダンス，あるいは"スプリット"（一直線に両脚を広げて地に座る動作）の動作を含む活動があげられる．長期間の股関節過伸展の姿勢は，結果として大腿骨の前方すべり症候群を引き起こす．大腿骨の前方すべり症候群については，この章で後述する．

股関節側方の非対称または見かけ上の下肢長差は，非常に一般的な姿勢障害である(図4-4)．この姿勢アライメントでは，腸骨稜高位側の股関節は内転しており，低位側の股関節は外転している[11]．腸骨稜の高さの違いは，少なくとも1.25cm以上にならないと臨床的な意義をもたない．真の構造的な下肢長差をもつ人，すなわち，左右どちらかの大腿骨または脛骨が長い人はまれである．構造的な差異は，たいてい，一側に先天性股関節脱臼の既往歴があるか，若いときに過度の骨形成を生じさせる損傷の既往があるか，あるいは，大人になってから骨の短縮を生じる外傷性の損傷の既往がある場合に認められる．腰痛および殿部に放散痛がある患者における骨盤の高さの急激な変化は，おそらく股関節外転筋群の弱化が原因であろう．股関節の一側の外転と反対側の内転は，股関節痛および背部痛，さらに足部捻挫の発生に関与することがある．一側の腸骨稜が高いとき，骨盤の側方傾斜が最下位の分節で腰椎の側屈を生じている．腰椎の側屈は脊椎の回旋を伴うが，この回

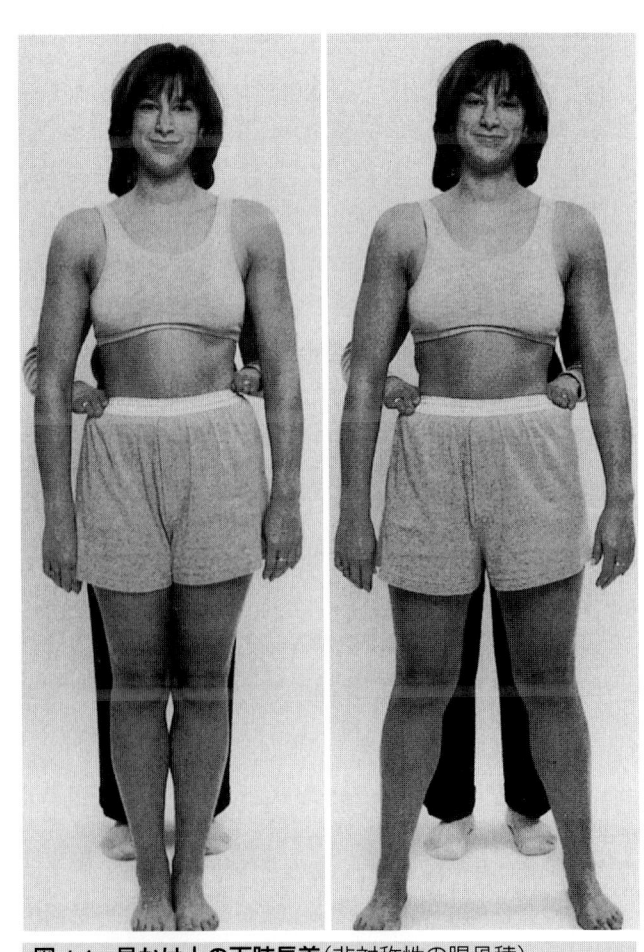

図4-4　見かけ上の下肢長差（非対称性の腸骨稜）

足部を合わせていると，腸骨稜は左が右よりも高い．したがって，股関節外転筋群は右が左よりも硬化している．股関節の外転は腸骨稜を水平にする．なぜなら，外転筋群が伸張されていないからである．

旋は腰痛の一般的な要因のひとつである（Chapter 3 参照）．

足部は，以下の2つの方法により，見かけ上の下肢長差による影響を受けることがある．通常，股関節内転側（腸骨稜高位側）の足部は，回外する傾向にある．スポーツで要求されるランニングや急激な方向転換を行っているあいだ，股関節外転筋群の過剰な長さや弱化によって，足部が地面に接地しているときには，股関節の足部を超える過度の側方移動を許すことになる．また，歩行の遊脚期には股関節の過剰な内転が生じる．このような2つの状況下における過剰な股関節内転および足部の回外は，足部の内反損傷の一因となりうる．重心線が股関節の内側および足部の外側に落ちることで問題が生じる．そのため，足部内反損傷の患者に股関節外転筋群の弱化や延長があったり股関節の内転可動域が過剰であったりするならば，その患者に対する包括的プログラムには股関節外転筋群のエクササイズを組み込むべきである．

大腿骨の構造的多様性は，股関節と背部の痛みの潜在的関与因子であるため，慎重に評価する必要がある．股関節の回旋において，一方向への可動域制限と反対方向への過剰可動域は，筋の短縮や弱化と関係していることがある．構造的多様性は比較的よく見られ，患者の問題に関与することが多い．的確な治療訓練プログラムを立案するにあたり，構造的多様性の存在を認識することも必要である．たとえば，前捻股がある患者に中殿筋後部（posterior gluteus medius；PGM）のエクササイズを処方する際には，股関節外旋運動の範囲を調整する必要がある．

大腿骨頸部と大腿骨内外顆の横断軸は，前額面上で**捻転角**（angle of torsion）あるいは**傾斜角**（angle of declination）を形成する（図 2-22，p 33 参照）．平均成人の前捻の正常角度は約 14°であるが，個体差が見られる．前捻（antetorsion）（前傾；anteversion）は捻転角の病的増加である．後捻（retrotorsion）（後傾；retroversion）は捻転角の病的減少である[15]．出生時の捻転角は30°から35°であり，大腿骨頭は寛骨臼内で相対的に前方を向いている．出生時から約6歳までに捻転角は減少し，大腿骨頭は寛骨臼内で内側方向へ向きを変える．前捻のある子どもは，W型すなわち"逆仕立屋の肢位"で座ることを好む傾向がある．一側あるいは両側に前捻のある人は，同時に脛骨の捻転が生じていない限り，内また（うちわ）になる傾向がある．W座位では脛骨は外旋するので，結果として脛骨の回旋に変化を生じることがある．この脛骨の変化は，大腿骨の内旋の代償である．代償作用の生じていない状態で内またによって足部がうちわにあるとき，足部のアライメントの修正をすると股関節の外旋が生じ，大腿骨頭が関節内で前方を向く．それは，回旋の程度次第で股関節の痛みの原因となりうる．また，股関節の外旋によって足部の位置を修正しようとすると，外旋可動域は限界まで到達するかもしれない．その結果，歩行中に股関節は過剰な回旋を強いられるかもしれない．そうでなければ骨盤の過剰な回旋が生じるであろう．正常歩行では，立脚中期から遊脚期までに，股関節は 10°外旋する[8]．

前捻股の患者は股関節が過剰な内旋位にあるように見え，また，外反膝（X 脚）（genu valgus／knock-knees）を呈することがある．この患者が股関節最大内旋位で座り続けるならば，過剰な内旋により股関節の痛みが生じるであろう．患者が"仕立屋（tailor）"または"足を組んだ"座位のときに膝を上から押して股関節の外旋を強制することによっても，大腿骨頭による関節前面の組織の圧迫により股関節の痛みを生じるであろう．足部を 90°外側へ向けるような股関節の外旋を必要とするバレエまたはダンスの訓練に参加する若い女性に対して，セラピストは前捻の状態を評価することにより，選考のための有益なサービスを提供することができる．前捻股があることを確認されないままに若い女性がバレエに参加すれば，膝関節の過剰な外旋によって足部を 90°外側へ向ける動作を代償することがある（**図 4-5**）．

後捻股の患者は，足部が外側を向いているように見える（すなわち，アヒル歩行またはチャーリー・チャップリン歩行）．足部のアライメントの修正は，股関節に過剰な内旋を生じ，大腿骨頭が最適な位置にあるときよりもさらに内側を向くようになる．後捻股によって鼠径部に痛みを生じている臨床例が，2人の専門職の女性に認められた．両方の女性とも，左右の股関節を内旋位で脚を組んで座っていた．彼女らは職業上，多くの時間を座位で依頼人と話すことが必要であった．また，彼女らはジョギングやテニスなどの定期的な運動プログラムに参加していた．彼女らの股関節外転筋群，外旋筋群，そして腸腰筋は，内旋位の長時間の座位によって，すべてが伸張され弱化していた．腸腰筋の強化だけでなく，座位の習慣および股関節の外転筋群と外旋筋群の弱化を修正することにより，彼女らの症状は軽減した．

患者が足部を比較的固定した状態で股関節の回旋を必要とするスポーツ，たとえばゴルフやラケットボールなどに

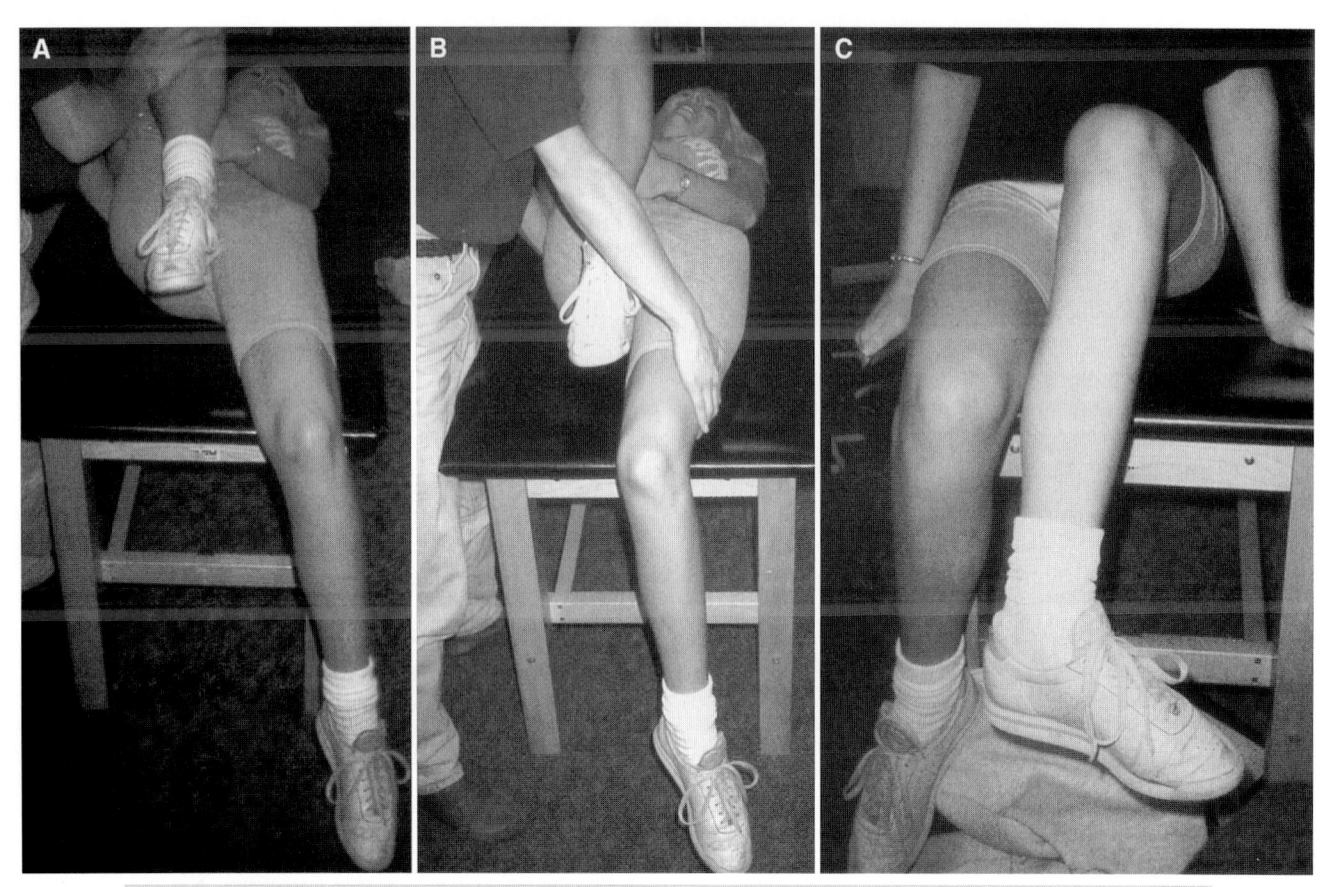

図 4-5 股の前捻に関連する脛骨大腿の過剰な回旋（この患者は本格的にバレエを行っていた）
A：股関節が外転しているときにだけ，股関節伸展が10°可能である．これは，大腿筋膜張筋-腸脛靱帯（TFL-ITB）の短縮を示している．B：他動的に股関節を内転してTFL-ITBを伸張すると，脛骨は外旋する．C：随意的な脛骨の外旋は過剰可動域を示す．

参加しているならば，後捻は腰痛の一因にもなる．後捻のある患者がゴルフボールを打つときに足部を真正面に向けているならば，股関節内旋は最終可動域に達し，股関節の運動制限のために腰部の回旋による代償が必要となるかもしれない．ゴルフボールを正しく打つには，股関節の十分な内旋可動域を必要とする[17]．患者に後捻があるならば，足部を真正面に向けて立つときよりも多くの内旋可動域を得るために，また腰部の過剰な回旋を避けるために，患者は足部を外側に向けて立つべきである．歩行中に足部が外側を向いており，立脚期に身体重心が母趾の内側面を通過するならば，母趾を外反方向へ押すことになり，外反母趾が助長される．

捻転角の評価は注意深く行われる必要がある．Galbermanら[6]は，前捻の評価は股関節中間位の腹臥位および股関節屈曲位の座位で行うべきであると報告している．腹臥位では，股関節の内外旋を評価することができる．過剰な内旋可動域（50°以上）があり，また外旋可動域が制限（垂直線から15°以下）されているならば，前捻股が示唆され

る（**図 4-6**）．患者が腹臥位を維持した状態で，検者はCraig（クレイグ）検査も施行できる．Craig検査は，検者が大転子を触診しながら股関節内外旋の全可動域を動かし，大転子が外側に最も突出した位置の回旋可動域を測定することにより行われる（**図 4-7**）．大転子が最も外側に突出したときの回旋角度で，大腿骨は寛骨臼のなかで最適な位置にある．垂直線および脛骨の長軸から測定したときに回旋角が内旋方向に15°以上あるならば，大腿骨は前捻していると考えられる．この検査を施行することにより，検者は大腿骨前捻角の程度の指標を得ることができる．Craig検査はX線写真を用いた方法よりも信頼性があるという研究報告もある[20]．

股関節伸展位の腹臥位でなおかつ股関節内外転中間位の場合，股関節の外転/内旋筋群の短縮は，外旋可動域を制限することがある（**図 4-8**）．股関節屈曲位の場合には，筋が外旋可動域を制限することはない．Gelbermanらの研究によれば，股関節の屈曲位および伸展位の両方で内旋可動域が外旋可動域よりも非常に大きいならば，構造的な前

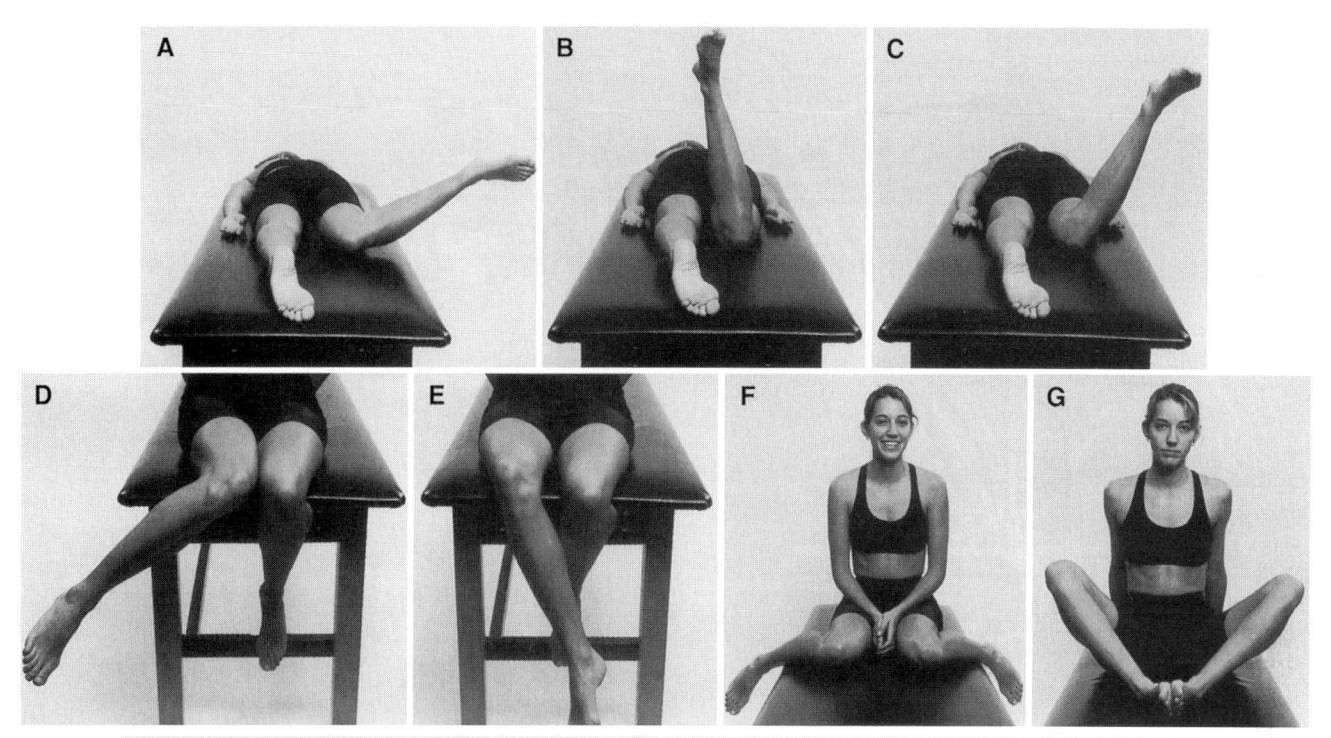

図4-6 股関節回旋可動域に対する大腿骨前捻の影響(股関節は屈曲位および伸展位)
A：股関節伸展位で，内旋可動域は過剰である(65°)．B：最大外旋可動域は制限されている(5°)．C：Craig検査を用いて，この女性の股関節回旋中間位を測定する(34°)．D：股関節屈曲位では，内旋可動域は60°である．E：内旋可動域は外旋可動域を大きく上回る(25°)．F：逆仕立屋の座位(reverse tailor sitting)，すなわちW座位が行われている．G：股関節の外旋制限は"インディアン"座位(Indian sitting)を妨げている．

捻股が存在する(磁気共鳴画像によって確かめられている)[6]．後捻股の場合，股関節屈曲位と伸展位の両方で，外旋可動域は内旋可動域よりも大きいはずである．股関節伸展位での膝関節屈曲位では，股関節内旋を制限する筋はどれも緊張しておらず，そのため，この肢位での所見は妥当である(図4-9)．股関節屈曲位では，大殿筋が緊張して内旋可動域を制限することがある．

捻転角の検査は，股関節外転エクササイズを処方する際にも重要である．なぜなら，このエクササイズは患者の大腿骨の形状にみあった適切な回旋角度で行われる必要があるからである．股関節痛または腰痛のある患者に対しては，ルーチンワークの一つとして大腿骨捻転角の評価を行うべきである．

評価では頸体角(angle of inclination)も考慮に入れる必要がある．前額面において大腿骨頸部と大腿骨体は角度を形成する．その角度はライフサイクルのあいだで変化するが，成人で約125°である．生後3週では，150°である[18]．成人では130°を超えたときに外反股を呈し，120°以下になると内反股を呈する(図4-10)．

股関節の運動機能障害症候群と頸体角の関係はこれまで確認されていないが，大腿の外形と頸体角の関係は示唆されている．内反股(coxa vara)のある場合には，大転子が特に突出しており骨盤外側と同一平面上にないと推定するのは妥当である．大腿近位の外側に突出部のある患者は，多くの場合，余分な脂肪が大腿部にあると信じている(おそらく，それは本当ではない)．患者は，側臥位で骨盤の幅と大腿骨近位の過剰な外側突出のために，著しい腰部の側屈を呈する．患者が側臥位で上側の膝をベッドで休ませるように同側の股関節と膝関節を屈曲して寝ているとき，先ほどと同じ構造上の要素が股関節の過剰な内旋と内転に関与している．骨盤の幅が広い場合，股関節の後外側筋群は過剰に伸張された位置にあり，それにより弱化に至ることがある．腹筋群の弱化を伴う患者が背臥位から側臥位へ体位変換するとき，幅の広い骨盤は幅の狭い骨盤と比較して回旋に対して大きな抵抗を生じる．そのため，体幹の回旋量は下半身の回旋よりも多くなることがある．臨床的にこのタイプの構造をもつ患者は，大腿筋膜張筋-腸脛靱帯(tensor fascia lata-iliotibial band；TFL-ITB)が短縮するという傾向が多く観察されている．おそらくそれは，ITBが大転子を側方から覆っているのではなく，大転子の前方に位置しているからであろう．

このような患者には，側臥位で寝るときに小さな枕や折

前捻角

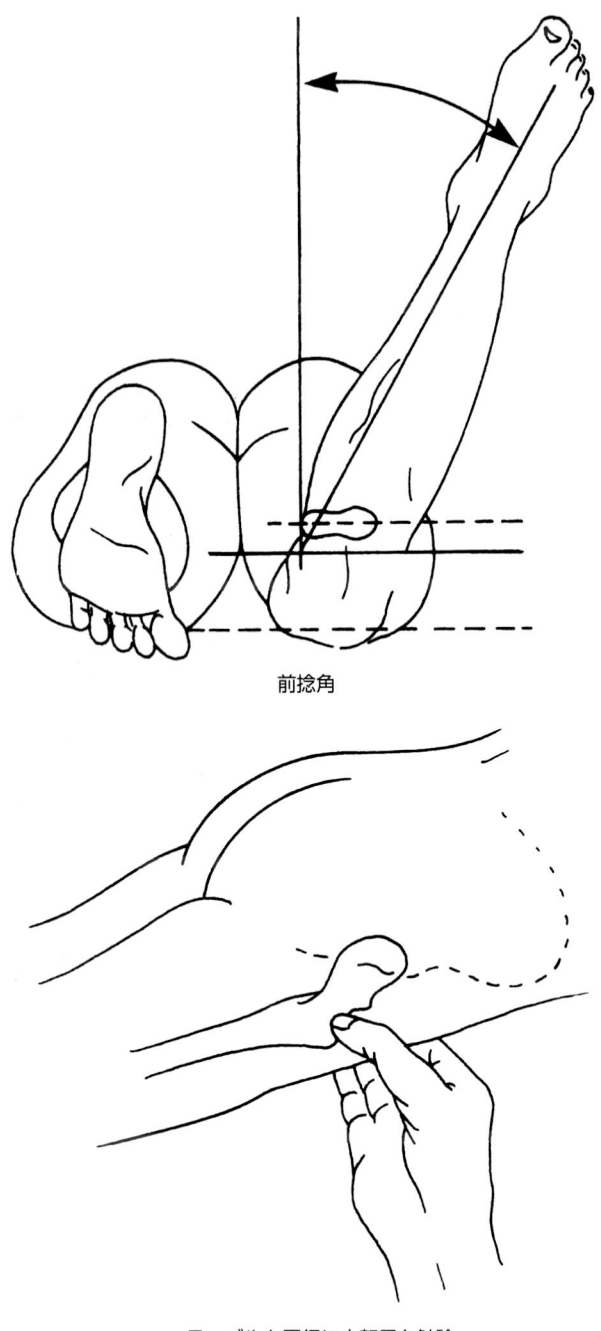

テーブルと平行に大転子を触診

図 4-7　Craig 検査
腹臥位で，検者が股関節を回旋しながら，大転子の外側に最も突出した位置を測定する．その位置で大腿骨頭は寛骨臼において中間位にある．
(Magee DJ: *Orthopedic physical assessment*, ed 3, Philadelphia, 1997, WB Saunders から)

りたたんだタオルをウエストの下に置き，膝のあいだに枕を挟むことが勧められる．患者は丸太様の転がり方(log rolling)を練習し，特にベッド内で移動するとき，この動作を日常の動作方法として組み入れることが必要である．内・外腹斜筋の筋力を回復または維持する方法として，これらの筋群の等尺性収縮を頻繁に行うように指導すること

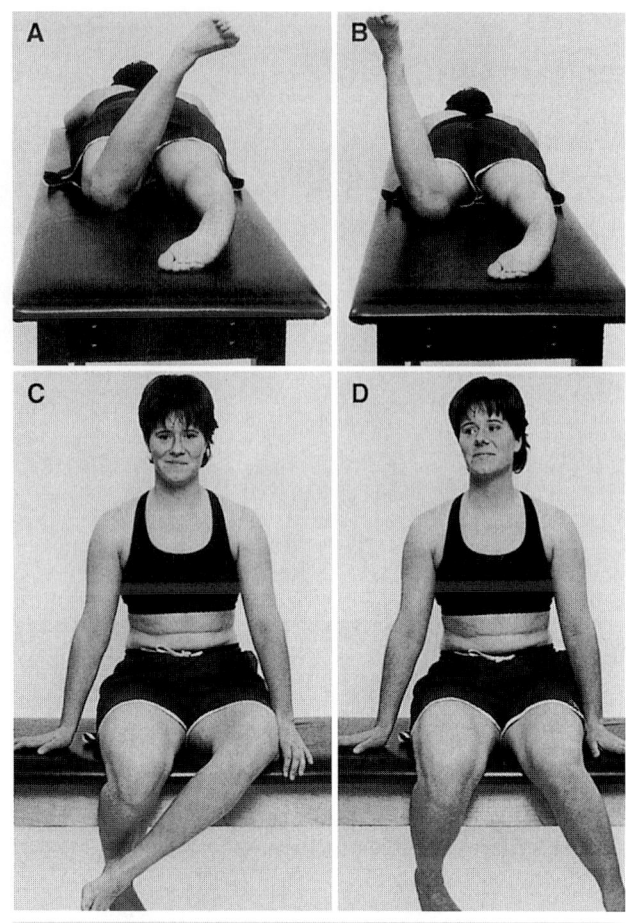

図 4-8　大腿筋膜張筋-腸脛靱帯の短縮による股関節外旋の制限
A：股関節伸展位(腹臥位)で股関節の外旋は 30°に制限されている．
B：内旋は 20°に制限されている．C：股関節屈曲位(座位)で股関節の外旋は 50°．D：内旋は 25°．

も必要である．患者は，TFL-ITB の短縮の進行を最小限にするため，脚を組んで座ることは避けるべきである．

膝関節

膝関節の構造的多様性と後天的障害の区別については，論議が続くであろう．

矢状面

矢状面における過伸展と屈曲(過伸展のほうがよく見られるが)は後天的姿勢障害の可能性がある．非常に際立った過伸展を呈している患者もおり，その場合正しい立位姿勢をとろうとしても，脛骨に対して大腿骨が同一平面上にあるのではなく前方に位置してしまう(図 2-36, p 42 参照)．この程度の過伸展になると，後方関節包は伸張され，前十字靱帯は弛緩し，脛骨の前方関節面は圧縮力によって変化を生じる．その他の患者では，矢状面上での脛骨

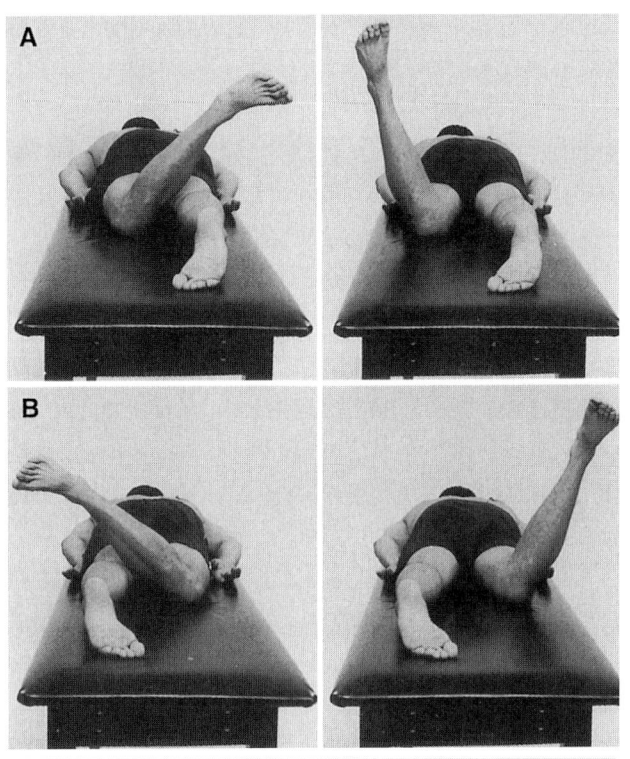

図 4-9 大腿骨頭の後捻
A：腹臥位で，左股関節の外旋可動域 50°は，正常可動域よりも大きい（左図），左の内旋可動域は正常より少ない（右図）．B：右の股関節も左の股関節と同様のパターンを示す．右股関節の外旋可動域は過剰であり（左図），内旋可動域は制限されている（右図）．

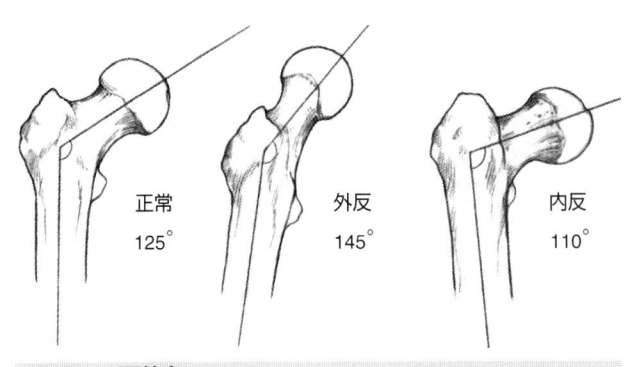

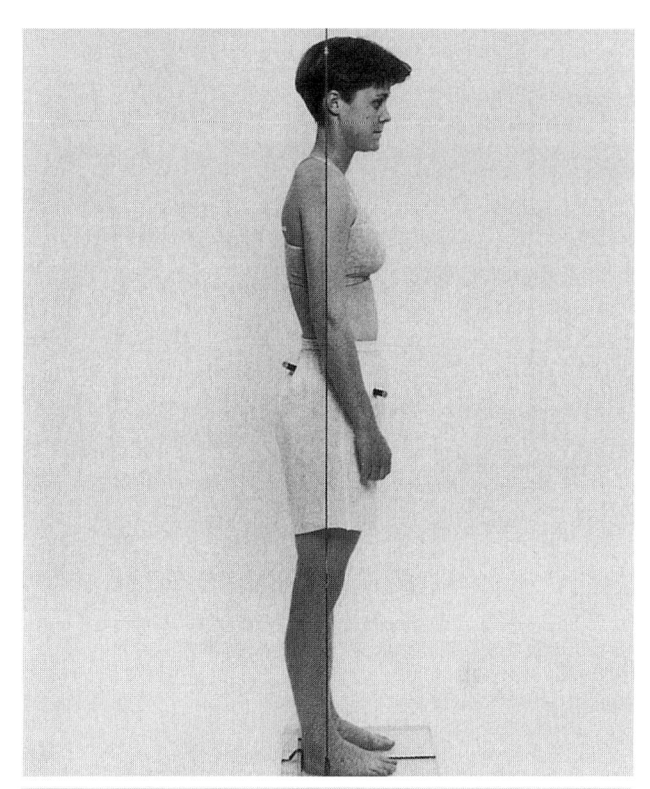

図 4-11 矢状面上での脛骨の彎曲
側方から観察することにより，脛骨の彎曲が示される．矢状面上での脛骨の彎曲は，膝関節の過伸展と誤解されることがある．膝関節は過伸展していない．

正常 125°　外反 145°　内反 110°

図 4-10 頸体角
大腿骨体と頸部は正常では約 125°で交わる．この角度が異常に大きいとき（約 145°），大腿骨体は外側に変位しており，結果として外反股（X 脚）となる．大腿骨体と頸部の角度が非常に小さいと（約 110°），大腿骨体は内側に変位しており，結果として内反股（O 脚）となる．
(Mathers et al: *Clinical anatomy principles*, St Louis, 1996, Mosby から)

前額面

　前額面において，外反膝（X 脚）と内反膝（O 脚）は，構造的または後天的障害のどちらかである（**図 4-12**）．脛骨内反，内反膝，O 脚は置き換え可能な用語として用いられているが[22]，臨床的にはこれらは違った状態として出現する．ある患者では彎曲が脛骨に限局しているように見え，別の患者では膝関節が彎曲しているように見える．**図 4-13** において，右脛骨は彎曲しているように見えるが（脛骨内反），右膝関節は比較的よいアライメントをしているように見える．それとは逆に，左膝関節は脛骨のより大きな彎曲を伴って内反（彎曲）しているように見える．左片脚立位で内反は増加しているが，右片脚立位では内反の増加は見られない（**図 4-14**）．左下肢に見られたような内反モーメントの増加は，変形性膝関節疾患に関与するであろう．そのため，膝関節に変化があるのか，あるいは単に脛骨の形状に変化があるのかを確認するためにも，脛骨の形状とともに大腿骨と脛骨の実際の関係について X 線診断が重要となる．過剰な内反は，たびたび変形性膝関節疾患の指標となる（**図 4-15**）．内反膝のある患者は，立脚期に膝の内反モーメントを減少するために，疼痛回避歩行

の彎曲のために，わずかな反張膝を呈しているように見えることがある（**図 4-11**）．この状態では脛骨は彎曲しているが，膝関節が必ずしも過伸展しているわけではない．これらのアライメント不良が，1 つあるいは 2 つ存在しているのかを鑑別するためには，注意深い評価が必要である．特に高齢者において，膝関節屈曲位の姿勢は，変形性膝関節疾患の徴候であることが多い．

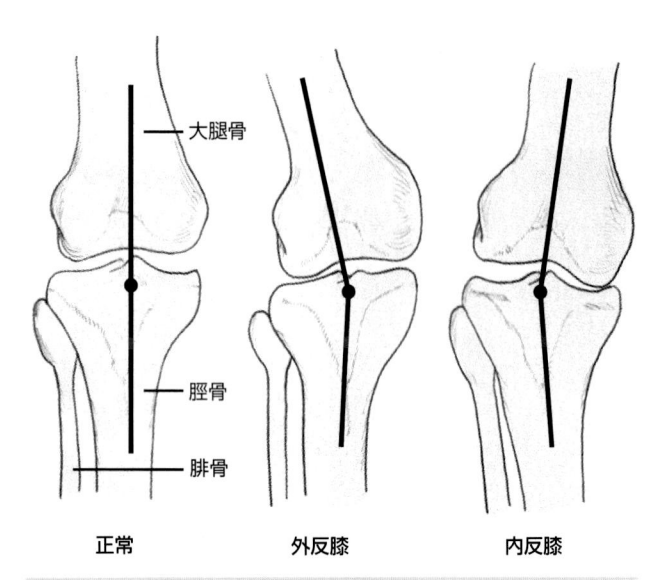

図4-12 膝関節の外反および内反変形
外反変形では関節の遠位部分(脛骨)が外側に変位(中心線から離れる)している．内反変形では，関節の遠位部分が内側に変位(中心線へ向かう)している．
(Mathers et al: *Clinical anatomy principles*, St Louis, 1996, Mosbyから)

(antalgic gait)を行うことが多い．真の内反膝があり歩行中に外側へ体重移動ができないとき，膝の内反モーメントは増加し，この内反モーメントの増加がさらにアライメント不良に影響を及ぼすことがある(**図4-14** 参照)．膝関節過伸展を伴って股関節の内旋を呈している場合は，内反膝があるように見えることがある(**図4-16**)．

外反膝では，脛骨よりもむしろ大腿骨の角度に違いが見られる(**図4-17**)．股関節内旋のような後天的姿勢障害もまた，外反膝があるように見える(**図4-17**)．問題が後天的障害であるならば，足部は回内しているはずであり，股関節の回旋を修正することにより足部の位置も修正される．足部が中間位または回外しているならば，大腿骨の回旋はおそらく構造的なもの(すなわち，大腿骨の前捻)である．

脛骨捻転(これは脛骨骨幹部の構造的回旋であり，膝関節における脛骨全体の回旋ではない)は，もうひとつの構造的変化である(**図4-18**)．脛骨捻転は膝関節屈曲位で内果と外果の水平面における角度によって評価することができる．正常の角度は20°から25°以下である．捻転は多くの場合，外捻方向である．足部が足関節面にあるなら

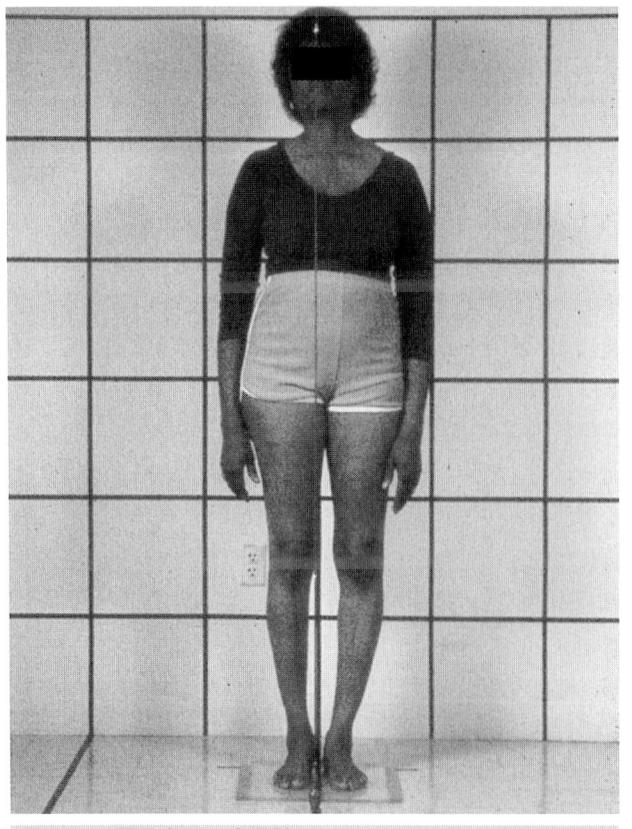

図4-13 脛骨内反と内反膝
右の脛骨は前額面上で彎曲しているが，膝関節のアライメントは比較的良好である．左の脛骨と膝関節は彎曲している．

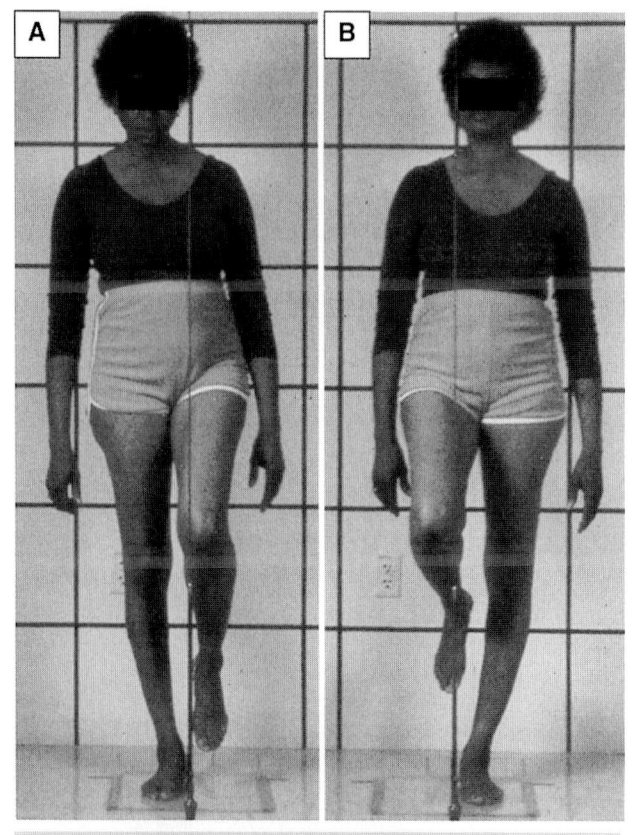

図4-14 片脚立位による内反膝の増加
A：右片脚立位では，内反膝の程度は増加しない．B：左片脚立位では，内反の程度が増加する．

ば，足部は外側を向く．腸脛靱帯(ITB)の短縮は，膝関節で脛骨の外旋に関与することがある．構造的捻転が存在し，ITBが短縮しており，また膝関節が可動性に富むならば，ITBの牽引により脛骨は外旋する(図4-19)．足部を正面に向けると足部は内反位となり，この内反位のアライメントにより背屈可動域が制限されるであろう(図4-20)．

足部

　足部が回内しているとき，主に骨盤と股関節から生じている近位部の力(proximal forces)はアライメントの異常に関与する．一般的に股関節外旋筋群の制御が不十分であると，股関節の内旋を許し足部に回内ストレスを及ぼす．足部が回外位で硬直(rigid)していると，力は閉鎖運動連鎖(closed kinetic chain)で下方ではなく上方へ向けられる．このような状態のとき，身体は運動に対して最も抵抗の少ない方向へと向かう．足部が硬く十分に背屈しない場合，ストレスは膝関節に，あるいは膝関節が安定しているならばストレスは股関節に生じるであろう．多くの場合，膝関節が影響を受け，回旋方向あるいは後方へのストレスのどちらかが生じている．脛骨の矢状面上での彎曲は，足部の硬直した患者に見られることが多く，前額面上での彎曲は足部が著しく回外している場合に認められることが多い．

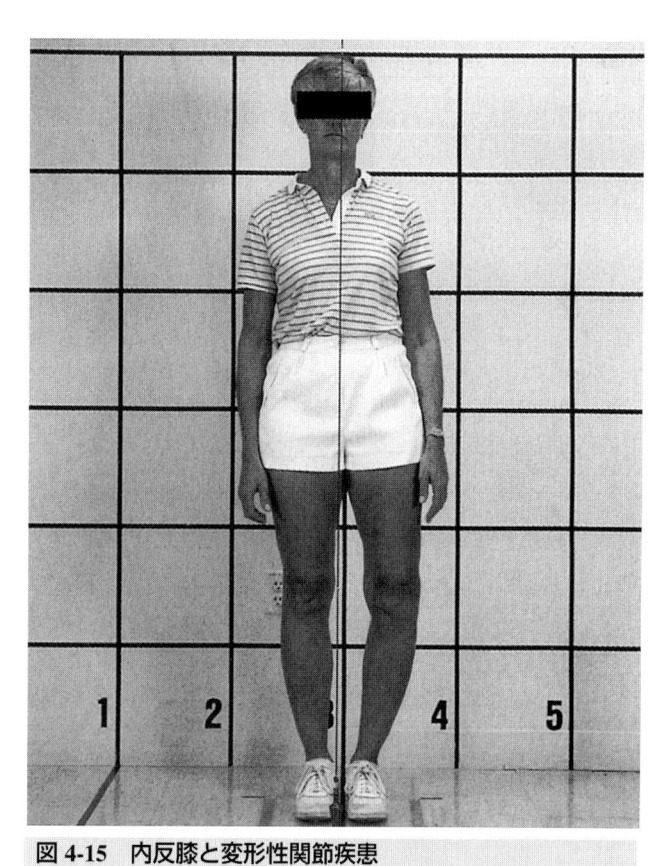

図4-15　内反膝と変形性関節疾患
患者は重度の内反膝を伴う左膝の変形性関節疾患と診断された．

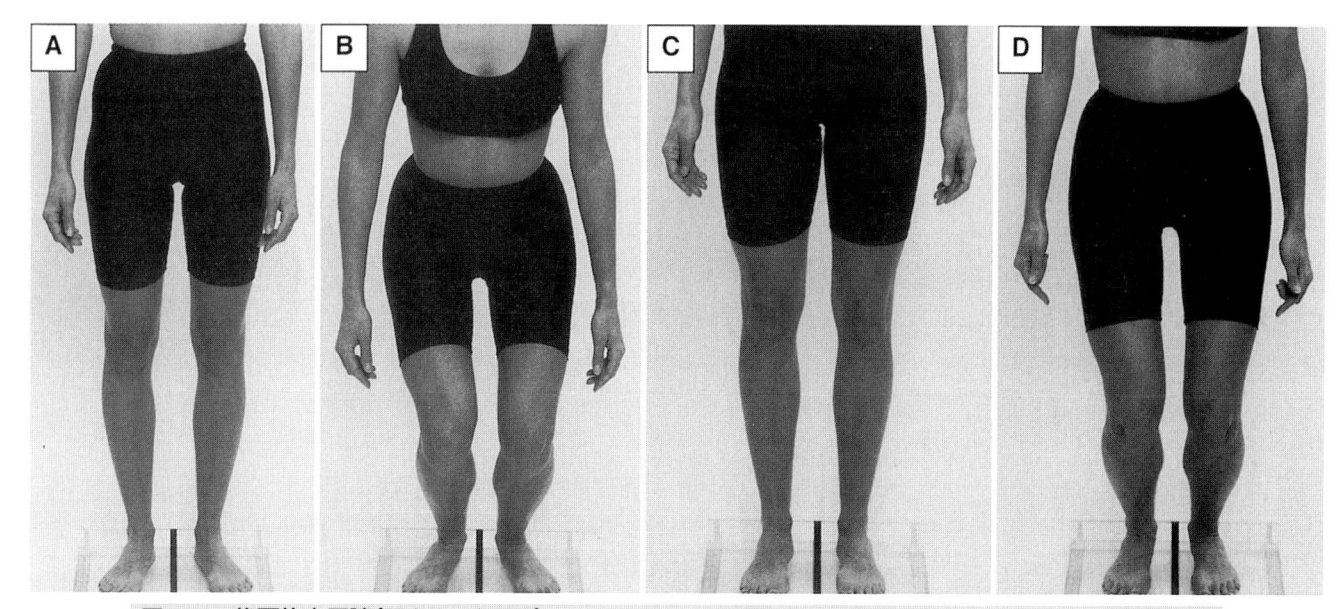

図4-16　後天的内反膝(訳者注：右下肢)
A：股関節の内旋と膝関節の過伸展は内反膝を生じる．B：足部は外旋および回内している．このアライメントでの股関節と膝関節の屈曲は，足部回内に関与する．また，膝関節の軌道は母趾の内側であり，このことは外反母趾の原因になることがある．
C：股関節の内旋，膝関節の過伸展，および足部の外旋を修正することにより，内反膝と足部回内がなくなる．D：理想のアライメントでは，股関節と膝関節を屈曲しているあいだ，膝関節の軌道は足部の縦軸，第2趾の上にある．

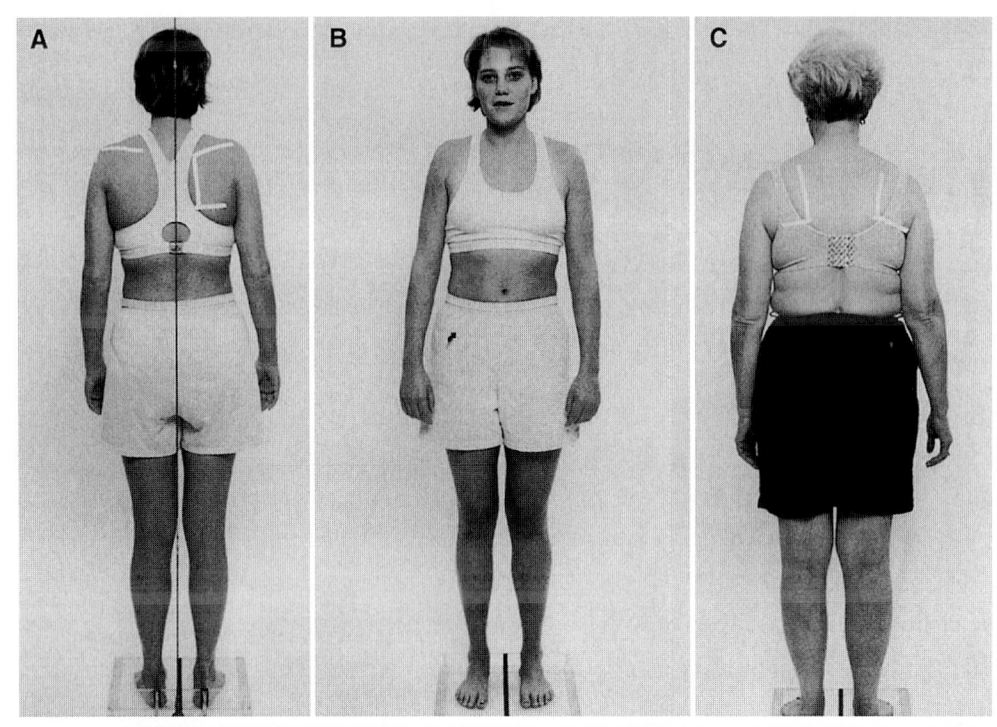

図4-17 外反膝，構造的および後天的

A：構造的な外反膝と回外足のある若い女性を後方から観察．B：同じ女性を前方から観察，回外足がさらに明らかとなる．C：股関節内旋のある女性を後方から観察，内旋は外反膝と回内足に関与している．

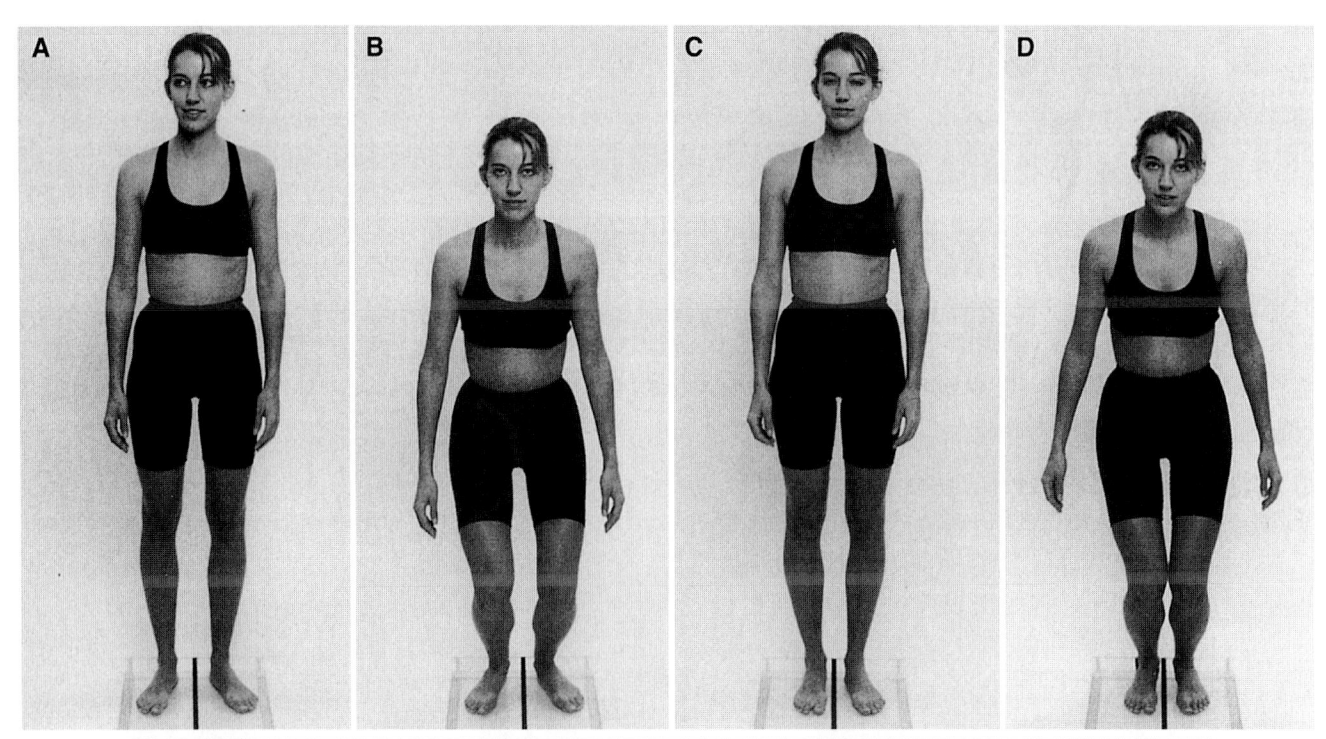

図4-18 脛骨捻転

A：矢状面で膝関節は正しいアライメントにあるが，脛骨捻転のため足部は外側を向いている．B：足部外旋位で股関節と膝関節の屈曲を行っているあいだ，膝関節は正しいアライメントにある．C：足部を前方に向けると，膝は内側を向く．D：屈曲を行っているあいだ，膝関節は内側方向へ移動する．

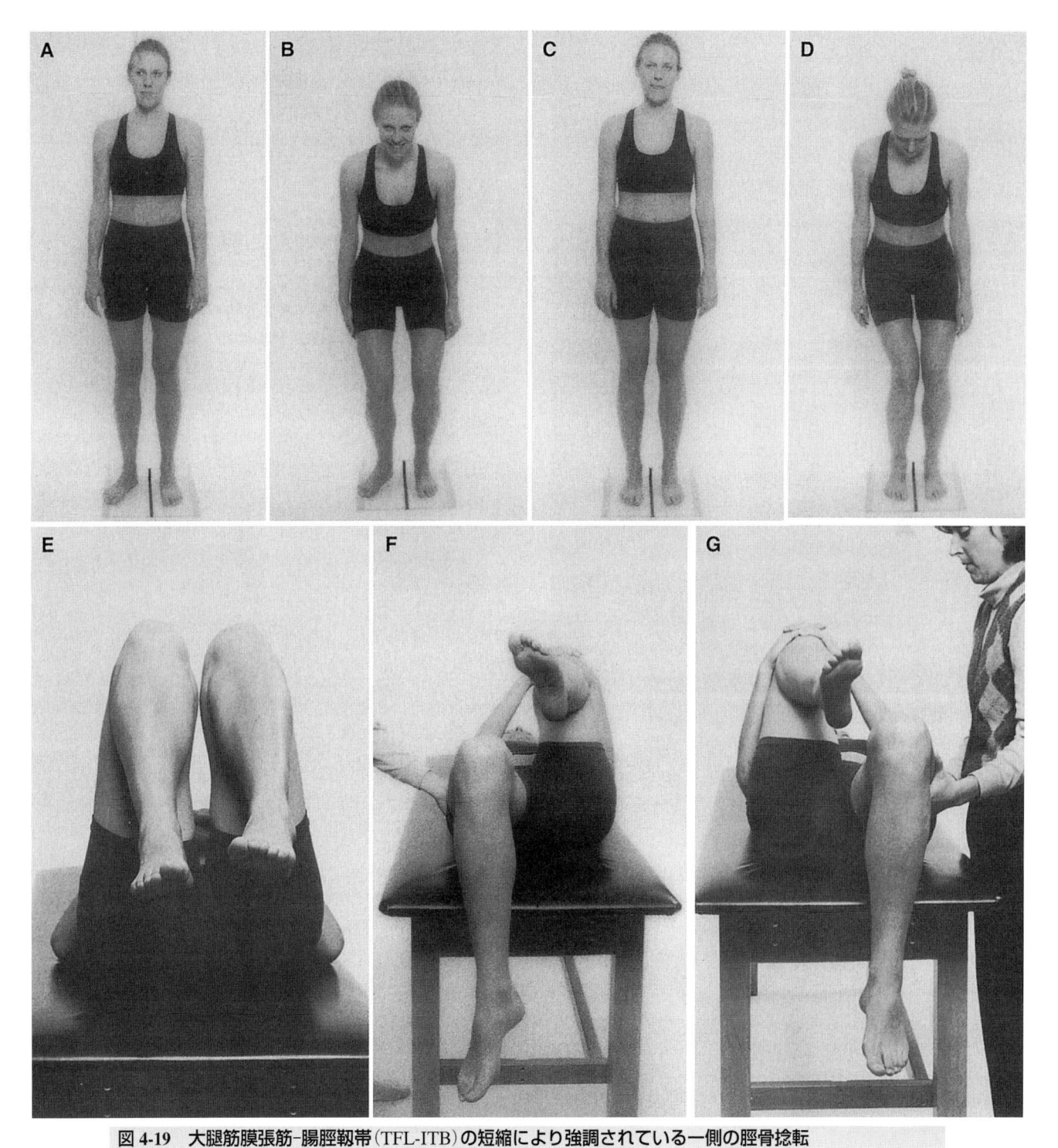

図 4-19 大腿筋膜張筋-腸脛靱帯（TFL-ITB）の短縮により強調されている一側の脛骨捻転

A：右脛骨が外旋しているとき，膝は前方を向いている．B：股関節と膝関節を屈曲しても，膝のアライメントは正しい．C：右の足部を修正すると，立位で膝は内側を向く．D：股関節と膝関節を屈曲しても，右の膝は内側を向く．E：股関節屈筋の筋長検査の肢位において，まず右脛骨が外旋している．F：TFL-ITB が伸張されると，右脛骨の外旋が増強する．G：左脛骨は，TFL-ITB の弛緩位（E に示す）でも伸張位でも回旋しない．

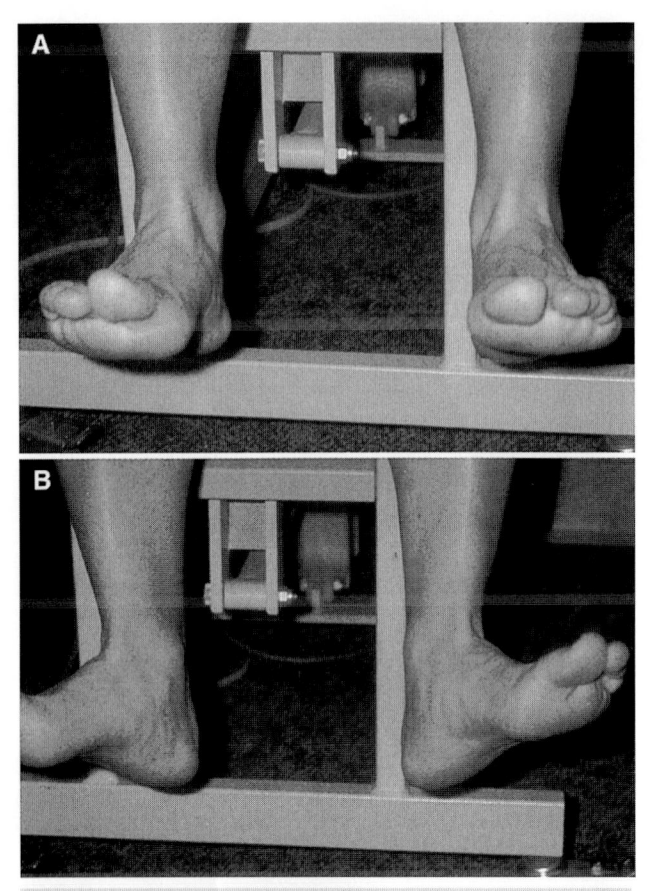

図 4-20　脛骨捻転と背屈可動域
A：脛骨の捻転が認められるが，足部は前方を向いている．したがって，足関節は内がえし位にあるために，背屈可動域が制限されている．
B：足関節が中間位になるように足部を外旋すると，背屈可動域は増加する．

股関節の運動

骨盤帯の運動

　骨盤前傾　上前腸骨棘（ASIS）が恥骨結合を通る垂直面より前方に位置する[11]．一般的に用いられている臨床的指標は，以前述べたように ASIS が上後腸骨棘（PSIS）よりも低位にあり，なおかつ股関節が屈曲しているときである．臨床的意義をもつためには，ASIS と PSIS の相対的高さの違いが 15°以上あるべきである．

　骨盤後傾　ASIS が恥骨結合を通る垂直面より後方に位置する[11]．骨盤の前後の傾きを測定すると，ASIS と PSIS を結ぶ線と水平面のなす角には，健常人で ± 12°ものばらつきが見られる[2]．

　骨盤側方傾斜　腸骨稜の高さの左右差が 1.25cm 以下であるならば，その差は正常範囲の変動と考えられる．

　回旋　一側の ASIS を通る垂直面が，他側の ASIS を通る垂直面よりも前方にある．左の ASIS が右の ASIS より

も前方に位置するとき，右回りの回旋（時計回りの回旋）が生じる．骨盤が右回りに回旋して両下肢が前方を向くように見えるとき，右股関節は内旋位にあり，左股関節は外旋位にある．これらの姿勢アライメントの異常は，筋の硬さや長さの違いと一致していることが多い．たとえば，上述したアライメントにおいては，おそらく右の大腿筋膜張筋（TFL）は短縮し，右の中殿筋後部（PGM）は延長している．これは，姿勢アライメントと一致している．左側に関しては，PGM あるいは股関節外旋筋群（内外閉鎖筋，上下双子筋，および梨状筋）が短縮または硬化しているであろう．

股関節の運動

　股関節屈曲　この運動は前額軸を中心に前方に生じる．屈曲の全可動域は約 125°である．股関節が屈曲しているあいだ，大腿骨頭はわずかに後方へすべる．

　股関節伸展　この運動は前額軸を中心に後方に生じる．正常可動域は約 10°である．正常の立位アライメントでは股関節の伸展は 0°である．股関節が伸展しているあいだ，大腿骨頭はわずかに前方へすべる．骨盤が腰椎を平坦にするほど後傾しているとき，ほとんどの人で股関節は10°の伸展位にある．膝関節過伸展位（反張膝）で立位をとると，股関節は伸展する．そのため，骨盤後傾によって腰椎が平坦化されており，さらに反張膝がある場合には，股関節伸展は 20°近くになることがある（図 2-34，p 42 参照）．

　股関節内旋　この運動は垂直軸を中心に生じ，大腿前面は正中矢状面へ向かう．副運動は後方すべりである．正常可動域は約 45°であるが非常に可変的である．可動域に影響を及ぼす構造的状態には，大腿骨の前捻や後捻が含まれる（これらは，すでに論じた）．大腿骨の前捻がある者は，股関節の過剰な内旋があるように見える．これは，臨床経験に基づいていうと，男性よりも女性の発生率が高い．一側のみの前捻股は，一般的な所見である．

　股関節外旋　この運動は垂直軸を中心に生じ，大腿前面が正中矢状面から離れていく．副運動は前方すべりである．可動域は約 45°であるが，非常に変動しやすい．大腿骨の後捻がある者は，股関節の過剰な外旋があるようにみえる．この状態は女性よりも男性に多く見られる．

　外転　外側へ正中矢状面から遠ざかる運動が生じる．正常可動域は約 45°である．外転中に大腿骨頭は下方へすべる．

　内転　内側へ正中矢状面に向かう運動が生じる．可動域は約 10°である．内転中に大腿骨頭は上方へすべる．

股関節の副運動

股関節の副運動は存在するが，寛骨臼の深さと，寛骨臼の球面を大きく(半球以下から半球以上に)している線維性軟骨性の寛骨臼関節唇のために，その副運動の範囲は制限を受けていると考えられている．

前方すべり　前方(腹側)への運動が生じる．凹凸の法則によると，前方すべりは股関節の伸展や外旋とともに生じる．

後方すべり　股関節の屈曲や内旋とともに，後方(背側)への運動が生じる．

上方すべり　垂直軸に沿う頭側への運動である．股関節を内転しているあいだ，この上方すべりが生じる．

下方すべり(長軸方向への離開)　股関節安静位で，垂直軸に沿って尾側への運動が生じる．股関節を外転しているとき，下方すべりが生じる．

内側すべり　内側への圧迫が生じる．

外側すべり　横軸つまり短軸方向への離開が生じる．

股関節の筋活動

骨盤に影響を及ぼす体幹前面の筋群

外腹斜筋は，両側が働くと骨盤を後傾する(図 3-26, p 69 参照)．一側の外腹斜筋が反対側の内腹斜筋とともに収縮をしているとき，体幹または骨盤の回旋運動を生じる．たとえば，左外腹斜筋と右内腹斜筋が同時に活動すると，体幹の右回りの回旋，あるいは，骨盤の左回りの回旋が生じる．

外腹斜筋外側部の一側の活動は，同側の腸骨稜を頭側へ動かし，骨盤の側方傾斜を生じる．特に女性では，この筋の検査で弱化を認めることが多い．外腹斜筋の適切なパフォーマンスは重要である．なぜなら，外腹斜筋には骨盤を後傾する，腰椎を平坦化する，腰椎を支持する，回旋を制御する(特に骨盤の回旋を防ぐことに関して)という重要な働きがあるからである．腹直筋も骨盤を後傾する作用があるが[9]，しばしば腹直筋が外腹斜筋よりも優位になる．そのため，外腹斜筋を十分参加させるための特異的なトレーニングが必要となる．外腹斜筋の両側の収縮は，胸骨下角を狭め，肋骨を圧迫する．したがって，両側の収縮によって肋骨の広がる傾向が減少することになる．

内腹斜筋は，両側が収縮すると胸部を屈曲し，一側の内腹斜筋が反対側の外腹斜筋とともに収縮をすると前述した

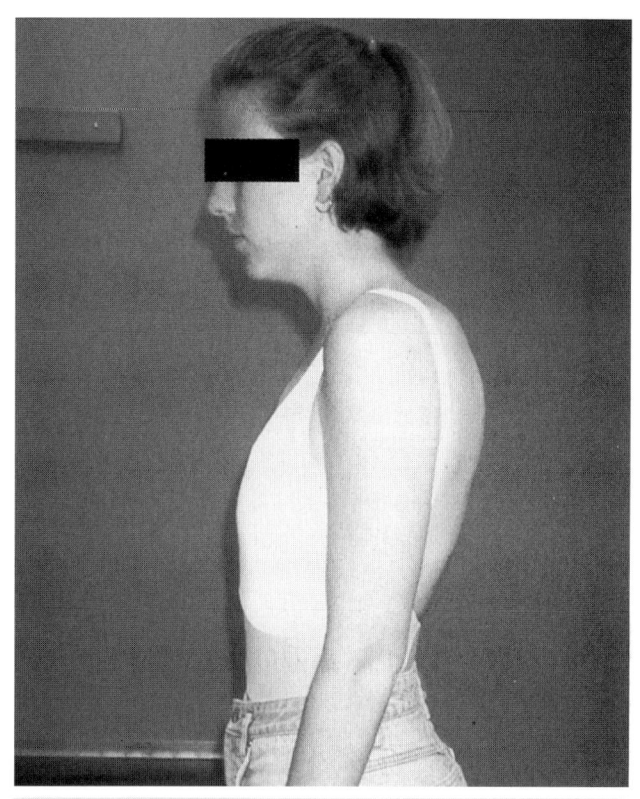

図 4-21　腹直筋の短縮
腹直筋の短縮による胸部陥没(depressed chest)．

ように体幹を回旋する．内腹斜筋の一側だけの収縮は同側の骨盤を頭側へ移動し，側方傾斜を生じる．

腹直筋は，胸部の屈曲(体幹を丸める)と骨盤の後傾を行い，内腹斜筋や外腹斜筋よりも優位になることが多い[21]．腹直筋が優位となり，また，腹斜筋のパフォーマンスが低下しているならば，体幹回旋あるいは骨盤回旋の制御は損なわれている．なぜなら，腹直筋は回旋を制御できないからである．腹直筋は胸骨に付着しているため，この筋の短縮あるいは硬化は，胸部陥没(depressed chest)および胸椎後彎症(thoracic kyphosis)の一因となる(図 4-21)．

腹横筋は，脊柱を硬くし，内臓を圧迫する．腹横筋は意識的努力("臍を脊柱のほうへ引きつける"ことで収縮することができる)によって容易にパフォーマンスを高めることができる筋のひとつである[7,19]．

腸腰筋(図 3-24, p 67 参照)は，股関節を屈曲，あるいは下肢が固定されているときに骨盤を前傾する．直立位で，腸腰筋は上部腰椎に弱い伸展モーメントを，下部腰椎には屈曲モーメントを及ぼす[1]．腰椎が屈曲しているとき，腸腰筋は腰椎のすべての分節に屈曲モーメントを及ぼす．Bogduk ら[1]の研究によると，腰椎に生じているモーメントはわずかである．腰椎に働いている大部分の力は，圧縮

と前方剪断力である．腸腰筋によって腰椎に生じている側屈モーメントは小さい[1]．

腸腰筋はすべての腰椎横突起の前部および椎間板に付着しているため，機械的な機能障害に関与し，しばしば患者の症状を引き起こす一因となる．腸腰筋は股関節の外旋と外転に関与している．

骨盤に影響を及ぼす後面の筋群

脊柱起立筋は，両側が働くと骨盤を前傾する．一側だけの働きは，骨盤を側方に傾斜する（図3-21，p66参照）．

腰方形筋は，骨盤を側方に傾斜する．骨盤が固定されていると，腰方形筋は体幹を側屈する（図3-24，p67参照）．腰方形筋は腰椎横突起に付着しているため，この筋の短縮は体幹側屈の一因となる．

股関節に影響を及ぼす前面の筋群

腸腰筋は，股関節の屈曲とわずかな外旋を行う．腸腰筋は股関節屈曲の最終可動域で股関節を屈曲することができ

る唯一の筋である．

大腿筋膜張筋-腸脛靱帯（TFL-ITB）は股関節を屈曲，内旋，および外転する（図4-22）．膝関節が伸展位のとき，TFL-ITBは膝関節を伸展しないが膝関節を安定するように働く[10,16]．ITBの短縮のある患者に対する筋長検査（訳者注：側臥位でのOber test）のとき，股関節伸展および外転位から股関節を内転すると，ITBの他動的緊張により膝関節は伸展するだろう．患者が背もたれを使わずに椅子に座ると，股関節屈曲位を維持するために股関節屈筋群（TFLも含まれるであろう）が活動している．TFLは脛骨粗面に外側から付着しているので，膝が安定していない場合，脛骨の外旋に関与する．ITBは膝蓋骨にも側方から付着しているので，膝蓋骨の外側すべりに関与する．

一般的に，TFLは短縮および硬化しやすい．股関節屈筋の筋長検査をしているときに股関節の外転が妨げられると，TFLの短縮や硬化は腸腰筋の短縮と間違えられることが多い．検査により腸腰筋または中殿筋後部（PGM）に弱化が認められるとき，TFLは強いことが確認できる（TFLが筋損傷を起こしているときを除く）．TFLが硬化または短縮し，下肢が固定されているとき，TFLは股関節の内旋筋であるため，その収縮により骨盤の回旋が生じることがある．腰椎の分節の可動性が特に亢進して，容易に腰椎分節に回旋が生じるならば，骨盤の回旋により腰椎の回旋も生じることになる．

縫工筋は，股関節を屈曲，外旋，および外転する．また，この筋は膝関節の屈曲と内旋にも作用する（図4-23）．

大腿直筋は，股関節の屈曲と膝関節の伸展に作用する．

股関節に影響を及ぼす後面の筋群

大殿筋は，股関節を伸展および外旋する（図4-23）．大殿筋の上半分は，股関節を外転する．下半分は股関節を内転する．大殿筋の約80％はITBに入り込む．そのため，大殿筋はITBに強い影響を及ぼし，股関節内転の可動域制限に関与することがある．股関節屈曲位の座位をとるとき，大殿筋の短縮は代償的な腰部屈曲の一因となる．

大殿筋が萎縮して，股関節伸展の主動作筋としての役割が減じることがある．これらは，特に立位で過度のスウェイバック（swayback）があり，股関節から後方の重心線までの距離が拡大している人に見られる．大殿筋の活動低下は，特にその他の股関節後面筋群にパフォーマンスの低下を伴うと，寛骨臼における大腿骨のコントロールを損なう．骨盤後傾および過度のスウェイバックの姿勢で立位を

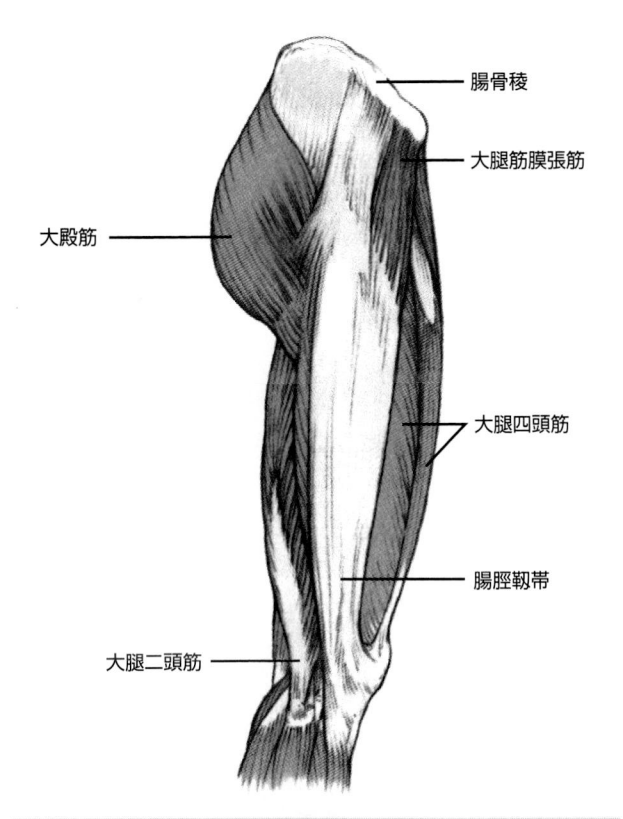

図4-22 大腿筋膜張筋-腸脛靱帯
大腿筋膜張筋-腸脛靱帯（TFL-ITB）は下肢の障害の主因子である．TFL-ITBの活動である股関節の外転と屈曲と内旋は，股関節の最も一般的な運動である．TFL-ITBの膝蓋骨と脛骨外側面への付着部は，膝蓋骨の障害と脛骨の外旋に寄与する．
（Mathers et al: *Clinical anatomy principles*, St Louis, 1996, Mosbyから）

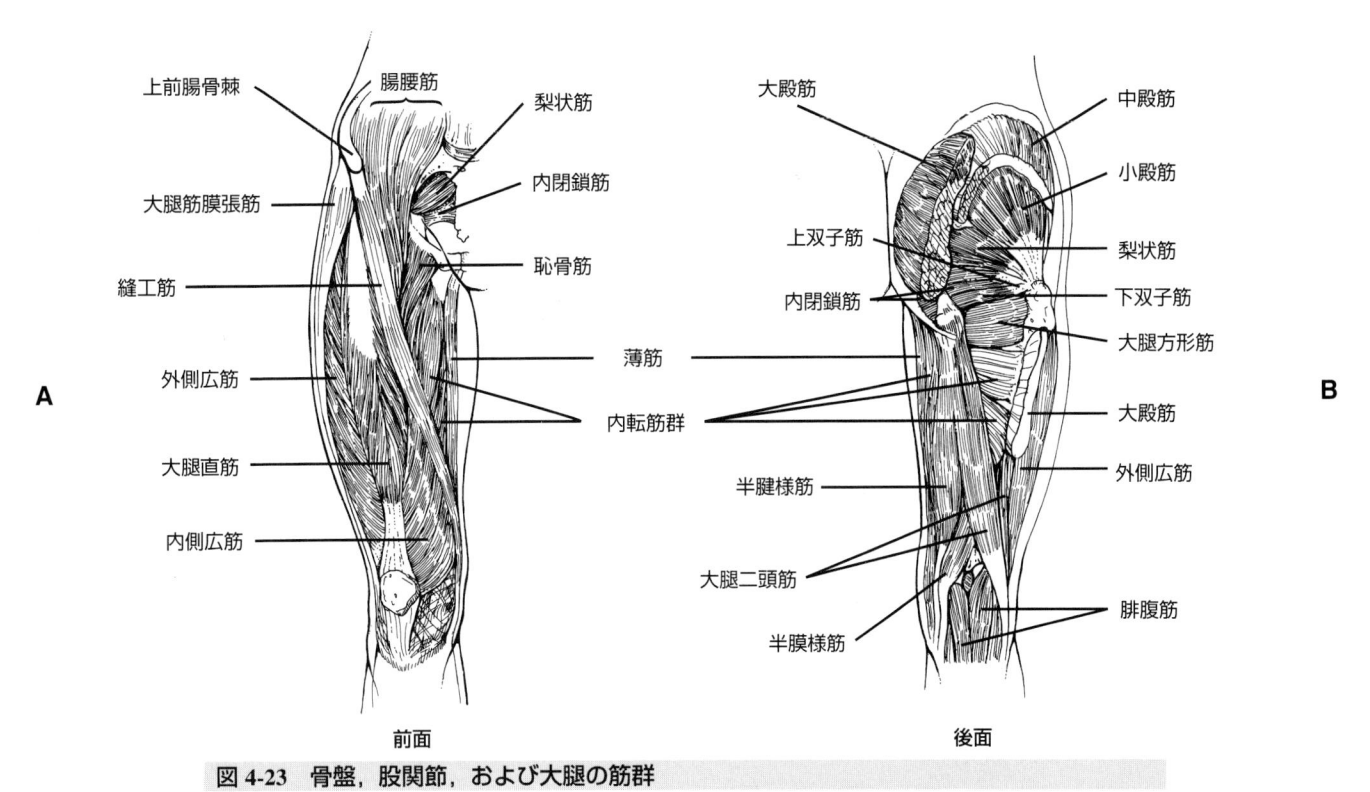

図 4-23 骨盤，股関節，および大腿の筋群
(Scuderi GR et al: *Sports medicine: principles of primary care*, St Louis, 1997, Mosby から)

とる患者では，歩行の立脚期における大殿筋の作用が最小限になることが多い．股関節伸展筋群の弱化や活動不全のある患者では，股関節伸展位を維持するための物理的力を得るために，スウェイバック姿勢での立位を身につけている可能性がある．大殿筋の参加を減少するような力学的影響を避けるため，スウェイバック姿勢の患者はアライメントの修正が必要であり，また，歩行中に大殿筋を効果的に使うために，踵接地時に大殿筋の能動的な収縮を行う必要がある．

中殿筋後部は，股関節を伸展，外転，および外旋する(**図 4-23**)．この後部は，過剰に引き伸ばされているか弱化していることが多い．注意深く筋の検査を行うことにより，検者は2つの状態を区別することができる．もし患者が外転最終可動域を保持できず，最終外転位から股関節を10°から15°内転した位置では強い抵抗を示すことができるならば，おそらく中殿筋後部は過度に長い．もし患者が外転最終可動域を保持することができず，全可動域を通してわずかな抵抗にだけ耐えることができるならば，おそらくこの部分は弱化している．この筋が弱化していると，筋腹に痛みを伴うことが多く，これは収縮時または触診で明らかとなる．この筋が長い場合，通常，痛みは股関節の運動中に生じる．なぜなら，痛みの原因は，寛骨臼内における大腿骨頭の制御不全だからである．この筋は一般に姿勢障害による影響を受ける．

中殿筋前部は，股関節の外転と内旋を行い，また，屈曲の補助をする．通常，中殿筋前部の筋力は強く，それが股関節の過剰な内旋傾向のさらなる原因となる．

中殿筋前部および後部の短縮は，股関節外転位の姿勢と関連している．L 4,5 のニューロパチー側に腸骨稜高位(内転位の姿勢)を呈した患者には，中殿筋の弱化に対する検査を行うべきである．股関節の非対称性に伴う腰部側屈は，神経根の圧迫に関与することもある．

小殿筋は，股関節の外転と内旋を行い，また，屈曲の補助をする(**図 4-23**)．この筋は，股関節の外転-内旋傾向に関与するもうひとつの筋である．

梨状筋は，股関節の外旋と伸展，および股関節が屈曲位にあるときには外転に作用する(**図 4-24**)．梨状筋症候群の場合，梨状筋の長さを注意深く検討する必要がある．梨状筋症候群があると，梨状筋は一般的に短縮していると考えられているが，Kendall[11] は梨状筋症候群の症状は，この筋が延長している患者にも見られることを報告している．著者の臨床経験によると，梨状筋症候群は梨状筋が短縮している患者よりも，延長している患者により多く認められる．セラピストは，この症候群への介入を計画するに

あたり，梨状筋の長さを慎重に検査しなければならない．

内・外閉鎖筋および上・下双子筋は，外旋筋である．これらの筋群は頻繁に弱化または硬化するが，過度に延長することもある（**図 4-24** 参照）．股関節が屈曲しているときに，内閉鎖筋，上・下双子筋，および梨状筋は，股関節の外転を補助するが，外閉鎖筋は股関節の内転を補助する．上背部のスウェイバックを伴い股関節伸展位で立位をとる患者において，これらの筋群は短縮または硬化することがある．また，股関節屈曲中に股関節の後方すべりに対して抵抗を生じることがある．これらの筋群の硬化や短縮は鼠径部前面痛の一因となることがある．鼠径部前面の痛みは，この章で記述してある大腿骨の前方すべり症候群のひとつの症状である．外旋筋群は，一般に姿勢障害の影響を受ける．これらの筋群の機能障害は，中枢神経系に機能障害のある患者によく見られる．

股関節に影響を及ぼす内側の筋群

恥骨筋は，股関節の内転と内旋を行い，また，屈曲の補助をする（**図 4-23** 参照）．**薄筋**は，股関節の内転，および膝関節の内旋と屈曲を行う．**長内転筋**は，股関節を内転および屈曲する．**短内転筋**も，股関節を内転および屈曲する．**大内転筋**は，股関節を内転する．また，大内転筋の前部線維は股関節を屈曲し，後部線維は股関節を伸展する．Kendall が論じたように，大内転筋は股関節の内旋と外旋の両方に作用する[11]．

股関節と膝関節に影響を及ぼす前面の筋群

大腿四頭筋は，4つの大きな筋群からなる．すなわち**大腿直筋，外側広筋，内側広筋，中間広筋**（**図 4-25**）である．大腿直筋は，股関節の屈曲と膝関節の伸展を行う．広筋は大腿骨の前面と後面（粗線）から起こる．広筋は大腿骨と脛骨に付着するので，膝関節を伸展するが股関節に直接の影響を及ぼさない．内側広筋斜頭は，膝蓋骨の内側すべりで重要な役割を担う[12]．

股関節と膝関節に影響を及ぼす後面の筋群

半膜様筋と**半腱様筋**は，股関節の伸展と内旋，および膝関節の屈曲と内旋を行う（**図 4-23** 参照）．これら一対の筋群は，これらの共同筋である大腿二頭筋よりも硬化または短縮することがある．この状態は，股関節の過剰内旋のある人に認められる．座位で膝関節の伸展を行っているあいだに，このアンバランスは最も明らかとなる．内側ハムス

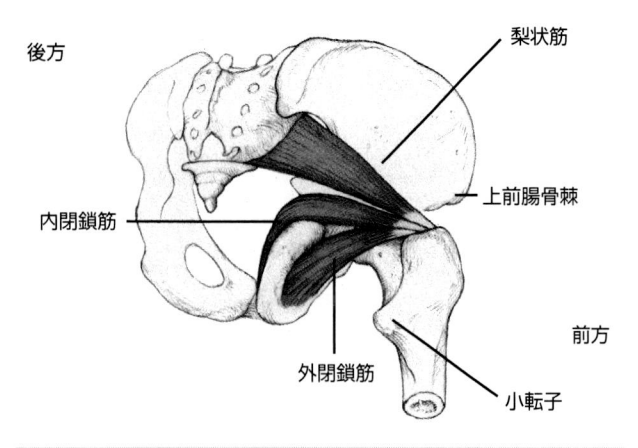

図 4-24　内および外閉鎖筋
これらの筋群は股関節外旋に重要であり，また，寛骨臼で大腿骨頭の制御を行っている．外旋筋群の短縮や硬化は，大腿骨の前方すべり症候群に関与していると考えられている．
（Mathers et al: *Clinical anatomy principles*, St Louis, 1996, Mosby から）

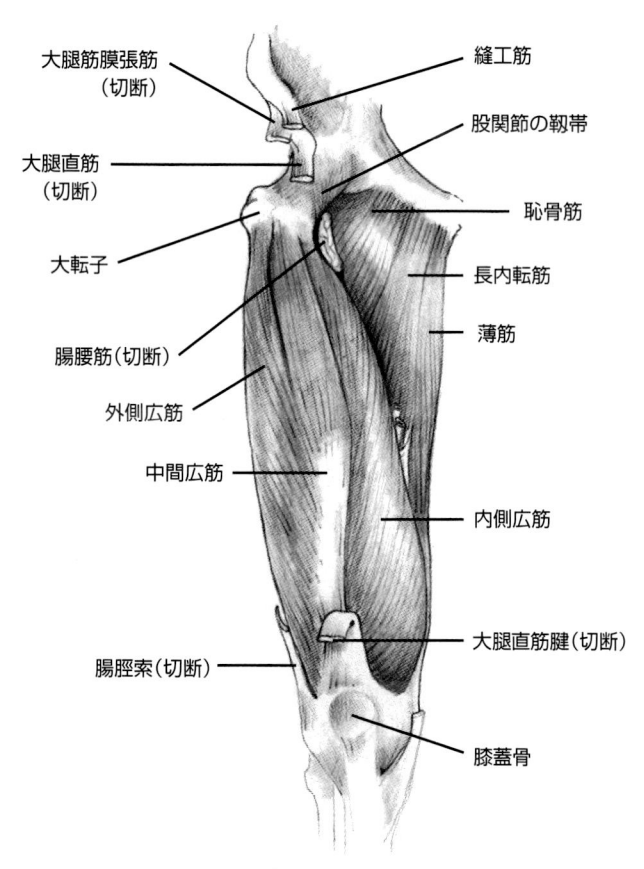

図 4-25　大腿直筋，内側広筋，外側広筋，中間広筋
大腿直筋は強力な股関節屈筋であり，また，広筋とともに膝関節の伸展に作用する．
（Reckling FW: *Orthopedic anatomy and surgical approaches*, ed 1, St Louis, 1990, Mosby から）

トリングスの短縮がある場合，膝関節を伸展しているときに大腿骨が内旋位になっていれば，膝関節の伸展可動域は正常に近い．しかし，膝関節を伸展しているときに大腿骨が内旋位にならないようにすると，膝関節の伸展可動域は制限されてしまう．

　大腿二頭筋（図4-23参照）は，股関節の伸展と外旋，および膝関節の屈曲と外旋を行う．大腿二頭筋は股関節外旋に対して優位筋となることがあり，その結果として，膝関節または股関節の痛みが生じる．股関節の痛みの理由は，大腿二頭筋が骨盤から大腿骨に至る付着部をもたないからである．大腿二頭筋短頭は，大腿骨遠位から起こり脛骨に至る．大腿骨遠位部に起始をもつため，この筋の大腿骨近位部に対する制御効果は制限されてしまう．特に膝関節が可動性に富む場合，大腿二頭筋の収縮は大腿骨を外旋するというよりはむしろ脛骨の外旋に関与することがあり，結果として膝の痛みを生じることになる．

　ハムストリングスは，いくつもの下肢の運動に関与している．伸張性が必要とされるだけではなく，ハムストリングスには多様な働きがあるためしばしば損傷（strain）を被りやすい．この損傷の原因のひとつとして使いすぎが考えられるが，これは共同筋が十分に使用されていない場合である．一例として，ハムストリングスの優位な使用と大殿筋の不十分な使用があげられる．大殿筋の萎縮と弱化のあるスウェイバック姿勢のランナーは，ハムストリングスの損傷に陥りやすい（図4-26）．ハムストリングスは，大腿四頭筋を代償して，膝関節の伸展も生じさせることができる．足部が床との接地により固定されているとき，股関節の伸展は膝関節の伸展も生じる．

　内側ハムストリングス対外側ハムストリングスの活動量の相違も生じる．たとえば，自転車に乗っているときに股関節の内旋位を保持しているサイクリストは，外側ハムストリングスよりも内側ハムストリングスを多く使う傾向がある．外側ハムストリングスは，最も優位な股関節外旋筋となることがあり，その結果，骨盤帯にある内・外閉鎖筋，上・下双子筋，および梨状筋といった股関節外旋の内在筋群の活動が減少することがある．その優位性の変化の有無を評価するため，動作パターンの観察と徒手筋力検査（manual muscle test；MMT）が用いられる．たとえば，慢性的なハムストリングス損傷の患者がスウェイバック姿勢を呈すると同時に，大殿筋の輪郭が乏しい場合には，ハムストリングスが優位な股関節伸展筋になっているかどうかを評価するために，以下の検査結果が用いられることに

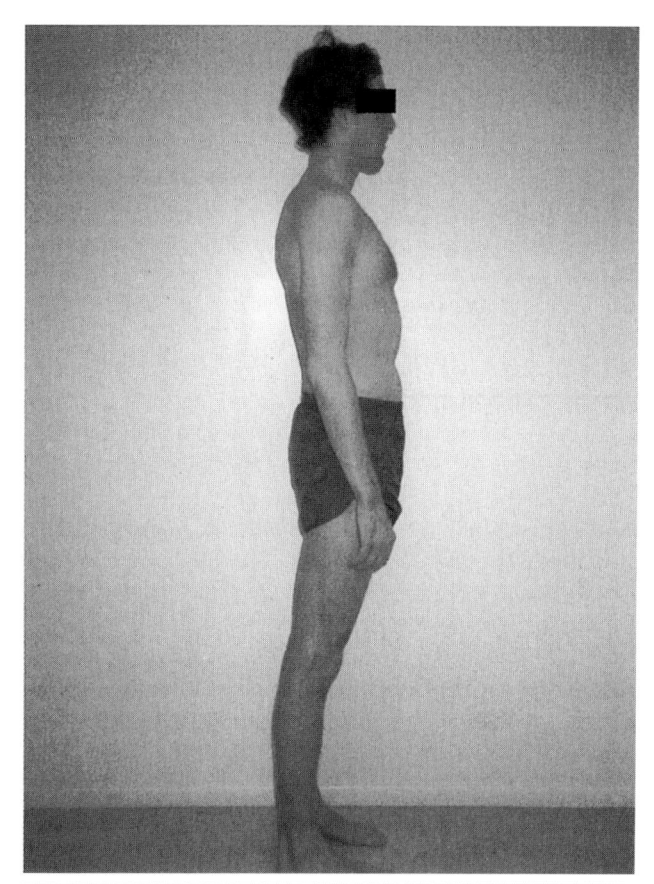

図4-26　骨盤後傾と股関節伸展を伴うスウェイバック姿勢
輪郭の乏しい殿筋と十分に発達したハムストリングス．

なる．
- 腹臥位で股関節伸展の開始時，ハムストリングスの外形に目に見える変化が生じる．しかし，大殿筋の外形は，股関節がほぼ完全伸展するまで変化を生じない．
- MMTによって，大殿筋が弱いか強いかどうかを確認することができる．

膝関節と足関節に影響を及ぼす下腿後面の筋群

　腓腹筋は，膝関節の屈曲と足関節の底屈を行う（図4-23参照）．ヒラメ筋（図4-27）とともに，腓腹筋は主要な足関節の底屈筋である．しかし，ダンスのような活動に参加している人は，腓腹筋が弱化しているかもしれない．また，アキレス腱に短縮があり，それによって底屈に必要な力を生み出しているような場合にも腓腹筋の弱化が認められることがある．弱化の有無を評価するため，セラピストは距骨下関節中間位で中足骨頭というよりは踵骨を保持して，足関節底屈に対して抵抗を加える必要がある．下腿三頭筋に弱化があるとき，患者はセラピストによる抵抗に打ち勝って足関節を底屈することができない．この患者は，中足

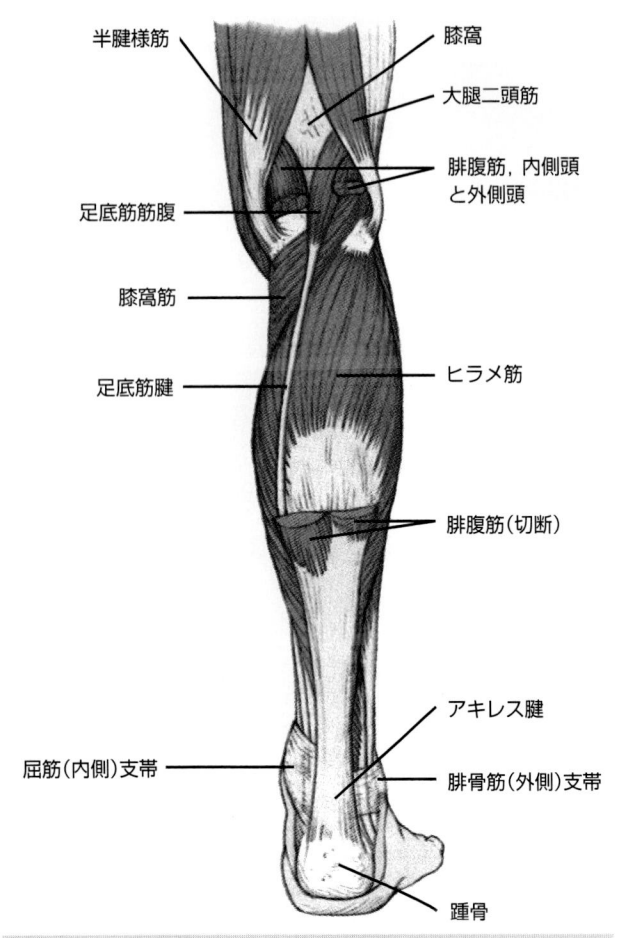

図 4-27　ヒラメ筋
ヒラメ筋は足関節を底屈する．
(Mathers et al: *Clinical anatomy principles*, St Louis, 1996, Mosby から)

骨頭の位置に加えられる抵抗に対しては，より強い底屈力を発生することができる．これは，患者が足関節と足部にある関節を底屈するために長腓骨筋，後脛骨筋，長母趾屈筋，および長趾屈筋のような補助的な底屈筋群を動員しているからである（図 4-28）．下腿三頭筋の使用を促進するため，患者は底屈するときに"爪先で上がる"といった誤った運動パターンを連続的に繰り返すのではなくて，"踵を持ち上げる"ようにすべきである．

足関節に影響を及ぼす下腿前面の筋群

前脛骨筋は，足関節の背屈と距骨下関節で足部の内がえしを行う（図 4-29）．もし，ランニングパターンが足関節の背屈している時間が長く底屈が最小限のものであれば，この筋は使いすぎに陥る可能性がある．このパターンは，患者がジョギングをするときに重心を前方よりやや後方に保つ場合に生じる．これを修正するために患者は立脚後期でプッシュオフを行う必要がある．そうすることによって，遊脚期に膝関節と股関節の大きな屈曲角度を得ることができ，足部の底屈が可能となり，背屈筋群がリラックスする．患者が立脚期の終わりでプッシュオフをしないと，膝関節と股関節の屈曲可動範囲は減少する．そのため，遊脚期を通して，足関節は足部のつまずきを避けるために背屈位に保持されなければならない．このような足部の状態を繰り返すことにより，前部シンスプリント（anterior shin splint）を引き起こすことがある．前部シンスプリントは，前脛骨筋の使いすぎ症候群である．この痛みは脛骨の前外側面に局在する．

前脛骨筋は長腓骨筋の拮抗筋である．なぜなら，前脛骨筋は足部を内がえしするが，長腓骨筋は距骨下関節を外がえしするからである．足部が回内（外がえし）しており長腓骨筋が短縮しているならば，足部は背屈するときに内がえし外がえしの中間位を維持するのではなく外がえしを生じる．前述の運動は長腓骨筋の優位性を示し，また足部の過剰な回内にも関与する．長腓骨筋をストレッチするために，患者は背屈しながら内がえしをするよう指導を受けるべきである．このエクササイズをしているとき，患者は下腿外側面に沿った伸張感があることが多い．前脛骨筋は足関節を背屈するが，長腓骨筋は足関節を底屈する．このことからも前脛骨筋が長腓骨筋の拮抗筋であるといえる．

長趾伸筋は，足関節の背屈と足趾の伸展を行う．患者に槌趾があるならば，足趾の伸筋と屈筋は両方とも短縮しているが，虫様筋と骨間筋は弱化している．槌趾のある患者は，前脛骨筋よりも足趾伸筋群を強く収縮することで足部を背屈する．足関節背屈筋群として機能している足趾伸筋群の優位性は，槌趾のある患者が座るときや立ち上がるときにも明らかになる．これらの動作中，足趾を伸展するのは患者の重心が足部に対して非常に後方にあるからであり，足趾を伸展することで患者は身体を前方へ引き寄せている．患者は体重を前方へ引き寄せるのではなくて，垂直方向へ持ち上げるようにするために，重心線を足部の上に保たなければならない．誤った動作パターンをすると，背屈筋群と足趾伸展筋群は，重心を前方に引き寄せるために求心的に働くか，重心の後方移動を防ぐために遠心的に働く．患者が重心を足部の真上に保つならば，底屈筋群の使用は増加し，足趾伸筋群と足関節背屈筋群の使用は減少する．座位から立位とその逆の動作を行っているとき，患者は重心を足部の上に保つよう指導を受ける必要がある．そのためには，患者は立ち上がるときに椅子の前部へ移動

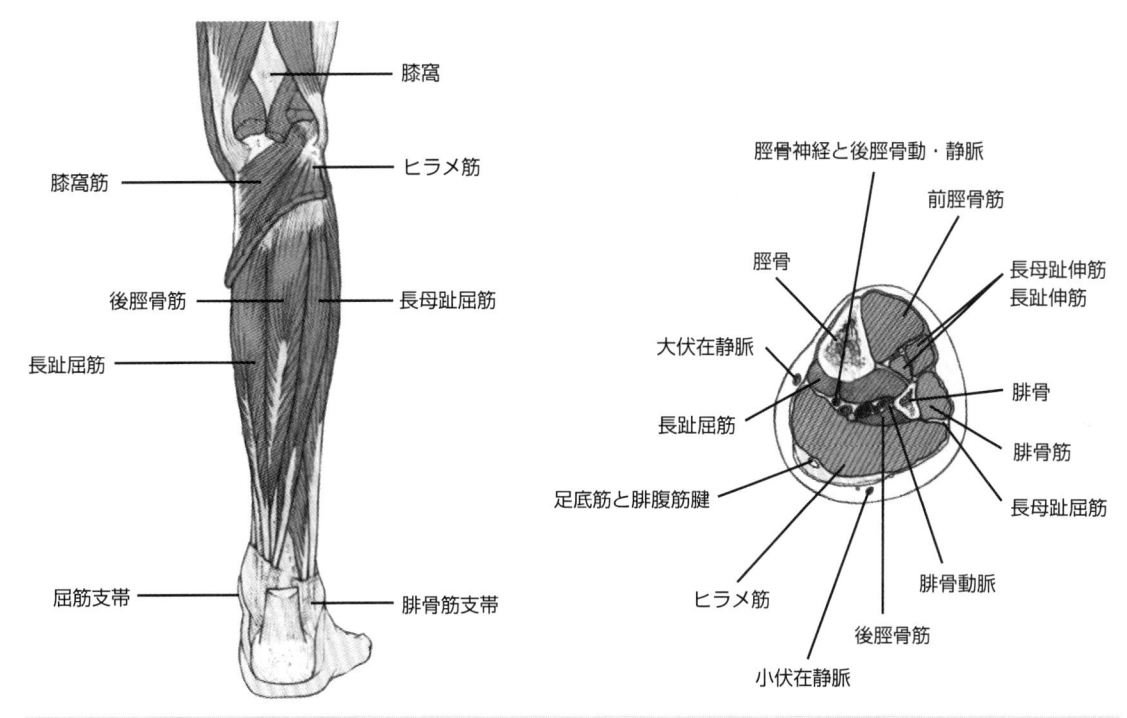

図 4-28　下腿後面の深部の筋群

長腓骨筋は足部で活動を及ぼすことにより足関節の底屈および外がえしに作用する．後脛骨筋，長母趾屈筋，および長趾屈筋は，足関節の底屈および内がえしに作用する．後脛骨筋は足縦アーチを支持する．その他の筋群は足趾を屈曲する．後部シンスプリント(posterior shin splint)は，これらの筋群のひとつまたは複数の筋群が損傷することにより生じる．患者は腓腹筋とヒラメ筋の代わりに，これらの筋群を用いることができる．
(Mathers et al: *Clinical anatomy principles*, St Louis, 1996, Mosby から)

し，座るときに椅子の前部の近くに座る必要がある．

　槌趾は中足骨頭の突出を伴う．この状態を修正するため，患者は長趾屈筋と長趾伸筋の両方をストレッチすることが必要である．また，中足趾節関節(metatarsophalangeal joint；MTP関節)を屈曲することで虫様筋と骨間筋群を強化する必要がある．歩行しているとき，足趾の伸展を許して圧力を中足骨頭に集中させるよりは，足趾と中足骨頭のあいだに圧力を分散させるために，患者は足趾（特にMTP関節）で，床または地面に押しつける必要がある．

　第三腓骨筋は，足部の外がえしとわずかな背屈を行う．

足部に影響を及ぼす下腿外側の筋群

　長腓骨筋は，足関節の外がえしと底屈を行う（図4-30）．以前論じたように，この筋は足部を回内する．また，回内足のある人では，この筋は短縮していることが多い．

　短腓骨筋は，足部の外がえしと底屈を行う．

足部に影響を及ぼす下腿後面の筋群

　ヒラメ筋は，足部を底屈する．

　後脛骨筋は，足部の底屈と内がえしを行い，また，縦アーチを支える．足部が回内していると後脛骨筋はストレッチされる．この筋は損傷すると後部シンスプリント(posterior shin splint)の原因となることがある．硬直した足部(rigid foot)（構造的に高い縦アーチ）のある患者では，後脛骨筋は弱化していることがある．なぜなら，骨構造によって受動的に支持されるため，筋力維持に必要なストレスが後脛骨筋にかからなくなってしまうからである．

　長趾屈筋は，足部の底屈，および趾節間関節(interphalangeal joint；IP関節)とMTP関節の屈曲を行う．この筋は短趾屈筋，虫様筋，そして骨間筋とともに，長趾伸筋によって生じるMTP関節の伸展に拮抗して働かなければならない．長趾屈筋のパフォーマンスを最大限に活用することが，足底筋膜へのストレスを緩和するのに役立つ．したがって，足底筋膜炎のある患者には，長趾屈筋の強化訓練を行うべきである．

　長母趾屈筋は，足部の底屈と母趾の屈曲を行い，また，内がえしを補助する．この筋の使いすぎは，後部シンスプリントの一因となることがある．通常，その痛みは脛骨内側面の遠位3分の1に生じる．

足部に付着している筋群

短趾伸筋は，足趾を伸展する（図 4-29 参照）．槌趾のある患者では，この筋は短縮している．長・短趾伸筋の両方をストレッチする有効な方法は，患者に足部背屈位で足趾を屈曲させ，次に足趾屈曲を維持したまま足関節を底屈させることである．

短趾屈筋は，足趾の屈曲を行い，また，足底筋膜を補強している（図 4-31）．槌趾のある患者では，この筋は弱化および短縮している．足底筋膜炎のある患者にも，この筋に弱化が見られる．長・短趾屈筋を強化するため，患者は自身の手指を使って足趾屈曲の抵抗運動を行う必要がある．座位から立位および立位から座位への動作時，また歩行のプッシュオフ期のあいだにも，患者は足趾を屈曲するよう指導を受ける必要がある．

筋と運動機能障害

一方向への運動に対して共同筋として働く筋群は，他の方向への運動に対して拮抗的働きをもつことが多い．たとえば，大腿筋膜張筋-腸脛靱帯（TFL-ITB）は股関節を外転，屈曲，および内旋する．中殿筋後部（PGM）は股関節を外転，伸展，および外旋する．前額面上の運動（股関節外転）に対して，TFL と PGM は共同筋である．しかし，矢状面上および水平面上の運動に関しては，これらは拮抗筋である．これらの筋の均衡が保たれているならば，股関節外転は矢状面上または水平面上で変位することなく行われる．これらの筋群の一方が優位になるとすれば，股関節を外転しているあいだ，優位筋の働きと一致した矢状面上または水平面上の運動が生じる．通常，非優位筋は過剰な

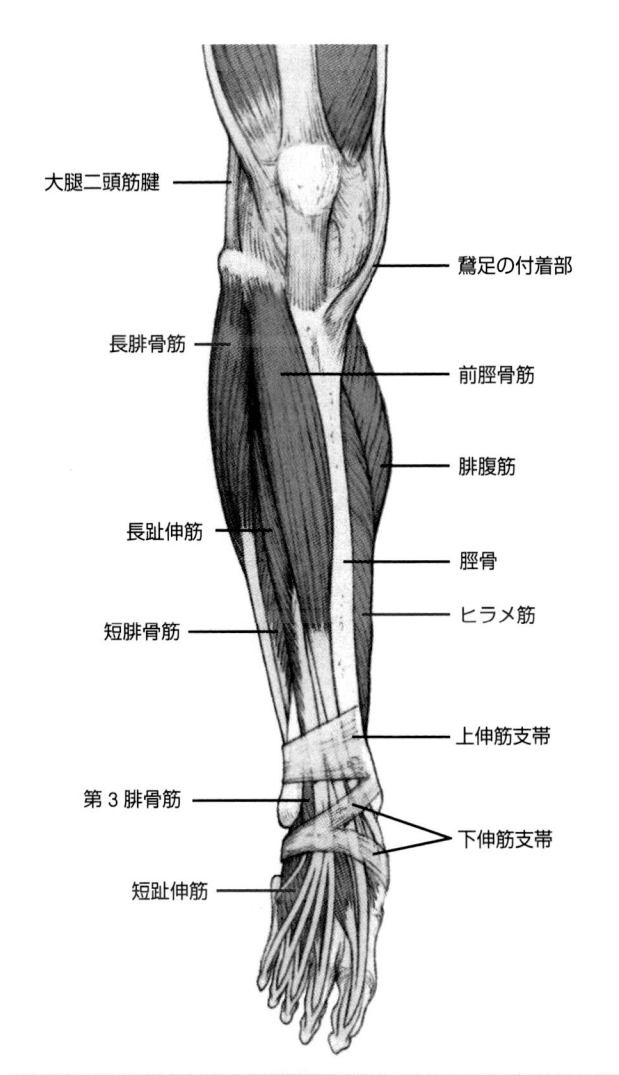

図 4-29 前脛骨筋と長趾伸筋
前脛骨筋は足関節の背屈と距骨下関節で足部の回外を行う．長趾伸筋は足関節の背屈と足趾の伸展を行う．
（Mathers et al: *Clinical anatomy principles*, St Louis, 1996, Mosby から）

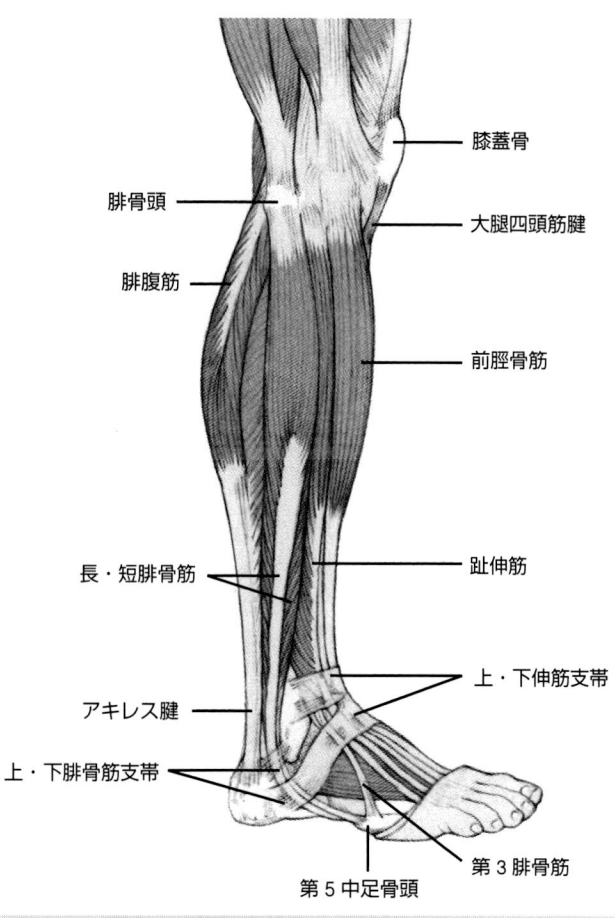

図 4-30 長および短腓骨筋
腓骨筋群は足部を回外する．長腓骨筋は足部の強力な底屈筋であるが，短腓骨筋は弱い背屈筋である．
（Mathers et al: *Clinical anatomy principles*, St Louis, 1996, Mosby から）

長さになるか弱化する．**表 4-2** は，関節制御のアンバランスを示す．

MMT や動作パターンの観察を行うと，筋の優位性は明らかとなる．たとえば，PGM の MMT において，患者が股関節伸展外旋位の正しいポジションを維持することができずに，股関節を屈曲および内旋している場合には，股関節の外転内旋筋群が優位であると考えられる．PGM が最大限に短縮していると，検査によりこの筋には弱化を呈し，抵抗に打ち勝つことができない．歩行中には，踵接地期で股関節は過剰に内旋するであろう．これらの所見は，股関節の外転外旋筋群に対する外転内旋筋群の優位性を示す．

ハムストリングスが優位の場合には，股関節と膝関節を伸展する動作中（例：階段昇り）に，大腿部が脛骨に対して動くような比較的膝が固定された状態になるのではなく，むしろ膝が身体のほうに後方へ動くことになる．これはハムストリングスの強い牽引によって，股関節の伸展が起こるからである．足部が固定された状態なので，股関節伸展が膝関節伸展を助ける結果になる．大腿四頭筋の弱化や疲労によって，このような膝の制御に対する優位性の変化が助長されることがある．

足趾伸展筋群が足関節背屈の優位筋群であるならば，患者が足関節を背屈するよう指示されると，足趾の伸展が最初の運動として生じる．また，足部は内がえしや中間位を保つというよりは外がえしをする傾向にある．このパターンがあるとき，靴との接触により足趾の上部に発赤を生じることが多い．また，靴の上部に過剰なしわが生じる．この患者には，槌趾もあるであろう．遊脚期のあいだ，患者は股関節屈筋戦略による歩行パターン（hip flexor strategy gait pattern）を用いて歩く傾向がある．これは，後ほど述べられる．

多分節の運動においても優位パターンの変化が認められる．たとえば，歩行の遊脚相における正常かつ最も理想的な戦略とは，プッシュオフ期に生じる底屈モーメントを主要な力源とするものである．プッシュオフ期は膝関節の屈曲を助け，膝関節の屈曲は股関節屈筋である大腿直筋を伸張する．この伸張が，遊脚相における股関節屈筋群の活動の開始を助けることになる．大抵このようなパターンで歩行すれば，立脚側足部の前方により長い重心の軌道を描くことが可能になる．対照的なパターンとしては，プッシュオフが非常に弱く，遊脚相の運動が股関節で生じている．この歩行パターンは股関節屈筋戦略パターン（hip flexor strategy pattern）と名づけられ，底屈筋群の弱化した患者に認められる[14]．中足骨痛（metatarsalgia）のある患者は類似した歩行パターンを呈する．股関節屈筋戦略パターンの特徴は，背屈筋活動の増加と膝関節屈曲角度の減少にある．重心線は立脚側足部に近いところにあり，また，理想

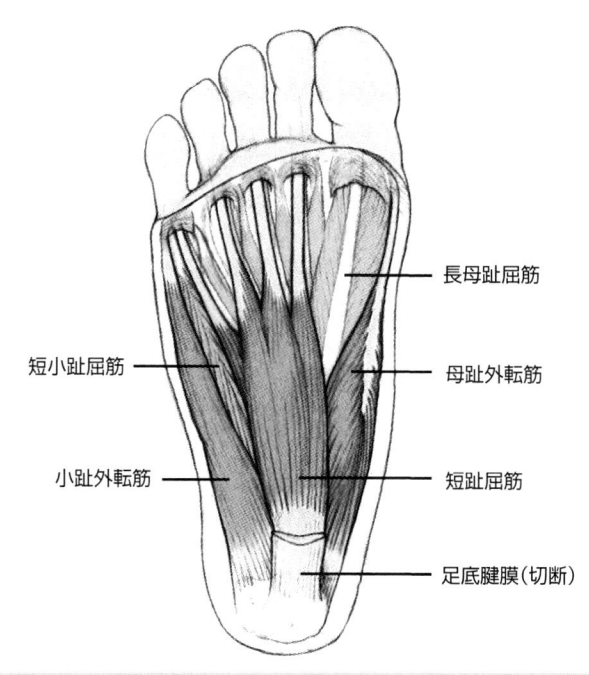

図 4-31　短趾屈筋
短趾屈筋は足底筋膜に付着し，近位趾節間関節を屈曲する．
(Mathers et al: *Clinical anatomy principles*, St Louis, 1996, Mosby から)

表 4-2　関節制御のアンバランス

優位な筋	延長または弱化した筋
TFL-ITB；AGM；小殿筋（股関節内旋を伴う外転の補助）	PGM
股関節内転筋群	股関節外転筋群
ハムストリングス（股関節伸展の補助）	大殿筋
ハムストリングス（足部が固定された状態での膝関節伸展の補助）	大腿四頭筋
大腿二頭筋（股関節外旋を補助）	梨状筋，双子筋，閉鎖筋，大腿方形筋
半膜様筋；半腱様筋（股関節内旋を伴う伸展の補助）	大腿二頭筋
TFL；大腿直筋（股関節屈曲を補助）	腸腰筋
足趾伸筋群（足関節背屈を補助）	前脛骨筋
後脛骨筋；長趾屈筋；長母趾屈筋；長腓骨筋（足関節底屈を補助）	腓腹筋，ヒラメ筋

AGM：中殿筋前部，PGM：中殿筋後部．TFL-ITB：大腿筋膜張筋-腸脛靱帯．

的なパターンと比較するとやや後方に残る傾向がある．痙性両麻痺，髄膜脊髄瘤，および片麻痺のある患者は，このタイプの歩行パターンを用いることが多い．屈筋活動を必要以上に多く用いると，股関節伸展筋群の弱化，股関節屈筋群の短縮，（足関節）底屈筋群の弱化，中足骨痛，および槌趾を引き起こす一因となる場合がある．これらの筋群および運動の機能障害を改善するには，非優位筋のパフォーマンスを改善する特異的な訓練，および障害されている動作パターンの修正が必要である．

股関節の運動機能障害症候群

本書の第1前提は，特定方向への代償的な関節運動が痛みの原因になるということであるが，股関節の症候群も，痛みと最も関連が深い運動方向を用いて名づけられている．肩関節と同じように，股関節に関連した痛みは，通常，副運動の障害と関係している．筋腱の損傷から生じていると思われる痛みは，筋の参加と動員パターンの障害に関連している．以前述べたように，大腿骨の症候群と名づけられているのは，これらの症候群の痛みが関節構造に起因しているからであり，股関節の症候群の命名については，それらの痛みが筋腱の損傷に起因しているからである．

大腿骨前方すべり症候群

このセクションでは，内旋を伴うものと伴わない大腿骨の前方すべり症候群が述べられている．大腿骨の前方すべり症候群の一般的なタイプは，股関節の内旋を伴う．股関節を屈曲しているあいだ，大腿骨頭の後方すべりが不十分であるために，この症候群が生じ，股関節の屈曲は股関節の内旋に付随して生じる．前方すべり症候群は股関節の内旋を伴わずに生じることもある．運動学の原理では，屈曲中に大腿骨頭は後方にすべることになっている．しかし，この症候群では，後方すべりが不十分である．大腿骨の前方すべり症候群は，上腕骨の前方すべり症候群（これは肩インピンジメントのひとつのタイプである）と類似する多くの特徴をもっている．当初，肩のインピンジメントが上腕二頭筋腱炎だと信じられていたように，大腿骨の前方すべり症候群は腸腰筋腱炎と診断されることが多い．腸腰筋腱は症状の一因であるかもしれないが，腱障害（tendinopathy）の原因は大腿骨頭によって加えられる関節構成体の前部に対する圧力である．この圧力は，股関節が過伸展しているアライメントの姿勢のときに生じる．この圧力が股関節屈曲中の大腿骨後方すべりの減少と組み合わさって，大腿骨による関節包前部組織でのインピンジメントを生じる．

症状と痛み

痛みは，特に股関節を屈曲しているあいだ，鼠径部に生じる．この痛みは股関節の全般的な痛みへと進行する．痛みの進行は，おそらく，寛骨臼内における大腿骨頭の不良運動による関節炎，あるいは，関節周囲における軟部組織の炎症の結果である．腸腰筋腱障害（iliopsoas tendinopathy）も生じているかもしれない．これは，触診による痛みや収縮によって生じる痛みによって示される（腸腰筋の収縮による痛みは，股関節の屈曲最終可動域で関節包組織のインピンジメントによって生じる痛みと鑑別する必要がある）．炎症が軽減するまで，股関節の自動屈曲は避けるべきである．したがって，股関節を90°以上屈曲するために，患者は自身の手を使う必要がある．ストレッチは禁忌である（この章で後ほど記されている腸腰筋腱障害のディスカッションを参照せよ）．腸腰筋滑液包炎を考慮する必要があるが，この状態を確実に診断することは難しい．虚血性壊死，小転子と大腿骨内側面の疲労骨折および変形性関節症は，鼠径部の痛みを生じることがあるので考慮されなければならない．歩行中や荷重活動で痛みを生じるならば，患者はこれらの状態に対する検査を必要とする．長距離走やダンスのように股関節の伸展を強調する活動は，大腿骨の前方すべり症候群の発症と関連していることが多い．股関節伸展位の姿勢は，主要な関与因子である．過剰な股関節伸展はランニングの動作パターンの一部であるため，この症候群はランナーに最も多く見られる．股関節伸展位への過剰なストレッチと"スプリット"（一直線に両下肢を広げて地に座る演技）を行うダンサーも，この症候群に陥りやすい．

運動機能障害

背臥位　背臥位で股関節の屈曲を行っているあいだ，大腿骨頭は後方へすべらず，内旋することが多い．股関節外旋位で膝関節と股関節を他動的に屈曲する際に，検者が鼠径溝で後下方への圧迫を加えると，大腿骨の前方すべりを防ぐことができる．その結果，この圧迫が股関節に加えられていないときよりも，無痛の股関節の屈曲可動域が広がる．自動下肢伸展挙上中に大転子の軌道をたどることによ

って，股関節屈曲の回旋軸を観察すると，大転子の前内側方向への移動を確認することができる(図 4-32)．正常な股関節の屈曲運動では，大転子は比較的一定の位置に保たれている．対照的に，障害されている股関節の屈曲運動では，大転子の軌道不良が観察されることが多い．膝関節伸展位で他動的に股関節を屈曲(すなわち，他動的下肢伸展挙上)する場合，回旋軸を一定に維持するために鼡径溝に圧迫を加えると，検者はハムストリングスの短縮と類似した抵抗を感じる．鼡径溝への圧迫を取り除くと抵抗は減少するが，大転子の内旋または前方移動が触診できるであろう．

腹臥位 腹臥位で股関節伸展中に大転子を触診することにより，大転子が前方または内側へ移動したのか，比較的一定の位置を保っているのか，あるいは，わずかに後方へ移動しているのかを知ることができる(図 4-33)．大転子の前方移動に対する説明のひとつとして，ハムストリングスが股関節伸展の優位筋である場合に，大腿骨遠位だけが後方へ移動し近位が後方へ移動しないということをあげることができる．ハムストリングスの近位付着部が坐骨結節であり，遠位付着部が脛骨と腓骨であるために，大転子の前方移動が生じる．唯一，大腿二頭筋短頭が大腿骨に付着するが，付着部が大腿骨遠位部であるためその主な作用は膝関節の屈曲である．ハムストリングスの停止部は脛骨と腓骨なので，股関節伸展中にこれらの骨に張力が加わり続け，前方関節包に過剰な可動性があれば，大腿骨頭は前方にすべることになる．これは特に，腸腰筋の長さが延長し

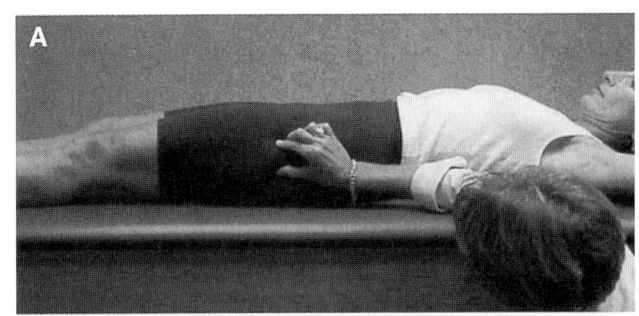

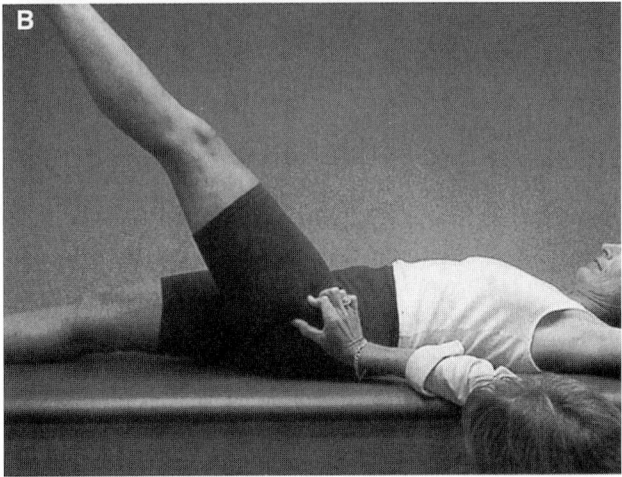

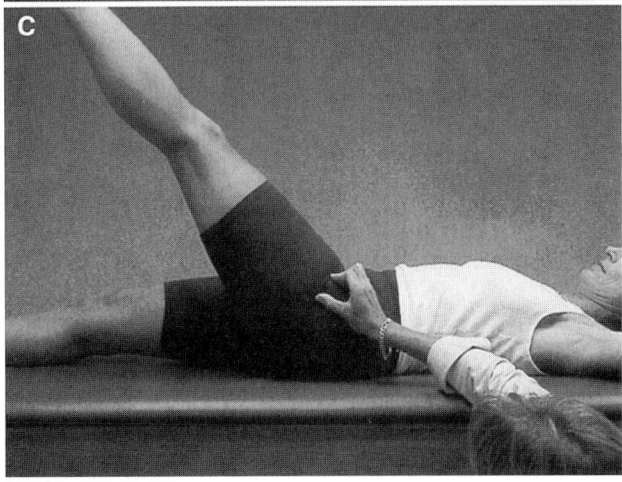

図 4-32 股関節の屈曲中，大転子の運動パターンの障害
股関節の屈曲中，大転子は比較的一定の位置に維持されるのではなく，前内側方向へ移動する．A：開始肢位で大転子を観察する．B：股関節の屈曲中の大転子の正しい運動．C：障害された運動．股関節の屈曲中，股関節の回旋と関連した大転子の前方内側変位．

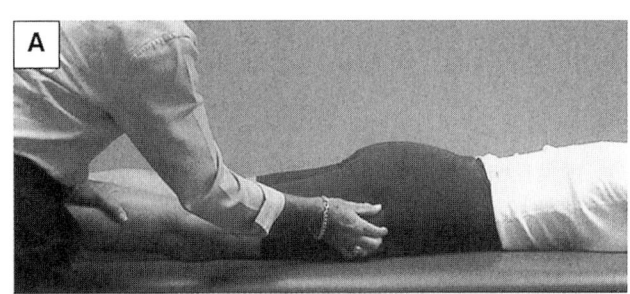

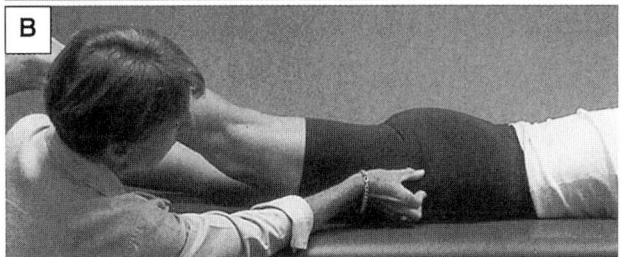

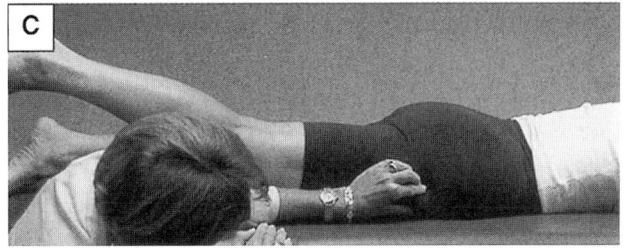

図 4-33 股関節の伸展中，大転子の運動パターンの障害
股関節の伸展中，大転子は比較的一定の位置に維持されるのではなく，あるいは，わずかに後方へ移動するのではなく，前方あるいは前内側方向へ移動する．A：開始肢位．B：股関節の伸展中の大転子の正しい運動．C：股関節の伸展中，大転子の前方変位．

ている場合に生じやすい．その結果，大腿骨の回旋軸は前方へ移動し，大腿骨近位部は前方移動を，遠位部は後方移動を生じる(図2-8，p16参照)．大腿筋膜張筋(TFL)の短縮があると，股関節伸展中にこの筋は伸張され，大腿骨の内旋を生じ大転子の前内側への移動を引き起こす可能性がある．大殿筋(外旋筋)に対するハムストリングスの優位的な活動は，TFL(内旋筋)の短縮と組み合わさると，股関節伸展中の大腿骨の内旋を生じることになる．

四つ這い位 四つ這い位では，股関節は屈曲90°以下である．患者が踵に向かって後方へ揺さぶると，患側の股関節は反対側の股関節のように容易に屈曲しない(図3-37，p81参照)．股関節完全屈曲位で，代償的な骨盤回旋のため患側の骨盤が健側の骨盤よりも高くなることで，股関節の屈曲制限が明らかとなる．また，骨盤が健側に向かって側方移動することでも，屈曲制限が明らかとなる．2つの障害された運動パターンは両方とも，患側の股関節が健側の股関節よりも屈曲が少ないことを示している．患者が後方へ揺さぶる前に，患側の股関節を外転または外旋しておくと，後方へ移動中の股関節の屈曲可動域は広がる(図3-38，p82参照)．患者の運動パターンが改善すると，股関節の外転や外旋をしなくとも股関節の屈曲角度が増加し，症状の強さも軽減する．

座位 座位では，膝関節の自動伸展は股関節の内旋を伴う．股関節を外旋位にすると，膝関節の伸展可動域は減少するか，膝関節の伸展に大きな抵抗が生じる．この抵抗は，膝関節の伸展運動が遅くなることにより証明される．

要約

関節包前面，および，関節前面の軟部組織は伸張される．関節後面の構成体は緊張(taut)する．内旋を伴わない前方すべり症候群では，外旋筋群が短縮する場合がある．内旋を伴う前方すべり症候群では，外旋筋群は引き伸ばされているが，股関節が内旋するにつれて外旋筋群は緊張する．関節包前面はストレッチされ関節後面の構成体は短縮および硬化しているため，股関節を屈曲しているあいだに大腿骨頭は後方へすべらず，大腿骨近位は関節包前面に対して圧力を加える．その結果，関節包前面の構成体の挟み込みが生じる．この障害された運動パターンは，腸腰筋滑液包炎と腸腰筋腱障害の一因になることもある．

相対的柔軟性と硬さの障害

大腿骨頭の前方すべりは後方すべりよりも柔軟であり，

アライメント

構造的多様性
1. 大腿骨の前捻
2. 外反膝

後天的障害
1. スウェイバック姿勢
2. 骨盤後傾
3. 輪郭の乏しい殿筋群
4. 股関節の内旋
5. 股関節の伸展
6. 膝関節の過伸展
7. 回内足

上方すべりは下方すべりよりも柔軟である．

筋と動員パターンの障害

大腿筋膜張筋(TFL)の活動は腸腰筋の活動よりも優位である．立位アライメントの検査で平背(flat back)，股関節の伸展，および膝関節の過伸展を呈している(それらすべてが腸腰筋の長さが過剰であることと矛盾しない)にもかかわらず，患側のTFLに短縮が認められる．股関節屈筋群の筋長検査(訳者注：Chapter 6，p 274参照)の際に股関節が外転されると，股関節は過伸展することが多い．MMTにより，腸腰筋の弱化とTFLの強さが認められる．

TFLの活動は中殿筋後部(PGM)の活動よりも優位である．患者が片脚立位でいるとき，股関節は内旋する．PGMのMMTを行っているあいだ，股関節は内旋するが，そのことはTFLがPGMよりも優位であることを示している．

ハムストリングスの活動は大殿筋の活動よりも優位である．患者が腹臥位で股関節の伸展を行っているとき，ハムストリングスの収縮は大殿筋の収縮よりも早い段階で明らかとなる．股関節がほぼ完全伸展するまで，大殿筋の輪郭は変化しない．

内側ハムストリングスの活動は外側ハムストリングスの活動よりも優位である．患者が座位で膝関節の伸展を行っているとき，股関節は内旋する．股関節をわずかに外旋すると，膝関節の伸展可動域は制限されるか，膝関節の伸展動作が遅くなる．それらは内側ハムストリングスからの抵抗を示している．

筋の長さと筋力の障害も認めることができるであろう．検査により，腸腰筋の延長と弱化が認められる．腸腰筋の線維は関節包前面に付着するため，この筋の収縮は関節包を挟み込まれないようにしていると考えられている[4]．そのため，腸腰筋のパフォーマンスの低下は，関節包がインピンジメントに陥る危険性を増すことになるであろう．検

査により，TFLの短縮や大殿筋あるいは梨状筋の短縮と弱化が認められる．股関節後面の構成体は硬化，短縮，あるいはその両方を併せ持つ状態にある．それは股関節屈曲に対する抵抗により示される．ハムストリングス，特に内側ハムストリングスにも，検査で短縮が認められる．股関節前面の構成体は伸張されており，これは過剰な股関節伸展可動域により示される．

確認検査

股関節の自動屈曲は，鼡径部に挟み込みを生じる．股関節屈筋群が完全にリラックスしているときには，症状を伴わずに股関節の屈曲可動域が増加する．股関節が外旋位の時，鼡径溝に沿った後下方への圧迫を加えると回旋軸が維持され，大腿骨近位の前方移動を防ぐことができる．股関節屈曲および伸展中の大転子の観察によって，回旋軸の不良を確認することができる．四つ這い位で後方への揺さぶりを繰り返すことにより，股関節の屈曲可動域は増加する．

要約

股関節の屈曲および伸展中の股関節の瞬間回旋中心の軌道（path of the instant center of rotation；PICR）の変化は，大腿骨の前方すべり症候群の特徴である．股関節屈曲中に大転子の観察から示唆されるPICRの変化は，大腿骨頭に生じる不十分な後方すべりや不適切な内旋と一致する．正常な股関節では屈曲中に，後方および下方すべりが生じるはずであり，回旋は生じない．股関節後面の構成体は硬化しているが，おそらく股関節の内旋可動域は外旋可動域よりも大きい．ひとつの関与因子は，股関節の屈曲-内旋筋群に拮抗する屈曲-外旋筋群の機能異常である．

股関節伸展位での長期間の立位によって，股関節は過伸展してしまうことがある．これは，股関節前面の構成体に過剰な柔軟性を生じる．この柔軟性は股関節伸展筋群と股関節構成体の硬化とともに，前方すべり方向の抵抗が最少の軌道を生み出す．

治療

目標 治療プログラムの目標には以下の内容が含まれる．

①股関節屈曲の障害されている運動を修正するため，大腿骨の後方すべりを改善する．

②股関節屈筋の優位性の変化を逆転させる．そのために，腸腰筋を短縮させることによって，股関節屈曲中のTFLによる内旋運動を相殺する．

③股関節の過伸展と内旋が存在するならば，それらを修正する．

修正エクササイズプログラム

四つ這い位 四つ這い位での後方への揺さぶりは，最も重要なエクササイズであり，最初に行われるべきである．このエクササイズが正しく行われているとき，股関節伸展筋群がストレッチされ，大腿骨頭の後方および下方すべりが促進される．股関節屈筋群の収縮により鼡径部に挟み込みが生じるならば，患者は両手で床を押して後方へ移動する必要がある．

背臥位 正確な回旋軸を取り戻すことを促進するため，背臥位で，患者自身による股関節の他動的屈曲が行われる．大腿に手が楽に届かないならば，患者は大腿の後ろに回したタオルを使い，膝を胸のほうへ引き寄せることができる．股関節のわずかな外旋と外転が必要かもしれない．股関節屈筋群はリラックスしたままでなければならない．

腹臥位 腹臥位で膝関節の屈曲が行われるべきである．このとき，患者は骨盤の前傾または回旋，および股関節の外転または回旋を防ぐべきである．膝関節を90°屈曲位での股関節の外旋が行われるべきである．この動作によりTFLがストレッチされる．膝関節90°屈曲位にしての股関節の内旋は，股関節外旋筋群の伸張性を改善する．腹部の下に枕を置いて股関節を屈曲位にしていないまま，膝関節伸展位での股関節の伸展は行うべきではない．この運動は，大殿筋の収縮と同時に始まらなくてはならない．関節包前面の伸張を避けるために，股関節は中間位を越えて伸展するべきではない．膝関節屈曲位での股関節の伸展も同様に，関節包前面のストレッチを避けて行われるべきである．

側臥位 TFLの代わりにPGMの動員を促進するため，股関節の外転は，側臥位で股関節をわずかに外旋および伸展した位置で行われるべきである．

座位 内側ハムストリングスの伸張性を増すためには，座位で股関節を数度外旋位に保ちながら膝関節の伸展をすべきである．患者は自身の両手で他動的に大腿を持ち上げ，股関節の最大屈曲を行うべきである．その次に，両手を大腿から離して，能動的に股関節屈曲位を保持すべきである．腸腰筋は，この肢位において股関節最大屈曲位を維持することができる唯一の屈筋である．股関節の屈曲最終可動域を保持することができ，また，痛みが生じないならば，患者は自身の手で大腿を押すことにより等尺性の抵抗

を加えるとよい．

立位 片脚立位をしながら，患者は股関節の内旋を防ぐために殿筋群を収縮する．次に患者は股関節の屈曲だけで前屈し，その後，殿筋群の収縮により股関節を伸展することに集中しながら立位へ戻る．その際，患者は直立位になるまで殿筋群の収縮を維持する．

姿勢習慣パターンの修正 患者は，股関節の内旋を防ぎながら座位から立位への運動を行う．患者は下肢を組んで，すなわち一側の大腿を反対側の大腿の上にのせて（股関節の屈曲，内旋，内転）座らないように指導を受ける．どうしても脚を組んで座らなければならない場合，患者は下腿外側面を反対側の大腿の上にのせて（股関節の外旋）座るとよい．股関節を内旋位にして眠ることは，避けるべきである．壁を背にして立位をとるよう指導することにより，立位のスウェイバック（swayback）アライメントを修正することは重要である．壁は垂直アライメントに対して正しい位置の指標となる．また，患者が鏡に横向きに立つと，セラピストは正しいアライメントを指導することができる．その際，セラピストは患者に股関節を後方へ引くよう指導する．新しいアライメントは不自然に感じるため，患者は鏡を使ってアライメントを監視する必要がある．歩行時の踵接地で，患者は大殿筋の能動的な収縮を促進させるべきである．その収縮は殿筋群の参加を増加させ，ハムストリングスの優位性を減少させるであろう．

症例——1

病歴 34歳の女性マラソンランナー．評価と治療のため理学療法へ紹介された．患者は1週間に平均80～96kmのランニングを行っていたが，股関節の痛みのために走ることができなくなった．股関節のコンピュータ断層撮影法（CAT）と骨スキャンでは，異常が発見されなかった．患者は右股関節にコルチゾン注射を受けたが，痛みの緩和は見られなかった．

症状 右鼠径部の痛みは，発症してから3か月ほど経過していた．この痛みは，股関節深部の全般的な痛みへと発展した．しゃがみこんだとき，患者は鼠径部の挟み込まれる感じに初めて気づいた．

アライメントの分析 患者は股関節伸展を伴うわずかなスウェイバックの姿勢で立位をとる．この姿勢は骨盤後傾と膝関節過伸展による二次的なものである．大殿筋の輪郭は不鮮明であるが，大腿筋群の肥大が認められる（図4-34）．患者の右股関節はやや内旋している．それは膝窩とハムストリングス停止部を基準点として，患者を後方から見たときに最も明らかとなる（図4-35）．

動作分析

立位 立位のとき，患者の前屈は主に腰椎の屈曲で行われる．また，股関節の屈曲に制限がある．前屈から戻る動作は，股関節を伸展するというよりむしろ，体幹を比較的真っ直ぐに保ちながら，股関節と下腿を前方に振り出すようにして実施する．

片脚立位 右片脚立位で股関節の内旋と体幹のわずかな右側屈が認められる．

背臥位 背臥位の股関節自動屈曲は，屈曲100°で鼠径部での挟み込みを誘発する．わずかな外旋位および外転位で他動的に屈曲すると，屈曲可動域は症状が誘発される前に120°に達する．

伸展位下肢挙上 伸展位下肢挙上が自動で行われているとき，大転子は前内側へ移動する．伸展位下肢挙上を他動で，鼠径溝に圧迫を加えながら，しかも大腿骨をやや外旋位で行うと，大転子は一定の位置を保つ．しかし，検者は股関節の屈曲に抵抗を感じる．この抵抗は，鼠径溝に圧迫が加えられる前には明らかではなかったものである．

以下の付加的な検査が3つの異なる姿勢で行われる：①腹臥位，②四つ這い位，③座位．

腹臥位 膝関節伸展位の腹臥位で股関節の伸展を実施すると，ハムストリングスの収縮が大殿筋の収縮に先行する．大殿筋の輪郭が目に見える変化を生じる前に，股関節の伸展運動はほとんど終了してしまう．

四つ這い位 四つ這い位で患者は股関節屈曲90°以下のアライメントと腰椎屈曲の肢位をとる．後方へ移動すると，患者の腰椎は股関節よりも屈曲しやすいので，腰椎のほうが股関節よりも屈曲する．

座位 右膝関節を伸展中，股関節の内旋と視覚的に大腿筋膜張筋（TFL）の収縮が認められる．左膝関節を伸展中には，股関節の回旋は伴わない．

筋の長さと筋力の分析 股関節屈筋群の筋長検査では，右のTFLは短縮しており，股関節が完全伸展するためには股関節を15°外転する必要がある．左のTFLの長さは正常である．MMTにより，右の中殿筋後部（PGM）に弱化が認められる（右は4-/5，左は4+/5）．右のPGMの検査中，股関節は屈曲および内旋する．大殿筋は，右が4/5，左が4+/5である．腸腰筋は，右が4-/5，左が4+/5である．

診断 診断は，内旋を伴う大腿骨の前方すべり症候群で

ある.

治療 四つ這い位で,腰椎の運動を制限して股関節で屈曲するように注意しながら,患者は後方へ移動する.

背臥位で股関節をわずかに外旋および外転した位置で,患者は他動的に膝を胸に近づけるよう指導を受ける.鼠径部で挟み込みが起こったら,患者はこの運動を止めるように指導が行われる.

側臥位で膝関節をわずかに屈曲した位置で,患者は股関節の外転と外旋を行う.

腹臥位で患者は膝関節を屈曲するよう指示を受ける.膝関節を90°まで屈曲したところで,患者は股関節の外旋を行う.枕を腹部の下に置き,膝関節の完全屈曲が行われる.次に,大殿筋の収縮によって股関節の伸展とわずかな外旋を行うが,その際伸展運動は股関節中間位までに制限する.

座位で患者は股関節をわずかに外旋位に保ちながら,膝関節を伸展する.患者はTFLを動員しないよう指導を受ける.また,患者は上部体幹を支持するために,椅子の背にもたれて座るよう指導される.そうすることによって,股関節の自動屈曲の必要性はなくなり,TFLの動員を回避することもできる.患者は両手を使い,他動的に股関節を最終可動域まで屈曲するよう指示される.挟み込みが生じるならば,患者はこの運動を中止するよう指導を受ける.患者は股関節屈筋群を収縮して最終可動域を保持してから,大腿部から両手を放す.

右片脚立位では,股関節の内旋を防ぐため右殿筋群を緊張させるように指導を受ける.両脚立位のとき,患者は膝関節と股関節を屈曲することで前屈することを練習する.この動作は,腰椎の屈曲を伴わずに股関節の屈曲を強調して行われる.患者は殿筋群を用いた股関節の伸展により立位へ戻ることを学習する.

歩行中には,踵接地で右の大殿筋を緊張させる.

帰結 2か月半にわたり,患者は6回の検査を受けた.当初,各運動について6回の反復を一日に2回行っていたが,2か月目の終わりまでに20回の反復ができるまでに進歩した.また,正しい立位をとるために意識的に努力をすること,および,歩行中の踵接地で大殿筋を収縮することが求められた.患者は大腿四頭筋とハムストリングスに

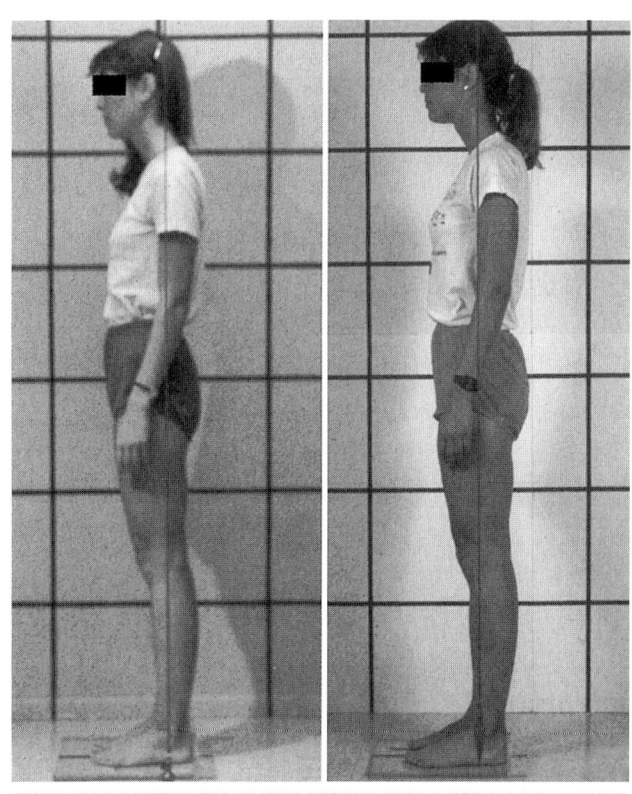

図4-34 内旋を伴う大腿骨の前方すべり症候群のある患者を側方から観察
治療前後の比較.治療前,骨盤のわずかな後傾と膝関節の過伸展のため,患者は股関節伸展位で立位をとっている(**左図**).治療後,姿勢アライメントは修正された(**右図**).

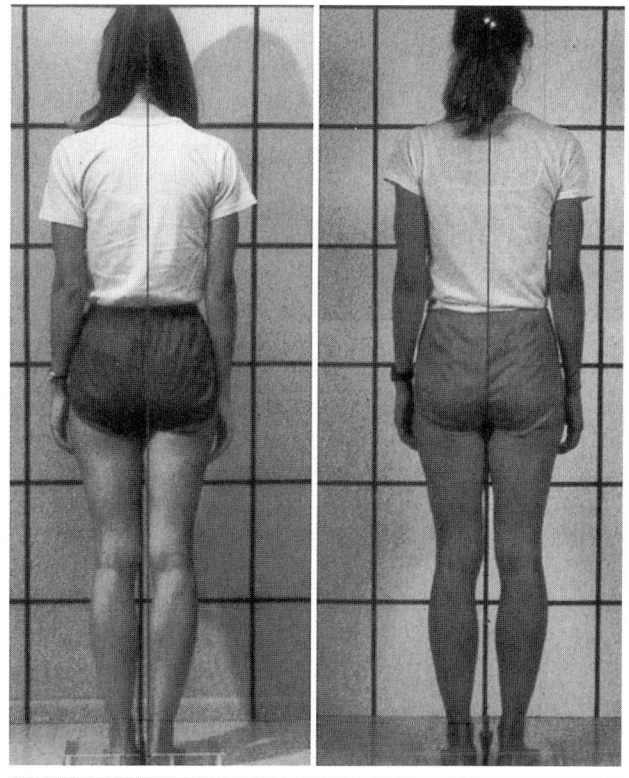

図4-35 内旋を伴う大腿骨の前方すべり症候群のある患者を後方から観察
ハムストリングス腱の停止部の位置を注意深く観察することで,右大腿骨の内旋を認めることができる.治療前の殿筋群の不鮮明な外形に注意せよ(**左図**).治療後,殿筋群の外形は大きくなった.

対して行っていたウエイトトレーニングを中止した．1週間以内に四つ這い位で（正しく）後方へ移動することが可能となり，しかも痛みを伴わずに自分の踵に座ることができるようになった．2週間めの終わりに，背臥位で股関節の屈曲が125°まで行えるようになった．患者自身の手を用いて90°から125°の範囲で他動的に屈曲している限り，痛みは生じなかった．右のPGMの筋力は4/5に増加した．立位のとき，正しいアライメントを維持することができるようになり，また，骨盤の後傾を避けることができるようになった．しかし，座位で股関節を最大屈曲位にして腸腰筋の等尺性収縮を試みると，鼡径部に痛みが生じた．

1か月めの終わりまでに，短距離の緩やかなジョギングおよび歩行のプログラムを始めた．ジョギングをしているとき，患者は足関節底屈筋群でプッシュオフをするように，また，体重をやや前方に維持するように指導を受けた．2か月めの終わりに，どのような体位で股関節の屈曲を行っても，患者は股関節にまったく痛みを経験しなくなった（たとえば，四つ這い位や背臥位での訓練を行っているとき，あるいは，しゃがみこみや座位で股関節最大屈曲を行っているとき）．痛みを伴わずに腸腰筋の等尺性収縮を維持することができるようになり，しかもわずかな抵抗に耐えることができるようになった．PGMの検査は，左右とも正常となった（5/5）．腹臥位での股関節伸展は大殿筋によって始まるようになり，大転子によって外旋も確認された．殿筋群の大きさと外形は明らかに増加した．一日おきに，一度に8kmのジョギングが可能となった．患者は重りを用いた抵抗訓練をまったく行っていなかったが，これらの変化が生じた．

最後のセッション，すなわち初診から2か月半で，患者は一日に9.6km，次の日に4.8kmのジョギングを行うようになった．さらに，症状を伴わずに16kmを完走することができた．ランニング後のルーチンのプログラムとして，患者は処方されているエクササイズを続けるように，また，各プログラムにつき最低でも10回の反復を行うように指導を受けた．

1年後，患者はうまくフルマラソンを完走できたこと，および，股関節の問題を起こさずに1週間に平均80km走っていることを知らせてくれた．

症例――2

病歴 70歳の女性．右の股関節と下肢の激しい痛みのため理学療法に紹介された．特に歩行しているときや座っているときに，その時間の長さに関係なく，その痛みは手におえないほど激しくなった．股関節と下肢の痛みは，1年前，大腿骨頭置換術（臼蓋は行っていない）を行った後から始まった．この患者は入院患者および外来患者として，集中的な理学療法を受けていた．患者は理想の体重よりも18kg重く，末梢性ニューロパチーを合併した糖尿病を患っている．患者は1本の杖を使用しており，著しい疼痛回避歩行を呈していた．

症状 座位へと腰を下ろすとき，股関節を自動屈曲するとき，およびベッドに横たわった状態で股関節と膝関節を伸展方向にすべらすときに，痛みが生じる．痛みは主に鼡径部前面に発生するが，大腿内側と下腿後面に沿って放散する．以前受けた運動療法プログラムのゴールは，股関節の屈筋群と外転筋群を強化すること，および支持なしの歩行を可能にすることであった．

アライメントの分析 患者は胸椎後彎と大きな腹部があり，下部腰椎の前彎増加を伴う骨盤前傾位で立位姿勢をとる．

動作分析

立位から座位 椅子の背にもたれて座ると，右大腿後面と下腿外側の痛みは減少する．立位から座位への動作中，座面で大腿近位に圧迫が加えられると，鼡径部前面に痛みが誘発される．

座位 右膝関節を伸展する動作では，右股関節は内旋して，大腿前面と鼡径部に痛みが生じる．膝関節伸展中に触診を行うと，大腿筋膜張筋（TFL）の収縮が明らかとなる．膝関節を伸展するとき，股関節をやや外旋位に保持しながら筋収縮を最小限にとどめ，同時に大腿を持ち上げないようにすれば，膝伸展時の大腿前面と鼡径部の痛みは再現しない．

背臥位 股関節と膝関節が屈曲していて，大腿遠位と膝の後面が枕で支持されているときに，患者は最も快適である．股関節を他動的に屈曲していくと，股関節の回旋軸の前方変位が認められる．股関節の自動屈曲は股関節の内旋を伴い，鼡径部および大腿後面と下腿外側面に沿った痛みを誘発する．

筋の長さと筋力の分析 股関節屈筋群は短縮しており，骨盤前傾をもたらしている．極端に弱い腹筋群のため，骨盤の前傾はさらに強まっている．ハムストリングスは短縮している．また，激しい痛みがあり，腹筋群と股関節外転筋群の弱化は明白であるため，MMTは実施していない．

要約

　大腿と下腿の後面の痛みは脊椎由来である．腹筋群は非常に弱化しており，等尺性収縮をすることができない．患者は股関節の自動屈曲訓練をたくさん行っていたが，腸腰筋の収縮に伴う前方剪断力と圧縮力（compression forces）から脊椎を守るための指導を受けていなかった．また，患者の腹筋群は非常に弱いため，大腿直筋とTFLの収縮により生じる骨盤前傾に対抗することができない．

　股関節屈曲の優位筋はTFLであり，この筋が股関節屈曲運動や片脚立位の際に大腿骨の内旋を引き起こしている．後方の軟部組織は硬化しており，ハムストリングスは短縮している．鼠径部の痛みは，大腿骨が寛骨臼前面でインピンジメントを起こしているために生じている．外科医は，大腿骨頭は置換したが寛骨臼は置換していないと報告しており，現在では，置換した大腿骨頭と寛骨臼のあいだのインピンジメントが痛みの原因だと考えている．

　背臥位で股関節の伸展中に生じる大腿後面と下腿の痛みは，腰椎伸展が増加した結果である．一方，大腿前面の痛みは，短縮した股関節屈筋群の伸張により生じている．上背部の下に枕を置くことで胸椎の後彎に適合させ，さらに膝の裏側にも枕を置くことで股関節と膝関節を屈曲位にして，腰椎を平坦化したとき，患者の痛みはなくなる．しかし，症状のない状態を維持するため，患者は股関節屈筋群がリラックスした状態を維持しなければならない．

診断　診断は大腿骨の前方すべり（鼠径部前面の痛み）症候群と腰椎伸展（大腿後面の痛み）症候群（Chapter 3 参照）である．

治療　背臥位で両膝を立てた姿勢から，患者は両手で右膝を胸に近づけ，腹筋群を収縮してから左下肢を伸展方向へすべらせる．患者は，症状が少しでも増加したと感じるときに，必ずこの運動を中止するように指導を受ける．股関節と膝関節を屈曲した位置へ戻すとき，ハムストリングスの収縮を強調して股関節屈筋群の収縮を減少させる必要がある．そのため，患者は踵に圧迫を加えながら，膝関節を屈曲し，足部を股関節のほうへすべらせる必要がある．

　座位で股関節をやや外旋した位置を保ちながら，患者は膝関節の伸展を行う．

　患者は，自分の両手での介助を最小限にして，座位から立位への動作を練習するよう指導を受ける．また，立ち上がるときには努めて殿筋群を収縮するように指導を受ける．座るときには，大腿部への圧迫を最小限にして痛みを減少するために，患者は両手を使うことが勧められる．

　歩行の際は，患者は杖を2本使うよう指導を受ける．杖を2本用いることで，疼痛回避歩行と側屈がなくなる．患者は踵接地で殿筋群を収縮するよう指導を受ける．また，腹筋群の収縮を維持することが勧められる．患者が指導を受けたように歩行すると，痛みは最小限となる．

帰結　初めの4週間は1週間に1度，その後の6週間は2週間に1度，検査が行われた．患者は着実な改善を示し，鼠径部前面や大腿後面に痛みを感じることなく座ることができるようになった．股関節と膝関節を両方とも伸展位にして背臥位になることができ，また，痛みを伴わずに股関節の自動屈曲が90°まで行えるようになった．患者は杖の使用が2本から1本となり，最小限の支持へと進歩した．左足に手が届きクリームを塗ることができるようになった．これは，大きな達成であった．股関節の屈曲可動域は100°に制限されていたが，外科医は股関節の屈曲可動域をさらに拡大することに同意した．その結果，股関節の屈曲，外転，外旋により，患者は左足に手が届くようになった．

外旋を伴う大腿骨前方すべり症候群

　外旋を伴う大腿骨の前方すべり症候群は，内旋を伴う大腿骨の前方すべり症候群と類似しているが，内旋を伴う前方すべり症候群ほど頻繁には生じない．足関節を反対側の大腿の上にのせる脚の組み方で長時間座位を続けることが，主な関与因子である．この脚の組み方では，股関節は最大外旋位になる．この症候群は女性よりも男性に多く生じる．もしかすると，この症候群は，著者の臨床経験によって示唆される以上に一般的かもしれない．というのは，内転筋損傷の症状がこの症候群で認められる症状に類似しているからである．股関節の外転と外旋動作が繰り返されるアイススケートやアイスホッケーのような活動は，競技者を外旋の伴う前方すべり症候群に陥りやすくする．

　中間位では，大腿骨頭は少し前方を向いている．そのため，股関節が外旋方向にストレッチされると，骨頭は関節包前面に圧迫を生じる．さらに，関節包前面とそれに付随する軟部組織は伸張された状態になり，また，外旋筋群を含む後方の構成体は短縮する．関節包前面が伸張されており，後方の構成体が短縮および硬化しているならば，股関節を屈曲しているあいだ，大腿骨近位は関節包前面に圧迫を加え，また，大腿骨頭の後方すべりは不十分となる（これらは，特に股関節が外旋しているときに生じる）．その結果，関節包前面の構成体に挟み込みが生じることにな

る．この症候群では，股関節を外旋および伸展するときにも，おそらく大腿骨頭の関節包に対する圧迫が生じるであろう．なぜなら，これらの運動は前方すべりを伴い，この前方すべりが関節包を伸張するからである．

症状と痛み

股関節が伸展および外旋しているとき，鼠径部の痛みは臥位よりも荷重位で悪化することが多い．しかし，股関節が屈曲および外旋しているときにも痛みは生じるかもしれない．通常，内旋を伴う大腿骨の前方すべり症候群による痛みの位置よりも，この症候群による痛みは内側に位置する．股関節の屈曲でわずかな痛みが生じる．腸腰筋の腱障害や滑液包炎，および内転筋腱障害もまた，この症候群の症状を呈する．

運動機能障害

検査は以下の4つの姿勢で行われる．①立位，②背臥位，③腹臥位，④四つ這い位．片脚立位をとると股関節は外旋位になる．背臥位で股関節を屈曲すると，股関節は外旋する．腹臥位で股関節を伸展すると，股関節は外旋して，大転子は後方へ移動する．腹臥位で膝関節を他動的に屈曲すると，大腿骨は外旋する．四つ這い位では，股関節は屈曲90°以下のアライメントを呈する．

相対的柔軟性と硬さの障害

股関節の副運動において，前方すべりは後方すべりよりも可動性がある．このことは，患者の股関節を他動的に屈曲し，股関節が90°以上屈曲したときに抵抗を感じることで，明らかとなる．四つ這い位で患者が後方へ移動しているとき，患側の股関節は健側ほど屈曲しない．常に外旋位

にあり内旋運動に対して抵抗を示すことから，股関節外旋のほうが内旋よりも柔軟であることが明らかである．通常，外旋可動域は内旋可動域よりも大きい．

筋と動員パターンの障害

セラピストは動員パターンの障害を認めるかもしれない．たとえば，股関節の外旋筋群が内旋筋群よりも容易に動員されたり，ハムストリングスが大殿筋よりも優位であったりする．

筋の長さと筋力の障害も認められるかもしれない．股関節の外旋筋群および伸展筋群（大殿筋，ハムストリングス，および梨状筋）が，短縮しているかもしれない．大殿筋，外転内旋筋群，および腸腰筋は弱化している．

確認検査

股関節の伸展中に股関節を内旋すると，股関節の伸展と外旋で生じる痛みは減少する．腹臥位で股関節の伸展を行うと，おそらく大腿骨の過剰な外旋が生じ，大転子は後外側へ移動するようにみえる．腹臥位で膝関節を他動的に屈曲すると，大腿骨は外旋する．

> 要約

外旋を伴う大腿骨の前方すべり症候群の患者では，股関節の伸展を行っているあいだ，股関節の瞬間回旋中心の軌道(PICR)は理想のパターンから逸脱する．伸展を行っているあいだに大転子を観察していると，後外側への変位と過剰な外旋が確認される．股関節の伸展内旋筋群と伸展外旋筋群の釣り合いが取れていない，すなわち，股関節の伸展内旋筋群（半膜様筋および半腱様筋）の偶力に比べ，股関節の伸展外旋筋群（大腿二頭筋，大殿筋および梨状筋）が優位になっている．

治療

目標 治療プログラムの目標は，大腿骨頭の後方すべりを改善すること，股関節の伸展外旋筋群の優位性を減少すること，および股関節の内旋筋群の活動参加を改善することである．

修正エクササイズプログラム

背臥位 膝を立てた背臥位（股関節と膝関節は屈曲位）で，患者は股関節を内転および内旋して，次に股関節を外転および外旋方向へ逆の運動を行うよう指導を受ける．このとき，外側方向への運動範囲を制限する．患者によって

アライメント

構造的多様性
1. 大腿骨前捻：患者が股関節の外旋を強いると，大腿骨頭は股関節の前面に圧迫を加える．
2. 脛骨捻転：足部が外旋していると，歩行中に反復性の股関節外旋，あるいは背臥位で下肢外旋を生じる原因となりうる．
3. 硬直した足部(rigid foot)：足関節が容易に背屈しないため，股関節の外旋が代償運動として生じるかもしれない．この代償運動により，患者は歩行の立脚期に足部を超えて体重移動を行うことができる．

後天的障害
1. 骨盤後傾
2. 股関節の伸展
3. 膝関節の過伸展
4. 股関節の外旋

は，このエクササイズでまったく外転および外旋方向への運動をさせない．

腹臥位 膝関節90°屈曲位の腹臥位で，患者は股関節を内旋するよう指導を受ける．患者は股関節の外旋を避け，中間位で止めなければならない．

側臥位 側臥位で，股関節のわずかな内旋と屈曲を保ちながら，患者は股関節の外転を行う．

四つ這い位 四つ這い位で，患者は後方へ移動（揺さぶり）する．その際，運動を股関節の屈曲に限定して，股関節の外旋や外転を避けることに重点がおかれる．

座位 座位で，患者は両手で大腿を持ち上げ，股関節を最大屈曲位にして，次に大腿から手を離し，腸腰筋を働かせて股関節の屈曲を維持する．腸腰筋の力を改善するため，手で大腿に抵抗を加えることがある．

立位 立位での前屈は，膝関節屈曲位で股関節の屈曲に限定して行うよう指導を受ける．前屈から戻る動作では，股関節の外旋を強調するのではなくて，殿筋群を使用することに特別な重点がおかれる．

姿勢習慣パターンの修正 座位で，患者は股関節の屈曲で前かがみになるよう指導を受ける．患者は脊柱で生じる屈曲を制限するよう試みる．患者は，下腿外側面を反対側の大腿にのせて脚を組む座り方（すなわち，股関節の外旋，屈曲，外転）を避けるよう指導を受ける．

症例

病歴 46歳の男性．右股関節前面の痛みを訴えており，痛みはジョギング中に始まったという．現在では，歩行中にも明らかに痛みが出現する．痛みの発症時，すなわち初回理学療法の約4か月前には，患者は1週間に112km，朝と夕方に分けて走っていた．ランニングを開始してから，体重は45kg以上減少した．しかし，初回診察の予約前，患者は6週間ほど走れずにいた．整形外科医による診察では，股関節の磁気共鳴画像（MRI）による検査が実施されたが，重要所見は見つからなかった．そのため，明確な診断はつかなかった．患者は会社役員で，平日のほとんどの時間を机に向かって仕事をしている．患者の唯一の身体活動はジョギングである．

症状 鼠径部の前内側面に痛みがある．この痛みは，股関節を外旋および伸展することで再現することができる．荷重位で痛みはさらに激しくなる．患者は，痛みのベースラインを10のスケールのうち3～4と評価しているが，ジョギングをしているときの痛みは7～8へと増加する．

アライメントの分析 患者の体重は，10％以下ではあるが理想の体重を超えている．患者は平背を呈し，骨盤後傾位および股関節伸展位で立位をとる．股関節は外旋していて，内旋はかなり制限されている．わずかな程度の外反膝がある．外旋によって右股関節に痛みが生じるが，左股関節では生じない．

動作分析

立位 患者に前屈を求めると，股関節の屈曲よりも腰部の屈曲が容易に生じる．股関節の最大屈曲は70°である．歩行を観察すると，立脚中期からプッシュオフにかけて，股関節の過剰な外旋が認められる．

腹臥位 腹臥位での膝関節屈曲は，股関節のわずかな外旋を生じる．股関節を伸展すると，大腿骨近位の外旋が生じる．

四つ這い位 四つ這い位の検査肢位で，股関節は70°屈曲位を維持する．後方へ移動すると，腰椎は屈曲するが，股関節は屈曲しない．左右の股関節を外旋位にすると，腰部の屈曲を伴わずに股関節の屈曲可動域は広がる．

筋の長さと筋力の分析 股関節屈曲90°で屈曲に対する抵抗がある．股関節が内旋していると，股関節屈曲に対する抵抗は増加し，股関節が外旋していると，その抵抗は減少する．腹臥位での股関節の外旋可動域は，右が50°で左が40°である．右の股関節を外旋しているあいだ，大転子の大きな弧を描く運動が生じる．右の股関節は内旋をせず，左の股関節の内旋可動域は15°である．股関節外転筋群の筋力は5/5，大殿筋の筋力は右が4-/5で左が4/5，腸腰筋の筋力は右が4/5で左が5/5である．

診断 アライメントおよび動作検査の結果から，明らかに外旋を伴う大腿骨の前方すべり症候群に該当する．

治療 治療の目標は，股関節の屈曲と内旋の可動域を改善すること，および大腿骨頭の後方すべりに対する抵抗を減少させることである．もうひとつのゴールは，股関節の屈筋群と内旋筋群，たとえば中殿筋前部や小殿筋のパフォーマンスを改善することである．

四つ這い位では，患者は腰部の屈曲と股関節の外旋を避けながら，股関節の屈曲に重点をおいて後方へ移動する（揺れ動く）よう指導を受ける．

背臥位では，大腿骨を中間位に保ちながら両手で膝を胸のほうへ引き寄せることで，患者は股関節と膝関節を屈曲するよう指導を受ける．股関節の外転および外旋筋群をストレッチするため，股関節と膝関節を屈曲位で股関節の内転・内旋が行われる．この運動と逆方向の運動を行うと

き，外転・外旋は中間位を20°以上超えないように指導を受ける．

　股関節をわずかに屈曲および内旋した側臥位で，股関節の外転を25°まで行う．

　股関節伸展位および膝関節90°屈曲位の腹臥位で，股関節の内旋を行う．

　骨盤が直立した座位では，患者に自分の両手で股関節最大屈曲位まで大腿を他動的に持ち上げ，次に大腿を支えている両手を離し，腸腰筋を働かせて股関節の屈曲位を維持するように努めさせる．股関節を屈曲位に保持することができれば，患者自身の手で大腿を伸展方向に押すことによって抵抗を加える．

　立位で前屈を行うとき，患者は股関節と膝関節の屈曲に運動を限定する．前屈位から直立位へ戻る際には殿筋群を能動的に収縮する必要がある．

　歩行時，患者は足部を数度以上外側へ向けないように指導される．

　姿勢習慣パターンの修正　足部を反対側の大腿にのせて脚を組む座り方をしないように，患者は指導を受ける．

　帰結　6週間にわたり検査が5回行われた．3週めまでに，1日おきに20分間のジョギングが行われるようになった．6週めの初めまでに，症状を起こさずに，週に6回，40分間のジョギングが行われるようになった．すべての症状は緩和し，内旋可動域の制限が残存していることを除けば機能障害は認められなくなった．患者はジョギングの後に四つ這い位で揺さぶりを行うよう指導を受けた．また，患者はジョギングの頻度を次のように制限するよう指導を受けた．一日に1回走った次の日は，一日に2回走り，この順序を1週間通して繰り返す．

股関節内転症候群

　股関節の内転症候群は，過剰な内旋を伴う場合と伴わない場合がある．2つの状態における唯一の違いは，股関節の過剰な内転に伴う過剰な内旋が存在するか否かである．本書では，2つの状態のうち一般的である股関節の内旋を伴う内転症候群についてだけ論じる．

　股関節の内旋を伴う内転症候群では，中殿筋後部（PGM）と外旋筋群の延長が認められるが，これはそれらの筋群の弱化あるいは筋節の連続的追加による長さの増加に起因するものである．股関節の過剰な内転があるとき，すべての股関節外転筋が弱化もしくは延長している．股関節の内旋を伴う内転は，男性よりも女性に多く生じる．この症候群の発症関与因子は，構造的に幅広い骨盤および側臥位での就寝である．側臥位の就寝では，股関節が内転および内旋する．股関節の外転筋群，関節包の後外側，および外旋筋群は，すべて伸張されている．患者がランナーあるいはサイクリングのように股関節の内旋を伴い，かつ股関節屈筋群や内旋筋群の使用を増加する活動に参加しているならば，屈曲-内旋筋群と伸展-外旋筋群のアンバランスがさらに増悪することがある．

　この症候群は，梨状筋症候群とも関連している．梨状筋症候群について最初に記載したFreiberg[5]は，股関節の内転症候群は短縮した筋により生じると考えている．逆にKendall[11]は，股関節の内転症候群は伸張されたり延長された筋により生じると考えている．立位で患者のアライメントが股関節の内旋と内転そして骨盤の前傾を呈しているならば，梨状筋は延長された位置にあるはずである．この状態では，患者は梨状筋による坐骨神経の絞扼のため，坐骨神経痛を患うかもしれない．股関節の内旋を伴う内転症候群は，腸脛靱帯炎にも関連している．

症状と痛み

　この症候群では，股関節外転筋群が強く引っ張られるとき，中殿筋の領域(大転子の上方および外側)に痛みが認められる．股関節の深部痛，大転子滑液包炎，および坐骨神経痛も一般的である．腸脛靱帯炎がある場合には，疼くような焼けつくような感覚を特徴とする大腿外側に沿った痛みとしてしばしば表現される．患者によってはその痛みをしびれと報告する．しかし，感覚は障害されていない．大腿外側の痛みによって，患者は夜間や早朝に目を覚ますことがよくある．その痛みは朝に最も強く，歩行の後に減少するが疲労とともに再び強まる．

　炎症と筋膜の短縮は腓骨筋膜に及ぶことがあり，その場合腓骨頭で腓骨神経が絞扼されることもある．腓骨頭で腓骨神経が絞扼されると，腓骨神経の分布に沿った症状が生じる．検者は脊椎原性の放散があるかどうか評価しなければならない．なぜなら，これらの症状はL4,5の神経根障害と類似しているからである．脊椎の問題は股関節の内転症候群を引き起こすことがあるが，腸脛靱帯の炎症は対処すべき別の機能異常である．

　腸脛靱帯や（形成された）小結節に沿った触診による圧痛は，重要な所見である．通常，痛みは腸脛靱帯のストレッチにより，あるいは側臥位で股関節が内転位にあるときに再現される．股関節の外転-外旋のエクササイズを屈曲位

で行うことにより，時折，症状の再現を見ることがある．しかし，その場合，エクササイズの反復とともに症状は減少し，可動域は増加するはずである．腸脛靱帯炎があるとき，検査により大腿筋膜張筋-腸脛靱帯（TFL-ITB）に弱化が認められるはずである．

運動機能障害

立位 患側の片脚立位を行っているあいだ，股関節の内転や内旋，あるいは立脚側の下肢を超えて体幹の側屈が生じる．

歩行 中殿筋の全体に弱化があるならば，中殿筋歩行を呈するであろう．中殿筋の弱化がより重度であるならば，患側の立脚期に体幹の側屈が認められるであろう（すなわち，疼痛回避歩行）．男性は肩幅が広く骨盤が狭いため，男性の疼痛回避歩行は女性のそれと比べて顕著ではないかもしれない．内転筋群，大腿四頭筋，そしてハムストリングスが強い患者では，股関節外転筋群の検査で弱化を認めたとしても，中殿筋歩行が認められないかもしれない．

アライメント
股関節の内転症候群のある患者に認められる構造的多様性は，幅広い骨盤と外反膝を含む．後天的姿勢障害は，①見かけ上の下肢長差．患側腸骨稜が反対側の腸骨稜よりも1.25 cm以上高くなっており，患側股関節が内転位になることに由来する．②股関節の内旋，③回内足．

柔軟性と硬さの障害

股関節の外転外旋筋群は，股関節の外転内旋筋群よりも伸張性がある．患側の股関節外転筋群は，反対側の外転筋群よりも伸張性がある．

筋と動員パターンの障害

股関節の内転筋群は外転筋群よりも優位である．側臥位で股関節の外転を行うとき，股関節を外転するのに縫工筋が使われるかもしれない．側臥位で股関節の外転を試みているとき，患者は大腿の遠位内側面に沿った筋の収縮を感じるであろう．内旋がアライメントおよび歩行パターンの明らかな構成要素であるならば，股関節外転の優位筋としてTFLが動員されている可能性がある．TFL-ITBは，①膝関節を伸展位で安定させること（特に膝関節が過伸展しているときに），および②股関節の外転と屈曲運動に関与しているであろう．

筋の長さと筋力を評価することにより，この症候群のある患者には，中殿筋後部（PGM）に延長および/または弱化が認められる．TFLは短縮している．使いすぎによりPGMとTFLに過負荷が加わっているならば，これら2つの筋の両方に検査で弱化が認められるであろう．股関節の内転筋群は短縮，大殿筋と外旋筋群は弱化しているであろう．たびたび腸脛靱帯炎と関連して，大腿四頭筋にも検査で弱化が認められるかもしれない．

確認検査

MMTにより，股関節外転筋群に弱化のあることが確かめられる．また，患者はTrendelenburg（トレンデレンブルグ）検査が陽性であり，中殿筋歩行を呈する．片脚立位のあいだ，股関節は内旋する．検査により股関節外旋筋群の弱化が認められる．ITBに沿った触診で圧痛がある．また，TFL-ITBの短縮または弱化があり，TFL-ITBをストレッチすることで痛みが生じる．延長した梨状筋により坐骨神経の絞扼があるとき，殿部の遠位1/3から大腿後面に沿って痛みがある．通常，この痛みは膝で止まるが，さらに遠位へ達することもある．

要約
この症候群の主な障害は，股関節の過剰な内転であり，これは股関節外転筋群の不十分なパフォーマンスの結果である．股関節の内旋を伴う患者では，PGMと股関節外旋の内在筋群は，延長あるいは弱化している．股関節の過剰内転のある患者では，股関節外転筋群のすべてに不十分な活動が認められる．この症候群の初期の段階では，主な症状は過負荷にさらされた結果で損傷した中殿筋に痛みがあること，および歩行中に股関節の内旋あるいは骨盤のわずかな下降が認められることである．この症候群が重度の段階になると，中殿筋歩行が明らかとなるか，疼痛回避歩行が生じる．梨状筋による坐骨神経の絞扼があるならば，大腿後面に痛みがある．通常，坐骨神経の絞扼のある患者では，梨状筋の部位の触診によって痛みが生じる．

治療

目標 治療プログラムの目標は，股関節の外転筋群と外旋筋群のパフォーマンスを改善することである．そのためには，それらの筋群の損傷を緩和すること，筋力を改善すること，あるいは，筋の長さを変化させることが必要となるであろう．外転筋群は延長および弱化していることがよくあるので，エクササイズを計画的に進めることが必要となる．

修正エクササイズプログラム

歩行　疼痛回避歩行を呈するほどに股関節外転筋群が弱化している場合には，患者は外転筋群にかかるストレスを減らすために杖を使用しなければならない．歩行の持続時間も制限されるべきである．

腹臥位　患者が下肢の重量を持ち上げなくてすむように，最初の訓練は腹臥位で行われるべきである．股関節の外転運動は，腹臥位で行うべきである．なぜならこの体位では，股関節の屈曲外転筋群よりも伸展外転筋群のほうが動員されやすいからである．もうひとつのエクササイズとしては，両側大殿筋の等尺性収縮がある．このエクササイズは，両側足部の内側が互いに接触するように，膝関節屈曲位で股関節がわずかに外転および外旋している肢位で行われる．この肢位で両側足部を互いに押し合うことで，等尺性の股関節外旋運動が行われる．

側臥位　側臥位で股関節の外旋・外転のエクササイズが行われる．セラピストの検査を基に，エクササイズの難易度が選ばれる．セラピストは大腿骨前捻の評価を必ず行い，エクササイズを指導する際には絶対に過剰な股関節外旋を要求してはならない．

姿勢習慣と動作パターンの修正　立位のとき，患者は体重を両足に均等に分配しなければならない．また，患肢の股関節が内転位で立位をとることは避けなければならない．座位のとき，脚を組むことは避けなければならない．また，座位でいる時間も制限されるべきである．座位でいるときは，最低でも30分に一度立位をとり，殿筋群を緊張させる必要がある．座位から立位，および，その逆の動作では，患者は両膝を合わせないようにしなければならない．なぜなら，両膝を合わせることが股関節外転筋群の使用を減少させ，股関節内旋筋群の使用を助長するからである．側臥位では，両膝のあいだに枕を挟み，患肢が屈曲，内転，あるいは内旋するのを避けなければならない．

腸脛靱帯炎を治療するには，TFL-ITBの使用を減らすことが必要であり，中殿筋，腸腰筋や大腿直筋のような共同筋の使用を増やすことが必要である．PGM，大腿四頭筋，およびTFL-ITBのパフォーマンスを改善するため，漸進的な自動運動プログラムが必要である．ITBに沿ったテーピングとアイシングは，症状を軽減するための有益な治療である．

背臥位　TFLに弱化や損傷がある場合には，①股関節のわずかな内旋を保ちながら，下肢をすべらすことによる股関節の外転運動を行ったり，②股関節と膝関節の自動屈曲運動を行うべきである．

側臥位　側臥位で，筋の弱化の程度に見合った適切な難易度で，股関節の外転訓練が行われるべきである．

腹臥位　腹臥位で，大腿直筋および/またはTFL-ITBをストレッチするために，患者は骨盤の傾斜や回旋を防ぎながら，膝関節の屈曲を実施すべきである．ITBをストレッチするために，また，外旋筋群による制御を改善するために，股関節の外旋エクササイズを取り入れることも可能である．

座位　座位で，股関節の内旋と屈曲を防ぎながら，膝関節の伸展が行われるべきである．患者は股関節屈筋群を使わずに座位を保つようにするため，背もたれつきの椅子を使用するべきである．

座位から立位　股関節の内転・内旋を避けながら，患者は座位から立位になる動作を練習すべきである．立位姿勢になるあいだ，患者は殿筋群を収縮する意識的な努力が必要である．

片脚立位　片脚立位で，股関節の内旋と内転を防ぐために，意識的に努力して殿筋群を収縮させる練習を行うべきである．

歩行　歩行しているときには，ITBを休ませるために，杖の使用が必要となるかもしれない．殿筋群は歩行の踵接地で収縮し，立脚相の終わるときには弛緩すべきである．

症例──1

病歴　34歳の女性．右殿部の後外側面（PGMの停止部付近）に痛みを生じるようになった．患者はソーシャルワーカーで，一日のほとんどの時間を座位でクライアントのカウンセリングを行っている．痛みの始まる約6か月前，患者は毎日45分間の速歩のプログラムを開始した．痛みを感じる約1か月前，患者はウエイトトレーニングを始めた．患者の体重は標準体重をわずかに超過しており，上体が小さく骨盤は比較的広い．身長は157cmである．患者は長年ダンスのレッスンを受けていた．患者はダンスを6歳で始めて，高校の終わりまで続けた．患者には右下肢に片寄って立位をとったり，右の股関節を内転および内旋させる習慣があった．

症状　3区画ほど歩行した後の痛みを，患者は10のスケールのうち5～6と評価している．座位で1時間過ぎると，その痛みは減少する．患者は右下の側臥位で寝ることができず，左下の側臥位でも不快を感じる．

アライメントの分析

立位 立位では，患者は骨盤のわずかな後傾と上背部のスウェイバックを呈している．腸骨稜は右が左よりも1.25cm高い．立位で数分経つと，患者は体重を右下肢に移動し，右股関節の内転が生じる．

側臥位 安静側臥位で，右の股関節は著しい内転・内旋位をとる．

動作分析

立位 右の片脚立位で，右股関節は内旋して，体幹は右へ側屈する．左の片脚立位で，左股関節のわずかな内旋はあるが，骨盤の下降や体幹の側屈はない．立位で前屈をすると，股関節は85°まで容易に屈曲する．

背臥位 背臥位で股関節と膝関節の自動屈曲を行うと，股関節は内転と内旋をする傾向がある．下肢伸展挙上検査は，右下肢では股関節の内旋が伴い，左下肢では内外旋中間位で行われる．

側臥位 側臥位で右股関節の外転を行うと，股関節の内旋と屈曲を伴う．開始肢位へ向けて内転すると，右の股関節は内旋するが，左の股関節は内旋しない．

腹臥位 腹臥位で右の股関節を伸展するとき，右のハムストリングスが収縮して大殿筋の輪郭に変化を生じる前に，股関節は伸展する．腹臥位で左の股関節を伸展するとき，ハムストリングスと大殿筋の輪郭は同時に変化する．

四つ這い位 四つ這い位で後方へ揺り動かすと，骨盤は右へ下がる．そのことは，右の股関節が左の股関節よりも屈曲しやすいことを示している．これは，右の股関節外旋筋群が弱く，左の外旋筋群よりも硬さが少ないためである．

座位 座位で右膝関節を伸展すると，右股関節は内旋する．

座位から立位 座位から立ち上がっているあいだ，両側股関節の内旋と内転が生じ，両膝がくっつく方向に動く．

関与因子となる姿勢習慣パターン 患者は右の大腿を左の大腿の上に組んで座る．患者は左下の側臥位で，右の股関節が屈曲，内転，内旋した肢位で寝ることが最も多い．速歩では，患者は骨盤の側方運動を強調し，それにより股関節の内転・内旋が生じている．それは競歩のスタイルに似ている．ウエイトトレーニングプログラムには，座位で膝関節伸展と股関節外転の抵抗運動が含まれている．

筋の長さと筋力の分析 股関節屈筋の筋長検査では右のTFLの短縮を示す．この検査の際，右股関節は内旋する．腹筋群はMMTで3/5，右のPGMは3+/5と評価され，関節可動域全体を通した弱化と筋の痛みがある．左のPGMは4/5で，触診により左のPGMに圧痛がある．左右の大殿筋は，それぞれ4+/5と4-/5である．左右の腸腰筋は，それぞれ4+/5と4/5である．左右の股関節外旋筋群は，それぞれ5/5と4-/5であり，左右の内旋筋群は，ともに5/5である．

診断 アライメントおよび動作分析の結果は，明らかに股関節の内旋を伴う内転症候群，およびPGMの損傷に該当する．

治療 修正エクササイズプログラムの重点は，PGMのストレッチを避け，PGMのパフォーマンスを改善し，TFLの優位性を減少することである．

側臥位で，PGMのパフォーマンスを改善するために，股関節と膝関節をある程度屈曲した位置で（レベルI），股関節の外転を行う．

腹臥位で，股関節のわずかな外旋を保ちながら股関節の外転を行う．また，腹臥位で股関節の伸展を行うとき，大殿筋の収縮と股関節を外旋することに重点がおかれる．患者は膝関節を90°屈曲位に保ちながら，股関節を外旋してTFLをストレッチするよう指導を受ける．さらに，両膝関節は屈曲位，両股関節は外旋位で，一側の足部を反対側の足部に押しつけることで等尺性の股関節の外旋運動も行われる．

立位では，患者は右股関節の内旋を防ぐために，右殿筋群を収縮した状態での右片脚立位を練習して，右股関節外旋筋のパフォーマンスを改善する．

姿勢習慣パターンの修正 患者の活動の多くが，問題に関与している．それらの活動には，右下肢を左下肢の上に組んだ座位，左下の側臥位で右の股関節を屈曲，内転，および内旋した姿位での睡眠，股関節内転位での立位が含まれる．また，この患者が実施しているウエイトトレーニングのうち問題なのは，座位での膝伸展訓練で膝伸展時に股関節内旋を伴うことと，股関節屈曲位で外転運動をすることである．患者は脚を組んで座ることをやめて，足のせ台を使用するよう指導を受ける．次のことが勧められる．①側臥位で睡眠中，右下肢をボディー枕の上に置く，②両側の足部に均等に体重を分配して立位をとる，③ウォーキングのスタイルを，股関節の内転と内旋を強調した競歩スタイルではなく，右下肢立脚相において殿筋群を収縮させると同時に，膝を真正面に向けた状態を保つようなスタイルに変える，④立位から座位になる場合と，座位から立ち上がる場合には，両膝を離しておく，⑤股関節外転と膝関節伸展の抵抗運動訓練を行わない．

帰結 患者はエクササイズプログラムに承諾し，1週間以内に習慣的姿勢を修正した．1.5 km の歩行のあいだ，痛みの評価は 10 のスケールのうち 2〜3 に減少した．また，安静時に痛みは生じなくなった．4 週間で 4 回受診し痛みはなくなり，PGM の筋力は 4+/5 に改善した．患者は股関節内旋を伴わずに片脚立位が可能となった．また，座位からの立ち上がり動作では，痛みを伴わずに，両膝を前方に向けたまま行えるようになった．患者は症状を伴わずに 5 km の歩行が可能となった．

症例——2

病歴 28 歳の女性．手術室の看護師が理学療法へ紹介された．約 5 か月前，転倒して殿部(主に右側)を打ちつけた．

症状と痛み 歩行しているときの痛みと，触診による著しい痛みが，右殿部の後外側面に生じる．転倒してから 1 週間後，患者は大腿後面に沿った痛みを感じるようになった．その痛みのために，座ることがさらに困難になっている．今では，左下の側臥位で右下肢をやや屈曲および内転位に保つことが，患者にとって最も快適な姿勢である．大腿後面にあった痛みは，足関節まで延長している．CAT と MRI の検査では脊髄損傷の所見は認められなかった．ますます痛みがひどくなってきたため，患者は歩行や座ることに非常に困難を感じており，ほとんどの時間を左下の側臥位で過ごしている．鎮痛薬が処方された．患者は痛みを 10 のスケールのうち 8〜10 のあいだと評価している．

アライメントの分析 立位と歩行は，右足は底屈位で体重は足趾にのっている．膝関節は屈曲し，股関節は内旋および内転している．患者は両足を地面に平らに着けて立つことができないので，骨盤の高さを評価することは困難である．しかし，右の腸骨稜は左の腸骨稜よりも著しく高位にあるように見える．

動作分析

立位 初回評価のとき，大腿と下腿の後面に沿った痛みが激しいため，患者はほとんど歩くことができなかった．患者は上肢での支持を使っておらず，歩行距離を 30 m 以下に制限している．

背臥位 枕で股関節と膝関節が 45°屈曲位に支えられている状態が，患者にとって最も快適である．側臥位へ寝返りをするときや体位を変えるときにも，痛みが生じる．股関節屈筋群の筋長検査を行うことはできない．

側臥位 股関節を内旋，内転すると，坐骨神経痛は増加する．側臥位で膝関節の自動伸展を行うと，大転子の内旋が観察され，このとき坐骨神経痛が生じる．股関節の内旋を防ぐため，大転子を徒手的に支えて大腿骨を安定させたとき，症状を伴わずに膝関節の伸展が可能となる．

座位 座位でいるとき(特に右殿部の圧迫で)に，痛みが生じる．

筋の長さと筋力の分析 症状がひどく，明らかな可動域制限があるため，標準的な検査は実施できない．下記の結果は，背臥位(訳者注：Thomas test)と側臥位(訳者注：Ober test)での変法を基にしている．

大腿筋膜張筋-腸脛靱帯(TFL-ITB)，大腿直筋，そして腸腰筋は極端に短縮している．股関節の伸展によりこれらの筋群が伸張されると，股関節の前面に痛みが生じる．ハムストリングスは短縮している(膝関節完全伸展位から -35°)．股関節外転筋群の検査は 3/5 である．徒手的に大腿骨を中間位に保持して，大腿骨の回旋や外転あるいは内転を生じさせないようにすれば，患者は側臥位から座位へ移動することが可能となり，また，症状を伴わずに座位を維持することも可能になる．股関節を安定させながら立位をとると，症状は起こらない．しかし，股関節屈筋群の短縮のため，下肢を伸展することはできない．

要約

患者の坐骨神経痛は，明らかに股関節の内転・内旋により誘発されており，梨状筋症候群と一致している．症状は殿溝の下から始まり坐骨神経の経路をたどる．この症状は，脊髄由来の症状(通常，殿部の高位にある)よりも，坐骨神経の絞扼と一致したものである．外転筋群と外旋筋群が非常に弱いため，内転位および内旋位を避けることができない．股関節が不良肢位に保たれていたため，股関節屈筋群とハムストリングスの短縮が生じた．TFL は特に短縮しているが，それは，この筋が歩行中に非常に短縮した位置で，外転をコントロールしているためである．股関節前面の痛みは，短縮した股関節屈筋群を伸張している結果から生じている．

診断 診断は股関節の内旋を伴う内転症候群である．関連している診断は，坐骨神経痛を伴う梨状筋症候群(梨状筋は延長されている)である．

治療 患者は診療所から 320 km 離れた所に住んでおり，夫が車を運転することによって診療所まで通っている．夫は患者のプログラムを手伝うことに積極的である．股関節を外旋位に維持することを助けるために，股関節に

テーピングを施行する．テーピングは殿部から大腿へ向かって対角線上に，大殿筋の走行をたどり大腿前面まで延長して貼り付ける．患者の肢位は側臥位で，大腿骨をやや外旋位に維持した状態で，テーピングを施行する．

両膝を立てた背臥位で，患者は右大腿下のシーツを両手でつかみ，シーツを利用して股関節と膝関節の屈曲を自動介助で行う．開始肢位に戻す場合には，シーツで右下肢の重量を支えたまま，自分の両腕を伸ばすようにして，右下肢を治療台に降ろす．下肢を伸展させるときは，腹筋群の収縮を維持し，不快感があれば，その位置で伸展を止める．また先ほどと同様に，患者は右大腿下のシーツを両手でつかむことで右下肢をコントロールしながら，股関節屈曲位から股関節の外転・外旋も行う．

枕を両膝のあいだに挟んだ側臥位で，右股関節の外旋が行われる．制限因子として働く痛みと筋力低下に耐えられる範囲内で，股関節の外転運動へと進めていくよう指導を受ける．患者が股関節屈曲45°で膝関節の伸展を行っているあいだ，股関節の内旋を防ぐために，夫が大転子のところで大腿骨を安定させるように手助けする．

両側の殿部に均等に荷重し，左右対称的に座ることができるとき，患者は足部を床に沿ってすべらせることで膝関節の伸展を行う．このとき，患者は大腿を持ち上げないように（すなわち，股関節を屈曲しないよう）確かめながら行う．

座位から立位への練習では，患者は手の使用を最小限にして，殿筋群と大腿四頭筋を収縮させながら椅子からの立ち上がり動作を行う．歩行するときには，患者は松葉杖を2本使用して3点歩行を行うよう指導を受ける．

帰結 患者は初回診察から2週間後に再び訪れ，痛みが減少したと報告した（その時点での痛みスコアは，5と8のあいだを変動している）．アライメントおよび歩行は，著しく改善した．歩行時，患者はまだ松葉杖を使用しており，右下肢に全荷重をのせることができなかった．患者は足を床に置き，下肢を真っ直ぐに伸ばすことはできたが，いまだに骨盤は前傾していた．患者は一度に15分から20分間座ることができた．背臥位で，患者は完全伸展位から20°屈曲位まで右下肢を伸展することが可能となり，下肢をコントロールするための大腿下のシーツを必要としなくなった．患者自身がテーピングを用意して，大腿への巻きなおしを行っていた．股関節を内転および内旋すると，まだ坐骨神経痛は生じた．

患者のプログラムは腹臥位にまで進んだが，この際，腹部の下に枕を置くことで，腹臥位をとることができた．この肢位で，患者は膝関節を屈曲し股関節の外旋運動を行った．この運動の目的は，ITBを伸張することである．下肢を外側へすべらせることで，股関節の外転も行われた．この肢位では，伸展-外転筋群が屈曲-外転筋群よりも活動しやすい．股関節の伸展外転筋群のパフォーマンスを改善することが，このプログラムの主目的であった．枕を入れて右下肢を支えた側臥位で，股関節が屈曲10°および膝関節が屈曲30°の状態から股関節の外転運動を実施した．この運動は，股関節をわずかに外旋した状態で実施した．

3週間後に患者は再来した．400m以上の歩行をしたり，姿勢を変えずに長時間の立位や座位をとったりしなければ，患者は痛みを感じなくなった．最後の診察を行った後，患者は殿部から大腿へのテーピングを行わなくなった．また，薬の服用を中止した．患者は基本的な可動性を必要とするすべての活動を，痛みを伴わずに行うことができるようになった．右のPGMの筋力はまだ弱いが（4-/5），すべての筋は正常の長さとなった．患者は2週間後に非常勤で仕事へ復帰する予定を立てた．

症例──3

病歴 82歳の女性．評価と治療のため理学療法へ紹介された．患者は州外に住んでおり，右大腿外側の痛みに対する診断学的検査のため入院した．昨年，患者は右下肢を下降する痛みの増悪を経験していた．患者は非常に活動的であり，車を運転して老人ホームまで行き，ボランティア活動を行っていた．しかし，痛みがますます激しくなり，まったく歩行することができなくなった．患者は"昨年，スカートの裾が斜めになっていたので，その部分の裾を折り返して縫った"と述べた．患者が住む町の2人の外科医は，患者を脊柱管狭窄症と診断して手術を勧めた．セントルイスに住む患者の家族は，地元の内科医に他の意見を求めていた．放射線検査では，脊柱管狭窄症が脊柱の左側に影響を及ぼしているが，右側に影響を及ぼしていないことが示されていた．

症状 右大腿外側面から下腿外側面にまで沿った痛みがある．痛みは立位や歩行でひどくなり，座位や臥位になることで軽減する．右下肢が股関節と膝関節のところで内旋および屈曲しているときが，患者にとって最も快適な状態である．大腿外側面に沿って圧痛がある．放射線検査により，脊髄圧迫の徴候を伴う頸椎椎間板の疾患が示唆されている．

アライメントの分析　患者は非常に細身で頸椎前彎(cervical lordosis)と胸椎後彎(thoracic kyphosis)がある．患者の立位は，骨盤がやや後傾位で胸部の後方への傾きを伴う．右の腸骨稜は左の腸骨稜よりも1.25cm高い．右の股関節は内旋および内転しており，それによって膝の外反アライメントが生じている．殿筋群の輪郭は乏しい．

動作分析　①立位，②背臥位，③腹臥位，④座位，⑤座位からの立ち上がり動作，⑥歩行の検査が行われる．

立位　右下肢に荷重して立位をとると，大腿外側に沿った痛みが生じる．股関節の屈曲だけで前屈すると，症状は変わらない．右片脚立位を行うと，体幹の右側屈および右股関節の内旋と内転が生じる．左片脚立位を行うと，左股関節はわずかに内転する．

背臥位　背臥位では，股関節屈曲位から外転・外旋方向にわずかな運動を行うことによって，右大腿外側に沿った痛みが生じる．この運動を繰り返すたびに痛みは減少し，可動域は増加する．左の股関節で同じ運動（股関節の外転・外旋）を行っても，左大腿の痛みは生じない．股関節の外転・外旋可動域は，左が右よりも3倍広い．枕を胸椎の下（後彎症に対して）と右膝の下に置く（股関節の屈曲と内旋を維持するために）ことによって，症状を伴わずに背臥位になることができる．

腹臥位　右膝関節の屈曲は，骨盤の前傾，骨盤の右回りの回旋，および股関節の外転を生じる．左膝関節の屈曲は，骨盤のわずかな前傾を生じる．頸椎の伸展を防ぐため，胸部と腹部の下に枕が置かれる．

座位　支えなしの座位は，右大腿外側に沿ってわずかな痛みが生じる．背もたれがあると，この痛みは減少する．右膝関節の伸展には股関節の内旋が伴うが，左膝関節ではそれが伴わない．

座位から立位　患者の身長は低く，160cmである．したがって，座位で股関節が膝関節よりも高い位置にあり，そのことが立位になることを容易にしている（膝関節が股関節よりも高い位置にある場合と比較して）．しかし，椅子から立ち上がるのに患者は両手でプッシュアップしなければならない．下肢は両側とも内転および内旋するので，両膝が接触してしまう．座位から立位への動作中，一側の膝を反対側の膝で支えると，股関節外転筋群の収縮の必要性が減少する．

歩行　歩行の右立脚期のあいだ，右大腿外側に痛みが生じる．観察できる歩行障害は，体幹の側屈に加えて右股関節の内転・内旋である．左手で杖を使用して3点歩行を行うことにより，痛みと足の引きずりが減少する．

筋の長さと筋力の分析　右のハムストリングスが短縮している（右膝関節伸展−25°，左膝関節伸展−15°）．右の股関節外旋は10°に制限されており，その角度で右大腿外側に沿った痛みが生じる．左の股関節外旋は25°に近い．右の大腿筋膜張筋-腸脛靭帯(TFL-ITB)は著しく短縮しており，左のTFL-ITBはわずかに短縮している．下部腹筋群の筋力は1/5以下であり，左右のTFL-ITBは，それぞれ4/5と3+/5である．左右の股関節の外転筋力は，それぞれ4/5と3/5である．大殿筋の等尺性収縮を行う能力が，両側とも制限されている．

要約

大腿外側に沿った触診による痛みは，腸脛靭帯炎の特徴である．股関節屈曲位から股関節の外転・外旋の運動により証明されたように，反復運動による症状の軽減も筋膜炎の徴候である．TFL-ITBの弱化は，使いすぎによる筋の損傷と一致している．歩行の右立脚期のあいだおよび背もたれなしの座位でいるときに生じる症状は，これらの肢位で腰椎のアライメントを伸展することにより増悪するであろう．荷重位の活動中に生じる股関節の内旋と内転，座位で膝関節の伸展中に生じる股関節の内旋，および股関節外転筋群と膝関節伸展筋群の明らかな弱化は，TFL-ITBの使いすぎの所見と一致している．TFLに損傷が生じたのは，その筋が股関節外転の支持のほとんどをまかなっていたことや，膝伸展位での膝の安定性に関与していたことによるものであろう．乗用車の運転は，股関節の屈曲と内旋および膝関節の伸展を必要とするので，TFL-ITBの損傷を増悪させる一因になったのかもしれない．

診断　診断は，腸脛靭帯炎を伴う股関節の内転・内旋症候群である．

治療　ITBが損傷していると思われるので，重要な治療のひとつとしてITBに加わるストレスを減少することがあり，それにより腸脛靭帯炎を治すことができるであろう．その他の重要な治療プログラムは，TFL-ITBの共同筋のパフォーマンスを改善すること，およびTFL-ITBに対して注意深く漸増的に筋力増強を行うことである．患者の入院は歩行を制限するのに役立った．歩行開始時には，患者は左手で杖を用いる．ITBに沿って，一日に2回，アイスパックを当てた．

両膝を立てた背臥位から，腹筋群を収縮しながら足部をベッドの上ですべらせることで，一側の股関節と膝関節の

伸展と屈曲が行われる．股関節をわずかに外旋位に保ちながら，股関節のわずかな外転と内転運動の反復が行われる．股関節と膝関節を屈曲した背臥位で，患者は両手と腹筋群を使い骨盤の回旋を防ぎながら，股関節の外転・外旋運動を行う．患者は痛みが生じる位置でこの運動をやめるよう指導を受ける．

側臥位では，患者は両膝のあいだに枕を挟み，股関節の外旋を行うよう指導を受ける．

腹臥位では，患者は胸と腹部に枕を置くことで頸部と腰部の伸展を防ぐ．膝関節の屈曲を行う場合，患者は骨盤の動きを防ぐよう指導を受ける．また患者は，膝関節90°屈曲位で股関節の外旋を行うよう指導を受ける．骨盤の傾きと腰部の伸展を防ぎながら，ベッド上で下肢をすべらせることにより股関節の外転も行われる．

座位では，背もたれを使用した状態で，股関節の内旋や屈曲を避けながら，膝関節の伸展運動を行う．患者は，大腿前面の筋群を最大限動員することに専念するよう指導を受ける．

座位からの立ち上がり動作では，まず，患者は両手で椅子の端へとすべり移る．患者は次の指導を受ける．①両手によるアシストを最小限にする，②膝が正面を向いた状態を維持するため殿筋群を収縮する，③大腿四頭筋を収縮する，④体幹を直立に保つ，⑤立ち上がりの際に前かがみになることを避ける．

帰結 患者は3週間ほど病院に入院し，自宅へ帰る前に1週間ほど家族の家に泊まった．最初の3週間，筋と運動の機能障害が軽減したので，症状は徐々に改善した．2週間めの終わりまでに，痛みや代償運動を伴わずに，座位と背臥位で行う訓練が可能となった．胸椎と頭部の下に枕が置いてあれば，両側の股関節と膝関節を伸展位で背臥位になることができるようになった．腹臥位での膝関節の屈曲では，骨盤のわずかな回旋と傾きが残存していた．杖を使用すれば，症状を伴わずに60mほど歩くことが可能となった．階段を昇るときや手の支持なしに右片脚立位を行うときには，右大腿外側の痛みが生じた．支持なしで立位を行うと，まだ右股関節の内旋と内転が認められた．

退院時には，杖なしでも痛みがなく歩行可能になったが，46mくらいでわずかな歩行障害が観察された．杖を使用すれば，距離を制限することなく歩行することができた．階段を昇る際には，右足で昇っているあいだに手すりを利用すれば，痛みは最小限ですむようになった．すべてのエクササイズは正しく行われ，症状を伴わなかった．バランスを保つために手の支持を利用しながら片脚立位を行うと，まだ股関節の内転・内旋を防ぐことが困難であった．

自宅へ帰る前に行った最後の外来診療のとき，患者はもはや杖を使用しなくなった．1階から2階までの階段を昇るときや座位からの立ち上がり動作では，手を使わずに，また，股関節の内転や内旋を伴わずに行えるようになった．腸骨稜の高さの違いは，わずか6mmになった．患者は，家族と過ごした期間は，自分で乗用車の運転をしなかった以外は，普段と変わらない典型的な日常活動ができたといっていた．

自宅へ戻ってから約3か月後，患者は，元気に暮らしていること，そして，今や両股関節の高さが等しくなったのでスカートの裾を再び縫い直していることを報告してきた．

膝関節の伸展を伴う股関節伸展症候群

膝関節の伸展を伴う股関節の伸展症候群の特徴は，股関節伸展中に大殿筋の参加が不十分であること，または膝関節伸展中に大腿四頭筋の参加が不十分であることである．この症候群で典型的なのは，足部が固定されている状態では，ハムストリングスの収縮が膝伸展時の大腿四頭筋の作用を助けることである．このハムストリングスの参加パターンが優位になると，股関節と膝関節で張力を働かせる必要性が高まるので使いすぎとなり，その結果ハムストリングスの損傷を生じることがある．ハムストリングスの損傷の2番めの原因としては，大殿筋が股関節伸展に必要な張力を生み出すほど参加していないことが考えられる．3番めのハムストリングスの損傷の例は，股関節外旋作用のある内在筋群(双子筋，閉鎖筋，梨状筋および大腿方形筋)による補助が不十分であるために，特に大腿二頭筋に過負荷がかかってしまう場合である(Chapter 2 参照)．

症状と痛み

患者の訴えには，坐骨結節でのハムストリングス付着部の痛み，ハムストリングスの筋腹に沿った痛み，股関節の伸展，膝関節の屈曲，あるいは，その両方を行う際の筋収縮に対する抵抗によって生じる痛みが含まれる．重度の損傷は，筋の断裂(変色や著しい腫脹で明らかとなる)を伴わなくとも生じることがある．ハムストリングスに損傷があるならば，歩行しているときや座位で坐骨結節を圧迫しているときに，痛みを呈するのが一般的である．

運動機能障害

立位 段差を昇るときや椅子から立ち上がるとき，体幹が膝のほうへ移動する（膝が比較的一定の位置にとどまる）というよりは，膝が体幹のほうへ後方移動しているように見える．前屈位から直立位へ戻るときの主な動作は，股関節の前方移動と足関節の背屈方向への移動によって行われる．前屈位から立位へ戻る動作は，股関節伸展筋群により生じる張力ではなくて上体のはずみと足関節の背屈によってなされる．患側下肢の片脚立位で，股関節は内旋して，膝関節は過伸展することが多い．

腹臥位 股関節の自動伸展を行っているあいだ，大殿筋の輪郭に明らかな変化が生じる前に，大腿骨の運動はほぼ完了する．

座位 患者が座位で膝関節の自動伸展を行っているとき，股関節の伸展が同時に生じる．

要約

股関節の伸展症候群では，ハムストリングスの強い収縮は症状を増悪させるが，ハムストリングスの共同筋の使用を増すと症状は減少する．膝関節の伸展を伴う股関節の伸展症候群のある患者には，下記の一般的な機能障害が認められる．

アライメント
特有の構造的多様性はない
後天的障害
1. スウェイバックの姿勢
2. 股関節伸展位の姿勢
3. 股関節の内旋
4. 膝関節の過伸展
5. 立位で足関節底屈

柔軟性と硬さの障害

通常ハムストリングスが肥大しているので，股関節屈曲は硬いことが多い．また，内側ハムストリングスは外側ハムストリングスよりも硬化している．足関節底屈筋群も硬化している．

筋と動員パターンの障害

股関節の伸展を行っているあいだ，ハムストリングスの活動は大殿筋の活動よりも優位である．足部が固定された状態で膝関節の伸展を行っているとき，ハムストリングスの活動は最適な状態よりも優位である．股関節の外旋を行っているとき，ハムストリングスの活動は股関節外旋の内在筋群の活動よりも優位である．

筋の長さと筋力の障害

ハムストリングスは短縮していることが多く，大殿筋と外旋筋群は弱化している．おそらく，大腿四頭筋は弱化しているであろう．

確認検査

ハムストリングスの筋腹の触診および坐骨結節に圧迫が加えられたときに，圧痛が生じる．股関節伸展や股関節屈曲の抵抗運動に対する筋収縮が，痛みを誘発する．神経伸張に対する感受性を評価するためのSlump（スランプ）検査の結果は陰性である．

要約

ハムストリングスの損傷は，使いすぎの結果で生じる．その使いすぎは，ハムストリングスの3つの共同筋群（大殿筋，股関節外旋の内在筋群，大腿四頭筋）の参加が不十分であることに起因している．動作パターンの観察と同様に，これらの共同筋群のMMTを実施することによって，動員パターンに変化が生じているという仮説を支持することができる．

治療

目標 治療プログラムの目標は，不十分な共同筋群の筋力と参加を改善することであり，それによって，慢性的な使いすぎによるハムストリングスの損傷を避けることである．共同筋群の不十分なパフォーマンスを改善し，また適切な動作パターンを取り戻した後，ハムストリングスの強化を目的とした訓練を始めることができる．当初からハムストリングスの強化を強調してしまうと，ハムストリングス優位な参加を助長することになる．

修正エクササイズプログラム

四つ這い位 大殿筋と梨状筋が短縮あるいは硬化しているならば，後方へ揺り動くことにより，それらの筋の柔軟性を改善する．

背臥位 一側の股関節と膝関節の屈曲は，股関節屈曲の可動性を改善する．下肢伸展挙上は，ハムストリングスの長さを改善する．股関節を屈曲しているあいだ，反対側のハムストリングスを収縮させてはならない．したがって，患者は下肢のリラックスを保つよう指導を受ける．

腹臥位 股関節のわずかな屈曲を維持するために腹部の下に枕を置き，膝関節は屈曲位で可能な限りハムストリングスの活動を最小限にした他動的屈曲位を保つ．次に患者

は，股関節の伸展を行う．その際，大殿筋で運動を開始することに重点をおき，そのために，通常は，股関節の伸展に加えてわずかな外旋を行う必要がある．両膝関節は屈曲位，両股関節は外転および外旋位で，等尺性の股関節外旋が行われる（すなわち，一側の足が反対側の足を押している）．

側臥位　中殿筋後部（PGM）が弱化しているならば，股関節をわずかに外旋した状態で股関節の外転を行う．

座位　股関節の伸展や内旋を伴わずに，膝関節の伸展を行い，次に足関節の背屈を行う．このエクササイズではハムストリングスが伸張され，膝関節伸展運動の終末で足関節を背屈することで下腿三頭筋が伸張される．座位から立位への動作は，体幹を下腿を越えて前方にかがめながら練習する．立位で股関節伸展のアライメントを伴うスウェイバック姿勢が明らかである場合，腸腰筋の筋力強化が必要である．

立位　片脚立位のあいだ，殿筋群を収縮すること，およびハムストリングスの収縮を最小限にすることに重点がおかれる．片脚立位のあいだに股関節の内旋が生じるならば，殿筋群の収縮で股関節の内旋を防ぐことができる．前屈位から直立位へ戻る動作中には，股関節の伸展を助けるため，大殿筋を収縮させることに重点がおかれる．昇段動作では，次のことに重点をおいて行われる．①膝を体幹に向かって後方に揺するように動かすのではなくて，大腿部を膝のほうに向かって動かす，②このとき大腿四頭筋を最大限に収縮する．

姿勢習慣と動作パターンの修正　正しい姿勢では股関節と膝関節が中間位で，股関節の伸展と膝関節の過伸展は避けなければならない．座位のとき，ハムストリングスの"無意識"の収縮は避けなければならない．歩行をしているとき，踵接地で大殿筋は収縮するべきである．前屈位から直立位へ戻るときには，大殿筋を収縮させ，股関節の前方移動を避ける．

症例

病歴　60歳女性．自転車で州を横断した後，殿溝の領域に痛みが生じるようになった．痛みにもかかわらず，患者は毎日のランニングと，週に2回の下肢のウエイトトレーニングを続けていた．自転車で州を横断してから1か月後，痛みは増加し，座位と歩行で痛みが生じるようになった．患者は整形外科医を受診した．整形外科医は患者の状態をハムストリングスの損傷と診断し，ハムストリングスのストレッチと強化のエクササイズを処方した．

症状　両側の坐骨結節の領域に激しい痛みがあるが，痛みは左側よりも右側が強い．歩行しているときに激しい痛みが生じる．また，かろうじて座ることはできる．患者はすべての運動活動を中止した．患者は痛みを10のスケールのうち7～8と評価している．患者にとって臥位でいることが最も楽である．両側の坐骨結節の触診で痛みがある．

動作分析

立位　立位で患者を観察すると，平坦な腰椎（flat lumbar spine），殿部の輪郭の乏しさおよび両側の脛骨捻転を伴う骨盤のわずかな後傾が認められる．前屈動作は坐骨結節に痛みを生じる．また，前屈位から直立位へ戻る動作は，両側の足関節と股関節の揺さぶりによってなされる．片脚立位のとき，坐骨結節の領域に痛みが生じ，股関節のわずかな内旋が認められる（股関節の内転は認められない）．

背臥位　背臥位で検査を行うと，股関節の屈曲可動域は正常範囲内である．股関節伸展の抵抗運動を行うと，痛みが生じる．腹筋群のMMTは4/5である．他動的な下肢伸展挙上検査のあいだ，腰椎は平坦な状態で，股関節は90°まで屈曲する．自動的な下肢伸展挙上では，股関節屈曲の最終域にのみ痛みが生じる．

腹臥位　腹臥位で膝関節の屈曲に抵抗が加えられると，痛みが生じる．患者が股関節の伸展を行うと，まずハムストリングスが収縮し，伸展動作の50%が完了してから初めて，大殿筋の輪郭に明らかな変化が起こる．

四つ這い位　四つ這い位で腰背部の伸展と骨盤の前傾により股関節を90°以上屈曲させると，坐骨結節に痛みが生じる．四つ這い位で腰背部の屈曲と骨盤の後傾により股関節の屈曲を80°以下にすると，痛みは減少する．患者が後方へ移動することで股関節を屈曲すると，痛みは増加する．

座位　患者は直立した座位を5分以上耐えることができない．椅子の上で殿部を前方にずらして，坐骨結節よりも仙骨に体重を多くのせると，痛みは減少する．神経伸張感受性（nerve tension sensitivity）に対するSlump検査は陰性である．

歩行　歩行の立脚期で患者は痛みを訴える．体幹を後方へ傾け，股関節の過剰な伸展を維持したとき（これにより，ハムストリングスの参加は減少する），立脚期中の痛みは減少する．

筋の長さと筋力の分析 ハムストリングスの長さは，正常範囲内である．股関節伸展と膝関節屈曲の抵抗運動では痛みを生じるので，弱化の確認は困難である．MMTでは，大殿筋は4-/5，大腿四頭筋と外旋筋群は正常(5/5)である．

診断 ハムストリングスの自動収縮と他動的伸張による痛み，および触診による両側の坐骨結節の痛みは，ハムストリングスの損傷に該当する．殿筋群の乏しい輪郭，大殿筋の弱化，および股関節伸展中のハムストリングス活動の優位性は，すべて大殿筋の不十分な活動の証拠である．診断は，膝関節の伸展を伴う股関節の伸展症候群である．

治療 この重症度の時期に重要なのは，まず，ハムストリングスによって生じる張力を減らすことによって，この筋群を可能な限り休ませることである．筋長検査は正常であり，患者は負荷をかけたエクササイズを実施していた．しかし，それはこの症候群を増悪させるだけだった．

四つ這い位では，症状を誘発する位置まで股関節の屈曲を行うよう，指導を受ける．後方へ揺り動かす際の運動範囲は，症状の始まる位置までに制限する．

背臥位では，股関節と膝関節の自動屈曲を行う．そのとき，股関節屈曲の最終域では，両手を使って膝を胸のほうへ引きつける．

腹臥位では，大殿筋の等尺性収縮を行うよう指導を受ける．下肢を床の上ですべらせることにより，股関節の外転も行う．

患者は円形エアクッションに座るよう指導を受け，両側の坐骨結節への圧迫を避ける．

立位で，患者は殿筋群の等尺性収縮を練習するよう指導を受ける．

歩行中，患者はスウェイバック姿勢を強調するよう指導を受ける．患者は，一日に2回，坐骨結節にアイスパックを行うように，歩行量を最小限にするように，また，上体に対するウエイトトレーニングを除き，すべてのエクササイズを中止するように指導を受ける．

帰結 最初の診察から約1週間後，患者は痛みのレベルがほんのわずかだが改善したことに気づいた．この改善の大部分は，スウェイバック姿勢で歩行することによって，ハムストリングスの使用を避けていることの結果から生じた．ハムストリングスの付着部を支える手段として，右の坐骨結節にまたがるテーピングが行われた．患者は，このテーピングが痛みを減少するのに役立つと報告した．3日間，テープは貼り続けられた．1週間後，患者は再来し，右の坐骨結節の上に再びテーピングが行われた．患者は以前と比べ，直立位に近い状態で歩行できるようになった．四つ這い位では，100°までの股関節屈曲と，運動範囲の50%までの後方への揺さぶりが，ともに痛みなく実施できるようになった．股関節の屈曲だけでわずかに前屈して，次に大殿筋の収縮により立位へ戻るよう，患者は指導を受けた．追加プログラムとして，腹部の下に枕を置いた腹臥位で，膝関節屈曲位での股関節の伸展も実施された．

5週めの終わりまでに，痛みを伴わずに20分から30分間，座位をとることが可能となった．患者は正常な直立位で歩行が可能となったが，歩幅を広くとることはできなかった．歩行中，遊脚側下肢の踵接地のときに殿筋群を収縮するよう指導を受けた．前屈運動では，股関節の屈曲可動域を約70°まで増加するように，また，大殿筋の収縮により前屈位から立位へ戻るように指導を受けた．また，ランジ(lunge，フェンシングなどの突き動作)に似たエクササイズも指導された．そのエクササイズは，一側の下肢は股・膝関節を屈曲位で床上に保持し，(後方の)反対側の下肢を股関節伸展位，膝屈曲位にしたままで膝を床につけるような動作である．最後の治療となった7週めの終わりまでに，3.2kmの歩行が可能となり，座位も症状を伴うことなく2時間まで行うことが可能となった．股関節伸展と膝関節屈曲の抵抗運動では，痛みを生じなくなった．四つ這い位で，患者は痛みを伴わずに全可動域を通して後方へ揺り動くことが可能となった．大殿筋の筋力は正常となり，ハムストリングスの筋力は4+/5となった．患者は短距離のジョギングを開始し，ジョギングと歩行を交互に合計4.8km行うように指導された．患者は"レッグカール(leg curl)"によるハムストリングスの抵抗運動を再開しないよう勧められた．2か月後の電話連絡で，患者は少なくとも4.8kmのジョギングが可能となり，支障なく8km走ることもできたと述べた．患者は，踵接地で殿筋群の収縮に重点をおきながらジョギングを続けるように勧められた．また，前屈運動を行っているときの前屈位から直立位へ戻る場合にも，殿筋群の収縮に重点がおかれた．患者は日中，定期的に前屈運動を行うよう指導を受けた．

股関節外旋症候群

股関節の外旋症候群の特徴は，股関節外旋の内在筋群(梨状筋，閉鎖筋，双子筋，および大腿方形筋)の参加が不十分なことである．この症候群に関連している診断は，坐骨神経痛を伴う梨状筋の短縮である．

症状と痛み

股関節の外旋症候群の特徴は，殿部後方の痛みである．その痛みは，殿部の隆起の真上から始まり大腿後面に沿って放散し，膝で終わる．この症候群はハムストリングスの損傷として誤診されることがよくある．

運動機能障害

股関節の外旋症候群のある患者は，通常，股関節外旋位で歩行し，わずかな疼痛回避歩行を呈する．

アライメント：構造的多様性と後天的障害

股関節の外旋症候群に伴う構造的多様性は，大腿骨の後捻である．後天的障害は，股関節の外旋である．

相対的柔軟性と硬さの障害

梨状筋とその他の外旋筋群は，内旋筋群よりも硬化している．

筋と動員パターンの障害

股関節外旋の内在筋群（たとえば，梨状筋，双子筋，閉鎖筋，大腿方形筋）の活動は，股関節内旋筋群の活動よりも優位である．筋の長さと筋力の障害には，梨状筋と股関節外旋の内在筋群の短縮，および，ハムストリングスと大腿四頭筋の硬化または短縮が含まれる．

確認検査

大腿後面に沿った痛みは，股関節の内転あるいは内旋を伴う股関節の内転で増加し，外転および外旋で減少する．

治療

目標 外旋の問題がある患者に対し，特に坐骨神経痛があるとき，治療は股を内旋方向にストレッチすることであるが，ストレッチは坐骨神経の刺激を避けるように注意深く行われるべきである．そのため，ストレッチは患者の症状が誘発される位置までにとどめるべきである．

修正エクササイズプログラム 四つ這い位で，患者は股関節を中間位ではなく外転および外旋位にする．患者は症状が始まる位置まで後方へ揺さぶるよう指導を受ける．

姿勢習慣と動作パターンの修正 患者は長時間の座位を避けるよう指導を受ける．また，患者は長時間の股関節の伸展および外旋（たとえば，背臥位でいるとき）を避けるように指導を受ける．

要約

短縮した梨状筋の症候群があるとき，患者の症状は股関節の屈曲および内旋・内転により増悪する．これらの症状は伸展，外旋，および外転で軽減する．股関節に運動が生じていない限り，脊椎の運動が症状に影響を及ぼすことはない．この症候群はハムストリングスの損傷として誤解されることがある．しかし，この症候群では，ハムストリングスを触診しても圧痛はなく，この筋群の抵抗運動によっても痛みは生じない．概してハムストリングスのMMTでは弱化が認められない．

症例

病歴 16歳の高校生．右のハムストリングスの損傷とのことで理学療法に紹介されてきた．患者はハイレベルなアマチュアゴルファーであり，1年前いくつもの州にまたがるトーナメントに参加した後，大腿後面の痛みが始まった．そのトーナメントでプレーしているあいだ，症状はまったくなかったが，その翌日，自転車に乗って帰宅するとき，殿部から膝に及ぶ右大腿後面に沿った痛みが始まった．痛みはだんだん激しくなった．整形外科医は患者の問題をハムストリングスの損傷と診断し，患者をストレッチと抵抗運動を目的とした理学療法へ紹介した．患者は週3日，2か月間，その理学療法に参加していたが，改善は認められなかった．患者はすべてのスポーツ活動を中止するよう指導を受けたが，ストレッチプログラムは続けるよう勧められていた．

症状 患者は指導に従っていたが，依然として歩行や座位で大腿後面に痛みが生じている．患者はその痛みを10のスケールのうち6〜7と評価している．患者は，症状が特に強くなったときにハムストリングスのストレッチを行うようにしているが，ストレッチでは一時的な軽減しか得られない．患者はスポーツ，特にゴルフへ復帰できるのか心配している．

アライメントの分析 患者は身長が183cm，細身で右利きである．患者には平背（flat back）と骨盤の後傾がある．腸骨稜は左が右よりも1.25cm高い．立位時には，右の股関節が外旋位で，体重のほとんどを左下肢にのせている．

動作分析

立位 前屈をすると，腰椎は股関節よりも早く屈曲を開始して，大腿後面の痛みはわずかに増加する．前屈位から直立位へ戻るときには，股関節の伸展から動作が始ま

る．股関節の伸展運動ではあるが，実際には，骨盤を前方に振り，体幹を後方に振るようにしてたくみに直立位に戻る．この方法で直立位へ戻る場合，股関節ではなく足関節が第1の支点となり，これはたいてい股関節伸展筋群の弱化を示唆している．右片脚立位を行うと，股関節は伸展し，体幹の後外側への傾斜が生じる．左片脚立位では，体幹と骨盤は一定の位置に保たれている．

背臥位 股関節の屈曲，内旋，および内転は，大腿後面に痛みを生じる．安静位では，右下肢は著しい外旋位をとるが，左下肢では生じない．他動的に下肢伸展挙上を80°まで実施しても，右大腿後面の痛みは生じない．

側臥位 側臥位で，股関節の内転は症状を増悪させる．

四つ這い位 四つ這い位で後方へ移動すると，右大腿後面の症状は増悪する．後方へ揺れ動く前に右の股関節を外転および外旋位にすると，症状は減少する．

筋の長さと筋力の分析 股関節屈筋の筋長検査を行うと，右の大腿筋膜張筋-腸脛靱帯(TFL-ITB)は短縮しており，左のTFL-ITBは正常範囲内である．ハムストリングスの長さは正常範囲内である．他動的な下肢伸展挙上では，腰椎を平坦にした状態で，股関節の屈曲は80°まで可能である．股関節伸展の抵抗運動では，大腿後面に痛みを生じない．

以下はMMTの結果である：
- 左右の中殿筋は，それぞれ4/5と4+/5．
- 左右の股関節外旋筋群は，それぞれ5/5と4+/5．
- 左右の股関節内旋筋群は，それぞれ5/5と4-/5．
- 腹臥位で左右の股関節内旋は，それぞれ35°と20°．
- 腹臥位での膝関節屈曲の抵抗運動では痛みなし．

診断 検査結果は，梨状筋の短縮があること，および梨状筋のストレッチが症状を誘発していることを明示している．右利きのゴルファーであるため，スウィングの終末期に，右股関節の外旋筋群は右股関節の反時計回り(左回り)の回旋を制御しなければならない．また，身長が高く脛骨も長いため，患者は習慣的に股関節を外転および外旋して座位をとり，その肢位が筋の短縮に関与している．以前行っていたストレッチプログラムは，問題の主な原因に間接的に対処しているにすぎなかった．ストレッチを行っていたとき，患者は症状の強さを指針として用いなかった．それどころか，患者は"骨折りなければ利益なし"の精神で，末梢神経を刺激していた．診断は坐骨神経痛を伴う股関節の外旋症候群(梨状筋の短縮している梨状筋症候群)である．

治療 椅子座位で右の股関節が伸展，外旋，および外転するように前方へずれた状態が，患者にとって最も楽な姿勢である．この姿勢から股関節のわずかな内旋と内転を行うと，症状が誘発される．座位で行うエクササイズとして，学校で授業を受けている最中に，股関節の内旋・内転を行うように指導が行われる．しかし，その際の内旋・内転運動は症状が起こらない範囲に制限しなければならない．患者はできるだけ頻繁に立位をとるように，また，症状を避けるため股関節の内旋を制限するように指導を受ける．

背臥位では，患者は股関節屈曲位から股関節の内転・内旋を行うが，このときも症状が始まる位置までに運動を制限しなければならない．

側臥位では，膝関節を45°屈曲位にして，股関節の外旋および外転が行われる．また，股関節のわずかな内旋位と膝関節のわずかな屈曲位を保ちながら，股関節を外転する指導も行われる．これら2つのエクササイズは，症状を誘発するほどの股関節の内転・内旋位を避けるため，両膝のあいだに枕を挟んで行われる．

腹臥位では，膝関節を屈曲位にして，股関節の内旋が行われる．症状を誘発するような運動を避けるために，股関節を適切な位置に調節したり，内旋の範囲を制限したりすることも指導される．

歩行しているときは，患者は右股関節の外旋を最小限にするよう指導を受ける．患者は股関節を可能な限り中間位へ回旋しなければならないが，症状が始まるのを避けなければならない．患者の好むアライメントで歩行してもらうと，右足部が25°近く外側に向いてしまう．

帰結 1週間後，患者は再来し，症状が非常に改善したと報告した．痛みは10のスケールのうち2～3と評価された．しかし，まだ，股関節屈曲位で前額面上で内外旋中間位の正常な座位姿勢をとることはできなかった．側臥位と腹臥位のエクササイズに関しては症状を伴わず支障なく行うことができた．股関節外転のエクササイズは，膝関節屈曲位ではなく伸展位で行えるまで進歩した．このエクササイズは，股関節回旋中間位で実施すべきである．

患者は夏の旅行で遠出をしたため，4週間ほど理学療法に来なかった．旅行後の診察で，患者は股関節屈曲位および内外旋中間位で座位をとることが可能となった．患者は座位で股関節をわずかに内旋位にすることもできるようになった．腹臥位で，右の股関節内旋は35°となり，また，膝関節屈曲位で股関節の伸展が症状を伴わずに行えるよう

になった．症状を伴わずに，2.4kmの歩行が可能となった．自分のスポーツ活動を再開する計画では，ゆっくりと漸進的に行うよう指導を受けた．その後受診して評価を追加する必要はなかった．

大腿骨副運動過剰可動性

大腿骨副運動の過剰可動性は，股関節に初期の退行変性のある患者に認められる症候群であるが，可動域の大きな低下は伴わない．実際のところ，大腿骨副運動の過剰可動性の診断には，注意深い評価が必要である．生理的運動（physiologic motions）は過剰可動域を呈さず，むしろ正常よりもわずかに低下しているかもしれない（特に回旋）．しかし，その関節運動は，進行した股関節退行変性の特徴である硬い最終域感(end-feel)を伴わない．この症候群では，内旋運動と外旋運動が両方とも微妙に障害されている可能性があり，また大腿骨の上方すべりを伴っている可能性もある．関連している診断は，初期段階の股関節の退行性疾患である．これらの機能障害は，股関節痛があるがX線所見における股関節の変化がないような患者にも認められる．患者のなかには関節唇が損傷している者もいる．回旋は，大腿直筋が伸張されたとき（股関節伸展位），および，ハムストリングスが伸張されたとき（股関節屈曲位）に生じる股関節の過度の圧迫によるものと考えられている．大腿骨頭が抵抗の最も少ない軌道をたどることにより，回旋が生じているのである．他動的に膝関節の屈曲および伸展を行っているあいだ，大腿骨を牽引すると回旋が軽減する．

症状と痛み

股関節深部の痛みや鼠径部前面の痛みを呈し，痛みが大腿の内側および前面に沿って広がることもある．安静後や歩行開始時に股関節の硬さがあったり，歩行時痛が出現したりする．

運動機能障害

大腿骨副運動の過剰可動性のある患者は，わずかな疼痛回避歩行を呈する．片脚立位で股関節が内旋する．腹臥位で他動的に膝関節の屈曲を行っているあいだ，大転子の観察により大腿骨の外旋（骨盤ではなく大腿骨）が認められ，時折，大腿骨の上方すべりも認められる．腹臥位で股関節の外旋を行っているあいだ，大転子は大きな弧を描いて移動する．これは，股関節がわずかに屈曲している可能性を示唆している．座位で膝関節の伸展を行っているあいだ，大腿骨は内旋して，大腿骨の上方すべりも出現する．

> **アライメント**
> ●構造的多様性：股関節の回旋制限
> ●後天的障害：股関節のわずかな屈曲（骨盤前傾を伴うことが多い）

柔軟性と硬さの障害

大腿骨の回旋と上方すべりによって柔軟性が増し，寛骨臼で大腿骨頭を一定の位置に保つことが困難になる．大腿直筋とハムストリングスは腸腰筋と股関節回旋の内在筋群よりも硬化している．

筋と動員パターンの障害

股関節の運動が，主に骨盤に位置している筋群よりも，主に大腿骨に位置している筋群によりコントロールされている．そのため，股関節の伸展筋群として，ハムストリングスは大殿筋よりも優位である．股関節屈筋群として，大腿直筋と大腿筋膜張筋（TFL）は腸腰筋よりも優位である．

筋の長さと筋力の障害には，ハムストリングスと大腿四頭筋の両方の硬化や短縮が含まれる．これらの筋の硬化や短縮は，膝関節を屈曲および伸展しているあいだ，大腿骨の上方すべりに関与する．MMTにより，中殿筋と腸腰筋の弱化が認められる．

確認検査

すべての方向への運動によって，股関節に痛みが誘発される．また，股関節に初期の変性があるとき，股関節屈曲位での股関節の外転・外旋（Fabere〈ファベレ〉検査）によって，鼠径部前面に痛みを生じる．

治療

目標 治療プログラムの目標は，股関節副運動の過剰可動性を減少させることであり，また，大腿四頭筋とハムストリングスの伸張性を改善することである．股関節副運動の過剰可動性が最も明らかになるのは，腹臥位で膝関節の屈曲あるいは股関節の外旋を行っているとき，および座位で膝関節の伸展を行っているときである．

修正エクササイズプログラム

四つ這い位 股関節を外転およびわずかに外旋位にして，患者は後方へ移動し，大腿が外旋を開始する位置で止まる．動きが微妙であるため，患者は大腿骨の動きを他人に監視してもらう必要があるかもしれない．股関節外旋の

内在筋群である梨状筋，閉鎖筋，および双子筋のストレッチを避けるため，後方へ揺さぶる範囲は制限されなければならない．

腹臥位 患者は第1指（母指）と第2指（示指）を大転子の周囲に置き，大転子の動きを監視する．膝関節を屈曲するが，患者が大腿骨の回旋に気づいたときに，屈曲運動は中止される．膝関節を屈曲しているあいだ，大腿骨の牽引は有益である．

側臥位 屈曲・伸展および回旋の中間位で，股関節の外転を行う．

座位 患者は第1指と第2指で大腿近位外側の周囲（鼠径溝のところ）を包むようにして，大腿骨の動きを監視する．できる限り少ない力で膝の伸展運動を行い，大腿骨の回旋（たいていは内旋）が生じたところで運動を止める．また，患者は両手を使い股関節の最大屈曲位まで大腿部を持ち上げる．次に患者は，大腿部から両手を離し，腸腰筋を働かせて股関節屈曲位を維持する．

姿勢習慣と動作パターンの修正 重要な介入は，患者に大腿骨の動きを監視するように，また，痛みを誘発する動作を修正するように指導することである．大腿四頭筋とハムストリングスに対するすべてのウエイトトレーニングは中止する．大腿骨遠位に付着する筋群よりも，大腿骨近位端の近くに付着する筋群のパフォーマンスを改善することに，重点がおかれる．そのため，エクササイズでは腸腰筋，中殿筋，小殿筋，および股関節外旋の内在筋群（大腿直筋，TFL，およびハムストリングスとは対照的な筋群）のパフォーマンスを重要視する．患者は座位あるいは立位のときに，股関節の過剰な回旋を避ける．この症候群はサイクリストに認められることもある．サイクリングでは，骨盤帯の内在筋群および腸腰筋の肥大を伴わずに，大腿四頭筋とハムストリングスの肥大を生じる可能性がある．特に自転車の立ち漕ぎをするときに，大腿骨近位の内旋がよく認められる．回旋中間位で大腿骨近位にテーピングを行うことは，再教育のプログラムに役立つ．

要約

大腿骨副運動の過剰可動性の症候群では，股関節の屈曲と伸展，および膝関節の屈曲と伸展を行っているあいだ，股関節の回旋および過剰な副運動として前方すべりまたは上方すべりが生じる．股関節に退行性疾患が認められる患者において，痛みはあるが可動域制限のない場合がある．このような患者では，微妙な副運動の障害を伴った内旋や外旋が認められる．すなわち，本来あるべき副運動以上に容易に副運動が生じてしまう．たとえば，腹臥位での膝関節屈曲と座位での膝関節伸展で，上方すべりを伴った股関節の回旋が認められる．大腿四頭筋あるいはハムストリングスがストレッチされると大腿骨の回旋と上方すべりが生じる．そのため，関節の圧迫に関与しているこれらの筋群の硬化は，寛骨臼での大腿骨の運動機能障害の原因として示唆される．副運動障害の別の指標としては，腹臥位で股関節外旋運動をしているときに大腿骨頭が大きな弧を描くことがあげられる．

症例

病歴 43歳の男性．両股関節の痛みに対するホームエクササイズの指導を受けるため，理学療法へ紹介された．股関節の痛みは，左が右よりも強かった．X線所見では，退行性の股関節疾患が示唆された．患者はジョギングのような股関節に衝撃のある負荷を伴うエクササイズを行わないよう指導を受けていた．患者はコンピュータプログラマーである．約6年前，患者は定期的なジョギングを始めた．ジョギングをしないよう勧められたことに，患者は非常に悩んでいた．

症状 歩行しているときに痛みが生じる．座位でいるときには痛みを訴えないが，座位から立位になるときに痛みが生じる．車の乗降でも，股関節に痛みが生じる．睡眠時にも，時どき痛みが生じる．

アライメントの分析 患者の身長は177cmである．体格はがっしりしており，筋が十分発達している．患者はまったくウエイトトレーニングはしていないのだが，筋肉質なのは家系の特徴だといっている．患者は，下部腰椎前彎の増加を伴うわずかな骨盤前傾を呈している．腸骨稜の高さは左右同じであり，膝関節のわずかな屈曲に伴って股関節の屈曲が強まっている．また，股関節のわずかな外旋も認められる．

動作分析 次の5つの姿勢で検査が行われる．①立位，②背臥位，③腹臥位，④四つ這い位，⑤座位．

立位 立位で，前屈動作および前屈位から立位へ戻る動作は正常である．片脚立位では，各々の立脚側の骨盤にわずかな下降が認められる．

背臥位 股関節屈曲100°で鼠径部前面に痛みが生じる．その痛みは，左が右よりも強い．背臥位で股関節屈曲位から股関節を外転・外旋すると，鼠径部の前面に痛みが生じる．その痛みは，左右両側で生じる．

腹臥位 膝関節屈曲に伴う股関節の外旋と大腿骨の上方すべりは，左が右よりも多い．膝関節屈曲位の腹臥位で股関節の外旋を行っているあいだ，大転子の部位を触診することで，大腿骨近位の大きな弧を描く運動を確認することができる．

四つ這い位 四つ這い位で後方へ移動するとき，股関節の屈曲ではなく腰椎の屈曲が認められる．大転子の観察によって，大腿骨近位部では外旋しているのがわかるが，大腿骨遠位部の運動（訳者注：股・膝関節屈曲）は認められない．修正および反復により，後方へ揺さぶる際に股関節の屈曲は外旋と痛みを伴わずに115°まで可能になる．

座位 座位で左膝関節を伸展すると左股関節は内旋するが，右膝関節の伸展では右股関節の内旋は生じない．

筋の長さと筋力の分析 両側の大腿筋膜張筋（TFL）と大腿直筋は短縮している．股関節外転筋群の検査は，左が4-/5，右が4/5である．検査により大殿筋の弱化（両側とも4/5）も認められる．

診断 痛みのパターンは退行性の股関節疾患に該当している．膝関節の伸展および屈曲を行っているあいだの主な障害は股関節の回旋と上方すべりの運動であり，これは大腿骨副運動の過剰可動性症候群に該当している．大腿骨副運動の過剰可動域に加えて，回旋と上方すべりの繰り返しも股関節の痛みに関与している．

治療 治療プログラムの主目的は，①膝関節の屈曲・伸展中に生じる股関節の回旋および上方すべりの過剰な反復を最小限にすること，②大腿骨副運動の範囲を最小限にすることである．患者は次のエクササイズを正しいパフォーマンスで行うよう指導を受ける．

- 側臥位：膝関節伸展位で股関節の外転を行う．
- 腹臥位：大腿骨の動きをモニターしながら膝関節の屈曲を行う．大腿骨の外旋または上方すべりが始まる位置で，膝関節の屈曲を中止する．
- 腹臥位：腹部の下に枕を置き，膝関節屈曲位のまま股関節の伸展を中間位まで行う．
- 四つ這い位：助手に，大転子の触診によって大腿骨近位の動きをモニターしてもらいながら，後方へ移動する．大腿骨の回旋が始まる位置で，この運動は中止する．
- 座位：股関節の回旋や大腿骨の上方すべりを伴わないように，膝関節を伸展する．
- 歩行：踵接地で殿筋群を収縮する．

帰結 患者は初回診察から2週間後に再来し，歩行時および座位から立位になるときに生じる痛みがなくなったと述べた．エクササイズの復習が行われた．最初の運動機能障害はもはや認められなくなった．患者は治療費をじかに支払っていたため，これ以上は治療を受けに来ないことにした．患者はエクササイズを理解できたこと，および，エクササイズが有益であることを確信していた．患者は毎日，特にサイクリング（患者のフィットネスエクササイズ）を行った後に，上記のエクササイズを行うよう勧められた．

上方すべりを伴う大腿骨過少可動性

上方すべりを伴う大腿骨の過少可動性は，関節包徴候（capsular signs）を伴う股関節の退行性疾患と関連している症候群である．他動および自動による股関節の屈曲，伸展，回旋，外転，内転は，著しく制限されている．

症状と痛み

運動に伴う痛みは，通常，関節の深部に生じる．また，その痛みは大腿の内側あるいは前面にまで及ぶことがある．休息後に関節の硬さが生じる．退行変性の後期では，安静時と夜間にも痛みがある．股関節の伸展が不足しているため，通常，この症候群のある患者は，歩行の立脚期において過剰な骨盤回旋や骨盤前傾を呈する．股関節外転筋群が弱化している場合，疼痛回避歩行が生じる．

運動機能障害

自動および他動の両方で，すべての運動方向に可動域制限がある．股関節の屈曲位拘縮と回旋制限が最も一般的な障害である．この症候群のある患者は股関節の可動域制限を代償して，歩行中に腰椎の伸展と回旋を行うようになる．

アライメント

構造的多様性：特になし

後天的障害
1. 骨盤前傾と股関節の屈曲
2. 股関節の全方向に可動域制限
3. 股関節伸展の低下：これは骨盤の傾斜および/あるいは回旋の一因となるため，アライメントに影響を及ぼす．
4. 股関節の回旋制限によって生じる代償的な骨盤の回旋．右股関節に過少可動性があるならば，右股関節が内旋位になるように骨盤は右回りに回旋する．
5. 軟骨下層の崩壊による下肢長差

柔軟性と硬さの障害

腰椎は股関節よりも柔軟になる．

筋と動員パターンの障害

　動員パターンの主な問題は，股関節屈筋群の優位な活動である．この症候群の初期の段階では，股関節屈筋群の活動を避けて股関節伸展筋群の参加を改善することで，症状を軽減することができる．可動域の制限は，股関節の外転筋群と伸展筋群の後天的弱化の一因となる．

　筋の長さと筋力の障害が認められるかもしれない．関節自体の過少可動性があるため，特定の筋の短縮を鑑別することが困難である．

確認検査

　上方すべりを伴う大腿骨の過少可動性では，すべての方向の可動域が低下している．特に，回旋，外転，および内転の可動域が低下している．

要約

　関節裂隙の狭小化がある．それは特に関節上面に沿って認められる．可動域の全方向に低下を認めるが，伸展可動域の低下は，歩行障害である過度の腰椎伸展あるいは骨盤の回旋を生じる．股関節外転筋群の弱化は疼痛回避歩行の一因となる．

治療

　目標　治療プログラムの目標は，可能な限り可動域と筋力を維持することである．なぜなら，関節裂隙の狭小化が可動域を制限する主要な関与因子だからである．

修正エクササイズプログラム

　立位　尾側長軸方向への牽引（下方すべり）は，治療の一要素である．牽引のひとつの方法として，高い場所（台など）に立ち，1.8 から 3kg（患者の体格と健康状態により異なる）の重錘をつけた患側下肢を台から垂らす方法がある．そのとき，患者は骨盤の下降を防ぎ，また患側下肢と重錘の重量が股関節で下方への牽引力としてだけ働くようにしなければならない．患側下肢が尾側（下方）に牽引されているあいだ，患者は痛みのない範囲で股関節の内旋と外旋を試みる．

　背臥位　股関節屈筋群のストレッチは重要である．これは，患者が反対側の膝を胸の近くで保持して，腹筋群を収縮しながら患側下肢を股関節伸展方向にすべらせることで行うことができる．股関節伸展筋群，特に大殿筋の収縮は伸展方向への可動域を促進する．股関節屈筋の筋長検査の肢位で足関節に重錘をつけることは勧められない．なぜなら，大腿骨頭に前方への力が生じるからである．そうではなく，患者は背臥位で反対側の膝を胸の近くに保持してから，鼠径溝の近くの大腿近位に重錘を置くとよい．重錘を置かれているあいだ，患者は大殿筋を収縮することによってストレッチを促進することができる．

　四つ這い位　患者が四つ這い位をとることができれば，その肢位で踵に向かって身体を後方に移動するとよい．この方法は，背臥位で胸に膝を引きよせるよりも股関節屈曲範囲を改善するためにはよい方法である．股関節の屈曲可動域制限のため骨盤や脊椎に明らかな回旋が生じたときには，患者は後方への移動を中止しなければならない．患者は股関節屈筋群を収縮するのではなく，両手で床を押すことによって踵に向かって後方に移動すべきである．

　腹臥位　腹臥位で，次の3つのエクササイズを行うことができる．①膝関節の屈曲，②膝関節屈曲位で股関節の外旋，③支持面の上で下肢をすべらせることにより股関節の外転．セラピストは，患者が股関節屈曲拘縮のため腹臥位で腰椎伸展を生じないように確かめなければならない．そのため，通常は，腹部の下に枕を置くとよい．

　立位　下部腹筋群の強化をするために，患者は背部を平坦にするために股関節と膝関節を屈曲した状態で，壁に寄りかかった立位をとる．次に，腹筋群を収縮することで背部を壁に接触した状態を保ちながら，股関節と膝関節を伸展していかなければならない．

　歩行訓練　患者は踵接地で殿筋群を収縮するよう指導を受ける．また，股関節の伸展を試みるように指導が行われる．股関節の屈曲拘縮があるとき，代償運動として腰椎が伸展や回旋するよりも膝関節の屈曲のほうがまだよい．腰椎の伸展や回旋は，やがて背部の痛みを生じる．歩行時の膝関節の屈曲は望ましくないが，腰椎の代償運動によって背部の痛みを生じるほど膝の痛みは容易には生じない．

　座位　股関節が90°までしか屈曲しないならば，患者はくさび（wedge）の上に座ることで，股関節の屈曲を少なくすることができる．

　座位から立位　患者は椅子の縁へ移動しなければならない．立ち上がり動作を行うため，患者は股関節を自動屈曲するというよりは手で身体を押し上げなければならない．立ち上がる最中に，患者は股関節と膝関節の伸展運動をして，股関節の屈曲による前方への揺さぶりを避けなければならない．

症例

病歴 58歳の男性．左股関節の痛みに対する評価と治療のため理学療法へ紹介された．患者は会社役員であり，テニス，スカッシュ，およびヘルスクラブで定期的な柔軟体操などの活動的なエクササイズプログラムを継続していた．X線検査では，左の股関節に退行変性があることが示唆された．しかし，患者は股関節置換術を受けることをためらっていた．なぜなら，担当医によると，股関節置換術を受けることでテニスやジョギングができなくなるからであった．患者は，現在の痛みの程度は置換術を受けるほどのものではないと思っていた．また，股関節の問題が悪化したのは，水上スキーを行っているときに転んだことが原因だと考えていた．そのとき，大きなポンという音（"pop"）がした．事故後数週間"若干の痛み"はあったが，その痛みはやがて治まったという．その他の唯一の整形外科的問題としては，患者は5年前にアキレス腱を断裂した（外科的に修復した）．夜間に股関節の痛みが生じ，昼間にこわばりが増すため，患者は初期評価の4か月前からテニスを行っていなかった．テニスを中止してから，夜間の痛みがわずかになった．患者の妻と友人は，歩行時に患者の跛行が明らかであると述べていた．

症状 歩行時，股関節にわずかな痛みが生じる．最も激しい痛みは，しばらく座位でいた後に立ち上がったとき，また，歩き始めたときに生じる．朝，起床して歩き始めたときにも痛みが生じる．

アライメントの分析 患者の身長は180cmであり，筋肉の輪郭がはっきりしている．左の股関節は屈曲しているが，骨盤の前傾を伴わず，左の膝関節は屈曲している．右の股関節は屈曲していない．立位で股関節は両側とも外転している．足部を合わせると，左の股関節に痛みが生じる．腸骨稜は左右同じ高さにあり，殿部は右よりも左が著しく小さい．

動作分析 次の5つの姿勢で検査が行われる．①立位，②背臥位，③腹臥位，④四つ這い位，⑤歩行．

立位 前屈動作は正常に行われる．その際，両膝関節は屈曲位で，股関節は80°屈曲する．片脚立位のあいだ，股関節が外転位にあるため体幹は側方へ傾く．

背臥位 背臥位で，左股関節の屈曲可動域は100°までに制限されており，運動の最終域で痛みが生じる．股関節屈曲位で股関節は外転しており，内転することはできない．右股関節の屈曲可動域は正常範囲内である．左の股関節を屈曲位で外転・外旋すると，右股関節の同じ運動の50%の可動域で，鼠径部前面に痛みが生じる．

腹臥位 腹臥位で左膝関節の屈曲を行っているあいだ，骨盤は前傾および反時計回り（左回り）に回旋し，左股関節は外転する．

四つ這い位 四つ這い位で後方へ移動するとき，股関節の屈曲可動域は右が左よりも広いため，骨盤は右へ移動する．この体位では，股関節の屈曲可動域は左が100°までに制限されており，右は左よりもわずかに屈曲範囲が大きい．

歩行 歩行時，股関節の伸展は制限されている．その結果，立脚期に過剰な骨盤回旋が生じる．骨盤の下降は明らかでない．

筋の長さと筋力の分析 左の大腿筋膜張筋（TFL），大腿直筋，および腸腰筋は短縮している．股関節自体も可動域制限の一因であり，股関節の伸展は完全伸展位よりも30°制限されている．右の股関節屈筋群の長さは正常である．左の股関節屈曲は100°に制限されている．左の股関節外転筋群は短縮している（中間位から-15°）．左股関節の内旋と外旋は，それぞれ10°と15°である．右股関節の内旋と外旋は，それぞれ25°と30°である．股関節の可動域制限のため，特定の筋のMMTは行うことができなかった．

診断 診断は上方すべりを伴う大腿骨の過少可動性症候群である．

治療 治療プログラムの目標は，股関節の可動域を特に伸展方向に拡大すること，および，殿筋群の機能を改善することである．座位から立位への動作時と歩行時はもちろんのこと，背臥位，側臥位，腹臥位，および四つ這い位で，特定のエクササイズが処方される．

患者は背臥位で，右膝を胸にかかえた状態で，腹筋群を収縮したまま左股関節を伸展するように左下肢をすべらせる．この際，股関節伸展を促進するために，大殿筋を収縮させる．患者は股関節屈曲位で股関節の外転・外旋も行うが，鼠径部に痛みが生じたときには，この運動を中止する．

側臥位では，患者は股関節をわずかに外転した後に下肢を内転して，この肢位を10から15秒間維持する．腹臥位では，骨盤の動きを防ぎながら膝関節の屈曲が行われる．腹臥位では，膝関節屈曲位で股関節の回旋も実施される．股関節外転位の四つ這い位で，患者は後方へ移動する．この際，右への体重移動が制御できなくなる位置で止まるよう指導される．

座位から立位への動作では，患者は殿筋群を収縮して，また，股関節を可能な限り伸展するように試みる．

歩行時，左の踵接地で左の殿筋群を収縮し，立脚期のあいだ，殿筋群の収縮を持続させるよう指導を受ける．立脚期の終末でプッシュオフをするために，患者は下腿三頭筋を能動的に使用しなければならない．

鉄棒にぶらさがった状態で，膝関節伸展位での両側股関節を屈曲するエクササイズは中止するように指導を受ける．

帰結 患者は8週間に4回の理学療法を受けた．プログラムに追加されたエクササイズはひとつだけであり，患者は腹臥位で腹部の下に枕を置き，膝関節屈曲位で股関節の伸展を行うよう指導を受けた．8週めの終わりまでには，立位での股関節の屈曲は認められなくなった．足部を約5cm離した状態で立位をとることが可能となった．また，歩行中に骨盤回旋を最小限に抑えることが可能となった．左殿部の形状は，右と変わらなくなった．左股関節の屈曲は，痛みを伴わずに120°まで可能となった．3か月後のフォローアップの診察時には，患者はすでにテニスを行っていたが，以前のように競技的ではなくなった．とりたてて活発に動かなければ，夜間の痛みは生じなくなった．患者は長距離の歩行が可能となり，また，患者の友人は跛行がなくなったことに気づいた．患者は2年後に再来した．X線検査は退行変性の進行を示唆していたが，患者はスポーツ活動を継続しており，痛みは最小限にとどまっていた．患者はエクササイズプログラムを毎日続けていた．

短軸方向への離開を伴う大腿骨外側すべり症候群

短軸方向への離開を伴う大腿骨の外側すべり症候群は，股関節の内転症候群と類似している．ただし，外転筋群の弛緩が重度であるために，大腿骨頭が外側にすべって短軸方向に亜脱臼してしまう点が異なる．患者が患側を上にした側臥位でいるとき，健側を上にした肢位での股関節を比較すると，患側の大転子はかなり突出しており，中心線よりわずかに前方に位置し，また寛骨臼の中心から遠位にある．大腿骨を正しい位置にするために，セラピストは一方の手で大転子の位置で大腿骨近位部を寛骨臼に向かって適切なアライメントに誘導しながら，もう一方の手で大腿骨の屈曲，外転，および外旋運動を操作しなければならない．大腿骨の外側すべり症候群に関連する診断は，亜脱臼に由来するポッピングヒップ（"popping" hip）（訳者注：snapping hip あるいは弾発股ということが多い）である．

症状と痛み

短軸方向への離開を伴う大腿骨の外側すべり症候群の主症状は，股関節の痛みである．また，よく見られることとして，患者は立位で急激な股関節の内転・内旋を行うことで，容易に股関節で"ポン(pop)"という音をたてることができる．この症候群は，ダンサーや先天的な過剰可動性症候群のある人，あるいは脱臼などのような股関節に先天的な異常をもつ若い女性に最もよく見られる．

運動機能障害

立位 片脚立位をすると，自発的な亜脱臼に加えて，大腿骨の内旋と股関節の内転（中殿筋の弱化と一致した方向）が生じる．

背臥位 股関節と膝関節を屈曲すると，通常，大腿骨の内旋が生じる．SLR（膝伸展位で股関節の屈曲）には股関節の内旋を伴う．また，SLRを行っているあいだ，大転子の過剰な上方および前方への軌道が示しているように，瞬間回旋中心の軌道（PICR）は正常な（比較的一定の）位置を維持することができない．

側臥位 股関節を外転しているあいだ，股関節は屈曲および内旋する．外転位から開始肢位へ戻るとき，股関節の内転と過剰な内旋が生じる．遠心性の股関節内転を行っているあいだ，大転子の動きを観察すること，および患側と健側を比較することにより，患側大腿骨の過度の尾側および内側への移動が認められる．

腹臥位 股関節を外旋しているあいだ，大転子の広い弧を描く運動が生じる．股関節を伸展しているあいだ，大転子は内旋する．

四つ這い位 患者が後方へ移動するとき，大腿骨は内旋するかもしれない．これは，大転子を観察することによって確認することができる．

座位 膝関節の伸展には，股関節の内旋を伴うことが多い．

歩行 立脚期には，骨盤の側方動揺の増加，あるいは患側の股関節内転が生じる．また，立脚期に大腿骨の過剰な内旋も生じる．

要約

短軸方向への離開を伴う大腿骨の外側すべり症候群の主な障害は，股関節の過剰な内転である．その外側すべりの程度は，外側あるいは短軸方向への亜脱臼といってよいほど過剰である．

> **アライメント**
> 構造的多様性
> 1. 先天性股関節脱臼の既往歴が多い
> 2. 幅広い骨盤
> 3. 突出した大転子
>
> 後天的障害
> 1. 見かけ上の下肢長差・患側股関節の腸骨稜は反対側の腸骨稜よりも高い

柔軟性と硬さの障害

股関節の過剰な内転可動域がある．内旋可動域も過剰であることが多い．患者は自発的に股関節を亜脱臼することができるので，股関節は正常な状態よりも安定性が低下している．

筋と動員パターンの障害

股関節の屈曲および内旋筋群は，股関節の外転および外旋筋群よりも優位である．筋の長さと筋力の障害も認められることがある．中殿筋と股関節外旋筋群は延長および弱化しており，大腿筋膜張筋（TFL）は短縮している．

確認検査

側臥位での大腿骨のアライメント，および患者自身による随意的な股関節亜脱臼により，大腿骨の外側すべり症候群の診断を確認することができる．

治療

目標 治療プログラムの目標は，股関節外転筋群の弛緩をなくすこと，および大腿骨の亜脱臼を避けることである．

修正エクササイズプログラム

四つ這い位 四つ這い位でのエクササイズは処方すべきではない．なぜなら，後方の筋群と関節包をさらに伸張するからである．

背臥位 背臥位で，大腿骨を回旋中間位で一定の位置を保つよう試みながら，股関節と膝関節の自動屈曲を行うように指導を受ける．それによって，大転子の前方および内側への動きを防ぐ．

腹臥位 腹臥位で，患者は股関節外旋位で股関節を外転する．また，膝関節は屈曲位，股関節は屈曲および外旋位で両側足部の内側を確実に接触させた状態から，等尺性の股関節の外旋を行う．腹臥位で行うもうひとつのエクササイズとしては，膝関節屈曲位で行う股関節の伸展がある．

側臥位 側臥位で，股関節をわずかに外旋した状態から，股関節の外転を行う．開始肢位へ戻るとき，身体の中心線を超えて股関節が内転しないように，両膝のあいだに枕を置いておく．

座位 膝関節の伸展を行っているあいだに股関節が内旋するならば，患者は股関節の回旋を起こさないように膝関節を伸展する練習をしなければならない．

立位 患者は片脚立位のあいだに股関節の外転・外旋筋群を収縮するように，また，股関節の内転・内旋を避けるように指導を受ける．

姿勢習慣と動作パターンの修正 患者は座位で脚を組むことを避けるように，また，立位で股関節の内転を避けるように指導を受ける．側臥位で股関節が内転および内旋することを防ぐために，患者は両膝のあいだに枕を挟まなければならない．最後に，自分の股関節でポンと音をたてることを止めるべきである．

症例

病歴 24歳の女性，大学院生．左股関節の深部に疼痛を患っていた．この痛みは，主に1.6から3.2kmのランニングの最中および終了後に生じた．また歩行時，特に4.8から8kmのあいだでわずかな痛みが生じた．患者は学内のさまざまなスポーツに参加していた．患者は，立位で股関節を急激で随意的に内転および内旋することにより，ポンと音をたてることができるといい，実演してみせた．また，患者は"幼児期に股関節に何らかの'問題'があり，夜に装具をつけていた"と述べた．母親は患者の股関節の問題が幼児期に十分解決したと信じていたので，整形外科的フォローアップは行っていなかった．

症状 患者は股関節の痛みが増加し始めるまで，週に5から7回，3.2kmのランニングを行っていた．患者はランニングを中止したが，学内のスポーツには参加している．痛みが最もひどいとき，患者はその痛みを10のスケールのうち3と評価している．ランニングや長距離の歩行を避けている限り，痛みは生じない．

アライメントの分析 立位で，腸骨稜は左が右よりも2.5cm高い．骨盤の矢状面上の傾きは中間位である．左大腿外側の大転子の領域は，右の同部位よりも大きく見える．また，下肢は両側ともわずかに外反しており，足部は甲が高く硬直している．

動作分析 次の姿勢で検査が行われる．①立位，②四つ這い位，③背臥位，④側臥位，⑤腹臥位，⑥座位，⑦歩行．

立位 前屈および前屈位から直立位へ戻るとき，また，体幹を側屈するとき，患者は症状をまったく訴えず，運動機能障害も観察されない．左片脚立位でいるとき，明らかな股関節の内転がある．右片脚立位では，内転は明らかではない．

四つ這い位 四つ這い位でアライメントを評価すると，骨盤は左が右よりも高く，大腿骨はわずかに内旋している．患者が後方へ移動するとき，大転子の観察により左大腿骨がわずかに内旋することがわかる．また同時に，骨盤がわずかに左へ移動して，結果的に左の股関節は右の股関節よりもわずかに屈曲することになる．

背臥位 他動的な股関節の屈曲に対する抵抗を感じることはなく，可動域は両側とも125°である．股関節屈曲の最終可動域で，左の股関節は内旋する傾向がある．股関節屈曲位から股関節の外転・外旋を行うと，最終可動域で左大腿骨の後外側面(大転子の近く)にわずかに挟み込みを生じている感覚がある．代償的な骨盤の回旋は認められない．下肢伸展挙上をすると，左の股関節は内旋する．

側臥位 側臥位で，左の股関節は過剰に内転および内旋する．その側臥位のまま，左右の大転子の位置を寛骨臼との関連において比較したとき，左の大転子は右よりも遠位および前方にあるように見える．右の股関節は左の股関節ほどは内転あるいは内旋しない．左股関節の外転筋力のMMTを行う際には，寛骨臼に対して大腿骨が正しいアライメントにするために，セラピストが患者の左股関節を屈曲・外転し，さらに左大転子の位置を徒手的に修正する必要がある．

腹臥位 腹臥位で，膝関節伸展位で股関節の伸展を行うと，左の股関節伸展が約10°に達するまで，左の大殿筋の輪郭は変化しない．筋群の輪郭の変化に基づけば，右の場合は大殿筋とハムストリングスが同時に収縮する．左の股関節を外旋すると，左大転子の大きな弧を描く運動が生じる．左股関節の外旋可動域は35°である．右の股関節を外旋しても，右大転子の大きな弧を描く運動は生じない．右股関節の外旋可動域も35°である．

座位 座位で左の膝関節を伸展しているあいだ，左の股関節は内旋する．それは，患者が膝関節を伸展するときに，セラピストが手を大腿前面に置くと明らかになる．

歩行 歩行中左立脚期では，左股関節の内旋が増大し，また，股関節の内転(骨盤の下降)が明らかとなる．右立脚期のあいだには，これらの歩行障害は明らかではない．

筋の長さと筋力の分析 左の大腿筋膜張筋-腸脛靱帯(TFL-ITB)は短縮している．股関節屈筋の筋長検査の際に，股関節を完全伸展するためには，左の股関節の場合は25°外転しなければならない．一方，右の股関節では5°以下の外転をすればよい．その他の股関節屈筋群は，どれも短縮していない．左の股関節外転筋群は，弱化している(4−/5)．右の股関節外転筋群は正常である(5/5)．左の中殿筋後部(PGM)は特に弱化しており(3+/5)，検査肢位で患者は股関節の内旋を防ぐのに困難を要する．股関節の内転筋群は左右とも5/5であるが，大殿筋は左が4/5で右が5/5である．

診断 診断は大腿骨の外側すべり症候群である．この診断を支持する重要な所見は，①股関節でポンと音をたてたり，股関節を亜脱臼させたりすることができる，②患者が側臥位でいるとき，股関節を正しい位置にするために，セラピストは患者の股関節を外転および外旋しながら大転子を徒手的に誘導しなければならない，ということである．側臥位では，股関節は内転しており，また過剰に内旋しているように見える．この肢位では，患側の大転子の位置は健側のそれと比べ，遠位および前方にある．股関節痛が強くなったのは，特に立脚期で大腿骨の強力な制御を必要とする活動(たとえば，ランニング)を行っているあいだに，大腿骨頭が過剰に動いていたためである．

治療 治療プログラムの目標は，大腿骨頭が外側すべりした位置を避けること，また，股関節の外転外旋筋群を短縮および強化することである．

背臥位では，まず患者は右膝を胸の近くで保持して背部を平坦にする．次に，骨盤を後傾させて，左股関節外旋位を維持したまま左下肢を伸展および外転方向へすべらせる．このエクササイズの目的は，TFL-ITBを伸張することである．

側臥位では，股関節の内転を防ぐだけの高さの枕を両膝の間に入れて，患者は股関節外旋位を維持したまま外転を行う．患者は腰椎の伸展を避けながら，股関節を可能な限り伸展位に維持するよう指導を受ける．股関節がわずかに伸展位のまま重力に抗する股関節の外転を可能にするために，骨盤をわずかに前方回旋位にするよう指導を受ける．

腹臥位では，股関節は外転および外旋位，膝関節は屈曲位，そして両側足部の内側は接触している状態で，足部を互いに押し合うことで等尺性の股関節外旋を行う．また，TFL-ITBを伸張するため，患者は膝関節屈曲位の腹臥位での股関節の外旋も行うよう指導を受ける．

左片脚立位で股関節の内旋と骨盤の下降を防ぐため，患

者は左の殿筋群を収縮するよう指導を受ける．また，歩行時でも，骨盤の下降と股関節の内旋を防ぐため，患者は踵接地で左の殿筋群を収縮するよう指導を受ける．

習慣的姿勢を修正するために，患者は側臥位でいるときには両下肢のあいだに枕を挟み，股関節の内転と内旋を避けるよう指導を受ける．患者は脚を組んで座ることも避けるよう指導を受ける．座位から立位，および，その逆の動作では，患者は両膝を真正面に向けた状態を維持して，両股関節を内旋しないようにする．また，座位から立ち上がる動作では，患者は殿筋群を意識的に収縮するように努める．

帰結 初回評価のとき，患者はすでにランニングを中止していたので，症状を訴えなかった．エクササイズが正しく行えているかを確認するため，患者は初回評価から1週間後に再来した．患者はすべてのエクササイズを正しく行っており，左のPGMの筋力は4-/5に改善した．初回評価から約3週間後，患者はジョギングと歩行をそれぞれ1分間ずつ交互に合計20分間行うことを許可された．ジョギングは一日おきに週3日だけ行うよう制限された．残りの4日，患者は歩行を30分間行うことができた．ジョギングと歩行のプログラムを実施する際には，踵接地で殿筋群を収縮するよう指導を受けた．2週間後，患者は予定通りにジョギングを2分間に増やし（歩行は1分間），合計時間を30分まで増やした．患者が骨盤の下降と股関節の内旋を制御できていることは，ジョギングを観察することによって確認することができた．その2週間後，患者はジョギングを5分間と歩行を1分間行うこと，また，頻度を一日おきに週4日まで増やすことが許可された．初回評価から約3か月後，TFL-ITBの短縮は認められなくなり，股関節外転筋群の検査は5/5になった．患者は一度に20分間のジョギングを行うことを許可された．さらに，ジョギングによって症状が誘発されず，また，股関節の内旋と内転が予防されている限り，ジョギングの持続時間を増やしてもよいことになった．最後の診察から約1か月後，患者は週4日，30分間のランニングを行っており，症状がまったく生じていないことを報告した．

おわりに

この章では，股関節痛に対する理学療法を目的として紹介されてきた自験例に基づき，観察される頻度の高い順に股関節の運動機能障害症候群を提示した．しかし，これら症候群の実際の分布に関しては，より大きなデータベースによる検証が必要である．

文献

1. Bogduk N, Pearcy M, Hadfield G: Anatomy and biomechanics of psoas major, *Clin Biomech* 7:109, 1992.
2. Deusinger R: Validity of pelvic tilt measurements in anatomical neutral position, *J Biomech* 25:764, 1992.
3. Ebrall PS: Some antropometric dimensions of male adolescents with idiopathic low back pain, J Manipulative Physiol Ther 17:296, 1994.
4. Fagerson TL: *The hip handbook*, Boston 1998, Butterworth-Heinemann.
5. Freiberg AH, Vinke TH: Sciatica and sacro-iliac joint, *J Bone Joint Surg Am* 16:126, 1934.
6. Gelberman RH, Cohen MS, Hekhar S et al: Femoral anteversion, *J Bone Joint Surg Br* 69-B:75, 1987.
7. Goldman JM et al: An electromyographic study of the abdominal muscles during postural and respiratory maneuvers, *J Neurol Neurosurg Psychiatry* 50:866, 1987.
8. Inman VT, Ralston HJ, Todd F: *Human walking*, Baltimore, 1981, Williams & Wilkins.
9. Jukar D et al: Quantitative intramuscular myoelectric activity of lumbar portions of psoas and the abdominal wall during a wide variety of tasks, *Med Sci Sports Exerc* 30:301, 1998.
10. Kaplan EB: The iliotibial tract, *J Bone Joint Surg Am* 40A(4):817, 1958.
11. Kendall FP, McCreary EK, Provance PG: *Muscles, testing and function*, ed 4, Baltimore, 1993, Williams & Wilkins.
12. Lieb FJ, Perry J: Quadriceps function: an EMG study under isometric conditions, *J Bone Joint Surg Am* 53:749, 1971.
13. Merriam WF et al: A study revealing a tall pelvis in subjects with low back pain, *J Bone Joint Surg Br* 65B:153, 1983.
14. Mueller MJ et al: Relationship of plantar-flexor peak torque and dorsiflexion range of motion to kinetic variables during walking, *Phys Ther* 75:684, 1995.
15. Norkin CC, Levangie PK: *Joint structure and function: a comprehensive analysis*, ed 2, Philadelphia, 1992, FA Davis.
16. Pare EB, Stern JT, Schwartz JM: Functional differentiation within the tensor fascia latae: a telemetered electromyographic analysis of its locomotor roles, *J Bone Joint Surg Am* 63(9):1457, 1981.
17. Pritchard B: Get hip, *Golf Magazine* August:78, 1993.
18. Reid DC: *Sports injury assessment and rehabilitation*, Edinburgh, UK, 1992, Churchill Livingstone.
19. Richardson C et al: *Therapeutic exercise for spinal segmental stabilization in low back pain*, Sydney, 1999, Churchill-Livingstone.
20. Ruwe PA, Gage JR, Ozonoff MB, Deluca PA: Clinical determination of femoral anteversion: a comparison with established techniques, *J Bone Joint Surg Am* 74:820, 1992.
21. Shields RK, Heiss DG: An electromyographic comparison of abdominal muscle synergies during curl and double straight leg lowering exercises with control of the pelvic position, *Spine* 22(16):1873, 1997.
22. *Stedman's Dictionary*, Baltimore, 1997, Williams & Wilkins.

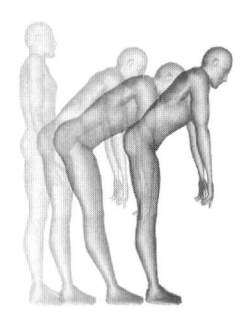

Chapter 4
付　表

内旋を伴わない大腿骨前方すべり症候群

この症候群の主な運動機能異常は，股関節を屈曲しているあいだの大腿骨の後方すべりが不十分な状態である．股関節伸展筋群と股関節後面の構成体の硬化，および，股関節伸展位を維持することによって生じる股関節前面の構成体の過剰可動性は，最も抵抗の少ない軌道である前方すべりを生じる．

症状と病歴
- 股関節の屈曲あるいは立位で鼡径部に痛み
- おそらく，股関節の全般的な痛みを生じる
- 若者，長距離走者，ダンサー，武道家（立脚側）に生じることが多い

主検査と徴候

立位アライメント
- 骨盤後傾，股関節伸展，膝関節過伸展，殿部外形の減少

背臥位
股関節と膝関節の屈曲
- 自動：90°以上で痛みの増加
- 他動：鼡径溝で後下方に圧迫（骨頭の後下方すべり）を加えると，硬化が明らかとなり，また，痛みのない屈曲可動域が増加する

下肢伸展挙上
- 自動：大転子によって瞬間回旋中心の軌道（PICR）のわずかな変位が認められる
- 他動：鼡径溝で後下方に圧迫（骨頭の後方すべり）を加えると，硬化が増して，可動域が減少する
- 股関節最大屈曲位で，患者は股関節屈筋群の自動収縮を行う；結果として大転子の変位が生じる

腹臥位で膝関節伸展位での股関節伸展
- 大転子の前方変位
- 大殿筋の収縮が開始するのは，股関節伸展可動域の50％を超えてからである

MMT
- 腸腰筋の弱化（弱化と痛みがあるかもしれない），大殿筋の弱化

四つ這い位
- 患側の骨盤が高く見える（股関節屈曲は90°以下）；患側の股関節は健側の股関節ほど容易に屈曲しない；その結果，身体を後方へ揺さぶる（移動する）際（rocking backward），骨盤は傾斜する

関連徴候
（関与因子）

- 腸腰筋の延長
- ハムストリングスの短縮
- TFL-ITB の短縮
- 歩行：膝関節過伸展
- 脚を組んで座る習慣

運動の鑑別と関連診断

運動診断
- 内旋を伴う大腿骨の前方すべり
- 外旋を伴う大腿骨の前方すべり
- 大腿骨副運動の過剰可動性

関連診断
- 腸腰筋腱障害，腸腰筋滑液包炎

医師への紹介を必要とする医学的診断に対するスクリーニング

- 虚血性壊死
- 変形性関節症
- 疲労骨折：
    小転子
    大腿骨近位内側
    恥骨結合
- 腸腰筋膿瘍
- 脊髄腫瘍
- 腹水
- 血友病（消化管出血）
- 大動脈瘤
- 尿管痛
- 腹斜筋下部の剥離
- 恥骨痛
- 恥骨炎
- 鼡径ヘルニア
- 骨盤臓器脱

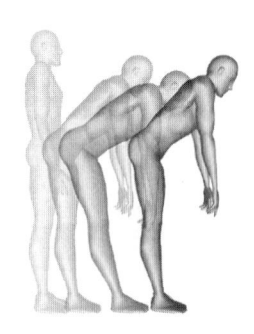

Chapter 4
付　表

内旋を伴う大腿骨前方すべり症候群

この症候群の主な運動機能異常は，股関節を屈曲しているあいだに，大腿骨の後方すべりが不十分であり内旋が過剰なことである．股関節を屈曲しているあいだ，股関節の瞬間回旋中心の軌道（PICR）の障害が生じる．これは，大転子が上方および内側へ移動することにより示される．股関節の屈曲内旋筋群に対応して働く股関節の屈曲外旋筋群の機能異常がある．股関節伸展筋群と股関節後面の構成体の硬化，および股関節伸展位を維持することによって生じる股関節前面の構成体の過剰な可動性は，最も抵抗の少ない軌道である前方すべりを生じる．

症状と病歴

- 股関節の自動屈曲のあいだ，鼠径部に痛み
- 鼠径部の痛みは，おそらく股関節全体の疼痛へと発展する
- ランナー，ダンサー，武道家（立脚側），サッカー選手に生じることが多い

主検査と徴候

立位アライメント
- 骨盤後傾，股関節の伸展および内旋；膝関節の過伸展，殿部外形の減少

片脚立位
- 股関節の内旋

自動および他動の下肢伸展挙上
- 自動：大転子の動きによってPICRの前内側への変位を確認せよ（痛みがあるかもしれない）
- 他動：鼠径溝で後下方に圧迫（骨頭の後下方すべり）を加えると，硬化が明らかとなり，また，痛みのない屈曲可動域が広がる
- 下肢を最終可動域に置き，患者にその位置を維持するよう求める；前方すべりを観察せよ

腹臥位で膝関節伸展位での股関節伸展（重度の場合）
- 大転子の前方変位
- 股関節の伸展が開始した後に大殿筋の収縮が始まる

四つ這い位
- 股関節屈曲が90°以下で患側の骨盤が高く見える；身体を後方に揺さぶる（rocking backward）際，大腿骨は後方へすべらない，あるいは，股関節は容易に屈曲しない

MMT
- 腸腰筋，中殿筋後部，あるいは股関節外旋の内在筋群に弱化，または弱化と痛みがある；大殿筋は弱化している

座位
- 膝関節伸展：股関節の内旋を観察せよ；股関節を外旋位にすることで，膝関節の伸展可動域が低下，あるいは運動が遅くなる

関連徴候 （関与因子）	運動の鑑別と関連診断	医師への紹介を必要とする医学的診断に対するスクリーニング
・見かけ上の下肢長差 ・非対称のハムストリングス（内側は外側よりも短い） ・内側ハムストリングスは外側ハムストリングスよりも優位に動員される ・TFL-ITB の短縮 ・後天的障害：足関節回内 ・構造的変化 　大腿骨の前捻 　外反膝 ・歩行： 　股関節内旋 　膝関節過伸展	**運動診断** ・大腿骨副運動の過剰可動性 ・大腿骨の前方すべり ・外旋を伴う大腿骨の前方すべり ・内旋を伴う股関節の内転 **関連診断** ・腸腰筋腱障害 ・腸腰筋滑液包炎 ・内閉鎖筋のトリガーポイント ・弾発股症候群	・虚血性壊死 ・変形性関節症 ・疲労骨折： 　小転子 　大腿骨近位内側 　恥骨結合 ・腸腰筋膿瘍 ・脊髄腫瘍 ・腹水 ・血友病（消化管出血） ・大動脈瘤 ・尿管痛 ・腹斜筋下部の剥離 ・恥骨痛 ・恥骨炎 ・鼠径ヘルニア ・骨盤臓器脱

Chapter 4 付表

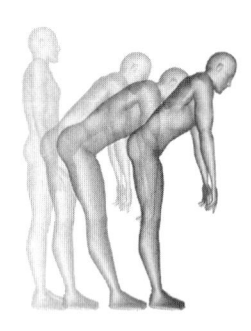

外旋を伴う大腿骨前方すべり症候群

立位アライメントの障害(股関節の伸展および外旋)により,大腿骨頭は関節包前面の構成体に圧迫を加える.股関節伸展筋群の硬化,関節包前面構成体の伸張,および,ハムストリングスの大殿筋に対する優位性は,股関節を伸展する際に,大腿骨頭の過剰な前方すべりに関与している.

症状と病歴
- 股関節の伸展と外旋で鼡径部に痛み;荷重位で悪化する(たとえば,ランニング,ジャンプ)
- 内旋を伴う前方すべり症候群で生じる場所よりも,痛みは内側に位置する
- 外旋と外転を強調する活動(たとえば,アイススケート,サッカー,アイスホッケー)に参加
- 発生率:中等度から高頻度

主検査と徴候
立位アライメント
- 骨盤後傾,股関節の伸展および外旋,膝関節過伸展(内旋で痛みが減少する可能性あり)

背臥位
- 股関節と膝関節の屈曲:外旋および大殿筋の短縮が観察される
- 股関節を屈曲中,硬化が認められる

MMT
- 腸腰筋の弱化(弱化と痛みがあるかもしれない)

腹臥位
- 膝関節伸展位での股関節伸展:大転子の前方変位(重度の場合)
- 股関節の伸展が開始した後に大殿筋の収縮が始まる
- 股関節の回旋:内旋制限(外旋筋群の短縮)

四つ這い位
- 後方へ身体を揺さぶる(backward rocking)あいだ,患側股関節は健側股関節よりも屈曲せず,また,容易に屈曲しないので,骨盤は患側が健側よりも高く見える(大腿骨の後方すべりは容易に生じない)
- 股関節の外旋:アライメントおよび運動が改善する

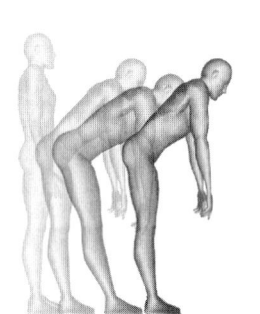

内旋を伴わない股関節内転症候群

立位活動におけるアライメントの障害が原因で,股関節の過剰内転および関節包の上方と後外側の過剰な伸張がある.骨盤の制御に関して股関節内転筋群の動員パターンに障害がある(内転筋群は外転筋群よりも優位).

症状と病歴
- 立位,歩行,階段の昇り,座位から立位になる動作,または時おり,脚を組んで座っているときに殿部もしくは大腿外側に生じる痛み
- 大腿の内部,あるいは鼡径部の内側に痛みを訴えることもある
- 側臥位の就寝歴(股関節内転位)

主検査と徴候
MMT
- 主要な股関節外転筋群の弱化(中殿筋,小殿筋)

片脚立位
- 股関節内転(骨盤下降)あるいは体幹側屈

歩行
- 股関節内転(骨盤下降)

抵抗検査
殿部あるいは大腿外側に痛みのある患者
- 股関節外転の弱化と痛み
- 股関節内転筋群の筋力は強い

大腿内部に痛みのある患者
- 股関節の内転筋群と外転筋群の両方に弱化と痛みがあるかもしれない

関連徴候 (関与因子)	運動の鑑別と関連診断	医師への紹介を必要とする医学的診断に対するスクリーニング
・片脚立位：外旋を観察せよ ・**背臥位，股関節屈曲位で股関節の外転と外旋**：鼠径部の痛みを生じるかもしれない ・ハムストリングスの短縮 ・大殿筋群，中殿筋前部，および小殿筋の弱化 ・**構造的多様性**：大腿骨の後傾(後捻)，脛骨捻転，足部硬直(股関節の前捻があり，股関節の外旋を必要とするエクササイズ歴) ・脚を組んで座る習慣(大腿の上に足部)	**運動診断** ・大腿骨上方すべりを伴う大腿骨副運動の過少可動性 ・大腿骨副運動の過剰可動性 ・大腿骨の前方すべり ・股関節の内転症候群 **関連診断** ・腸腰筋の腱障害あるいは滑液包炎 ・内転筋の損傷あるいは腱障害	・虚血性壊死 ・変形性関節症 ・疲労骨折： 　小転子 　大腿骨近位内側 　恥骨結合 ・腸腰筋膿瘍 ・脊髄腫瘍 ・腹水 ・血友病(消化管出血) ・大動脈瘤 ・尿管痛 ・腹斜筋下部の剥離 ・恥骨痛 ・恥骨炎 ・鼠径ヘルニア ・骨盤臓器脱

関連徴候 (関与因子)	運動の鑑別と関連診断	医師への紹介を必要とする医学的診断に対するスクリーニング
・立位アライメント：股関節内転の増加 ・股関節内転位での立位習慣による患側下肢への荷重の増加 ・見かけ上の下肢長差(腸骨稜高位側に痛み) ・内転筋群の短縮(股関節外転35°以下) ・**構造的多様性**：幅広い骨盤，大転子の突出，外反膝，回内足	**運動診断** ・腰部症候群 ・内旋を伴う股関節内転 ・大腿骨の外側すべり **関連診断** ・中殿筋の損傷あるいは腱障害 ・内転筋の損傷あるいは腱障害 ・転子滑液包炎 ・腸脛靭帯炎 ・坐骨滑液包炎	・殿部あるいは大腿外側に痛みのある患者： 　末梢性ニューロパチー 　神経原性跛行 　新生物 　椎間板ヘルニア ・狭窄： 　骨棘形成 　靭帯の肥厚 ・大腿内部あるいは鼠径部内側に痛みのある患者： 　股関節の病的状態(たとえば，初期の変形性関節症)あるいは虚血性壊死 　疲労骨折(恥骨結合または小転子) 　腸腰筋膿瘍

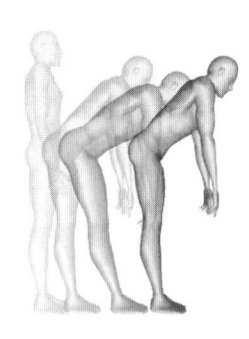

Chapter 4
付　表

内旋を伴う股関節内転症候群

大腿骨近位後外側の安定性の低下は，姿勢障害と股関節後外側の関節包と筋群の過剰なストレッチによって生じる．運動機能障害は，股関節の過剰な内転と内旋である．これらの障害は，骨盤の制御において股関節外転筋群よりも内転筋群の動員が優位であること，および股関節外旋筋群よりも内旋筋群が優位であることによって増悪する．患者によっては，延長した梨状筋が坐骨神経を圧迫していることがある（梨状筋が延長している梨状筋症候群）．この症候群は，大腿筋膜張筋-腸脛靭帯（TFL-ITB）の使いすぎ（股関節の外転および屈曲に対する TFL-ITB の動員）による腸脛靭帯の炎症とも関係しているかもしれない．

症状と病歴

- 股関節の後外側の痛み；あるいは
- 坐骨神経痛（腰痛はない，梨状筋が延長している梨状筋症候群）；あるいは
- 大腿外側（腸脛靭帯）に沿った疼痛または灼熱痛；あるいは
- 大腿の内部に沿った痛み，または，鼠径部内側の痛み
- 下肢に荷重することで痛みが生じる（たとえば，立位，歩行，階段の昇り，座位からの立ち上がり，長時間の座位，時に脚を組んだ座位）
- 転倒歴や手術歴（殿筋群に軟部組織の損傷が存在する）
- 発生率：低から中頻度

主検査と徴候

立位アライメント
- 股関節の内転と内旋
- 患側下肢に荷重を増加した状態で股関節内転位の立位をとる習慣；見かけ上の下肢長差（腸骨稜高位側に痛み）
- 股関節外旋の増加あるいは殿筋群の収縮により痛みは減少する

歩行
トレンデレンブルグ歩行あるいは疼痛回避歩行

片脚立位
- 股関節内転（骨盤下降）

オーバー検査（Ober test）
- TFL-ITB の短縮：股関節が内転および内旋位にあるとき，大転子の突出が観察される；大腿外側に痛みのある患者では，おそらく痛みを生じる

MMT
- 弱化あるいは痛みを伴った弱化；外旋，中殿筋，大殿筋

腹臥位で股関節の回旋
- 内旋の増加

機能的可動性
- 歩行，座位からの立ち上がり，階段の昇りに伴う股関節の内旋

坐骨神経痛を伴う患者
背臥位
- 股関節の屈曲，内転，内旋：痛みを再現する可能性がある

スランプ検査（Slump test）
- おそらく陽性
- 膝関節屈曲の抵抗運動（ハムストリングス）：陰性，筋力は強く痛みはない

大腿外側の痛みを伴う患者
背臥位
- 股関節の屈曲，外転，外旋：可動域制限とともに痛みが再現される；繰り返すことにより可動域は広がり痛みは減少する
- TFL の抵抗運動：弱化と痛み
- 腸脛靭帯の触診：圧痛あり

関連徴候
（関与因子）

- 筋の長さ：内転筋の短縮
- 構造的多様性：
  幅広い骨盤，大転子の突出，
  大腿骨前捻，外反膝，回内足，外反母趾
  就寝時の体位は，側臥位で股関節が内旋および内転位であることが多い
- 大腿外側に痛みのある患者：
  下腿外側に沿ったしびれを生じることがある
  オーバー検査変法の際に，足関節の内がえしによりしびれが再現されることがある
  大腿四頭筋と腸腰筋に弱化を生じることがある

運動の鑑別と関連診断

運動診断
- 放散痛を伴う腰部症候群
- 股関節内転症候群
- 内旋を伴う股関節伸展
- 膝関節伸展を伴う股関節伸展
- 大腿骨の外側すべり
- 股関節外旋症候群

関連診断
- 梨状筋の延長
- 坐骨神経痛
- ハムストリングスの損傷
- 坐骨滑液包炎
- 腸脛靱帯炎
- 中殿筋の損傷あるいは腱障害
- 大転子滑液包炎
- 弾発股
- 腸骨上部の機能異常
- 内閉鎖筋の損傷
- 内転筋の損傷
- 後方椎間関節症候群
- 線維筋痛症

医師への紹介を必要とする医学的診断に対するスクリーニング

- 坐骨神経痛のある患者：
  椎間板ヘルニア
  狭窄症
  新生物
  糖尿病性ニューロパチー
  巨大結腸症
  妊娠
  ブドウ球菌感染症
  骨盤内の動脈瘤
  膿瘍
- 大腿外側に痛みのある患者：
  狭窄症
- 大腿内側に痛みのある患者：
  股関節の病的状態（初期の変形性関節症）あるいは虚血性壊死
  疲労骨折（恥骨結合または小転子）
  腸腰筋膿瘍

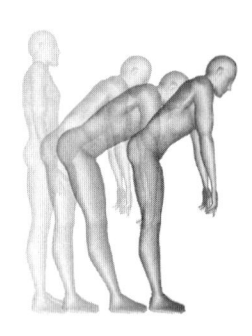

Chapter 4
付 表

大腿骨の外側すべり症候群

この症候群の運動機能障害は，大腿骨頭の外側すべりや短軸方向の離開と関連している．たいてい，この症候群は大腿骨の内転症候群または内旋を伴う大腿骨の内転症候群が進行した状態であるか，もしくは大腿骨の過剰可動性症候群と関連して生じる．

症状と病歴

- 股関節深部の痛み
- ポンと音をたてる股関節
- 股関節の急激な内転と内旋により，能動的な股関節の亜脱臼（おそらく，立位で股関節をポンとならす習慣がある）
- 全身的な過剰可動性を呈することがある
- 発生率：中等度から高頻度
- ダンサー，あるいは，過剰なストレッチングを伴う活動（たとえば，ヨガ）に参加する者に生じる

主検査と徴候

立位アライメント
- 股関節の内転

片脚立位
- 股関節の内転を観察せよ，また，過剰な外側すべりが観察されるかもしれない

側臥位
- 健側の大転子と比べ，患側の大転子は突出しているように，また，前方および遠位に位置しているように見える；股関節を屈曲，外転，外旋位にして，大腿近位を関節へ誘導することによって修正する

MMT
- 主要な股関節の外転筋群と外旋筋群は弱化している

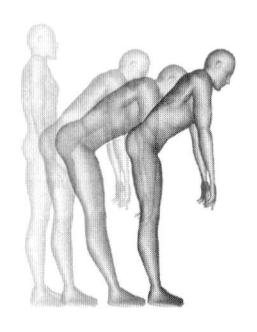

膝関節の伸展を伴う股関節伸展症候群

ハムストリングスの損傷

この症候群では大殿筋よりもハムストリングスの活動が優位であり，股関節の伸展が主な運動機能障害である．また，この症候群の発症は，膝関節伸展と股関節伸展の組み合わせ動作の際に，大腿四頭筋よりもハムストリングスの活動が優位であることと関連しているかもしれない．

症状と病歴

- 坐骨結節，ハムストリングスの筋腹，あるいは，ハムストリングスの停止部に痛み
- 急性発症（すなわち，外傷）あるいは潜行性に発症
- 歩行，階段，ランニングで痛み
- 競技者に生じることが多い

主検査と徴候

立位アライメント
- 股関節の伸展および膝関節の過伸展

歩行
- 踵接地から足底接地で膝関節の過伸展を観察せよ

腹臥位でハムストリングスの抵抗検査，あるいは，下肢伸展挙上の最終可動域
- 痛みの増加（筋力は強くて痛みがある，あるいは，筋力は弱くて痛みがある）

他動的伸張
- 膝関節伸展位で股関節の屈曲（下肢伸展挙上）：痛みの増加

触診
- ハムストリングスの筋腹から付着部に圧痛点

段差昇降
- 膝の制御が不十分（大腿四頭筋の働きが低下）

腹臥位，膝関節伸展位で股関節の伸展
- 股関節伸展開始後に大殿筋の活動が始まる
- 徒手筋力検査で大殿筋の弱化

機能的可動性(functional mobility)
- 階段の昇りと座位からの立ち上がり動作：足部が固定された状態で膝関節が伸展するとき，膝が体幹のほうへ後方移動することを観察せよ（大腿四頭筋よりもハムストリングスが優位）

関連徴候 （関与因子）	運動の鑑別と関連診断	医師への紹介を必要とする医学的診断に対するスクリーニング
・筋の長さ： 　股関節外転筋群の延長 　股関節外旋筋群の延長 　大腿筋膜張筋-腸脛靱帯（TFL-ITB）の短縮 ・就寝時には，股関節が内転および内旋位 ・脚を組んで座る習慣 ・構造的多様性： 　幅広い骨盤，大転子の突出 　大腿骨の前捻，外反膝，回内足 　外反母趾	**運動診断** ・股関節内転症候群 ・内旋を伴う股関節内転症候群 **関連診断** ・転子滑液包炎 ・弾発股症候群 ・過剰可動性症候群	・股関節の病的状態（初期の変形性関節症）あるいは虚血性壊死 ・疲労骨折（恥骨結合，小転子） ・腸腰筋膿瘍

関連徴候 （関与因子）	運動の鑑別と関連診断	医師への紹介を必要とする医学的診断に対するスクリーニング
・ハムストリングスと腓腹筋の短縮 ・ハムストリングスに紫斑を観察できるかもしれない ・立位アライメント：スウェイバックの姿勢 ・前屈位から立位へ戻る動作：両股関節が前方へ揺れ動く；足関節は背屈する；大殿筋の作用すなわち股関節を軸とした回転よりも上体のはずみと足関節の背屈のほうが優位に生じる；本来は，股関節を軸とした回転が大きく，足関節を軸とした回転が小さいのが理想	**運動診断** ・内旋を伴う股関節の伸展 ・近位脛腓のすべり症候群 ・内旋を伴う股関節内転 ・腰部症候群 **関連診断** ・坐骨神経痛 ・ハムストリングスの損傷 ・梨状筋症候群 ・坐骨滑液包炎	・坐骨神経痛あるいは大腿外側に痛みのある患者： 　椎間板ヘルニア 　狭窄症 　新生物 　糖尿病性ニューロパチー 　巨大結腸症 　妊娠 　ブドウ球菌感染症 　骨盤内の動脈瘤 　膿瘍

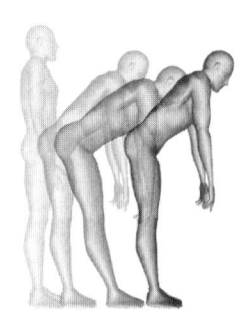

Chapter 4
付　表

内旋を伴う股関節伸展症候群
ハムストリングスの損傷

この症候群では，内旋を伴う股関節の伸展が主な運動機能障害である．また，股関節外旋運動の際に，股関節外旋の内在筋群よりもむしろ大腿二頭筋の動員が関与している．

症状と病歴
- 坐骨結節，ハムストリングスの筋腹，あるいはハムストリングスの停止部に痛み
- 潜行性あるいは急性発症（外傷）
- 歩行，階段，ランニングで傷み
- アスリート，特にランナーに最も頻発する

主検査と徴候
立位アライメント
- 股関節の内旋

片脚立位
- 股関節内旋の増加を観察せよ

軟部組織の鑑別診断のための検査
- 腹臥位または背臥位（SLR）で，ハムストリングスの抵抗運動で痛みが生じる
- ハムストリングスの筋力は強いこともあるが，弱いこともある

他動的伸張
- 膝関節伸展位で股関節の屈曲（下肢伸展挙上）で痛みが生じる

触診
- ハムストリングスの筋腹，起始，あるいは停止に圧痛点

MMT
- 外旋筋群，中殿筋後部，および大殿筋に弱化

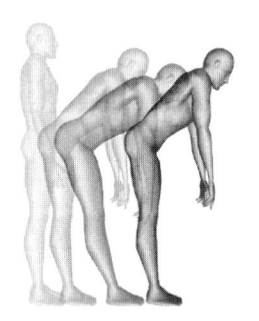

上方すべりを伴う大腿骨過少可動性症候群
骨関節症（変形性関節症）

この症候群の運動機能障害は，関節裂隙の狭小，および，関節と関節周囲の軟部組織の退行変性と関連している．結果として，股関節の生理学的運動は，さまざまな方向（特に屈曲方向）に制限される．

症状と病歴
- 股関節深部と鼡径部に痛み．あるいは，大腿内部や膝内側に関連痛
- おそらく，痛みは持続的であるが，強度は変化する；痛みは荷重活動および座位から立位への動作に伴うであろう
- 痛みは，不快感あるいは持続的で鈍い痛み（ache）として表現される
- 休息後あるいは朝に硬化が認められる
- X線所見には関節裂隙の狭小化が含まれる
- 通常，55歳以上で生じる

主検査と徴候
歩行
- トレンデレンブルグ歩行あるいは疼痛回避歩行；立脚中期（プッシュオフ）で股関節伸展の減少；代償的に腰椎の伸展（訳者注：原本では lateral extension と記載されているが，lumbar extension の間違いだと思うので，腰椎の伸展とした）や腰椎骨盤の回旋

他動的ROM
- 関節包パターンの制限（内旋と屈曲は伸展よりも広い）
- 背臥位：股関節屈曲位からの外転・外旋で鼡径部に痛みが生じる

股関節屈筋の筋長検査
- 腸腰筋，大腿直筋，大腿筋膜張筋-腸脛靱帯（TFL-ITB）の短縮

四つ這い位
- 股関節屈曲の制限，股関節屈曲最終域で健側方向への移動や骨盤の回旋を観察せよ

座位からの立ち上がり動作
- 股関節の屈曲によって動作が始まると痛みが生じる；大殿筋の収縮から始めることで痛みが減少する

関連徴候
（関与因子）

- 筋の長さ：
    ハムストリングスの短縮－座位で膝関節を伸展している際に伴う股関節の内旋を観察せよ（内側外側ハムストリングスの不均衡）
    腓腹筋の短縮
- 立位アライメント：
    膝関節の過伸展
    足関節回内
- 構造的多様性：
    大腿骨の前捻
    外反膝

運動の鑑別と関連診断

運動診断
- 膝関節伸展を伴う股関節の伸展
- 内旋を伴う股関節内転
- 脛骨大腿関節の回旋
- 近位脛腓関節のすべり症候群
- 腰部症候群

関連診断
- 坐骨神経痛
- ハムストリングスの損傷
- 梨状筋が延長している梨状筋症候群
- 坐骨滑液包炎

医師への紹介を必要とする医学的診断に対するスクリーニング

- 坐骨神経痛あるいは大腿後面に痛みのある患者：
    椎間板ヘルニア
    狭窄症
    新生物
    糖尿病性ニューロパチー
    巨大結腸症
    妊娠
    ブドウ球菌感染症
    骨盤内の動脈瘤
    膿瘍

関連徴候
（関与因子）

- 殿筋の隆起の減少
- 腹筋群下部，中殿筋後部，および大殿筋の弱化
- 腰椎前彎，骨盤前傾，股関節屈曲位で立位をとる（おそらく，骨盤の回旋も認められる）
- 背部と股関節の相対的柔軟性

運動の鑑別と関連診断

運動診断
- 大腿骨の前方すべり
- 外旋を伴う大腿骨の前方すべり
- 内旋を伴う大腿骨の前方すべり
- 股関節の内転症候群
- 内旋を伴う股関節の内転症候群
- 腰部症候群

関連診断
- 変形性関節症
- 退行性の関節疾患
- 内転筋の損傷

医師への紹介を必要とする医学的診断に対するスクリーニング

- 虚血性壊死
- 変形性関節症
- 疲労骨折：
    大転子
    大腿骨の近位内側
    恥骨結合
- 脊髄腫瘍
- 腹水
- 血友病（消化管出血）
- 大動脈瘤
- 尿管痛
- 腹斜筋下部の剥離
- 恥骨痛
- 恥骨炎
- 鼡径ヘルニア

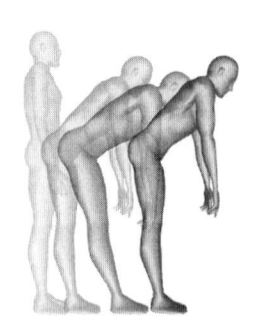

Chapter 4 付表

大腿骨副運動の過剰可動性症候群

この症候群の運動機能障害は，股関節の退行性疾患および膝関節の運動に伴う股関節の過剰可動性と関連している．股関節の生理的運動の制限は，関節包パターンには該当しないが，初期の変形性関節症と関連している可能性はある．骨盤帯の筋群よりも大腿の筋群が優位である．

症状と病歴

- 荷重活動（たとえば，立位，歩行，ランニング）に伴う股関節深部と鼡径部の痛み
- 柔らかいソファーに座っていると，痛みが増加する
- 幼年期の下肢の構造的な問題
- ハイレベルのアスリートやフィットネストレーニングで生じることが多い
- X線所見：初期の退行性の股関節疾患を認めるかもしれない

主検査と徴候

外見
- 大腿四頭筋とハムストリングスの肥大

片脚立位
- 内旋が観察される
- 他動および自動SLR：瞬間回旋中心の軌道（大転子）の前内側への変位が観察される；痛みが生じるかもしれない
- 他動：鼡径溝のところで後下方へのすべりが加えられると，硬化が明らかとなり，また，痛みのない屈曲可動域は広がる．
- 最終可動域において，患者にその位置を維持するように指示する；前方すべりが観察される

腹臥位で膝関節の屈曲
- 他動的な膝関節屈曲に伴う大腿骨の外旋（大転子で観察）
- 膝関節屈曲の際に，大腿骨を牽引すると外旋は減少する

腹臥位で股関節の外旋
- 回旋軸の障害を観察せよ（大転子は広い弧を描きながら動く）；広い弧を修正すると，ROMは減少

MMT
- 中殿筋後部，大殿筋，外旋筋，腸腰筋の弱化
- 座位で膝関節の伸展：内旋が観察される（大腿近位を観察）

関連徴候 （関与因子）	運動の鑑別と関連診断	医師への紹介を必要とする医学的診断に対するスクリーニング
・立位アライメント：膝関節過伸展位 ・筋長検査で，股関節屈筋群に延長が認められる可能性がある ・四つ這い位：股関節屈曲の増加 ・歩行：トレンデレンブルグ歩行あるいは疼痛回避歩行 ・踵接地から立脚中期にかけて膝関節の過伸展が認められる	**運動診断** ・大腿骨の前方すべり ・外旋を伴う大腿骨の前方すべり ・内旋を伴う大腿骨の前方すべり ・大腿骨の過少可動性 ・股関節の内転症候群 ・内旋を伴う股関節の内転 ・大腿骨の外側すべり症候群 ・腰部症候群 **関連診断** ・変形性関節症 ・退行性の関節疾患（初期） ・関節唇損傷	・虚血性壊死 ・変形性関節症（初期） ・疲労骨折： 　大転子 　大腿骨の近位内側 　恥骨結合 ・脊髄腫瘍 ・腹水 ・血友病（消化管出血） ・大動脈瘤 ・尿管痛 ・腹斜筋下部の剥離 ・恥骨痛 ・恥骨炎 ・鼠径ヘルニア

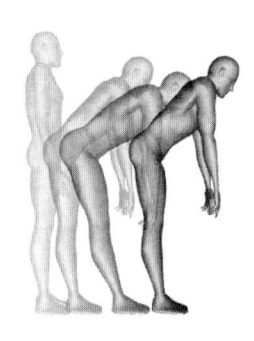

Chapter 4 付　表

股関節外旋症候群

梨状筋の短縮

短縮した筋が坐骨神経を圧迫する（坐骨神経の絞扼症候群）．

症状と病歴

- 殿溝で始まる坐骨神経の分布に沿った痛み（腰痛はない）
- 座位よりも立位と歩行で痛みが増加する
- 発生率：中等度から高頻度
- 男性のゴルファー

主検査と徴候

立体アライメント
- 股関節の外旋：腰椎彎曲の減少，骨盤後傾，あるいは，股関節の伸展があるかもしれない
- 見かけ上の下肢長差があるならば，腸骨稜の低位側に痛みが生じる（腰部の神経根障害の可能性もあり）
- 立位や歩行時，股関節の外旋を増加することにより，痛みが緩和するかもしれない
- 股関節の屈曲，内転，内旋：痛みの再現

腹臥位
- 股関節の回旋：内旋の制限
- 触診：殿部の圧痛
- 抵抗検査：ハムストリングス（筋力は強く，痛みはない）

四つ這い位
- アライメント：患側の股関節は90°以下，あるいは，外旋位または外転位にある
- 機能的可動性：座位からの立ち上がり動作，歩行，階段の昇りに伴う外旋

関連徴候
（関与因子）

- 股関節屈曲可動域の減少
- おそらく，スランプ検査は陽性
- 腸腰筋の弱化または延長
- ハムストリングスの短縮
- 外旋の抵抗運動で症状が再現する可能性あり
- 脚を組んで座る習慣(大腿の上に足部)
- **構造的多様性**：大腿骨の後傾（後捻）

運動の鑑別と関連診断

運動診断
- 腰部症候群
- 内旋を伴う股関節の内転
- 膝関節伸展を伴う股関節の伸展

関連診断
- 坐骨神経痛
- ハムストリングスの損傷
- 梨状筋症候群（梨状筋は短縮）

医師への紹介を必要とする医学的診断に対するスクリーニング

- 椎間板ヘルニア
- 狭窄症
- 新生物
- 糖尿病性ニューロパチー
- 巨大結腸
- 妊娠
- ブドウ球菌感染症
- 骨盤内の動脈瘤
- 膿瘍

Chapter 5
肩甲帯の運動機能障害症候群

Chapter 5 のハイライト
肩甲帯の正常なアライメント
肩甲帯の運動
肩甲帯の筋活動
肩甲骨の運動機能障害症候群
　アライメントと運動の関係
　肩甲骨症候群の診断基準
　頻繁に観察される肩甲骨の症候群
上腕骨の運動機能障害症候群
　アライメントと運動の関係
　上腕骨症候群の診断基準
　上腕骨症候群

Chapter 5 の目標
この章に示される情報を熟考した後，読者は以下のことが可能になる．
1. 肩甲帯の筋群の運動学，特に運動をコントロールするための筋群の拮抗作用と筋群の複数の偶力（force couples）の役割を重視した運動学について説明ができる．
2. 肩甲胸郭関節と肩甲上腕関節についておのおのの運動機能障害症候群の特徴を鑑別できるようになる．

肩に痛みがある患者を治療するうえで，読者は以下のことが可能になる．
1. 評価を行い，関与因子を検討し，そして診断（必要ならば第1診断と第2診断）をすることができる．
2. 診断に合った治療プログラムや，運動機能障害症候群を助長する日常生活活動の改善を患者に対して指導することができるようになる．

はじめに

　本書のアプローチは，有痛性の筋骨格系の問題を診断し治療することを目的とし，"精密な動きにおける小さな変化が，微小損傷を引き起こし，その状態が継続されれば可視的な外傷と痛みを引き起こす"という考え方を根拠としている．精密な運動がこのように変化した結果，代償運動が特定の運動方向に起こり，運動機能障害として分類できるように発展する．運動機能障害への関与因子は，筋の長さ，強さ，柔軟性などの変化，動作の繰り返しや姿勢保持によって生じる筋活動パターンの変化などがあげられる．

　評価の目的は，運動機能障害とその関与因子を明らかにすることにある．評価で得られた情報は，治療に直結する診断を導く．
　治療的なエクササイズや日常生活活動作における運動パターンの修正は，運動機能障害を改善する手段となる．動作の特徴や症状に対して動作が及ぼす影響を観察することによって，運動機能障害の診断と治療の主要な指針が与えられる．症状が機能障害と関連する場合，運動の修正により症状は緩和される．たとえば，肩関節屈曲/挙上のあいだに見られるインピンジメントに起因する肩関節の痛みは，上腕の外旋量が増えることで除去される場合がある．肩甲骨は関節窩の位置を制御する重要な役割を担っているので，肩甲胸郭連結での筋群の作用が比較的わずかに変化しただけでも，肩甲上腕関節におけるアライメントと筋出力に影響を及ぼす可能性がある[31,32]．臨床的観察に基づけば，肩関節に認められる大部分の症候群が肩甲骨運動のタイミングやコントロール障害に起因することが示唆される．
　特定の筋や腱の痛みは，一度の出来事で特定の組織にストレスが加わることにより生じるのではなく，むしろ正常パターンから逸脱した運動を繰り返すことにより生じる．たとえば，棘上筋腱炎（supraspinatus tendinistis）または棘上筋腱疾患（supraspinatus tendinopathy）は，ある特定の機会に上肢を過度に使用したことにより生じるのではなく，むしろ使いすぎや肩関節の生体力学的変化によるインピンジメントに起因する痛みである．棘上筋腱疾患は棘上筋腱の"クリティカルゾーン"と呼ばれる部位の血流不全から生じる[26]．腱疾患（tendinopathy）は，腱の使いすぎに起因する有痛性の状態全般を表すのに用いられている．腱疾患はむしろ腱炎（tendinistis）のような状態を示すのに適した用語である．というのは，有痛性の腱の問題の多くは，腱の病的状態（tendinosis）といわれる状態に起因する

からである．tendinosis は腱炎とは異なる病態であり，腱炎は1～2週間で治癒するのに対してより長い治癒期間を必要とする．腱疾患は，機械的インピンジメント，腱板を取り囲む局所的な解剖学的構造による腱板への圧迫[18]，腱板下部損害[17]，または動作における筋の使いすぎにより引き起こされる．インピンジメント症候群は Neer により初めてアウトレット（outlet）型と非アウトレット（non-outlet）型に分類された．アウトレット型インピンジメントは，烏口肩峰アーチとの接触により腱板が損傷を受けるが，非アウトレット型インピンジメントは正常な棘上筋アウトレット（肩峰下腔）があるときに生じる[22]．Jobe らは，アウトレット症候群が35歳以上の者に好発し，非アウトレット症候群は35歳以下で，頭上での上肢の活動を必要とするスポーツに関連している者に好発することを示唆している．上腕骨の過角度形成（hyperangulation）により肩関節前方の組織が伸張され，非アウトレット症候群につながる要因となる[17]．

患者が肩関節を180°屈曲するあいだ，肩甲骨は60°上方回旋しなければならないが，45°しかなかった場合，屈曲における肩甲骨の上方回旋不足はインピンジメントを引き起こす．上腕骨下制筋の活動が不十分であれば，棘上筋が使いすぎに陥る可能性がある．肩関節の屈曲や外転において，小円筋，棘下筋または肩甲下筋が十分な緊張を生み出さなければ，三角筋による圧縮力に対抗する棘上筋による上腕骨頭に対する下方への牽引力が増加する．

Neer は，インピンジメントから腱板断裂に進行するという肩の連続性の問題を初めて記述した人物である[20]．狭くなった肩峰下腔内で，肩甲骨と上腕骨の筋制御にわずかな不均衡が生じ，それが進展すると，広範囲にわたる軟部組織や骨の変化を引き起こす．上腕骨下制機構が機能異常に陥った場合，自己永続的（self-perpetuating）サイクルに発展する可能性があるという報告もある[19]．運動機能障害の概念を成す前提に立ち返ると，このような自己永続的サイクルは，度重なる使用により，神経筋構成体に変化が起き，肩甲骨と上腕骨の運動制御が変化した結果生じるということになる．この章では，運動機能障害の鑑別の必要性や，分析し診断するための基礎となりうる構成要素の機能障害を識別することの必要性を強調する．これらの要素を確認するためには，慎重な評価と検査を行う必要があり，治療には運動障害を改善する治療的エクササイズの適切な選択と指導が必要となる．

検査の重要な要素は，アライメント，運動パターンの評価と，筋の長さや筋力に対する特異的な検査である．正常および障害されたアライメント，運動パターン，そして筋長検査は，診断に必要な検査を実施するための指針となる．

肩甲帯の正常なアライメント

アライメントは，筋の長さが変化している可能性や，正常な運動を獲得させるために改善が必要な関節の配列を示すひとつの指標である．たとえば肩関節の外転をする場合，運動開始時の患者の肩関節が中間位よりもむしろ内旋位にあると，動作中により多くの外旋が必要になる．運動開始アライメントを補うだけの上腕骨の外旋が生じなければ，上腕骨大結節は烏口肩峰靱帯とインピンジメントを起こしてしまうだろう．同様に，安静時の肩甲骨が下方回旋していた場合，肩甲骨はこれを補うために60°（正常とされる）以上の上方回旋が必要となる．しばしば，アライメント異常を引き起こすような機能障害が正常な運動の妨げとなる場合がある．たとえば，菱形筋の伸張性が低下していた場合，肩甲骨は下方回旋し，肩関節の屈曲における肩甲骨の上方回旋を妨げる．アライメントの偏位は，理想的な姿勢からの偏位である．

肩

正常なアライメント

両肩は，前面または後面から見たとき，T1を通る水平軸からわずかに下方に位置している．側面像では，垂線が肩峰を二分する．

アライメント障害

肩関節の肢位は肩甲骨のアライメントにより決定されるため，肩関節のアライメント障害は肩甲骨の項で詳しく検討する．

- **挙上位**：頸部が短く見え，また両肩は正常な状態より耳に近づいて見える（図5-1）．肩の肢位を評価するときに用いられる解剖学的な基準点の明確化は重要である．なぜなら，筋障害のバリエーションは肩甲骨のさまざまな肢位と関連するからである．肩の高さを評価するための基準点は，肩甲帯の項で検討する．

- **下制位**：鎖骨は水平に見える．または，肩鎖関節が胸鎖関節より低い位置にある（図5-2）．肩甲骨の上角はT2より低い位置にある．

- **前方偏位**：肩甲帯全体を観察したとき，いくつかの肩

甲骨アライメント障害が重複して肩峰が前方に位置して見えることがある．肩が前方に偏位している場合，肩甲骨は外転したり，前傾したり，またはこれらを組み合わせた位置になっている．これらおのおのの肩甲骨の位置異常はそれぞれ別個の筋のアンバランスと関連しており，それぞれに応じた治療が必要なので，これらの問題に関しては，肩甲骨アライメントとの関係の部分で述べられる．

肩甲骨

正常なアライメント

肩甲骨の内側縁は脊柱に平行で，胸郭の中心線から約7.5 cm の位置にある[28]．肩甲骨は胸郭上の T2 から T7 のあいだにある．肩甲骨は胸郭に張りついたような状態にあり，前額面に対して前方に約 30°回旋している．

アライメント障害

- 下方回旋：肩甲骨の内側縁が脊柱に平行ではなく，肩甲骨の下角が肩甲棘基部に対して内側に位置している（図 5-3）．最も多い例は，肩甲挙筋と菱形筋が短縮しており，僧帽筋上部線維が延長している状態である．前鋸筋も延長されているかもしれない．これは，肩に痛みをもつ患者に最もよく見られるアライメント障害のひとつである．

- 下制：肩甲骨の上縁が T2 より低い位置にある（図 5-2 参照）．この肢位は，僧帽筋上部線維が延長されていることを示唆している．このような肢位は，大胸筋と広背筋の影響によりもたらされることがある．このようなアライメントも，肩に痛みをもつ患者に多く見られる．このアライメントが修正されないまま肩の屈曲や外転をすると，肩甲上腕関節や肩鎖関節にストレスをかける一因となる．

- 挙上：肩甲骨上角の挙上（肩峰ではない）は肩甲挙筋の短縮を示唆している（図 5-1 参照）．肩峰を含む肩甲骨全体が挙上している場合は，僧帽筋上部線維の短縮を示唆している．後者の状態では，鎖骨の外側が内側と比べ，顕著に高くなっている．肩甲挙筋や菱形筋そし

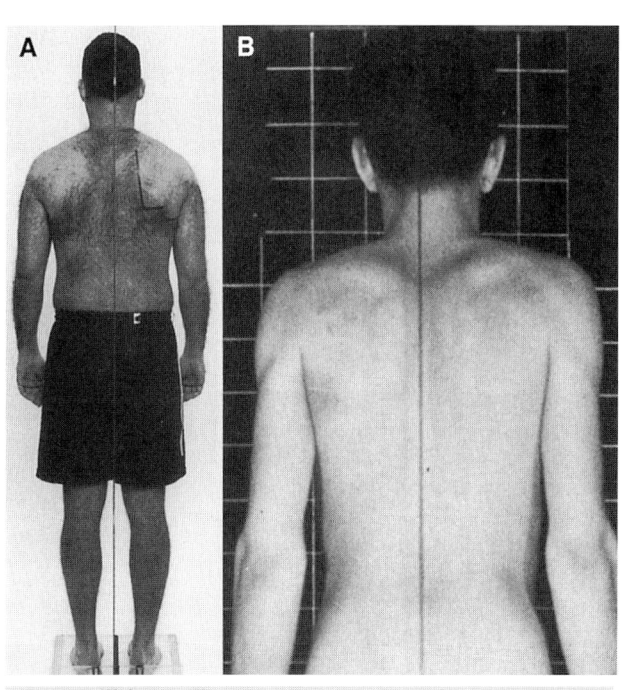

図 5-1　挙上した肩
A：肩峰の下制を伴い，肩甲骨の上角が挙上していれば，肩は挙上しているように見える．
B：肩峰を含む肩甲骨は挙上しており，頸部が短縮したような外観になる．

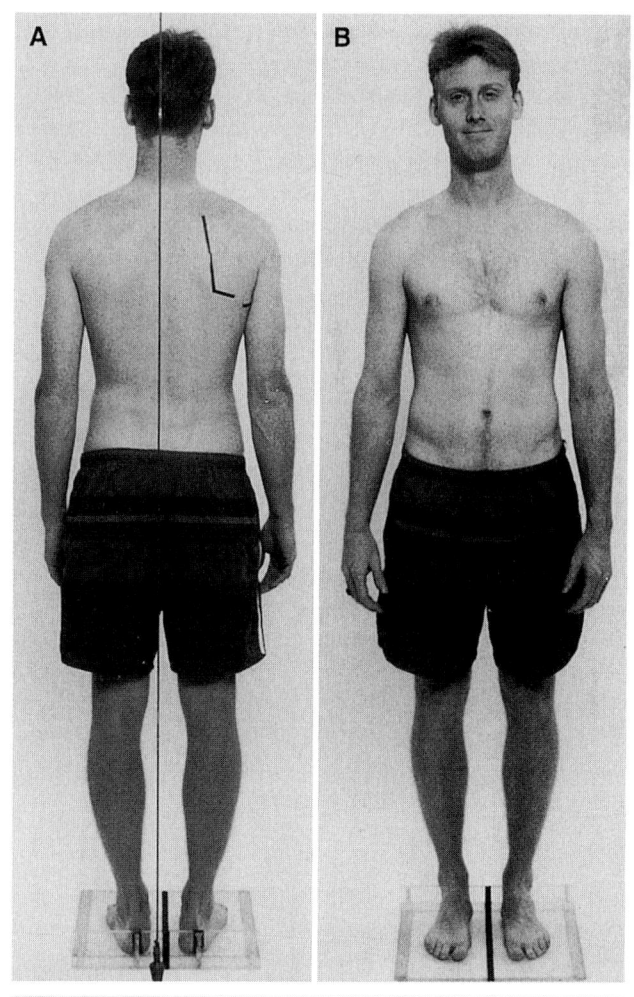

図 5-2　下制した肩
A：肩甲骨の上角は T2 より下方にあり，患者の頸部は長く見える．
B：前方から見ると，鎖骨は水平あるいは肩鎖関節は胸鎖関節よりむしろ低い位置にある．

て僧帽筋上部線維のすべての伸張性が低下していれば，肩甲棘全体が高位になり，第2胸椎よりも第7頸椎に近くなり，肩甲骨は内転しているように見える．
- **内転**：胸郭中心線から肩甲骨内側縁の距離が 7.5 cm 以下である（図 5-4）．菱形筋と僧帽筋は短縮しているかもしれないが，前鋸筋は延長されている．
- **外転**：肩甲骨内側縁は胸郭中心線からさらに 7.5 cm 以上離れている（図 5-5）．肩甲骨が外転する場合は，前額面に対して前方に 30°以上回旋する．このとき，関節窩は前方を向き，上腕骨は内旋したように見える．このような場合，上腕骨の内旋は修正すべきではない．なぜなら，肩甲骨に対する上腕骨の位置は正常であるからである．患者が自分で肩甲骨を内転すると，上腕骨の位置は修正され，正常に見えるようになる．肩甲骨のアライメントが外転-回旋位の場合には，肘窩が前方を向き上腕骨は正常な肢位に見えたとしても，この場合実際のアライメントは外旋位である．外旋筋の長さを評価すると，それらの短縮が示唆される場合が多い．肩甲骨が外転-回旋位となる原因は，主に前鋸筋と大胸筋の両方，あるいはどちらか一方の短縮である．
- **傾斜**：肩甲骨の下角が胸郭から離れ，突き出ている（図 5-6）．このアライメントには小胸筋の短縮が関連している場合が最も多い．その他の原因は，烏口突起に付着する上腕二頭筋短頭の短縮や，三角筋前部線維

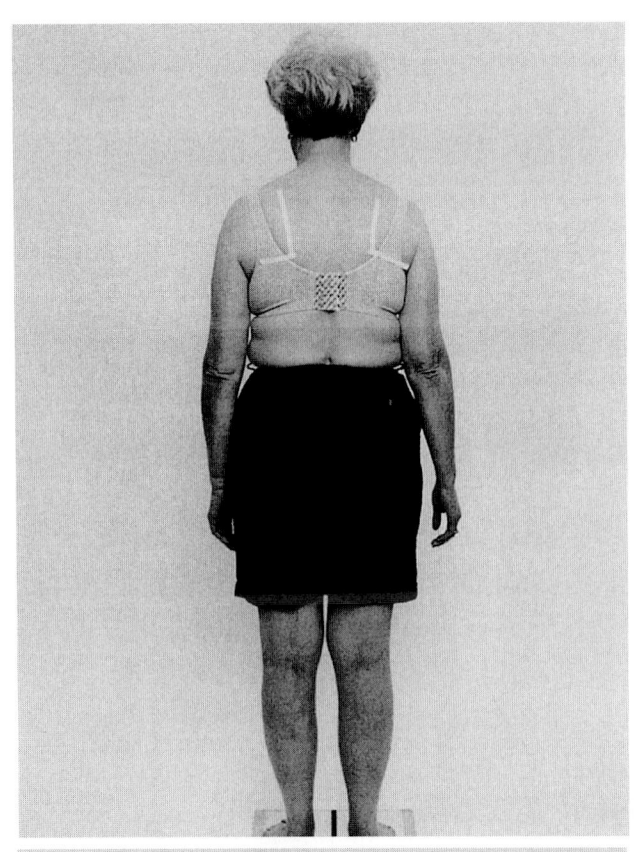

図 5-3 下方回旋した肩甲骨
胸椎の後彎もこのような肩甲骨アライメントに関与している．

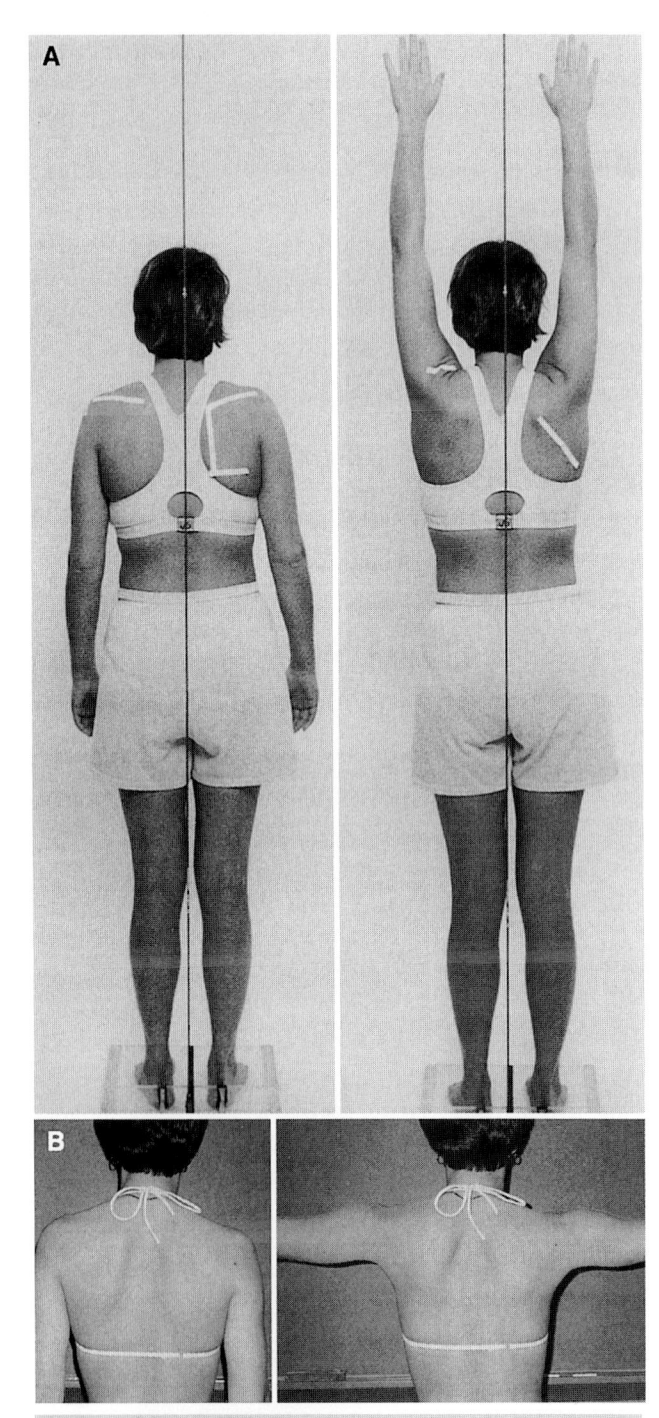

図 5-4 内転した肩甲骨
A：脊柱から肩甲骨内側縁までの距離は 7.5 cm 以下である．完全屈曲位において，肩甲骨は適切な位置よりも内転する．
B：肩甲骨は安静時に内転しており，肩が 90°外転したときでも内転したままである．

の短縮，あるいはその両者の短縮である．上腕二頭筋が短縮していれば，肩甲骨のアライメントを修正すると肘関節が屈曲してしまうだろう．肩甲骨前傾の原因が上腕二頭筋である場合に，肩甲骨を正しい位置に固定したまま肘関節を他動的に屈曲すれば，肩の伸展が可能になるだろう．それでも肩の屈曲が残存するようであれば，前傾の原因としては，三角筋前部線維または烏口腕筋もしくはその両者が短縮している可能性が高くなる．

- **下制と傾斜**：肩甲骨は下制しており，また前傾もしている．
- **外転と傾斜**：この状態は，前述した肩甲骨外転と前傾の複合である．
- **浮き上がり（翼状肩甲）**：肩甲骨内側縁が胸郭から突き出ている（**図 5-7**）．このアライメントは前鋸筋の筋力低下と関連していることが多い．肩甲骨の"浮き上がり"に関与しうる他のアライメント障害としては，胸椎の平坦化，円背，側彎などが挙げられる．側彎では，肩甲骨のアライメントに著しい非対称性が認められる．肩甲下筋が肥大している場合には，肩甲骨内側縁が突き出てくるため"浮き上がり"が認められる．しかし，実際には肩甲骨が前額面上で回旋しているわけではなく，もはや胸郭上で平坦ではなくなってしまっている．注意深く肩甲骨を検査すると，肩甲骨全体が胸郭から突き出ており，内側縁から浮き上がっているわけではない．このような状態はウォールクライミングや懸垂運動を定期的に行う患者に見られることが多い．
- **上方回旋**：肩甲棘の基部は下角より内側にある．僧帽筋が短縮している可能性が高い．

上腕骨

正常なアライメント

肩峰に対する上腕骨頭の前方への偏位は，骨頭の1/3以下でなければならない．上腕骨の回旋中間位は，手掌を体側につけた状態で肘前面のしわが前方に，肘頭は後方に向いているはずである．肘頭が後方を向かずに，手掌が後方を向く場合がある．このような状態は手指屈筋群が短縮している場合に多く見られる（**図5-8**）．側方，前方，または後方から観察すると，上腕骨の近位端と遠位端は同じ垂直面上にあるはずである．前述したように，肩甲上腕関節の

図 5-5　外転・前方偏位した肩
A：側方から見ると，肩は身体の中心線より前方にある．
B：後方から見た場合でも肩は前方にあり，手は股関節の前方にある．

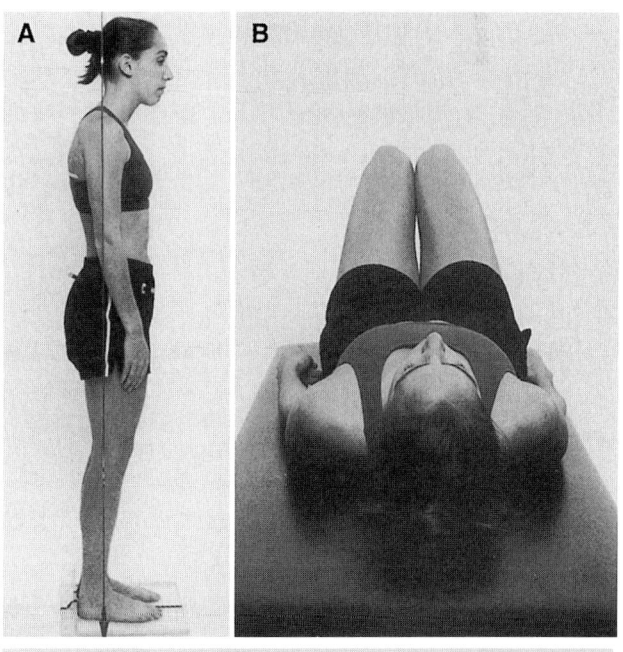

図 5-6　傾斜した肩甲骨
A：肩甲骨の下角が胸郭から突き出ており，烏口突起が前傾している．胸椎後彎の増加も肩甲骨前傾に関与している．
B：背臥位において，肩甲骨が前方位にある場合，小胸筋の短縮が関与している．

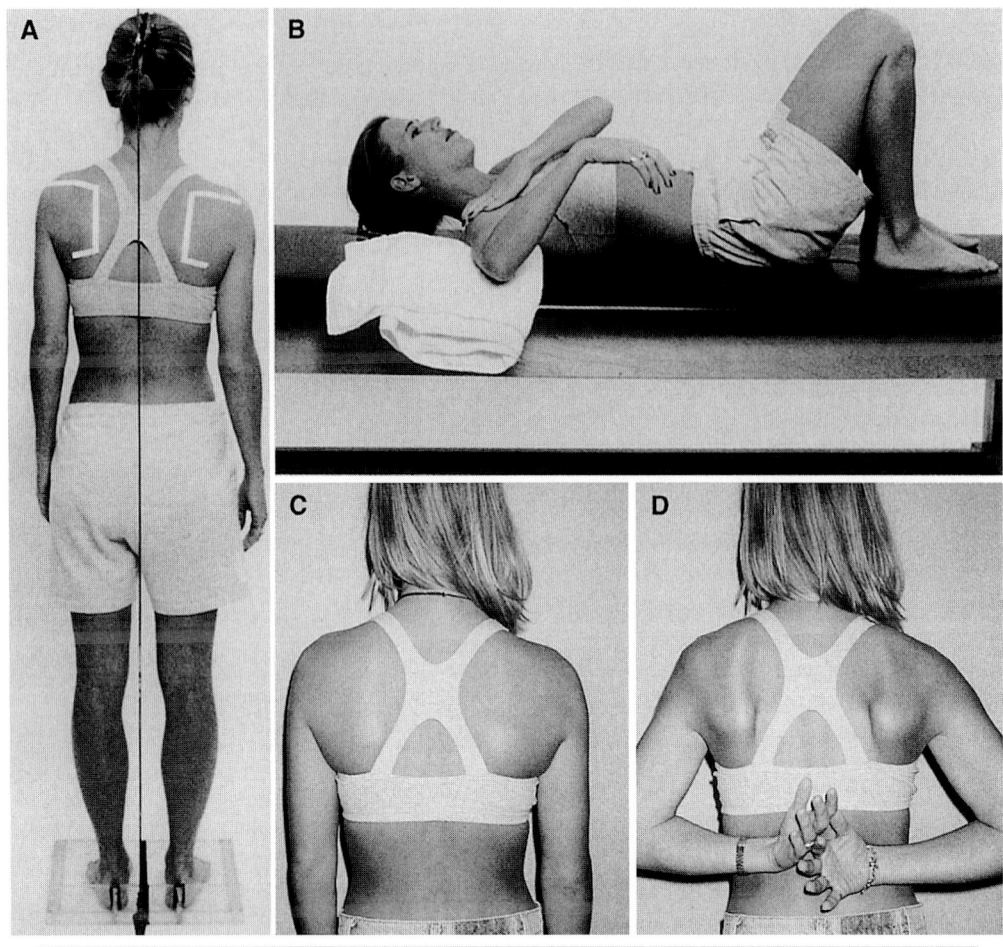

図 5-7 浮き上がった肩甲骨
A：肩甲骨の内側縁が胸郭の面から浮き上がっている．
B：背臥位で肩関節を内旋する．肩甲骨を固定した場合，外旋筋の短縮が存在すると肩関節の内旋は制限される．
C：安静時，肩甲骨が浮き上がっている．
D：肩関節の内旋において，肩甲上腕関節筋群の短縮は，肩甲骨の浮き上がりの一因となる．

適切な評価を行う場合，肩甲骨は正しいアライメントになければならない．

アライメント障害

- **前方偏位**：上腕骨頭の1/3以上が肩峰より前方に位置している（図 5-9）．
- **挙上**：上腕骨頭が肩峰に向かって上方に上がっている．
- **外転**：上腕骨遠位端が身体から離れており，肩甲骨が下方回旋または下制している（図 5-10）．
- **内旋**：肘窩は内側に向き，肘頭は外側に向く．さらに，手掌面は後方を向くことが多い．前述したように，上腕骨回旋の正確な評価を行うためには，まず肩甲骨の評価を先に行う必要がある．
- **外旋**：上腕骨の外旋はまれである．肩甲骨が外転し，上腕骨が正しいアライメントのように見える場合に認められることがある（図 5-11）．
- **屈曲/伸展**：上腕骨が屈曲位にある場合，上腕骨遠位部は近位部に対して前方に位置する．上腕骨が伸展位にある場合は，上腕骨遠位端は近位端に対して後方に位置し，この状態は上腕骨頭の前方偏位と関連する．上腕骨の位置は，肩甲骨の位置との関連を考慮しながら評価されなければならない．正しいように見える上腕骨のアライメントが，肩甲骨の位置により不良なアライメントである可能性があり，またその逆の可能性もある．

胸椎

正常なアライメント

胸椎はわずかに，後方へ彎曲している．

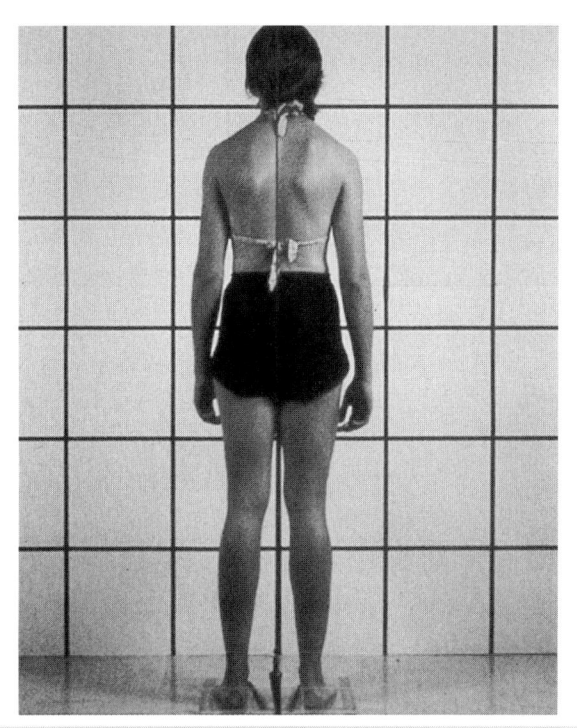

図 5-8 前腕回内を伴った肩関節の中間位
肘頭の位置は中間位である。したがって肩関節は内旋していない。しかし，手掌面は後方を向いている。このようなアライメントは指屈筋の短縮と関係している場合が多い。

アライメント障害

- **後彎**：胸椎の後方への彎曲または，胸椎の屈曲が増加している（図 5-12）。
- **側彎**：胸椎の後彎や肋骨のこぶを伴った脊柱の回旋により，肩甲骨のアライメント不良が生じることがよくある．肩甲骨のアライメントが左右で著しく違う場合，側彎症が最も考えられる原因である．肋骨のこぶが肩甲骨の浮き上がりを引き起こしているのであれば，患者は肩甲骨アライメントを修正しようとして，持続的に肩甲骨内転筋群を収縮させるべきではない．結果的に肩甲骨内転筋の短縮が生じると，肩甲骨の外転や上方回旋を制限し，インピンジメントや腱板断裂，頸部痛などを引き起こす可能性がある．頸部痛が起こるのは，肩甲骨を上方回旋させようとして僧帽筋上部線維が収縮するため，頸椎にストレスが追加されるためである．
- **平坦**：胸椎の正常な後彎が失われると，直線的あるいは平坦な胸椎となる．平坦な胸椎は肩甲骨の浮き上がりを引き起こす．

肩甲帯の運動

用語解説—肩甲骨の運動

以下に示す定義は，症候群の基をなす分節運動を確実に理解しようとする場合に，統一を図るために記されている（図 5-13）．

- 上方回旋は矢状軸での動きで，下角が外側へ，関節窩が頭側へ向く動きである．
- 下方回旋は矢状軸での動きで，下角が内側へ，関節窩が尾側へ向く動きである．
- 挙上はすべり運動であり，肩をすくめるような動きであり，肩甲骨は頭側へ動く．
- 下制はすべり運動であり，肩甲骨の尾側への動きであり，挙上や前傾の反対である．
- 内転はすべり運動であり，肩甲骨が脊柱に向かう動きである．
- 外転はすべり運動であり，肩甲骨が脊柱から離れる動きである．肩甲骨が胸郭の後外側に達するまで胸郭の形に沿って動く．
- 前傾は冠状軸での動きであり，烏口突起が前方・尾側に動く．烏口突起が前方に下制するともいえる．
- "浮き上がり"は肩鎖関節を通る垂直軸で生じる．肩甲骨内側縁は胸郭から離れ，関節窩は前方へ動く．この動きは肩甲骨が胸郭上をスライド（内転または外転）するとき，胸郭面の彎曲に対して肩甲骨の接触を維持するために生じる．肩甲骨内側縁が胸郭から離れる動きが明らかになったとき，この動きは異常となる．

肩甲帯の運動パターン

肩甲帯運動の正常な機能を評価するための観察ポイントを以下に示す．

- **運動開始アライメント**：前述したように，肩甲骨と上腕骨が正しい開始肢位になければ，この誤りは運動中に修正せざるをえなくなる．たとえば，肩甲骨が下方回旋している場合，肩関節屈曲における肩甲骨の上方回旋の総量は，開始肢位の不良を補うために60°以上必要となる．
- **肩甲上腕リズム**：肩関節屈曲0°～60°と外転0°～30°のあいだは，肩甲骨の運動が非常に多様である．InmanとSaundersは，この状態をセッティングフェーズと名づけた[10]．セッティングフェーズ以後，肩甲骨と上腕骨は一定の割合で動く．肩甲上腕関節2°の動

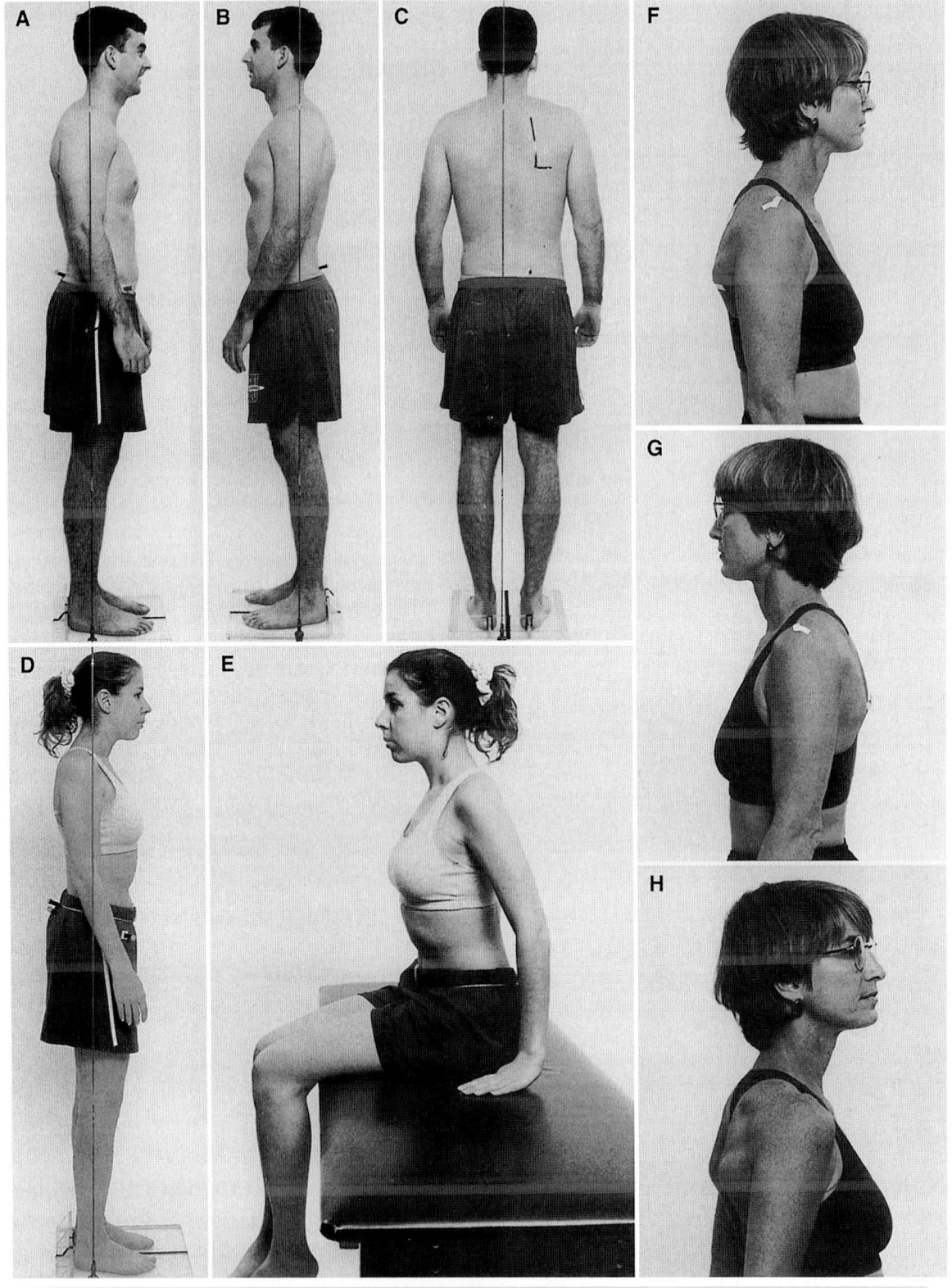

図 5-9 肩峰の前方に位置する上腕骨

A：上腕骨頭の 1/3 以上が肩峰より前方にある．右上腕骨の遠位端は近位端より後方にある．
B：左上腕骨頭は前方に偏位しておらず，上腕骨遠位端は近位端よりも前方にある．
C：後面像から，左肩関節が外転，内旋していることがわかる．これは，上腕骨遠位端に対する上腕骨近位端の配列に影響を与えている．
D：上腕骨前方偏位を示している．
E：肩の前方偏位は，写真のように患者が自分の身体を安定(支える)させることにより強調され，明らかになる．
F：右上腕骨頭は前・上方へ偏位している．
G：左上腕骨頭の前・上方への偏位は右より少ない．
H：歩行中に見られるような肩関節の伸展により，上腕骨頭の前方すべりは大きくなる．

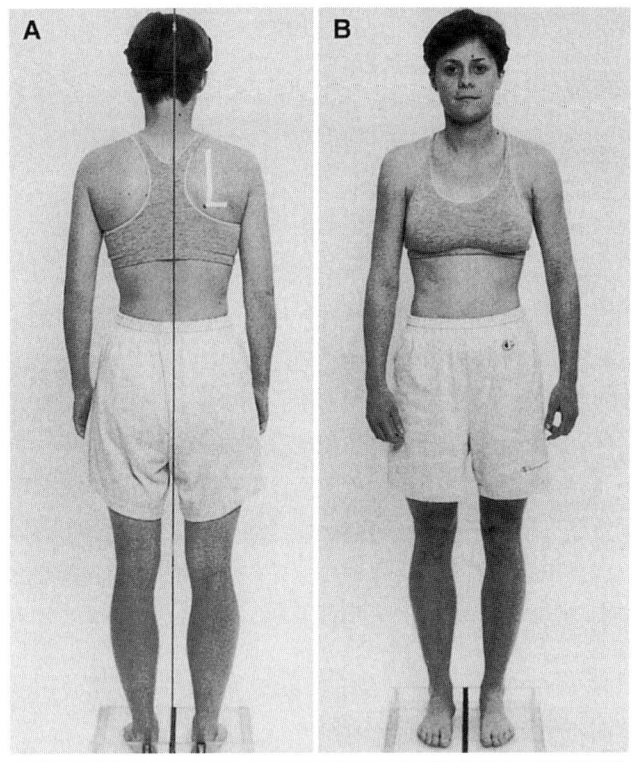

図5-10 上腕骨の外転と内旋
上腕骨は胸郭に平行というよりむしろ，体側から離れている．肘頭面は外側を向いており(**A**)，肘窩は内側を向いている(**B**)．左側は右側よりも外転・内旋している．肩甲帯が下制している場合には肩甲上腕関節のアライメントは外転位になる．

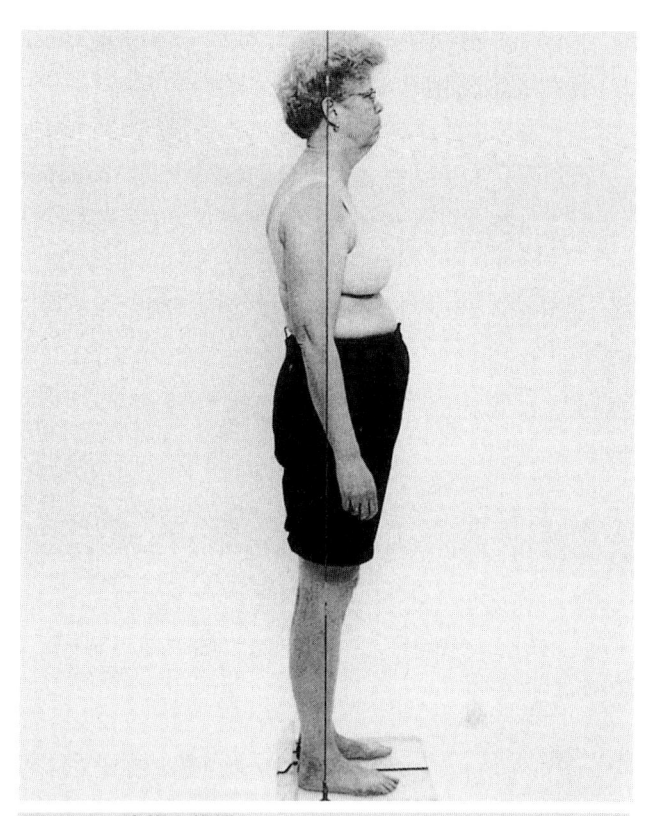

図5-12 胸椎の後彎
胸椎の曲線が増加している．

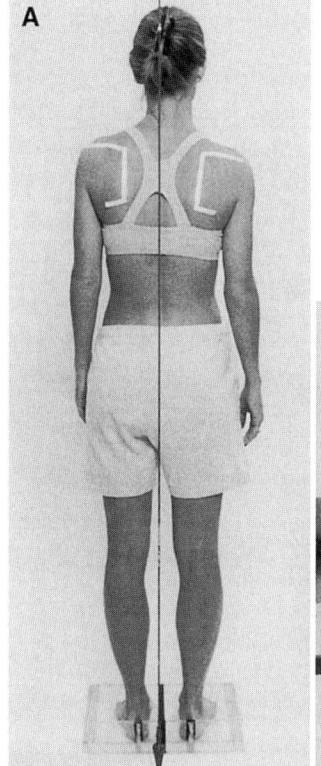

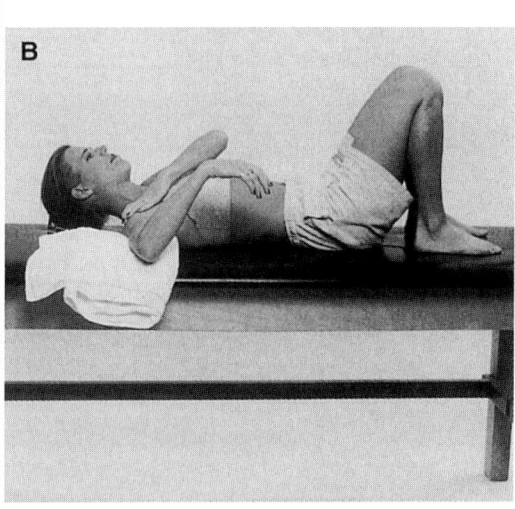

図5-11 外旋した上腕骨
A：静止位で肘頭が内側を向くのはまれである．しかし，肩甲骨が著しく外転している場合，肘頭は後方を向く．このとき，上腕骨は実際には外旋している．
B：外旋筋が短縮しており，上腕骨がわずかに外旋した肢位にあることと矛盾しない．

きに対して肩甲胸郭関節は1°動く．その結果，肩関節を完全に屈曲すると，肩甲上腕関節120°に対して肩甲胸郭関節は60°動くことになる（図5-14）．最近の研究では，この動きの実際のタイミングの変動性について報告されている[2,6,7]．痛みをもつ患者を分析する際に患側と健側を比較することは，その運動が正常範囲内の変化なのか，障害なのかを判定する指標となる．痛みの出現するタイミングや筋機能障害の評価と組み合わせながら，肩甲帯の運動のタイミングや範囲がどのように偏位しているのかを観察すると，それらの偏位が重要なものであるかを一層判断しやすくなるだろう．

- **肩甲骨の運動のタイミングと運動範囲**：肩関節の屈曲が約140°に達すると，肩甲骨の運動はそこで終了する．残りの運動は肩甲上腕関節で行われる．上腕骨の運動を観察すると同時に，母指と示指で肩甲骨下角を触れて，肩甲骨の運動を追跡することは運動パターンを評価するよい方法である．片側または両側の運動によって，患側と健側を比較することも有効である．

屈曲の完了により肩甲骨下角は中腋窩線に近づき，そして肩甲骨内側縁は60°回旋する（図5-15）．肩甲骨下角はこの線の前方には達しないはずであり，肩甲上腕関節が完全に屈曲または外転した場合でも1.25 cm以上外側に突き出ないはずである．肩甲骨下角の動きが中腋窩線を超えた

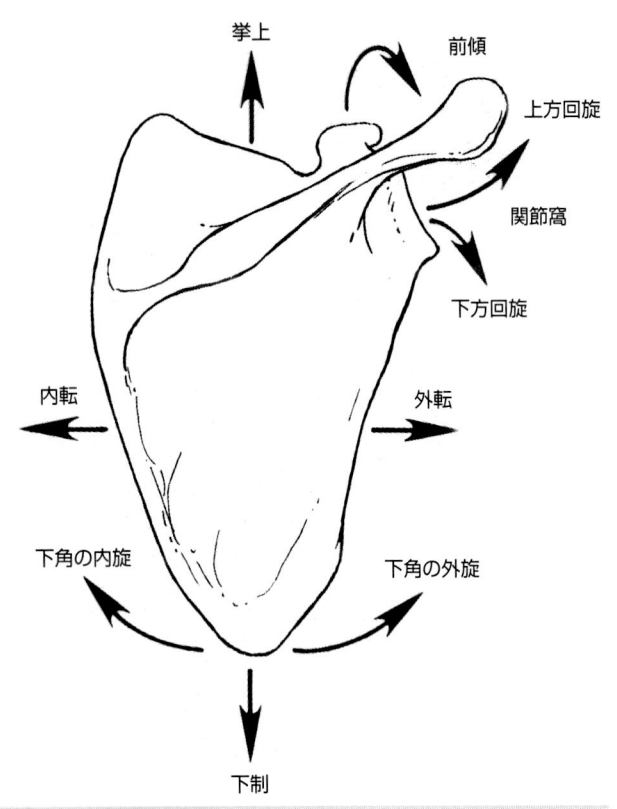

図5-13 肩甲骨の動き
(Kendall et al：Muscles：testing and function, ed4, Baltimore, 1993, Williams & Wilkins から)

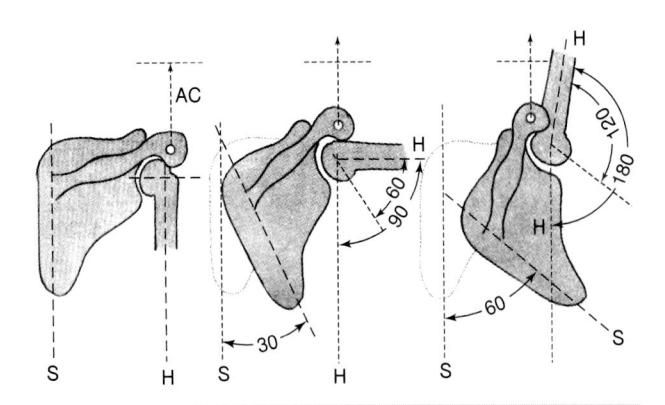

図5-14 肩甲上腕リズム
上腕骨が2°動くごとに肩甲骨は1°動く．肩関節の屈曲完了時，肩甲上腕関節の運動は120°であり，肩甲胸郭関節の運動は60°である．
(Calliet：Shoulder pain, ed2, Philadelphia, 1981, FA Davis から)

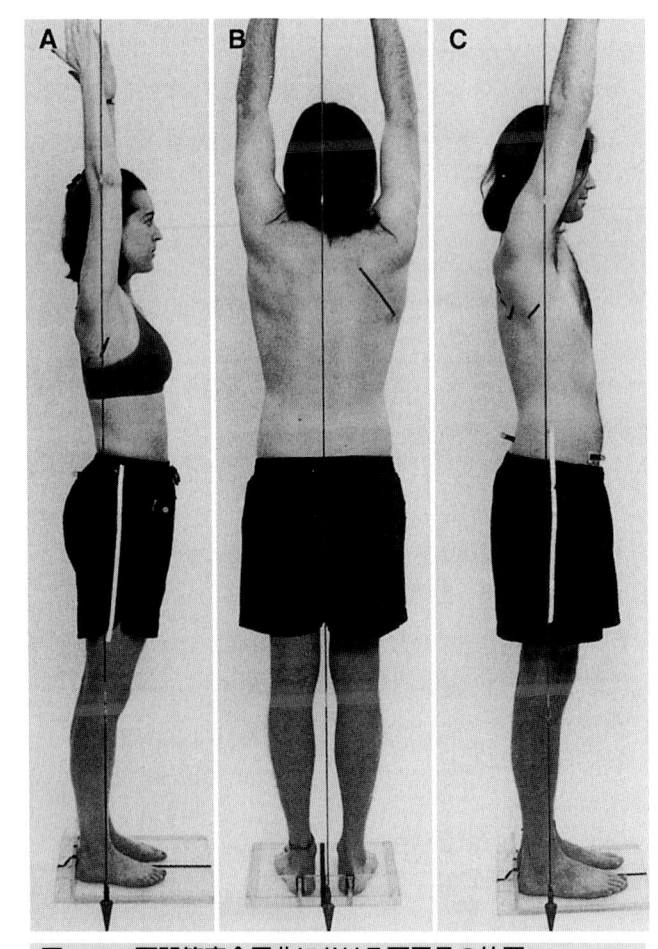

図5-15 肩関節完全屈曲における肩甲骨の位置
A：肩甲骨の下角は中腋窩線の後方にある．
B：肩甲骨は60°上方回旋していない．
C：胸郭外側における肩甲骨の位置は正常ではない．

肩甲帯の運動　203

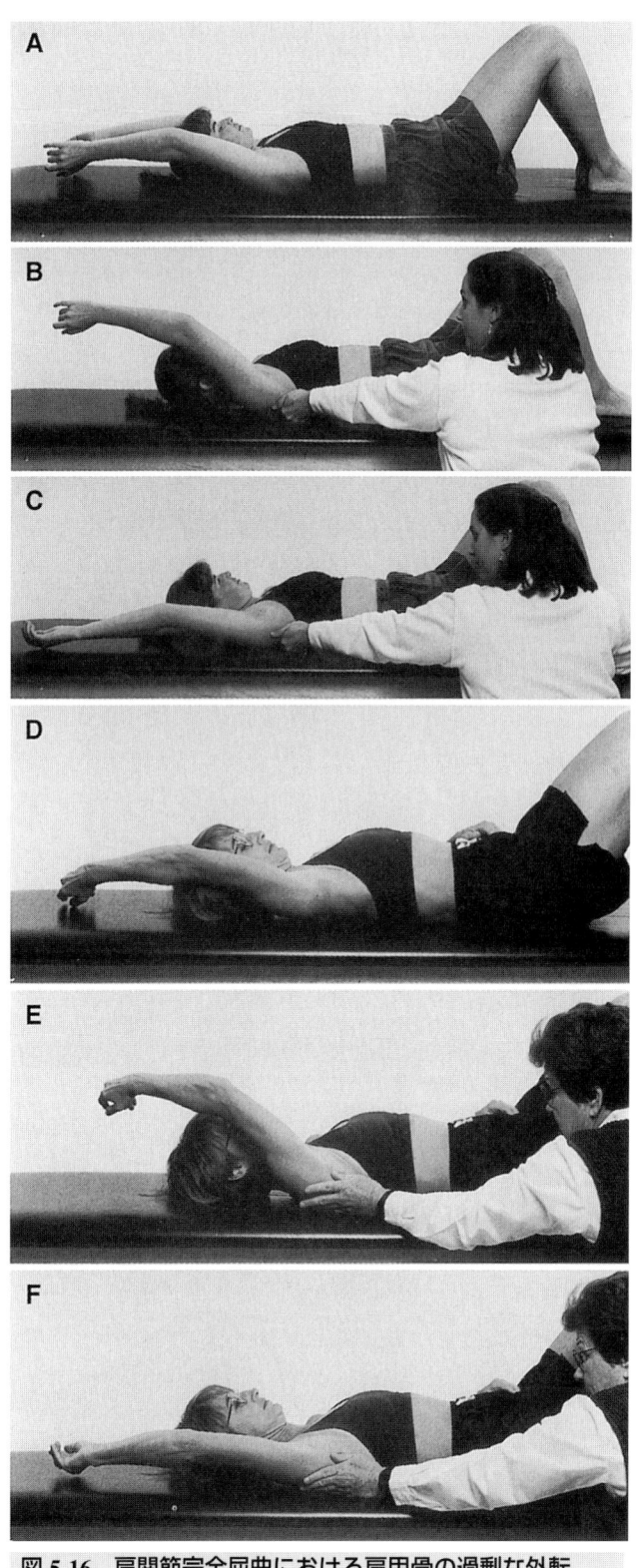

図 5-16　肩関節完全屈曲における肩甲骨の過剰な外転

A，D：肩甲骨の下角は胸郭より外側へ 1.25 cm 以上突き出ている．
B，E：肩甲骨の位置を修正すると，肩の屈曲角度が減少し，肩甲上腕関節筋群が短縮していることを示唆している．
C，F：上腕骨の内旋は肩関節屈曲可動域を増加させる．これは，大円筋が短縮していることを示唆している．

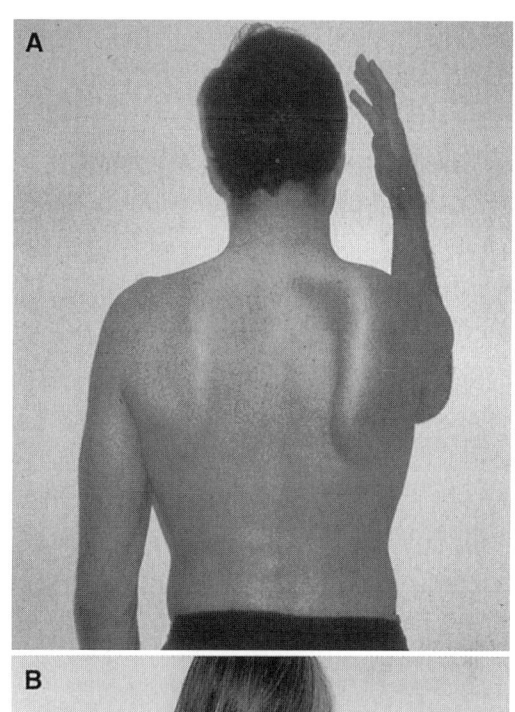

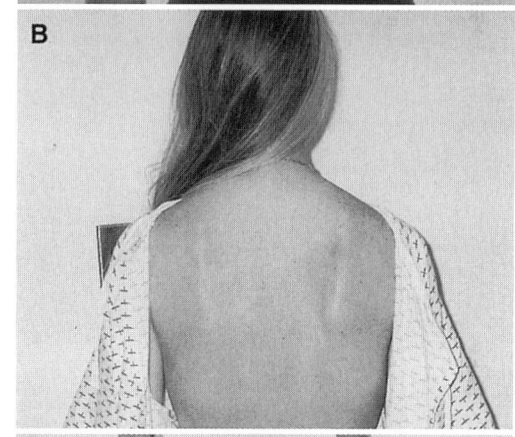

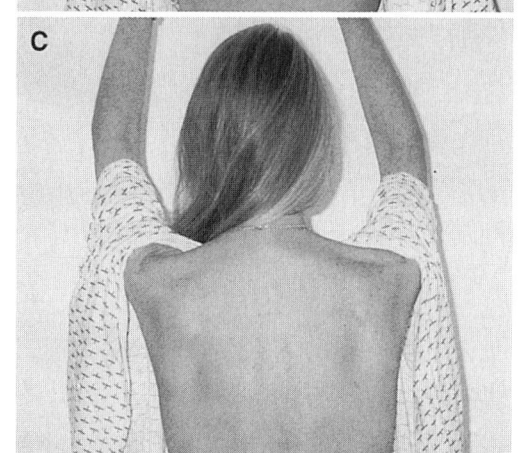

図 5-17　肩関節屈曲における肩甲骨の浮き上がり

A：肩甲上腕関節筋群が短縮しているため肩関節の屈曲により肩甲骨の内側縁が胸郭から突き出ている．肩甲骨の浮き上がりを抑えるための肩甲骨-体幹間の筋群による十分な抑制が働いていない．
B：肩甲骨の浮き上がり，下制，下方回旋が示されている．
C：肩関節屈曲により肩甲骨が浮き上がり，過剰に外転している．

場合，または肩甲骨の外側縁が胸郭から1.25 cm以上突出した場合には，肩甲骨は過剰に外転位をとっていることになる(図5-16).

- **肩甲骨の浮き上がり**：運動時，肩甲骨は浮き上がるべきではない．屈曲/外転の運動時または，屈曲位/外転位から中間位に戻るときも同様に浮き上がりは起こるべきではない(図5-17と図5-18).
- **肩甲骨の挙上**：肩甲骨の挙上(肩をすくめるような動き)はある程度必要であるが，屈曲/外転において過剰に生じるべきではない．安静時に肩甲骨が下制している場合，肩甲骨の挙上は特に重要になる．
- **最終域**：肩関節の屈曲が完了(180°)するまでに，肩甲骨はわずかに下制，後傾，内転する．胸椎の後彎があったり小胸筋の短縮があると，肩甲骨の下制が妨げ

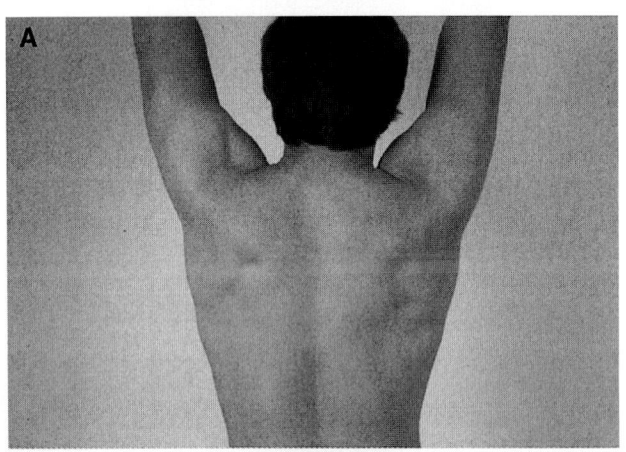

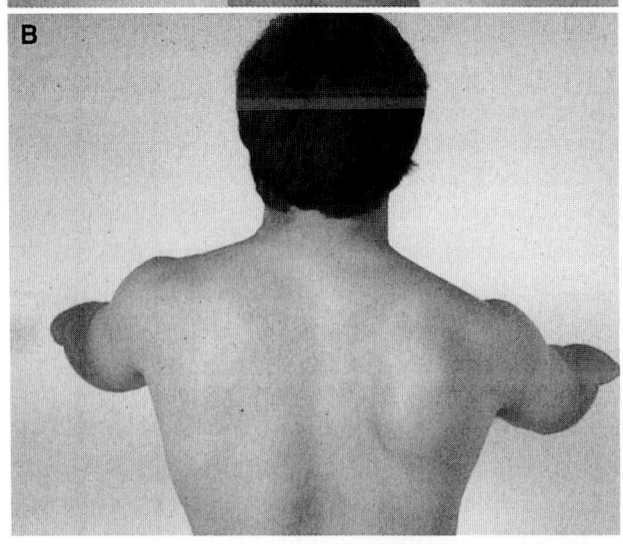

図5-18 肩関節屈曲位から中間位へ戻るときに見られる肩甲骨の浮き上がり
A：肩関節屈曲により，肩甲骨は浮き上がらない．
B：肩関節屈曲位から中間位へ戻るあいだに肩甲骨が浮き上がる．これは，筋力の問題ではなく，筋が弛緩するタイミングの問題であることを示唆している．

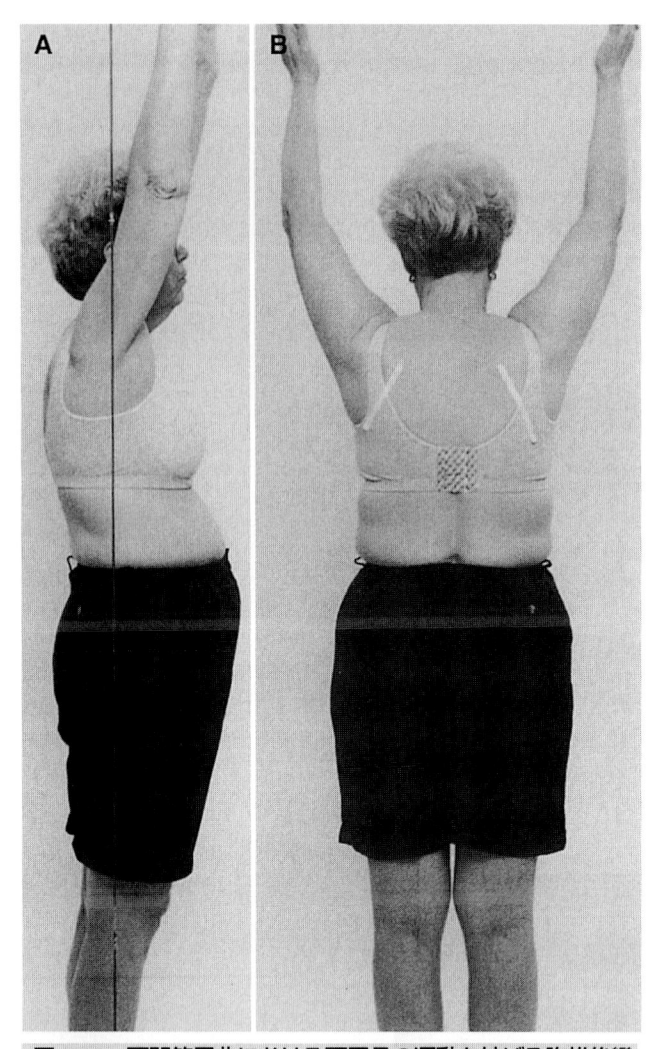

図5-19 肩関節屈曲における肩甲骨の運動を妨げる胸椎後彎
A：側面像で胸椎の後彎が明らかに認められる．
B：肩関節完全屈曲における，肩甲骨の上方回旋不足と内転不足が示されている．肩甲骨は胸郭に沿って動くため，内転することができない．

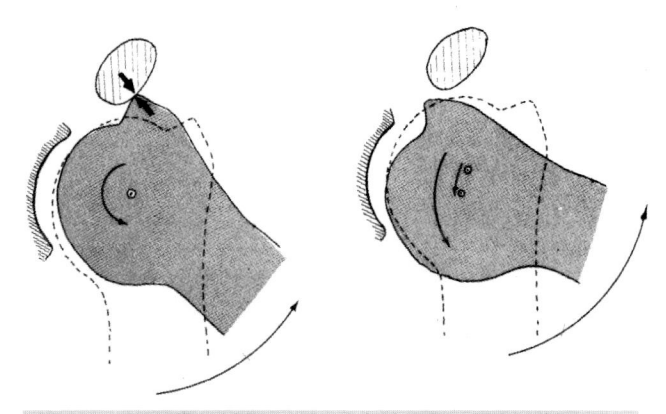

図5-20 肩関節の外転における上腕骨頭の下制と外旋
(Calliet：Shoulder pain, ed2, Philadelphia, 1981 FA Davisから)

図 5-21
肩関節の外転において，腱板は上腕骨頭に下制力を与える．棘下筋と小円筋は肩関節外転において，上腕骨の外旋も行う．
(Calliet : Shoulder pain, ed2, Philadelphia, 1981 FA Davis から)

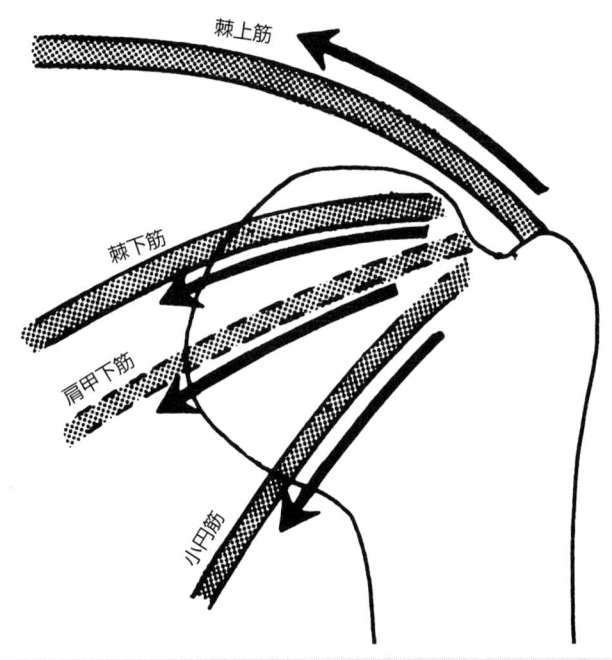

られる可能性がある（図 5-19）．

- **上腕骨頭**：上腕骨頭の回旋軸は運動の全般にわたり，関節窩の中心に位置するように，比較的一定していなければならない（図 5-20）．したがって，上腕骨頭を引き下ろす肩甲上腕関節の筋は三角筋による上方への牽引力を相殺しなければならない．また，大結節が烏口肩峰靱帯または肩峰と衝突するのを避けるために，上腕骨を外旋しなければならない（図 5-21）．大胸筋や広背筋が上腕骨頭を引き下ろすならば，それらは骨頭の内旋も起こし，さらに肩甲骨と上腕骨の運動タイミングや関節窩に対する骨頭の位置を変える可能性がある．

- **脊柱**：肩の完全屈曲または外転において，脊柱にはわずかな動きが生じる．胸椎が後彎していれば，胸郭の形状の影響で肩甲骨は前傾するため，肩屈曲可動域は明らかに制限される．胸椎後彎が減少すると肩関節の屈曲可動域は改善する．

- **菱形筋活動優位のための検査**：腕を体側に垂らし，肘を屈曲した状態で肩を外旋するように指示を与えると，特に外旋 35°までの範囲では肩甲骨は内転しない

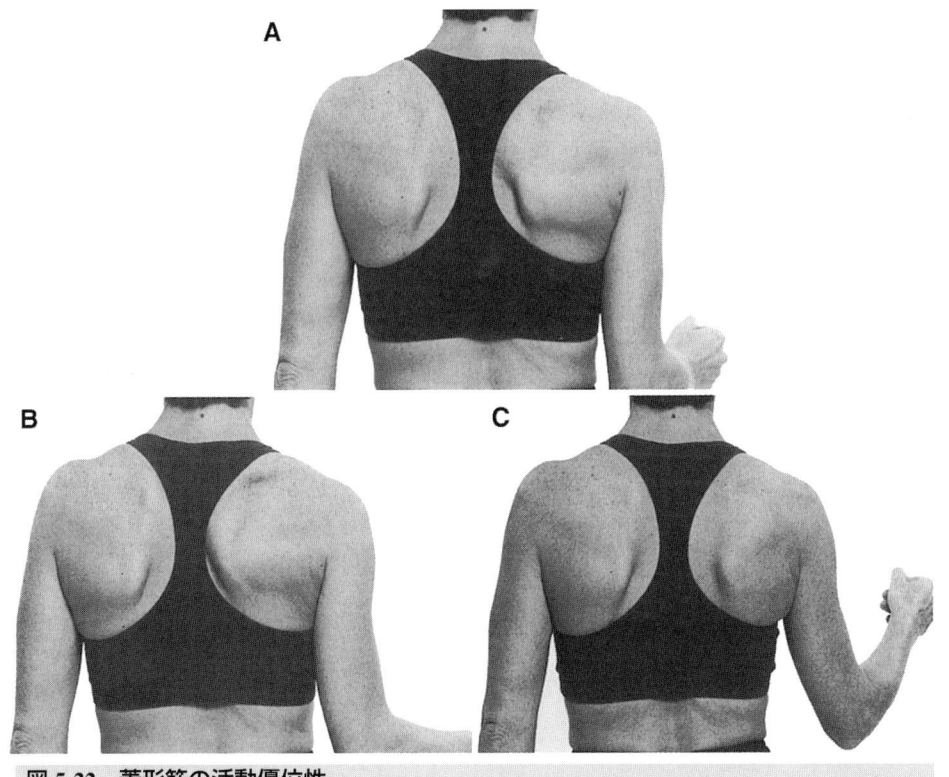

図 5-22 菱形筋の活動優位性
A：立位で肩関節を外旋させると，菱形筋の外形が明らかとなる．
B：肩関節外旋の代償として患者は肩甲骨を内転させる．
C：肩甲骨の内転を抑制すると外旋可動域が減少する．

はずである（**図 5-22**）．このとき，肩甲骨が内転する場合は，菱形筋の活動が優位になっているか，肩甲上腕関節の外旋のコントロールが低下している徴候であると判断される．理想的な動きであれば，上腕骨が関節窩上，垂直軸で回旋するはずであり，上腕骨頭は前方または上方に偏位せず，上腕も伸展しない．これらの上腕骨頭の誤った運動は，棘下筋や小円筋よりも三角筋後部線維の活動が優位であることを証明している．

肩甲帯の筋活動

運動機能障害とは運動の理想的な運動学的パターンからの逸脱である．逸脱は，共同筋の正常な平衡作用の変化といえる．安静時における肩甲帯アライメントの評価によって，しばしば筋障害の存在が示唆され，それらは運動機能障害に関連している可能性がある．この項では，重要な肩甲帯筋群とそれらの作用について，その平衡的影響に重点をおいて概説する．ここでは解剖学的な説明をすることを意図しておらず，筋の平衡作用に焦点を合わせる．なぜなら，筋の平衡作用の変化は，運動機能障害症候群に進展する主要な要因となるからである．

筋はその付着部により分類され，グループ名称で記載されている．そのグループは胸郭-肩甲骨間筋群，胸郭-上腕骨間筋群そして肩甲骨-上腕骨間筋群の3つである．肩関節の運動学に基づき，胸郭-肩甲骨間筋群は，肩甲骨-上腕骨間筋群が，上腕骨の的確なコントロールや上腕骨頭と関節窩の最適な位置関係を維持できるように，肩甲骨を正確に動かさなければならない．胸郭-上腕骨間筋群の活動の変化は，筋のサイズが大きいことや上腕骨に直接付着している理由から，運動機能障害の最も大きな原因となる場合がある．

胸郭-肩甲骨間筋群

胸郭と肩甲骨に付着している筋の適切な長さ，強さ，そして活動参加パターンは重要である．胸郭・肩甲骨間筋群は肩甲骨の動きに対して重要な役割を果たしており，肩甲上腕関節への異常なストレスを最小限にするため，上腕骨と適切な位置関係を維持している．**最適な肩甲上腕関節運動のキーポイントは，肩関節運動時，上腕骨頭が常に関節窩の中心部に位置するということである**．関節窩における上腕骨の瞬間回旋中心の軌道（path of the instantaneous center of rotation；PICR）は関節窩における上腕骨の運動を示している（**図 5-20**，p 204）．これは肩甲骨の運動をもたらす筋の正確なタイミングが必要となる．僧帽筋と前鋸筋の偶力作用（force couple action）は肩甲骨の運動のキーポイントとなるため，慎重に評価しなければならない（**図 5-23**）．これらの筋の相対的な活動の変化，または拮抗筋による制限によって運動パターンが破綻する．肩関節の運動は純粋な相反神経支配による筋活動には影響されないため，たとえそれが拮抗的作用であっても，ほとんどの胸郭-肩甲骨間筋群は肩関節運動中に活動する．

どの筋の活動優位性あるいは長さの変化であっても，筋のバランスに障害を引き起こす可能性がある．肩甲帯の運動分析を行うためには，これらの筋の共同作用や拮抗作用を理解していなければならない．安静肢位でのアライメント障害は，運動時には筋障害として現れる．胸郭-肩甲骨間筋群の解剖学的な知識によって，筋の長さや運動の障害を評価するのに必要な基本的な情報が検者に与えられる．臨床経験に基づき，著者は肩関節に痛みをもつ患者のほとんどが，**肩甲骨の運動機能障害の結果としてその状態を悪**

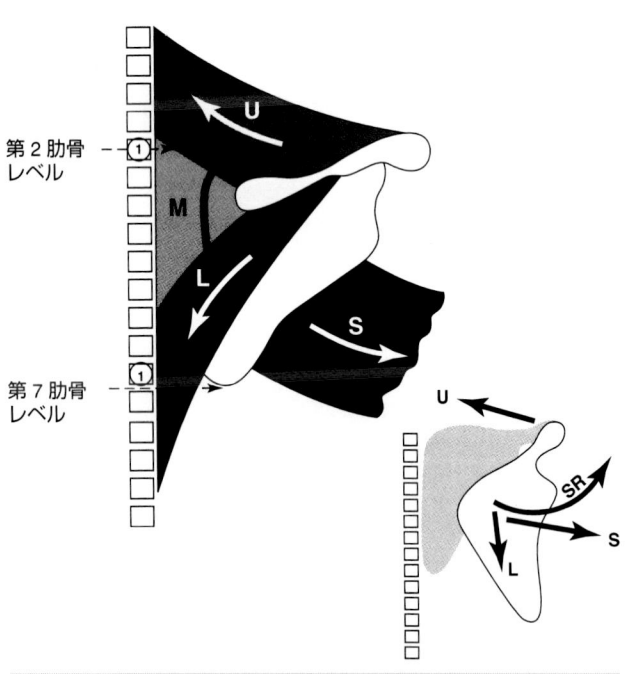

図 5-23　肩甲骨に作用する偶力（force couple）
僧帽筋上部線維と下部線維は肩甲骨の上方回旋を行う偶力を構成するひとつの要素である．前鋸筋も構成要素のひとつである．僧帽筋の内転作用は，前鋸筋の外転作用によって平衡が保たれている．
注）U：僧帽筋上部（upper trapezius）
　　M：僧帽筋中部（middle trapezius）
　　L：僧帽筋下部（lower trapezius）
　　S：前鋸筋（serratus anterior）
　　SR：肩甲骨回旋（scapula rotation）
（Calliet：Shoulder pain, ed 2, Philadelphia, 1981 FA Davis から）

肩甲帯の筋活動　**207**

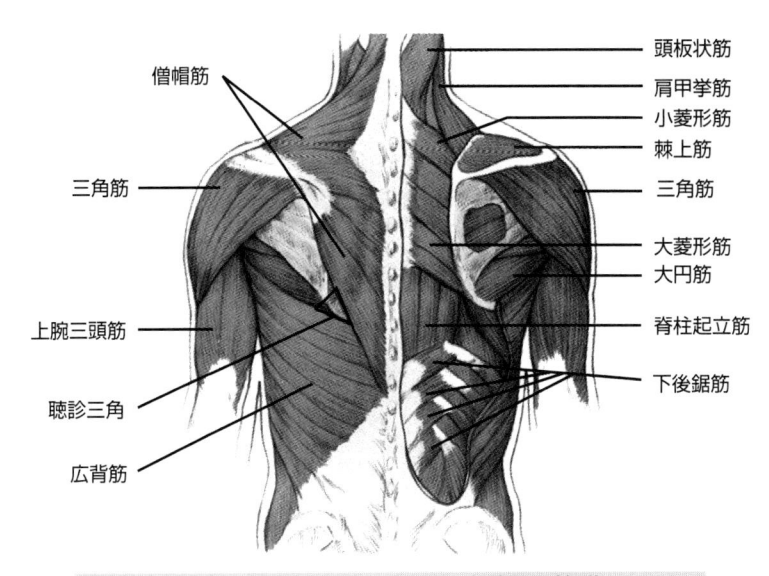

図 5-24　後方の肩甲胸郭筋と肩甲骨-上腕骨間筋群
(Mathers et al：Clinical anatomy principles, St Louis, 1996, Mosby から)

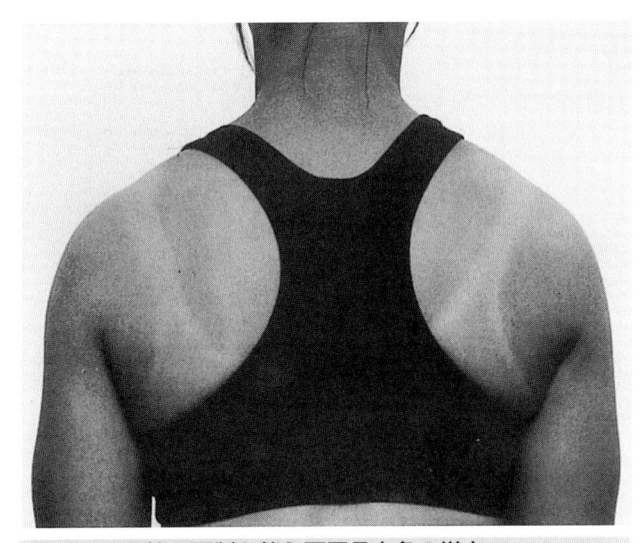

図 5-25　肩峰の下制を伴う肩甲骨上角の挙上
このようなアライメントは肩甲挙筋の短縮と僧帽筋上部線維の過剰な延長の組み合わせにより生じる．

化させ，関節窩と上腕骨の関係を破綻させていると考えている．このような状態は，上腕骨の副運動，特に前方すべり，後方すべりに変化を引き起こす．

僧帽筋(**図 5-24**)は肩甲骨を内転，上方(外側)に回旋させる．僧帽筋上部線維は肩甲骨を挙上させるが，下部線維は下制させる．僧帽筋は肩峰と鎖骨に付着している．僧帽筋上部線維が短縮し，肩甲帯が挙上位になると肩峰遠位端を含む肩全体が挙上することになる．僧帽筋上部線維が延長されている場合，肩は下制している(**図 5-2**, p 195)．肩関節屈曲または外転において肩甲骨の挙上が不足していれば，僧帽筋上部線維の活動が不十分であることが推察される．

僧帽筋上部線維は付着部である項靱帯を介して頸椎に影響を及ぼす．頸部痛をもつ患者が肩関節を屈曲するあいだ，頸椎棘突起の動きをモニターすると，棘突起が屈曲側の肩と同側に動く(反対側に回旋)ことがあり，これはひとつの機能障害とみなされる．この頸椎回旋の解釈として最も可能性の高いものは頸椎の過剰可動性の存在であろう．僧帽筋上部線維の収縮により頸椎は固定されるのではなく回旋してしまう．両肩関節を屈曲し，両側の僧帽筋を同時に収縮すると頸椎は安定して，この回旋は抑制される．肩関節屈曲に伴う頸椎の回旋は，たいてい片側の肩関節が動いているときだけ生じる．

肩甲挙筋(**図 5-24**)は肩甲骨を内転させ，下方(内側)に回旋させる．この筋は，肩甲骨の内転に関しては僧帽筋の共同筋であり，回旋に関しては拮抗筋である．肩甲挙筋は第1〜4頸椎の横突起に付着している．この筋は頸椎の回旋を制限し，頸椎に過剰な柔軟性が存在する場合は肩関節の運動により頸椎を回旋させる．たとえば，肩関節の屈曲において，肩甲挙筋は肩甲骨の上方回旋により伸張されるが，肩甲挙筋の伸張性より頸椎の柔軟性が高ければ，筋の伸張により頸椎は回旋し，筋が伸張された側へ実際に頭部が回旋する場合もある．

肩甲挙筋は肩甲骨上角の内側部に付着しているため，この筋が短縮していると，頸の基部で肩の高さを観察した場合に，肩が挙上しているような印象を受ける(**図 5-25**)．このとき，肩甲骨内側部は挙上するが，肩峰部は挙上しない(**図 5-25** 参照)．僧帽筋上部線維の短縮と肩甲挙筋・菱

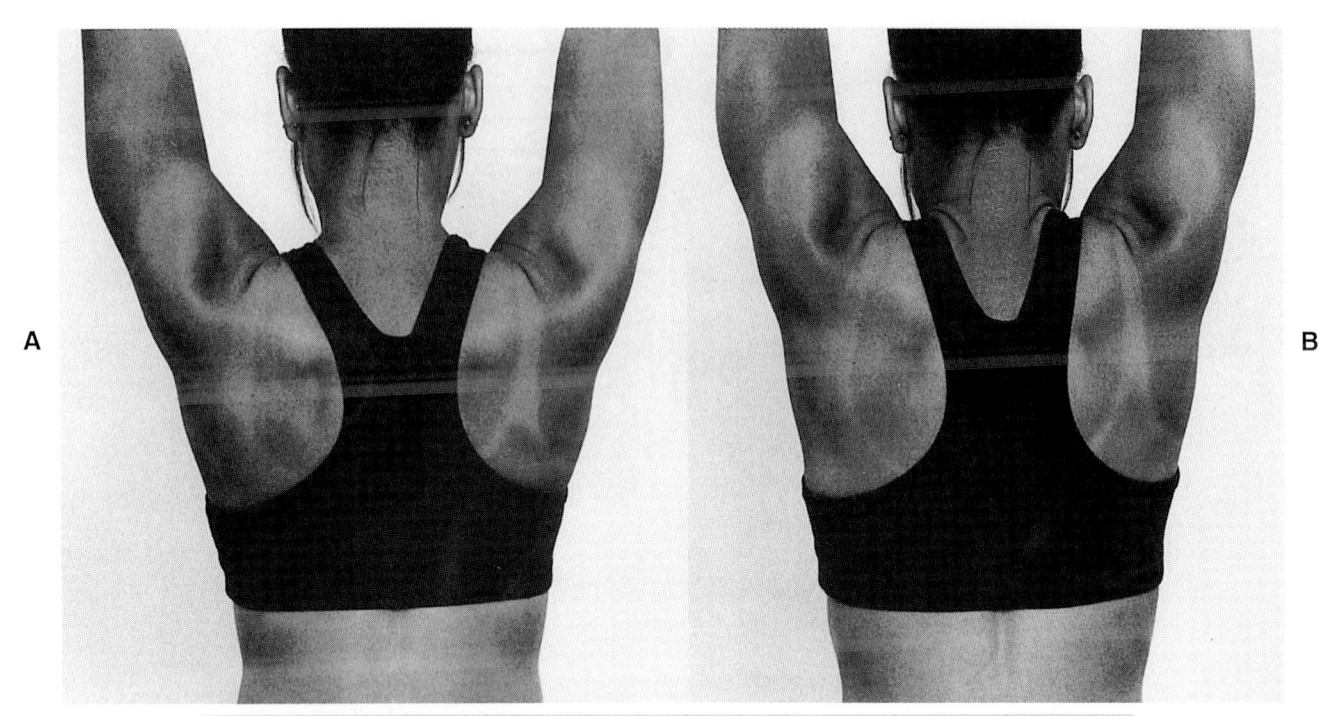

図 5-26　僧帽筋上部線維の活動が強調された肩関節の屈曲
A：肩関節屈曲のあいだ，肩は下制したままである．
B：僧帽筋上部線維の活動を強調するために患者は肩関節屈曲 90°の時点で肩をすくめる．引き続く運動では，屈曲と肩をすくめる動作のコンビネーションをスムーズに行う必要がある．

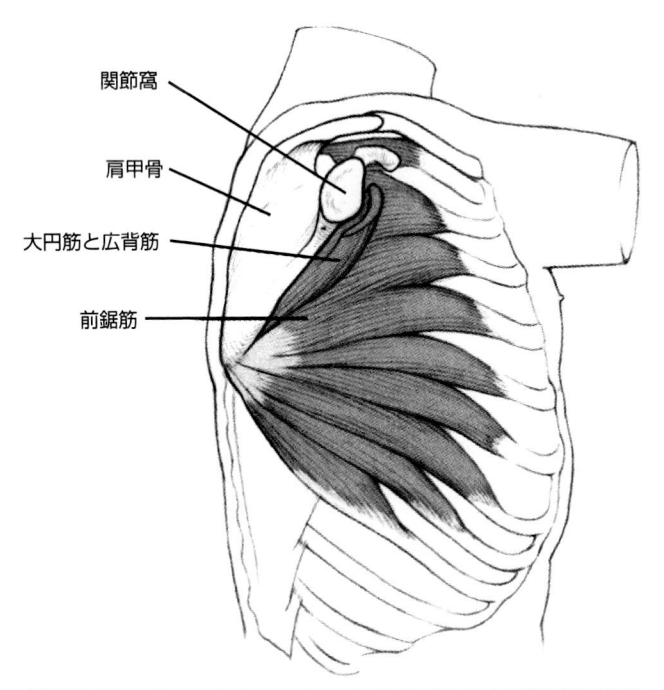

図 5-27　肩甲胸郭筋：前鋸筋
前鋸筋は肩甲骨の唯一の外転筋である．また，肩甲骨を上方回旋させ，肩甲骨を胸郭上に保持する働きをもっている．
(Mathers et al: Clinical anatomy principles, St Louis, 1996, Mosby から)

関節窩
肩甲骨
大円筋と広背筋
前鋸筋

形筋の短縮を鑑別することは，正しい治療エクササイズを立案するうえで，きわめて重要である．

菱形筋は肩甲骨を内転させ，下方(内側)に回旋させる(**図5-24**)．肩甲挙筋と類似して，菱形筋は僧帽筋の共同筋であり拮抗筋でもある．これらの筋は僧帽筋より優位であることが多く，肩甲骨の上方回旋を制限する場合がある．腕を体側においた状態からの"肩すくめ"(肩上腕関節は内転する)は通常，望ましい運動ではない．なぜなら，この運動は菱形筋と肩甲挙筋の活動を増強し，これらの筋の優位性を高めるからである．僧帽筋上部線維の活動を強調するためには，"肩すくめ"運動は肩甲骨が上方回旋するように，腕を頭上に上げて実施されなければならない(**図5-26**)．数多くの姿勢評価に基づき，著者は肩の下制は頻度の高い姿勢障害のひとつであることを見いだした．したがって，僧帽筋上部線維はしばしば伸張されていることがある．

前鋸筋は肩甲骨を外転，上方(外側)に回旋させ，胸郭面に対して肩甲骨を保持する(**図5-27**)．上方回旋は僧帽筋と前鋸筋の共同運動によって生じる．前鋸筋は肩甲骨の主要な外転筋である．前鋸筋が麻痺もしくは，著しい筋力低下がある場合(徒手筋力検査〈manual muscle test；MMT〉

肩甲帯の筋活動 **209**

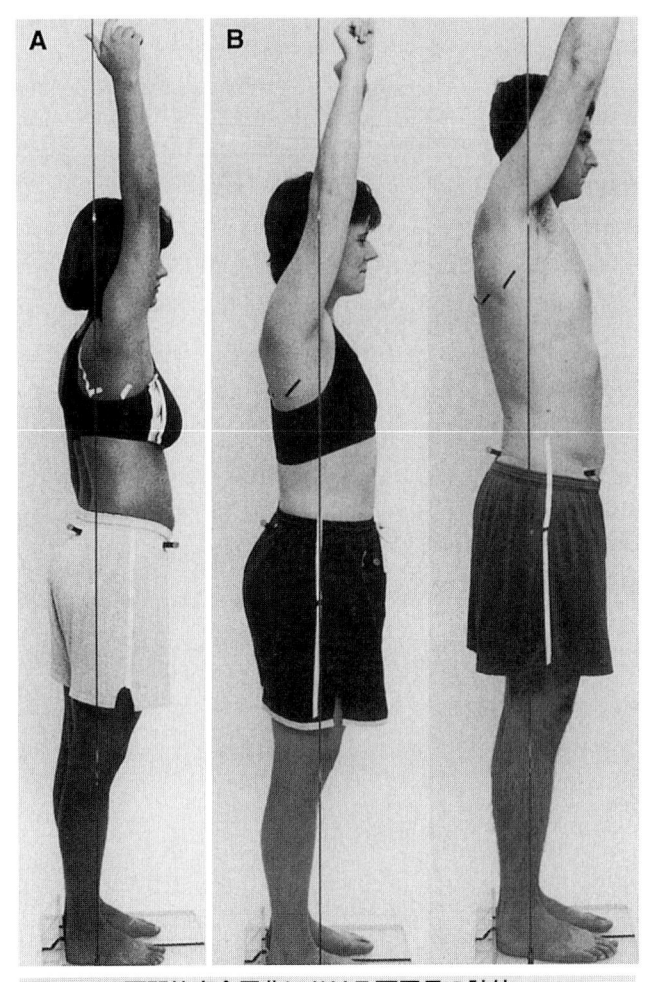

図 5-28 肩関節完全屈曲における肩甲骨の肢位
A：肩関節の屈曲において，適切な肩甲骨の外転と上方回旋が伴っており，肩甲骨の下角が中腋窩線に達している．
B：前鋸筋による肩甲骨の適切な調節が行われなければ，肩甲骨の下角は中腋窩線の後方に位置する．

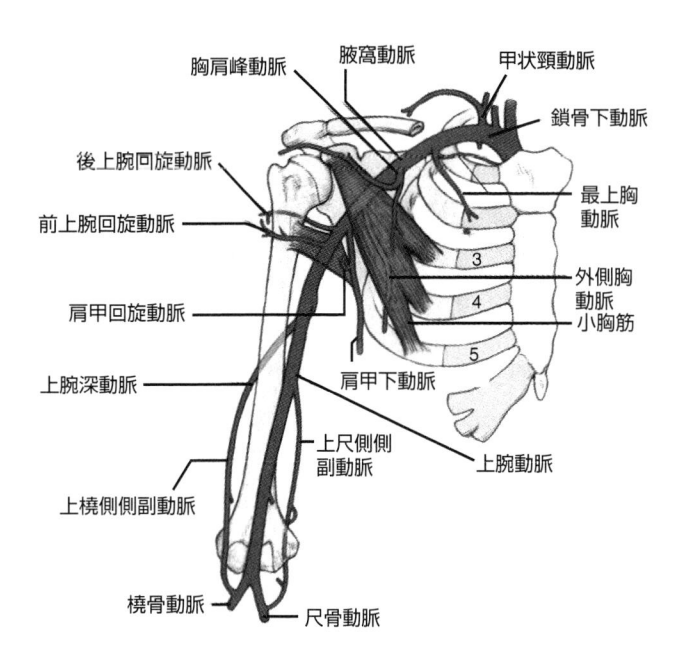

図 5-29 小胸筋の付着部
腕神経叢と腋窩動脈は小胸筋の下方，胸郭の上方を通っている．肩甲骨の前傾は小胸筋により引き起こされ(烏口突起に付着している)神経や血管を圧迫する場合がある．
(Mathers et al: Clinical anatomy principles, St Louis, 1996, Mosby から)

のグレード；MMT 2/5)，完全な肩関節屈曲/挙上の自動運動は不可能である．それに加えて，前鋸筋による肩甲骨の制御が十分でない場合，肩甲骨の運動タイミング障害と可動域障害の原因となり，肩甲上腕関節にストレスを加える結果となる．このようなストレスは肩甲骨の外転と上方回旋が十分に得られなかったとき，肩甲上腕関節運動に対して関節窩のポジショニングが適切でないために生じる．肩甲骨が，肩関節の屈曲または外転のあいだ，正しく配置されていなければ，肩甲骨-上腕骨間筋群は適切な長さと緊張関係を維持することができない．

著者は，前鋸筋による肩甲骨の制御障害は頻繁に認められることを見いだした．肩甲骨の制御障害は前鋸筋の筋力低下，伸張，短縮，または上腕骨の動きに対する肩甲骨の運動タイミングの変化が原因となって生じる．僧帽筋の能力低下と前鋸筋の能力低下を識別するためには，肩甲骨の外転あるいは内転の程度を注意深く観察する必要がある．どちらの筋も上方回旋筋であるが，僧帽筋は内転筋，前鋸筋は外転筋であり，肩甲骨肢位(内転位か外転位か)は，修正エクササイズプログラムにおいて，どちらの筋が強調されなければならないかを決定する指標となる．肩関節の屈曲と外転の際に認められる肩甲骨の外転不足と上方回旋不足は，(前鋸筋の)パフォーマンスの障害の主要な指標となる．肩関節の完全屈曲により，肩甲骨下角は胸郭の中腋窩線に達する．このとき，肩甲骨は60°上方回旋している．これも，前鋸筋の正しい活動の指標となる(図 5-28)．

肩甲骨が内転位であったり，肩鎖関節の大きい患者の場合，前鋸筋のパフォーマンスの障害に対して注意深く検査するべきである．前鋸筋が十分に肩甲骨を上方回旋させなければ，僧帽筋上部線維や他の上方回旋筋の活動は増えるであろう．僧帽筋上部線維は，鎖骨に付着する．Johnsonらによれば，僧帽筋上部線維は，肩甲骨の上方回旋末期に主要な効果を発揮し，さらに肩鎖関節に対してストレスを加える可能性がある[13]．

小胸筋(図 5-29)は，烏口突起を前方，尾側に傾けることによって肩甲骨を前方に傾斜させる．したがって，下角は内側に回旋する[14]．小胸筋が短縮すると，肩甲骨の上方回旋は妨げられる．患者の腹筋が短縮したり硬くなってい

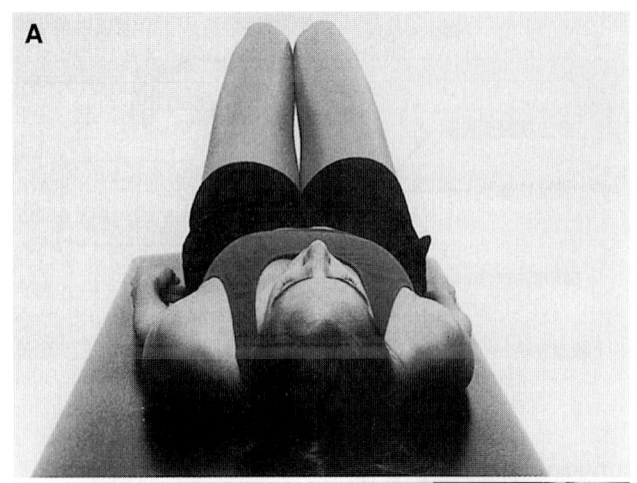

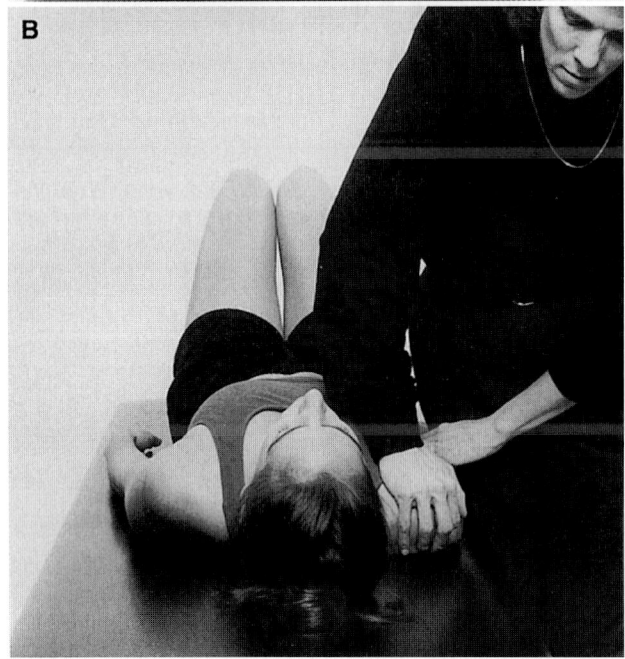

図 5-30
A：小胸筋に短縮が認められるため両肩は前方に傾斜している．肩甲棘の外側縁はベッドから2.5 cm以上離れている．
B：小胸筋の他動的なストレッチは肩甲骨の位置を修正する．セラピストは筋線維の方向に沿って対角線方向に，烏口突起上に圧迫を加える．ストレッチを行っているあいだに，胸部が持ち上がったり回旋してくるようであれば，胸郭を固定する必要がある．

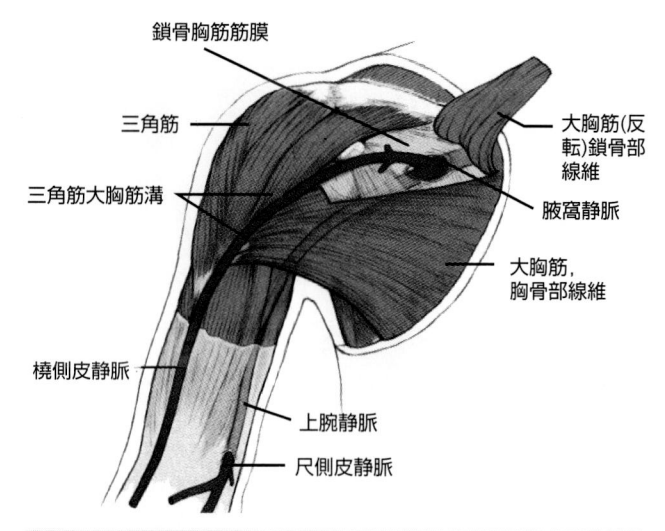

図 5-31　肩甲胸郭筋：大胸筋
大胸筋は上腕骨を屈曲，内旋，水平内転させる．
(Mathers et al: Clinical anatomy principles, St Louis, 1996, Mosby から)

る場合，この小胸筋による運動制限はさらに増悪する可能性がある．腹筋の短縮あるいは硬化によって，胸郭の挙上は制限される．もし，小胸筋の伸張性低下を代償して胸郭が挙上しているのであれば，短いまたは硬い腹筋は，肩甲骨の動きにより大きな抵抗を加えることになる．小胸筋の短縮は，胸郭出口症候群にも関与する（図 5-29）．この筋のストレッチを行うことは難しい．なぜなら，胸郭が安定した状態で，上腕骨ではなく烏口突起に圧力を加えなければならないからである（図 5-30）．したがって，最も効果的なストレッチは，介助者を必要とする．これらのテクニックについては，治療エクササイズのセクションで述べる．

肩甲上腕関節中間位置で肩甲骨の位置（図 5-30 参照）を修正するには，慎重に実行されなければならない．強調されるべき点は肩甲骨を後傾させることであり内転ではないので，立位での肩甲骨後傾のエクササイズでは，（肩甲骨の）内転が増強しないように慎重に指導されなければならない．このエクササイズでは小胸筋はストレッチできず，菱形筋の収縮によって肩甲骨の下方回旋が増強する可能性があり，問題になることが多い．著者は，肩関節が少なくとも90°屈曲または外転，肘が屈曲した状態で，肩甲骨を外転そして下制（後傾）することで，患者が正しい肩甲骨のアライメントを得るように試みている．このとき，患者は肩甲上腕関節を中間位へ戻す際には，肩甲骨を前傾させないように上肢を自分の体側に慎重に戻さなければならない．肩関節疼痛症候群の管理を行うためには，小胸筋の長さや硬さを慎重に検査し，障害が確認された場合には正確なストレッチングプログラムを実施する必要がある．

胸郭-上腕骨間筋群

大胸筋（図 5-31）と広背筋（図 5-24，p 207）の機能障害は，肩甲上腕関節機能異常に関与する．これらの筋は肩甲骨を迂回して，直接上腕骨に付着しており，肩甲上腕リズムを破綻させる一因となる．これらの筋はどちらも上腕骨の内旋筋であり，体幹に対して強力で広範な付着をもつ筋

である．そのため，これらの筋が短縮し硬くなっていれば，肩関節屈曲の最後の1/3で外旋が制限される．それに加えて，大胸筋と広背筋は肩甲骨-上腕骨間内旋筋群（訳注：肩甲下筋，三角筋前部線維）と比較して，肩甲上腕関節の回旋軸から遠く離れた部位に付着しており，これらの筋の活動が優位になると，関節窩に対する上腕骨の制御を乱す原因になる．

肩甲下筋のような筋によって適切に平衡が保たれなければ，大胸筋の活動は上腕骨頭の過度な前方すべりを引き起こす原因となる．広背筋と大胸筋は肩甲帯を下制させるため，もしその一方または両方が短縮したり活動優位になると，肩関節屈曲に伴わなければならないはずの肩甲帯の挙上を制限する可能性がある．

大胸筋は上腕骨を内転，内旋させる．上部線維は肩関節を屈曲，水平内転させ，下部線維は上腕骨の付着部を介して肩甲帯を下制させる．大胸筋の胸骨部線維が短縮しているのに対して，鎖骨部線維が延長していることが，臨床上よく認められる（図5-32）．

広背筋は肩関節を内旋，内転，伸展させ，肩甲帯を下制させる．両側で作用すると，広背筋は，脊柱を伸展，骨盤を前傾させる補助筋としての働きをする．広背筋が短縮すると，肩屈曲/挙上の可動域は制限される（図5-33）．腹筋に短縮や硬さがあれば，腹筋を収縮させようと努力しなくとも，腰部の比較的正常な彎曲は維持されるだろう．腹筋の緊張が不足している場合に患者が肩屈曲をすると，代償的に腰椎は伸展するだろう（図5-34）．

肩甲骨-上腕骨間筋群

肩甲骨-上腕骨間筋群の平衡作用は，関節窩に対する上腕骨の制御にとって不可欠である．最も一般的な機能障害を以下に示す：

①外旋筋の短縮あるいは硬化．
②外旋筋群の活動が不十分であるため，大結節が肩峰に接触するのを防ぐために必要な上腕骨外旋が得られない．
③上腕骨頭の前方すべりや上方すべりを防ぐ肩甲下筋の活動低下．
④上腕骨頭の上方すべりを引き起こす三角筋の優位な活動．
⑤外旋筋と大円筋の短縮は，上腕骨頭の正常な旋回軸の維持を乱す．
⑥関節包の短縮，特に後方あるいは下方の部分．腱板は

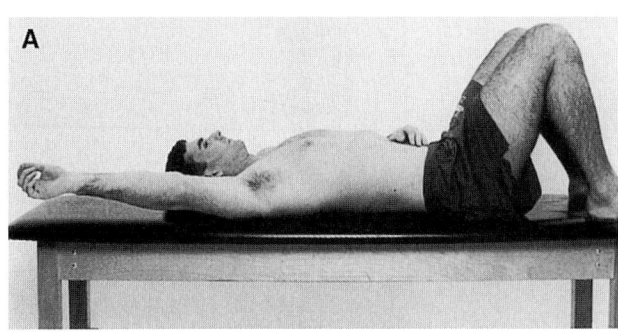

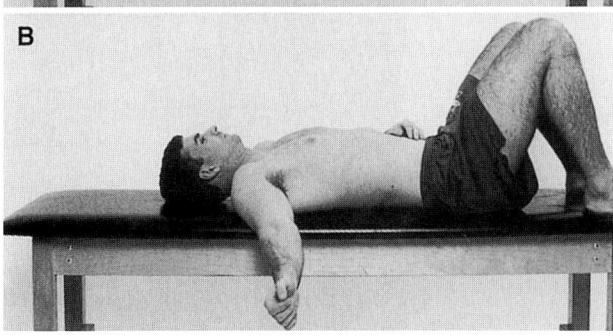

図5-32 大胸筋の長さの評価
A：大胸筋胸骨部が短縮している．肩関節の外転可動域は155°までに制限されている．
B：過剰な水平外転により示唆されるように，大胸筋胸骨部が短縮している場合でさえも，大胸筋鎖骨部が過剰に延長していることは多い．

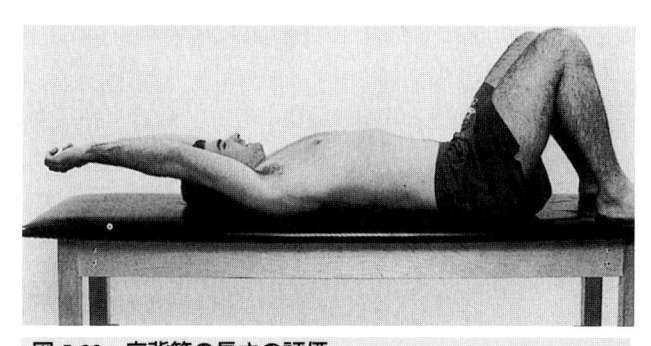

図5-33 広背筋の長さの評価
腰椎の扁平化と肩関節の屈曲制限は広背筋の短縮を示唆している．

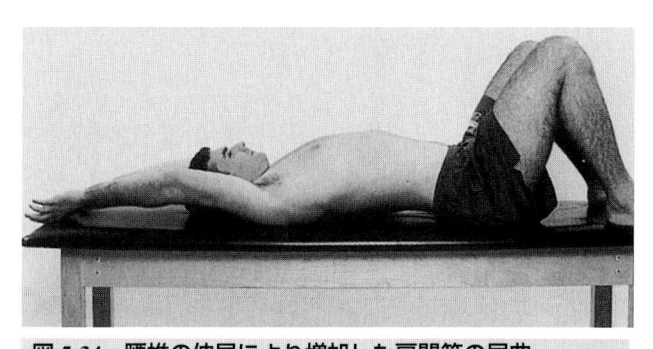

図5-34 腰椎の伸展により増加した肩関節の屈曲
患者に腰椎を伸展させると（広背筋緊張を取り除く）肩関節屈曲可動域は増加する．

関節包に内在する部分であるので，これらの筋の短縮と硬化は，関節包と類似した影響を与える．

三角筋（図5-24，p207）は，上腕骨を外転させる．三角筋の前方線維は，上腕骨を屈曲，内旋させ，後方線維は上腕骨を伸展，外旋させ，中部線維は上腕骨を外転させる．三角筋は，強力な筋であり，安静位から上腕骨頭を肩峰のほうへ牽引する上方へのベクトルを作り出す．したがって，上腕骨頭を下制する筋群，主に棘上筋，棘下筋，小円筋と肩甲下筋が，三角筋による近位への牽引力を適切に相殺する必要がある．

患者が肩関節を外転するとき，三角筋の活動が優位になると腱板による下方への牽引力が不足し，上腕骨頭の上方すべりが生じる場合がよくある．上腕骨の外転を続けると，三角筋によって生みだされた圧迫力によって上腕骨頭が上方にすべった位置になってしまう．同じ患者が上腕骨を外転ではなく屈曲した場合には，運動障害は，はっきりとは現れない．これは，三角筋の活動量の減少により説明することができる．屈曲時の筋活動は主に前方線維で行われ，その活動量は外転時の三角筋全体のちょうど1/3にあたる．

もうひとつの活動優位パターンは，三角筋後方線維が優位になるパターンである．三角筋後方線維が外旋筋として優位になったとき，結果として運動中に上腕骨頭の前方すべりが生じる．腱板のエクササイズで最も要求される点のひとつは，棘下筋と小円筋が適切に活動し，三角筋後方線維が主要な回旋筋にならないようにすることである．外旋筋の活動を評価するひとつの方法は，上腕骨の遠位部の運動ではなく，運動中の上腕骨頭の動きをモニターすることである．患者は腹臥位になり肩関節を90°外転，肘関節を90°屈曲させて，テーブルの端から前腕を下垂した状態で外旋運動を行う．セラピストは上腕骨頭の運動をモニターするために患者の上腕骨頭の下に自分の指をおく．運動は上腕骨頭の前方すべりが生じないように行われなければならず，セラピストの指に対して圧力が加わってはいけない．三角筋が活動優位なとき，上腕骨の前方すべりに加えて，肩関節が伸展しており，多くは三角筋後方線維の筋腹の下方に"えくぼ"が形成され筋腹が顕著になる．小円筋と棘下筋が外旋筋として活動優位であるとき，純粋な回旋運動が生じ，上腕骨頭は関節窩に引きつけられ，前方すべりは生じない．このエクササイズを注意深く実施することは，腱板機能不全を改善するためにきわめて重要である．

肩甲骨が下制している場合，肩関節のアライメントは，腕が体側に下垂しているにもかかわらず，実際には肩甲上腕関節は外転している（図5-35）．肩甲上腕関節が外転位にあると，三角筋と棘上筋は短縮位になる．もし肩甲上腕関節が下垂位のとき内旋していれば，上腕骨の外転と内旋が組み合わさり，インピンジメント症候群（図5-36）の起因になってしまう．三角筋が短縮しているケースでは，代償的に肩甲骨が下制したり，下方回旋したり，あるいはその両方が同時に生じたりする．そのため，立位姿勢で腕は

肩甲帯の下制

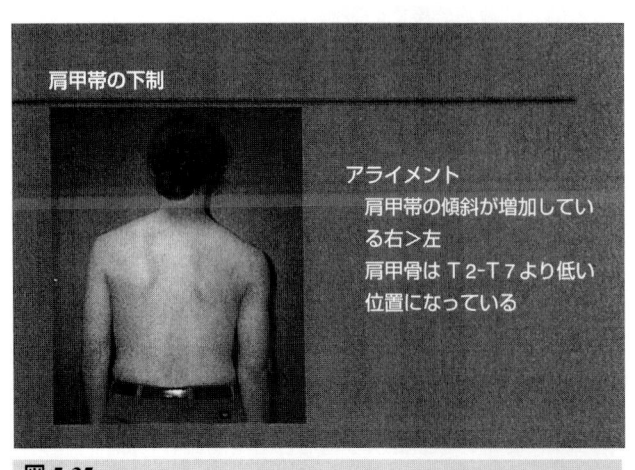

アライメント
肩甲帯の傾斜が増加している右＞左
肩甲骨はT2-T7より低い位置になっている

図5-35
肩甲帯の下制と関連した肩関節外転のアライメント．

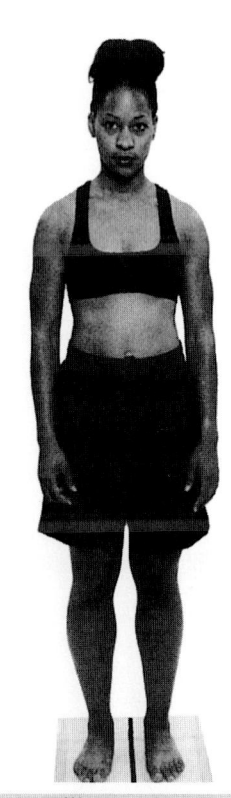

図5-36　下制した肩甲帯
肩甲帯が下制しているとき，肩甲上腕関節は外転位になっている．

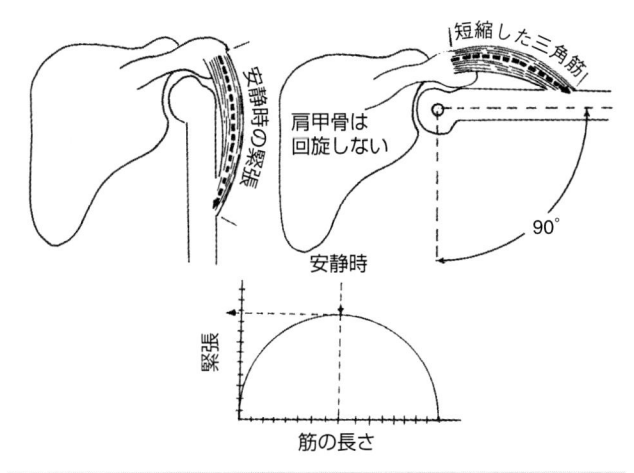

図 5-37 三角筋収縮力の減少
肩甲骨の上方回旋が起こらない場合，三角筋は非常に短縮してしまうので，有効な収縮力を生み出すことができない．
(Calliet: Shoulder pain, ed 2, Philadelphia, 1981 FA Davis から)

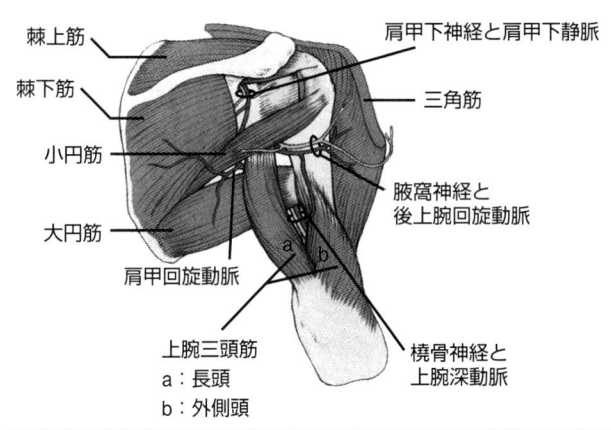

図 5-38 肩甲骨-上腕骨間筋群
棘上筋は上腕骨を外転，わずかな外旋，そして下制させる．
(Mathers et al: Clinical anatomy principles, St Louis, 1996, Mosby から)

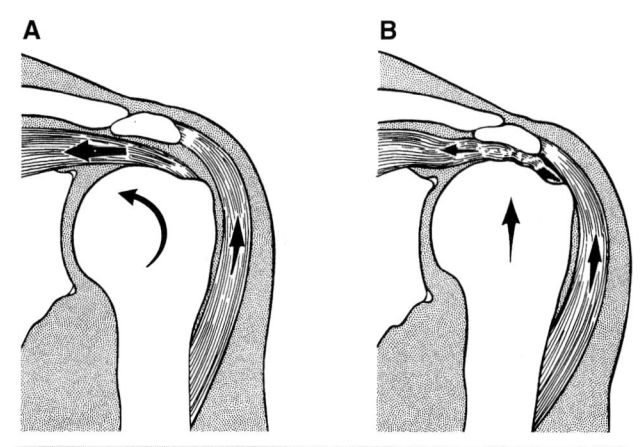

図 5-39 棘上筋腱の圧迫
回旋筋腱板による上腕骨の下方牽引力が不十分なために，三角筋からの上方牽引力に対抗できない場合には，棘上筋腱はインピンジメントを起こす可能性がある．
(Rockwood CA, Masten FA: The soulder, vol 1, Philadelphia, 1990, WB Saunders から)

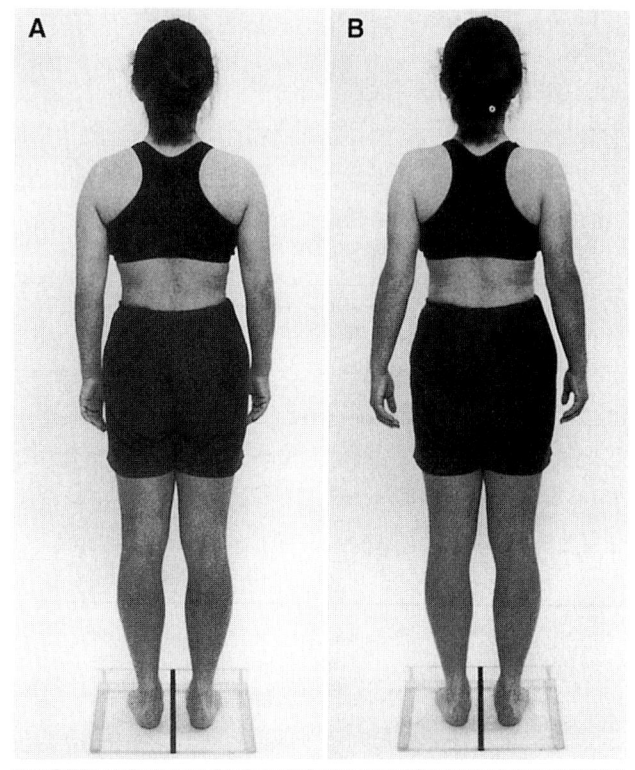

図 5-40 外転した肩甲骨と上腕骨の回旋
A：肩甲骨が外転した場合，肘頭が外側を向くため，上腕骨は内旋したように見える．
B：肩甲骨の位置を修正すると，上腕骨は内旋しているようには見えなくなる．

胸郭に近づく．セラピストは，肩甲骨の位置を修正することで，この状態を評価することができる．このとき，もし上腕骨が外転位になるならば，三角筋やおそらく棘上筋も短縮している可能性がある．

肩甲帯の下制は，三角筋と棘上筋が短縮するほかに僧帽筋上部線維が延長されたときにも生じる．このような状態のときには，三角筋と棘上筋は必ずしも前述したような短縮をしているというわけではない．正常では，肩関節の外転時に肩甲骨が上方回旋するはずだが，（もしそれが起こらない場合には）三角筋は非常に短縮した状態になるため，効果的に収縮ができなくなるだろう（図 5-37）．肩が下制した患者は，運動開始時のアライメント障害を補うため，通常を上回る肩甲帯の挙上量が必要である．しかし，概して適切な量の挙上は生じない．関節窩に上腕骨頭を適切に位置づけ，肩甲上腕関節の作用を適正化するためには肩甲骨のコントロールが必要であるが，このコントロールを備えるという点において，胸郭-肩甲骨間筋群の正確な機能はきわめて重要である．

棘上筋（図 5-38）は，肩関節を外転，外旋させ，関節窩

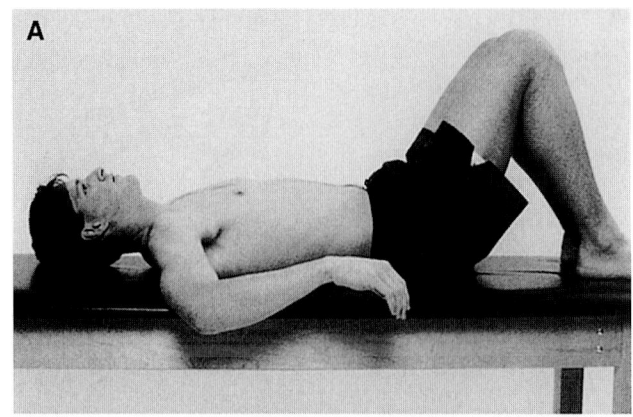

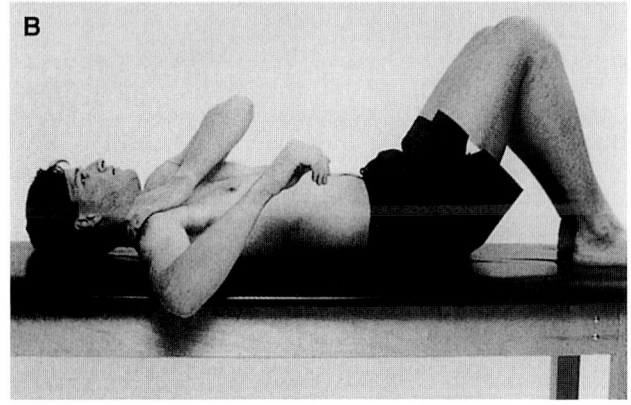

図5-41 外旋筋群の長さ検査
A：検査肢位は背臥位，肩関節外転90°，肘屈曲位とする．肩関節の内旋が増しているのではなく，肩甲骨の前傾を伴い，肩関節が内旋している．
B：肩甲骨の前傾を防ぐと，外旋筋群の短縮が明らかになる．

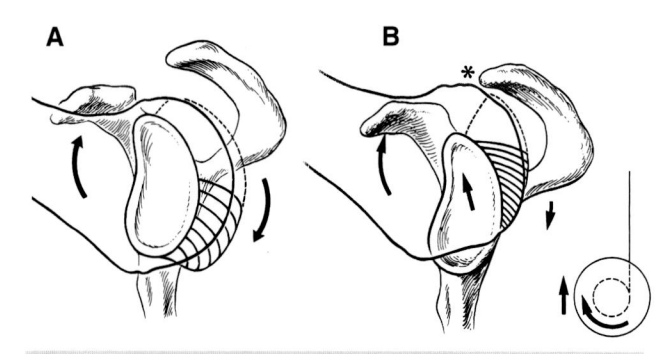

図5-42 肩甲上腕関節後方関節包の硬化
A：関節包後方のゆるみが正常であれば，肩関節屈曲において上腕骨頭は関節窩に対して求心的となる．
B：関節包後方が硬化していれば，肩関節屈曲により上腕骨頭は肩峰の前下方に対して上方へ押し上げられる．

に対して上腕骨頭を下制させ安定させる．この筋は肩峰の下を通るため，肩甲帯が下制しているときに損傷を受けやすい．上腕骨頭が，①上方すべりを起こしたり，②肩関節が屈曲または外転するあいだ，下方すべりが生じなかったり，③肩甲上腕関節での外旋が不足していれば，烏口肩峰靱帯と大結節はインピンジメントを起こし，棘上筋腱に圧縮力が加わる（図5-39）．一般的に用いられているエクササイズのなかで，肩関節90°への外転あるいは内旋を伴ってのそれ以上の外転では，烏口肩峰靱帯と大結節のインピンジメントを引き起こす危険性が強いので，70°～90°の外転は避けなければならない．このエクササイズを行っている多くの患者は，肩甲帯が下制している．この場合，腕を肩の高さまで外転すると，実際には90°以上の外転を行っていることになる．それに加え，内旋位で外転を行うと，肩甲骨を前傾させる原因にもなる．

安静肢位での肩甲骨のアライメントが過度の外転位にあれば，肩関節は内旋して見える．しかし，関節窩との関係から見ると実際には上腕骨頭のアライメントは正常である

（図5-40）．肩甲骨は胸郭の輪郭をたどり外転するため，その前額面での回旋角度は増加する．その結果，関節窩は胸郭に対して前方に向く．したがって，肩甲骨が外転して，関節窩が外側よりもむしろ前方を向いた場合，肘窩は内側に向くので上腕骨は内旋しているように見える．しかし，このようなアライメントは，上腕骨頭と関節窩の正しい位置関係を維持するためには役立っている．

肩甲上腕関節が正しく外転するためには，上腕骨が肩甲骨面上にあることが必須である．そのため，もし肩甲骨が外転位にあり前額面に対して回旋しているならば，外転中の上腕骨は肩甲骨と同じ平面上にあるはずであり，体側よりわずかに前方で運動が行われるように見える．もし上肢を肩甲骨ではなく体の前額面と一致させると，上腕骨は実際には伸展位にあり，上腕骨頭が肩峰の前方に位置することになる．肩甲骨の位置や関節窩における上腕骨の位置の慎重な評価は，肩関節痛に対するエクササイズプログラムを作成するときや，機能的な活動におけるアライメントや運動機能障害の修正を行うときに欠かすことができない．

以下の例は，注意深く評価することの重要性を示唆している．症例は，右上腕二頭筋腱炎のため理学療法を紹介された患者である．磁気共鳴画像（MRI）により，腱の病的な状態と上腕骨頭の上方移動が示唆されている．患者は胸鎖関節の亜脱臼，側彎症および右肋骨に凸変形が認められ，これらが安静肢位での肩甲骨の外転を増加させる関与因子となっていた．肘窩は前方に向けられている．可動域制限は認められなかった．彼女は頭上での動作や持ち上げ動作をしなくとも，利き手（右手）を使うと痛みが生じていた．腕は体側にあり上腕骨の回旋角度は正常であるように見えたが，実際には外旋位であると考えられた．この予測をもとに，彼女は腕の使い方を変えるように指導された．

彼女は，肘窩を内側に向けて上肢をわずかに外転位にした状態で，物を切ったり，食物を刻んだり，コンピュータで仕事をしたりするようにした．アライメントの変化とともに，彼女の状態は大きく改善した．肩関節の回旋角度を変える以前の1か月間は，日常生活動作における彼女の状態はまったく改善していなかった．

棘下筋（図5-38，p 213）は，上腕骨を外旋，下制させる．棘下筋と小円筋は，棘上筋とともに上腕骨頭を下制させる主要な外旋筋である．三角筋後部線維は強力な外旋筋であり，上腕骨頭の上方すべりを引き起こす．筋の数とそれらのサイズから考えて，内旋筋は外旋筋より大きな張力を生み出すことができるはずである．外旋筋と後方関節包は短縮したり硬くなることが多く，上腕骨頭の後方へのすべりを妨げる．したがって，それらの長さと強さの特性を評価することはきわめて重要である[19]．

小円筋（図5-38，p 213）は，上腕骨頭を外旋，下制させる筋であり，この点で棘下筋と同様の重要な役割を担っている．これらの筋の機能異常は，臨床上よく認められる．胸郭・肩甲骨間筋群の硬化と関連した小円筋と棘下筋の短縮と硬化はよく認められる（図5-41）．外旋筋の短縮は，上腕骨頭の過度な前方と上方すべりの一因となる．上腕骨頭の後方すべりの制限と過度な前方すべりは，インピンジメント症候群の要因となる[12]．Neerは，後方関節包の長さの低下が屈曲時にいかにしてインピンジメントの一因になるかを記載している[21]（図5-42）．

肩甲下筋は，上腕骨を内旋させ，上腕骨頭を下制させる．この筋はその牽引角度，すなわち上腕骨頭を下制させるだけでなく，骨頭を後方に引く作用をするという点で特に重要な役割を果たしている．したがって，上腕骨頭の前方・上方すべりを引き起こす筋群に拮抗する作用をもつ．しかし内旋筋には，大胸筋や広背筋のように大きく強力な筋もあるので，しばしば肩甲下筋の活動は劣勢になる．肩甲下筋と関節包は，肩甲上腕関節の前方の安定性を与えている[29,30]．肩甲下筋が延長または弱化していれば，結果として上腕骨頭の過度な前方すべりが生じ，それはインピンジメント症候群の前兆とみなされる[11]．外旋筋群の短縮または硬化は，上腕骨頭の前方と上方へのすべりの一因となり，内旋可動域を制限する．その結果，肩甲下筋は延長され弱化する．それに加えて，もし大胸筋が内旋筋として優勢ならば，その付着部は上腕骨のより遠位部に位置しており上腕骨を前方に引き出すので，上腕骨頭の前方へのすべりが増悪し，肩の屈曲あるいは水平内転中に前方関節包が圧迫されることになる．

大円筋（図5-38，p 213）は肩関節を内旋，内転そして伸展させる．この筋が短縮すると，肩関節の屈曲は制限され，上腕骨頭の下制と外旋は妨げられる．肩関節の屈曲が制限されているときや，肩関節の屈曲または外転運動に，上腕骨頭のPICRが関節窩の中心になく尾側に落ちてしまう場合には，大円筋の長さの正確な評価は特に重要となる．

肩甲骨の運動機能障害症候群
アライメントと運動の関係

Chapter 1で論じられたように，分節アライメントの著しい偏位が存在する状態よりも，アライメントが理想に近いほうが，より容易に適切な運動が遂行できる．しかし，動作パターンとアライメントにはさまざまな組み合わせがあり，それらの評価プロセスとその後の管理は，それぞれの組み合わせによって異なる内容になる．さまざまな症候群を明確にするために，アライメントと運動の問題がどのように扱われているかについては，以下に実例をあげて説明する．

- **肩甲骨のアライメントは正常であるが，肩甲骨の動きが障害されている**：障害された肩甲骨の運動は，可動域の不足または過剰，運動方向の変化，または上腕骨に対する肩甲骨の動作の不的確なタイミングなどに関係する．たとえば，肩甲帯のアライメントは正常であるが，肩関節屈曲の最終域において肩甲骨の上方回旋が40°程度の場合がある．

- **肩甲骨のアライメント障害を認め，さらに運動も障害されている**：たとえば，肩甲骨は運動開始肢位で（5°ぐらい）下方回旋しており，肩関節屈曲が完了されるまでに肩甲骨が40°しか上方回旋しないような場合である．結果として，肩関節の屈曲で生じた肩甲骨の回旋は，標準的な上方回旋が60°であるのに対して35°だけになる．

- **肩甲骨のアライメントが障害されている．その運動範囲は正常であるが，正確な運動ではなかったり運動開始アライメントの障害を代償したりしている**：たとえば，肩甲骨は10°下方へ回旋しているが，上方回旋の可動域は60°ある．しかし上方回旋の最終肢位は，肩関節の屈曲に必要とされる角度より10°少ない結果となる．

- 肩甲骨のアライメントが障害されている．運動開始肢位を代償するために必要な範囲（正常より大きい）の運動が起こる：たとえば，肩甲骨は10°下方回旋している．肩関節の屈曲で肩甲骨は70°上方回旋する．肩甲骨の運動が正確であるので，肩上腕関節は特に障害されていない．しかし，この肩甲骨のアライメント障害は通常，頸部痛を伴うことが多く，このアライメントを修正することによって，頸部痛や筋膜性のストレスまたは神経根障害に由来する関連痛を緩和できることがしばしばある．

症候群は，骨の名称によって肩甲骨あるいは上腕骨と命名され，その後に主要な運動機能障害の名称がつく．肩甲骨と上腕骨の両方が問題を起こしている場合もあるが，通常どちらかが運動の問題の主要な発生源であり，第1診断として提示される．この部位の運動パターンを修正することは，治療プログラムの最も重要な部分である．他の部位の問題も存在する場合には，大部分が第2診断として提示される．

肩甲骨症候群の診断基準

- 主要な問題は，障害された肩甲骨の運動である．
- 肩甲骨の運動障害は上腕骨の運動障害を引き起こしたり，両者が関連することが多い．
- 患者が自動運動をするとき，肩甲骨の運動が正しく行われた場合，またはセラピストが肩甲骨の機能障害を修正した場合に症状は軽減される．たとえば，肩関節の屈曲/挙上の運動中に肩甲骨の上方回旋が不十分であると確認された場合，セラピストがその動きを介助したとする．その結果，痛みが軽減もしくは消失すれば，治療プログラムはその運動機能障害や関与因子を修正するように考案される．
- 症候群の命名は，観察によって異常とみなすことのできる機能障害ならば，運動範囲が正常よりも大きくなった場合でも，運動範囲が不十分な場合でもなされるものとする．たとえば，肩甲骨の下方回旋症候群とは，屈曲/外転の初期段階で下方回旋が出現してしまう場合でも，運動の完了時に上方回旋が運動学的標準よりも小さい場合でも，その状態に対してつけられる名称である．

頻繁に観察される肩甲骨の症候群

症候群を特定する診断を行うためには，ある症候群について記載されているすべての機能障害が存在しなくてはならないわけではない．しかし，症状の性質と運動機能障害のパターンのあいだには関連が存在しなければならない．機能障害の数が多ければ多いほど，症状はより重度になるが，機能障害の数がひとつであっても，症状が重度である場合もある．

どのような筋骨格系疼痛症候群にも，重症度にさまざまな段階が存在する．たとえば，肩の安静時痛は，炎症状態の急性期を示唆している．肩甲帯を正しいアライメントに配置し，上腕骨頭に対する圧縮力を緩和（たとえば，肘にもたれて上腕骨上方部に加わる力を減らす）しても痛みが軽減しない場合，比較的痛みのないエクササイズにプログラムは制限されなければならない．これは，炎症の急性期における一般的な処置と同様である[3,8]．

治療プログラムのなかで肩甲骨の運動に重点をおくためには，屈曲と回旋については，正常な肩甲上腕関節可動域の少なくとも60％は痛みを伴わずに運動できる必要がある．したがって，肩甲上腕関節に著しい可動域制限をもつ患者を治療する場合は，肩甲骨の動きに対する注意よりも，まず肩甲上腕関節の可動域改善を目指す．肩甲骨の安静時アライメントの修正は，常に必要とされる．いったん，これらの基準が満たされ，痛みが運動中ではなく主に肩甲上腕関節運動の最終域で生じるようになったならば，肩甲骨の運動障害に対する治療が特に重要になる．肩関節の他動的な可動域制限が20°以下の状態では，肩甲骨のコントロール障害（の治療）が，痛みを軽減させる最も適切なカギと思われる．しかし，後の項で論じられるように，上腕骨による要素も非常に多い．

肩甲骨下方回旋症候群

症状，痛み，関連診断 この症候群を説明する病理解剖学的または関連する診断の多くは，他の運動機能障害症候群でも認められる．同じような痛みが別の運動機能障害でも存在するため，たとえば棘上筋腱障害のように，痛みを伴う解剖学的構造の名前を使用した診断や，インピンジメントのような関連診断に基づく診断は，治療に結びつけるためには適切ではない．痛みの解剖学的な原因だけを確認するのではなく，痛みの原因やその治療方針についての情報を提供するような診断は，理学療法の方針を決めるためにより有効である．運動機能障害症候群とその関与因子を記述することは，痛みを緩和する治療法を導くガイドラインとなる．

棘上筋または回旋筋腱板の腱障害とインピンジメント

上腕骨頭と肩峰のあいだで，何らかの組織（滑液包，回旋腱板の腱または上腕二頭筋の長頭腱が含まれる）が挟み込まれることを肩のインピンジメントと呼ぶ．他の関連する診断としては腱障害，滑液包炎，そして，小さい腱板断裂または損傷(strain)がある．鋭い，または挟み込むような痛みが，肩外転または屈曲時に肩峰の前方，側方または後方に現れる．痛みは三角筋の付着部に現れることが多い．肩甲骨の上方回旋不足は，上腕骨と烏口肩峰靱帯のインピンジメントを引き起こす．このような状態が特に増悪するのは，上腕骨の下制筋が三角筋による上方への牽引に対抗できない場合や，上腕骨が十分に外旋できない場合である．この痛みの発生源は，肩峰下のさまざまな軟部組織である．腱板障害が進行する4つの段階はすでに記述されている[9]．段階1における，浮腫と出血は，繰り返された微小損傷によるものである．もし微小損傷の原因に対処できなければ，病態はより深刻な状態に進行する可能性がある．

腱板断裂 深部痛が，腱板の付着部に現れる．肩甲骨の下方回旋や肩甲上腕関節の代償運動が，微小損傷を引き起こし腱板断裂につながる場合がある．腱板断裂の最も明らかな臨床徴候は，他動的には全可動域の肩の屈曲ができるが，自動的には痛みによって全可動域の屈曲ができないことである．MMTによって，外旋筋筋力の低下と，腱板筋の有意な萎縮が存在することが示唆される．断裂が重度であるならば，肩関節を他動的に屈曲位または外転位におくことが可能であるとしても，患者は腕をその位置に保つとはできない（ドロップアーム検査陽性）．

胸郭出口と神経絞扼 この状態の症状には，前腕と手のしびれと刺すような痛みが含まれ，特に前腕の尺側に現れる．この状態は肩甲骨が下制，下方回旋，前傾しているときに最も頻繁に見られる．

上腕骨の亜脱臼 上腕骨の亜脱臼は，下方関節包や関節上腕靱帯のような他の支持組織が伸張されたとき，肩関節屈曲時に発生する可能性がある．肩甲上腕関節の極端な柔軟性を伴う肩甲骨の上方回旋の制限によって，上腕骨は下方へ亜脱臼しやすくなる（上腕骨は関節窩との適切な位置関係を維持することなく動いてしまう）．

上腕骨の不安定性 肩関節運動時，肩甲骨と上腕骨との協調的であるはずの運動において，非連続性が認められる．たとえば，上腕骨の運動が突然変化したり，ポンと鳴って(pop)位置を変えたりする．

頸部痛（上肢への放散痛を伴う場合と伴わない場合とがある）頸部痛が起こるのは，肩甲挙筋，僧帽筋上部線維または上肢の重さによって，頸椎あるいは頸神経叢に対して，下方もしくは非対称性の回旋を伴った引っ張りが生じるためである．

肩甲挙筋と僧帽筋上部線維の痛み この痛みは，これらの筋が伸張されたり，延長されたりする位置におかれた結果生じる損傷に由来するものである．

肩鎖関節痛 前鋸筋が十分に機能していないならば，肩甲骨を上方回旋させようとする僧帽筋により，余分なストレスが肩峰と鎖骨に加わる．前鋸筋が適切に活動している場合，このストレスは，肩甲骨の内側縁に付着するこの前鋸筋の作用によって軽減される．菱形筋が短縮し硬化した結果抵抗を生み出すと，僧帽筋が肩甲骨を上方回旋させようとする際に，肩鎖関節にさらにストレスを加えることになる．

胸鎖関節痛 胸鎖関節は，肩関節運動の支点として作用し，以下のような状況でストレスにさらされる可能性がある．①小胸筋が短縮し肩甲骨の動きを制約している場合，②鎖骨の外側部に付着している僧帽筋上部線維が強い牽引力を発揮する場合，③前鋸筋のパフォーマンスが適切でない場合．この関節は，腫れることが多く，触ったり，運動

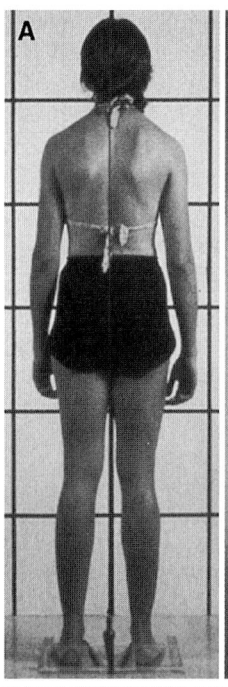

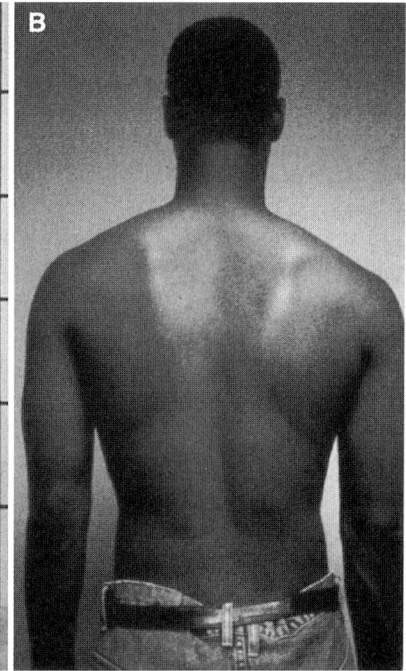

図 5-43 肩甲骨の下方回旋
A：左菱形筋の輪郭は明瞭になっており，菱形筋の活動優位性が下方回旋の要因であることを示唆している．右肩甲骨は，三角筋と棘上筋の短縮が原因となり，このような肢位をとっている．
B：この肢位は，僧帽筋上部線維と前鋸筋の過剰な長さの影響で引き起こされている．

することによってしばしば痛みを生じる．

運動機能障害 肩関節外転約30°，屈曲約60°以後，肩甲骨は正常パターンのような上方回旋ではなく下方回旋する．肩甲骨の上方回旋または肩甲上腕関節の挙上あるいはその両方とも不十分であり（肩甲骨は，60°を回旋しない），特に上腕骨挙上の最後の相で不十分である．肩甲骨の外転と上方回旋が不足しているため，肩甲骨の下角は肩屈曲終了時に，胸郭の中腋窩線まで達しない．

アライメント

構造的多様性
- 胸椎後彎：随伴する肋骨の変形は，肩甲骨の運動開始肢位を障害する一因となる．それに加え，肋骨の彎曲は，肩関節屈曲の完了時に肩甲骨の上方回旋と下制を妨げる．
- 側彎症：彎曲の程度によって，肋骨の変形は肩甲骨の位置を障害する一因となる．
- 大きい胸郭を伴う肥満：肩甲帯は胸郭の幅と腕の重さのため，下方回旋し，肩甲上腕関節は外転位になる．
- 大きい胸：ブラストラップによって肩甲骨の外側に胸部（乳房）の重さが及ぼされる．肩甲骨を下方回旋させる．
- 重い腕：腕の重さは肩甲帯を下制させる要因となり，腕の運動により筋に過度な負荷をかける原因となる．
- 比較的短い腕を伴う長い体幹：このタイプの体型の人たちにとって大部分の椅子は，肘かけの高さが低すぎる．彼らは自分で肩を下方回旋，または下制しなければ前腕を肘かけに乗せることができない．

後天的障害
- 肩甲骨の下方回旋（下縁が上縁より内側に位置する）は，三角筋と棘上筋の短縮，僧帽筋上部線維の過剰な長さ，または肩甲挙筋と菱形筋の短縮と硬化により生じる（図5-43）．
- 両肩は下方へ下がり，肩峰端が下方へ傾斜している．しかし，肩甲骨上角に付着する肩甲挙筋が短縮しているため，頸基部ではより高位に見える．
- 肩の前方偏位は肩甲骨の前傾と前方頭位の結果としてしばしば二次的に見られる．
- 上腕骨が外転位であると，二次的に肩甲骨を下方回旋させる．
- 肩甲骨は内転しており，内側縁が脊柱から3.75 cm以下になっていることがある．

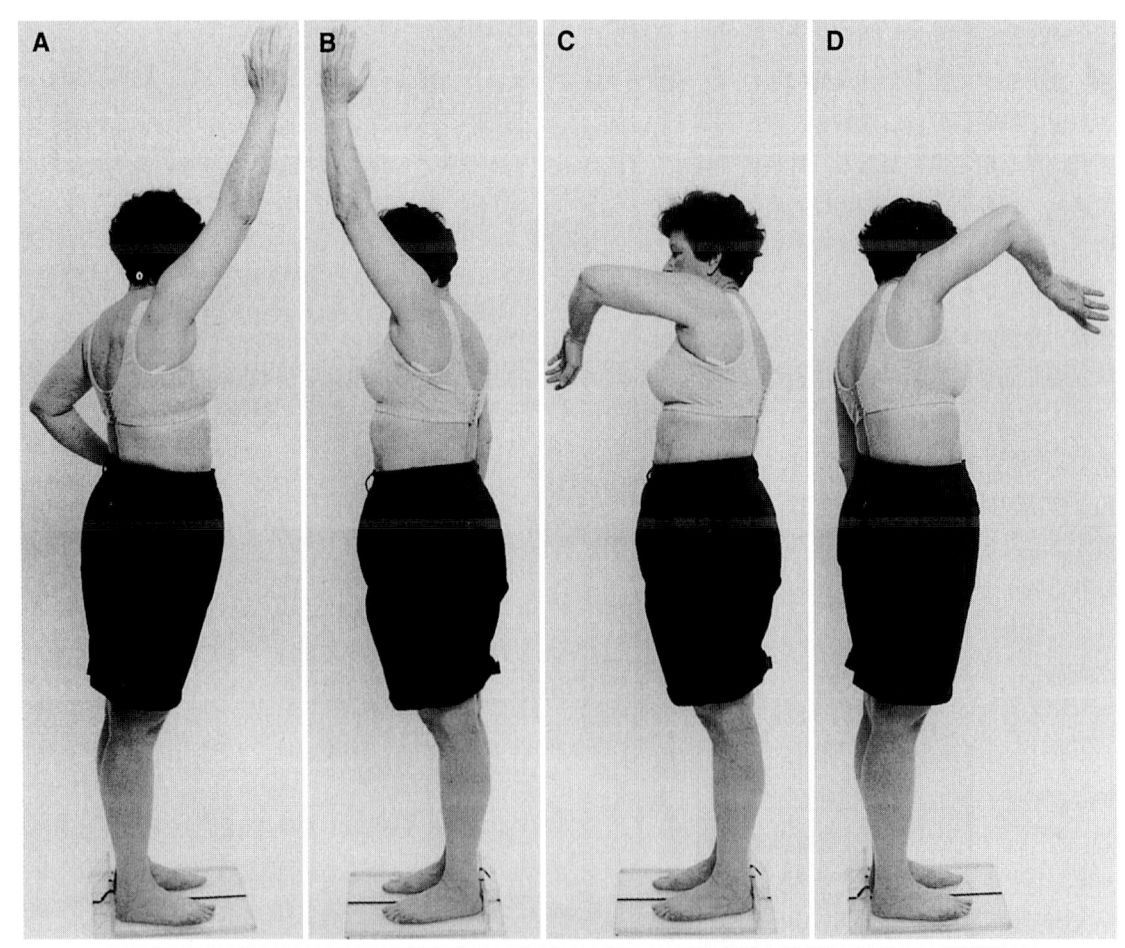

図5-44 肩甲骨上方回旋の不足と肩甲上腕関節による過剰な屈曲
A：肩関節の完全屈曲において，右肩甲骨下角が中腋窩線に達していない．
B：左肩甲骨は，肩関節の完全屈曲において下角が中腋窩線まで達している．
C：肩甲骨の動きが制限されていなければ肩関節を最大に内旋した状態からの屈曲は90°をわずかに超える程度である．
D：肩甲骨上方回旋の制限のため，右肩甲上腕関節の屈曲は過剰な状態である．

相対的柔軟性と硬さの機能障害　肩甲上腕関節は肩甲胸郭関節より容易に動く．肩甲骨が十分に上方回旋しないため，肩甲上腕関節で代償動作が生じやすい．肩屈曲/挙上が180°を達成するためには，上腕骨は肩甲骨の上方回旋の不足を補い，関節窩上で120°以上屈曲/挙上しなければならない．菱形筋と肩甲挙筋（またはそのどちらか）の硬化が進むと，肩甲骨の上方回旋を障害する．肩甲上腕関節が肩甲骨運動の不足を補わなければ，肩関節の屈曲可動域は制限される．

筋の機能障害

動員パターンの障害　屈曲の運動開始時における菱形筋と肩甲挙筋による肩甲骨の下方回旋が，僧帽筋と前鋸筋による上方回旋より優勢である．

肩甲上腕関節の外転において，三角筋の影響に拮抗する僧帽筋と前鋸筋の上方回旋作用が不十分であれば，外転の開始時における三角筋の活動によって肩甲骨は下方回旋してしまう．

肩関節の屈曲において，僧帽筋と前鋸筋（肩甲骨上方回旋の主動作筋）の活動が不十分であると，肩甲骨は望ましい上方回旋である60°まで動かない（**図 5-44**）．

筋の長さと筋力の障害　肩甲骨を他動的に上方回旋したり，患者が肩関節の屈曲を行うときにセラピストが上方回旋を介助したりすると，この動きの抵抗の程度や肩甲骨外転と上方回旋の制限の程度が示唆される．

菱形筋と肩甲挙筋が短縮している場合，肩甲骨の外転もしくは上方回旋またはその両方の可動域が制限される．

小胸筋が短縮している場合，結果として生じる肩甲骨の前傾のために上方回旋は妨げられる．肩甲骨が前傾した位置のままだと，肩関節屈曲中の肩甲骨の上方回旋が妨げられ，屈曲の最終域における肩甲骨の下制，内転および後傾も妨げられる．

広背筋には，上腕骨と肩甲骨の下角を下方へ牽引する作用がある．広背筋の下角への付着には一貫性はないが，付着部が存在し広背筋が短縮している場合には，その影響によって肩甲帯は下制される．広背筋が短縮している場合，肩甲帯を下制させることによりそうでない場合よりも肩関節の屈曲または外転可動域は拡大する．

三角筋と棘上筋が短縮している場合，安静肢位で上腕骨は外転する．上腕骨の外転（肘が身体から離れた不快で具合の悪い肢位）を代償するため，肩甲骨が下方回旋し上腕骨を身体に近づける．

僧帽筋上部線維，下部線維が延長していたり弱化またはその両方ならば，僧帽筋は肩甲骨を十分に上方回旋させることができない．僧帽筋上部線維の正常な機能は，肩甲上腕関節の運動開始時に，肩峰端を挙上するために必要である．僧帽筋下部線維の正常機能は，肩甲骨の上方回旋，特に最終可動域において必要である．肩甲骨の運動は，肩上腕関節に対する過度なストレスを防ぐために適切でなければならない．

確認検査

- 肩甲上腕関節屈曲/外転の自動運動において，肩甲骨の上方回旋不足が観察され，その際前述した症状のいずれかを伴う．
- 肩甲骨を他動的に正しいアライメントにすると，結果として頸部の症状は減少または消失し，頸椎の回旋可動域は改善する．この場合，肩甲骨の下方回旋症候群は，頸椎の問題に対する第2の診断となる．
- セラピストは，肩甲上腕関節の屈曲時，肩甲骨を他動的に上方回旋させることにより，患者の症状を軽減させることが可能である．
- セラピストは肩甲骨のアライメントを他動的に修正したり，上方回旋を介助したりする際に抵抗を感じる．

治療　肩甲骨の下方回旋は日中でも睡眠中でも可能な限りいつでも修正されなければならない．患者は肩甲骨を正しいアライメントに保ち，肩甲上腕関節が外転しないように腕を保持しながら座位をとらなければならない．椅子のアームレストは，腕を適切に支持し，肩関節を正しいアライメントに維持できるだけの高さに調節されていなければならない．肘かけの低いソファまたは肘かけのないソファには座らないようにするべきである．患者は，腕を支持する物が家具に備え付けられていなければ，腕を支持する何らかの方法を考えなければならない．

可能であれば，仕事や車を運転するときにも，肩甲帯は支持される必要がある．患者は長時間立ち続けるとき，（スリングのように）反対側の手を肘の下に置き患側肩を支持するとよい．肩甲骨の下方回旋を増悪させる活動はことごとく避けなければならない．その例としては，肩関節屈曲が120°以下の状態で，肩甲骨の内転を必要とするような抵抗運動があげられる．

ブラストラップからの圧力がアライメント障害の一因となっているならば，より首の近くで交差するストラップのあるスポーツブラの使用が望まれる．有痛側の手に持っていたハンドバッグ代わりに，リュックサックあるいはウエストパックを用いることが推奨される．症状が現れている

腕で書類カバンまたはスーツケースなどを携帯することは避けなければならない．すべての日常生活活動をチェックする必要があり，それに応じて日常生活活動を修正しなければならない．

　前鋸筋と僧帽筋のパフォーマンスを強化するエクササイズは重要である．患者は肩甲骨の外転，上方回旋の方法を習得しなければならない．肩甲骨のこれらの運動を強調する訓練は，腹臥位または立位そして壁に面して実行することができる．エクササイズに際して，肩甲上腕関節の運動範囲は強調されるべきではない．というのは，代償的な肩甲上腕関節の過剰可動性が増加したり，引き起こされたりする可能性があるからである．

　上肢の解剖学的肢位での"肩すくめ訓練"は避けなければならない．なぜなら，この運動パターンは僧帽筋上部線維の活動よりむしろ肩甲挙筋と菱形筋の活動を助長するからである．しかしながら，腕を挙上位に保った状態での"肩すくめ訓練"は，僧帽筋上部線維の活動を強調する．

　菱形筋と肩甲挙筋が短縮したり，特に硬化していれば，患者は肩甲骨の上方回旋と外転の介助を必要とする．背臥位で(患側の)肩屈曲位をとり，反対側の手を前方から患側の肩甲骨に回して，下角を引っ張ることによって，自分自身で上方回旋の介助をすることができる．

　評価により短縮が認められた筋に対するストレッチは重要である．同様に重要な点は，患者がエクササイズを正しく行い，そして続けていることを確認することである．両肩の他動的な支持と壁に向かって行われるエクササイズは，一日のなかで頻繁に繰り返されなければならない．日々のエクササイズにおいて，患者はセラピストのアドバイスを効果的に実施するために，介助を必要とする場合がしばしばある．

　四つ這い位のエクササイズ(たとえば，後方に体重移動，すなわち揺さぶり動作を行って，正しい肩甲骨の運動を強調する方法)は，前鋸筋の参加を促すためには特に効果的である．患者が自分の踵に座るような状態になった時点で肩関節は約160°屈曲している．このとき，肩甲骨はほぼ最大に上方回旋しており，前鋸筋にかかる負荷は最小限になる．治療台やベッド上でこのエクササイズを行う場合，治療台の端やベッドの先端を握ったまま体重を後方へ移動することにより，肩甲骨の上方回旋を助け，菱形筋や肩甲挙筋もストレッチされる．

　患者は，頭・頸部での代償運動が起こらないように注意が必要である．肩甲挙筋が短縮している場合には，(四つ這い位で)後方に体重移動するにつれて，頭・頸部が伸展してくる．これは肩甲骨が上方回旋，外転されることによって肩甲挙筋が伸張されるためである．しかしながら，この筋が(短縮ではなく)硬化している場合には，制限された肩甲骨の運動を代償して，先に肩甲挙筋の頭側の付着部で運動が起こる(結果的にあごが前に出る)．この場合，患者があごを胸に近づけたままの四つ這い位で，後方に体重移動をすると，その代償運動は阻止され，肩甲挙筋はストレッチされる．また，固有の頸部屈筋群も強化される．これらの修正方法はすべて，前方頭位姿勢(forward head posture)の修正にも有効である．

　患者が四つ這い位で体重を前方に移動させると，体重の多くの割合が前鋸筋にかかる．その負荷が前鋸筋の筋力を上回れば，肩甲骨の"浮き上がり"が生じる．この時点で，体重の前方移動を止めるべきである．肩甲骨・上腕骨間筋群が短縮している場合でも，体重の前方移動により肩甲骨の"浮き上がり"が生じる．患者は実用的な活動のなかで，腕を頭上に持ち上げるときはいつでも"肩すくめ"のように肩峰を持ち上げ，肩甲骨を外転位にするように指導されるべきである．

症例——1

病歴　45歳の男性．右肩の痛みと軽度の頸部痛があるプロのバイオリン奏者である．患者は右利きである．痛みに加えて，特にバイオリンの左側にある低音の弦を弾くときの弓を制御する能力について心配していた．非常に軽い力で長い楽節を演奏するときに，弓の制御能力の低下が最も明らかであった．

アライメント分析　患者の胸椎は後彎が少なく直立した状態であるが，彼は非常に大きな胸部をしていた．右肩甲帯は，著しく下制しており，右側の肩甲骨棘は全体的に左側より1.8 cm低くなっていた．安静時，肩甲骨は下方回旋しており，脊柱から下角までの距離は5 cm未満であった．脊柱から肩甲棘までの距離は6.25 cmであった．上腕骨は，わずかに内旋していた．

運動分析　肩関節の屈曲により，肩甲骨にわずかな"浮き上がり"が生じる．肩関節屈曲0°〜100°までのあいだに，肩甲骨の下方回旋が確認された．屈曲完了後，肩甲骨の下角は，胸郭の外側縁に達するが，中腋窩線の前方までは達していない．屈曲の最終域で，肩峰のまわりにわずかな痛みが認められた．肩関節の外転による，肩甲骨の"浮き上がり"は屈曲時に比べてさらに顕著になる．肩は，屈

曲と挙上の最終域でもいくぶん下制したままである．

　肩関節屈曲のあいだ，肩甲骨の回旋/外転を介助すると，患者は肩に痛みを感じなくなり，頸部の負担も感じなくなる．患者がバイオリンを演奏するときと同じような肢位の外転位90°で腕を保持し，セラピストが下方回旋を防ぐように肩甲骨を支持すると，この位置で常にあった脱力感や制御不足を感じない．彼の肩甲骨がセラピストによって回旋中間位で保持されると，肩甲上腕関節はわずかに外転位になる．水平内転は，左側の60°と比較して40°に制限されていた．

筋の長さと筋力分析　小胸筋，大胸筋，広背筋，肩外旋筋(内旋可動域は50°)，三角筋，棘上筋と菱形筋は，検査によってすべて短縮が認められた．前鋸筋と僧帽筋下部線維は，MMT 3/5．僧帽筋上部線維は4/5．

筋の硬さの分析　他動運動に対する抵抗の評価により，菱形筋が硬化している．

評価　肩甲骨の下方回旋位によって患者が受ける影響は以下のとおりである．
- 僧帽筋下部線維と前鋸筋の適切な補助のない状態では，僧帽筋上部線維による過剰な負荷(牽引力)が頸部にかかる．
- 三角筋が"自動的筋収縮不全"に陥っており，その代償として患者の腕は外転位にある(筋の自動的筋収縮不全が起こるのは，その筋の収縮要素が重なり合って自動的収縮中に生じる張力が減少してしまうほどの短縮位におかれている場合である〈図2-16, p 24参照〉)．
- 関節窩の上方回旋不足が，肩甲上腕関節のインピンジメントの一因となっている．

診断　患者は，肩甲骨の下方回旋症候群と診断された．

治療

背臥位でのエクササイズ
- 患者は広背筋と大胸筋のストレッチを目的に肩関節の屈曲を行う．
- セラピストが小胸筋のストレッチを介助する．
- 肩関節の内旋は90°外転位で行われる．

腹臥位でのエクササイズ　肩甲骨の上方回旋と外転は，初期段階では肩甲骨の運動を促通するためにセラピストによる介助を必要とする．

四つ這い位でのエクササイズ　患者は，肩甲骨の上方回旋に重点をおき，四つ這い位で体重を後方へ移動(揺さぶり)させる．その後，中間位に戻るまで体重を前方に移動させる．

立位でのエクササイズ
- 患者は壁に向かって立ち，両腕を壁に沿って上方にすべらせる．両肩関節が90°屈曲した状態で両肩をすくめ始める．患者は肩関節の屈曲が完了するまで"肩すくめ"運動を続ける．
- 患者は肩関節を最大に屈曲して壁に向かって立ち，腕を壁から持ち上げる(離す)ように肩甲骨を内転させる．このとき，患者は肩を下制させないように指導する．
- 患者は壁を背にして立ち，右の肩甲骨を壁に固定した状態で肩甲上腕関節を水平内転方向に引く．

教育　患者は座っているあいだ，肩甲帯を正しい高さに保つように，右腕を支持するように指導された．バイオリンを演奏しているあいだは，右の肩峰端を上方に持ち上げ，より高音域の弦を弾くときは主に肩甲上腕関節で動かすようにする．低音域の弦を弾くときは，腕が正しい位置におかれるように，肩甲骨を外転，上方回旋させるために肩甲骨を前方に引き出すようにする．

帰結　患者は，エクササイズプログラムを忠実に実行した．6週間後(プログラムを2週ごとに再検討していった)，彼は自分の肩甲骨の肢位を修正し，肩関節の水平内転を一定の位置で支えることが可能となっており，弓を十分に制御し軽い力で演奏できるようになった．プログラム

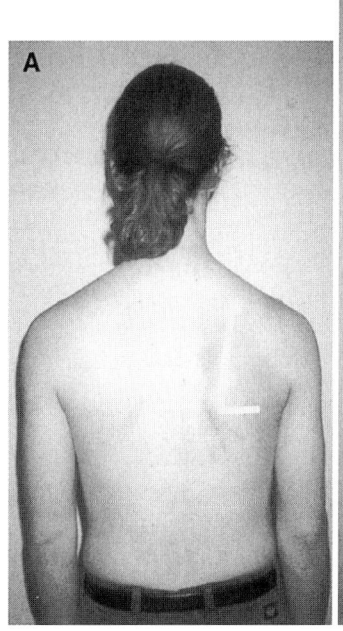

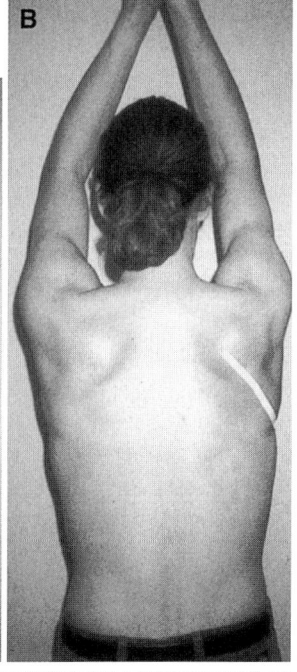

図5-45　下制した肩甲帯
A：両肩峰が低い位置にある．
B：肩関節屈曲のあいだ，肩甲帯は下制したままである．

の最初の目的は達成されたが，患者は引き続き来院している．なぜなら，彼の演奏は著しく改善したが，彼は可能な限り高い機能レベルを得るために，エクササイズプログラムの最適化を切望しているからである．

肩甲骨下制症候群

この症候群は菱形筋と肩甲挙筋が短縮していないことを除けば，肩甲骨の下方回旋症候群と類似している．僧帽筋上部線維は特に延長および（または）弱化している．一般的に，広背筋，大胸筋および小胸筋が短縮している．

症状，痛み，関連診断
- 肩甲上腕関節のインピンジメント
- 腱板断裂
- 上腕骨の亜脱臼
- 肩鎖関節痛
- 頸部痛——上肢への放射痛を伴う，または伴わない頸部痛
- 僧帽筋と肩甲挙筋にみられる痛み
- 胸郭出口症候群

運動機能障害 肩甲骨は運動開始肢位で下制しており，肩上腕関節の屈曲/外転のあいだ，肩甲骨が十分に挙上しない．安静時に肩甲骨が下制していないのであれば，動作の障害が生じる相が2つある．ひとつは，肩甲上腕関節挙上の最後の相（90°～180°），もうひとつは肩甲上腕関節の屈曲/外転の初期相（0°～90°）である．

アライメント
構造的多様性
- 長い首，多くの場合，狭い肩幅と長い腕を伴う．
- 長い体幹，背が高く細身の体型が典型的．
- 短い腕．
- 重い腕．
- 大きな胸部．
  これらすべての状態は，肩甲帯全体を下制させる作用がある．座っているとき，肩甲骨全体を下制しないと腕は肘かけに達しない．

後天的障害
- 鎖骨が水平または内側より外側がわずかに低い状態で，肩が下制している．
- 肩甲骨の上角の位置が第2胸椎より低い（図5-45）．

相対的柔軟性と硬さの機能障害 肩甲上腕関節は肩甲胸郭関節（連結）より柔軟で，代償動作が生じやすい．

筋の機能障害
動員パターンの障害
- 肩関節の屈曲/外転のあいだ，僧帽筋上部線維による肩甲帯の挙上が見られない．
- 肩関節運動のあいだ，僧帽筋下部線維（肩甲骨の下制筋）の活動性は，僧帽筋上部線維（肩甲骨の挙上筋）より優勢である．

筋の長さと筋力の障害
- 広背筋が短縮し，肩甲帯を下制させ，肩甲骨の挙上を妨げる．
- 大胸筋が短縮し，肩甲帯を下制させ，肩甲骨の挙上を妨げる．
- 小胸筋が短縮し，肩甲骨を前傾させ，肩甲骨の挙上を妨げる．
- 僧帽筋上部線維の延長または筋力低下のために，適切な筋の長さで肩甲骨を挙上するのに必要な張力を生み出すことができない．

確認検査 肩関節の屈曲運動において，肩甲骨の挙上を介助すると肩の痛みが減少または消失する．肩甲帯の筋が完全にリラックスした状態で，両肩甲帯を他動的に挙上すると頸部の周囲，僧帽筋上部線維あるいは肩甲挙筋に沿った症状が軽減する．

治療 最も重要な治療は，両肩が常に下制位にならないように両肩を他動的に支持することである．物を運んだり，持ったりするような肩甲骨の下制を助長する動作は可能な限り避けるべきである．肩甲上腕関節の解剖学的肢位，および120°以上屈曲した状態での"肩すくめ"運動を，頻繁に繰り返すべきである．

広背筋，大胸筋および小胸筋が短縮している場合は，肩甲帯に対する下方への牽引力を取り除くためにストレッチを行う必要がある．重要なのは，僧帽筋上部線維のエクササイズを実施し，肩甲骨を下制させる下部線維のエクササイズは避けることである．

患者は肩甲帯下制の修正に重点をおきながら，肩関節の屈曲も練習しなければならない．さらに，腕をもどす際には，肩甲帯の下制が起こらないように中間位までにすることが重要である．

運動パターンの障害はきわめて自動的に出現するので，運動パターンがなかなか改善しない場合は，鏡を使用しながら障害されたパターンを観察して，正常なパターンを回復させる方法を患者に指導すべきである．この症候群の患者には，肩甲骨の下方回旋症候群の患者と同様のプログラムが適用される．このプログラムには，肩を正しい位置に保持すること，ブラストラップによる下方への牽引を緩和すること，重い書類カバンや肩を下制させるような物を持ち歩くのを避けることなどが含まれる．

症例——2

病歴 35歳の女性．左の三角筋の付着部に痛みを訴えている．彼女には3人の子どもがいる．頚部の硬さを訴えており，特に朝の症状が強い．頚の付け根付近，両側の僧帽筋上部線維の周辺に圧痛が認められた．彼女は，週に10〜15時間，教会で秘書として働いており，それ以外は専業主婦である．彼女の子どもたちは，3人とも6歳未満である．彼女は3人の子どもをそれぞれが2歳になるまで母乳で育てていた．彼女は，これまで活動的ではなく，有酸素性運動やスポーツをするより読書やガーデニングを好んでいた．彼女は右利きである．

アライメント分析 患者の身長は177 cm，やや体重オーバーであり，脊柱後彎と骨盤後傾を伴ったスウェイバック姿勢であった．両方の肩は下制しており，わずかに前方に偏位している．肩甲骨の内側縁は脊柱に平行で，胸椎の中央線からおよそ7.5 cm離れた位置にある．

運動分析 左肩関節の屈曲と外転において，肩甲骨は外転，上方回旋するが，下制したままである．肩甲骨と上腕骨は1：2の比率を維持して，最終可動域の15°手前まで運動する．この時点で肩甲骨の動きが終了し，上腕骨のみが最後まで動く．この最終相の運動中に，患者は左肩に痛みを感じた．頚部の回旋可動域は両側とも50°である．頭と頚部を回旋させるように指示すると，垂直軸での頚椎の純粋な回旋ではなく，部分的に首を伸展しながら捻り運動を行う．

確認検査 僧帽筋を十分に弛緩した状態で肩甲帯を他動的に挙上すると，頚の付け根のうずくような痛みは取り除かれ，頚部の回旋可動域は左右ともに15°増加した．肩関節の屈曲や外転を行うあいだ，他動的に左肩を支持して肩甲帯の下制を補正すると，左肩関節の屈曲最終域で感じていた痛みは消失した．肩甲骨が介助されていたときの肩関節屈曲は180°を上回り，過度な屈曲を示した．

筋の長さと筋力の分析 筋の短縮は認められなかった．僧帽筋上部線維の筋力はMMTで3+/5，僧帽筋下部線維と前鋸筋の筋力は4/5であった．

診断 患者は，肩甲骨下制症候群と診断された．

治療 主要な関与因子は日ごろからの運動不足であり，肩甲帯の筋が慢性的に使用不足で発達不良であることが示唆された．患者は背が高いため，正しい高さで肩を支えるには，ほとんどの椅子は彼女にとって肘かけが低すぎた．彼女が仕事中に使う椅子には肘かけがなかった．彼女のブ

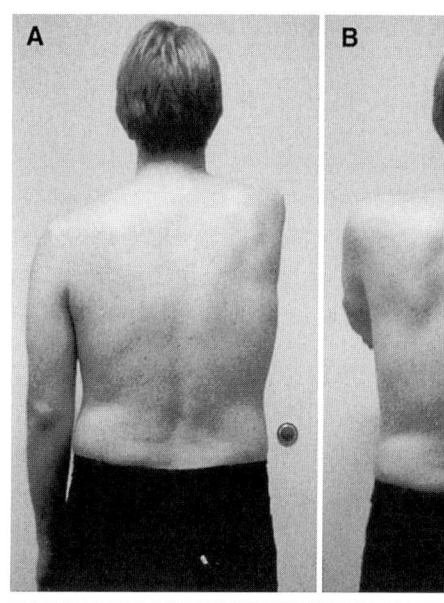

図 5-46　肩甲骨の過剰な外転
A：肩関節屈曲のあいだ，肩甲骨が過剰に外転している．
B：患者は肩甲骨の外転を随意的に制限することができる．

ラストラップもまた肩を下制させる要因になっていた．3人の子どもを母乳で育てた結果，胸のサイズは増し，ブラストラップから肩に加わる下方への牽引力が増強されていた．3人の子どもを抱きかかえることもまた，両肩を下制させる要因となっていた．

患者は，両肩を下制するのではなく両肩が水平な位置で腕を保持する方法を認識しなくてはならない．子どもを抱きあげるときでも，抱きあげる前に両肩をすくめ，抱きあげているあいだはこの肢位を保つようにすべきである．子どもを抱きあげた後は"肩すくめ"を伴った肩関節屈曲のエクササイズを行うべきである．座りながら子どもを抱きかかえるときは，彼女の両肩が正しい高さになるように，前腕の下に枕などを入れるべきである．

帰結 彼女の両肩が他動的に支持されていると，症状は直ちに減少した．彼女は，経過観察とプログラムの変更のため，5週間にわたり3回来院した．彼女の肩はいくぶん下制したままであるが，肩関節はすべての活動で痛みがなく，また大部分の活動で運動パターンが修正された．彼女の筋力はそれぞれの治療段階を経るごとに改善されていった．

肩甲骨外転症候群

症状，痛み，関連診断

- 肩甲上腕関節のインピンジメント
- 上腕骨の亜脱臼（前方）

- 腱疾患——上腕二頭筋，棘下筋と棘上筋
- 滑液包炎——三角筋下方
- 菱形筋と僧帽筋中部線維における肩甲骨間の痛み
- 胸鎖関節痛

運動パターン機能障害　肩甲上腕関節の屈曲/外転において，肩甲骨が過剰に外転する．肩関節の屈曲/挙上の終わりに，肩甲骨の外側肩甲骨縁が1.25 cm以上，胸郭の外側に突き出る．または肩甲骨の下角が胸郭の中腋窩線を超える（図 5-46）．

　肩関節屈曲の前半は，肩甲骨は相対的に静止したままであり，運動は上腕骨を中心に生じている．そしてこの状態は肩甲骨と肩甲上腕関節の正常な運動比（肩甲骨1°に対して肩甲上腕関節は2°動く）から著しく逸脱している．屈曲90°～180°の相において，肩甲骨と上腕骨は，1：1の比率で動く．このような運動パターン障害の理由として，肩甲骨の肢位が外転位であることがあげられる．肩甲骨が外転位となる要因として僧帽筋あるいは菱形筋の過剰な延長，そして前鋸筋の短縮などが関連している．これらの筋群の長さ-張力関係に変化が生じると，肩甲骨を正確に制御する能力，特に上方回旋と下制の最後の相での制御能力が妨げられる．

　患者が，腹臥位で肩関節を90°外転した状態で上腕骨を外旋すると，肩甲骨は胸壁に対して一定の位置にとどまらずに外転する．この現象は，直接的には胸郭-肩甲骨間筋群の過剰な長さによる直接的な結果であり，肩甲骨-上腕骨間筋群の短縮にも関連している．外旋筋の収縮によってより動きやすい部分，すなわち肩甲骨が動いてしまう．なぜなら，肩甲骨が僧帽筋と菱形筋によって十分に制御されていないからである．

　ここで問題とされる肩甲骨の外転は，肩甲上腕関節の屈曲/外転の自動運動において生じるが，検者が同じ運動を他動的に行っても観察されないことがある．この場合の運動パターン障害は，肩甲骨-上腕骨間筋群の長さの不足によるものではなく，胸郭-肩甲骨間筋群が，肩甲骨を胸郭上で適切に保持するような長さで，効果的に作用しないために起こる．肩甲骨-上腕骨間筋群の収縮によって，肩甲骨は上腕骨に向かって動き，この運動は，菱形筋と僧帽筋が適応的に延長された長さに達するまで続く．

アライメント
構造的多様性
- 胸椎後弯を伴う肋骨の彎曲があると，胸郭-肩甲骨間筋群が延長され，肩甲骨を外側に動かすため，肩甲骨が外転位になりやすい．
- 腕の長い場合，その腕の重さにより肩甲骨は外転される．
- 胸郭が大きいと，肩の外転および三角筋の短縮が生じやすい．三角筋の短縮は，肩甲骨外転位を増強させる因子となる．胸郭が大きい人は身体の前方にリーチ動作をするとき，肩甲骨を過剰に移動させなければならず，これが前鋸筋短縮の一因となる．
- 大きな胸部であると胸囲が増加するので，身体の前方へリーチ動作をするときに肩甲骨の外転を強いられる．
- 側弯症における胸郭の肋骨突出部は構造上の障害のため，同側の肩甲骨を外転させる原因となる．

後天的障害
- 肩甲骨が外転した姿勢（脊柱から7.5 cm以上）は，チェロまたはコントラバスの演奏や，大胸筋と小胸筋の収縮を必要とするベンチプレスのようなウエイトトレーニングを高頻度で実施することなど，身体の前面で行われる活動が原因で生じる．肩甲骨の過剰な外転を伴うプッシュアップ訓練は，結果として肩甲骨の外転位を引き起こす．
- 上腕骨の内旋（特に大胸筋が短縮している場合）は，肩甲骨の外転を引き起こす原因となる．上腕骨の内旋は異常姿勢であると誤解される場合が多い．肩甲骨が外転し，関節窩が前方を向いている場合，上腕骨は内旋位であるように見えるが，実際には上腕骨のアライメントは正常である．このようなアライメントは，肩甲骨の位置を修正し，そして上腕骨の位置を再評価することによって確認することができる．
- 肩甲骨が外転位で，肘窩が前方に向けられている場合，上腕骨の回旋角度は正常であると誤解される．しかし実際には，肩甲骨の位置（外転位）を修正すると上腕骨は外旋位である．上腕骨が外旋しているか否かを確認するために，外旋筋の長さ（短縮しているはずである）を評価する必要がある．
- 四つ這い位で認められる肩甲骨の外転は，慎重に評価する必要がある．肩甲骨を正常な位置まで内転させると，肩甲骨の"浮き上がり"が生じる．この"浮き上がり"は，前鋸筋の長さ-張力特性に変化が生じたためと思われる．筋が長くなった状態で負荷がかけられると，筋は"浮き上がり"を止める十分な張力を発揮することができない．肩甲骨-上腕骨間筋群の硬化と短縮も，肩甲上腕関節の水平内転を制限し，肩甲骨の過剰な外転を助長するため"浮き上がり"の一因となる場合がある．

相対的柔軟性と硬さの障害　肩甲胸郭関節（連結）の運動が肩甲上腕関節の運動よりも生じやすい状態であるので，肩甲骨の外転は正常範囲を越えてしまう．患者は，この肩甲胸郭関節の運動から肩甲上腕関節の運動を分離することができない．肩甲骨-上腕骨間筋群の硬化や短縮は，肩甲骨による代償運動を増加させる一因となる．

筋の機能障害

筋の動員パターン　肩甲骨-上腕骨間筋群は小胸筋，大胸筋，前鋸筋とともに，菱形筋と僧帽筋よりも活動性が優位になっている．これは，肩甲骨の外転が過剰なことと上方回旋が制限されていることにより明らかである．

　三角筋後部線維も，棘下筋と小円筋よりも活動性が優位になっていることがある．三角筋後部線維の優位性はこの筋の短縮を進行させる一因となり，三角筋の収縮は肩甲骨を上腕骨へ向かって動かすため，肩甲骨を外転方向に引っ張ることになる．

筋の長さと筋力の障害

- 菱形筋と僧帽筋による平衡（拮抗）活動が三角筋や棘上筋に対して効果的に行われていない場合，三角筋または棘上筋が短縮すると，安静時でも上腕骨は外転位になり，肩甲骨を外転方向に引っ張る．
- 肩甲骨-上腕骨間筋群の肥大や短縮は，大胸筋の肥大とともに肩甲骨を外転位に導く．
- 僧帽筋と菱形筋の延長および/または弱化が認められる場合，肩甲骨は正常なアライメント（脊柱からおよそ7.5 cm）に保持されずに，結果的に外転位となる．
- 大胸筋が短縮している場合，上腕骨は内旋，水平内転位となる．大胸筋は，肩甲骨-上腕骨間筋群の短縮と組み合わさって，肩の屈曲と水平内転の際に上腕骨に対して作用し，肩甲骨は受動的に外転方向へ引っ張られる．

確認検査 セラピストは，安静位で肩甲骨の位置を他動的に修正した後に，（肩関節運動中の）肩甲骨の外転の程度を他動的に制御していく．セラピストは肩関節の最終域において，肩甲骨の上方回旋を介助し，位置の修正が症状の軽減をもたらすかどうかを評価する．

治療 治療の焦点は，短縮した肩甲骨-上腕骨間筋群および胸郭-上腕骨間筋群のストレッチにおかれる．また，内転筋，特に僧帽筋下部線維と中部線維の機能改善も目標とされる．したがって，エクササイズの鍵は，肩甲骨の下制ではなく内転を重視する僧帽筋下部線維の強化である．初期のエクササイズとしては，壁に向かって，腕を壁に沿って上方にすべらせ，最終域で肩甲骨を下制させないように内転する方法が有効である．次の段階では，患者は壁に背を向け，自分の腕を重力に抗して持ち上げるエクササイズを行う．さらに次の段階では腹臥位で行う．

大胸筋と小胸筋のストレッチは必要である．肩関節の内旋・外旋が制限されるならば，背臥位での手の重さを利用したストレッチは，肩関節回旋筋のストレッチとして有用である．

四つ這い位は，前鋸筋のストレッチや強化，そして肩甲骨-上腕骨間筋群のストレッチに用いることができる．また，患者は壁に背を向けて立ち，壁に対して肩甲骨を固定し上腕骨を他動的に水平内転することによって，肩甲骨-上腕骨間筋群をストレッチすることができる．菱形筋の強化訓練が必要であるならば，端座位での肩甲骨の内転動作は一日中，定期的に行うことができる．しかし，菱形筋の真の筋力低下が認められることはまれである．

症例——3

病歴 33歳の男性．プロのチェロ奏者である．右側の肩関節前方に痛みを訴えており，三角筋下滑液包炎と診断されていた．痛みは，演奏後だけに現れ，3〜4時間の安静によって治まっていた．痛みが現れ出したのは，理学療法を受ける1か月前からであるが，痛みの頻度や強度は前の週と比べて増加していた．

アライメント分析 患者は，肩甲帯と体幹の筋が発達していない．体重はわずかに超過していた．彼は，大きな腹部をしていた．右側の肩甲骨は外転しており，立位での脊柱からの距離は約9 cmであった．肩甲骨の内側縁は垂直で，肩はわずかに下制している．左の肩甲骨は，脊柱から7.5 cm離れた位置にあった．

運動分析 右肩関節の屈曲により，肩甲骨は外側縁が全体的に中腋窩線に達するほど外転していた．肩甲骨の上方回旋は，わずかに制限されていた．患者は肩関節を屈曲するときに，肩関節の前方にわずかな痛みを感じていた．肩関節の外転における肩甲骨の外転は，屈曲時ほど著しくはなかったが，肩関節の挙上120°で痛みが生じた．肩甲骨のわずかな"浮き上がり"は，外転位からもとに戻すあいだに認められた．肩関節屈曲時に，セラピストが徒手的に肩甲骨の過剰な外転を制限し，上方回旋を介助すると肩の痛みは減少した．

筋の長さと筋力の分析 右肩関節の内旋により，肩甲骨の代償的な前傾が認められた．肩甲骨を固定すると内旋可動域は55°までに制限された．検査により小胸筋の硬化は認められたが，短縮は認められなかった．彼の肩は背臥位で前方に浮き上がっていたが，徒手的に伸張を加えれば，肩甲棘をベッドに接触することができた．広背筋の短縮が認められ，肩関節の屈曲は160°に制限されていた．肩関節の屈曲で，上腕骨の内旋が認められた．僧帽筋下部線維の筋力は，MMTで4−/5であり，全可動域にわたり抵抗に抗することができなかった．僧帽筋中部線維の筋力は，4/5であった．

診断 患者は第1診断として肩甲骨の外転症候群，第2診断として肩関節内旋症候群と診断された．

治療 患者は，小胸筋と広背筋の背臥位でのストレッチを指導された．また，肩関節外旋筋のストレッチも指導された．エクササイズは，僧帽筋下部線維の長さの減少と強化に重点がおかれた．菱形筋のエクササイズは，肩甲骨の上方回旋を制限するため指示しなかった．僧帽筋下部線維

および中部線維のエクササイズは，壁に向かった方法，壁に背を向けた方法，および腹臥位の方法が処方された．

患者は，肩甲骨を内転させることに重点をおいた四つ這い位での体重移動も処方された．このエクササイズは，踵に腰を下ろした状態から前方に体重移動(揺さぶり)を行うように行われた．その移動量は，前鋸筋に加わる負荷が低い範囲に制限した．壁に対して肩甲骨を固定して，上腕の水平内転も実施した．このエクササイズの後，肩甲骨の外転運動を制限して，肩甲上腕関節に運動を限局しながらチェロを弾く練習を実施した．

帰結 患者は演奏スケジュールがあるため，4か月のあいだ，月に一度だけ来院してきた．最初の1か月間は，痛みの出現は演奏の量に直接関連していた．彼は，コンサートの休憩時間，おのおののコンサート終了後，そして一日のさまざまな時間に，立位でのエクササイズを行っていた．エクササイズをさらに一貫して行うようになるにつれて，痛みの出現は少なくなり，治療開始から約2か月で痛みは消失した．

彼はこのほかに2回来院し，このときから軽いウエイトトレーニングを開始した．抵抗運動は，肩関節の屈曲，回旋，腹臥位および肩関節135°外転した状態での肩甲骨の内転を勧めた．肘関節の屈曲と伸展の抵抗運動も勧めた．プログラムの重点は，持久力を高めることにあり，反復エクササイズを10回3セットに増やし，ウエイトは左右それぞれ4.5kgまで増やした．患者は4か月後，痛みのない状態でエクササイズ終了となった．

肩甲骨浮き上がり(winging)症候群

症状，痛み，関連診断
- 肩甲上腕関節のインピンジメント，多くの場合前方
- 腱障害
- 滑液包炎
- 腱板断裂
- 胸郭出口症候群と神経絞扼

肩関節の運動時，肩甲骨の高度な"浮き上がり"を伴い，能動的な120°以上の肩関節の屈曲が不可能な状態は，長胸神経の神経障害による前鋸筋の麻痺(脱神経症状)の特徴である．

運動パターン機能障害 上腕関節の屈曲または外転/挙上またはその両方のとき，肩甲骨下角の傾斜または内側縁の浮き上がりが観察される．このような障害は肩甲上腕関節が挙上位から戻るあいだにも認められる場合がある．特に運動前半の180°～90°のあいだで顕著である．通常"浮き上がり"は外転から戻るときよりも，屈曲から戻るときのほうがより顕著である．

アライメント
構造的多様性
- 胸椎後弯の増加に伴う，胸郭の屈曲変形により，肩甲骨は"浮き上がり"と外転が強いられる．前鋸筋は短縮位になる．
- 側弯症に伴う，肋骨隆起の増加は，肩甲骨内側縁の"浮き上がり"を引き起こす原因となる．
- 扁平な胸椎では，肩甲骨が浮き上がって見えることがあるが，筋の障害は認められない．
- 重い腕(たとえば重量挙げ選手の腕)は，肩甲骨を前方に牽引する原因となる場合がある．

後天的障害
- 肩甲骨の前傾(下角の突出を伴う)に伴い，肩が前方へ偏位する．
- 肩甲骨内側縁の"浮き上がり"は，前鋸筋と肩甲骨-上腕骨間筋群のアンバランスの結果として生じる(図5-47)．
- 肩甲骨は水平面で30°以上回旋すると，内側縁の"浮き上がり"を伴い外転する．その結果，肩甲骨は内外側方向よりむしろ前後方向に向く傾向が強くなる．このアライメント変化は，上肢ウエイトトレーニングをかなり行っている患者や，安静時に両肩の傾斜が増加した患者に頻繁に出現する．

相対的柔軟性と硬さの障害 肩甲胸郭関節(連結)の運動が肩甲上腕関節の運動よりも起こりやすいため，肩甲骨の運動は正常な量を上回る．運動範囲のさまざまな点において，肩甲骨と上腕骨の運動の比率は1：1である．この場合，肩関節が完全屈曲位から中間位に戻る際の初期段階では，その運動のほとんどが肩甲胸郭関節だけで行われる．

筋の機能障害

筋の動員パターンの障害 肩関節の屈曲初期において，肩甲骨の前傾(下角の浮き上がり)によっても明らかなように，小胸筋の活動が優位になっている．小胸筋が短縮していれば，肩甲骨はすでに前傾位にあり，小胸筋の収縮により前傾はさらに顕著になる．

胸郭に対して肩甲骨を保持する作用のある前鋸筋の活動不足が認められる．

肩関節屈曲/挙上位からもとに戻す際に，肩甲上腕関節の角度が制限されているために，肩甲胸郭関節が主要な運動部位となる．その際，肩甲骨を観察すると，しばしば痛みを伴った下方回旋や浮き上がりが認められる．三角筋と棘上筋は引き延ばされていないように見える(それらは遠心性収縮ではなく等尺性収縮をしているように見える)が，前鋸筋と僧帽筋は急速に引き延ばされている．

筋の長さと筋力の障害
- 前鋸筋の延長や筋力低下が認められる場合，胸郭に対して肩甲骨を維持できなくなり，浮き上がりを引き起

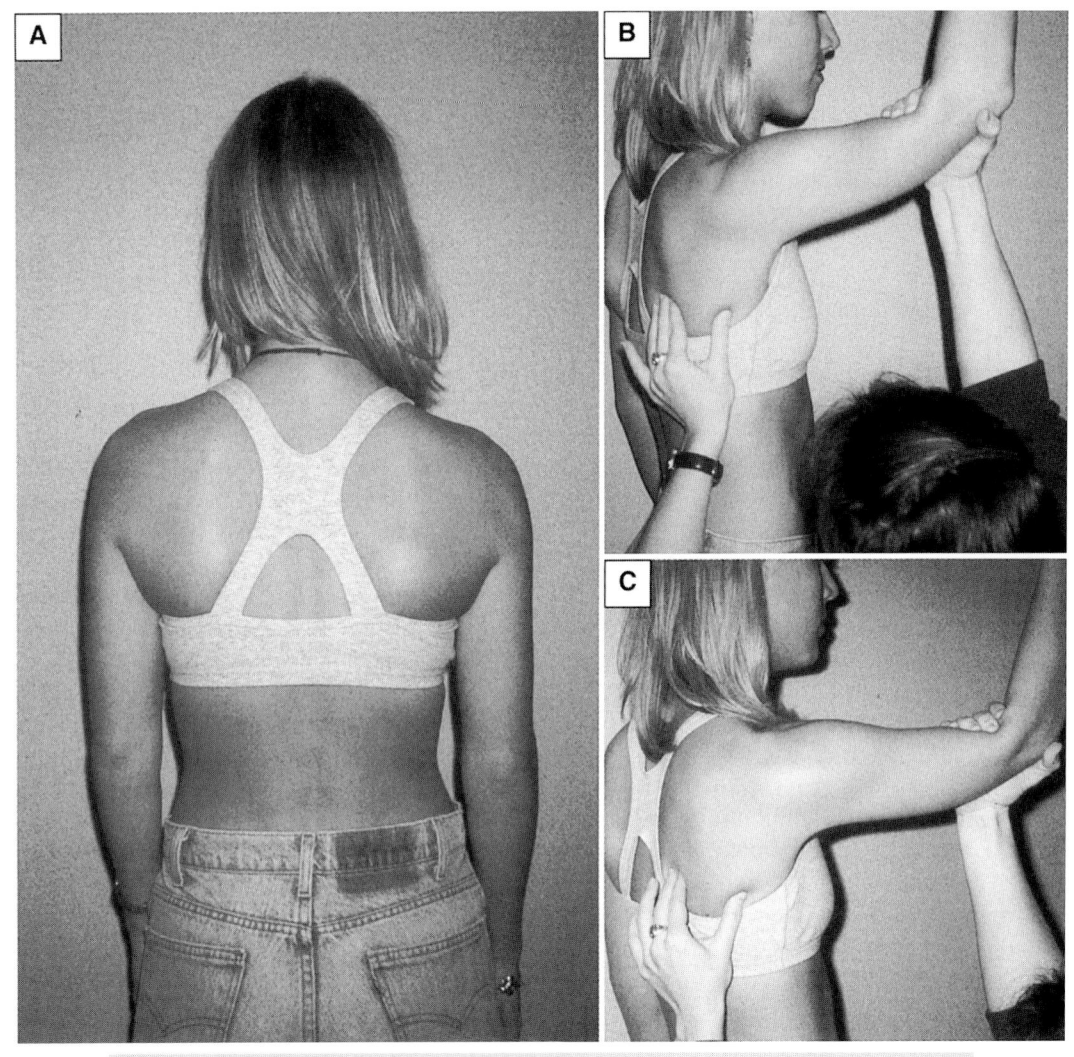

図 5-47 肩甲骨の浮き上がり
前鋸筋と肩甲骨-上腕骨間筋群の障害.
A：安静肢位で肩甲骨内側縁が浮き上がっている.
B：前鋸筋の MMT にて弱化を示す.
C：上腕骨の長軸方向に圧縮力を加えたとき，肩甲骨が下方回旋する場合も筋力低下が示唆される.

こす.
- 小胸筋の短縮によって，肩甲骨は前傾する.
- 肩甲骨-上腕骨間筋群の短縮は，肩甲骨の浮き上がりの一因となる場合が多い（図 5-7，p 198）.

確認検査 セラピストは，肩関節が屈曲するあいだに肩甲骨の前傾，または"浮き上がり"を他動的に制限する．このように運動中に肩甲骨のアライメントを修正すると，痛みは減少または消失する．屈曲位または外転位から中間位に戻るあいだに肩甲骨の"浮き上がり"が認められた場合，てこの長さを減らす目的で肘関節を屈曲させる．患者は，できるだけ完全に肩甲上腕関節をリラックスさせ，肩甲骨をコントロールするよう指示を受ける．この戻し動作の開始時は，主に肩甲上腕関節で生じるのであって，肩甲胸郭関節ではないはずである．

治療 エクササイズの重点は，肩甲骨の前傾または"浮き上がり"の修正におかれる．肩甲骨の前傾は小胸筋のストレッチにより容易に改善されるが，通常，ストレッチを行うためには介助者の協力が必要である．前鋸筋の再教育そして強化もまた必要である．踵の上に座った状態から四つ這い位への重心移動は，肩甲帯に加わる負荷が最小であり，前方への中間位までの体重移動は，前鋸筋にかかる負荷を調節できるよいエクササイズである．

安静位や肩関節屈曲において肩甲骨の"浮き上がり"が認められた場合，前鋸筋の筋力は低下しており，筋力強化が必要となる．もし肩甲骨の"浮き上がり"が運動の初期のみで認められるならば，四つ這い位での体重移動はよい

方法である．しかし，セラピストは負荷が過剰になり，肩甲骨が浮き上がらないように監視しなければならない．また，壁に対して肩甲骨を固定し，肘関節を120°屈曲位にする．この状態から肩関節の屈曲（60°以下）を行う．このエクササイズは，動作開始時に生じる肩甲骨の"浮き上がり"を制御するよい方法である．患者が肩甲骨の"浮き上がり"を伴わず，肘を屈曲した状態で肩関節の屈曲が約60°まで可能であれば，その後は，肩甲骨の上方回旋が制限されないように壁から離れてエクササイズを行うべきである．

肩関節の自動運動全体をとおして，肩甲骨の"浮き上がり"が顕著であるならば，前鋸筋筋力は非常に低下していることになる．前鋸筋の筋力低下が長胸神経損傷による二次的な障害であれば，ゆっくりとした漸進的な強化プログラムを処方しなければならず，また，慎重に監視する必要がある．著しい前鋸筋筋力低下が認められる場合には，肩関節の完全な屈曲を患者に期待させたり奨励すべきではない．なぜなら，肩甲骨の上方回旋の能力低下はインピンジメント症候群に発展する要因となるからである．

症例――4

病歴 34歳の男性．左肩前方，肩鎖関節に近い上腕骨頭の領域に痛みを感じていた．痛みは，2週間続いていた．彼の主なスポーツ活動は水泳である．患者は週に一度，競泳のように泳ぎ，その他の日に，少なくとも週に2回トレーニングを行っていた．彼は，泳ぐ前に筋力増強とストレッチングを習慣的に行っていた．痛みは，泳いだ後に最も顕著であるが，通常は24時間以内に治まっていた．彼は，痛みの現れる領域にアイシングを行い，抗炎症薬を服用していた．彼の仕事は比較的座っていることが多く，物を持ち上げたり，その他の身体活動をほとんど必要としていなかった．

アライメント分析 患者の体型は，細身，胸郭が落ち込んでいる，軽い円背があり，上背部が後方に偏位する傾向があった．彼の腹筋は緊張しており，短縮が示唆された．肩甲帯は前傾しているが，右側より左側が著明であった．後面を見ると，左の肩甲骨下角が胸郭から突き出ていた．また，肩甲骨はわずかに外転しており，内側縁は脊柱から約9 cmの距離にあった．肩甲骨の内側縁は脊柱と平行であった．

運動分析 肩関節屈曲の初期相において，左肩甲骨の前傾が観察され，肩関節屈曲90°に達するまで認められた．患者は，屈曲150°で肩関節前方に痛みを感じていた．肩甲骨の外転は適切であるように見えたが，上方回旋の範囲が制限されており，さらに肩関節屈曲の最終域で肩甲骨の下制が見られなかった．

確認検査 セラピストは，肩関節屈曲のあいだ，肩甲骨の前傾を防ぐ目的で下角を徒手的に操作した．また，肩関節屈曲の最後の相で，セラピストは肩甲骨の下制を介助した．このように肩甲骨の運動の介助を行っているあいだ，セラピストはかなりの抵抗を感じた．患者は，肩甲骨の運動の不足を代償するため，背部を伸展させようとしていた．

筋の長さと筋力の分析 小胸筋は短縮していた．（背臥位で）患者の肩は治療台から5 cm離れて（浮いて）おり，徒手的にストレッチしようとすると，胸郭の回旋なしでは，肩甲骨を治療台につけることができなかった．腹直筋と大胸筋の胸骨部は，両方とも短縮が認められた．肩関節の内旋は，代償的な肩甲骨の傾斜を伴っていた．僧帽筋下部線維の筋力はMMTで左側4/5，右側5/5だった．肩関節の回旋筋筋力は正常であった．

診断 患者は，肩甲骨浮き上がり症候群と診断された．

治療 プログラムの重点は，小胸筋のストレッチ，小胸筋の拮抗筋と考えられる僧帽筋下部線維の機能改善，そして腹筋のアンバランスの改善におかれた．患者は，小胸筋と大胸筋のストレッチを介助を受けながら指導された．その他に指示されたエクササイズは，背臥位での肩関節の内旋である．このとき強調されたのは，肩甲骨を一定の位置に保ち，運動を起こそうとして内旋筋群を収縮させるのではなくて，外旋筋群をリラックスされることによってそれらを引き伸ばすことである．患者は，僧帽筋下部線維のエクササイズを壁と向き合って行うように指導された．壁を背にしたエクササイズでは，肘関節を屈曲した状態で肩関節の屈曲と外転を行う．外転エクササイズでは，胸筋が短縮していたため，壁に対して腕を沿わせることができなかった．そこで，患者は肩関節を90°まで外転し，肘を壁につけようとするのではなく，肩甲骨を内転させるように試みた．肩関節の屈曲と外転が最終可動域に達したとき，腹筋をストレッチする目的で深呼吸をするように指導された．患者は左右の前腕を頭上におき，立位で壁に背部を当て，胸郭の側屈を行った．このエクササイズの目的は，腹筋と胸郭の筋組織のストレッチである．四つ這い位での体重移動（揺さぶり）も行ったが，このとき（特に後方へ体重移動させ，踵に腰を下ろすまでのあいだ），胸椎を平坦に保つことが強調された．

帰結 患者は，リハビリテーションプログラム開始後 2 週間は水泳を中止し，頭上での上肢の活動を避けるように指示された．彼は週 1 回の頻度で 6 週間，通院した．患者は友人の介助により小胸筋のストレッチを行うことができたため，2 週間後には正常な長さにまで回復できた．2 週目の終わりには，肩関節の痛みは屈曲の最終域のみで感じられる程度になっていた．4 週目の終わりまでには，クリニックで行われるすべての自動運動では痛みを感じなくなっていたが，20 分以上泳いだ後は，いくらか痛みが生じた．6 週目の終わりには，彼は肩に痛みを覚えずに 40 分間泳ぐことが可能となっていた．治療開始 6 週間後，すべての筋は正常な長さとなり，安静時または運動時に肩甲骨の"浮き上がり"は生じなくなり，理学療法は終了となった．

上腕骨の運動機能障害症候群
アライメントと運動の関係

Chapter 1 において論じられたように，身体分節間の理想的なアライメントは重要である．なぜなら，理想的なアライメントが理想的な運動を促すからである．しかし，運動パターンとアライメントとのあいだにはさまざまな組み合わせがありうる．以下の例は，アライメントと運動がさまざまな上腕骨症候群とどのように関連するかを示している．

- 上腕骨のアライメントは正常であるが，運動が障害されている場合．たとえば，安静時，上腕骨は適切な位置にあるが，肩関節の屈曲において上腕骨が過度に内旋する．
- 上腕骨のアライメントは障害されているが，運動が正常範囲である場合．運動開始肢位の障害を修正または代償はしない．たとえば，立位で上腕骨は内旋位であるが，肩関節の外転において上腕骨は外旋する．しかし，運動開始肢位の障害を修正するだけの十分な量ではない．
- 上腕骨のアライメントは障害されており，運動パターンも障害されている場合．たとえば，立位で上腕骨は内旋位であり，肩関節の外転において上腕骨が回旋しない．

上腕骨症候群の診断基準

- 痛みの第 1 の原因が関節窩における上腕骨頭の運動機

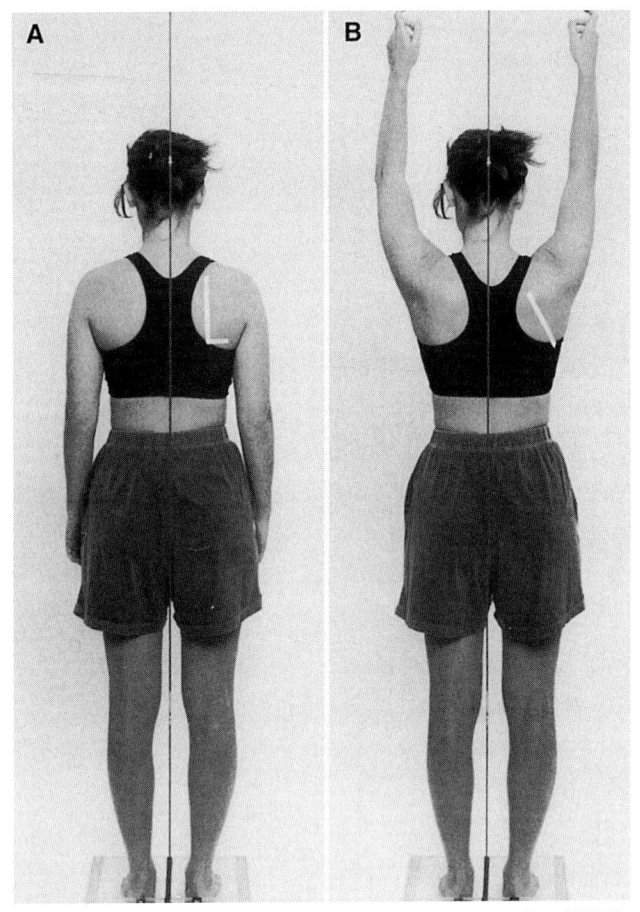

図 5-48 肩関節屈曲や外転における左上腕骨の外旋不足
A：安静肢位で左上腕骨は内旋している．
B：肩関節屈曲において過度に左上腕骨は内旋したままである．

能障害である．しかし，多くの場合肩甲骨の運動も同時に障害されている．
- 患者が肩関節の自動運動を行う際，患者自身が上腕骨の運動機能障害を修正した場合，またはセラピストにより徒手的にその障害が修正された場合，症状は軽減，または消失する．たとえば，セラピストが肩関節屈曲の適切な範囲で上腕骨の外旋を介助することで痛みは減少する．上腕骨の外旋を介助することで痛みの緩和や消失が生じるので，治療プログラムは外旋運動の改善に重点がおかれる．
- 観察された上腕骨の運動機能障害により症候群の診断名がつけられる．運動機能障害とは，副運動または生理的運動が不足したり過剰であったりする状態のことである．上腕骨の副運動の障害の例としては，歩行時の腕の振りの際に，肩関節の過伸展に伴って観察される上腕骨の著しい前方すべりである．上腕骨の生理的運動の機能障害としては，安静時において上腕骨は内

旋位であり，肩関節の外転時に上腕骨の外旋が十分に生じないという例があげられる（図5-48）．

上腕骨症候群（観察された頻度順）

- 上腕骨頭の前方すべり
- 上腕骨頭の上方すべり（外転）
- 肩内旋
- 肩甲上腕関節の可動性低下

症候群に対する特定の診断を確立するために，必ずしもその症候群を説明する障害のすべてが存在する必要はない．症状のパターンと障害された運動は存在しなければならない．通常，機能障害が多いほど，症候群の重症度も大きくなる．しかし，障害がひとつしか存在しない場合でも，症状が特に重度な場合もある．

あらゆる筋骨格疼痛症候群には，さまざまな重症度の段階がある．肩の安静時痛は，炎症の急性期を示唆している．エクササイズ後に肩痛が増加したり，エクササイズによって安静時痛が増悪するようであれば，エクササイズは避けるべきである．

上腕骨前方すべり症候群

症状，痛み，関連診断 痛みは，肩関節の前方または，前内側部に現れ，肩甲上腕関節の内旋，過伸展そして水平外転によって増強される．また，屈曲（特に80°～180°の範囲）によって痛みが増加する場合もある．

上腕二頭筋腱の近位1/3に沿って，痛みが現れる場合もある．この領域の痛みは，肘関節の屈曲に徒手抵抗を加えたときや，肘関節屈曲位，肩甲上腕関節外旋位からの肩関節外転により増加する．症状はインピンジメント症候群，または上腕二頭筋腱疾患の初期段階の特徴と類似している．

肩関節の前方関節包が過去の脱臼によって弱化していた場合，前方脱臼が起こる可能性がある．他の症状としては，棘上筋腱疾患と滑液包炎を含むインピンジメント症候群と関連していることがある．

運動パターン機能障害 前方関節包に対する上腕骨頭の過剰な前方すべりが肩甲上腕関節の外転や屈曲の初期段階，そして屈曲（挙上）最終域から中間位に戻るときに生じる．肩関節90°外転位からの回旋によって上腕骨頭の前方すべりは，容易に触診することができる．

アライメント機能障害 解剖学的肢位において，以下の3つのアライメント機能障害がある．

- 上腕骨頭の（前後径の）1/3以上が肩峰の前方にある．
- 上腕骨頭が上腕骨遠位端より前方にある．上腕骨の近位と遠位部は，同じ垂直面上にない．
- 肩関節が身体の前方に偏位している．このような状態のときは，通常，肩甲骨の前傾に加えて，上腕骨は肩峰の前方に偏位している．

上腕骨頭が関節窩に対して前方に偏位しているため，肩峰の後下方にわずかな窪みが認められる．

相対的柔軟性と硬さの機能障害 前方関節包は，後方関節包と肩甲上腕関節の外旋筋またはそのどちらよりも柔軟である．

筋の機能障害

動員パターンの障害 肩甲上腕関節の内旋筋である大胸筋の活動が，肩甲下筋の活動よりも優位になっている．大胸筋は上腕骨の大結節稜に付着しているため，この筋の収縮により上腕骨頭は前方関節包に向かって引っ張られる．このような前方への牽引力は，肩甲下筋による後下方への牽引力によって中和されなければならない．肩甲下筋が非常に延長していたり，弱化しているために，大胸筋による牽引力を相殺することができずに，前方関節包が伸張されてしまうと，大胸筋の収縮によって上腕骨頭の前方すべりは増強する．

棘下筋と小円筋が，上腕骨の下制筋として作用するとき，それらは肩甲下筋よりも強力に動員される．この場合，外旋-下制筋の優位な活動によって後方関節包の硬さが増し，上腕骨頭の後方へのすべりが制限される．

筋の長さと筋力の障害 前述したように，肩甲下筋の延長または筋力低下は上腕骨頭の前方すべりを引き起こす．肩甲上腕関節の外旋筋（棘下筋と小円筋）の短縮は，後方関節包を硬化させる一因となり，上腕骨頭の後方すべりは抑制される[19,27]（図5-42，p 214）．大胸筋の短縮は，上腕骨を内旋し，上腕骨頭を前方へ偏位する一因となる．それに加えて，肩甲骨は外転位となり，肩関節の外旋，水平外転により上腕骨頭の前方すべりを増加させる一因となる．

確認検査 セラピストが，肩関節の回旋と屈曲のあいだ上腕骨頭の前方すべりを抑制すると，患者の症状は軽減する．

治療 治療プログラムは，安静時に見られる上腕骨頭の前方偏位を修正すること，運動時における，上腕骨頭の前方すべりを抑制することに重点がおかれる．したがって，肩甲下筋の筋の長さの改善（短くする）と強化が必要になる．上腕骨外旋筋群の硬化と短縮は頻繁に認められ，上腕

骨頭の後方すべりを可能にするために修正されなければならない．したがって，鍵となるエクササイズは肩関節の内旋可動域の改善である．背臥位，肩甲上腕関節約90°外転，肘関節屈曲位で行われるエクササイズは，最も頻繁に用いられる方法のひとつである．患者は反対側の手で上腕骨頭の前方すべりを防ぎながら，肩甲上腕関節の内旋を行う．上腕骨外旋筋が短縮している場合は内旋を介助する目的で，手に軽い負荷をかけてもよい．負荷は，腕を内旋するのに十分な重さでなければならないが，重すぎて患者が外旋筋をリラックスできないほどであってはならない．

その他に，肩甲骨を固定した状態で（患者が立位のときは壁に，背臥位のときは床に対して肩甲骨を固定する）肩関節を他動的に水平内転させるエクササイズがあげられる．肩関節と肘関節は90°屈曲位，患者は反対側の手で肘を持ち，他動的に腕を水平内転させる．また，壁と向き合って立ち，肩関節の外旋を保ちながら（壁の上で手をすべらせながら）屈曲するエクササイズもある．この方法は，前腕で壁にもたれて実施することもできる．その際，肩関節が90°以上屈曲した時点で，上腕骨頭の後下方へのすべりを介助する．大胸筋の短縮があれば，そのストレッチが必要となる．適切な内旋可動域が獲得され次第，次の段階では肩甲下筋の強化が特に重要になる．

肩甲下筋の強化を目的としたエクササイズは，腹臥位で行う方法が最も有効である．このとき，肩関節は90°外転位，肘関節は90°屈曲位，前腕をベッドの端から下垂した状態から開始する．多くの場合，このエクササイズを行う前に，患者はまず初めに肩甲上腕関節の最大内旋位で保持をしてもらわなければならない．介助者の協力が得られるならば，介助者に肩関節を内旋最終域まで誘導してもらい，等尺性収縮によりこの位置を保つようにする．次に，肩甲上腕関節を約40°〜50°の範囲でゆっくりと外旋させる（肩甲下筋の遠心性収縮）．内旋筋の求心性収縮を実施するのは，その後である．このエクササイズの主な目的は，大胸筋や大円筋ではなく，肩甲下筋の活動を引き出すことである．ここに述べられた肢位が，肩甲下筋の強化という目的に最適な肢位であると思われる．

四つ這い位の中間位から後方への体重移動（揺さぶり）も上腕骨頭の後方すべりを促進する力を生むのに適した方法である．このとき，患者は股関節の屈曲により後方へ体重を移動させるのではなく，両腕で身体を後方へ押し返すようにしなければならない．前述した壁を利用したエクササイズ，すなわち肘関節屈曲位から手を壁に沿って上方へすべらせ，肘関節の伸展とともに肩関節を完全に屈曲させるエクササイズも上腕骨頭の下制，後方すべりを促す．

前方関節包に加わるストレスを軽減する補助的な手段としては，肩関節前面から上腕骨頭を後方に引くように施すテーピングがあげられる．前方偏位または下制した肩甲骨のアライメントも，修正する必要がある．

症例——1

病歴 34歳の女性．左肩関節の前上方部に痛みが認められる．痛みは主に肩関節の外転時（特に抵抗が加わったとき），肩屈曲の最終域で発生していた．痛みは，3週間前から現れ，10段階評価の3〜4の強さであった．患者は安静時には痛みを感じず，痛みによって夜間に目を覚ますこともなかった．彼女の主なレクリエーション活動は，社交ダンスであった．彼女は，上肢のウエイトトレーニングを行っていた．

アライメント分析 患者はわずかに胸椎が後彎しており，肩甲骨は外転し，わずかに下制していた．両肩甲骨は，脊柱から7.5 cm以上離れていた．左の上腕骨頭は1/3以上が，肩峰より前方にあり，上腕骨の近位端は，遠位端の前方に位置していた．右上腕骨のアライメントは，正常であった．

セラピストが胸椎の彎曲の頂点を徒手的に保持したときや，患者が胸郭を持ち上げたとき，胸椎の後彎は減少する．腹直筋の短縮が，胸椎後彎の主な原因であった．肩甲骨の他動的な後傾と内転には抵抗感があり，小胸筋が短縮していることが示唆された．

運動分析 肩関節が屈曲するあいだ，肩甲骨は下制位のままであり，屈曲最終域での内転が認められなかった．屈曲時に上腕骨の内旋が観察され，肘関節屈曲位で運動が始められる．しかし，屈曲完了時には，肘関節は伸展している．運動の最終域で肩関節に若干の痛みが現れた．壁に沿って手を上方にすべらせた場合，上腕骨の外旋が保たれているあいだは，わずかながら上腕骨頭を後下方へ導く力が生み出され，痛みを出さずに動作は遂行された．類似した検査が腹臥位で行われ，同じような結果が得られた．立位では，肩関節は解剖学的肢位にあり，肘関節は屈曲位であった．患者が肩関節の外旋を行うと，上腕骨頭の前方すべりが観察された．

筋の長さと筋力の分析 背臥位で両肩が前方に浮き上がっており，さらに小胸筋のストレッチにより著しい抵抗が感じられたことから，小胸筋が短縮していることが示唆さ

れた．左肩の内旋可動域が50°に制限されており，左外旋筋の短縮が示唆された．肩甲上腕関節の内旋によって，上腕骨頭の前方すべりが観察された．右上腕骨の内旋可動域は70°であった．外旋可動域は，両側とも90°であった．左肩関節の屈曲可動域は180°であるが，肩甲骨外側縁が胸郭の外側縁より2.5 cm突き出しており，大円筋の短縮が示唆された．右肩関節の屈曲可動域は180°で，肩甲骨の位置も正常であった．内旋筋力は，MMTで左側は3+/5，右側は5/5であった．左僧帽筋下部線維の筋力は4/5，右僧帽筋は5/5であった．

診断 患者は，上腕骨前方すべり症候群と肩甲骨外転症候群と診断された．

治療

背臥位でのエクササイズ

- 介助者の協力のもとで行う小胸筋の正しいストレッチ方法を指導された．
- 背部を平坦に維持しながら，肩関節の屈曲を行う．さらに，肩関節屈曲最終域で深呼吸を行い，腹直筋のストレッチを行う．
- 上腕骨頭の前方すべりを生じないように注意をはらいながら，肩関節の内旋を行う．

腹臥位でのエクササイズ 患者はベッド上に腹臥位となり，左肩関節を90°外転，肘関節を90°屈曲し，ベッドの端から前腕を下垂する．左腕は最大内旋位にし，手をベッドの横に置いた小さな治療台の上に置く．そして，上腕骨頭の前方すべりを確実に回避するためにタオルロールを上腕骨頭の下に入れた．患者は治療台から手が離れる程度まで肘関節を伸展し，肩関節を内旋位に保持していた治療台による支持を除去する．この状態から肩関節を約20°外旋（遠心性の内旋筋収縮）させ，再び運動開始肢位に戻る．治療は，肩の伸展による代償を回避しながら行われる．

四つ這い位でのエクササイズ 運動は中間位から始まり，踵に向かって後方に体重を移動する（揺さぶる）．

立位でのエクササイズ

壁に向かったエクササイズ：患者は壁に対して手の尺側をつけるように立ち，その状態で肘を屈曲し肩を外旋させる．そして，手を壁に沿って上方へすべらせるように動かす．運動開始肢位から肩関節完全屈曲位まで肘の伸展とともに運動を行う．この運動が行われているあいだ，肩関節が90°に達したとき，患者は僧帽筋上部線維の活動を強調するために両肩をすくめるように動かし，完全屈曲位になるまで運動を続ける．最終域では，肩甲骨を内転させ腕を壁から離す．

壁に背中で寄りかかったエクササイズ：肘関節屈曲位で，肩関節の屈曲を行う．このとき，肩関節の外旋を確実に維持する．腹直筋のストレッチを行うために，屈曲最終域で深呼吸を行う．屈曲と同じ運動開始肢位から外転も行う．動作中に痛みが生じた場合，外転90°から完全挙上位に達する前に，左肩甲骨の内転を試みると痛みが軽減する．

帰結 患者は，週に一度の頻度で4週間，さらに2週に一度の頻度で2回，通院した．治療開始後，2週間以内で内旋可動域は70°まで達したが，上腕骨頭の前方すべりを防ぐために上腕骨近位端を強く抑えていなければならなかった．腹臥位では，中間位から70°まで内旋できるようになっていた．彼女は，肩関節が屈曲最終域に達する以前に肩甲骨を内転しさえすれば，屈曲または外転で痛みを感じなくなっていた．4週間後，腹臥位と背臥位での肩関節の内旋エクササイズは約1 kgの重りを使用して行われた．また，僧帽筋下部線維のエクササイズ（レベル3）も行った．筋の短縮はすぐに改善された．

彼女はさらに2セッション来院した．その都度，エクササイズに用いる重りを1.3 kg，次に1.8 kgに増やすように指示された．また，肘関節，肩関節ともに屈曲位の状態から肘関節を伸展させるエクササイズで約1 kgの重りを使い始めた．6週の終わりには，彼女はすべての動きで痛みを感じなくなり，腹臥位または背臥位での肩回旋運動に伴う骨頭の前方すべりは認められなくなった．

上腕骨上方すべり症候群

症状，痛み，関連診断 典型的な鋭い痛みは，肩関節の外転，内旋，外旋により肩峰の前面で外側面に生じ，三角筋付着部周辺に生じることもある．

- インピンジメント症候群
- 棘上筋腱疾患
- 肩峰下滑液包炎，三角筋下滑液包炎
- 上腕二頭筋腱疾患
- 石灰沈着性腱炎・腱板断裂
- 癒着性関節包炎の初期段階

運動パターン障害 肩甲上腕関節の屈曲，外転，または挙上において，肩峰に対する上腕骨頭の近位方向への過剰な動きが認められる（上腕骨の下制または下方すべりが生じない）．この機能障害は，肩甲上腕関節の外転で最も顕著である．この症候群は肩甲骨下方回旋症候群と合併していることが多い．

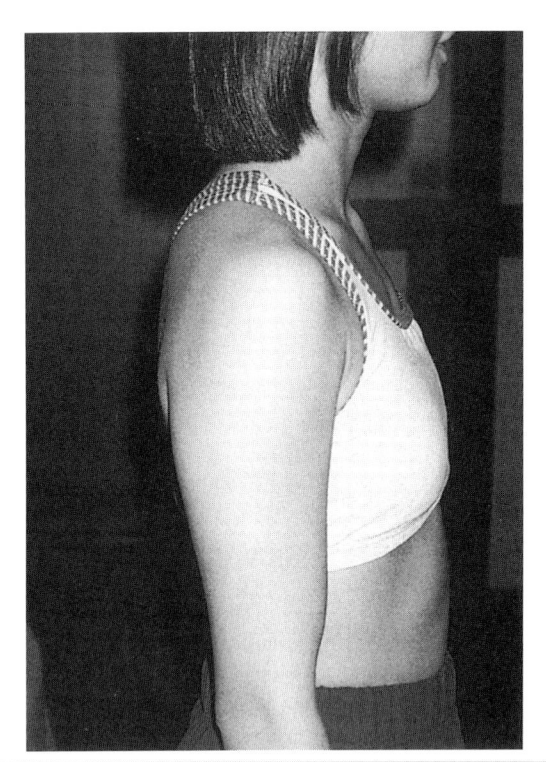

図 5-49
上腕骨頭が上方に偏位している肢位.

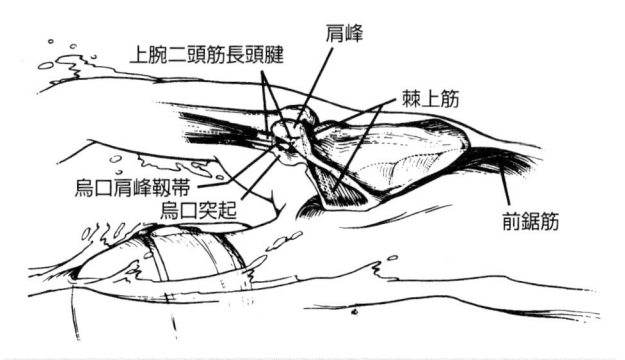

図 5-50
棘上筋腱のインピンジメント.
(Johnson JE, Sim FH, Scott SG: Musculoskeletal injuries in competitive swimmers, Mayo Clin Proc 62: 289, 1987 から)

アライメント

構造的多様性
この症候群に関与する具体的な因子は確認されていない.

後天的障害
- 肩全体が挙上しており，さらに上腕骨頭が上方偏位しており，肩峰にかなり近い位置にある(図5-49). 解剖学的には，肩峰と上腕骨のあいだは通常9〜10 mm 離れている[25]. 肩関節は外転している.
- 肩全体の高さは正常であるが，関節窩における上腕骨頭の位置が上方に偏位しており，肩峰に近づいている. あるケースでは，上腕骨頭がわずかに前方にあり，肩峰に対してやや上方に突出しているように見えるものもある.
- 肩全体が下制している. このような状態は肩甲上腕関節が外転していることを意味する. 肩全体の高さを他動的に修正すると，上腕骨頭は肩峰に対して押し込まれたように見える.
- 安静位で上腕骨が胸郭の側面から離れている場合，肩全体は下制しており，また上腕骨も外転している.

相対的柔軟性と硬さの障害 上腕骨の動き，特に上方すべりを構成する要素が，肩甲骨の動きよりも柔軟である. 肩甲胸郭関節(連結)は，その運動範囲を通して肩甲上腕関節より容易に動く. なぜなら，上腕骨頭の下方すべりが不足した結果として生じた肩甲上腕関節の運動制限を(肩甲骨が)代償するからである.

筋の機能障害

動員パターンの障害 肩甲上腕関節の外転における，三角筋の活動と上腕骨下制筋の活動のあいだで平衡が保たれていない. 外転に伴う上腕骨頭の突出は，肩先端の上方への隆起，またはその位置によって明らかにわかる. 外転における三角筋全体の収縮と上腕骨に加わる上方への過剰な牽引力は，上方すべりや肩峰または烏口肩峰靱帯に対する上腕骨頭のインピンジメントを引き起こす. もし，棘上筋や他の上腕骨下制筋が，この牽引力に対して適切に収縮すれば，上腕骨頭の上方すべりは生じない(図5-50).

患者が肘関節屈曲位で肩関節を屈曲すれば，三角筋の関与は少なくなり上腕骨頭の上方すべりは生じなくなる. 三角筋の活動が減少したことにより，上腕骨頭の上方すべりが減少するということは，インピンジメントが，必ずしも筋の短縮の結果生じるのではなく，三角筋の動的な活動によっても生じる，ということを示唆している. (この場合)肩甲上腕関節の屈曲/挙上において，上腕骨頭を下制させる筋の活動が不足している.

筋の長さと筋力の障害 三角筋の短縮によって，上腕骨は外転位になる. 短縮の程度によっては，肩甲帯は腕を体側に近づけるために下制する. 場合によっては，三角筋の短縮によって肩甲上腕関節が外転するのではなく上腕骨を肩峰に対して上方に牽引することもある.

上腕骨が上方に牽引された場合，外旋筋の短縮により，関節窩に対して上腕骨頭を圧迫し，上腕骨の下制を制限する. このような後方，下方そして外側の関節包構造による制限は，肩関節の屈曲，外転における，上腕骨頭の下方すべりを妨害する.

内旋筋群，特に大円筋に短縮がある場合，上方すべりを引き起こす原因になる. 内旋筋と外旋筋の両方が短縮している場合もある.

確認検査 以下のように肩関節を屈曲することにより，患者の症状は軽減する. まず，肘関節屈曲位で運動を開始

し，肩関節屈曲 90°〜180°のあいだで肘を伸展していく．このとき，患者は上腕骨頭の上方すべりを回避するように，手の尺側を壁に沿って上方へすべらせ（この状態は肩関節の外旋量を増やす），壁に対して軽く圧力を加えながら運動を行うように指導される．このような方法で肩関節の屈曲を行うと症状は軽減する．肘関節を 90°屈曲し，さらに自分の腕は浮いているのだと想像することによって，三角筋の活動を最小限に抑えながら肩関節の外転を行う場合にも患者の症状は軽減する．

治療 治療の第一の焦点は，三角筋が短縮していればその長さを増加させること，および同筋の優位な活動を減らすことにある．肩甲骨が下方回旋，または下制していた場合，患者はこれを正しいアライメントに維持しながら前述したエクササイズを行わなければならない．肩甲骨を正しい位置まで挙上して保持すると，上肢の重さにより，通常，肩甲上腕関節は内転方向に引かれるはずである．背臥位では，全可動域に達するまで内旋と外旋を行う．腹臥位での外旋運動では，回旋軸を保ち，三角筋後部線維ではなく，棘上筋と小円筋を使って確実に実施されなければならない．

肩関節内転位での外旋運動は，三角筋の作用によって上腕骨の上方すべりが生じるので避けるべきである．また，肘屈曲位での外転や抵抗をかけた屈曲のエクササイズも避けるべきである．肩関節の屈曲は，壁に沿って上方へ手をすべらせ，上腕骨頭に下制力を加えながら行う．このとき，患者は手や肘に寄りかからないようにしなければならない．

症例──2

病歴 16歳の女性で，両肩痛がある．右肩痛のほうが左よりも強く，屈曲あるいは外転 100°で疼痛が生じる．この痛みは漸増的である（たとえば，各々の動作中の痛みの強度は最小のものでも，反復されることによって肩が疼き，数時間は痛みが続く）．彼女は 6歳のころから競泳を行っていた．水泳歴の初期には，同年代のグループでトップにランキングされていた．その後，成長してからは，トレーニングをかなりハードに行い，身体的にも十分な大きさに成長しているにもかかわらず，彼女の競泳力は向上しなかった．彼女は，腕と肩の筋力を向上させる目的で，ウエイトトレーニングを行っていたが，記録が示すように，水泳能力はいまだに向上していなかった．彼女は，痛みがあるにもかかわらず水泳を継続し，ウエイトトレーニングも継続していた．ウエイトトレーニングの様子を観察したインストラクターは，彼女が上肢を体側で挙上したまま保持できないことや，肩伸展のエクササイズの際に肩のレベルで上肢を保持できないことを指摘している．

アライメントの分析 患者の身長は 170 cm で，肩幅が広く，胸椎はわずかに後彎しており，腹筋は貧弱だった．肩甲帯全体が両側ともに挙上し，両腕は外転しており体側から離れていた．セラピストが他動的に肩関節を内転させると，肩関節の前・上方部に痛みが現れた．内転方向へ他動的に押すのを止めると，上腕骨は再び外転位となった．肩甲骨は外転していたが，上腕骨は内・外旋中間位にあるように見えた．これは，肩甲骨が外転しているために，上腕骨は（実際には外旋位なのだが）内旋方向に動き中間位にあるように見えたのである．

運動分析 肩関節を 120°屈曲したとき，軽いはじけるようなポップ音を伴い，突然上腕骨の内旋が生じた．肩関節屈曲のあいだ，上腕骨の上方すべりが生じていた．屈曲から中間位に戻るときも，関節窩との一定の位置関係を維持することなく，上腕骨の上方すべりが生じていた．彼女は，肩関節の屈曲を行うあいだ，腕の重さに対してバランスをとるために胸郭を伸展させていた．セラピストが胸郭の後方への移動を妨げると，肩関節を完全に屈曲することができなかった．

筋の長さと筋力の分析 肩甲帯が挙上位にあることから，僧帽筋と菱形筋の短縮が示唆されたが，肩甲骨が外転位にあるため，その程度は正確に判断することができなかった．立位姿勢では肩関節が外転しており，他動的に腕を内転させ，手を放すと外転位に戻るという結果から，三角筋と棘上筋の短縮が示唆された．

肩関節の内旋により，上腕骨の上方すべりとわずかな前方すべりが生じるという結果から，外旋筋の硬化が示唆された．セラピストの操作によって，上腕骨（の回旋軸）を一定の位置に保持し，他動的に内旋をすると，運動速度は著明に低下したが，反復運動によってその可動域は正常範囲になった．

僧帽筋下部線維と中部線維の筋力は MMT で 4-/5 であった．外旋筋のテストでは，即座に三角筋の優位な活動が起こり，上腕骨の伸展，肩甲骨の"浮き上がり"そして上腕骨頭の上方すべりが引き起こされた．内旋と外旋どちらのときも，上腕骨の回旋は回旋軸で行われず，肩甲骨が先に動き出していた．

前鋸筋筋力は 4-/5 であり，四つ這い位で肩甲骨の"浮

き上がり"が生じた．このとき，体重はわずかに後方に移動しており，前鋸筋に加わる負荷は中間位のときより少ない状態であった．

診断　患者は上腕骨上方すべり症候群（第1診断）と肩甲骨外転症候群（第2診断）と診断された．三角筋の短縮，上腕骨頭の上方偏位，肩関節の回旋と屈曲における三角筋の過剰な活動が上腕骨上方すべり症候群の関与因子である．

治療　治療プログラムの重点は，三角筋のストレッチと三角筋の過剰な活動を減らすことにおかれた．同時に，肩甲骨の制御機能障害が上腕骨の上方すべりに関与しているのが明らかであるため，僧帽筋と前鋸筋の制御機能改善にも重点をおいた．背臥位でのエクササイズでは，肩関節を80°外転した状態で肩関節の内旋と外旋を行い，このとき，患者は反対側の手で上腕骨の回旋以外の運動をすべて制限するように指導された．腹臥位での外旋運動を指導する際には，小円筋や棘下筋を選択的に作用させるために純粋な上腕骨の回旋をするように，特に注意をはらった．また，肩甲骨の運動や上腕骨頭の上方すべりを出さずに，内旋運動を実施するように指導された．

患者は壁に向かって立ち，手を壁に沿って上方へすべらせ肩関節を屈曲させるエクササイズを実行した．このとき，上腕骨が内旋しないように外旋位を維持しながら，また上腕骨を下制させる力を与えるように壁に圧力を加えながらエクササイズを行った．肩関節が160°まで屈曲した後，肩甲骨を内転・下制させて，腕を壁から離すようにした．このエクササイズは，僧帽筋のパフォーマンスの向上と肩甲骨の外転位を修正することを目的としている．三角筋のストレッチは，立位で腕を体側に下垂し，対側の手で上腕骨を内転させるように指導された．

これらのエクササイズ，特に壁を使った方法を，一日に何度も行うように指導した．彼女は，両肩甲帯の挙上を修正するためにリラックスすることを身につけた．また，座位中に前腕で身体を支持しないようにすることや，座位から動こうとするときに手で下方に押さないようにすることも身につけた．

帰結　2度目の来院時，患者の腕は体側につくようになっていたが，肩甲帯はまだ挙上していた．彼女は，肘屈曲位で運動を開始し90°～180°のあいだで肘を伸展していけば，肩関節を屈曲させることが可能になっていた．肩関節の可動域は正常範囲内であり，内旋運動で肩甲骨が前傾しやすかった傾向もわずかになった．肩関節屈曲時のはじけるようなポップ音は明らかになくなっていた．患者はま
だ，屈曲の最終域では痛みを感じていた．

患者は，壁を背にして立った状態で肩甲骨を内転するエクササイズは困難であることをセラピストに述べた．ほんの6～8回の繰り返しで腕がかなり疲労してしまうとのことだった．肩伸展用トレーニングマシーン（訳者注：ローイングタイプのトレーニングマシーンと思われる）を最小の負荷で試してみたところ，抵抗のかかる伸展運動でも，負荷がアシストしてくれる戻りの屈曲運動でも肩にはじけるようなポップ音がした．

4週間以内に患者は，肘伸展位でしかも体幹の代償運動を使わずに180°まで肩を屈曲できるようになっていた．彼女は0.4 kgの重りを使った，腹臥位での肩関節の内・外旋運動を開始した．各々のエクササイズは，回旋筋腱板筋を使い，三角筋の収縮を最小限に抑えるように確実に実施された．

6週間後，患者は肩関節のすべての基本面での動きが，痛みとはじけるような感覚を感じることなく行えるようになった．また，肩関節のすべての運動を1.8 kgの重りを使って行えるようになり，また，上腕骨と肩甲骨の正確な運動を維持できるようになった．まだはじけるような音が出るのは，水泳の動作を真似したときだけである．この動作では，肘関節を屈曲しながら肩関節を伸展させ，次いで内旋を加えながら160°まで外転し，肘関節を伸展させながら肩関節は屈曲位へと動く．患者は，手を正しい位置にもっていくために，肩関節の過剰な内旋を使っていたが，もっと前腕の回内を使うように指導された．患者はエクササイズプログラムを継続し，負荷を次第に増やしていった．彼女は，肩にはじけるような感覚がなくなって水泳に必要な動作が行えるようになってからはじめて，水泳を再開した．

肩関節内旋症候群

症状，痛み，関連診断

- 痛みは通常，肩峰部の上腕骨頭外側面と前面に現れる．
- 痛みは通常，肩関節の屈曲か外転，あるいはその両方の80°～180°のあいだに生じる．
- 上腕骨外旋の不足が，肩峰下組織にストレスを加え，この部位で軟部組織のインピンジメントを引き起こす．
- インピンジメント
- 棘上筋腱疾患

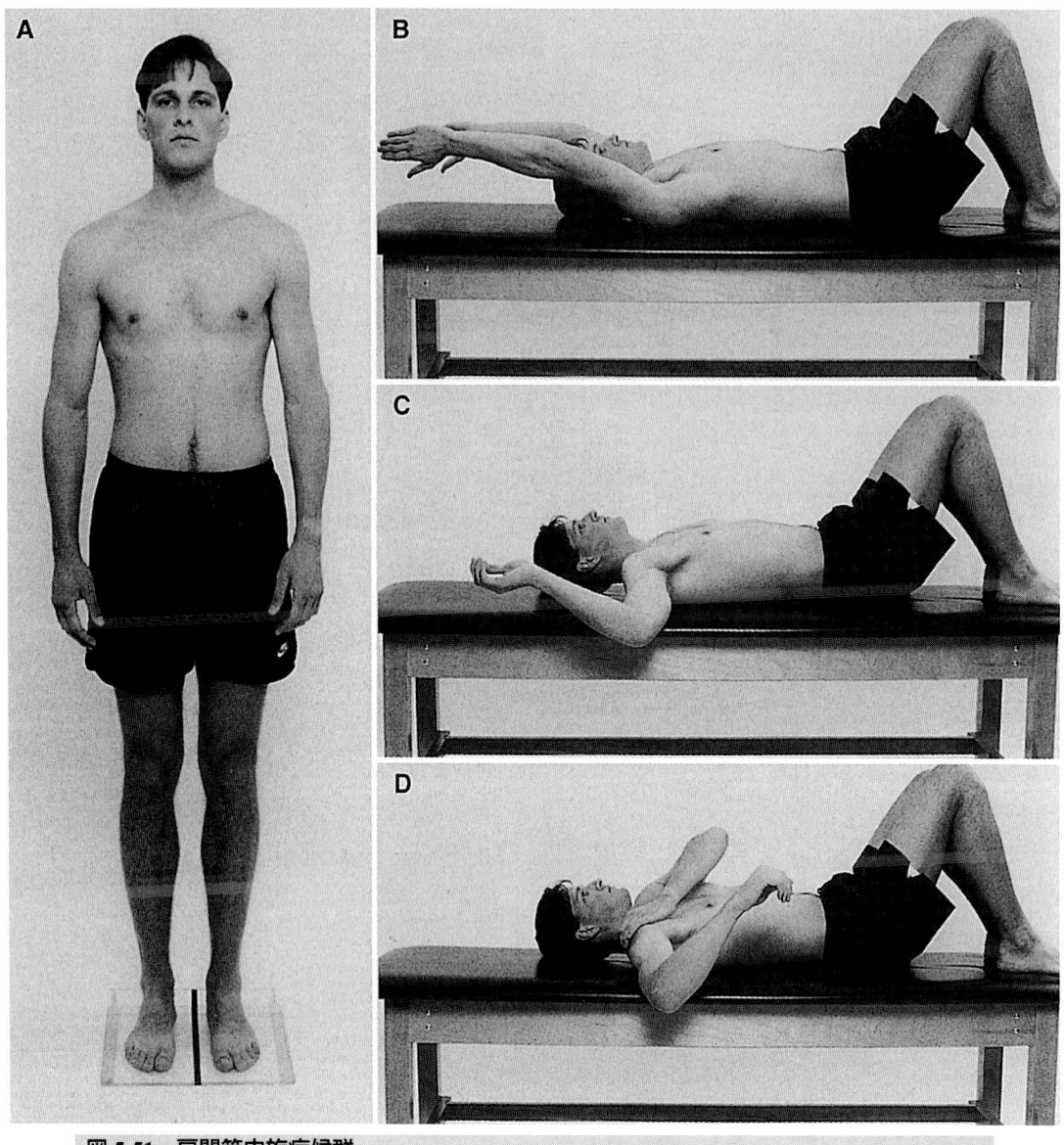

図 5-51　肩関節内旋症候群
A：肩関節の内旋を伴う立位アライメント，右側と比較して左側がより内旋している．
B：広背筋の短縮．
C：内旋筋群の短縮．
D：外旋筋群の短縮．

- 肩峰下滑液包炎/三角筋下滑液包炎
- 上腕二頭筋腱疾患
- 石灰沈着性腱炎
- 腱板断裂
- 癒着性関節包炎の初期

運動パターン障害
- 上腕骨は，解剖学的肢位で内旋している．
- 肩関節屈曲のあいだ，上腕骨の外旋が不足している．
- 肩甲上腕関節の屈曲/挙上の中間域と最終域で，内旋が観察される．これは患者が肘関節屈曲位で肩を屈曲したときに最もよく観察できる．患者が，矢状面で肩関節の屈曲を行ったとき，肘の外側への動きが観察される場合があり，これは通常，健側より早く，そして大きく生じる．肘の外側への動きは，上腕骨の内旋によるものである．通常，患者が内旋を抑制すれば，痛みは軽減し，屈曲可動域は増加する．

アライメント
構造的多様性
- 幅の広い骨盤が正常より大きな肘関節の生理的外反（carrying angle）に関与する．生理的外反肘が大きいと，通常，前腕は回

内し，肩甲上腕関節は内旋していることが多い．
- 肩幅の狭い肩も，同じ理由でこの肘や肩のアライメントに関与する場合がある．

後天的障害（後天的な習慣的姿勢または動作パターン）
- 立位姿勢において，肘窩が内側を向き，肘頭が外側を向いているのは上腕骨の内旋を示唆している（図5-51）．
- 肩甲骨は外転しているが，前傾はしていない．さらに肘窩の向きが示すように，上腕骨は内旋している．肩甲骨の位置を修正しても，上腕骨の位置関係は修正されない．
- 肩全体は下制しており，肩甲上腕関節は外転している．その結果，上記したのと同様のアライメント変化を引き起こす．

相対的柔軟性と硬さの障害 外旋筋群は，内旋筋群よりも伸張性が高いだろう．しかし，肩甲骨が下制したり前傾したりしていれば，肩甲上腕関節の運動の最終域で，外旋筋群は短縮や硬化を示すかもしれない．このように肩甲骨が誤った位置にあるのは，上腕骨外旋筋の短縮あるいは硬化に関連する代償運動（の結果）である．肩甲骨のアライメントが正しければ，おそらく外旋筋群が短縮しているようなことはない．患者の問題は上腕骨の内旋であるが，そのうえ外旋筋群が短縮あるいは硬化していれば，内旋の可動域も制限されるであろう．

筋の機能障害

動員パターンの障害 肩甲上腕関節の屈曲/外転で肩関節の内旋筋，特に大胸筋と大円筋が使われる．大円筋の短縮や過剰な活動（優位性）が認められる患者は，上腕骨内旋を維持する必要がある仕事やスポーツを行っていることが多い．たとえば，鋸を使って物を切る仕事や，水上スキー，ウィンドサーフィンなどである．

広背筋の作用が過剰であると，上腕骨の過剰な内旋が引き起こされる．たとえば，ウエイトトレーニング機器（広背筋によるプルダウン）で肩関節伸展の抵抗運動を行った後に肩関節を屈曲しようとしても，広背筋の活動が優位になっているため，上腕骨を十分に外旋できない．

筋の長さと筋力の障害

- 肩甲上腕関節の内旋筋に短縮が認められれば，外旋可動域は制限される．
- 大胸筋が短縮していれば，肩甲上腕関節の内旋または胸郭の挙上による代償がない限り屈曲可動域は制限される．
- 広背筋が短縮していれば，肩甲上腕関節の内旋または腰椎の伸展による代償がない限り屈曲可動域は制限される．
- 大円筋も肩甲上腕関節の内旋筋なので，その短縮は問題となる要素のひとつである．
- 肩甲上腕関節の外旋筋群には必ずしも短縮が認められるわけではない．通常はこれらの筋が短縮している場合は，肩甲骨の位置にも関連した問題を起こしていることが多い．外旋筋の短縮は背臥位にて肩関節90°外転位で評価される．内旋可動域は，少なくとも70°はあるべきである．

確認検査 患者が全可動範囲を通して，上腕骨の外旋を維持しながら肩関節を屈曲すると症状は軽減する．外転においても外旋を維持することで症状は軽減する．

治療 治療の重点は，上腕骨の外旋筋群のコントロールを改善することにおかれる．したがって，内旋筋が短縮している場合は，内旋筋のストレッチが必要になる．大円筋が短縮している場合には，そのストレッチが重要である．大円筋を効果的にストレッチするためには，患者は肩関節を屈曲するときに肩甲骨の動きを制限しなければならない．外旋筋によるコントロールは，屈曲や外転において，肩甲上腕関節が正常アライメントに持続されるように改善されなければならない．必要であれば，肩甲上腕関節の外旋筋の強化のために抵抗運動を用いる場合もある．

肩関節の外旋が行われるあいだ，肩甲骨の外転または"浮き上がり"が生じてはならない．これは腹臥位で肩関節外転90°，肘屈曲90°の状態で観察するのが最もよい．患者は前腕をベッドの端から下垂し，肩関節の外旋を行う．このとき肩甲骨内側縁の触診をすると，上腕骨の動きに伴う肩甲骨の動きが認められる．本来，上腕骨だけが動くことが理想的である．患者は肩甲骨の内転筋と前鋸筋の収縮により肩甲骨を保持し，肩甲上腕関節を外旋させる筋群を最小限に収縮させるように指導されなければならない（たとえば，通常の努力の1/10で行う）．この肢位での内旋運動では，肩甲骨が挙上または前傾する傾向もある．

症例――3

病歴 29歳のトライアスロン選手．左肩に痛みがある．痛みは水泳のときと，頭上で上肢を使う動作により生じる．安静時には痛みを感じず，頭上へ手を伸ばすような動作以外，とりわけ肩関節の外転を伴って動作が開始されない限り，痛みは生じない．症状が現れたのは，理学療法を始める4か月前からである．はじめのうちは，症状が生じるのは比較的低頻度であり，主に水泳後に痛みが生じていた．理学療法を開始する1か月前より，頭上で上肢を使うすべての動作で症状が現れるようになった．彼が受診した整形外科医の診断はインピンジメント症候群であった．

抗炎症薬が処方されていた.

彼は経営者の立場にあり座業中心である．彼の日常的なトレーニングは，ランニングか自転車のような有酸素性運動と，週3回の上下肢のウエイトトレーニングであった．患者は右利きであった．

アライメント分析 患者は，がっちりした体格で，軽度の胸椎後彎が認められた．両肩甲帯はわずかに下制しており，肩甲骨は内転していた（脊柱から6cm）が，回旋はしていなかった．彼の左肩関節は，わずかに外転・内旋している．肩甲骨が内転しているので，肩甲上腕関節はある程度外旋しているが，正常範囲内である．患者の腹部はわずかに突き出ており，腹筋の輪郭ははっきりしない．

運動分析 肩関節が90°屈曲位に達する前に，上腕骨の内旋が認められた．また，肩関節の屈曲に伴い背部の伸展も生じる．外転においても肩関節は内旋したままである．肩関節の屈曲完了時には，肩甲骨の下角は中腋窩線の近くまでくる．屈曲，外転動作で，患者が上腕骨を外旋すると，可動域は減少するが，最終域での痛みは現れない．

筋の長さと筋力の分析 以下の筋に短縮が認められた．大胸筋（胸骨部），広背筋（背部を平坦にすると肩関節の屈曲は165°），大円筋（肩関節が165°まで屈曲すると，肩甲骨が胸郭の側方から約2cm突き出る），そして，他の上腕骨内旋筋群（肩関節外転90°，肘関節屈曲90°の状態で外旋角度は80°）．前鋸筋筋力は，MMTで4/5であった．

診断 患者は肩関節内旋症候群と診断された．

治療

背臥位でのエクササイズ

- 大胸筋のストレッチは，背部を真っ直ぐに保ち，肩関節145°外転位で手に1.8kgの重りを持って行った．この肢位をとってから，患者は重りを用いて肩を外転方向に引くようにしながら，持続的に筋をストレッチする．
- 広背筋のストレッチは背部を真っ直ぐに保ち，肩関節を最大屈曲位で1.8kgの重りを手に持って行った．ストレッチの肢位を可能な限り持続した．
- 大円筋のストレッチは，背部を真っ直ぐに保ち，0.9kgの重りを手に持って肩を屈曲した．このとき，肩甲骨の過剰な外転や外側への動きを抑制するために，患者自身が対側の手で肩甲骨の外側縁を固定した．この状態で持続的なストレッチを行った．
- 肩関節屈曲90°，肘関節屈曲90°で0.9kgの重りを手に持ち，肩関節を可能な限り外旋する．患者は短時間のストレッチを行い，開始肢位まで戻す．この運動を4～6回繰り返す．

立位でのエクササイズ

- 壁に背中で寄りかかった状態で，肩関節の屈曲運動を行う．肘関節屈曲位から運動を開始し，肘頭が常に前方を指すようにし，外旋を維持するように注意をはらう．
- 壁と向き合った状態で，患者は肩甲骨の上方回旋と外転を強調しながら，壁に沿って手を上方にすべらせ，肩関節を屈曲させる．

四つ這い位でのエクササイズ：患者は四つ這い位で，踵に向かって後方へ体重移動（揺さぶり）を行う．前方へ動くときは，肩甲骨の回旋，外転に重点をおいて行う．

帰結 患者は6週間にわたり4回通院してきた．2週目までに，大胸筋と広背筋は正常な長さになっていた．左肩関節は175°まで屈曲可能となり，痛みを避けるために十分な外旋を維持できるようになっていた．この時点で，患者は立位で行う自動外旋運動と，腹臥位で0.8kgの重りを使った外旋運動を開始した．

3度目の通院の際には，彼は痛みを感じずに全可動域の運動が可能になっていた．この時点で患者は，さらに0.8kg重りを増やし，反復回数を増やすように指示された．彼は水泳も再開していたが，まだ短時間だけであった．

6週の終わりには，すべての訓練を2.2～2.7kgの重りを使い，10回3セット行えるようになっていた．彼は定期的に心地よく泳いでいたが，肩を痛める以前と同じくらいの強度や時間では泳いでいなかった．その後，彼は水泳のプログラムをゆっくりと増やしてゆき，水泳後のストレッチングを習慣として続けている．

上腕骨過少可動性症候群

症状，痛み，関連診断 癒着性関節包炎と凍結肩は，上腕骨過少可動性症候群に含まれる主要な障害である．この症候群は女性の発症が男性の2倍であり[23]，40～70歳代[4]の非利き手に好発する[15]．糖尿病患者に見られる凍結肩（frozen shoulder）の発生率は一般の2～4倍であり，インスリン依存患者に至っては，一般の6倍にものぼる．上腕骨過少可動性症候群には次に示す3つの段階，①痛みのある炎症期，②凍結または硬直期，③解凍期，があり，それぞれが2～9か月続く．

癒着性関節包炎の急性期（凍結肩が完成する前）では，患

者は持続的な痛みを感じる．肩関節のほとんどの動き，特に不意な動きや，前方または下方へ手を伸ばすような動作で痛みが生じる．また，頭上でのすべての動作，外転動作でも痛みが生じる．臥位は，背臥位でも側臥位でも痛みを引き起こす場合が多い．腹臥位もほとんど困難であり，胸郭の下に枕を入れたり，上肢を体側の高さに維持したり，上腕骨頭部の下に支持する物を入れたりしてはじめて可能になる．肩に加わる圧力により痛みが生じるため，患者は患側を下にした側臥位をとることができない．健側を下にして側臥位をとったときでも，腕が前方に落ちると痛みが生じる．状態が凍結肩に進行すると，内・外旋や外転の動きは制限される．他動的な屈曲可動域は制限されるが，通常，痛みはほとんどなくなる．

可動域はすべての方向で少なくとも，40〜50％制限される．急性期での肩関節運動の反復は，関節の痛みを増強させる．

運動パターン機能障害

- 肩甲骨と上腕骨は，肩甲上腕関節の屈曲/挙上の実質的な運動範囲内では，1：2の割合で動く．
- 肩関節屈曲と外転において，肩甲胸郭関節（連結）のほうが肩甲上腕関節よりも容易に運動が生じる．
- 肩甲上腕関節の屈曲/外転を成し遂げようとすると，肩甲骨の過剰な挙上と体幹の動きが生じる．
- 内旋と外旋は著しく制限される．患者は，外旋時に大結節と烏口肩峰靱帯の衝突を避けることができない．内旋可動域の制限は，後方または側方へ腕を伸ばすような動きの妨げとなる．
- 肩関節の内旋は，肩甲骨の著しい前傾を伴う．

アライメント
構造的多様性
この症候群に関与する具体的な因子は確認されていない．
後天的障害
上腕骨頭は，前方や上方またはその両方へすべった位置にあることが多い．

相対的柔軟性と硬さの障害 肩甲胸郭関節は肩甲上腕関節より動きやすい（すなわち，運動範囲を通して，より容易に動く）．

筋の機能障害
動員パターンの障害

- 上腕骨上方すべり症候群と類似しており，三角筋の活動が最も優位になっている．

- 肩甲上腕関節の運動が制限されているため，肩甲胸郭関節の動きが肩甲上腕関節より過剰になる．肩甲骨による代償運動の例としては，肩甲上腕関節の屈曲や外転を代償した肩甲骨の過剰な挙上，肩甲上腕関節の外旋を代償した肩甲骨の内転，肩甲上腕関節の内旋を代償した肩甲骨の外転があげられる．
- 軟部組織が短縮しているため，他動と自動の両方の可動域が制限される．

筋の長さと筋力の障害

- すべてではないが，ほとんどの肩甲上腕筋群が短縮している．
- 前鋸筋と僧帽筋下部線維は過剰な長さになっている．
- 肩甲上腕関節の屈曲と回旋可動域は，関節包や筋組織を含む軟部組織の短縮により制限されている．
- 可動域制限や関節包の炎症の結果として，肩甲上腕関節の筋はすべて筋力低下している．

確認検査 他動運動と自動運動では，実質的な運動範囲や誘発される症状が似ている．しかし急性期では，他動運動より自動運動のほうがより早い段階（角度）で痛みを生じる．

治療 セラピストは，肩関節の可動域改善には何か月もの期間が必要であることを患者に説明すべきである．理学療法を開始する場合，その治療内容は炎症期によってさまざまである．まず，初めにセラピストが行うことは，臥位や座位で患者が比較的，痛みを感じない肢位を指導し，自分で行う可動域エクササイズやテーピング，アイシングなどの方法を指導することである．著者は，患者の肩に安静時痛がある時期に積極的なエクササイズによって可動域制限の進行を抑えられるとは考えていない．そうではなくて，痛みのある時期の注意深い管理と，痛みがおさまった時期の適切な段階的エクササイズによって，十分な可動域が獲得されるのであり，その過程には何か月も要すると考えている．

急性炎症期は，運動を終えた後でも痛みがかなり持続される時期であり，エクササイズは避けるべきである．患者は，日常生活のなかで可能な範囲でなら腕を使ってもよいが，痛みのある動きは特に避けることが大切である．肩にもたれかかったり，肘が肩よりも後方で支持されているときのように，上腕骨頭が前方にすべる動きは避けるべきである．

患者は痛みがほとんどない範囲で，対側の手で患側の肩を他動的に，可能な限り高く頭上へあげるように指示され

る．このエクササイズは立位で行い，肘関節屈曲位で運動を開始すべきである．この他動的な屈曲を行っているあいだ，患者は患側の肩関節を外旋位に保つようにする．患側の手掌を健側の手で握り肘を前方に向けたまま実施しているのであれば，正しい運動がなされていることになる．

他の有効なエクササイズを以下に述べる．患者が患側の手の尺側を壁にあてて，対側の手を用いて（他動的に）肩を屈曲させる．その際に，患側の手で壁に寄りかかることによって，手に圧力が加わり，上腕骨頭の後方・下方へのすべりを介助することができる．自動での肩関節屈曲は上腕骨が上方すべりを引き起こすため，最小限にとどめる．可動域が回復した後，腱板の筋力強化が開始される．優先されるのは，内旋可動域の改善と腱板機能の改善である．エクササイズ後，肩に痛みが現れるならば，反復回数は3～5回までに制限し，痛みが現れない日に数回繰り返す．

以下に示すエクササイズは，内旋可動域の改善に用いられる．背臥位になり，上肢の下に十分に枕を入れて，肩が約50°～80°外転位，水平内転位で，しかも痛みのない肢位にする．患者は肘関節を屈曲し重りをもつ．重りは，肩を内旋方向に引くのに必要なだけの重さであり，随意的にその肢位を保持しなければならないような重量ではない．内旋可動域が著しく制限されているならば，重りは0.8～2.2 kgの範囲とする．患者は対側の手を用いて，上腕骨頭の前方すべりと，肩甲骨の前傾を起こさないようにしなければならない．また，患者は自分の肩関節が回旋しているか，肘が直角になっているかを知ることは困難であろう．このエクササイズは痛みの出現を最小限に抑えてできるという点に重点をおく．初めは，背臥位で痛みの現れない肢位を見つけることから開始する．肩甲骨を内転，下制させるだけで，肩の痛みが軽減することがある．可動域の改善に進展が見られるのは，エクササイズを施行した後に，肩を動かしても痛みがない状態になってからであろう．

外転のエクササイズは，自動外旋可動域が正常の75％になるまで避けるべきである．肩関節の外旋は，背臥位で痛みを出さない程度に可能な限り外転した状態や腕を体側につけた肩関節内転位で行う．軽い重りをもつことによって，可動域を増加させる助けになる．もし内旋位から運動を開始するならば，外旋筋群の強化にもなる．セラピストは回旋運動を行うにあたり，三角筋の関与を最小限にし，棘下筋や小円筋，肩甲下筋を使うようにエクササイズの指導をする．これら上腕骨頭の下制筋や肩甲下筋の正常な機能は，上腕骨頭を後・下方へ誘導するために必要であり，関節包に対するストレスを軽減する．

背臥位において上腕骨頭が前方関節包に接近しないように，上腕や前腕の下に枕などを置く必要があると思われる．肩甲骨が後方へ落ち込まないように，肩甲骨の下に小さなタオルを置くこともある．肩甲骨が下方に落ち込んでも，上腕骨頭が前関節包に圧力を加えるからである．

側臥位では，患者は痛みのある側の上腕と前腕を支持するために，胸の前に枕などを置く必要がある．腕が身体の前方に落ちたり，肩甲骨が前傾または外転すると上腕骨頭は前方関節包を圧迫し痛みを引き起こす原因となる．著者は，長い幅広の弾性包帯を用いて，患者の肩甲帯を中間位に保ち，夜間肩甲帯が前方に落ち込まないようにしている．その巻き方は，テーピングのフィギュアエイト（8の字に巻く方法）の要領で，小さな輪は肩部に，大きな輪は胸部に巻くようにする．

前方関節包に対するストレスを減少させるため，テーピングは，上腕骨頭に対して，下・後方にわずかな圧迫力を加えるように施行する．テーピングは，肘かけに前腕を置いた状態あるいは大胸筋を収縮させる（上腕骨頭を前関節包へ牽引する）傾向がある状態で座位を保持するときに，前方関節包に圧力を加えないように患者にフィードバックする役割も果たす．

四つ這い位での後方への体重移動（揺さぶり）は，肩甲上腕関節を動かす介助として有効である．なぜなら，身体の重みが上腕骨頭の後・下方すべりを促すからである．このエクササイズは軟部組織に負荷を加えるため，炎症期の患者には用いるべきではない．痛みが他動的な可動域の最終域だけに見られるのならばよい．患者は，上腕骨の上方すべりを引き起こす自動での肩関節屈曲は避けるべきである．（両手掌を組んで）健側手に対して患側手を押し上げるようにして屈曲する方法であれば，肩の下制力の作用しない自動屈曲よりも好ましい．

症例──4

病歴 60歳の女性．中等度であった左肩の痛みが次第に強くなっていた．3週間以上，彼女は頭上での上肢の動作で痛みが生じており，痛みは次第に悪化していた．発症から6週目後半までには，睡眠することが困難になっていた．なぜなら，彼女は患側を下に側臥位をとることができず，背臥位でも痛みが生じ，また反対側の側臥位でも痛みが生じていたからである．彼女は，痛みの原因がコンピュータの前で長時間にわたり仕事を続けていたためと考え

ていた．そのあいだ，彼女は前腕に寄りかかりながら仕事をしていた．また，肘が肩より後方に位置していることも多く，肩関節の上方と前方にストレスをかけていた．彼女は，肩の痛みは犬の散歩により悪化したとも考えていた（彼女の犬はしばしば紐を突然にしかも強力に引く）．彼女は，薬の服用をあまり好まず，薬物による治療は市販の鎮痛薬であるモートリンだけに限っていた．特に痛みの激しいとき（約3か月間続いた）には，市販薬の服用と肩に対するアイシングを施行していた．

初診時には，左肩と頸部の後外側に沿って持続痛が認められた．就寝時に安楽肢位を見つけても，寝返りなどの動作で痛みを引き起こし，夜間に目が覚めていた．

アライメント（および運動）分析　彼女の左肩甲帯は外転，下制していた．上腕骨頭は肩峰に対して前方に偏位していた．左肩前方および外側へ圧迫を加えると痛みが現れた．可動域は他動，自動ともに著しく制限されていた．自動可動域は痛みにより制限されていた．

- 屈曲
  自動：95°，他動：120°
- 外転
  自動：60°，他動：95°

内旋は20°までに制限され，内旋運動開始直後から，上腕骨の前方すべりと肩甲骨の前傾が生じた．外旋可動域は15°で，外旋により肩の頂点に鋭い痛みが現れた．彼女は後方に手を伸ばすことができず，体側にあるボタンをしっかりと止めることすらできなかった．また，冷蔵庫に手を伸ばすように，下・前方に手を伸ばすと激しい痛みが生じた．

治療　理学療法を受けている患者の多くが急性期ではないし，また回復の経過が長引いているとはかぎらないが，この患者に認められた特徴は，文献上典型的なものであった．このケースをここに紹介したのは，治療プログラムの重要な焦点が肩甲上腕関節運動と肩甲胸郭関節（連結）運動との分離を患者に指導することである，という点を強調するためである．上腕骨の上方および前方へのすべりを避けながら，上腕骨の後下方への動きを改善することが治療プログラムの主要な部分である．この症例は，凍結肩への進展は不可避であろうという点も示している．肩甲上腕関節の動きが著しく制限された後でも，漸増的なプログラムは全可動域を回復させることが可能である．しかし，完全な回復には6～12か月かかる可能性がある．

立位でのエクササイズ

- 患者は，右手を使い他動的な肩関節の屈曲を行う．
- 壁に向かった状態で，手の尺側を壁に沿って上方へすべらせる．このとき，壁に対してわずかに圧を加える．運動が終了するまで右手を使い，痛みが現れたら止めるように指示した．
- 肩の外旋を行うあいだ，肩関節を中間位に保持するようにする．

背臥位でのエクササイズ

- 背臥位となり，腕を50°外転させる．このとき，肩甲骨を自動で内転させておくように指示を与える．
- 烏口突起に対して，下方に向かって圧迫を加え，肩甲骨を床面に対して押しつけるように小胸筋のストレッチを行う．
- 腕を水平内転させ，腕が肩甲骨面（scapular plane）上に位置するように腕の下に枕を入れたまま，肩関節を50°外転位に保つ．この肢位で，前方すべりが生じないように上腕骨に強い圧を加えながら肩関節を内旋させる．0.9kgの重りを持ち，他動的に肩を内旋させる．

腹臥位でのエクササイズ　患者はこの体位に耐えることが不可能であった．

四つ這い位でのエクササイズ　肩の頂点の痛みのため，後方へのわずかな重心移動にしか耐えることができなかった．

その他の治療手段　2週間にわたり，弾性包帯によってフィギュアエイトを夜間に巻き，腕が前方に落ちないように肩甲帯を中間位に保持した．肩関節の前方部には，上腕骨に対して下・後方に圧迫を加えるテーピングを施した．テーピングは3～4日間有効で，4週間で4回巻き直した．

痛みが現れてから5か月後，可動域はほとんど改善が認められなかったが，夜間に途中で目が覚めることはほとんどなくなり，安静時痛はなくなった．彼女はエクササイズを頻繁に繰り返すと痛みが強くなることに気づいた．そのうえ，不幸にもエクササイズによる可動域の改善は認められなかった．エクササイズは，主に肩関節屈曲の他動運動であり，そして彼女は，日常生活動作のなかで可能な限り腕を使うように心がけた．また，彼女は運動制限の影響により，腋窩が皮膚炎となってしまい，市販のローションで対処していた．

痛みが現れてから6か月後，痛みは運動範囲の最終域で

だけ現れるようになっており，エクササイズプログラムもより一貫して行えるようになった．この時期に行っていた主なエクササイズは以下のとおりである．

立位でのエクササイズ　壁に向かった状態で，肘関節の屈曲位を保ち，可能な限り外旋を保ちながら肩関節を屈曲させる．

背臥位でのエクササイズ
- 2.2 kgの重りを用いて，肩関節の内旋を行った．
- 外旋は1.3 kgの重りを用いて行った．
- 屈曲は腋窩に圧を加え（て肩甲骨を固定し）ながら，1.3 kgの重りを用いて行った．

腹臥位でのエクササイズ　右手で左肩関節屈曲の自動介助運動を行ったり，床からの圧を利用しながら左肩関節を屈曲させたりする．

四つ這い位　後方に体重移動（揺さぶり）すると，股関節と膝関節を最大に屈曲した時点ではじめて痛みが生じた．水平内転位も痛みなくとることができ，可動域も70％まで回復していた．

帰結　8か月後，肩関節の屈曲は，自動，他動のどちらでも170°まで可能となった．肩関節90°外転位での内旋は，65°まで改善していた．彼女は，腕を頭上にあげて腹臥位をとることが可能となり，腰の高さまで腕を後方に伸ばすことが可能となった．彼女は最終域以外では痛みを伴わずに，どの方向へも手を伸ばすことが可能となった．

要約

以上に提示してきたエクササイズの内容は，上記した症候群を治療するためには，概して数多くのエクササイズを処方する必要がないということを示唆しており，主要な関与因子に対して集中的に取り組むようなエクササイズが必要だということである．これらの因子は，包括的な検査と運動機能障害の診断について注意深く考察することによって決定される．適切に計画されたエクササイズを注意深く指導することと，それらが正確に実施されているかどうかを確認することこそが，セラピストにとって重大な介入なのである．具体的な痛みの原因に取り組めば，エクササイズをシンプルなものにできる．セラピストと患者は，問題の原因となった日常生活活動のなかで用いられている動作や姿勢を明らかにする必要がある．

痛みを引き起こす動作や姿勢をそれぞれ検査しなければならない．そして，症状を消失させたり，少なくとも軽減させるために必要な修正を行わなくてはならない．患者が日々の活動を変える必要があることを指導することによって，すべての動作が治療エクササイズとなり，長期的な利益になる．セラピストが，問題の原因に具体的に対処し，施行しやすく，しかも痛みが軽減するようなエクササイズを処方することが，患者を動機づける最良の手段である．

文献

1. American Academy of Orthopedic Surgeons: *Atlas of orthotics: biomechanical principles and application*, St Louis, 1975, Mosby.
2. Bagg SD, Forrest WJ: A biomechanical analysis of scapular rotation during arm abduction in the scapular plane, *Am J Phys Med Rehabil* 67:238, 1988.
3. Bland JH: Mechanisms of adaptation in the joint. In Crosbie J, McConnell J, editors: *Key issues in musculoskeletal physiotherapy*, Sydney, 1993, Butterworth-Heinemann.
4. Bruckner FE, Nye CJS: A prospective study of adhesive capsulities of the shoulder ("frozen shoulder") in a high risk population, *Q J Med* 198:191, 1981.
5. Calliet R: *Shoulder pain*, ed 2, Philadelphia, 1981, F.A. Davis.
6. Doody SG, Freedman L, Waterland JC: Shoulder movements during abduction in the scapular plane, *Arch Phys Med Rehabil* 46:49, 1970.
7. Freedman L, Munro RR: Abduction of the arm in the scapular plane: scapular and glenohumeral movements, *J Bone Joint Surg* 48A:1503, 1966.
8. Gault SJ, Spyker JM: Beneficial effect of immobilization of joints in rheumatoid and related arthridities: a split study using sequential analysis, *Arthritis Rheum* 12:34, 1969.
9. Gould JA: *Orthopaedic and sports physical therapy*, ed 2, St Louis, 1990, Mosby.
10. Inman V, Saunders M, Abbott LC: Observations on the function of the shoulder joint, *J Bone Joint Surg* 26A:1, 1944.
11. Jobe CM, Pink MM, Jobe FW, Shaffer B: Anterior shoulder instability, impingement, and rotator cuff tear. In Jobe FW, editor: *Operative techniques in upper extremity sports injuries*, St Louis, 1996, Mosby.
12. Jobe FW: Shoulder pain in the overhand or throwing athlete: the relationship of anterior instability and rotator cuff impingement, *Orthop Rev* 18:963, 1989.
13. Johnson G, Bogduk N, Nowitzke A, House D: Anatomy and actions of the trapezius muscle, *Clin Biomech* 9:44, 1994.
14. Kendall FP, McCreary EP, Provance PG: *Muscles: testing and function*, Baltimore, 1993, Williams & Wilkins.
15. Kessel L, Bayley I, Young A: The upper limb: the frozen shoulder, *Br J Hosp Med* 25:336, 1981.
16. Khan KM, Maffulli N: Tendinopathy: an Achilles heel for athletes and clinicians, *J Sport Med* 8:151, 1998.
17. Lieber RL: *Skeletal muscle structure and function*, Baltimore, 1992, Williams & Wilkins.
18. Martin SC, Martin TL: Shoulder pain: rotator cuff tendinopathy, *Hosp Med* 33:23, 1997.
19. Matsen FA, Arnitz CT: Subacromial impingement. In Rockwood CA, Matsen FA, editors: *The shoulder*, ed 2, Philadelphia, 1990, W.B. Saunders.
20. Neer CS: Anterior acromioplasty for the chronic impingement syndrome in the shoulder: a preliminary report, *J Bone Joint Surg* 54A:41, 1972.
21. Neer CS: Impingement lesions, *Clin Orthop* 173:70, 1983.
22. Neer CS: *Shoulder reconstruction*, Philadelphia, 1990, W.B. Saunders.
23. Netter FM: *Musculoskeletal system. Part 2. The CIBA collection of medical illustrations*, Summit, NJ, 1990, CIBA-Geigy.
24. Norkin CC, Levangie P: *Joint structure and function: a comprehensive analysis*, ed 2, Philadelphia, 1992, F.A. Davis.

25. Petersson CJ, Redlund-Johnell I: The subacromial space in normal shoulder radiographs, *Acta Orthop Scand* 55:57, 1984.
26. Rathburn JB, McNab I: The microvascular pattern of the rotator cuff, *J Bone Joint Surg* 52B:540, 1970.
27. Saidoff DC, McDonough AL: *Critical pathways in therapeutic intervention: upper extremity*, St Louis, 1997, Mosby.
28. Sobush DB: The Lennie test for measuring scapular position in healthy young adult females: a reliability and validity study, *JOSPT* 23:39, 1996.
29. Terry GC et al: The stabilizing function of passive shoulder restraints, *Am J Sports Med* 19:26, 1991.
30. Turkel SJ et al: Stabilizing mechanisms preventing anterior dislocation of the glenohumeral joint, *J Bone Joint Surg* 63A:1208, 1981.
31. Warner JJP et al: Scapulothoracic motion in normal shoulders and shoulders with glenohumeral instability and impingement syndrome: a study using Moire topographic analysis, *Clin Orthop* 285:191, 1992.
32. Wilk KE, Arrigo CA: Current concepts in the rehabilitation of the athletic shoulder, *JOSPT* 18:365, 1993.

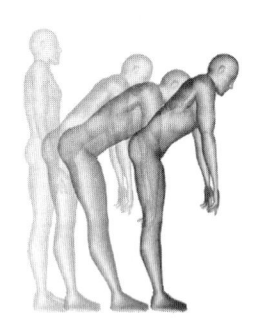

Chapter 5
付　表

肩甲骨下方回旋症候群

肩甲骨の上方回旋の不足

　肩甲骨の上方回旋の不足が，この症候群の主要な運動機能障害である．肩甲骨の位置は下方回旋位，内転位，外転位，または正常である．この運動機能障害は，運動範囲のどの位置においてもはっきりわかる．筋障害は，下方回旋筋(たとえば，菱形筋，肩甲挙筋，大・小胸筋)の活動優位性，短縮，硬化，そして上方回旋筋(たとえば，前鋸筋，僧帽筋)の活動不足が含まれる．

症状と病歴

インピンジメントとの関連
- 痛みは肩の前方，後方，または三角筋部に認められる
- 痛みは頭上での上肢の活動で引き起こされる
- 患者は患側を下にした側臥位で寝ることができない

胸郭出口症候群との関連
- 手のしびれや，ピリピリした痛みを感じることがある
- 循環障害，冷感，疲労，または腕の挙上に伴う腕全体のしびれ
- 痛みは肩甲骨間，上腕，前腕，そして手の内側に明らかである
- 頸部痛と関連していることもある．

肩甲上腕関節の不安定性との関連
- 腕の動きに伴う"ゴツン"というにぶい音(clunking)，または上腕骨頭が関節窩の外へすべるような感覚
- 脱臼歴

菱形筋の使いすぎとの関連
- 痛みは菱形筋部または，肩甲骨内側縁に沿って現れる

活動
- ウエイトリフティングの選手または重労働者
- コンピュータのキーパンチャー
- 弦楽器奏者
- 新生児の母親
- 肩関節を屈曲位90°に保ち続ける必要のある仕事(たとえば配管工)

主検査と徴候

アライメントと外観
- 肩甲骨の傾斜の増加
- 肩甲骨の下方回旋；下角が肩甲棘よりも脊柱に近づく
- 鎖骨の角度が正常より低い
- 肩甲骨の位置に関連して上腕骨が外転している
- 胸郭出口症候群と関連している場合，アライメント障害を修正すると症状は軽減する．しかし，肩甲骨の位置を修正することにより，遠位部の症状が増加するかもしれない
- 肩甲骨の下方回旋は，肩甲骨の内転とともに観察される
- 肩甲骨の内側縁は脊柱から 7.5 cm 以内の距離にある

運動機能障害
肩関節の屈曲
- 肩甲骨の上方回旋が60°に満たない；これを修正すると症状は軽減する
- 肩甲骨の下角が中腋窩線に達しない
- 肩甲骨が，肩関節屈曲の初期に下方回旋する；これは，肩峰の下制により明らかである．これを修正すると，症状は軽減する

持ち上げ，または保持
- 物を持ち上げたり，腕に負荷が加えられたとき，肩甲骨の下方回旋を防ぐことができない

筋の長さの障害
筋長検査に基づいて
- 菱形筋と広背筋，胸筋，肩甲挙筋と肩甲骨-上腕骨間筋群，特に三角筋と棘上筋は短縮している

アライメントに基づいて
- 前鋸筋と僧帽筋上部線維は延長されている
- 菱形筋と肩甲挙筋は短縮している

筋力の障害
- MMTにより前鋸筋が弱化し延長している．また，僧帽筋下部線維も弱化し延長している(通常，障害は前鋸筋のほうが強い)
- 菱形筋の使いすぎが関連していれば，菱形筋に抵抗を加えると，同筋に痛みが再現される

関連徴候
（関与因子）

アライメントと外観
- 安静時の外観は正常であるかもしれない
- 重い腕
- 大きな（広い）胸
- 胸椎の後彎（亀背）
- 片側の腕が対側より長い
- 菱形筋が他の筋より目立つ

構造的多様性
- 長い腕
- 胸椎の後彎
- 側彎症

一般的な活動
- 肩甲骨を内転して姿勢を正そうとする習慣
- コンピュータのキーボードが低すぎる
- 椅子の肘かけが低すぎる

運動機能障害
肩関節の屈曲
- インピンジメントとの関連：最終可動域にわずかな制限が認められ，有痛弧（painful arc）が存在する
- 胸郭出口症候群との関連：腕を挙上すると，しびれやピリピリした痛み，または胸郭出口症候群に関連した他の症状が認められる
- 不安定性との関連：肩峰の遠位でしわが増加するのが観察される．上腕骨頭の腋窩への突出が増加するのが観察される

触診
- インピンジメントとの関連：烏口肩峰靱帯，上腕二頭筋腱溝または，回旋筋腱板（棘上筋）には圧痛が生じやすい
- 胸郭出口症候群との関連：斜角筋と小胸筋の上には圧痛を感じやすい

特殊検査
- インピンジメントとの関連：インピンジメントの検査は痛みを誘発する．軟部組織の鑑別診断のための回旋筋腱板と上腕二頭筋の抵抗検査では，筋力が強いが痛みを伴う状態，もしくは筋力が弱くて痛みも伴う状態である
- 胸郭出口症候群との関連：胸郭出口症候群の検査は症状を誘発する
- 不安定性との関連：肩甲上腕関節では，どの方向にも副運動であるすべりが増加しているかもしれない

運動の鑑別と関連診断

肩甲骨の鑑別診断
- 規定：肩甲骨の下方回旋が他の運動機能障害を合併する場合（たとえば，肩甲骨の外転，下制）下方回旋を他動的に修正すると症状が軽減するならば，診断は肩甲骨下方回旋とする
- 肩甲骨の下制
- 肩甲骨の外転
- 肩甲骨の浮き上がり，または傾斜

第1診断との鑑別
- 上腕骨の前方すべり
- 上腕骨の上方すべり
- 上腕骨の内旋

関連診断
- 腱板疾患
- インピンジメント
- 腱板部分損傷
- 上腕二頭筋腱疾患
- 棘上筋腱疾患
- 上腕骨亜脱臼
- 胸郭出口症候群と神経絞扼
- 放散痛を伴う，または伴わない頸部痛
- 肩甲挙筋，菱形筋，僧帽筋上部線維の痛み，またはトリガーポイント
- 滑液包炎
- 肩鎖関節炎
- 石灰沈着性腱疾患
- 胸椎由来の痛み
- 長胸神経損傷
- 下垂肩
- 肩峰下滑液包炎
- 肋軟骨炎
- 頸椎または頸-胸椎移行部由来の痛み

医師への紹介を必要とする医学的診断に対するスクリーニング

筋骨格系の原因
- 頸椎神経根症
- 腱板損傷
- 骨折
- 末梢神経絞扼
- 変形性関節症または関節リウマチ
- 関節唇損傷
- 腕神経叢損傷
- 副神経麻痺
- 長胸神経麻痺

内臓系の原因
- 新生物（腫瘍）
- 心臓血管病
- 肺疾患
- 胸部疾患
- 腹部臓器機能不全

全身系の原因
- 膠原血管病
- 痛風
- 梅毒，淋病
- 鎌状赤血球性貧血
- 血友病
- リウマチ疾患

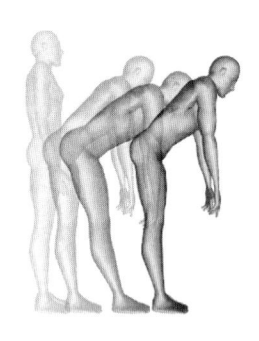

Chapter 5 付 表

肩甲骨下制症候群

肩甲骨の挙上の不足が，この症候群の主要な運動機能障害である．運動開始肢位のアライメントは下制しており，動作時には挙上の不足が伴う．あるいは，運動開始肢位のアライメントは正常な場合もある．筋障害は，肩甲骨下制筋(たとえば，広背筋，胸筋，僧帽筋下部線維)の活動優位，短縮や硬化，そして肩甲骨挙上筋(たとえば，僧帽筋上部線維，あるいはことによると肩甲挙筋)の活動不足または延長が含まれる．

症状と病歴

インピンジメントとの関連
- 痛みは肩の前方，後方，または三角筋部に認められる
- 頭上での上肢活動で痛みが生じる
- 患者は患側を下にした側臥位で寝ることができない

胸郭出口症候群との関連
- 手にしびれや，ピリピリした痛みを感じることがある
- 循環障害，冷感，疲労，または腕の挙上に伴う腕全体のしびれ
- 肩甲骨間，上腕，前腕および手の内側に認められる痛み

僧帽筋上部線維の損傷(strain)との関連
- 僧帽筋上部線維部の痛み
- 頸部痛や頭痛を伴うこともある

不安定性との関連
- 上肢の運動に伴う"ゴツン"という音(clunking)，または関節窩からずれるような感覚

活動
- ウエイトリフティングの選手または重労働者
- コンピュータのキーパンチャー
- 弦楽器奏者
- 新生児の母親
- 持ち上げ動作を必要とする仕事をしている女性(たとえば，ウエートレス，工場職員)
- バレーダンサー
- 体操選手
- 肩関節を屈曲位90°に保ち続ける必要のある仕事(たとえば，配管工)

主検査と徴候

アライメントと外観
- 肩甲骨の傾斜の増加
- 肩甲骨はT2-T7より低い
- 頸部が長く見える
- 鎖骨の角度が正常より低い
- 片側性であれば，患側の腕は健側より長く見える
- アライメント障害を修正すると，症状は軽減する．胸郭出口症候群と関連していれば，アライメント障害の修正により，遠位部の症状は増加する

運動機能障害
肩関節の屈曲
- 肩甲骨の挙上の不足
  下制を修正すると，症状は軽減する
持ち上げ，または保持
- 物を持ち上げたり腕に負荷が加わる場合に，患者は肩甲骨を挙上位に保つことができない

筋の長さの障害
アライメントに基づいて
- 僧帽筋上部線維と肩甲挙筋は延長されている
筋長検査に基づいて
- 広背筋と胸筋群が短縮している

筋力の障害
- 僧帽筋上部線維あるいは中部線維は，弱化または延長あるいは損傷されている

関連徴候
（関与因子）

アライメントと外観
- 安静時の外観は正常であるかもしれない
- 重い腕
- 大きな（広い）胸

構造的多様性
- 長い腕
- 長い頸部
- 長い体幹
- 短い腕

一般的な活動
- 肩甲帯の習慣的な下制
- コンピュータのキーボードが低すぎる
- 椅子の肘かけが低すぎる

運動機能障害
肩関節の屈曲
- インピンジメントとの関連：最終可動域にわずかな制限が認められ，有痛弧が存在する
- 胸郭出口症候群との関連：腕を挙上するとき，しびれと，ピリピリした痛み，または胸郭出口症候群に関連した他の症状が認められる
- 不安定性との関連：肩峰の遠位部のしわが増加するのが観察される；上腕骨頭の腋窩への突出が増加するのが観察される

触診
- インピンジメントとの関連：烏口肩峰靱帯，上腕二頭筋腱溝，または回旋筋腱板，特に棘上筋に圧痛がある
- 胸郭出口症候群との関連：斜角筋と小胸筋に圧痛がある

特殊検査
- インピンジメントとの関連：インピンジメントの検査は痛みを誘発する，軟部組織の鑑別診断のための回旋筋腱板と上腕二頭筋の抵抗検査では，筋力が強いが痛みを伴う状態，もしくは筋力が弱くて痛みも伴う状態である
- 胸郭出口症候群との関連：症状を誘発する
- 不安定性との関連：肩甲上腕関節では，どの方向にも副運動であるすべりが増加しているかもしれない
- 筋の長さの障害との関連：僧帽筋下部線維と広背筋の短縮が認められる

運動の鑑別と関連診断

肩甲骨の鑑別診断
- 規定：肩甲骨の下制が他の運動機能障害を合併する場合（たとえば，肩甲骨の下方回旋，外転），下制を他動的に修正したことで症状が軽減するならば，診断は肩甲骨下制となる
- 肩甲骨の下方回旋
- 肩甲骨の外転
- 肩甲骨の浮き上がり，または傾斜

第1診断との鑑別
- 上腕骨の前方すべり
- 上腕骨の下方すべり
- 上腕骨の上方すべり
- 頸椎の回旋
- 頸椎の伸展
- 頸椎の回旋と伸展

関連診断
- 腱板疾患
- インピンジメント
- 腱板部分損傷
- 上腕二頭筋腱疾患
- 棘上筋腱炎
- 上腕骨亜脱臼
- 胸郭出口症候群と神経絞扼
- 放散痛を伴う，または伴わない頸部痛
- 肩甲挙筋，菱形筋，僧帽筋上部線維の痛み，またはトリガーポイント
- 滑液包炎
- 肩鎖関節痛
- 石灰沈着性腱疾患
- 肩峰下滑液包炎
- 弾発肩甲骨
- 下垂肩
- 長胸神経損傷
- 頸椎または頸-胸椎移行部痛

医師への紹介を必要とする医学的診断に対するスクリーニング

筋骨格系の原因
- 頸椎神経根症
- 末梢神経絞扼
- 腕神経叢損傷
- 腱板損傷
- 骨折
- 変形性関節症または関節リウマチ
- 関節唇損傷
- 副神経麻痺
- 長胸神経麻痺

内臓系の原因
- 新生物（腫瘍）
- 心臓血管病
- 肺疾患
- 胸部疾患
- 腹部臓器機能不全

全身系の原因
- 膠原血管病
- 痛風
- 梅毒，淋病
- 鎌状赤血球性貧血
- 血友病
- リウマチ疾患

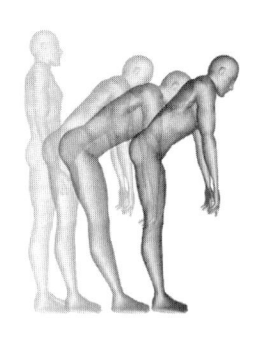

Chapter 5 付表

肩甲骨外転症候群

肩甲骨の過剰な外転が，この症候群の主要な運動機能障害である．筋障害は，肩甲骨外転筋（大胸筋，前鋸筋）の過剰な活動と，肩甲骨内転筋（主に僧帽筋）の活動不足．何よりもまずアライメントと外観によって明白である．

症状と病歴

インピンジメントとの関連
- 痛みは肩の前方，後方，または三角筋部に認められる
- 頭上での上肢活動や前方へ腕を伸ばす動作で痛みが現れる
- 患者は患側を下にした側臥位で寝ることができない
- 胸部痛または，頸部痛と関連していることもある

（肩甲骨の）内転筋の損傷（strain）との関連
- 痛みは，肩甲骨と脊柱のあいだ，または肩甲骨内側縁に沿って現れる

胸郭出口症候群との関連
- 手にしびれやピリピリした痛みを感じることがある
- 循環障害，冷感，疲労，または腕の挙上に伴う腕全体のしびれ
- 肩甲骨間，上腕，前腕，そして手の内側に認められる痛み

不安定性との関連
- 上肢の運動に伴う"ゴツン"という音（clunking），または関節窩からずれるような感覚

活動
- ウエイトリフティングの選手，または重労働者
- コンピュータのキーパンチャー
- チェロ奏者
- 美容師，理容師
- 水泳選手

主検査と徴候

アライメントと外観
- 肩甲骨の内側縁から7.5 cm以上離れている
- 肩甲骨の面は前額面に対して30°以上前方に向いている
- アライメント障害を修正すると症状は軽減する．胸郭出口症候群と関連していれば，アライメント障害の修正により，遠位部の症状は増加する可能性がある

運動機能障害
肩関節の屈曲
- 肩甲骨の過剰な外転があり，その外転を修正すると，症状は軽減する
- 肩甲骨の外側縁は上肢挙上により，胸郭の後外側縁より1.25 cm，またはそれ以上に突き出ている
- 肩甲骨と上腕骨が1：1の割合で動く
- 肩甲上腕関節の水平外転における肩甲骨内転の不足

持ち上げ，または保持
- 物を持ち上げたときや，腕に負荷が加わったとき，肩甲骨を正常なアライメント（肩甲骨外転）に保つことができない

筋の長さの障害
長さに基づいて
- 大胸筋，小胸筋，肩甲骨-上腕骨間筋群は短縮している

アライメントに基づいて
- 前鋸筋の短縮
- 僧帽筋，菱形筋の延長

筋力の障害
- 僧帽筋（中部線維から上部線維，そして下部線維），菱形筋の弱化，または延長
- 筋の損傷（strain）と関連して，肩甲骨内転筋への抵抗検査により，筋力低下や痛みが認められる

関連徴候
（関与因子）

アライメントと外観
- 安静時の外観は正常であるかもしれない
- 太りすぎ
- 大きな腹部
- 大きな胸部
- 重い腕
- 胸椎の後彎
- 肩甲上腕筋の肥大

構造的多様性
- 長い腕
- 胸椎後彎
- 側彎症
- 大きい，または広い胸郭

一般的な活動
- 肩甲帯の習慣的な外転
- 前かがみ姿勢での座位
- 前方へ腕を伸ばすような動作を必要とする活動

運動障害
肩関節の屈曲
- インピンジメントとの関連：最終可動域にわずかな制限が認められ，有痛弧が存在する
- 胸郭出口症候群との関連：腕を挙上するとき，しびれとピリピリした痛み，または胸郭出口症候群に関連した他の症状が存在する
- 不安定性との関連：肩峰の遠位部のしわが増加するのが観察される．上腕骨頭の腋窩への突出の増加が観察される

触診
- 損傷を起こしている（肩甲骨の）内転筋の筋腹には圧痛がある
- インピンジメントとの関連：烏口肩峰靱帯，上腕二頭筋腱溝，または回旋筋腱板（たとえば，棘上筋）に圧痛がある

特殊検査
- 胸郭出口症候群との関連：斜角筋と小胸筋には圧痛があり，検査によって症状が再現される
- インピンジメントとの関連：インピンジメントの検査は痛みを誘発する．軟部組織の鑑別診断のための回旋筋腱板と上腕二頭筋の抵抗検査では，筋力は強いが痛みを伴う状態，もしくは筋力が弱くて痛みも伴う状態である
- 不安定性との関連：肩甲上腕関節では，どの方向にも副運動であるすべりが増加しているかもしれない

運動の鑑別と関連診断

肩甲骨の鑑別診断
- 肩甲骨の下方回旋
- 肩甲骨の下制
- 肩甲骨の浮き上がり，または傾斜

第1診断との鑑別
- 上腕骨の前方すべり
- 上腕骨の上方すべり
- 上腕骨の内旋
- 肩甲上腕関節の過少可動性
- 頸椎の伸展

関連診断
- 腱板疾患
- インピンジメント
- 腱板部分断裂
- 上腕二頭筋腱疾患
- 棘上筋腱疾患
- 上腕骨亜脱臼
- 胸郭出口症候群と神経絞扼
- 放散痛を伴う，または伴わない頸部痛
- 肩甲挙筋，菱形筋，僧帽筋上部線維の痛み，またはトリガーポイント
- 滑液包炎
- 肩鎖関節痛
- 石灰沈着性腱疾患
- 肩峰下滑液包炎
- 弾発肩甲骨
- 胸椎由来の痛み
- 肋軟骨炎
- Teres症候群
  （訳者注：大円筋症候群あるいは小円筋症候群を示すと思われる）
- 胸骨痛
- 頸椎または頸-胸椎移行部痛

医師への紹介を必要とする医学的診断に対するスクリーニング

筋骨格系の原因
- 頸椎神経根症
- 腕神経叢損傷
- 腱板損傷
- 骨折
- 変形性関節症または関節リウマチ
- 関節唇損傷
- 副神経麻痺
- 末梢神経絞扼

内臓系の原因
- 新生物（腫瘍）
- 心臓血管病
- 肺疾患
- 胸部疾患
- 腹部臓器機能不全

全身系の原因
- 膠原血管病
- 痛風
- 梅毒，淋病
- 鎌状赤血球性貧血
- 血友病
- リウマチ疾患

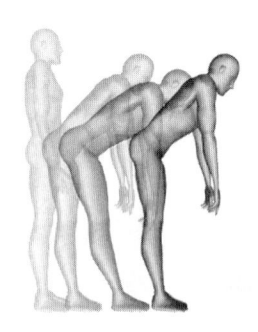

Chapter 5 付表

肩甲骨浮き上がり・傾斜症候群

　肩関節の屈曲・伸展における肩甲骨の浮き上がりと傾斜が，この症候群の主要な運動機能障害である．この機能障害は，肩関節の回旋においても現れる．ある例では，肩甲骨の浮き上がりは前鋸筋の弱化によって起こる．他の原因としては，胸郭-肩甲骨間筋群と肩甲骨-上腕骨間筋群のあいだの収縮タイミングの問題があげられる．肩甲骨-上腕骨間筋群が胸郭-肩甲骨間筋群ほど速く伸びない場合や，肩関節屈曲位から戻る運動の際に，前鋸筋の遠心性のコントロールが乏しい場合がある．

症状と病歴

インピンジメントとの関連
- 痛みは肩の前方，後方，または三角筋部に認められる
- 頭上での上肢の活動で痛みが現れる
- 患者は患側を下にして側臥位で寝ることができない

胸郭出口症候群との関連
- 手にしびれやピリピリした痛みを感じることがある
- 循環障害，冷感，疲労，または腕の挙上に伴う腕全体のしびれ
- 肩甲骨間，上腕，前腕，そして手の内側に認められる痛み

肩甲上腕関節の不安定性との関連
- 上肢の運動に伴う"ゴツン"という音（clunking），または関節窩からずれるような感覚

活動
- 肩関節を屈曲位90°に保ち続ける必要のある仕事（たとえば，配管工）
- 水泳選手
- ウエイトリフティングの選手
- 肉体労働者
- カヤック乗り
- クロスカントリースキー選手

主検査と徴候

アライメントと外観
- 肩甲骨下角は胸郭から突き出ている
- 肩甲骨の内側縁は胸郭から突き出ている
- アライメント障害を修正すると症状は軽減する．胸郭出口症候群と関連していれば，アライメント障害の修正により，遠位部の症状は増加する

運動機能障害
前鋸筋筋力低下との関連
- 肩甲骨の浮き上がりは，腕を挙上するあいだや挙上位から中間位に戻るあいだに見られる．これを修正すると症状は軽減する
- 腕を挙上するあいだ，肩甲骨の内転が見られる
- 肩関節の屈曲，または外転の最終域での肩甲骨の上方回旋は60°に満たない

重度な筋力低下を伴わない運動障害
- 肩甲骨の浮き上がりと傾斜は腕が挙上位から戻るときだけに見られる．これを修正すると，症状は軽減する
- 肩甲骨と上腕骨は腕を挙上するあいだ，1：1の割合で動く
- 肩関節挙上の最終域における，肩甲骨後傾の不足．これを修正すると症状は軽減する

持ち上げ，または保持
- 物を持ち上げたときや，腕に負荷が加わったとき，肩甲骨を正常なアライメントに保つことができない（肩甲骨の浮き上がりと傾斜）
- 前鋸筋の筋力低下と関連している

筋力の障害
- 前鋸筋が弱化または麻痺している

筋の長さの障害
筋長検査に基づいて
- 大胸筋，小胸筋，肩甲骨-上腕骨間筋群，上腕二頭筋は短縮している

アライメントに基づいて
- 僧帽筋下部線維と中部線維は延長されている

筋力の障害
- 延長された僧帽筋（特に下部線維）
- 弱化または伸張された前鋸筋

関連徴候 （関与因子）	運動の鑑別と関連診断	医師への紹介を必要とする 医学的診断に対するスクリーニング
アライメントと外観 ・安静時の外観は正常であるかもしれない ・肩甲骨は下方回旋している ・重い腕 ・大きな胸部 ・菱形筋の筋肥大 **構造的多様性** ・長い腕 ・扁平な胸椎（浮き上がり） ・側彎症 ・胸椎後彎（傾斜） **一般的な活動** ・前かがみ姿勢での座位 ・前方へ腕を伸ばすような動作を必要とする活動 ・前鋸筋の重度の筋力低下と関連している **筋の長さの障害** アライメントまたは他動運動に基づく ・僧帽筋，菱形筋の短縮，前鋸筋が延長されている **運動機能障害** 肩関節の屈曲 ・インピンジメントとの関連：最終可動域にわずかな制限が認められ，有痛弧が存在する ・胸郭出口症候群との関連：腕を挙上するとき，しびれとピリピリした痛み，または胸郭出口症候群に関連した他の症状が存在する ・不安定性との関連：肩峰の遠位部のしわが増加するのが観察される．上腕骨頭の腋窩への突出の増加が観察される **触診** ・インピンジメントとの関連：烏口肩峰靱帯，上腕二頭筋腱溝，または回旋筋腱板（特に，棘上筋）に圧痛がある ・胸郭出口症候群との関連：斜角筋と小胸筋に圧痛がある **特殊検査** ・インピンジメントとの関連：検査により疼痛が誘発される．軟部組織の鑑別診断のための回旋筋腱板と上腕二頭筋の抵抗検査では，筋力が強いが痛みを伴う状態，もしくは筋力が弱くて痛みも伴う状態である ・胸郭出口症候群との関連：症状を誘発する ・不安定性との関連：肩甲上腕関節では，どの方向にも副運動であるすべりが増加しているかもしれない	**肩甲骨の鑑別診断** ・肩甲骨の下方回旋 ・肩甲骨の外転 **第1診断との鑑別** ・上腕骨の前方すべり ・上腕骨の上方すべり ・上腕骨の内旋 **関連診断** ・腱板疾患 ・インピンジメント ・腱板部分断裂 ・上腕二頭筋腱疾患 ・棘上筋腱疾患 ・上腕骨亜脱臼 ・胸郭出口症候群と神経絞扼 ・放散痛を伴う，または伴わない頸部痛 ・肩甲挙筋，菱形筋，僧帽筋上部線維の痛み，またはトリガーポイント ・滑液包炎 ・肩鎖関節痛 ・石灰沈着性腱炎 ・肩峰下滑液包炎 ・弾発肩甲骨 ・頸椎または頸-胸椎移行部痛 ・長胸神経損傷	**筋骨格系の原因** ・長胸神経損傷 ・頸椎神経根症 ・腕神経叢損傷 ・腱板損傷 ・骨折 ・変形性関節症または関節リウマチ ・関節唇損傷 ・末梢神経絞扼 ・副神経麻痺 **内臓系の原因** ・新生物（腫瘍） ・心臓血管病 ・肺疾患 ・胸部疾患 ・腹部臓器機能不全 **全身系の原因** ・膠原血管病 ・痛風 ・梅毒，淋病 ・鎌状赤血球性貧血 ・血友病 ・リウマチ疾患

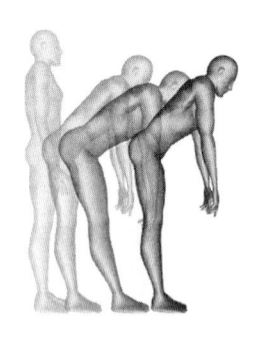

Chapter 5
付　表

上腕骨前方すべり症候群

　肩関節の運動において，上腕骨頭の前方すべりの過剰，または後方すべりの不足が認められる．この症候群は肩甲上腕関節の前方組織の弛緩性と後方組織の硬化や短縮と関連している．肩甲下筋は延長または弱化していることが頻繁にあり，三角筋後方線維の活動が棘下筋と小円筋の活動より優位になっている．回旋軸から離れた部位に付着する筋（たとえば，大胸筋，広背筋，大円筋）の活動が肩甲下筋より優位になっている．

症状と病歴

インピンジメントとの関連
- 痛みは肩の前方，後方，または三角筋部に認められる
- 頭上での上肢の活動，側方または後方へ手を伸ばすような動作（たとえば，助手席，または後部座席へ手を伸ばす）で痛みが現れる
- 患者は患側を下にした側臥位で寝ることができない

不安定性との関連
- 上肢の運動に伴う"ゴツン"という音（clunking），または関節窩からずれるような感覚
- より重度な例では，末梢神経症状を合併しているかもしれない
- 外傷歴がある
- 高齢者より若者に多く認められる

活動
- ラケットスポーツ（特にフォアハンドやオーバーヘッド）
- バレーボール
- 水泳選手
- 投球競技者

主検査と徴候

アライメントと外観
- 上腕骨頭の1/3以上が肩峰の前外側から前方に突き出ている
- 側面から見ると上腕骨遠位部が近位部の後方にある（肩関節の伸展）
- アライメント障害を修正すると症状は軽減する

運動機能障害
- 肩関節の外転，水平外転動作，屈曲位，内旋位または外旋位から中間位へ戻るとき，そして肘伸展時に過剰な上腕骨の前方すべりが認められる
- 上腕骨の前方すべりを他動的に修正すると，症状が軽減する
- 上腕骨の前方すべりは，腹臥位での他動的な外旋よりも自動的な外旋で明らかである
- 上腕骨の前方すべりと痛みは，肩甲骨面（scapular plane）での外旋よりも，前額面での外旋のほうがより明らかである
- 水平内転により再現される肩関節前方の痛みは，後方すべりの不足により引き起こされる
- 肩甲上腕関節の副運動は，前方へ増加し，後方へは減少する

筋の長さの障害
- 筋長検査に基づいて：外旋筋と大胸筋の短縮が認められる

筋力の障害
- 内旋筋は弱化または延長されている

関連徴候
（関与因子）

アライメントと外観
- 安静時のアライメントは正常であるかもしれない
- 前に突き出た肩を伴っている
- 上半身の筋の発達が乏しい

構造的多様性
- 胸椎後彎
- 肘関節の屈曲拘縮

一般的な活動
- 腕が伸展位にある姿勢（手が殿部の上にある、または手を後ろで組む）
- 肩関節屈曲の最終域で上腕骨頭と頸部の基部の距離が減少している
- 一般的に肩甲骨症候群を合併している
- 上腕二頭筋長頭腱による他動的な抑制効果がない

運動機能障害
肩関節の屈曲
- インピンジメントとの関連：最終可動域にわずかな制限が認められ、有痛弧が存在する
- 不安定性との関連：上腕骨頭の腋窩への突出の増加が観察される

触診
- インピンジメントとの関連：烏口肩峰靱帯、上腕二頭筋腱溝、または回旋筋腱板（特に棘上筋）に圧痛がある

特殊検査
- インピンジメントとの関連：検査は疼痛を誘発する。軟部組織の鑑別診断のための回旋筋腱板と上腕二頭筋の抵抗検査では、筋力が強いが痛みを伴う状態、もしくは筋力が弱くて痛みも伴う状態である
- 胸郭出口症候群との関連：症状を誘発する
- 不安定性との関連：肩甲上腕関節では、どの方向にも副運動であるすべりが増加しているかもしれない

運動の鑑別と関連診断

上腕骨の鑑別診断
- 規定：上方すべりと前方すべりが共存すれば、前方すべりと診断される
- 上腕骨の上方すべり

第1診断との鑑別
- 肩甲骨の下方回旋
- 肩甲骨の下制
- 肩甲骨の外転
- 肩甲骨の浮き上がりと傾斜

関連診断
- 腱板疾患
- インピンジメント
- 腱板部分断裂
- 上腕二頭筋腱疾患
- 棘上筋腱疾患
- 上腕骨亜脱臼
- 滑液包炎
- 肩鎖関節痛
- 石灰沈着性腱疾患
- 非アウトレット（non-outlet）症候群（Jobe）
  （訳者注：p 194を参照）

医師への紹介を必要とする医学的診断に対するスクリーニング

筋骨格系の原因
- 頸椎神経根症
- 腕神経叢損傷
- 腱板損傷
- 骨折
- 変形性関節症または関節リウマチ
- 関節唇損傷

内臓系の原因
- 新生物（腫瘍）
- 心臓血管病
- 肺疾患
- 胸部疾患
- 腹部臓器機能不全

全身系の原因
- 膠原血管病
- 痛風
- 梅毒，淋病
- 鎌状赤血球性貧血
- 血友病
- リウマチ疾患

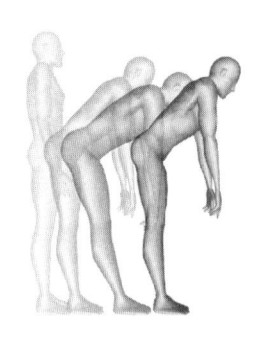

Chapter 5
付　表

上腕骨上方すべり症候群

肩関節の運動中に，上腕骨頭の上方すべりの過剰，または下方すべりの不足が認められる．これは肩甲上腕関節の上方または下方組織の硬化，または短縮と関連している．回旋筋腱板の機能低下は，筋力低下，筋の動員の障害，または裂傷が主な原因である．これは，回旋筋腱板と三角筋のあいだの正常な力のつり合いを破綻させる．

症状と病歴

インピンジメントとの関連
- 痛みは肩の上方，前方，後方，または三角筋部に認められる
- 頭上での上肢の活動，側方へ手を伸ばすような動作で痛みが現れる
- 患者は患側を下にして側臥位で寝ることができない
- 一般に中高年層によく見られる

活動
- ウエイトリフターやボディビルダー
- 水泳選手

主検査と徴候

アライメントと外観
- 平らな三角筋（上腕骨大結節が肩峰の遠位部に突き出ていない）
- 上肢は肩甲骨に対して外転している
- 肩甲骨の下方回旋位を伴っている
- 肩甲骨のアライメントを修正すると，上腕骨が外転する
- 三角筋の肥大（安静時の腕は外転位である）

運動機能障害
- 肩関節の外転，屈曲，そして内・外旋で，過剰な上腕骨の上方すべりが認められる
- 上腕骨の上方すべりは，他動的な外転よりも自動的な外転で明らかになる
- 徒手的な修正により症状が軽減する．随意的に腱板の活動を増加させると三角筋の活動を減少させても症状は軽減する
- 上肢の挙上により，肩峰の遠位端の部分に見られる肩甲上腕関節によるしわ（窪み）が減少
- 上肢の挙上の最終域で上腕骨頭と頸部の基部との距離が減少する

特殊検査
- 副運動は，下方すべり（肩関節外転90°でより顕著である）や外側離開が減少している

筋の長さの障害
筋長検査に基づいて
- 肩甲下筋と外旋筋群が短縮している
- 棘上筋と三角筋が短縮している（上腕骨内転を制限）

アライメントに基づいて
- 三角筋と棘上筋が短縮している

筋力の障害
- 回旋筋腱板の筋力が低下している

関連徴候
（関与因子）

アライメントと外観
- 肥満
- 安静時のアライメントは正常であるかもしれない
- 回旋筋腱板の萎縮が見られる

構造的多様性
- 全体的に筋の容積が多い

一般的な活動
- 繰り返しの多い腕の活動
- 肘や腕への寄りかかり
- 一般的に肩甲骨症候群を合併している

運動機能障害
肩関節の屈曲
- インピンジメントとの関連：最終可動域にわずかな制限が認められ、有痛弧が存在する

筋の長さの障害
筋長検査に基づいて
- 広背筋、大円筋が短縮している

触診
- インピンジメントとの関連：烏口肩峰靱帯、上腕二頭筋腱溝または腱板に圧痛がある

特殊検査
- インピンジメントとの関連：検査は疼痛を誘発する。軟部組織の鑑別診断のための回旋筋腱板と上腕二頭筋の抵抗検査では、筋力が強いが痛みを伴う状態、もしくは筋力が弱くて痛みも伴う状態である
- ドロップアーム検査：検査は陽性かもしれない
- Empty can 検査では痛みが再現され陽性である

運動の鑑別と関連診断

上腕骨の鑑別診断
- 規定：上方すべりと前方すべりが共存すれば、前方すべりと診断される
- 規定：肩関節の内旋と上方すべりが共存するならば、上方すべりと診断される
- 上腕骨の前方すべり
- 肩関節の内旋
- 肩甲上腕関節の過少可動性（可動性低下）

第1診断との鑑別
- 肩甲骨の下方回旋
- 肩甲骨の下制
- 肩甲骨の外転
- 肩甲骨の浮き上がりと傾斜

関連診断
- 腱板疾患
- インピンジメント
- 腱板部分または完全断裂
- 上腕二頭筋腱疾患
- 棘上筋腱疾患または断裂
- 上腕骨亜脱臼
- 滑液包炎
- 肩鎖関節痛
- 石灰沈着性腱疾患
- 凍結肩と癒着性関節包炎
- アウトレット（outlet）症候群（Jobe）
（訳者注：p 194 を参照）

医師への紹介を必要とする医学的診断に対するスクリーニング

筋骨格系の原因
- 頸椎神経根症
- 腕神経叢損傷
- 腱板断裂
- 骨折
- 変形性関節症または関節リウマチ
- 関節唇損傷

内臓系の原因
- 新生物（腫瘍）
- 心臓血管病
- 肺疾患
- 胸部疾患
- 腹部臓器機能不全

全身系の原因
- 膠原血管病
- 痛風
- 梅毒、淋病
- 鎌状赤血球性貧血
- 血友病
- リウマチ疾患

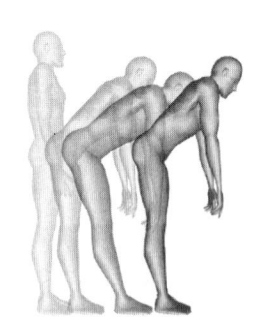

Chapter 5 付　表

肩関節内旋症候群

肩関節の屈曲と外転において，上腕骨内旋の過剰，または外旋の不足が認められる．肩関節の内旋筋群が外旋筋群より優位に活動している．

症状と病歴

インピンジメントとの関連
- 痛みは肩の前方に最も多く認められるが，後方または三角筋部にも認められる
- 頭上での上肢の活動，または上肢を挙上した状態で肩を回旋する活動に伴う痛み
- 患者は患側を下にして側臥位で寝ることができない

活動
- ウエイトリフター
- 重労働者
- 水泳選手（水球）

主検査と徴候

アライメントと外観
- 上腕骨は内旋位である．肩甲骨のアライメントは正常もしくは正常ではない

運動機能障害
- 肩関節の屈曲，外転で，過剰な上腕骨の内旋が認められる
- 過剰な内旋を修正すると痛みは最小限となる
- 関節包が短縮している場合には，圧迫力（たとえば上方すべり）が増大し，痛みが増強する

特殊検査
- 副運動の後方すべりは減少する

筋の長さの障害
- 筋長検査に基づいて：内旋筋（たとえば，大円筋，広背筋，大胸筋）の短縮

筋力の障害
- 外旋筋群の筋力低下

関連徴候
（関与因子）

アライメントと外観
- 安静時のアライメントは正常であるかもしれない
- 上腕骨は外転している
- 肩が前方に突き出ている（肩甲骨の外転または傾斜）
- 肥満

構造的多様性
- 全体的に筋の容積が多い
- 広い胸郭
- 樽状の胸郭
- 一般的に肩甲骨症候群を合併している

運動機能障害
肩関節の屈曲
- インピンジメントとの関連：最終可動域にわずかな制限が認められ，有痛弧が存在する
- 不安定性との関連：肩関節の屈曲で，上腕骨が急激に内旋位に変わる

筋の長さの障害
- 三角筋の短縮または硬化
- 外旋筋群の短縮

筋力の障害
- 肩甲下筋の筋力低下はインピンジメントに関連する

触診
- インピンジメントとの関連：烏口肩峰靱帯，上腕二頭筋腱溝または回旋筋腱板（特に棘上筋）に圧痛がある

特殊検査
- インピンジメントとの関連：検査は疼痛を誘発する．軟部組織の鑑別診断のための回旋筋腱板と上腕二頭筋の抵抗検査では，筋力が強いが痛みを伴う状態，もしくは筋力が弱くて痛みも伴う状態である

運動の鑑別と関連診断

上腕骨の鑑別診断
- 上腕骨の上方すべり（肩関節の内旋と上方すべりが共存するならば，診断は上方すべりである）

第1診断との鑑別
- 肩甲骨の下方回旋
- 肩甲骨の下制
- 肩甲骨の外転
- 肩甲骨の浮き上がりと傾斜

関連診断
- 腱板疾患
- インピンジメント
- 腱板部分断裂
- 上腕二頭筋腱疾患
- 棘上筋疾患
- 上腕骨亜脱臼
- 滑液包炎
- 肩鎖関節痛
- 石灰沈着性腱疾患

医師への紹介を必要とする医学的診断に対するスクリーニング

筋骨格系の原因
- 頸椎神経根症
- 腕神経叢損傷
- 腱板断裂
- 骨折
- 関節症または関節リウマチ
- 関節唇損傷

内臓系の原因
- 新生物（腫瘍）
- 心臓血管病
- 肺疾患
- 胸部疾患
- 腹部臓器機能不全

全身系の原因
- 膠原血管病
- 痛風
- 梅毒，淋病
- 鎌状赤血球性貧血
- 血友病
- リウマチ疾患

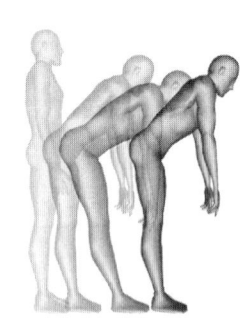

Chapter 5 付 表

肩甲上腕関節過少可動性症候群

この症候群は，すべての方向に対する肩甲上腕関節の運動の損失により特徴づけられている．ほとんどのケースに関節包による制限が認められ，医学上の診断による癒着性関節包炎と関連している．この症候群は3つの段階を経る．患者の状態や治療はそれぞれ異なり，症候群の段階によって決まる．肩甲上腕関節の過少可動性（可動性低下）は後半の2段階に関連する．

症状と病歴

- 痛みは肩の上方，前方，後方または三角筋部に認められる
- 痛みは腕の外側を肘に向かって下方に放散する
- 硬化と可動域の減少
- 患者は患側を下にして側臥位で寝ることができない．夜間痛のため頻繁に目が覚める
- 一般的な機能的な制限（たとえば，ブラジャーを止めたり，コートを脱いだり，シャツを頭上に脱いだり，自分の背中に手を伸ばすことができない）
- 40〜60歳に最も多く見られる
- 糖尿病
- 男性より女性に多い
- 外傷歴

主検査と徴候

運動機能障害

- 他動，自動どちらもすべての方向の可動域が低下する．関節包によるものが最も一般的である
- 一般的に，可動域の限界に近づくと痛みが増加する
- 肩関節の外転と屈曲で上腕骨の過剰な上方すべりが認められる
- 腕の挙上により，肩峰の遠位端の部分に見られる肩甲上腕関節によるしわ（窪み）が減少
- 代償動作
  - 肩関節の屈曲と外転の際に，肩甲骨は明らかに過剰な挙上をしている
  - 肩関節の外旋の際に，肩甲骨は内転，または下制する
  - 肩関節の内旋の際に，肩甲骨は前傾，または外転する
  - 肩関節の外転，屈曲の際に，上腕骨の過剰な内旋が認められる

特殊検査

- 肩甲上腕関節の全方向の副運動が減少している

関連徴候
（関与因子）

アライメントと外観
・安静時のアライメントは正常であるかもしれない
・代償動作により，二次的に肩甲骨が挙上している
・肩関節挙上の最終域で，上腕骨頭と頸部の基部との距離が減少する

筋の動員パターン障害
・三角筋は回旋筋腱板より活動優位となっている
・代償の結果，僧帽筋上部線維は下部線維より活動優位になっている

筋の長さの障害
・胸筋，広背筋，内・外旋筋群は短縮していると思われるが，可動域制限があるため最初に，筋長検査を行うのは困難である
・僧帽筋の中部線維と下部線維は延長されている

筋力の障害
・回旋筋腱板の筋力は低下している

運動の鑑別と関連診断

上腕骨の鑑別診断
・規定：肩甲上腕関節に可動性の低下が存在する場合は，他の診断よりも最優先される
・上腕骨の上方すべり

第1診断との鑑別
・肩甲骨の下方回旋
・肩甲骨の外転

関連診断
・凍結肩
・癒着性関節包炎
・腱板疾患
・インピンジメント
・腱板部分または完全断裂
・上腕二頭筋腱疾患
・棘上筋腱疾患または断裂
・滑液包炎
・肩鎖関節痛
・石灰沈着性腱疾患
・手術後または骨折後

医師への紹介を必要とする医学的診断に対するスクリーニング

筋骨格系の原因
・頸椎神経根症
・腕神経叢損傷
・腱板断裂
・骨折
・変形性関節症または関節リウマチ
・関節唇損傷

内臓系の原因
・新生物（腫瘍）
・心臓血管病
・肺疾患
・胸部疾患
・腹部臓器機能不全

全身系の原因
・膠原血管病
・痛風
・梅毒，淋病
・鎌状赤血球性貧血
・血友病
・リウマチ疾患

Chapter 6
上下四半分の運動機能障害検査

はじめに

　体系的診断を行うには，検査の遂行性およびその検査の正確な解釈が必要とされる．ある検査が，下部四半分（たとえば胸椎，腰椎，股，膝，足関節）の運動機能障害を決定づけるために利用されている．それは，腰部と股関節の運動機能障害症候群を調べるためのもので，それぞれ同じ検査項目を含みつつも，検査で焦点をあてるのは痛みのある部分である．股関節の痛みの評価に，いくつかの特異な検査が用いられ，そして腰椎が焦点になるならば，ある検査が抽出される．このシステムはセラピストが，①腰部が股関節に関連痛をもたらしているか，②疼痛は股関節由来のものか，③股関節の機能異常が腰痛の一因となっているのか，もしくは，④股関節および腰部とも痛みの原因であるのか，を判断することを可能にするため有益である．その検査結果は，治療の方向性も導いてくれる．実際，ある検査が多くの患者で陽性を示すのならば，たいてい，その検査は患者のエクササイズのひとつになりうるということを意味する．検査終了時には，セラピストは診断を明確にしなければならず，疼痛の原因となる特定方向への運動の起こりやすさ（directional susceptibility to movement；DSM）や，そのDSMをもたらす要因を知ることが求められる．

　検査は，立位，背臥位，側臥位，腹臥位，四つ這い位，座位，壁に寄りかかる立位で行われる．このChapterの表は，検査項目を7つの肢位に分けている．それぞれの検査には，検査対象となる分節，パフォーマンスの正常な基準，異常およびその基準，その結果生じる機能障害，そして可能性のある関節のDSM，が示されている．機能障害のリストは，可能性のある状態であり，異常が見いだされたときに，いつも現れるとはかぎらない．検査は詳細に行う．しかし，これは腰痛をもっているすべての患者が，下肢アライメント異常を調べるすべての検査をしなければならないということではない．股・膝関節痛をもつある患者は，腰痛患者よりも下肢アライメントにより重点をおかなければならない．これらの関係の詳細は，検者が評価する解剖学的構築のガイドとして示され，治療方針にも用いられる．また，表は，身体を上部四半分と下部四半分に分けてまとめてある．（訳者注：上部四半分とは，後頭骨，頸椎，上部胸椎〈T6まで〉，肩複合体，肘，前腕，手根，手指を対象部位とし，下部四半分とは，下部胸椎，腰椎，仙骨，骨盤，大腿骨，下腿，足根，足部を対象部位とする）

　さらにチェック表が掲載されているが，これはセラピストが検査結果と最も起こりやすいDSMをチェックするためのものである．チェック表を完成させたときに，最も陽性であったもののDSMが診断名となりうる．このチェック表は，治療プログラムや患者の日常生活やスポーツ活動をいかに修正するかという指示内容をも，セラピストに導いてくれる．また，症状を再現させる運動方向がいくつかあるとき，どの方向が最も重要かを選択するために，症状の程度を比較検討しなければならない．検査を通して，かつ原因となるすべての要素の分析を遂行することによってのみ，セラピストは問題点の迅速な帰結と再発の機会を減らすために用いられる包括的なプログラムを構築することができる．

運動機能障害：下部四半分検査
検査項目，検査基準，関連機能障害

検査項目	分節	異常の有無
立位		
立位姿勢	腰椎	正常
		機能異常
アライメント	胸椎	正常
		後彎増強
		平坦
		スウェイバック
	胸骨下角	正常
		狭小
		拡大
	腰椎	正常
		前彎増強
		平坦
	傍脊柱部の対称性	正常
		非対称性

ASIS：上前腸骨棘，DSM：特定方向への運動の起こりやすさ，ITB：腸脛靱帯，MMT：徒手筋力検査，PIP：近位指節間関節，PICR：瞬間回旋中心の軌道，PSIS：上後腸骨棘，SLR：膝伸展位下肢挙上，TFL：大腿筋膜張筋，TFL-ITB：大腿筋膜張筋-腸脛靱帯

基準	機能障害	DSM
疼痛なし		
伸展ストレスまたは圧迫	疼痛 確認検査：腰椎を平坦にすることで疼痛が減弱	腰椎伸展
後彎		
後彎—増強	腹直筋—短縮 胸部傍脊柱筋—長い	
後彎—消失	胸部傍脊柱筋—短縮	
両肩が大転子よりも 5 cm 以上後方	外腹斜筋—長い 腹直筋—短縮 内腹斜筋—短縮	
90°		
75°	外腹斜筋—短縮	
100°以上	内腹斜筋—短縮 外腹斜筋—長い	
前彎—20°〜30°		
前彎 30°以上	外腹斜筋—長い 腸腰筋—短縮 腰部傍脊柱筋—短縮 疼痛 確認検査：腰椎を平坦にさせると疼痛が減弱	腰椎伸展
前彎—消失（男性では正常の場合あり）	傍脊柱筋—長い 腸腰筋—長い	
腰椎棘突起から 5 cm 外側の範囲で，左右の膨隆部分の差が 1.25 cm 以下		
一側の膨隆部分が片側よりも 1.25 cm 以上大きい	傍脊柱筋—肥大 突出側への脊柱回旋	腰椎回旋

運動機能障害：下部四半分検査—つづき

検査項目	分節	異常の有無
立位—つづき		
アライメント—つづき	脊椎	肋骨こぶ（側彎）
	骨盤	正常
		前傾
		後傾
		側方傾斜
		回旋
	股関節	正常
		屈曲位
		伸展位
	膝関節	正常
		過伸展位
		屈曲位

ASIS：上前腸骨棘，DSM：特定方向への運動の起こりやすさ，ITB：腸脛靱帯，MMT：徒手筋力検査，PIP：近位指節間関節，PICR：瞬間回旋中心の軌道，PSIS：上後腸骨棘，SLR：膝伸展位下肢挙上，TFL：大腿筋膜張筋，TFL-ITB：大腿筋膜張筋-腸脛靱帯

基準	機能障害	DSM
一側肋骨の突出 傍脊椎の非対称		腰椎回旋
ASIS と PSIS を結んだ線と水平線とのなす角が±15°以内(女性では個人差あり)		
ASIS と PSIS を結んだ線と水平線とのなす角が 20°以上あり，ASIS が PSIS より下	外腹斜筋—長い 股関節屈筋群—短縮 疼痛 確認検査：後傾で疼痛の減弱	腰椎伸展
ASIS と PSIS を結んだ線と水平線とのなす角が 20°以上あり，ASIS が PSIS の上	外腹斜筋—短縮 腸腰筋—長い	腰椎屈曲
一側の腸骨稜が対側よりも 1.25 cm 高位 腰椎側屈が高位側に生じる	高位側股外転筋群—長い 低位側股外転筋群—短縮	腰椎回旋
一側の ASIS が対側よりも前方に位置する 骨盤前方回旋側の股関節内旋，対側股関節は外旋	TFL—骨盤前方回旋側で短縮	〃
ニュートラルポジション 股関節屈曲・伸展 0° 腸骨稜頂点と大転子を結ぶ線が大腿長軸と一致		
股関節屈曲 10°以上	股関節屈筋群—短縮	
股関節伸展 10°以上	腸腰筋—長い ハムストリングス—短縮	大腿骨頭前方すべり
ニュートラルポジション		
膝関節の後方彎曲 ときに脛骨が大腿よりも後方	大腿四頭筋—弱い 腓腹筋—短縮	
膝関節の前方彎曲		

運動機能障害：下部四半分検査―つづき

検査項目	分節	異常の有無
立位―つづき		
アライメント―つづき	膝関節	内反
		外反
	脛骨	正常
		彎曲
		内反
		捻転
	足関節	正常
		回内
		硬直
	足指	正常
		ハンマー趾（槌状足趾）
		外反母趾
立位運動検査		
両股・膝関節屈曲（部分的スクワット）	股関節・膝関節	正常
	股関節	機能異常

ASIS：上前腸骨棘，DSM：特定方向への運動の起こりやすさ，ITB：腸脛靱帯，MMT：徒手筋力検査，PIP：近位指節間関節，PICR：瞬間回旋中心の軌道，PSIS：上後腸骨棘，SLR：膝伸展位下肢挙上，TFL：大腿筋膜張筋，TFL-ITB：大腿筋膜張筋-腸脛靱帯

基準	機能障害	DSM
膝関節の外方彎曲 非構造的—股関節内旋を伴った膝関節過伸展	股関節外旋筋群—長くて弱い	
膝関節の内方彎曲 X脚 非構造的—股関節内旋		
軸が垂直		
矢状面上で後方彎曲		
前額面上で外方彎曲		
水平面上で軸の回旋		
長軸アーチ—ニュートラル		
長軸アーチ—扁平化	後脛骨筋—長い	
長軸アーチの高位化 股・膝関節を屈曲しても，足部が平坦にならない	足関節背屈ROM—制限	
ニュートラルアライメント		
PIP関節屈曲	足趾屈筋・伸筋群—短縮 椅子からの立ち上がりの際，体重を後方に保持する傾向	
母趾の外側偏位		
踵を床につけたまま45°膝屈曲 膝と第2趾を結ぶ線が矢状面上 長軸アーチが減少（回内）		
内旋 膝が母趾よりも内側に移動	股関節内旋（訳者付記：股関節外旋筋群−長くて弱い），外反母趾	股関節内旋

運動機能障害：下部四半分検査—つづき

検査項目	分節	異常の有無
立位運動検査—つづき		
両股・膝関節屈曲—つづき	股関節	外旋
	足関節	長軸アーチの変化
片脚立位 対側股関節70°屈曲位		正常
	体幹	側屈
	股関節	内転
	骨盤	回旋
	股関節	回旋
		〃
		〃
前屈		正常
	腰椎	機能異常
		〃
		〃

ASIS：上前腸骨棘，DSM：特定方向への運動の起こりやすさ，ITB：腸脛靱帯，MMT：徒手筋力検査，PIP：近位指節間関節，PICR：瞬間回旋中心の軌道，PSIS：上後腸骨棘，SLR：膝伸展位下肢挙上，TFL：大腿筋膜張筋，TFL-ITB：大腿筋膜張筋–腸脛靱帯

基準	機能障害	DSM
膝が第4趾よりも外側へ移動 股関節外旋		股関節外旋
回内―過剰扁平 回外―アーチの変化なし 膝関節屈曲45°以下		
骨盤の傾斜および回旋の変化なし 股関節回旋の変化なし		
立脚側への体幹側屈	立脚側の股関節外転筋群弱い	腰椎回旋
対側骨盤の下制	立脚側の股関節外転筋群―弱くて長い	腰椎回旋 股関節内転
立脚側への骨盤回旋	股関節外旋筋群―長い 股関節内旋筋群―短縮	腰椎回旋 股関節内旋
股関節内旋	股外旋筋群―長くて弱い	股関節内旋
膝関節回旋に関連		脛骨大腿関節の回旋
足部回内(大腿骨と脛骨の位置関係は変わらず)に関連		足回内
腰椎屈曲―0°〜20° 股関節は腰椎よりも先に屈曲し始め, 80°まで屈曲する		
最大前屈位―腰椎屈曲25°以上	腰椎伸筋群―長い 股関節伸筋群―硬い	腰椎屈曲
	疼痛 確認検査:股関節屈曲のみでの前屈で疼痛が減弱	腰椎屈曲
最大前屈位―腰椎前彎	腰椎伸筋群―短縮	腰椎伸展

運動機能障害：下部四半分検査―つづき

検査項目	分節	異常の有無
立位運動検査―つづき		
前屈―つづき	腰椎	機能異常
	股関節	機能異常
		〃
	足関節	機能異常
前屈位からの戻り		正常
	腰椎	機能異常
		〃
	股関節	動揺(sway)
側屈		正常
	腰椎	機能異常
	腰椎	〃

ASIS：上前腸骨棘，DSM：特定方向への運動の起こりやすさ，ITB：腸脛靱帯，MMT：徒手筋力検査，PIP：近位指節間関節，PICR：瞬間回旋中心の軌道，PSIS：上後腸骨棘，SLR：膝伸展位下肢挙上，TFL：大腿筋膜張筋，TFL-ITB：大腿筋膜張筋-腸脛靱帯

基準	機能障害	DSM
前屈初期50%のあいだに，股関節屈曲よりも腰椎屈曲が先に起こる		腰椎屈曲
男性─股関節屈曲75°以下 女性─股関節屈曲85°以下	股関節伸筋群─短縮して硬い 体幹─長い，重心の高位	
股関節屈曲100°以上	ハムストリングス─長い	
股関節が12.5cm以上後方に変位	足関節底屈筋群─短縮	
まず股関節伸展の動きが生じる 腰椎が伸展方向に動くとき股関節は伸展し続ける		
まず脊柱の動きが生じる 運動範囲の初期1/3以降に股関節が伸展	腰椎伸筋群が股伸筋群よりも優位に働く 股関節屈筋群の短縮	腰椎伸展
	疼痛 確認検査：股関節伸展のみで体幹を戻すときだけ疼痛は減弱する	
著明な足背屈と腰椎伸展を伴った股関節の前方動揺	股関節伸筋群─弱い	
腰椎全体を通して対称的な彎曲		
疼痛 膨隆側への側屈制限 脊柱全体ではなく単一部位における側屈 腰椎の側方すべり	膨隆側への脊柱回旋	腰椎回旋
（膨隆側とは）対側への側屈制限 他部位での非可動性が引き起こした腰仙関節での単一的な側屈	膨隆側の傍脊柱筋群─硬い	腰椎回旋

運動機能障害：下部四半分検査—つづき

検査項目	分節	異常の有無
立位運動検査—つづき		
脊柱回旋	胸椎	正常
		機能異常
	腰椎	正常
		機能異常
背臥位		
両膝を胸部へ（両膝を胸部方向へ押す）		正常
	腰椎	機能異常
	胸椎	機能異常

ASIS：上前腸骨棘，DSM：特定方向への運動の起こりやすさ，ITB：腸脛靱帯，MMT：徒手筋力検査，PIP：近位指節間関節，PICR：瞬間回旋中心の軌道，PSIS：上後腸骨棘，SLR：膝伸展位下肢挙上，TFL：大腿筋膜張筋，TFL-ITB：大腿筋膜張筋-腸脛靱帯

基準	機能障害	DSM
対称的に一側約30°回旋し，そのほとんどが第8～11胸椎で生じる		
疼痛 一側への回旋増大	腹筋・背筋群—長い	胸椎回旋
両側ともそれぞれ6°以下の回旋		
一側において10°以上の回旋	腹筋・背筋群—長い 疼痛 確認検査：ウエストに手をあて側屈させたとき同側での疼痛減弱	腰椎回旋
腰椎屈曲を伴わず両股関節屈曲120° （脊柱は平坦）		
両股関節屈曲120°に達する前に腰椎屈曲が起こる 仙骨が治療台より離れる	腰部傍脊柱筋群—長い 両股関節—硬い	腰椎屈曲
胸椎屈曲 両股関節を120°屈曲したとしても腰椎は平坦にならない		胸椎屈曲

運動機能障害：下部四半分検査—つづき

検査項目	分節	異常の有無
背臥位—つづき		
股関節屈筋の筋長検査	脊柱平坦；リラックスしている下肢を下げながらASISを触診；股関節内外転はニュートラルに保持する	正常
	大腿が治療台に届かない場合，股関節屈筋の短縮が示唆される	股関節屈筋短縮
	股関節外転を加える；股関節伸展可動域が増大（TFL-ITBは短縮），しかし大腿は治療台に届かず	TFL-ITB 短縮
	他動的に膝を伸展する；股関節伸展可動域が増大する（大腿直筋の短縮）	大腿直筋の短縮

ASIS：上前腸骨棘，DSM：特定方向への運動の起こりやすさ，ITB：腸脛靱帯，MMT：徒手筋力検査，PIP：近位指節間関節，PICR：瞬間回旋中心の軌道，PSIS：上後腸骨棘，SLR：膝伸展位下肢挙上，TFL：大腿筋膜張筋，TFL-ITB：大腿筋膜張筋-腸脛靱帯

基準	機能障害	DSM
下げられた大腿は治療台上にあり，かつ腰椎は平坦 大腿骨は中心線上にあり股関節回旋や外転を伴わない 膝は80°まで屈曲され脛骨の外転や外旋を伴わない 股関節は10°まで伸展される		

運動機能障害：下部四半分検査―つづき

検査項目	分節	異常の有無
背臥位―つづき		
股関節屈筋の筋長検査―つづき	腰仙部	機能異常
		〃
	股関節周囲筋	機能異常
		〃
		〃
	股関節	機能異常
	膝関節	機能異常
		〃
		〃
背臥位		正常
	腰椎	機能異常
		〃

ASIS：上前腸骨棘，DSM：特定方向への運動の起こりやすさ，ITB：腸脛靱帯，MMT：徒手筋力検査，PIP：近位指節間関節，PICR：瞬間回旋中心の軌道，PSIS：上後腸骨棘，SLR：膝伸展位下肢挙上，TFL：大腿筋膜張筋，TFL-ITB：大腿筋膜張筋-腸脛靱帯

基準	機能障害	DSM
骨盤の前傾	腹筋のコントロール—不十分 脊柱の柔軟性過剰	腰椎伸展
骨盤の回旋または側屈	腹筋のコントロール—不十分 脊柱の柔軟性過剰	腰椎回旋
股関節伸展：股関節外転および/もしくは内旋させると股関節伸展が増大	大腿筋膜張筋—短縮	
股関節伸展：股関節外転位でかつ膝が他動的に伸展されるとき股関節伸展がより増大する	大腿直筋—短縮	
股関節伸展：股関節外転および膝関節伸展位で股関節伸展に制限あり	腸腰筋—短縮	
大腿骨頭—前方すべり	腸腰筋—長い 関節包前部—伸張	大腿骨頭前方すべり
股関節伸展/内転に伴い膝前面に疼痛	TFL-ITB—短縮して硬い	膝蓋骨外側すべり
脛骨外旋	TFL-ITB—短縮して硬い	脛骨大腿関節の回旋
脛骨の外側すべり	ITB—短縮して硬い	脛骨外側すべり
両膝・股関節を伸展して仰向けになれる		
腰椎伸展	腹筋群のパフォーマンス—非効率的 股関節屈筋群—短縮して硬い 疼痛 確認検査：両膝・股関節屈曲により疼痛減弱	腰椎伸展
腰椎屈曲	背筋群—長い 腹筋群—短縮 疼痛 確認検査：両膝・股関節伸展により疼痛減弱	腰椎屈曲

運動機能障害：下部四半分検査—つづき

検査項目	分節	異常の有無
背臥位—つづき		
下腹部筋，外腹斜筋，および腹直筋のパフォーマンス		正常
	レベル3：両股関節90°屈曲位から一側股・膝関節を支持なしで伸展することができる	
	レベル2：一側股関節90°屈曲位，対側股・膝関節伸展位（治療台上で支持）	
	一側股関節が90°以上屈曲位；対側股・膝関節伸展位（治療台上で支持）	
	一側股関節は他動的に屈曲位に保持され，対側下肢を治療台より持ち上げさせる	
	一側足部は治療台上；対側股・膝関節を伸展方向へスライドさせる	
		正常
	腰椎	機能異常
	外腹斜筋	機能異常

ASIS：上前腸骨棘，DSM：特定方向への運動の起こりやすさ，ITB：腸脛靱帯，MMT：徒手筋力検査，PIP：近位指節間関節，PICR：瞬間回旋中心の軌道，PSIS：上後腸骨棘，SLR：膝伸展位下肢挙上，TFL：大腿筋膜張筋，TFL-ITB：大腿筋膜張筋-腸脛靱帯

基準	機能障害	DSM
最大のパフォーマンス：腰椎平坦でかつ骨盤後傾を保ったまま両下肢を下げることができる	MMT　グレード5/5	
最小のパフォーマンス：背部は平坦のまま，一側股関節90°屈曲位で保持．対側肢は伸展位で治療台上に保持され，腰椎平坦，骨盤後傾を保つことができる	MMT　グレード3/5	
腰椎での前方剪断	股関節屈曲時痛	
一側股関節90°屈曲位，対側肢の踵部をわずかに治療台上につけた伸展位で腰椎平坦と骨盤後傾を保持することができる	MMT　グレード2/5	

運動機能障害：下部四半分検査—つづき

検査項目	分節	異常の有無
背臥位—つづき		
下部腹筋，外腹斜筋および腹直筋のパフォーマンス—つづき	外腹斜筋	機能異常
トランクカール-シットアップ（起き上がり）：内腹斜筋と腹直筋のパフォーマンス 肢位：背臥位，両手は頭部に置き，股・膝関節伸展位		正常
	MMT　グレード 5/5	
	MMT　グレード 4/5	
	MMT　グレード 3/5	
	脊柱	機能異常

ASIS：上前腸骨棘，DSM：特定方向への運動の起こりやすさ，ITB：腸脛靱帯，MMT：徒手筋力検査，PIP：近位指節間関節，PICR：瞬間回旋中心の軌道，PSIS：上後腸骨棘，SLR：膝伸展位下肢挙上，TFL：大腿筋膜張筋，TFL-ITB：大腿筋膜張筋-腸脛靱帯

基準	機能障害	DSM
一側股関節90°屈曲位で他動的に保持し，対側肢を治療台より挙上するとき，脊柱は平坦のまま維持される	MMT　グレード1/5	
頸椎および上部胸椎屈曲 腰椎彎曲の減弱と胸椎屈曲を伴った骨盤後傾 胸腰椎が脊柱の最大屈曲可動域まで屈曲し，その位置で股屈筋群は収縮しはじめ股屈曲80°まで屈曲する	MMT　グレード5/5	
トランクカール(体幹屈曲)を通して，分節的な脊柱屈曲ができない	硬い脊柱	

運動機能障害：下部四半分検査—つづき

検査項目	分節	異常の有無
背臥位—つづき		
トランクカール-シットアップ（起き上がり）：内腹斜筋と腹直筋のパフォーマンス—つづき	股関節周囲筋	機能異常
	内腹斜筋	機能異常
	内腹斜筋	〃
	内腹斜筋	〃
膝伸展位下肢挙上（SLR）		正常
	大転子を触診	
	股関節はニュートラルポジションに保持される；正しい大転子の位置	
	股関節内旋；大転子は前方に動く	

ASIS：上前腸骨棘，DSM：特定方向への運動の起こりやすさ，ITB：腸脛靱帯，MMT：徒手筋力検査，PIP：近位指節間関節，PICR：瞬間回旋中心の軌道，PSIS：上後腸骨棘，SLR：膝伸展位下肢挙上，TFL：大腿筋膜張筋，TFL-ITB：大腿筋膜張筋-腸脛靱帯

基準	機能障害	DSM
初期：骨盤後傾制限 腰椎の彎曲が減弱しない	腸腰筋—短縮	
両腕を胸の前で組み，起き上がることができる．そのあいだ，脊柱は屈曲位に保たれる	筋力低下 MMT 4/5	
肘を伸ばして両上肢を前方に構え，体幹を起こすことができる．そのあいだ脊柱は屈曲位に保持される	筋力低下 MMT 3/5	
肘を伸ばして両上肢を前方に置き，脊柱を屈曲することができるが，股屈筋群が収縮すると起き上がれない	筋力低下 MMT 3-/5	
他動・自動SLRともに，大転子が一定の位置(PICR)に保持される 股関節屈曲は80°		

運動機能障害：下部四半分検査—つづき

検査項目	分節	異常の有無
背臥位—つづき		
SLR—つづき	股関節	機能異常
		〃
		〃
	腰椎	神経機能異常
筋のパフォーマンス	腸腰筋	正常
	股関節周囲筋	機能異常

ASIS：上前腸骨棘，DSM：特定方向への運動の起こりやすさ，ITB：腸脛靱帯，MMT：徒手筋力検査，PIP：近位指節間関節，PICR：瞬間回旋中心の軌道，PSIS：上後腸骨棘，SLR：膝伸展位下肢挙上，TFL：大腿筋膜張筋，TFL-ITB：大腿筋膜張筋-腸脛靱帯

基準	機能障害	DSM
自動SLRの際，大転子が前上方に動く（内旋と不十分な後方すべり） 他動SLRにて大転子は相対的に一定の肢位に保持されるが，検者は鼠径部に母指を置くことによって回旋軸をコントロールする必要が時にある． 自動SLRは股関節前面に疼痛を引き起こすことがあるが，他動SLRは疼痛なし	股関節後面構造が硬い ハムストリングス—短縮	大腿骨頭前方すべり
大腿骨内旋	腸腰筋—長い 股関節外旋筋群—長くて硬い	大腿骨内旋
股関節屈曲80°以下 腰椎屈曲	ハムストリングス—短縮して硬い	腰椎屈曲
45°以下の股関節屈曲で下肢に疼痛が放散する	神経絞扼 確認検査：患者が完全にリラックスしていても同じ痛みが出現 患者が完全にリラックスしていて痛みが少ないのであれば，股関節屈筋が脊柱に影響する	
膝伸展位で股関節の屈曲/外転/外旋位を保つことができる 骨盤は検者に固定され，股関節伸展/内転方向に抵抗がかけられる		
膝伸展位で股関節の屈曲/外転/外旋位 検者によって対側の腸骨稜をおさえて骨盤を固定—抵抗がかけられると下肢を保持することができないが，10°〜15°肢位を変えると抵抗に耐えることができる	腸腰筋—長い 通常TFLは強力もしくは優位	

運動機能障害：下部四半分検査—つづき

検査項目	分節	異常の有無
背臥位—つづき		
筋のパフォーマンス-つづき	腸腰筋	機能異常
	腸腰筋	正常
	股関節周囲筋	機能異常
股関節屈曲を伴った股関節外転/外旋		正常
	左股関節外転/外旋；右ASISを触診する	
	左股関節外転/外旋；骨盤の回旋なし	

ASIS：上前腸骨棘，DSM：特定方向への運動の起こりやすさ，ITB：腸脛靱帯，MMT：徒手筋力検査，PIP：近位指節間関節，PICR：瞬間回旋中心の軌道，PSIS：上後腸骨棘，SLR：膝伸展位下肢挙上，TFL：大腿筋膜張筋，TFL-ITB：大腿筋膜張筋-腸脛靱帯

基準	機能障害	DSM
膝伸展位で股関節屈曲/外転/外旋位 検者によって対側の腸骨稜をおさえて骨盤を固定—ROMのどのポイントにおいても最大抵抗をかけられるとその肢位を保持できない	腸腰筋—損傷(strain)されていて弱い	
膝伸展位で股関節屈曲/外転/内旋位を保持することができる 骨盤は検者によって固定され，股伸展/内転方向に最大抵抗がかけられる		
膝伸展位で股関節屈曲/外転/内旋位 検者は対側腸骨稜をおさえて骨盤を固定—徒手抵抗によりその肢位が保持できない(股関節内旋が生じやすい)	TFL—損傷されていて弱い	
下肢は全可動域を通して動き(股関節屈曲，外転，外旋)，また骨盤の回旋を伴わないで反対方向(股関節屈曲，内転，内旋)にも下肢は動く		

運動機能障害：下部四半分検査―つづき

検査項目	分節	異常の有無
背臥位―つづき		
股関節屈曲を伴った股関節外転/外旋―つづき	腰仙部	機能異常
	股関節	機能異常
一側股・膝関節屈曲（膝を胸部へ）；他動および自動		正常
	他動股関節屈曲	
	他動股関節屈曲時に鼡径部を圧迫する	
	自動股関節屈曲 90°まで；それから患者は両手で膝を胸部へ引き寄せる	
	誤った腰椎の伸展を伴いながら下肢が下げられる	

ASIS：上前腸骨棘，DSM：特定方向への運動の起こりやすさ，ITB：腸脛靱帯，MMT：徒手筋力検査，PIP：近位指節間関節，PICR：瞬間回旋中心の軌道，PSIS：上後腸骨棘，SLR：膝伸展位下肢挙上，TFL：大腿筋膜張筋，TFL-ITB：大腿筋膜張筋-腸脛靱帯

基準	機能障害	DSM
下肢運動の初期 50 % のあいだ，骨盤は 1.25 cm 以上回旋する	腹筋のコントロール不足（内腹斜筋と対側外腹斜筋）	腰椎回旋
股関節 ROM の制限	鼠径部の疼痛	
股関節屈曲 120°，股関節回旋中間位で腰椎の屈曲を伴わない さらに股関節を屈曲すると，骨盤は後傾し始め，腰椎は平坦になっていくが，対側下肢は治療台上に保持される （対側股関節は 10° 伸展位と同等）		

運動機能障害：下部四半分検査―つづき

検査項目	分節	異常の有無
背臥位―つづき		
一側股・膝関節屈曲（膝を胸部へ）；他動および自動―つづき	同側股関節	機能異常
	腰仙部	機能異常
	対側股関節	機能異常
側臥位		
側臥位姿勢		正常
	腰椎	機能異常
股関節外転/外旋		正常
	患者は下になっている下肢をリラックスさせ，上の下肢の膝が天井を向くように回旋させ，股関節を外転・外旋する	

ASIS：上前腸骨棘，DSM：特定方向への運動の起こりやすさ，ITB：腸脛靱帯，MMT：徒手筋力検査，PIP：近位指節間関節，PICR：瞬間回旋中心の軌道，PSIS：上後腸骨棘，SLR：膝伸展位下肢挙上，TFL：大腿筋膜張筋，TFL-ITB：大腿筋膜張筋-腸脛靱帯

基準	機能障害	DSM
股関節屈曲115°以下	大殿筋, 梨状筋—短縮 腰部傍脊柱筋—長い 鼡径部の疼痛 大転子が前/上方に動く 鼡径部の圧迫により大転子の動きが制限され, これが股関節屈曲抵抗を増大させる 股関節後面構造が硬い	大腿骨頭前方すべり
骨盤後傾と腰椎屈曲(仙骨が治療台から離れる)		腰椎屈曲
対側股関節の屈曲(対側股関節が10°伸展しない)	腸腰筋—短縮	

安楽である		
疼痛	脊柱の側屈 確認検査:側屈を防ぐように腰を支えると疼痛が減弱する	腰椎回旋
骨盤の動きを伴わずに股関節を外転/外旋することができる		

運動機能障害：下部四半分検査—つづき

検査項目	分節	異常の有無
側臥位—つづき		
股関節外転/外旋—つづき	腰仙部	機能異常
股関節外転（対側股関節はニュートラルポジション）（中殿筋，小殿筋，TFLの筋力） 股関節外転検査の肢位；足関節付近に抵抗を加える		正常
	股関節	機能異常
		〃
	腰仙部	機能異常
股関節外旋/伸展位での股関節外転（中殿筋後部線維の筋力） 中殿筋後部線維検査の肢位 腸脛靱帯の長さの評価		正常

ASIS：上前腸骨棘，DSM：特定方向への運動の起こりやすさ，ITB：腸脛靱帯，MMT：徒手筋力検査，PIP：近位指節間関節，PICR：瞬間回旋中心の軌道，PSIS：上後腸骨棘，SLR：膝伸展位下肢挙上，TFL：大腿筋膜張筋，TFL-ITB：大腿筋膜張筋-腸脛靱帯

基準	機能障害	DSM
股関節が外転/外旋するとき骨盤も回旋する	腹筋—不十分なコントロール	腰椎回旋
最終可動域で最大抵抗に打ち勝つことができる	MMT　5/5	
ROM のどの位置でも最大抵抗に打ち勝つことができない	股関節外転筋群—弱い	
ROM の最終可動域で最大抵抗に打ち勝つことができないが，股関節を10°〜15°内転方向に戻すと抗せる	股関節外転筋群—長い	
自動股関節外転時の骨盤の側方傾斜	外側腹筋群—優位	腰椎回旋
最終可動域で最大抵抗に打ち勝つことができる	MMT　グレード5/5	

運動機能障害：下部四半分検査―つづき

検査項目	分節	異常の有無
側臥位―つづき		
股関節外旋/伸展位での股関節外転―つづき	股関節	機能異常
		〃
		〃
股関節内転（上のほうの下肢） 開始肢位：股関節外転，外旋そして膝関節伸展位での軽度股関節伸展		正常
	股関節	機能異常
		〃
		〃
	腰仙部	機能異常
股関節内転（下のほうの下肢） 肢位：股関節内転位で，回旋中間位，屈伸中間位で，膝は伸展位		正常
	股関節	機能異常
腹臥位		
腹臥位姿勢		正常
	腰仙部	機能異常

ASIS：上前腸骨棘，DSM：特定方向への運動の起こりやすさ，ITB：腸脛靱帯，MMT：徒手筋力検査，PIP：近位指節間関節，PICR：瞬間回旋中心の軌道，PSIS：上後腸骨棘，SLR：膝伸展位下肢挙上，TFL：大腿筋膜張筋，TFL-ITB：大腿筋膜張筋-腸脛靱帯

基準	機能障害	DSM
いかなる位置においても最大抵抗に打ち勝つことができない	中殿筋後部線維―弱い	
最終域で抵抗に打ち勝つことができないが股関節を10°～15°内転方向に戻すと抗せる	中殿筋後部線維―長い	
最大抵抗が加わると股関節が屈曲する	TFL―優位	
股関節は10°内転する		
股関節内転は5°以下	股関節外転筋群―短縮	
股関節が屈曲する，または/もしくは内旋する	TFLまたは/もしくは中殿筋前部線維・小殿筋―短縮	股関節内旋または/もしくは内転
大転子の前方遠位方向への偏位を伴う過剰な股関節内転	股関節外転筋群―長い	大腿骨頭外側すべり
骨盤が側方へ傾斜する	外側腹筋群のコントロール―不十分	腰椎回旋
大腿遠位部に最大抵抗を加えてもそれに打ち勝つことができる	MMT　グレード5/5	
最大抵抗に打ち勝つことができない	内転筋―弱い	
疼痛なし		
疼痛	腰椎伸展―増強 腰筋からの圧迫または前方剪断力―増大 確認検査；腹部に枕を入れることで，疼痛が減弱する	

運動機能障害：下部四半分検査―つづき

検査項目	分節	異常の有無
腹臥位―つづき		
膝関節屈曲		正常
筋のパフォーマンス		正常
	筋	機能異常
		〃
	腰仙部	機能異常
		〃
	脛骨大腿関節	機能異常
股関節内旋		正常

ASIS：上前腸骨棘，DSM：特定方向への運動の起こりやすさ，ITB：腸脛靱帯，MMT：徒手筋力検査，PIP：近位指節間関節，PICR：瞬間回旋中心の軌道，PSIS：上後腸骨棘，SLR：膝伸展位下肢挙上，TFL：大腿筋膜張筋，TFL-ITB：大腿筋膜張筋-腸脛靱帯

基準	機能障害	DSM
骨盤傾斜，回旋，または腰椎伸展を伴わないで膝が120°まで屈曲する		
最大抵抗をかけたとき，膝屈曲80°を維持することができる	MMT　グレード5/5	
抵抗を与えると，膝屈曲を保持できない	ハムストリングス—弱い	
膝屈曲が110°以下	大腿四頭筋—短縮	
骨盤前傾	大腿直筋—硬い 腹筋コントロール—不十分	腰椎伸展
骨盤回旋	TFL—硬い 腹筋コントロール—不十分	腰椎回旋
脛骨外旋	TFL—硬い	脛骨大腿関節の回旋
骨盤回旋を伴わないで股関節内旋35°　股関節回旋のROMは個人差が大きく，必ずしも筋の短縮を意味しているわけではない		

運動機能障害：下部四半分検査—つづき

検査項目	分節	異常の有無
腹臥位—つづき		
股関節内旋—つづき	股関節	機能異常
		〃
		〃
	腰仙部	機能異常
	脛骨大腿関節	機能異常
股関節外旋		正常
	股関節	機能異常
		〃
		〃
		〃
	腰仙部	機能異常
	脛骨大腿関節	機能異常

ASIS：上前腸骨棘，DSM：特定方向への運動の起こりやすさ，ITB：腸脛靱帯，MMT：徒手筋力検査，PIP：近位指節間関節，PICR：瞬間回旋中心の軌道，PSIS：上後腸骨棘，SLR：膝伸展位下肢挙上，TFL：大腿筋膜張筋，TFL-ITB：大腿筋膜張筋-腸脛靱帯

基準	機能障害	DSM
股関節内旋 30°以下	股関節外旋筋群:閉鎖筋,大腿方形筋,双子筋,梨状筋,中殿筋後部線維―短縮	
股関節内旋 10°以下	構造的変化:大腿骨頸部後捻(正常の前捻角に比較して)	
股関節内旋 50°以上	構造的変化:大腿骨頸部前捻	
ROM 初期 50 %までに骨盤が回旋する	腰椎の柔軟性	腰椎回旋
大腿骨に対する脛骨の外側へのすべり	膝関節の弛緩性	脛骨大腿関節の回旋
動きの範囲内では,骨盤の動きを伴わないで股関節が 35°まで外旋する 股関節回旋 ROM は個人差があるが,それが必ずしも筋の短縮を意味しているというわけではない.		
股関節外旋 30°以下	股関節内旋筋群―TFL-ITB,中殿筋前部線維,小殿筋―短縮	
股関節外旋 10°以下	構造的変化:大腿骨頸部前捻の可能性(正常の前捻角に比較して)	
股関節外旋 50°以上	構造的変化:大腿骨頸部後捻の可能性(正常の前捻角に比較して)	
広い外旋可動域に伴い,大転子が前外方へ動く	TFL-ITB―短縮	大腿骨頭前方すべり
ROM 初期 50 %までに骨盤が回旋する	腰椎の過剰柔軟性	腰椎回旋
大腿骨に対する脛骨のすべり	膝関節の弛緩性	脛骨大腿関節の回旋

運動機能障害：下部四半分検査—つづき

検査項目	分節	異常の有無
腹臥位—つづき		
膝関節伸展位での股関節伸展		正常
	筋	機能異常
	腰仙部	機能異常
	股関節	機能異常
		〃
膝関節屈曲位での股関節伸展		正常

ASIS：上前腸骨棘，DSM：特定方向への運動の起こりやすさ，ITB：腸脛靱帯，MMT：徒手筋力検査，PIP：近位指節間関節，PICR：瞬間回旋中心の軌道，PSIS：上後腸骨棘，SLR：膝伸展位下肢挙上，TFL：大腿筋膜張筋，TFL-ITB：大腿筋膜張筋-腸脛靱帯

基準	機能障害	DSM
腰椎軽度伸展を伴いながら，股関節は10°伸展する．その際大殿筋とハムストリングスが同時に収縮する		
股関節伸展5°	腸腰筋—短縮	
腰椎伸展/骨盤前傾	腹筋群コントロール—不十分 腸腰筋—短縮	腰椎伸展
殿筋の収縮は殿部の輪郭の変化によって示されるが，股関節が伸展するまで殿筋の収縮は起こらない	ハムストリングスの活動—優位	
大転子が前方に移動	ハムストリングスの活動—優位，短縮して硬い TFL—関節包前部の伸張	大腿骨頭前方すべり
腰椎軽度伸展を伴いながら股関節が10°伸展する		

運動機能障害：下部四半分検査—つづき

検査項目	分節	異常の有無
腹臥位—つづき		
筋のパフォーマンス		正常
	筋	機能異常
		〃
	股関節	機能異常
	腰仙部	機能異常
四つ這い位		
アライメント	頭部と頸椎	正常
		機能異常
	胸椎	正常
		機能異常
	肩甲骨	正常

ASIS：上前腸骨棘，DSM：特定方向への運動の起こりやすさ，ITB：腸脛靱帯，MMT：徒手筋力検査，PIP：近位指節間関節，PICR：瞬間回旋中心の軌道，PSIS：上後腸骨棘，SLR：膝伸展位下肢挙上，TFL：大腿筋膜張筋，TFL-ITB：大腿筋膜張筋-腸脛靱帯

基準	機能障害	DSM
最大抵抗が加えられたとき股関節伸展を保持できる	MMT　グレード5/5	
股関節伸展5°以下	大腿直筋，TFL-ITB―短縮	
股関節伸展に対する最大抵抗に打ち勝つことができない	大殿筋―弱い MMT　グレード3〜4/5	
股関節伸展の際，大転子が前方に移動する	関節包前部が伸張されている ハムストリングス―優位	大腿骨頭前方すべり
骨盤前傾―股関節屈曲，腰椎伸展	股屈筋群―硬い 腹筋群コントロール―不十分	腰椎伸展
頭部はニュートラル，頸椎はわずかに前彎，肩甲挙筋は膨隆していない		
頸椎伸展，肩甲挙筋の膨隆	頸部伸筋群―短縮 肩甲挙筋―短縮	
わずかに後彎		
後彎が増大	胸部傍脊柱筋―長い 腹直筋―短縮	回旋
非対称性；側彎	腹筋群の不均衡	回旋
胸郭上で平坦，第2〜7胸椎のあいだに位置し，胸椎棘突起から約7.5 cm外側にある		

運動機能障害：下部四半分検査—つづき

検査項目	分節	異常の有無
四つ這い位—つづき		
アライメント—つづき	肩甲骨	機能異常
		〃
		〃
	腰椎	正常
		機能異常
		〃
		〃
		〃
	股関節	正常
		機能異常
		〃
	足関節	正常

ASIS：上前腸骨棘，DSM：特定方向への運動の起こりやすさ，ITB：腸脛靱帯，MMT：徒手筋力検査，PIP：近位指節間関節，PICR：瞬間回旋中心の軌道，PSIS：上後腸骨棘，SLR：膝伸展位下肢挙上，TFL：大腿筋膜張筋，TFL-ITB：大腿筋膜張筋-腸脛靱帯

基準	機能障害	DSM
翼状肩甲（浮き上がり）	前鋸筋―弱くて長い	
肩甲骨外転位で，胸椎からの距離が 8 cm 以上	前鋸筋―短縮 菱形筋と僧帽筋―弱くて長い可能性あり	
肩甲骨内転位で，胸椎からの距離が 6.25 cm 以下	前鋸筋―長い 菱形筋―短縮の可能性あり	
平坦または水平；疼痛なし		
腰椎屈曲，後彎	腰部伸筋群―長い 腹筋群―短縮 腰筋―不均衡 疼痛 確認検査；腰椎を平坦にさせると疼痛が減弱する	腰椎屈曲
腰椎屈曲，後彎	確認検査；腰椎を平坦にさせると疼痛が増強する	腰椎伸展または回旋
腰椎伸展，前彎	腰椎伸筋群―短縮 腹筋群―長くて弱い 疼痛 確認検査；腰椎を平坦にさせると疼痛が減弱する	腰椎伸展
非対称性，一側傍脊柱領域で対側と比較して 1.25 cm 以上の膨隆	腹筋，背筋の不均衡	回旋
大腿部と骨盤の角度が 90° 股関節回旋はニュートラル 股関節内転または外転		
大腿部と骨盤の角度が 90°以下	関節包後部，大殿筋，梨状筋―短縮して硬い	
股関節外旋	大殿筋，梨状筋―短縮して硬い	
足関節底屈位で治療台上にほぼ足部背面がついている		

運動機能障害：下部四半分検査—つづき

検査項目	分節	異常の有無
四つ這い位—つづき		
アライメント—つづき	足関節	機能異常
後方への揺さぶり（rocking）—踵方向に重心を移動する		正常
	腰椎	機能異常
		〃
		〃
	股関節	機能異常
		〃
前方への揺さぶり—手のほうに重心を移動する		正常
	腰椎	機能異常

ASIS：上前腸骨棘，DSM：特定方向への運動の起こりやすさ，ITB：腸脛靱帯，MMT：徒手筋力検査，PIP：近位指節間関節，PICR：瞬間回旋中心の軌道，PSIS：上後腸骨棘，SLR：膝伸展位下肢挙上，TFL：大腿筋膜張筋，TFL-ITB：大腿筋膜張筋-腸脛靱帯

基準	機能障害	DSM
足関節背屈	足背屈筋群および足趾伸筋群―短縮	
両股関節屈曲，腰椎は平坦のまま 疼痛なし		
運動初期 50 % の相で腰椎は屈曲する	腰部伸筋群―長い 腹直筋―短縮 股関節伸筋群―短縮して硬い 腰椎屈曲による疼痛 確認検査；腰椎屈曲を抑制すると股関節屈曲角度が増大する；疼痛も減弱する	腰椎屈曲
	腰椎平坦または前彎による疼痛 確認検査；両股屈筋群を使わないようにして両手で床面を後方に体重移動するように押させると疼痛が減弱する	腰椎伸展
腰椎回旋	傍脊柱筋―不均衡	腰椎回旋
股関節屈曲の減少	大殿筋，梨状筋―短縮して硬い 確認検査；股関節を外転および/または外旋させると股関節屈曲角度が増大する	
骨盤回旋	大殿筋，梨状筋―非対称的に短縮して硬い 確認検査；股関節屈曲角度を減少させながら股関節を外転・外旋させると一側骨盤が挙上する	
腰椎伸展がどの分節でも同程度に生じる 疼痛なし		
下部分節での著明な伸展	脊柱の過伸展性 股関節屈筋群―短縮 疼痛	腰椎伸展

運動機能障害：下部四半分検査―つづき

検査項目	分節	異常の有無
四つ這い位―つづき		
肩関節屈曲（肩前方挙上）		正常
	胸椎	機能異常
	腰椎	機能異常
座位		
座位姿勢		正常
	腰椎	機能異常
		〃
膝関節伸展と足関節背屈		正常

ASIS：上前腸骨棘，DSM：特定方向への運動の起こりやすさ，ITB：腸脛靱帯，MMT：徒手筋力検査，PIP：近位指節間関節，PICR：瞬間回旋中心の軌道，PSIS：上後腸骨棘，SLR：膝伸展位下肢挙上，TFL：大腿筋膜張筋，TFL-ITB：大腿筋膜張筋-腸脛靱帯

基準	機能障害	DSM
肩関節屈曲時，胸腰椎の動きを伴わない		
肩関節屈曲に伴う 1.25 cm 以上の胸椎回旋	腹筋—コントロール不足	回旋
肩関節屈曲に伴う 1.25 cm 以上の腰椎回旋	腹筋—コントロール不足	回旋
腰椎は平坦；股関節は 90°屈曲位で疼痛なし		
腰椎屈曲	腰部伸筋群—長い 疼痛	腰椎屈曲
腰椎伸展	腰部伸筋群—短縮 股関節屈筋群の活動性—過剰 疼痛	腰椎伸展
腰椎は平坦に保持される，股関節は 90°屈曲位に保持されたまま，膝関節は完全伸展位の 10°以内まで伸展でき，足関節背屈が 10°可能		

運動機能障害：下部四半分検査—つづき

検査項目	分節	異常の有無
座位—つづき		
膝関節伸展と足関節背屈—つづき	腰椎	機能異常
		〃
	股関節	機能異常
		〃
	足関節	機能異常
		〃
		〃
		〃

ASIS：上前腸骨棘，DSM：特定方向への運動の起こりやすさ，ITB：腸脛靱帯，MMT：徒手筋力検査，PIP：近位指節間関節，PICR：瞬間回旋中心の軌道，PSIS：上後腸骨棘，SLR：膝伸展位下肢挙上，TFL：大腿筋膜張筋，TFL-ITB：大腿筋膜張筋-腸脛靱帯

基準	機能障害	DSM
膝関節を伸展しているあいだ，腰椎は屈曲する	腰部傍脊柱筋群―長い ハムストリングス―腰椎よりも硬い 疼痛 確認検査；腰椎を平坦のままにすると疼痛は減弱する	腰椎屈曲
膝関節を伸展しているあいだ，腰椎は回旋する	腰部傍脊柱筋群―一側のみ長い ハムストリングス―腰椎よりも硬い 疼痛 確認検査；腰椎回旋を妨げると疼痛が減弱する	腰椎回旋
股関節90°屈曲位において膝関節伸展が−15°以下	ハムストリングス―短縮	
股関節内旋	内側ハムストリングス―短縮 TFL―不適切な活動	
膝関節伸展位において足関節背屈が10°以下	腓腹筋―短縮 ヒラメ筋―短縮	
膝関節屈曲位において足関節背屈10°以下	ヒラメ筋―短縮	
足関節背屈時の足趾伸展	長母趾伸筋―優位	
足関節背屈時の外がえし	腓骨筋―優位	回内足

運動機能障害：下部四半分検査—つづき

検査項目	分節	異常の有無
座位—つづき		
股関節屈曲		正常
	股関節屈筋群	機能異常
		〃
股関節回旋		正常
	股関節	機能異常
		〃
		〃
		〃
	脛骨	機能異常

ASIS：上前腸骨棘，DSM：特定方向への運動の起こりやすさ，ITB：腸脛靱帯，MMT：徒手筋力検査，PIP：近位指節間関節，PICR：瞬間回旋中心の軌道，PSIS：上後腸骨棘，SLR：膝伸展位下肢挙上，TFL：大腿筋膜張筋，TFL-ITB：大腿筋膜張筋-腸脛靱帯

基準	機能障害	DSM
股関節屈曲 120° 腸腰筋に対する最大抵抗に打ち勝つ		
股関節屈曲 120°で腸腰筋に対する徒手抵抗に打ち勝つことができないが，105°～115°屈曲位においては可能である	腸腰筋―長い	
いかなる位置においても股関節屈曲に対する徒手抵抗に打ち勝つことができない	腸腰筋―弱い	
股関節内外旋は対称的で，約 30° 股関節内外旋筋群に対する最大抵抗に打ち勝つことができる		
股関節内旋または外旋の各最大可動域において最大抵抗に打ち勝つことができない	対象回旋筋―長い	
どの位置においても，股関節内旋または外旋に対する抵抗に打ち勝つことができない	対象回旋筋―弱い	
股関節内旋可動域が外旋可動域よりも大きい	構造的変化：大腿骨頸部前捻	
股関節外旋可動域が内旋可動域よりも大きい	構造的変化：大腿骨頸部後捻	
内外果を結んだ線と水平線のなす角が 25°以上	脛骨構造的変化	

運動機能障害：下部四半分検査―つづき

検査項目	分節	異常の有無
立位：背中を壁に押しあてる		
両手を腰にあて，背中を平坦にさせる		正常
	腰仙部	機能異常
		//

ASIS：上前腸骨棘，DSM：特定方向への運動の起こりやすさ，ITB：腸脛靱帯，MMT：徒手筋力検査，PIP：近位指節間関節，PICR：瞬間回旋中心の軌道，PSIS：上後腸骨棘，SLR：膝伸展位下肢挙上，TFL：大腿筋膜張筋，TFL-ITB：大腿筋膜張筋-腸脛靱帯

基準	機能障害	DSM
両手を腰にあて，足は 7.5 cm 壁より離れた位置で，腰椎を壁につけるように平坦にさせる．その際痛みは伴わない		
腰椎を平坦にすることができない	腹筋群─弱い 腸腰筋─短縮 背筋群─短縮	腰椎伸展
	腰椎屈曲で疼痛	腰椎屈曲

歩行

コンポーネント	機能異常の有無	基準
骨盤回旋	正常	遊脚期の骨盤回旋は一側4°（全体で8°）
	腰仙部の機能異常	股関節が伸展している際の立脚終期で骨盤回旋が増大する
	〃	股関節が伸展している際の立脚終期で骨盤前傾が増大する
骨盤の側方移動	正常	立脚肢より2.5 cm外側方へ体幹が移動する
	腰仙部の機能異常	立脚肢より2.5 cm以内の外側方骨盤移動
骨盤下制（股関節回旋）	正常	立脚側の股関節内転5°
	腰仙部の機能異常	立脚側の股関節内転5°以上
	〃	立脚側への体幹側屈
踵接地から立脚中期における立脚側の股関節内旋	正常	踵接地から立脚中期における立脚側の股関節内旋5°〜7°
	股関節の機能異常	踵接地から立脚中期における立脚側の股関節内旋5°〜7°以上
	〃	踵接地から立脚中期における立脚側の股関節外旋5°〜7°以下
立脚中期から足趾離地における立脚側の股関節外旋	正常	足底接地の時期には股関節は5°〜7°外旋しているが、足趾離地時には連合的に足部回外が起こる
	腰仙部の機能異常	股関節外旋5°〜7°以下
踵接地から立脚中期における膝関節の角度	正常	踵接地時には膝関節屈曲15°、その後伸展し、足趾離地までにニュートラルになる
	膝関節の機能異常	踵接地時またはその直後に、膝関節が過伸展する
立脚中期から足趾離地における足関節の動き	正常	立脚中期から足趾離地のあいだ、足関節底屈が増大し、その活動性が踵挙上を引き起こし、かつ膝の屈曲に関与する
	足関節の機能異常	足趾離地（プッシュオフ）が減少し、足底接地から持ち上げるような歩行が現れる

Inman VT, Ralston HJ, Todd F: *Human walking,* Baltimore, 1981, Waverly Press.
Kendall FP, McCreary EK, Provance PK: *Muscles: testing and function,* ed 4, Baltimore, 1993, Williams and Wilkins.

機能障害	DSM
立脚側の股関節屈筋群―短縮して硬い	腰椎回旋
立脚側の股関節屈筋群―短縮して硬い	腰椎伸展
立脚側の股関節内転筋群―短縮	
股関節外転筋群―弱い	
股関節外転筋群―著明に弱い	
股関節外旋筋群―長くて弱い 股関節外転・内旋筋群―優位	
股関節外旋筋群―短縮	
股関節外旋筋群―不十分なパフォーマンス	
腓腹筋とヒラメ筋―短縮 大腿四頭筋―パフォーマンス低下	
腓腹筋とヒラメ筋―パフォーマンス低下	

運動機能障害：下部四半分検査

肢位	検査	機能障害 構造的変化			DSM EXT	DSM ROT	DSM FLEX	NT	ACC
立位	アライメント 胸椎	☐後彎 ☐平背 ☐非対称的：膨隆	右	左	☐	☐	☐		
	腰椎	☐前彎 ☐平坦 ☐非対称的 ☐疼痛 ☐脊柱を平坦にしたとき疼痛が減弱する			☐	☐	☐		
	骨盤	☐前傾 ☐後傾 ☐側方傾斜 ☐回旋	右<>左 右	左	☐	☐	☐		
	股関節	☐屈曲 ☐伸展 ☐内旋 ☐外旋	右 右	左 左	☐	☐	☐		
	膝関節	☐X脚（外反膝） ☐O脚（内反膝） ☐捻転	右 右 右	左 左 左					
	足	☐回内 ☐回外	右 右	左 左					
立位 運動検査	前屈	☐疼痛 ☐腰椎屈曲>25° ☐腰椎伸展 ☐腰椎のほうが股関節よりも速く動く ☐股関節屈曲<70°			☐	☐	☐		
	修正された前屈	☐疼痛増強 ☐疼痛は変わらず ☐疼痛減弱			☐	☐	☐		
	前屈位からの戻り	☐疼痛 ☐ほとんどの場合，背部の動きが先に起こる ☐股関節の動揺			☐	☐	☐		
	修正された前屈位からの戻り	☐疼痛増強 ☐疼痛は変わらず ☐疼痛減弱			☐	☐	☐		
	側屈	☐疼痛 ☐制限 ☐非対称性 ☐側屈時の鋭角 ☐側方すべり	右 右 右><左 右 右	左 左 左 左		☐			

Abd, Abduction：外転，acc, accessory：副運動，DSM, directional susceptibility to movement：特定方向への運動の起こりやすさ，ext, extension：伸展，flex, flextion：屈曲，lat, lateral：外側，LE, lower extremity：下肢，NT, nerve tension：神経緊張，PICR, path of the instantaneous center of rotation：瞬間回旋中心の軌道，PGM, posterior gluteus medius：中殿筋後部線維，Rot, rotation：回旋

肢位	検査	機能障害 構造的変化			DSM EXT	DSM ROT	DSM FLEX	NT	ACC
立位運動 **検査**—つづき	修正された側屈	☐疼痛増強 ☐疼痛は変わらず ☐疼痛減弱				☐			
	回旋 胸椎	☐疼痛 ☐非対称的	右 右＞＜左	左		☐			
	腰椎	☐疼痛 ☐非対称的	右 右＞＜左	左		☐			
	後方動揺 真の腰椎伸展	☐疼痛			☐		☐		
		☐疼痛							
	片脚立位	☐体幹側屈 ☐股関節内転 ☐骨盤回旋 ☐股関節回旋	右 右 右 右	左 左 左 左		☐			
	股・膝関節屈曲 部分的スクワット	☐股関節内旋 ☐股関節外旋 ☐足関節回内 ☐足関節回外	右 右 右 右	左 左 左 左					
背臥位 （治療台の端）	両膝を胸部へ	☐疼痛 ☐腰椎屈曲，治療台から仙骨を離す					☐		
	股関節屈筋群の 筋長 骨盤	☐前傾 ☐側方傾斜 ☐回旋	右 右 右	左 左 左	☐	☐	☐		
	筋長 短縮	☐TFL ☐大腿直筋 ☐腸腰筋	右 右 右	左 左 左	☐	☐			
	股関節	☐腸腰筋—長い ☐大腿骨頭突出 　（前方すべり）	右 右	左 左					☐
	膝関節	☐脛骨外捻	右	左			☐		
背臥位 （治療台上）	肢位 両股・膝関節 屈曲	（立位と比較して） ☐疼痛増強 ☐疼痛は変わらず ☐疼痛減弱	右 右 右	左 左 左	☐		☐		

運動機能障害：下部四半分検査—つづき

肢位	検査	機能障害 構造的変化	DSM EXT	DSM ROT	DSM FLEX	NT	ACC
背臥位（治療台上） —つづき	両股・膝関節伸展	☐疼痛　　　右　左　両側　片側 ☐疼痛発生＜伸展の50％　右　左 ☐疼痛発生＞伸展の75％　右　左	☐		☐		
	腰椎下でのサポート	☐疼痛増強 ☐疼痛は変わらず ☐疼痛減弱	☐		☐		
	一側股・膝関節 屈曲 他動 自動	☐＜110°股関節屈曲　　　右　左 ☐腰椎屈曲の連合　　　　右　左 ☐鼠径部の疼痛　　　　　右　左 ☐PICRの偏位　　　　　　右　左 ☐下肢運動時の疼痛　　　右　左 ☐左右いずれかの腰仙部回　右　左 　旋	☐	☐	☐ ☐		☐ ☐
	屈曲位からの股関節外転/外旋	☐腰仙部の回旋　　　　　右　左 ☐制限された股関節の動き　右　左 ☐鼠径部の疼痛　　　　　右　左 ☐股関節外側の疼痛　　　右　左	☐	☐		☐	
背臥位	下部腹筋群 パフォーマンス	☐股関節屈曲時の疼痛　　　右　左 ☐膝を胸部で保持させる　　右　左 ☐股関節屈曲＞110°　　　右　左 ☐MMT 1/5　　　　　　　右　左 ☐MMT 2/5　　　　　　　右　左 ☐MMT 3/5, 4/5, 5/5　　 右　左	☐	☐			
	上部腹筋群 パフォーマンス	☐トランクカール＜MMT 1/5 ☐トランクカール―起き上がり 　　　　　上肢は前方 MMT3/5 ☐トランクカール―起き上がり 　　　　　上肢は胸の前で組 　　　　　む　　　　MMT4/5 ☐トランクカール―起き上がり 　　　　　手を頭の後へ 　　　　　　　　　　MMT5/5					
	股関節屈曲/膝関節伸展位 SLR	☐背部は平坦で＜80°　　　右　左 ☐＜45°で大腿に疼痛　　　右　左 ☐疼痛なし；全体的に他動で 　　　　　　　　　　　　右　左 ☐PICRの偏位　　　　　　右　左	☐ ☐	☐	☐	☐	☐
	SLRからの股関節の伸展―抵抗	☐疼痛　　　　　　　　　右　左					
	腸腰筋のパフォーマンス	☐長い　　　　　　　　　右　左 ☐弱い/損傷, MMT 3/5, 4/5　右 　　　　　　　　　　3/5, 4/5　左					
	TFLのパフォーマンス	☐弱い/損傷 　MMT 2/5, 3/5, 4/5　　　右 　　　　　2/5, 3/5, 4/5　　　左					

Abd, Abduction：外転，acc, accessory：副運動，DSM, directional susceptibility to movement：特定方向への運動の起こりやすさ，ext, extension：伸展，flex, flextion：屈曲，lat, lateral：外側，LE, lower extremity：下肢，NT, nerve tension：神経緊張，PICR, path of the instantaneous center of rotation：瞬間回旋中心の軌道，PGM, posterior gluteus medius：中殿筋後部線維，Rot, rotation：回旋

肢位	検査	機能障害 構造的変化			DSM EXT	DSM ROT	DSM FLEX	NT	ACC
側臥位	**安静側臥位**	❏疼痛				❏			
	体側下で支える	❏疼痛増強 ❏疼痛は変わらず ❏疼痛減弱	右 右 右	左 左 左		❏			
	股関節外旋/外転	❏疼痛 ❏腰仙部回旋	右 右	左 左		❏			
	股関節外転（上側の下肢）	❏疼痛 ❏骨盤側方傾斜	右 右	左 左		❏			
	筋のパフォーマンス（上側の下肢）	❏長い ❏弱い/損傷 MMT 3, 4, 5/5 　　　　　　　　3, 4, 5/5	右 右 	左 左					
	股関節内転（上側の下肢）	❏骨盤側方傾斜 ❏内旋 ❏過剰 ROM ❏ROM 制限 　（Ober test＜10°）	右 右 右 右	左 左 左 左			❏		❏
	筋のパフォーマンス（下側の下肢）	❏弱い；MMT 2, 3, 4, 5/5 　　　　　　　2, 3, 4, 5/5	右 	 左					
	股関節外転/外旋/伸展 （PGM）	❏長い ❏弱い/損傷 ❏股関節屈曲/内旋 ❏MMT 3, 4, 5/5 　　　　3, 4, 5/5	右 右 右 右 	左 左 左 左					
腹臥位	**安静腹臥位**	❏疼痛増強 ❏疼痛は変わらず ❏疼痛減弱			❏		❏		
	腹部の下を支える	❏疼痛増強 ❏疼痛は変わらず ❏疼痛減弱			❏		❏		
	膝関節屈曲 他動	❏疼痛 ❏骨盤前傾 ❏腰仙部回旋	右 右 右	左 左 左	❏	❏			
	自動	❏疼痛 ❏骨盤前傾 ❏腰仙部回旋	右 右 右	左 左 左	❏	❏			
	骨盤固定	❏疼痛増強 ❏疼痛は変わらず ❏疼痛減弱	右 右 右	左 左 左	❏	❏			

運動機能障害：下部四半分検査—つづき

肢位	検査	機能障害 構造的変化			DSM EXT	DSM ROT	DSM FLEX	NT	ACC
腹臥位 —つづき	他動膝関節屈曲 脛骨	❏外旋	右	左				☐	
	筋パフォーマンス	❏弱い，MMT 3/5，4/5 MMT 3/5，4/5	右	左					
	抵抗膝関節屈曲	❏損傷	右	左					
	股関節内旋	❏疼痛 ❏腰仙部回旋	右 右	左 左		☐			
	骨盤固定	❏疼痛増強 ❏疼痛は変わらず ❏疼痛減弱	右 右 右	左 左 左		☐			
		❏ROM	右	左					
		❏前捻 ❏後捻	右 右	左 左					
	股関節外旋	❏疼痛 ❏腰仙部回旋	右 右	左 左		☐ ☐			
		❏疼痛 ❏疼痛は変わらず ❏疼痛減弱	右 右 右	左 左 左		☐			
		❏ROM	右	左					
		❏前捻 ❏後捻	右 右	左 左					
	膝関節伸展位での股関節伸展	❏疼痛 ❏＞腰椎伸展 ❏腰仙部回旋 ❏股関節伸展の後に大殿筋の収縮	右 右 右 右	左 左 左 左	☐ ☐	☐ ☐			☐
		❏PICR 前方偏位	右	左					☐
	膝関節屈曲位での股関節伸展	❏疼痛 ❏＞腰椎伸展 ❏＜5°股関節伸展 ❏PICR 前方偏位	右 右 右 右	左 左 左 左	☐ ☐				☐
	大殿筋のパフォーマンス	❏弱い/長い MMT 3,3+,4−,4,4+/5 MMT 3,3+,4−,4,4+/5	 右	 左					
四つ這い位	**アライメント** 胸椎	❏後彎 ❏側彎							

Abd, Abduction：外転，acc, accessory：副運動，DSM, directional susceptibility to movement：特定方向への運動の起こりやすさ，ext, extension：伸展，flex, flextion：屈曲，lat, lateral：外側，LE, lower extremity：下肢，NT, nerve tension：神経緊張，PICR, path of the instantaneous center of rotation：瞬間回旋中心の軌道，PGM, posterior gluteus medius：中殿筋後部線維，Rot, rotation：回旋

肢位	検査	機能障害 構造的変化			DSM EXT	DSM ROT	DSM FLEX	NT	ACC
四つ這い位 ーつづき	腰椎	❏屈曲 ❏平坦 ❏前彎 ❏非対称的，膨隆	 右	 左	☐	☐			
	骨盤	❏非対称的，膨隆 ❏疼痛	右	左	☐ ☐	☐ ☐			
	修正されたアライメント	❏疼痛増強 ❏疼痛は変わらず ❏疼痛減弱			☐	☐			
	後方への揺さぶり	❏疼痛							
	腰椎	❏屈曲 ❏回旋 ❏伸展			☐	☐	☐		
	骨盤	❏回旋 ❏側方傾斜	右 右	左 左		☐			
	修正された腰椎 アライメント	❏疼痛増強 ❏疼痛は変わらず ❏疼痛減弱			☐	☐	☐		
	腕で押し上げる	❏疼痛増強 ❏疼痛は変わらず ❏疼痛減弱			☐	☐			
	股関節外旋/ 外転	❏＜骨盤回旋/傾斜 ❏＜腰椎回旋				☐			
	前方への揺さぶり	❏疼痛			☐				
	肩関節屈曲	❏疼痛 ❏肩の動きを伴った 　腰椎回旋	 右	 左		☐			
座位	**アライメント** 屈曲 平坦 伸展	 ❏疼痛 ❏疼痛 ❏疼痛			☐	☐	☐		
	膝関節伸展	❏疼痛 ❏腰椎屈曲 ❏腰椎回旋/屈曲 ❏＜-10°膝関節伸展 ❏股関節内旋	右 右 右 右 右	左 左 左 左 左	☐	☐	☐		
	足関節背屈	❏＜10°背屈	右	左					

運動機能障害：下部四半分検査—つづき

肢位	検査	機能障害 構造的変化			DSM EXT	DSM ROT	DSM FLEX	NT	ACC
座位 —つづき	股関節屈曲—腸腰筋のパフォーマンス	☐長い ☐弱い/損傷 MMT 3, 4, 5/5 3, 4, 5/5	右 右 右	左 左 左					
	股関節内旋	☐ROM	右	左					
		☐前捻 ☐後捻	右 右	左 左					
	筋のパフォーマンス	☐弱い/長い MMT,3,3+,4−,4,4+/5 MMT,3,3+,4−,4,4+/5	右	左					
	股関節外旋	☐ROM	右	左					
		☐前捻 ☐後捻	右 右	左 左					
	筋のパフォーマンス	☐弱い/長い MMT 3,3+,4−,4,4+/5 MMT 3,3+,4−,4,4+/5	右	左					
立位： 背中を壁につける	背中を平坦にさせる	☐疼痛増強 ☐疼痛は変わらず ☐疼痛減弱			☐		☐		

Abd, Abduction：外転，acc, accessory：副運動，DSM, directional susceptibility to movement：特定方向への運動の起こりやすさ，ext, extension：伸展，flex, flextion：屈曲，lat, lateral：外側，LE, lower extremity：下肢，NT, nerve tension：神経緊張，PICR, path of the instantaneous center of rotation：瞬間回旋中心の軌道，PGM, posterior gluteus medius：中殿筋後部線維，Rot, rotation：回旋

肢位	検査	機能障害 構造的変化			DSM EXT	DSM ROT	DSM FLEX	NT	ACC
	肩関節屈曲	❏疼痛増強 ❏疼痛は変わらず ❏疼痛減弱			❏				
歩行	腰椎伸展	❏立脚期に増強する ❏疼痛が増強	右	左	❏				
	骨盤回旋	❏立脚期に増強する ❏疼痛が増強	右	左		❏			
	体幹側屈	❏立脚期に増強する ❏疼痛が増強	右	左		❏			
	股関節内転 （骨盤下制）	❏立脚期に増強する ❏疼痛が増強	右	左		❏			
	立脚期の股関節内旋	❏立脚期に増強する	右	左					
	立脚中期の膝関節角度	❏過伸展	右	左					
	踵挙上	❏屈曲 ❏減少	右	左					

運動機能障害：上部四半分検査
検査項目，検査基準，関連機能障害

検査項目	分節	異常の有無
立位		
アライメント	頭部と頸部	正常
		機能異常
		伸展
		前方
		平坦
	胸椎	正常
		後彎
		平背
		スウェイバック
		側彎
	胸骨下角	正常
		狭小
		拡大
	腰椎	正常
		前彎

ASIS：上前腸骨棘，DSM：特定方向への運動の起こりやすさ，ITB：腸脛靱帯，MMT：徒手筋力検査，PIP：近位指節間関節，PICR：瞬間回旋中心の軌道，PSIS：上後腸骨棘，SLR：膝伸展位下肢挙上，TFL：大腿筋膜張筋，TFL-ITB：大腿筋膜張筋-腸脛靱帯

基準	機能障害	DSM
頭部はニュートラルポジションで，頸椎は前方に彎曲		
	頸部，あるいは頸部と肩峰のあいだに疼痛 確認検査；肩甲帯の他動挙上で疼痛減弱	
頭部は前方に位置し，頸椎彎曲が増大している（前彎）	内在頸部屈筋群—長い 頸部伸筋群—短縮	
頭部は前方に位置しているが，頸椎は真っ直ぐである	退行性の椎間板障害	
頸椎彎曲の減少	頸部伸筋群—長い	
正常な後彎		
後彎—増大	腹直筋—短縮 胸部傍脊柱筋—長い	
後彎—消失	胸部傍脊柱筋—短縮	
両肩が大転子より5 cm後方	外腹斜筋—長い 腹直筋—短縮 内腹斜筋—短縮	
肋骨こぶ（膨隆）を伴った胸椎回旋	非対称的な腹筋・背筋のパフォーマンス	
90°		
75°	外腹斜筋—短縮	
100°以上	外腹斜筋—短縮また/もしくは長い	
前彎—20°〜30°		
前彎—30°以上	外腹斜筋—長い 腸腰筋—短縮 腰部傍脊柱筋—短縮 疼痛 確認検査；腰椎を平坦にさせると疼痛減弱	腰椎伸展

運動機能障害：上部四半分検査—つづき

検査項目	分節	異常の有無
立位—つづき		
アライメント—つづき	腰椎	平坦
	肩甲骨	正常
		下方回旋
		下制
		外転
		内転
		翼状肩甲（浮き上がり）/傾斜
		挙上
	上腕骨	正常
		前方

ASIS：上前腸骨棘，DSM：特定方向への運動の起こりやすさ，ITB：腸脛靱帯，MMT：徒手筋力検査，PIP：近位指節間関節，PICR：瞬間回旋中心の軌道，PSIS：上後腸骨棘，SLR：膝伸展位下肢挙上，TFL：大腿筋膜張筋，TFL-ITB：大腿筋膜張筋-腸脛靱帯

基準	機能障害	DSM
前彎—消失（男性では正常の場合あり）	傍脊柱筋群—長い 腸腰筋—長い	
水平で第2〜6胸椎の位置にあり，胸郭上で平坦，両肩甲骨内側縁は平行で，胸椎棘突起からそれぞれ7.5 cm離れている 前額面上で30°回旋		
肩甲骨上角が下角よりも脊柱から離れている	僧帽筋上部線維—長い 肩甲挙筋と菱形筋—短縮して硬い 前鋸筋下部線維—長い 三角筋と棘上筋—短縮	
肩甲骨上端は第2胸椎よりも低く，肩鎖関節は胸鎖関節よりも低い	僧帽筋上部線維—長い	
胸椎棘突起から7.5 cm以上離れている 前額面上で30°以上回旋	前鋸筋—短縮 菱形筋と僧帽筋—長い 肩甲骨-上腕骨間筋群—短縮して硬い	
肩甲骨内側縁と胸椎棘突起の距離が7.5 cm以下	前鋸筋—長い 菱形筋と僧帽筋—短縮	
肩甲骨内側縁もしくは肩甲骨下角が胸郭から離れている	平坦な胸郭 前鋸筋—弱い 小胸筋—短縮 肩甲骨-上腕骨間筋群—短縮して硬い 肋骨隆起	
肩甲骨上端は第2胸椎より高く，肩峰も高位	僧帽筋上部線維—短縮 肩甲挙筋と菱形筋—短縮	
上腕骨上面は肩峰よりわずかに外側に位置しており，上腕骨頭の1/3以下が肩峰の前に出ている．ニュートラルポジションで，胸郭に平行，近位・遠位端とも同じ垂直面上にある		
骨頭の1/3が肩峰より前方	関節包前方—伸張 肩甲下筋—長い	

運動機能障害：上部四半分検査—つづき

検査項目	分節	異常の有無
立位—つづき		
アライメント—つづき	上腕骨—つづき	上方
		内旋
		外旋
		外転
肩関節屈曲—挙上		正常
	肩関節	機能異常
	肩甲骨	機能異常
		〃
		〃
		〃

ASIS：上前腸骨棘，DSM：特定方向への運動の起こりやすさ，ITB：腸脛靱帯，MMT：徒手筋力検査，PIP：近位指節間関節，PICR：瞬間回旋中心の軌道，PSIS：上後腸骨棘，SLR：膝伸展位下肢挙上，TFL：大腿筋膜張筋，TFL-ITB：大腿筋膜張筋-腸脛靱帯

基準	機能障害	DSM
肩峰に対して上がっている	三角筋—短縮 回旋筋腱板(ローテーターカフ)—非効率的	上腕骨頭上方すべり
肘窩が内側を向いている 肘頭が外側を向いている:肩甲骨が外転しているのならば,上腕骨は内旋ではないかもしれない	肩関節外旋筋群—非効果的なコントロール 肩関節内旋筋群—短縮して硬い	肩関節内旋
よくあることではないが,例外的に肩甲骨が外転して上腕骨がニュートラルに見えることもある	肩関節外旋筋群—短縮	
上腕骨遠位面が体側から離れているが,上腕骨は肩峰を越えていない	三角筋—短縮 棘上筋—短縮 肩甲骨下方回旋位	上腕骨頭上方すべり
胸郭の後外側縁を 1.25 cm 以上超えるほどの肩甲骨の外転は伴わずに,肩関節屈曲 180°可能.肩甲骨下角は中腋窩線まで動き,外転および上方回旋が 60°,その際過剰な肩甲骨挙上・下制または脊柱の動きを伴わない		
肩関節屈曲 180°以下	広背筋—短縮 小胸筋—短縮 大胸筋—短縮 体幹伸展にて疼痛 肩関節屈筋群—弱い	上腕骨頭前方すべり
肩甲骨下角が中腋窩線まで到達しない 肩甲骨の非効率的な外転/上方回旋	前鋸筋—長くて弱い 菱形筋—短縮して硬い	
肩甲骨上方回旋が 60°以下	前鋸筋—長くて弱い 僧帽筋—長くて弱い 菱形筋—短縮して硬い	
最終可動域で肩甲骨が下制しない	僧帽筋下部線維—長くて弱い 小胸筋—短縮	
肩甲骨の挙上—過剰	僧帽筋上部線維—優位	上腕骨頭—過剰な上方すべり

運動機能障害：上部四半分検査—つづき

検査項目	分節	異常の有無
立位—つづき		
肩関節屈曲—挙上—つづき	肩甲骨	機能異常
		〃
	上腕骨	機能異常
		〃
		〃
肩関節伸展（挙上位からの伸展）		正常
	肩甲骨	機能異常
		〃
		〃
		〃

ASIS：上前腸骨棘，DSM：特定方向への運動の起こりやすさ，ITB：腸脛靱帯，MMT：徒手筋力検査，PIP：近位指節間関節，PICR：瞬間回旋中心の軌道，PSIS：上後腸骨棘，SLR：膝伸展位下肢挙上，TFL：大腿筋膜張筋，TFL-ITB：大腿筋膜張筋-腸脛靱帯

基準	機能障害	DSM
肩甲骨外転―過剰	前鋸筋―短縮して優位 僧帽筋―長くて弱い 菱形筋―長い	
翼状肩甲	前鋸筋―長くて弱い 肩甲骨-上腕骨間筋群―短縮して弱い	
上腕骨頭の1/3以上が前方にすべる―過剰	肩甲下筋―長くて弱い 関節包前部―伸張 大胸筋―優位	
上方すべり―過剰	三角筋―優位 回旋筋腱板―パフォーマンスの減少	
内旋―過剰（肩甲骨の外転によるものではない）	肩関節外旋筋群―非効率的なパフォーマンス 肩関節内旋筋群―短縮して硬い	
肩甲骨が下方回旋/内転し，胸郭上にある 上腕骨と肩甲骨の動きの比率は2：1 上腕骨は肩関節伸展の際，関節窩の中心にある		
翼状肩甲	肩甲骨-上腕骨間筋群は胸郭-肩甲骨間筋群ほど素早くは伸張されない 肩甲骨-上腕骨間筋群の短縮との関連が高い 小胸筋―優位	
肩甲骨下制―過剰	僧帽筋上部線維―パフォーマンスの減少 僧帽筋下部線維―優位	
肩甲骨下方回旋―過剰	前鋸筋と僧帽筋下部線維―パフォーマンス減少 肩甲骨-上腕骨間筋群―短縮して硬い	
肩甲骨内転―過剰	前鋸筋―パフォーマンス減少	

運動機能障害：上部四半分検査—つづき

検査項目	分節	異常の有無
立位—つづき		
肩関節伸展—つづき	上腕骨	機能異常
肩関節外転—挙上		正常
	肩甲骨	機能異常
		〃
		〃
		〃
		〃
		〃
	上腕骨	機能異常

ASIS：上前腸骨棘，DSM：特定方向への運動の起こりやすさ，ITB：腸脛靱帯，MMT：徒手筋力検査，PIP：近位指節間関節，PICR：瞬間回旋中心の軌道，PSIS：上後腸骨棘，SLR：膝伸展位下肢挙上，TFL：大腿筋膜張筋，TFL-ITB：大腿筋膜張筋-腸脛靱帯

基準	機能障害	DSM
上腕骨頭の前方偏位（非効率的な肩甲骨内転に関連してしばしば起こる）	肩甲下筋—長くて弱い 関節包前部—伸張 三角筋後部線維—優位	上腕骨頭前方すべり
肩関節が最初に30°外転した後，肩甲骨が上方回旋・外転し始め，その肩甲骨と上腕骨の動きの比率は1：2で，上腕骨は外旋しかつ，上腕骨は関節窩に保持されている 肩関節180°外転位で，肩甲骨下角が胸郭の中腋窩線に届く 肩甲骨上方回旋60°		
肩甲骨下角が中腋窩線に届かず，非効率的な外転/上方回旋をする	前鋸筋—長くて弱い 菱形筋—短縮して硬い	
肩甲骨上方回旋が60°以下	前鋸筋—長くて弱い 僧帽筋—長くて弱い 菱形筋—短縮して硬い	
最終可動域で肩甲骨が下制しない	僧帽筋下部線維—長くて弱い 小胸筋—短縮	
過剰な肩甲骨挙上	僧帽筋上部線維—優位 上腕骨頭—過剰な上方すべり	
過剰な肩甲骨外転	前鋸筋—短縮して優位 僧帽筋—長くて弱い 菱形筋—長い	
翼状肩甲	前鋸筋—長くて弱い 肩甲骨-上腕骨間筋群—短縮して優位	上腕骨頭上方すべり
過剰な上方すべり（肩関節外転時に最もよく起こる）	三角筋—優位 回旋筋腱板—パフォーマンスの減少	

運動機能障害：上部四半分検査—つづき

検査項目	分節	異常の有無
立位—つづき		
肩関節外転—挙上—つづき	上腕骨	機能異常
		//
肩関節内転—外転位からの内転		正常
	肩甲骨	機能異常
		//
		//
		//
	上腕骨	機能異常
背臥位		
小胸筋の筋の長さ		正常

ASIS：上前腸骨棘，DSM：特定方向への運動の起こりやすさ，ITB：腸脛靱帯，MMT：徒手筋力検査，PIP：近位指節間関節，PICR：瞬間回旋中心の軌道，PSIS：上後腸骨棘，SLR：膝伸展位下肢挙上，TFL：大腿筋膜張筋，TFL-ITB：大腿筋膜張筋-腸脛靱帯

基準	機能障害	DSM
上腕骨頭の1/3以上の前方すべり（肩甲骨外転時にしばしば起こる） 上腕骨は肩甲骨面上にないが，体幹外側面上にある	肩甲下筋―長くて弱い 関節包前部―伸張 大胸筋―優位	上腕骨頭前方すべり
肩関節外旋―減少	肩関節外旋筋群―非効率的なパフォーマンス 肩関節内旋筋群―短縮して硬い	肩関節内旋
肩甲骨は胸郭上に位置し，下方回旋および内転する 上腕骨と肩甲骨の動きの比率は2：1で上腕骨がニュートラルポジションまで動く際，上腕骨頭は関節窩の中心に保持されている		
翼状肩甲	肩甲骨-上腕骨間筋群は胸郭-肩甲骨間筋群ほど素早くは伸張されない 肩甲骨-上腕骨間筋群の短縮との関連が高い 小胸筋―優位	
肩甲骨下制―過剰	僧帽筋上部線維―パフォーマンス減少 僧帽筋下部線維―優位	
肩甲骨下方回旋―過剰	前鋸筋と僧帽筋下部線維―パフォーマンス減少 肩甲骨-上腕骨間筋群―短縮して硬い	
肩甲骨内転―過剰	前鋸筋―パフォーマンス減少	
上腕骨頭の上方すべり	三角筋―優位 回旋筋腱板―パフォーマンス減少	上腕骨頭上方すべり

肘屈曲位で腕を体側につけて背臥位をとったとき，肩峰の後縁は治療台から1.25 cm以上離れていない		

運動機能障害：上部四半分検査—つづき

検査項目	分節	異常の有無
背臥位—つづき		
小胸筋の筋の長さ—つづき		正常
	筋	機能異常
		〃
肩関節屈曲—最大屈曲（広背筋の筋の長さ）		正常
	肩関節	機能異常
	筋	機能異常
		〃
		〃

ASIS：上前腸骨棘，DSM：特定方向への運動の起こりやすさ，ITB：腸脛靱帯，MMT：徒手筋力検査，PIP：近位指節間関節，PICR：瞬間回旋中心の軌道，PSIS：上後腸骨棘，SLR：膝伸展位下肢挙上，TFL：大腿筋膜張筋，TFL-ITB：大腿筋膜張筋-腸脛靱帯

基準	機能障害	DSM
上外側方向に伸張されると，肩峰後縁が治療台にとどき，その際，胸郭の回旋や挙上を伴わず，胸椎は正常な彎曲を保っている		
肩峰後縁は治療台から 2.5 cm 以上離れており，肘屈曲位または肩関節軽度屈曲位でも他動伸張で肩峰後縁が治療台にとどかない（後彎や側彎はない）	小胸筋―短縮	
肩峰後縁は治療台から 2.5 cm 以上離れており，肘伸展位で腕が体側につけられた肢位でも，他動伸張で肩峰後縁が治療台にとどかない（後彎や側彎はない）	上腕二頭筋短頭―短縮	
両肩関節が 180°まで屈曲し治療台に腕が接触する．腰椎は平坦を保ち，肩甲骨は胸郭後外側縁を 1.25 cm 以上超えない		
上腕骨頭の前方あるいは上方すべり，内旋，非効率的な肩甲骨上方回旋	疼痛	
背中を平坦にしたままで肩関節屈曲が 180°以下	広背筋―短縮	
肩関節屈曲に伴い腰椎が伸展する	広背筋―短縮して硬い 腹筋群―むしろ硬くない 伸展方向の腰椎柔軟性	
肩甲骨下角は胸郭後外側縁から 1.25 cm 以上突出する	大円筋―短縮 確認検査：上腕骨内旋すると肩関節屈曲可動域が増大する 肩関節屈曲可動域が変わらないならば， すべての肩甲骨-上腕骨間筋群―短縮	

運動機能障害：上部四半分検査—つづき

検査項目	分節	異常の有無
背臥位—つづき		
肩関節135°外転位 （大胸筋の筋の長さ—胸骨部）		正常
	肩関節	機能異常
	筋	機能異常
	肩甲上腕関節	機能異常
肩関節90°外転位 （大胸筋の筋の長さ—鎖骨部）		正常
	肩関節	機能異常
	筋	機能異常
	肩甲上腕関節	機能異常
肩関節外旋（内旋筋群の筋の長さ） 肩関節90°外転位，肘関節90°屈曲位		正常
	肩関節	機能異常
	筋	機能異常
肩関節内旋（外旋筋群の筋の長さ） 肩関節90°外転位，肘関節90°屈曲位		正常
	肩関節	機能異常
	肩甲上腕関節	機能異常
	筋	機能異常

ASIS：上前腸骨棘，DSM：特定方向への運動の起こりやすさ，ITB：腸脛靱帯，MMT：徒手筋力検査，PIP：近位指節間関節，PICR：瞬間回旋中心の軌道，PSIS：上後腸骨棘，SLR：膝伸展位下肢挙上，TFL：大腿筋膜張筋，TFL-ITB：大腿筋膜張筋-腸脛靱帯

基準	機能障害	DSM
上腕骨頭の前方すべりを伴わないで，上肢を治療台上に置くことができる		
上腕骨の前方あるいは上方すべり	肩甲上腕関節の疼痛	上腕骨頭前方あるいは上方すべり
上肢が治療台にとどかない	大胸筋胸骨部—短縮	
上腕骨頭の前方偏位	関節包前部の弛緩	上腕骨頭前方すべり
上腕骨頭の前方偏位を伴わないで，上肢を治療台上に置くことができる		
上腕骨の前方あるいは上方すべり	肩甲上腕関節の疼痛	上腕骨頭前方あるいは上方すべり
上肢が治療台にとどかない	大胸筋鎖骨部—短縮	
上腕骨頭の前方偏位	関節包前部の弛緩	上腕骨頭前方すべり
肩甲骨の動きをほとんど伴わないで，上腕骨90°外転，外旋できる		
上腕骨頭の前方あるいは上方すべり	疼痛 肩関節外旋筋群—硬い 関節包前部の弛緩	上腕骨頭前方あるいは上方すべり
肩関節外旋90°以下	大円筋，肩甲下筋，大胸筋（鎖骨部）—短縮	
肩関節90°外転位で，肩は70°内旋することができる（手関節掌屈すると手指が治療台にとどく），その際，肩甲骨の傾斜や上腕骨の前方すべりは伴わない		
肩甲骨の前傾	肩関節外旋筋群が僧帽筋下部線維より硬い	
上腕骨の前方すべり	関節包前部の弛緩	上腕骨頭前方すべり
肩関節内旋70°以下	棘下筋，小円筋—短縮して硬い．6から8回動かすとROMが改善する—硬い人は高頻度で見つかる	

運動機能障害：上部四半分検査—つづき

検査項目	分節	異常の有無
腹臥位		
肩関節内旋		正常
	肩関節	機能異常
		〃
		〃
	筋	機能異常
		〃

ASIS：上前腸骨棘，DSM：特定方向への運動の起こりやすさ，ITB：腸脛靱帯，MMT：徒手筋力検査，PIP：近位指節間関節，PICR：瞬間回旋中心の軌道，PSIS：上後腸骨棘，SLR：膝伸展位下肢挙上，TFL：大腿筋膜張筋，TFL-ITB：大腿筋膜張筋-腸脛靱帯

基準	機能障害	DSM
肩関節90°外転位，上腕骨は肩甲骨面上．患者は肩甲骨の動きや，上腕骨頭の前方すべりを伴わないで，肩関節を70°内旋することができる 最大抵抗を加えられても，内旋位を保持することができる		
上腕骨頭の前方すべり	疼痛 小円筋，棘下筋，三角筋後部線維—硬くて短縮 関節包前部の弛緩	上腕骨頭前方すべり
肩甲骨前傾	僧帽筋下部線維—長くて弱い	
肩甲骨挙上	僧帽筋上部線維—優位	
肩関節内旋70°以下	小円筋，棘下筋，三角筋後部線維—短縮	
最大抵抗を加えられると肩関節内旋を保持することができない	肩甲下筋—弱くて長い	

運動機能障害：上部四半分検査—つづき

検査項目	分節	異常の有無
腹臥位—つづき		
肩関節外旋		正常
	肩関節	機能異常
		//

ASIS：上前腸骨棘，DSM：特定方向への運動の起こりやすさ，ITB：腸脛靱帯，MMT：徒手筋力検査，PIP：近位指節間関節，PICR：瞬間回旋中心の軌道，PSIS：上後腸骨棘，SLR：膝伸展位下肢挙上，TFL：大腿筋膜張筋，TFL-ITB：大腿筋膜張筋-腸脛靱帯

基準	機能障害	DSM
肩関節 90°外転位で上腕骨は肩甲骨面上 肩甲骨は外転しない 肩甲骨下制を伴わずに肩関節 90°外旋することができる 最大抵抗を加えられても肩関節外旋位を保持することができる		
上腕骨頭の前方あるいは上方すべり	疼痛 関節包前部—弛緩 三角筋後部線維—優位（上肢の伸展に注目：p 334 肩関節伸展—つづきの上腕骨を参照）	上腕骨頭前方あるいは上方すべり
肩甲骨の外転（これは肩甲骨が正しい肢位に置かれたときにのみ見つけられるもので，検査のために肩関節外転位に保持できない）	僧帽筋と菱形筋—長くて弱い	

運動機能障害：上部四半分検査—つづき

検査項目	分節	異常の有無
腹臥位—つづき		
肩関節外旋—つづき	肩関節	機能異常
	筋	機能異常
		〃
筋のパフォーマンス	僧帽筋下部線維	正常
	筋	機能異常
		〃
		〃
		〃
		〃
筋のパフォーマンス	僧帽筋中部線維	正常

ASIS：上前腸骨棘，DSM：特定方向への運動の起こりやすさ，ITB：腸脛靱帯，MMT：徒手筋力検査，PIP：近位指節間関節，PICR：瞬間回旋中心の軌道，PSIS：上後腸骨棘，SLR：膝伸展位下肢挙上，TFL：大腿筋膜張筋，TFL-ITB：大腿筋膜張筋-腸脛靱帯

基準	機能障害	DSM
肩甲骨下制	僧帽筋下部線維あるいは広背筋—優位 肩甲上腕関節外旋筋群との収縮のタイミングに問題	
肩関節外旋90°以下	大円筋，肩甲下筋—短縮	
肩関節外旋位で最大抵抗に打ち勝つことができない	棘下筋，小円筋，三角筋後部線維—弱い	
肩関節135°外転位で，最大抵抗を与えられても，肩甲骨上方回旋/内転/下制また肩関節外旋（母指が天井を向く）を保持することができる		
検査肢位に上肢を他動的に保持するのは困難	小胸筋—短縮	
最大抵抗を加えられると，検査肢位を保持することができないが，10°〜15°肢位を変えると可能	僧帽筋下部線維—長い	
どの位置でも最大抵抗に打ち勝つことができない	僧帽筋下部線維—弱い	
最大抵抗を加えられると肩甲帯は挙上する	僧帽筋上部線維—優位	
肩甲骨の下方回旋あるいは肩関節内旋	菱形筋—優位	
肩関節90°外転位で，最大抵抗を与えられても，肩甲骨上方回旋/内転/下制また上腕骨外旋（母指が天井を向く）を保持することができる		

運動機能障害：上部四半分検査―つづき

検査項目	分節	異常の有無
腹臥位―つづき		
僧帽筋中部のパフォーマンス―つづき	筋	機能異常
		〃
		〃
		〃
菱形筋		〃
四つ這い位		
アライメント	頭部と頸部	正常
		機能異常
	胸椎	正常
		機能異常
		〃
	肩甲骨	正常
		機能異常

ASIS：上前腸骨棘，DSM：特定方向への運動の起こりやすさ，ITB：腸脛靱帯，MMT：徒手筋力検査，PIP：近位指節間関節，PICR：瞬間回旋中心の軌道，PSIS：上後腸骨棘，SLR：膝伸展位下肢挙上，TFL：大腿筋膜張筋，TFL-ITB：大腿筋膜張筋-腸脛靱帯

基準	機能障害	DSM
最大抵抗を加えられると検査肢位を保持することができないが，10°～15°肢位を変化させると可能	僧帽筋中部線維―長い	
どの位置でも最大抵抗に打ち勝つことができない	僧帽筋中部線維―弱い	
最大抵抗を加えられると肩甲帯は挙上する	僧帽筋上部線維―優位	
肩甲骨の下方回旋または肩関節内旋	菱形筋―優位	
肩甲骨が顕著に胸椎から約10 cm外転しているのであれば菱形筋が長くて弱い可能性があるので，MMTを実施するのが望ましい	菱形筋―長くて弱い可能性	
頭部はニュートラル，頸椎の前彎わずか 肩甲挙筋―膨隆していない		
頸椎伸展，肩甲挙筋の膨隆	頸部伸筋群―短縮 肩甲挙筋―短縮	
わずかに後彎している		
後彎の増強	胸部傍脊柱筋群―長い 腹直筋―短縮	胸椎屈曲
非対称性；側彎	腹筋群の不均衡	胸椎回旋
胸郭上で肩甲骨は平坦 肩甲骨は第2～7胸椎の位置にあり，胸椎棘突起から約7.5 cm離れている		
翼状肩甲	前鋸筋―弱くて長い	

運動機能障害：上部四半分検査―つづき

検査項目	分節	異常の有無
四つ這い位―つづき		
アライメント―つづき	肩甲骨	機能異常
		〃
	肩甲上腕関節	正常
		機能異常
		〃
	腰椎	正常
	股関節	正常
	足関節	正常
後方への揺さぶり（rocking）―踵方向に重心を移動する		正常
	頸椎	機能異常
		〃

ASIS：上前腸骨棘，DSM：特定方向への運動の起こりやすさ，ITB：腸脛靱帯，MMT：徒手筋力検査，PIP：近位指節間関節，PICR：瞬間回旋中心の軌道，PSIS：上後腸骨棘，SLR：膝伸展位下肢挙上，TFL：大腿筋膜張筋，TFL-ITB：大腿筋膜張筋-腸脛靱帯

基準	機能障害	DSM
肩甲骨外転位で胸椎からの距離が8 cm以上	前鋸筋─短縮 菱形筋と僧帽筋─長くて弱い可能性あり	
肩甲骨内転位で，胸椎からの距離が6.25 cm以下	前鋸筋─長い 菱形筋─短縮の可能性あり	
肩関節回旋・外転を伴わずに，両肩関節90°屈曲位 肘関節伸展位		
肩甲上腕関節の内旋	肩関節内旋筋群─短縮	肩関節内旋
肩甲上腕関節の外転	三角筋─短縮して硬い	
平坦または水平；疼痛なし		
大腿骨と骨盤のなす角が90° 股関節の回旋や内/外転はなくニュートラル		
足関節底屈位で治療台上にほぼ足部背面がついている		
頭部・頸部は水平のまま 肩甲骨上方回旋および軽度外転また肩関節屈曲しながら，肩甲骨は相対的に胸郭上の一定の位置に保たれる 両股関節屈曲に伴い，胸腰椎は一定のアライメントに保たれる		
肩甲挙筋　顕著な突出	肩甲挙筋─頸椎伸展時に優位	頸椎伸展
頸椎と頭部の伸展	肩甲挙筋─短縮して優位	頸椎伸展

運動機能障害：上部四半分検査—つづき

検査項目	分節	異常の有無
四つ這い位—つづき		
後方への揺さぶり—踵方向に重心を移動する—つづき	頸椎	機能異常
	肩甲骨	機能異常
		〃
		〃
		〃
	肩甲上腕関節	機能異常
	胸椎	機能異常
		〃
前方への揺さぶり—手の方向に重心を移動する		正常
		機能異常
肩関節屈曲		正常
	胸椎	機能異常

ASIS：上前腸骨棘，DSM：特定方向への運動の起こりやすさ，ITB：腸脛靱帯，MMT：徒手筋力検査，PIP：近位指節間関節，PICR：瞬間回旋中心の軌道，PSIS：上後腸骨棘，SLR：膝伸展位下肢挙上，TFL：大腿筋膜張筋，TFL-ITB：大腿筋膜張筋-腸脛靱帯

基準	機能障害	DSM
頸椎と頭部の回旋	同側肩甲挙筋―短縮 対側僧帽筋上部線維―優位	頸椎回旋
肩甲帯の挙上(肩すくめ)	肩甲挙筋,菱形筋,僧帽筋上部線維―短縮して硬い 僧帽筋下部線維―長くて弱い	
過剰な肩甲骨外転	前鋸筋―短縮して優位 僧帽筋―長くて弱い	
不十分な肩甲骨の上方回旋	菱形筋―短縮して硬い	
肩甲帯の下制	広背筋―短縮して硬い	
肩関節内旋	広背筋,肩関節内旋筋群―短縮	肩関節内旋
胸郭の屈曲/下制	腹直筋―短縮	胸椎屈曲/回旋
一側胸郭の回旋 一側にだけ膨隆部分が増大する	腹斜筋―不均衡	
上肢にかかる体重が増加しても肩甲骨は胸郭上にあり平坦な状態を保つ		
翼状肩甲	前鋸筋―長くて弱い	
胸腰椎はほとんど動きを伴わない		
肩関節屈曲に伴い,1.25 cm 以上の胸椎回旋	腹筋―コントロール不足	胸椎回旋

運動機能障害：上部四半分検査—つづき

検査項目	分節	異常の有無
立位：壁に向かって立つ		
肩関節外転135°まで		正常
	開始肢位は手の尺側を壁につける	
	両上肢を壁の上をスライドさせながらあげる	
	肩甲骨を内転させながら両上肢を壁から離す	
	上肢をスライドさせながら145°まで肩関節外転させる；それから両上肢を壁から離し，肩甲骨を内転させる	
	筋	機能異常

ASIS：上前腸骨棘，DSM：特定方向への運動の起こりやすさ，ITB：腸脛靱帯，MMT：徒手筋力検査，PIP：近位指節間関節，PICR：瞬間回旋中心の軌道，PSIS：上後腸骨棘，SLR：膝伸展位下肢挙上，TFL：大腿筋膜張筋，TFL-ITB：大腿筋膜張筋-腸脛靱帯

基準	機能障害	DSM
開始肢位；両肩関節外旋，肘関節屈曲，手の尺側が壁と接触している 上肢をすべらせながら135°まで外転させる 肩甲骨は外転，上方回旋する 肩甲骨を内転し，両上肢を壁から離す		
適度に肩甲骨が上方回旋しながら肩関節を135°まで外転することができない	僧帽筋，前鋸筋—長くて弱い	

運動機能障害：上部四半分検査—つづき

検査項目	分節	異常の有無
立位：壁に向かって立つ—つづき		
肩関節外転 135°まで—つづき	筋	機能異常
肩関節屈曲 170°まで		正常
	筋	機能異常
		〃
		〃
肩をすくめながらの 170°までの肩関節屈曲		正常

ASIS：上前腸骨棘，DSM：特定方向への運動の起こりやすさ，ITB：腸脛靱帯，MMT：徒手筋力検査，PIP：近位指節間関節，PICR：瞬間回旋中心の軌道，PSIS：上後腸骨棘，SLR：膝伸展位下肢挙上，TFL：大腿筋膜張筋，TFL-ITB：大腿筋膜張筋-腸脛靱帯

基準	機能障害	DSM
肩関節外転最終域で肩甲骨を内転することができない	僧帽筋—長くて弱い	
開始肢位；両上肢は体側で，肘関節屈曲位，手の尺側が壁につくようにする 肘を伸展しながら肩を屈曲する 肩関節の上方回旋と外転を伴いながら，両肩関節を170°まで屈曲する		
肩関節屈曲170°以下	小胸筋，広背筋—短縮	
両肩甲骨は下制	小胸筋，広背筋—短縮 僧帽筋上部線維—長くて弱い	
肩関節屈曲の最終域で肩甲骨を内転することができない	僧帽筋—長くて弱い 小胸筋—短縮	
開始肢位；両上肢は体側で，肘関節屈曲位，手の尺側が壁につくようにする 肘を伸展かつ肩をすくめながら屈曲する 肩甲骨の上方回旋・外転また肩が耳に近づくようにしながら，両肩関節を170°まで屈曲させる		

運動機能障害：上部四半分検査—つづき

検査項目	分節	異常の有無
立位：壁に向かって立つ—つづき		
肩をすくめながらの170°までの肩関節屈曲—つづき	筋	機能異常
立位：背中が壁につく		
両上肢を体側につけ，背中を平坦にさせる		正常
	筋	機能異常
両肩関節180°屈曲位で背中を平坦にさせる		正常
	筋	機能異常

Inmann VT, Ralston HJ, Todd F: *Human walking,* Baltimore, 1981, Waverly Press.
Kendall FP, McCreary EK, Provance PK: *Muscles: testing and function,* ed 4, Baltimore, 1993, Williams and Wilkins.

ASIS：上前腸骨棘，DSM：特定方向への運動の起こりやすさ，ITB：腸脛靱帯，MMT：徒手筋力検査，PIP：近位指節間関節，PICR：瞬間回旋中心の軌道，PSIS：上後腸骨棘，SLR：膝伸展位下肢挙上，TFL：大腿筋膜張筋，TFL-ITB：大腿筋膜張筋-腸脛靱帯

基準	機能障害	DSM
肩関節屈曲時，両肩をすくめることができない	僧帽筋上部線維—長くて弱い 菱形筋，広背筋，小胸筋—短縮して硬い	
胸椎の屈曲（胸郭の下制）を伴わないで，腰椎を平坦にすることができる 両股・膝関節は屈曲位		
腰椎を平坦にさせるために，胸郭を下制させようとする	腹直筋—短縮して優位	
肩関節屈曲を最大位に保ちながら，腰椎を平坦にさせることができる		
胸郭を挙上させ，腰椎を伸展させないかぎり，腰椎を平坦にさせることができない	広背筋，大胸筋，小胸筋—短縮して硬い	

運動機能障害：上部四半分検査─つづき

肢位	検査	機能障害 構造的変化			肩甲骨症候群				上腕骨症候群			
					DR	DP	AB	WG	AN	SP	HO	MR
立位	アライメント 頭部・頸部	☐伸展位 ☐前方位 ☐平坦 ☐疼痛										
	他動挙上	☐疼痛減弱 ☐疼痛は変わらず ☐疼痛増強										
	胸椎	☐後彎 ☐平背 ☐側彎─肋骨こぶ	右	左								
	胸骨下角	☐＜75° ☐＞100°										
	腰椎	☐平坦 ☐前彎										
	肩甲骨	☐下方回旋位 ☐下制位 ☐外転位 ☐内転位 ☐翼状肩甲/傾斜 ☐挙上位	右 右 右 右 右 右	左 左 左 左 左 左	☐	☐	☐	☐				
	上腕骨（頭）	☐前方 ☐上方 ☐内旋位 ☐外旋位 ☐外転位	右 右 右 右 右	左 左 左 左 左					☐	☐	☐	☐
	肩関節屈曲 （挙上）─肩甲 骨	＜180°	右	左	☐	☐	☐	☐	☐	☐	☐	☐
		☐肩甲骨下角＜中腋窩線	右	左	☐	☐	☐	☐	☐	☐	☐	☐
		☐＜60°上方回旋 ☐不完全な挙上 ☐過剰な挙上 ☐過剰な外転 ☐翼状肩甲	右 右 右 右 右	左 左 左 左 左								

AB, Abduction：外転, AN, anterior glide：前方すべり, DP, depression：下制, DR, downward rotation：下方回旋, HO, hypomobility：低可動性；MR, medial rotation：内旋, SP, superior glide：上方すべり；WG, winging/tilt：翼状肩甲/傾斜

肢位	検査	機能障害 構造的変化			肩甲骨症候群				上腕骨症候群			
					DR	DP	AB	WG	AN	SP	HO	MR
立位—つづき	肩関節屈曲—上腕骨（頭）	❏前方すべり ❏上方すべり ❏内旋 ❏<170°	右 右 右 右	左 左 左 左					❏	❏	❏	❏
	肩関節屈曲位からの伸展	❏>下制	右	左	❏	❏	❏	❏				
	肩甲骨	❏>下方回旋 ❏>内転	右 右	左 左								
	上腕骨（頭）	❏前方すべり	右	左					❏			
	肩関節外転	❏肩甲骨下角<中腋窩線	右	左	❏	❏	❏	❏				
	肩甲骨	❏<60°上方回旋 ❏不完全な挙上 ❏過剰な挙上 ❏過剰な外転 ❏翼状肩甲	右 右 右 右 右	左 左 左 左 左								
	上腕骨（頭）	❏上方すべり ❏前方すべり ❏<外旋 ❏<120°	右 右 右 右	左 左 左 左					❏	❏	❏	❏
	肩関節外転位からの内転	❏翼状肩甲	右	左	❏	❏	❏	❏				
	肩甲骨	❏>下制 ❏>下方回旋 ❏>内転	右 右 右	左 左 左								
	上腕骨（頭）	❏上方すべり	右	左						❏		
背臥位	小胸筋—筋の長さ	❏短縮 ❏硬い	右 右	左 左	❏	❏	❏	❏				
	上腕二頭筋短頭—筋の長さ	❏短縮 ❏硬い	右 右	左 左								
	肩関節屈曲 広背筋—筋の長さ	❏短縮 ❏硬い	右 右	左 左								

運動機能障害：上部四半分検査―つづき

肢位	検査	機能障害 構造的変化			肩甲骨症候群				上腕骨症候群			
					DR	DP	AB	WG	AN	SP	HO	MR
背臥位―つづき	腰椎	❏伸展	右	左								
	大円筋―筋の長さ	❏短縮 ❏硬い	右 右	左 左								
	上腕骨頭	❏前方すべり ❏上方すべり ❏内旋 ❏＜120°	右 右 右 右	左 左 左 左					☐	☐	☐	☐
	大胸筋―筋の長さ 胸骨部	❏短縮 ❏硬い	右 右	左 左	☐	☐	☐	☐				
	鎖骨部	❏短縮 ❏硬い ❏長い	右 右 右	左 左 左								
	上腕骨頭	❏前方すべり ❏上方すべり ❏内旋 ❏＜120°	右 右 右	左 左 左					☐	☐	☐	☐
	肩関節―外旋	❏＜90° ❏硬い	右	左								
	上腕骨頭	❏前方すべり ❏上方すべり	右 右	左 左					☐	☐	☐	☐
	肩関節―内旋	❏＜70°内旋	右	左								
	肩甲骨	❏前傾	右	左				☐				
	上腕骨頭	❏前方すべり ❏上方すべり	右 右	左 左					☐	☐	☐	☐
腹臥位	肩関節内旋	❏＜70°内旋	右	左							☐	
	肩甲骨	❏前傾 ❏挙上	右 右	左 左	☐							
	上腕骨頭	❏前方すべり	右	左					☐			
	筋パフォーマンス	❏弱い/長い 右 MMT 3 3+ 4− 4 4+/5 左 MMT 3 3+ 4− 4 4+/5										

AB, Abduction：外転，AN, anterior glide：前方すべり，DP, depression：下制，DR, downward rotation：下方回旋，HO, hypomobility：低可動性；MR, medial rotation：内旋；SP, superior glide：上方すべり，WG, winging/tilt：翼状肩甲/傾斜

肢位	検査	機能障害 構造的変化	肩甲骨症候群				上腕骨症候群			
			DR	DP	AB	WG	AN	SP	HO	MR
腹臥位－つづき	肩関節外旋	❏＜90°外旋　　右　　左							☐	
	肩甲骨	❏前傾　　　　　右　　左 ❏下制　　　　　右　　左 ❏外転　　　　　右　　左								
	上腕骨（頭）	❏前方すべり　　右　　左 ❏三角筋優位　　右　　左								
	筋パフォーマンス	❏弱い/長い 右 MMT 3 3+ 4－ 4 4+/5 左 MMT 3 3+ 4－ 4 4+/5								
	僧帽筋 下部線維	❏弱い/長い 右 MMT 3 3+ 4－ 4 4+/5 左 MMT 3 3+ 4－ 4 4+/5 ❏僧帽筋上部線維代償運動 　　　　　　　　右　　左								
	僧帽筋 中部線維	❏弱い/長い 右 MMT 3 3+ 4－ 4 4+/5 左 MMT 3 3+ 4－ 4 4+/5 ❏菱形筋代償運動　右　　左								
四つ這い位	アライメント 頸椎	❏伸展 ❏肩甲挙筋優位　右　　左	☐		☐		☐			☐
	胸椎	❏後彎 ❏側彎　　　　　右　　左								
	肩甲骨	❏翼状肩甲　　　右　　左 ❏外転位　　　　右　　左 ❏内転位　　　　右　　左								
	上腕骨（頭）	❏内旋位　　　　右　　左 ❏外転位　　　　右　　左								
	後方への揺さぶり	❏頭部/頸部　伸展位								
	肩甲骨	❏挙上 ❏下制 ❏外転 ❏＜上方回旋　　右　　左								
	胸椎	❏屈曲 ❏回旋								

運動機能障害：上部四半分検査—つづき

肢位	検査	機能障害 構造的変化	肩甲骨症候群				上腕骨症候群			
			DR	DP	AB	WG	AN	SP	HO	MR
四つ這い位 —つづき	前方への揺さぶり 肩甲骨	❏翼状肩甲 ❏＞内転	☐	☐	☐	☐				
	肩関節屈曲 胸椎	❏回旋								
立位 壁に向かって立つ	肩関節外転 135°まで	❏＜135°外転　　右　左 ❏＜60°肩甲骨回旋 　　　　　　　右　左 ❏最終域で肩甲骨の 　内転運動なし　右　左	☐		☐	☐			☐	
	肩関節屈曲 170°まで 上腕骨（頭）	❏＜170°屈曲　　右　左 ❏肩甲骨下制　　右　左 ❏＜60°上方回旋　右　左 ❏＞挙上　　　　右　左 ❏上方すべり　　右　左 ❏＜外旋　　　　右　左	☐	☐	☐			☐	☐	☐
	肩をすくめながらの肩関節屈曲170°まで 上腕骨（頭）	❏＜170°屈曲　　右　左 ❏肩甲骨下制　　右　左 ❏＜60°上方回旋　右　左 ❏肩をすくめることが 　できない　　　右　左 ❏上方すべり　　右　左 ❏＜外旋　　　　右　左	☐	☐	☐	☐		☐	☐	☐

AB, Abduction：外転, AN, anterior glide：前方すべり, DP, depression：下制, DR, downward rotation：下方回旋, HO, hypomobility：低可動性；MR, medial rotation：内旋, SP, superior glide：上方すべり, WG, winging/tilt：翼状肩甲/傾斜

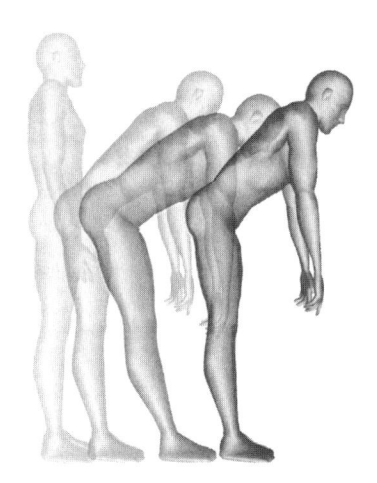

Chapter 7
修正のためのエクササイズ(運動)：
その目的と留意点

Chapter 7 のハイライト
立位エクササイズ
背臥位エクササイズ
側臥位エクササイズ(下肢)
側臥位エクササイズ(上肢)
腹臥位エクササイズ(下肢)
腹臥位エクササイズ(上肢)
四つ這い位エクササイズ
座位エクササイズ
立位エクササイズ
歩行エクササイズ

はじめに

　エクササイズ(運動)の価値は一般的にもよく知られており，健康や教育にかかわる専門家や実践家たちによって，奨励され指導されている．エクササイズの知名度や宣伝効果を向上させるために，指導者やプロモーターの資格だけが要求される場合が多い．不幸なことに，エクササイズはそういったさまざまな分野の人たちによって奨励され指導されており，さらにはあまりにも大衆化しているために，以下に述べる複雑な問題に対する考慮がほとんどなされていない．

①特定の部位のエクササイズが，身体の別の部位にどのような影響を与えるか．
②互いに補完し合えるようなエクササイズをどのように選択するか．
③各個人のニーズに応じた特定のエクササイズをどのように選択するか．
④選択されたエクササイズの正しい方法を，どのように指導するか．

　エクササイズの一般的な概念は"ワンサイズやせるためのもの"とされている．あらゆる人にエクササイズが必要なのは確かだが，必ずしもあらゆるエクササイズが，すべての人びとに勧められるわけではないし，だれもが特定のエクササイズを同じように実施するわけでもない．

　エクササイズによる健康に関する取り組みには，主に以下の3つの側面がある．

①健全な筋骨格系運動が，アライメントや特定の関節運動を適切にコントロールすることによって達成される．このコントロールは，筋力増強運動や耐久性訓練を追加していく場合に不可欠な土台となる．
②筋収縮能力の改善によって，健康な組織や適切な筋骨格系の強度が得られる．
③心臓血管系の健康と筋の耐久性が得られる．

　コントロールエクササイズ(制御運動)は，筋骨格系疼痛の問題を予防し治療する方法を提供する．各人はこのエクササイズの筋力増強運動や耐久性訓練を筋骨格系の疼痛の問題を生じないように続行できなければならない．筋力増強運動はコントロールエクササイズとしては不十分である．仮にそれで十分ならば，競技者やウエイトトレーニングをする人たちは，けがをしないはずである．しかしながら，最も頻繁にけがをするのは彼らである．コントロールエクササイズは，身体的検査を基にして，各人に合った内容が選択されるべきである．エクササイズは，患者のパフォーマンスをモニターしながら，望まれる帰結が達成されているかどうかの評価を含みながら，非常に注意深く指導されるべきである．多くのエクササイズマニュアルが使われているが，どのように用いるべきか，患者の状態によってどのような特別な配慮が必要なのか，というようなエクササイズの目的についての詳細な議論は欠けている．エクササイズプログラムは患者のニーズに合って，正しく実施されるべきであり，その内容は複雑であってはならない．最も単純なエクササイズが最も効果的なことが多いが，エクササイズが問題点と一致しており，患者に十分に指導された場合だけに，それらが効果を発揮するのである．患者のエクササイズに対するコンプライアンスを決定するの

は，いかにエクササイズが自分の問題にとって有益なのかを患者自身が明確に理解しているかどうか，また自分の状態を改善した経験を通じてエクササイズを正しく実施する方法を容易に学習できるようになり，無理のない時間的制約のなかでそのプログラムを実施できるかどうか，にかかっている．このChapterでは，単純に見えるようなエクササイズの多数の目的について記載した．**多くのこれらの単純なエクササイズは日常活動において実施される基本運動の要素であり，これらに効果が見られるのは，患者が日常で最も頻繁に実施する活動の正しい方法が，治療プログラムにも組み込まれた場合だけであろう．**もし，体幹と骨盤の良好なコントロールが維持されるならば，このコントロールを妨害するような日常の運動パターンや姿勢を修正することが，筋骨格系疼痛の問題を予防し修正するための鍵となる．

（訳者注：以下のエクササイズの説明は，Chapter 8 の図と対応している）

立位エクササイズ

前屈（腰椎を平坦に保った股関節屈曲）(Chapter 8, p 401)

目的

- 腰椎の過度な柔軟性を減少し，股関節伸筋群の伸張性を高める
- 患者が，腰椎から動くよりも，股関節からもっと楽に動けるように練習する
- 屈曲位から直立位に戻る際の大殿筋の働きの活性化
- 股関節伸筋群のパフォーマンスの強調

正しい方法

レベル1：上肢で支持した前屈

- 患者は腰椎を平坦に保ったまま股関節を屈曲する．同時に，他の脊柱部分の屈曲を制限する．
- 患者は治療台かカウンターの端に両手を置き，脊柱を真っ直ぐに保ったまま（平坦か正常よりも前彎を少なくして），股関節を屈曲することによって前屈する．
- ハムストリングスに対する緊張を軽減する必要があるならば，患者は膝を屈曲する．
- 屈曲する際に，患者は股関節部をやや後方に移動させてもよい．これは腓腹部が短縮している場合に有益な方法である．
- 患者は，上体の重さを上肢で支える．
- 患者は，股関節を屈曲する際に肘を曲げてもよい．

レベル2：上肢で支持しない前屈

上肢の支持のない状態でレベル1と同様なエクササイズをする．

前屈位から直立位に戻る　この復位運動は，主に股関節の伸展運動である．それは，脊柱を真っ直ぐにして体幹のアライメントが変わらないようにするからである．患者は，股関節伸展運動を開始することによって，体幹を直立に戻す．しばしば見られる誤りは，以下のようなものである．

- 股関節伸展を伴って直立に戻ろうとするが，運動の初期において腰椎の伸展を開始し，股関節を越えて体幹を動かすモーメントを生み出す．
- 股関節伸展を伴って直立に戻ろうとするが，股関節伸筋群の働きを最小限に抑えるために，運動の初期において骨盤を前方に振り，足関節を背屈する．このタイプの代償は殿筋群の弱化したスウェイバック (swayback) 姿勢の患者に非常に多く見られるものである．

特別な留意点

骨粗鬆症　骨粗鬆症のある患者の場合には，胸椎部に力を入れて真っ直ぐに硬くして保ちながら股関節で屈曲するように注意をはらって，体幹を真っ直ぐに維持すべきである．股関節屈曲を促す必要があれば，同時に膝を屈曲すべきである．骨粗鬆症のある患者は，圧迫骨折を防ぐために，胸椎や胸腰椎移行部に対する屈曲力を避けるべきである．胸椎伸展を維持しながら，前屈運動は股関節部の屈曲だけに制限する．

男性　ハムストリングスの短縮による二次的な股関節の制限なのか，股関節屈曲の運動制御（モーターコントロール）の障害なのかを鑑別することは重要である．多くの男性は，ハムストリングスの短縮よりも，むしろ筋のコントロールの問題をもっており，前屈のあいだの股関節屈曲範囲が制限されている．上体が長かったり，広い筋肉質な肩のために上半身が重い場合には，ハムストリングスの活動は必要以上に大きくなる．コントロールの問題の有無を評価するためには，レベル1エクササイズに記載したように，両手を治療台や台の上に置いて上半身を支え，前屈するとよい．ほとんどの場合，両手で支えられた胴体の重さを伴って，両膝伸展位に保ったままで少なくとも股関節を80°屈曲することができるだろう．この事実は，制限因子はハムストリングスの長さではなく，股関節伸筋群による

体幹と骨盤のコントロールである，という考えを支持するものである．制限因子が筋のコントロールである場合には，ハムストリングスのストレッチングでは前屈能力の改善はできないであろう．

　前屈中に両膝と両股関節を同時に屈曲することを患者に指導する方法が，股関節の運動範囲を増大し，誤ったハムストリングスの使い方を防ぐために最も効果的である．ほとんどの男性には，前屈中に同時に両膝，両股関節を屈曲するように指導すべきである．このことは，重量物はこのように持ち上げるべきだということを意味しているのではなく，かがむ必要のあるいかなる活動(たとえば，沈み込む作業，椅子のシートから物を拾う動作，冷蔵庫の中をのぞき込む動作)をする場合でも，この方法を用いるべきであるということを意味している．

体幹を巻きこむ前屈
(脊柱と股関節屈曲を伴った前屈) (Chapter 8, p 402 上図)

目的
- 脊柱の柔軟性を改善する．特に胸腰椎柔軟性の制限された患者に適用されるものであり，胸椎後彎あるいは骨粗鬆症のある患者に処方すべきではない
- 股関節屈曲範囲を増加させ，股関節伸筋群をストレッチ
- 前屈位から立位に戻る際には，殿筋群の使用を強調して，ハムストリングスの使用を最小限に抑制
- 立位に戻る際に必要な股関節伸展の可動域のうち，特にこの運動の最終域においては，股関節伸筋群の使用を強調する．これは，骨盤前傾姿勢の患者でよく不足した動きである

正しい方法
- 患者は，床に向かって腕を伸ばす．
- 床に腕を伸ばし，ゆっくりと頸部，体幹，股関節を快適な範囲内で屈曲する．
- 患者は，前屈位から戻る．
- 患者は，直立姿勢に戻るまでの範囲を通じて，殿筋群を収縮させて股関節を伸展する．患者は，脊柱を伸展することで運動を開始すべきではないし，体幹モーメントによって運動を完遂すべきではない．

脊柱の側方への屈曲——側屈位
(Chapter 8, p 402 下図)

目的
- 傍脊柱筋群と腹筋群の伸張性の改善
- 限局された脊柱分節(特にL4-5あるいはL5-S1)の反復運動を避けるため

正しい方法
　胸郭の下部で腸骨稜より上の位置に両手を置き，ゆっくり一側に側屈する．その際，腰を動かすのではなく，主に肩を動かすようにする．セラピストは，この方法が症状を増強させるかどうか，腰仙関節部ではなく胸腰椎部に運動を変えることによって，パフォーマンスのパターンが改善するかどうかを評価する．セラピストは，脊柱分節を通じて運動の質にも注意する．腰背部痛をもった患者に非常によく見られる問題は，すべての腰椎分節を含めた側屈ではなくて，むしろ1つか2つの分節の側方移動が起こることである．手の支持は，最も可動性のある分節の運動を制限し，より可動性の少ない分節運動に焦点をあてるための機械的なブロックとしての役割を果たす．

　患者には，特に胸椎中部での側屈を指導すべきである．この運動の機能障害が観察された場合には，患者が座位で痛みを増強させるもうひとつの理由が示唆される．たいていの人は，椅子の一側にもたれかかり，反対側に寄りかかることによって位置を変えたりするが，これが上に述べたような側方移動の障害を引き起こすのである．このエクササイズは，回旋や伸展を避けるために，壁に背中をつけた状態で実施できる．腹筋や広背筋のストレッチングを強調したいならば，側屈の際に頭部に腕を乗せておけばよい．運動は痛みを引き起こしてはいけない．

片脚立位 (片側の股関節と膝関節の屈曲)
(Chapter 8, p 403)

目的
- 股関節外転筋群と外旋筋群のパフォーマンス改善
- 骨盤および脊柱の回旋の腹筋群による等尺性コントロールの改善
- 骨盤および腰椎の代償的回旋の軽減
- 大腿骨・脛骨間の代償的回旋の軽減
- 足部の回内の軽減

正しい方法

- 重心線が支持足と一致しなければならないので，患者は比較的両足を閉じて立つ．
- 患者は一側で立ちながら，他側の股関節と膝を屈曲させる．
- セラピストは，患者がこの運動を実施する能力と，体幹，骨盤および立脚下肢のアライメントを維持する能力を観察する．
- 反対側についてもエクササイズを反復する．

代償運動に関する特別な留意点

骨盤回旋 腰背部痛をもった患者において，下部腰椎が過度に回旋する部位になっている場合には，脊柱に代償運動を観察できることがある．たとえば，右の股関節を屈曲すると骨盤は右に回旋し，腰椎は左に回旋する．この運動は，起こすべきではない．下肢の運動中に，骨盤と体幹は前額面の一定の位置に維持されていなくてはならない．

この誤りを修正するには，患者は体幹の回旋を防ぐために腹筋を収縮させる．股関節屈曲側の骨盤が前傾するならば，殿筋と腹筋を収縮させるとよい．股関節屈曲側の骨盤が後傾するならば，外旋を引き起こすことになるので，殿筋群を収縮させるべきではない．この場合の問題は，おそらく股関節屈曲側の伸筋群の硬化であろう．

股関節内転 片脚立位の場合，股関節外転筋群の弱化があると，立脚側の股関節は内転する．股関節内転に伴う骨盤傾斜は，腰椎の側屈を起こす可能性がある．これも，腰椎が代償運動の部位になっていることを示唆している．

股関節外転筋群弱化のもうひとつの代償運動は，立脚側への体幹の側屈である．このタイプの代償は，外側への骨盤傾斜（股関節内転）に伴う代償よりも重度の弱化を示唆する．これを修正するには，骨盤の外側への傾斜（股関節内転）を防ぎ，付随した体幹の側屈も防ぐために，患者は殿筋群を緊張させる．肩幅の広い人の場合には，側屈は非常にわずかかもしれないが，注意深く観察しなくてはならない．なぜならば，この側屈運動を恒常的に反復すると，股関節外転筋の弱化をまねくことになるからである．

過度の股関節内旋 立脚側で，過度の大腿骨の内旋が起こる場合には，股関節外旋筋群のコントロールを改善するために，患者は殿筋群を緊張させる．股関節の過度の内旋は，膝関節（大腿骨と脛骨のあいだ），足関節，足部（回内足）に代償運動を引き起こすので，修正されるべきである．距骨下関節や中足骨の可動性の低下した人では，距骨下関節よりも脛骨と距骨のあいだで代償的回旋が起こる可能性がある．

内反膝 過度の股関節内旋と膝過伸展が組み合わさると，膝に内反アライメントを生じる可能性がある．これらを防ぐためのエクササイズとして，患者は膝を軽度屈曲し，股関節内旋を防ぐために殿筋群を緊張させるべきである．

外反膝 膝過伸展を伴わない過度の股関節内旋は，外反膝を増強する因子である．外反を修正しようとする前に，セラピストは患者の前捻股や脛骨の捻れの有無を検査しなければならない．それによって，外反膝が修正すべきでないような構造的状態か否かを確かめるべきである．片脚立位の際に，患者は体重を外側に移動し，殿筋を収縮させることによって，大腿骨を中間位まで外旋させるとよい．

回内足と外反母趾 股関節の過度の内旋と距骨下関節の過度な可動性は，回内足を引き起こす．股関節内旋は，重心線の足の縦アーチに沿った内側への落ち込みを引き起こし，足部を回内させる．足圧中心が第2中足骨に沿って通過するのではなく，足部の内側に落ち込むと，歩行中には母趾の内側に沿うようになり，母趾の外反が強まる．このエクササイズは，これらの状態を改善するために重要である．片脚立位時には，患者は足部の外側縁への荷重が増えるようにするために，足部を中間位に保つべきである．また，大腿骨を外旋して中間位にするためには，殿筋を収縮すべきである．

体幹直立位で制限された範囲での股関節・膝関節屈曲（スモール・スクワット）（Chapter 8に図なし）

このエクササイズは，膝蓋大腿関節にストレスがかかるため，比較的実施される頻度は少ない．反復回数は最小限に抑えるべきである．

目的

- 股関節外旋筋群のパフォーマンスの改善
- 股関節，膝関節，足部を通じた荷重の修正

正しい方法

- 患者は，両足を快適な状態に開いたまま，立位で両膝の屈曲をする．
- セラピストは，おのおのの足部に対する膝の位置を観察して，患者にアライメントの機能障害を修正するように指導する．

- 膝を屈曲する際に，股関節外旋筋を収縮することによって両膝を外側に向ける．そうすることによって，膝の軌道は第2趾を通る線上にくる．

特別な留意点

股関節内旋，回内足，外反母趾 前のエクササイズで述べたように，股関節の過度の内旋は，しばしば回内足や外反母趾の進行を増強する因子となる．このエクササイズは，膝蓋大腿関節にストレスがかかるので，注意深く実施されなければならない．このストレスは，大腿骨が脛骨の前方向，膝蓋骨に向かって進むために生じる．変法としては，股関節内旋を防ぎながら座位から立位になる方法がある．この方法は，殿筋や股関節外旋筋を収縮させて股関節外旋を強調することによって実施される．この運動がスクワットよりもよい点は，運動開始時に大腿骨が脛骨に対して直角であること，および膝伸展時に大腿骨が脛骨上をころがるために，それほど大きな前方剪断力につながらないことである．

背臥位エクササイズ

股関節屈筋のストレッチ（反対側の股関節と膝関節を最大限に屈曲して，股関節と膝関節の伸展）
(Chapter 8, p 404)

目的
- 股関節屈筋群，特に腸腰筋のストレッチ
- 腹筋群による骨盤と腰椎のコントロール改善

正しい方法
- 両股・膝関節屈曲位での背臥位で開始する．
- 患者は，両手で一側の膝を胸のほうに向かって抱え込み，反対側の下肢を完全伸展位に向かって治療台上をすべらせる．
- 下肢を伸展しているときに，脊柱を平坦に保つために"背骨に向かっておへそを引っ込める"ことによって腹筋群を収縮させる．
- 腰椎を平坦に保つことができなくなった場合や，股関節の伸展を得ようとして大腿骨の回旋や外転が始まった場合には，股関節伸展運動を中止する．
- エクササイズを反復し，反対側でも実施する．

特別な留意点
- もし胸椎後彎が著明ならば，上部胸椎や頭部に枕を入れて，彎曲の調整をすべきである．そうしないと，腰椎を平坦に保つことはできないだろう．
- 大腿筋膜張筋が短縮している場合には，股関節外転位で下肢を伸展方向にすべらせる必要があるかもしれない．エクササイズを反復し筋が伸張されるにつれて，股関節をより内転位にもってくることができる．

下肢運動に伴った骨盤コントロール（股関節・膝関節屈曲位からの股関節・膝関節伸展）(Chapter 8, p 405)

目的
- 腹筋による骨盤のコントロール改善
- 腹筋を利用して骨盤の前傾や回旋を防止
- 腹筋群を股関節屈筋群と分離して収縮させることを学習

正しい方法
- 両股・膝関節屈曲位での背臥位で開始する．
- 腹筋を収縮することによって，骨盤をやや後傾位，脊柱を中間位よりも平坦（患者のアライメントの機能異常にもよるが）に維持しながら，一側下肢を伸展方向にすべらせる．
- 一側下肢を下げていく際に，支持面上に足部を押しつけ，腸腰筋の参加(動員)を最小限にするように試みる．
- 患者は支持面上で下肢をすべらせるように伸展する．
- 腹筋の収縮によって，胸骨を下制したり腹部を膨張したりすべきではない．外腹斜筋の参加を最大にするために，腹部は凹状にしておくべきであり，セラピストと患者は，筋の緊張の増加を触診できるようにしておくべきである（腹部の外側，胸郭の下部や上前腸骨棘のちょうど内側に手を当てる）．
- 一側下肢を屈曲方向にすべらせて開始肢位に戻る．

大殿筋のストレッチ（股関節・膝関節伸展位からの股関節・膝関節屈曲）；他動的(Chapter 8, p 406)

目的
- 股関節屈曲可動域の改善と腰椎の過度な柔軟性を軽減
- 大殿筋の伸張性を改善
- 脊柱に対する屈曲，伸展のストレスを軽減し，腰部や鼡径部の症状を誘発しないように下肢の運動をする

正しい方法
- 一側下肢を伸展し始めるとき，反対側の股・膝関節は屈曲しておく．
- 患者の両手もしくはタオルを用いて，屈曲している膝を胸のほうに引きつける．
- 腰椎が屈曲し始める位置，あるいは患者が症状を感じ始めるときに，運動を中止する．
- 股関節屈曲90°の位置に戻す．あるいは，必要ならば，支持面上に下肢を戻す．

特別な留意点
- 患者によっては，股関節屈筋群のほんのわずかな収縮でも症状を誘発する結果になる．この他動的エクササイズは，患者が症状を引き起こさないように下肢を動かすことを学習するのに役立つ．
- 股関節屈筋群が骨盤や脊柱を引っ張るので，下肢を完全に伸展することはできないかもしれない．

大殿筋のストレッチ（股関節・膝関節伸展位からの股関節・膝関節屈曲）；自動的 (Chapter 8, p 406)

目的
- 股関節屈曲可動域を改善し腰椎の過度な柔軟性の軽減
- 脊柱に対する屈曲，伸展のストレスを軽減し，腰部や鼠径部の症状を誘発しないように下肢の運動をする
- 腹筋群によって腰椎を安定化することを会得すると同時に，骨盤と脊柱の回旋をコントロール
- 腰椎に対する前方剪断力を防止

正しい方法
- 両側の股・膝関節伸展位から開始する．
- 患者は一側の股・膝関節を屈曲し，胸に向かって膝を引きつける．同時に腰椎中間位を保つために腹筋を収縮させておく．足部は支持面の上にわずかに挙上しておく．
- 患者は自分の手で骨盤の上前腸骨棘（anterior superior iliac spine；ASIS）の動きをモニターする．
- 腰背部痛，腰椎の伸展，あるいは骨盤の1.25 cm以上の回旋が出現したら運動を止める．
- 開始肢位に戻るように運動を逆に実施する．

特別な留意点
- 骨盤の回旋が起こるようならば（上前腸骨棘が1.25 cm以上動く），回旋を止めるために腹筋で骨盤を安定化させる．このエクササイズは，一側で収縮する外腹斜筋と反対側で収縮する内腹斜筋による回旋をコントロールするために，腹筋群を用いるように意図されている．
- 股・膝関節を屈曲すると症状があり，骨盤を安定化すると軽減するような場合には，支持面から足を持ち上げて膝を抱え込むのではなくて，足部を治療台上にすべらせることによって，股関節屈筋群に対する負荷を減らす必要があるかもしれない．患者が症状なしで，あるいは脊柱や骨盤の運動を伴わずに実施できるようになれば，このエクササイズの難易度を上げることができる．次のような進め方がある．
  ① 上記したように，一側の股・膝関節を伸展位から屈曲する．さらに，下肢を開始肢位に戻すときには，股関節と膝関節を同時に伸展させ，なおかつ足部を床面より上で止めるようにして，エクササイズを続ける．
  ② まず膝を伸ばして，股関節は屈曲したままにしておく．次に股関節を伸展し開始肢位へ戻る．
  ③ 体幹安定化のために腹筋を収縮させたまま一側の股関節を屈曲する．さらに，反対側の股関節を屈曲・伸展しながら体幹の安定化を続行する．

股関節・膝関節伸展位から踵をすべらせての股関節・膝関節屈曲（ヒールスライド）
（Chapter 8, p 407 上図）

目的
- 両下肢の運動中に，腹筋群を用いて脊柱と体幹の運動を防ぐことを学習
- 骨盤傾斜および回旋，あるいは腹筋群の強化を腹筋コントロールから開始

正しい方法
- 両股・膝関節を伸展したまま背臥位になる．患者は，一側の股・膝関節を屈曲するために，治療台上に沿ってゆっくり踵をすべらせる．同時に，脊柱・骨盤運動を阻止するために腹筋を収縮させる．
- 症状なしに屈曲運動が遂行できたら，次に治療台上に沿って踵をすべらせて伸展位に戻る．
- エクササイズを反復し，反対側でも実施する．

特別な留意点
- もし患者に胸椎後彎があるならば，上部胸椎と頭部の下に枕を入れる必要がある．
- もし両下肢を伸展したまま背臥位になった状態で痛みがあるならば，一側下肢を屈曲・伸展しながら調節して，背部が完全に平坦になるようにする必要がある．

段階的下部腹筋エクササイズ
（Chapter 8, p 407 下図～ p 411）

　このエクササイズは，外腹斜筋のパフォーマンスを改善するために計画されているので，しばしば腰痛患者に適用される．この筋は，骨盤の後傾のコントロールにとって重要であり，反対側の内腹斜筋と組み合わさって骨盤の回旋もコントロールする．これらの筋群は，下肢の運動中に生じる骨盤や脊柱の付随運動や代償運動を防ぐのに役立つ．このエクササイズを実施する方法は，腰椎を安定化する腹横筋のパフォーマンスを改善するのにも役立つ．このエクササイズは，股関節屈筋群の参加を余儀なくされることも考慮に入れておくことが重要である．特に腸腰筋の収縮によって腰椎に対する圧迫力と前方剪断力が生まれるので，注意深く指導されなくてはならないし，注意して実施・利用されなければならない．臨床的観察によれば，男性よりも女性のほうの下部腹筋力が弱い．女性が男性と比較して比率的に大きな骨盤と下肢をもっていることが，この状況の一因である．産後のエクササイズが実施されなかった場合も，腹筋力の弱化の一因となる．患者が急性腰痛の場合には，このエクササイズを実施すべきではなく，下部腹筋のよりやさしい様式（たとえばヒールスライド）から開始すべきである．このエクササイズ中には，症状を呈してはならない．

目的
- 下部腹筋，外腹斜筋，腹直筋，腹横筋のパフォーマンスを改善
- 下肢の運動中に脊柱の動きを防ぐために，腹筋群を収縮させることを学習

正しい方法
　これは，段階的に難易度を増す9つの一連のエクササイズである．両股・膝関節を屈曲した背臥位から開始する．患者はへそを脊柱に向かって引っ張ることによって腹筋を収縮させ，そのままおのおののレベルに記載された運動を実施する．腹部を膨張させることを避け，腰背部を平坦に保ちながら，腹筋の収縮を維持しなければならない．

① レベル 0.3（E 1）：一側の足を床につけたまま，反対側の足を挙上する．
② レベル 0.4（E 2）：一側の膝を胸に抱え，反対側の足を挙上する．
③ レベル 0.5：一側の膝を軽く胸のほうに抱え，反対側の足を挙上する．
④ レベル 1 A：一側の股関節を 90°以上屈曲したまま，反対側の足を挙上する．
⑤ レベル 1 B：一側の股関節を 90°屈曲したまま，反対側の足を挙上する．
⑥ レベル 2：一側の股関節を 90°屈曲したまま，反対側の足を挙上してから，その足を股関節と膝関節が伸展するまで床面をすべらせる．
⑦ レベル 3：一側の股関節を 90°屈曲したまま，反対側の足を挙上してから，床面に触れないように下肢を伸展する．
⑧ レベル 4：両足を床面に沿ってすべらせて，伸展したのちに屈曲に戻す．
⑨ レベル 5：両足を床面から持ち上げ，両股関節を 90°屈曲してから両膝を伸展し，最後に床面まで両下肢を降ろす．

　最も平易なレベルで正確に 10 回反復できたら，すぐに次のレベルに進み，前のエクササイズの実施は中止する．各エクササイズは背臥位で開始する．治療台上あるいは床マット上で，両股・膝関節を屈曲し，足を床面に置く．患者は腰背部を動かすことなく（アーチをつくることなく），下肢を動かすべきである．下肢の運動中に，床に対して腰背部は（彎曲を描くことなく）平坦に保たれるべきである．平坦に保つことができない場合には，エクササイズ中に腰背部の動きが起こらないように，一定の位置を保つべきである．エクササイズ中，呼吸は普通にする．2番めの足の動作時には息を吐く．腹部の両側の，ちょうど骨盤より上で胸郭より下のところに指先を置き，外腹斜筋の収縮をモニターする．腹部は平坦のままで膨らませたりしない．

レベル 0.3（E 1）
- 前述した肢位で腹筋群を収縮させ，腹部を平坦にして，腰椎のアーチを減少させる．これを達成させるために"おへそを背骨に向かって引っ張って"と指導する．
- 両膝を屈曲したまま，一側の股関節を屈曲する．90°

- 以上股関節を屈曲することによって，大腿の重量が骨盤の後傾の助けになり，平坦な腰椎の維持にもなる．
- 下肢を開始位置に戻したら，反対側でエクササイズを繰り返す．
- 患者が動かさない側の下肢の足を，床方向に押しつけていないか注意する．なぜならこれは，股関節伸展が腹筋の作用に対して代償しているからである．腰背部は平坦でなくてはならず，エクササイズ実施中に症状を呈してはならない．挙上した足を即座に開始肢位に戻さなければならないばかりか，ほとんど足を挙上できないような患者もいるかもしれない．

レベル 0.4（E 2）

- 前述した肢位で腹筋群を収縮させ，腹部を平坦にして，腰椎のアーチを減少させる．これを達成させるために"おへそを背骨に向かって引っ張って"と指導する．
- 患者は一側の股関節を屈曲して，両手で胸のほうに引きつける．腹筋群の収縮を維持したまま，患者は反対側の股関節を屈曲する（足を床から持ち上げる）．3秒保持した後，開始肢位に戻って休む．反対側の下肢でもエクササイズを実施する．
- 腰背部を平坦に保ち，症状が出現しないのであれば，5〜6回反復する．
- 片手で膝を胸に引きつけることができるならば，もう一方の手で腹筋群の触診をすべきである．
- このレベルを正確に実施できても，レベル0.3が正しく実施できない患者がいるかもしれない．その場合は，レベル0.4から開始する．

レベル 0.5

- 前述した肢位で腹筋群を収縮させ，腹部を平坦にして，腰椎のアーチを減少させる．これを達成させるために"おへそを背骨に向かって引っ張って"と指導する．
- 患者は一側の股関節を屈曲して，片手でその膝を胸に引きつける．しかし，前のレベルほど強く抱えない．そのほうがより腹筋の収縮が要求される．腹筋群の収縮を維持したまま，患者は反対側の股関節を屈曲する（足を床から持ち上げる）．3秒保持した後，開始肢位に戻って休む．反対側の下肢でも練習する．
- 腰背部を平坦に保ち症状が出現しないのであれば，5〜6回反復する．反対側の下肢でも同じ方法でエクササイズを実施する．
- 進歩するにつれて，腰背部に対する影響や症状に対する影響を評価して，股関節屈曲を減らしたり，より軽く抱えるようにする．

レベル 1 A

- 前述した肢位で腹筋群を収縮させ，腹部を平坦にして，腰椎のアーチを減少させる．これを達成させるために"おへそを背骨に向かって引っ張って"と指導する．下肢運動中に腹筋群の収縮は維持される．ゆっくりエクササイズを実施する場合には，最初の足を90°以上挙上した後に腹筋群をリラックスさせ，再び収縮させてから反対側の足を持ち上げる．
- 患者は治療台から一側の足を持ち上げて，同側の股関節を90°以上屈曲する．そうすることによって，大腿の重量が骨盤の後傾を助け，平坦な腰椎の維持にもなる．股関節屈筋群の収縮を最小限にして，この肢位を保つのが最も望ましい．この位置で腹筋群を収縮したまま，反対側の足を治療台から浮かして，股関節を屈曲する．
- もし，2動作め，すなわち反対側の足を持ち上げるあいだに患者の腰背部が反りはじめたら，足を降ろして，リラックスしてから，再度試みる．患者は，開始肢位までに一側ずつ足を降ろすたびに，そのあいだは腹筋群の収縮と脊柱の一定の位置を維持する．
- 反対側でも同じ手順で開始し，エクササイズを反復する．

レベル 1 B

- 前述の開始肢位で患者は腹筋群を収縮させ，一側の股関節を90°まで屈曲する際に脊柱を一定に保つ（足を床から持ち上げて大腿を垂直位にする）．
- 腹筋群を収縮させて，反対側の下肢を同じ位置まで持ち上げる．腹筋群の収縮を維持したまま，一度に一側ずつ開始肢位まで足を降ろす．
- ゆっくりエクササイズを実施する場合には，最初の足を降ろした後に腹筋群をリラックスさせ，再び収縮させてから次の足を降ろす．
- 反対側でも同じ手順で開始し，エクササイズを反復する．患者は足を換えながら正確に10回実施できるようになるまで，エクササイズを反復する．可能になったらレベル2に進むことができる．

レベル 2

- レベル1で示した開始肢位で患者は腹筋群を収縮させ，足を治療台から持ち上げて，一側の股関節を90°

まで屈曲する．
- 腹筋群を収縮させ腰背部を一定位置に維持したまま，反対側の下肢を同じ位置まで持ち上げる．一側の股関節を90°屈曲位に維持しながら，反対側の踵を治療台まで降ろしてから，治療台に沿って踵をゆっくりすべらせて，股・膝関節を完全伸展する．
- 治療台上で踵をすべらせて開始肢位に戻る．反対側で伸展運動を繰り返したり，開始肢位に戻したりするあいだに，腹部は平坦にして，腰背部は一定位置に維持し続ける．
- 患者は，足を換えながら正確に10回反復できるようになるまでエクササイズを続けた後に，レベル3に進むことができる．

レベル3
- レベル1で示した開始肢位で患者は腹筋群を収縮させ，腰背部と一定位置を維持したまま足を治療台から持ち上げて，一側の股関節を90°まで屈曲する．
- 腹筋群を収縮させ腰背部を一定位置に維持したまま，反対側の下肢を同じ位置まで持ち上げる．一側の股関節を90°屈曲位に維持しながら，反対側の足を治療台につけないように股関節と膝関節を伸展させて治療台上に静止させる．
- 患者は，股・膝関節を屈曲位に戻す．腹筋群の収縮を維持し腰背部を一定位置に保ちながら，次の足を伸展，下降して，再びそれを90°屈曲位まで戻す．エクササイズを反復し，反対側も実施する．

もし，このレベルを十分にこなすことができれば，腹筋群の十分な筋力とコントロールがあるといえる．より高いレベルへの前進は，痛みの問題を治療するためには必要ない．これらのエクササイズの難易度をさらに増加させるのであれば，主にフィットネスレベルの向上を目指す場合であろう．適用があれば，このエクササイズを正確に10回反復できるようになったらレベル4に進む．

レベル4
- 患者は，両下肢を伸展した背臥位でエクササイズを開始する．
- 患者は，腰椎彎曲を減少させ腰椎の位置を保持するために，腹筋群の収縮を維持する．そのまま治療台上に沿って両踵をすべらせ，両股・膝関節を屈曲して胸のほうに近づける．
- いったん股・膝関節を屈曲したら，腹筋の収縮をいっそう強めて，再び両下肢をすべらせ伸展位に戻る．腰椎の位置を維持することはきわめて重要である．
- このエクササイズを正確に10回反復できるようになったらレベル5に進む．

レベル5
- レベル4に記載したような両下肢伸展位で，エクササイズを開始する．
- 患者は腰椎を平坦にし脊柱を動かない状態に維持するために，まず腹筋群を収縮させる．同時に両股・膝関節を屈曲して，両股関節が90°になるまで両足を床から持ち上げる．
- 腹筋群の収縮をいっそう強めて，両膝を伸展してから両下肢を治療台上に降ろす．実施中に腰椎を平坦に維持できなくてはならない．

特別な留意点
- 腰椎彎曲の増加や伸展方向への過度な腰椎の柔軟性（伸展DSM）がある場合に，プログラムで強調するのは，実施中に平坦な腰椎を維持する点である．両股・膝関節伸展位での背臥位で症状がある患者には，このエクササイズは勧められない．そのような患者に対するエクササイズの手順としては，まずヒールスライドから開始するとよい．
- 平背(flat back)があり，しかも腹筋によるコントロールが乏しい場合には，腰椎はそのままにしておくべきであり，腰椎の平坦化を強調するべきではない．下部腹筋エクササイズは，外腹斜筋や腸腰筋の長いスウェイバック(swayback)姿勢の患者に，特に適用できる．
- 上部および下部腹筋の筋力が100％問題ないと評価できる場合でも，一側の下肢の運動中に骨盤回旋のコントロールが不足している可能性がある．
- 強い腹直筋をもっている患者は，しばしば外腹斜筋が弱い．こう信じられているのは，腹直筋が骨盤後傾を引き起こす主動作筋であり，そのパフォーマンスが外腹斜筋よりも適切であるという理由からである．しかしながら，腹直筋は回旋軸に平行に走行しているので，回旋をコントロールすることはできない．外腹斜筋のパフォーマンスを改善するのが重要なのは，この筋が内腹斜筋と共同して骨盤の回旋をコントロールするからである．
- 女性には，頭部を床面に押しつけないようにアドバイスすべきである．このタイプの不適切な安定化は，腹

筋の非常に弱い女性や，小さな上半身と大きな下半身をもった女性に起こることがある．

トランクカール-シットアップ
（段階的上部腹筋エクササイズ）(Chapter 8, p 412)

目的
上部腹筋群(内腹斜筋と腹直筋)の強化

注釈
　このエクササイズは，腰痛患者にはほとんど処方しない．このエクササイズの主な適用はフィジカルフィットネスである．このエクササイズに関与する主要な筋群は，トランクカール（体幹巻きこみ）に対しては内腹斜筋と腹直筋であり，シットアップ（起き上がり）に対しては股関節屈筋群であり，骨盤後傾に対しては外腹斜筋である．このエクササイズは女性よりも男性にとって難しいが，それは男性のほうが女性より重心が高いからである．このエクササイズは，個別の検査や正しい方法の指導がないままに，フィットネスプログラムの一部として一般の人たちによって実施されてきた．

　理学療法士は，よく見かける誤りを指摘するために，このエクササイズの正しい方法の留意点について完全に精通していなければならない．重要な考慮点のひとつに，患者の脊柱における柔軟性の程度がある．もし，脊柱の過度な柔軟性があれば，股関節の屈曲が始まる前に大きな範囲での脊柱の屈曲を生じることになる．脊柱の柔軟性が制限されているならば，股関節屈曲が始まる前に，制限された範囲でしか脊柱は屈曲できないことになる．患者のプログラムの難易度が高まるにつれて，より高度なエクササイズを開始する前に，運動範囲内の同じ位置で屈曲が行われていることを確認すべきである．

　主に2つの要素によって，このエクササイズが安全ではなくなる可能性がある．その要素のひとつは，股関節屈筋群，特に腸腰筋の収縮によって生み出される腰椎にかかる前方剪断力である．前方剪断力に対抗するためには，股関節屈筋群の収縮時に腹筋が脊柱の屈曲を維持するために十分な強さをもっていなければならない．股関節屈曲が開始されるにつれて患者の体幹が伸展してしまうならば，脊柱を保護するために患者はもっと容易なレベルのエクササイズを実施すべきである．もうひとつの要素は，シットアップの終了時における腰椎の過度な屈曲である．このエクササイズを股・膝関節屈曲位で実施する場合，回旋軸は股関節から腰椎に移行する．また，股・膝関節伸展位よりも屈曲位のほうが，股関節伸筋群をより強く収縮させなければならない．股関節伸筋群は，股関節屈筋群が体幹を屈曲するために収縮しているときに，両足が床面から浮くのを防ぐために働く．以上のことは，股・膝関節の屈曲によってレバーアームが短くなることや，股関節屈筋群の遠位付着部の他動的な安定性が減少することからもいえる．シットアップの最終期では，開始肢位でとる股関節の屈曲角度にもよるが，約100°～120°の屈曲位になる．もし股・膝関節伸展位でシットアップを実施すると，シットアップの最終時には，股関節だけで80°屈曲しなければならない．

　このエクササイズを実施する最も安全な方法（最良の方法とはいえないが）は，トランクカールまでで運動を止めることと，股・膝関節を屈曲しておくことである．こうすることによって，内腹斜筋は最大限の作用を要求されなくなる．なぜならば，体幹を屈曲するあいだ，骨盤を前傾させるために股関節屈筋群の収縮が要求されるからである．この時点で，脊柱の屈曲と骨盤の後傾を保つために，上部腹筋群が最大限の活動を要求されることになる．

正しい方法
　このエクササイズは4つのレベルからなる．
① レベル1A：トランクカールのみ；脊柱の屈曲；容易なレベル
② レベル1B：トランクカール-シットアップ；脊柱と股関節の屈曲；両上肢伸展位（訳者注：両上肢を足部に向かって伸ばした状態）；中等度のレベル
③ レベル2：トランクカール-シットアップ；脊柱と股関節の屈曲；両腕を胸の前で組む；難しいレベル
④ レベル3：トランクカール-シットアップ；脊柱と股関節の屈曲；両手を頭上に組む；最も難しいレベル

理学療法士の注意深い分析をもとにした，以下の方法が望ましい．
- 患者は，股・膝関節伸展位で背臥位になる．両膝の下に小さな枕を入れる．腰椎に対する前方剪断力を制限するために，トランクカールをしているあいだは脊柱（腰椎）を平坦に維持しなければならない．
- 脊柱の柔軟性の制限される範囲で巻きこみをしなければならない．
- 理学療法士の検査によって決定されたレベルから開始し，このエクササイズが正確に10回実施できたら次のレベルに移行する．

レベル1A
- 患者は，肘を伸展したまま両肩を45°屈曲して，指先を足部へ向かって伸ばすようにする．
- 患者は，あごを頸部に近づけるように頭部を持ち上げ，ゆっくり体幹を巻きこむ(脊柱の屈曲)．頭部の正確な運動は，あごを頸部に近づけることによって，頸椎の彎曲を逆転することである．
- あごを胸部に近づけようとして起こる可能性のある下部頸椎の過度な屈曲や椎体の並進運動は避ける．上方を見るように顔を向けることも頸椎の伸展を生じるので避けなければならない．
- 患者は胸椎と腰椎をその柔軟性の許容範囲まで屈曲し，股関節屈曲が始まる直前で止める．

レベル1B
- 患者は，肘を伸展したまま両肩を45°屈曲して，指先を足部へ向かって伸ばすようにする．
- 患者は，あごを頸部に近づけるように頭部を持ち上げ，ゆっくり体幹を巻きこむ(脊柱の屈曲)．頭部の正確な運動は，あごを頸部に近づけることによって，頸椎の彎曲を逆転することである．
- あごを胸部に近づけようとして起こる可能性のある下部頸椎の過度な屈曲や椎体の並進運動は避けなければならない．上方を見るように顔を向けることも，頸椎の伸展運動を生じるので避けなければならない．
- 患者は胸椎と腰椎をその柔軟性の限界まで屈曲し，股関節屈曲が完了するまでその位置を維持する(シットアップ)．

レベル2
- 患者は両手を自分の胸の前で交差して組み(抱え)，あごを頸部に近づけるように頭部を持ち上げ，座位になるまでゆっくり体幹を巻きこむ．運動中，体幹の巻きこみは維持する．
- 10回正確にできたらレベル3に進む．

レベル3
- 患者は両手を自分の頭上で組み，あごを頸部に近づけることによって頸部を屈曲し，脊柱の柔軟性が制限されるまでゆっくり体幹を巻きこむ．座位になるまで，この姿勢を維持する．運動中，体幹の巻きこみは維持される．
- 体幹を巻きこむ際に，(組んだ両手で)自分の頭部を押しつけたり，頸椎を圧迫していないかを注意しなければならない．
- 患者は，体幹を巻きこむあいだに両肘を前方に突き出すこと(水平内転)を避けるべきである．この動きによって，必要とされる努力が減ってしまうからである．

特別な留意点
- このエクササイズは最大の胸椎屈曲を強調するので，胸椎後彎のある患者には実施すべきではない．体幹屈曲は圧迫骨折のリスクが増大するので，骨粗鬆症の患者には禁忌である．
- このエクササイズは，頸椎にストレスがかかるので，頸椎病変のある患者には禁忌である．
- 腰痛症のように腰椎への圧迫が望ましくない状態のときには禁忌である．
- 分離すべり症のある患者は，股関節屈曲相までを実施すべきではない．
- 腰椎の過度な屈曲のある患者では，注意深くモニターし，股・膝関節伸展位でこのエクササイズを実施すべきである．
- 非常に脊柱の屈曲が制限された患者は，股関節屈曲期が強調されてしまうので，このエクササイズを実施すべきではない(股関節屈曲期の間隔が，体幹屈曲期の間隔を超えてしまう)．

股関節・膝関節屈曲位からの股関節外転/外旋
(Chapter 8, p 413〜414)

目的
- 脊柱，骨盤を動かさずに大腿を動かすことを学習
- 股関節運動に伴った骨盤・腰椎の回旋を防ぐために，腹筋群によるコントロールを学習
- 股関節内転筋群のストレッチ
- 腹筋群のパフォーマンス，特に骨盤回旋の等尺性コントロールの改善

正しい方法
レベル1
- 一側の股・膝関節は伸展位，反対側はともに屈曲位で開始する．
- 自分の両手を骨盤上(ASIS)の部分に置き，動きをモニターする．患者に"おへそを背骨に向かって引っ張る"ことによって，腹筋群を収縮させることを指導する．
- 患者は，屈曲した下肢をゆっくり股関節外旋/外転方

向に動かす．症状が出たり，骨盤が回旋し始めるのを感じたら，運動を中止する．もし骨盤が安定した状態なら，内転筋を可能な限りリラックスして股関節を外転/外旋させる．股関節を内転/内旋して開始肢位に戻る．

- 患者は，腹筋群の収縮によって骨盤の回旋を防ぎながら，股関節の可動範囲を増加するようにこのエクササイズを反復する．その後，反対側の下肢でも実施する．

特別な留意点

骨盤の動きなしではほとんど外転ができない場合や痛みがある場合には，骨盤運動や痛みを防ぐ支えとして下肢の外側に沿って枕を置いて，足をリラックスさせる必要があるかもしれない．

レベル2 痛みや骨盤回旋がなく，全可動域で運動ができるならば，次の進め方が考えられる．

①股関節を外転/外旋させ，次に膝を伸ばす．

患者は腹筋を収縮させ，屈曲した下肢を外転/外旋させる．運動の最終域において患者は膝を伸展し，レバーアームが長くなったことによって増加した骨盤の回旋力を防止しようと試みる．膝を屈曲してから，開始肢位に戻る．

②股関節外転/外旋をし，次に膝伸展および股関節屈曲/内転をする．

患者は腹筋群を収縮して，屈曲した下肢を外転/外旋位に動かす．運動の最終域において患者は膝を伸展，次に股関節を屈曲/内転して，下肢を中間まで戻して，膝を屈曲し開始肢位に戻る．患者は，一側下肢で5〜10回反復してから反対側を実施する．

膝伸展位下肢挙上(SLR；膝を伸展した状態での股関節屈曲)(Chapter 8, p 415)

目的
- 股関節屈筋群と腹筋群の強化
- ハムストリングスのストレッチ

正しい方法
A. 膝伸展位で股関節を屈曲してから開始肢位に戻る
　①患者は治療台かマットに背臥位になって，両下肢を伸展位，中間位にする．
　②腹筋群を収縮して腰椎を平坦にする．そして，膝を伸展したまま一側股関節を屈曲して，治療台から下肢を挙上する．
　③腹筋群の収縮を維持しながら，治療台に下肢を降ろす．患者は，動かさない側の足で床を押す(股関節伸展)べきではない．そうすると，腹筋群の働きが減少してしまうからである．
　④患者は骨盤の回旋が起こっていないことを確認するために，腸骨稜の運動をモニターすべきである．

B. 伸展下肢の下制(股・膝関節屈曲位から膝を伸展し，次に股関節回旋中間位のまま股関節を伸展位に戻す)
　①腹筋群を収縮して腰椎を平坦にする．股・膝関節を屈曲して自分の胸に引きつける．次に，股関節屈曲を維持したまま膝を伸展する．患者は両手で大腿を抱えて，股関節90°屈曲位にしておく．
　②膝伸展位で腰椎を平坦にしたまま，下肢を開始肢位まで降ろす．

特別な留意点
- 痛みを誘発するようならば，このエクササイズは実施しない．
- 腸腰筋が特に弱い場合は，股関節屈曲を実施する前に大腿を外旋しておくべきである．
- 大腿筋膜張筋が特に弱い場合は，股関節屈曲を実施する前に大腿を内旋，外転しておくべきである．
- 患者の腹筋群が弱い場合には(2/5以下)，一側の股・膝関節を屈曲したまま足を床の上に置く．そして，反対側の足で膝伸展位下肢挙上をするあいだに支持足で床を押して，腹筋群に対する要求を減らしたり，股関節屈筋の収縮に伴う脊柱に対する前方剪断力を軽減すべきである．

股関節屈筋(二関節筋)のストレッチ
(Chapter 8, p 416)

目的
- 股関節屈筋，すなわち大腿筋膜張筋，大腿直筋，腸腰筋のストレッチ
- 股関節屈筋群の短縮や硬さに伴う代償的な骨盤前傾や腰椎，骨盤の回旋運動を修正
- 大腿筋膜腸筋の短縮に伴う代償的な脛骨の外旋を修正

正しい方法

- 患者は，しっかりした治療台の端に横たわり，両膝を胸に抱えて腰椎を平坦にする．その際に，患者の大腿部の1/2が治療台から外へ出るように，治療台上に位置すべきである．
- まず，一側の膝を両手で抱えて，腰椎を平坦で屈曲していない状態に維持する．次に反対側の下肢を股関節伸展方向に降ろす．腰椎が平坦なままその大腿部が床に接触した時点でこの運動は完了し，そのとき股関節は10°伸展位になっているはずである．股関節屈筋群は，10°の伸展が可能なだけ伸びる必要がある．
- 一方の膝を胸に抱えているあいだ，反対側の大腿が治療台に触れるように股関節を伸展していく．この際，股関節は中間位で，脛骨も内外旋中間位にすべきである．
- 大腿筋膜張筋が短縮している場合，股関節外転位にすると伸展範囲が増えるだろう．また，骨盤傾斜が股関節伸展に伴って生じる場合には，股関節外転位にすると，骨盤傾斜が減少したり，その出現が遅延したりするだろう．大腿直筋が短縮している場合には，外転位にしても完全伸展はできないだろう．しかし，膝を他動的に伸展すると股関節の伸展が増大するだろう．それでもまだ完全伸展しないならば，腸腰筋が短縮している．ときどき，股関節を外旋位にすると股関節伸展が増えることがあるが，これは腸腰筋が短縮していることをさらに支持するものである．

以下に示す変法を実施する必要があるのは，以下に列挙した筋群が短縮している場合や，検査される筋群のもつ伸張性以上に腰椎のほうが柔軟な場合である．

①大腿筋膜張筋の短縮と硬化　患者は，大腿を伸展方向に降ろす場合に，股関節を外転してもよい．伸展の最終域あるいは大腿が治療台についた時点で，内旋を伴った代償運動にならないように確認しながら，患者に股関節を内転してもらう．膝の部分に痛みを感じたら，運動を止める．患者は，骨盤が前方に傾斜したり，回旋したりしないように維持する．膝が最も柔軟性に富んでおり，内転運動時に脛骨の外旋で代償しているならば，脛骨を内旋すべきであり（足部を内側に捻る），股関節内転時にこの位置を保つべきである．ストレッチは20〜30秒実施する．その後，患者は股関節を外転位に戻し，運動を反復する．

②大腿直筋の短縮と硬化　膝関節伸展位で股関節を最大伸展した状態から，股関節を伸展位のままで膝を屈曲する．20〜30秒ストレッチした後，膝を伸展して開始肢位に戻り，運動を反復する．

③腸腰筋の短縮と硬化　患者は，可能な限り股関節を伸展しなければならない．骨盤と腰椎が前方傾斜したり回旋したりしないように維持しながら，下肢の重さによって股関節屈筋群をストレッチする．股関節が外旋しないようにすべきである．20〜30秒間ストレッチした後，開始肢位に戻り運動を反復する．

特別な留意点

A. このエクササイズは頻繁に推奨されるわけではない．というのは，このエクササイズを実施するのに適した床面の問題があるからである．股関節屈筋群をストレッチするならば他の方法で十分であり，この方法は必ずしも必要ではない．患者が，股関節屈筋群を短縮位にした能動的エクササイズプログラムを続ける場合には，このエクササイズも必要かもしれない．筋骨格系疼痛を呈するほとんどの患者の主要な問題点は，代償運動の起こる分節部分の適切なコントロールが欠けていることである．本書の他のChapterで説明されているように，修正するために最も必要なことは，代償運動を引き起こすのに関与する筋群の硬さやコントロールを増加させることにある．股関節屈筋群をストレッチし，腹部の安定化筋群のコントロールを改善するためのその他のエクササイズを以下にあげる．

1. 背臥位
    a. 一側の膝を胸に抱えたまま，反対側下肢を床上ですべらせ伸展させる．
    b. 骨盤を後傾位に保ちながら，両側股関節・膝関節を伸展させる．
2. 側臥位：股関節の外旋を伴った内転/伸展運動
3. 腹臥位
    a. 膝の屈曲運動
    b. 膝伸展位あるいは屈曲位での股関節伸展運動
    c. 股関節外旋・内旋運動

B. 最も頻繁に短縮する筋群は，大腿筋膜腸筋-腸脛靱帯，中殿筋前部線維，小殿筋であり，これらは股関節の屈曲，外転，内旋に作用する筋群である．大腿筋膜張筋や外転の共同筋の短縮と比較して，腸腰筋が短縮した患者は比較的少ない．これらの股関節屈筋群は外転作用もあるので，外転を許した状態で股

関節伸展方向の可動域を再評価することは，どの股関節屈筋群が短縮しているのかを決定するために重要である．
C. もし腸腰筋の短縮があれば，腸腰筋に対する伸張を軽減させるために，股関節を外旋させる患者もいるだろう．股関節を外旋させる他の筋は縫工筋であるが，この筋は膝関節を屈曲させるので，もしこの筋が短縮していれば他動的膝伸展に抵抗があるだろう．縫工筋の短縮はそれほど頻繁に生じるものではない．

広背筋と肩甲上腕関節筋群のストレッチ
（肘伸展位での肩屈曲/挙上）(Chapter 8, p 417)

目的
- 広背筋のストレッチ
- 大円筋・小円筋のストレッチ
- 肩関節屈曲可動域の増大

正しい方法
患者は背臥位になり，股・膝関節屈曲位で腰椎を平坦にして，両腕を体側に置いた状態で，エクササイズを開始する．
A. 広背筋
1. 肘伸展位を保ったまま両肩を屈曲する．両腕は耳に近づけるようにしたまま外旋位を保つ（肘頭が天井に向くように）．背中は治療台に対して平坦に保つ．
2. 運動の最終域で5〜10秒間保持してから，体側に腕を戻す．

B. 大円筋と小円筋
1. Aで示したように運動するが，一側を90°屈曲したならば，反対側の手を用いて肩甲骨下角を胸郭に対し固定する点だけが異なる．これは肩関節をさらに屈曲するあいだに，肩甲骨の過度の前方・外側への移動を避けるためである．下角は腋窩縁中央線よりも，あるいは（胸郭の後外側縁を）1.25 cm以上越えて外転するべきではない．
2. いったん最大屈曲位に達したら，腕の重さでこれらの筋がストレッチされるように5〜10秒間その位置を保持する．
3. エクササイズを10回反復したら，反対側を実施する．

C. 肩甲上腕関節機能異常 (Chapter 8, p 418)
上記と同様に実施するが，最初に肘を屈曲しておいてから肩の屈曲を開始する点が異なる．肩を90°屈曲したら肘を伸ばしてもよい．患者の頭部の両脇には枕を置き，90°〜180°の屈曲域においては枕に沿って手をすべらせる必要がある．

特別な留意点
- 後彎を呈した患者の場合，胸椎と頭部の下に枕を置く必要がある．
- 患者が大きな胸郭をしており，肩甲骨の運動が制限されているならば，背臥位は肩甲骨の回旋を妨害するだろう．特に，肩峰領域の挟み込みに対して憂慮される場合には，肩甲骨の能動的な外転・上方回旋運動が必要かもしれない．

肩の外転運動 (Chapter 8, p 419)

目的
- 大胸筋のストレッチ
- 腹筋群の強化

正しい方法
患者は背臥位になり，股・膝関節屈曲位で腰椎を平坦にして両腕を体側に置いた状態で，エクササイズを開始する．
A. 大胸筋のストレッチ
1. 患者は肘伸展位で腕を治療台上に置いたまま，両肩関節を外転し最終域が120°外転位になるように頭上に腕をもっていき，治療台上に保持する．
2. 肩甲骨を胸郭上で内転位に保つようにしながら，5〜10秒間この肢位を保持し腕を下に降ろす．

B. 上肢運動をしながら腹筋の強化
1. 肩関節120°外転位から開始する．適切な抵抗をかけるために一側の手に重りを持ち，同側の肩を水平内転して反対側の股関節に向かって動かす．腕が垂直になったときに運動を止める．重りの挙上や下制をする際には，腹筋群を作用させその収縮を維持する．
2. 反対側の上肢でも運動を反復する．
3. 両手に重りを持って実施することもできる．

特別な留意点
- 後彎を呈した患者の場合，胸椎と頭部の下に枕を置く必要がある．また，治療台の後ろに手をもっていくことはできないだろう．
- 大胸筋胸骨部線維の短縮はかなり頻繁に見られるのに対して，大胸筋鎖骨部線維が比較的長くなっている場合も多い．

肘屈曲で肩外旋しながらの外転運動
（Chapter 8, p 419, 下図）

目的
- 外旋筋群と外転筋群のパフォーマンスの向上
- 内旋筋，特に広背筋，大胸筋のストレッチ
- 小胸筋のストレッチの補助

正しい方法
- 患者は背臥位になり，両股・膝関節屈曲位で腰椎を平坦にして両腕を体側に置いた状態で，エクササイズを開始する．
- 患者は肘を屈曲，肩を外旋して，頭上に向かって腕をすべらせるようにして肩を外転する．内旋筋群を効果的にストレッチするためには，腕を治療台の上に接触しておくべきである．

特別な留意点
肩峰領域に疼痛を感じてはならない．

肩関節回旋 (Chapter 8, p 420)
1. 内旋

目的
- 肩外旋筋群のストレッチ
- 肩回旋に伴う肩甲骨の代償的な前方傾斜を軽減
- 肩内旋中の上腕骨頭の代償的前方すべりを軽減
- 肩外旋筋群のパフォーマンスの向上

正しい方法
- 胸椎を安定化させるために股・膝関節屈曲位にするか，あるいは下肢を伸展したままこのエクササイズを開始する．肩は90°外転位，内外旋中間位，肘90°屈曲位とする．
- 必要ならば，丸めたタオルを腕の下に入れて，腕を持ち上げて肩甲骨面と上腕骨を一直線に合わせるようにする．患者は，反対の手を用いて肩を治療台上に抑えるようにして，エクササイズ実施中に，上腕骨頭の前方への運動や肩甲骨の前方傾斜を防ぐ．
- 上腕骨を内旋して，治療台から肩甲帯が浮かないように前腕を治療台に向かって落とすようにする．痛みが出現したり，肩甲帯や上腕骨頭が治療台から持ち上がったりしてしまうならば，その時点で動きを止める．
- 腕を開始肢位に戻し，痛みや代償運動なく最大限の可動域が得られるまで6～10回ゆっくり反復する．
- エクササイズを反対側でも実施する．

特別な留意点
- 可動域が著明に制限されておりストレッチングに抵抗する場合，ストレッチを助けるために小さな重りを用いるとよい．重りは，肩を回旋するのに効果のあるだけの重さで十分であり，内旋したときに能動的に保持しなくてはならないほどの重さであると，逆に内旋運動を阻止してしまう．
- 内旋可動域の制限と肩甲骨あるいは肩甲上腕関節の相対的な柔軟性増加は，非常に多く見られる．外旋筋群の短縮や硬さが，インピンジメントによる痛みの前駆症状，増悪因子と考えられている．
- この運動を正しく実施できたならば，その後重りを追加することにより，外旋筋群の強化として用いることができる．

2. 外旋

目的
- 肩内旋筋群のストレッチ
- 上腕骨を肩甲骨から独立させて運動することを練習
- 肩内旋筋群のパフォーマンスの向上

正しい方法
- 患者は，上記の内旋に対する方法と同じ肢位をとる．
- 肩甲骨を一定の位置に維持したまま肩を外旋する．このとき，上腕骨頭が，肩をおさえている手に対して前方に動かないようにする．
- 腕を開始肢位に戻して，運動をゆっくり反復する．痛みや代償運動の起こらない範囲で最大可動域に達するようにする．6～10回反復した後，反対側も実施する．
- この運動を正しく実施できたならば，その後重りを追

加することにより，内旋筋群の強化として用いることができる．

特別な留意点
- 外旋の過度な可動性は，内旋の過度な可動性より多く見られる．外旋が過度な場合，上腕骨頭の前方へのすべりも過度である．
- 肩が90°までの屈曲もしくは外転の範囲では，外旋制限は頻繁に見られる所見ではない．
- 外転90°で痛みがあれば，外転運動の角度を減少させるべきである．肩甲上腕関節の痛みを減らす別の方法としては，腕の下にタオルを置き，肩をいくらか水平内転位，すなわち肩甲骨面と上腕骨を一直線に合わせるように（前額面と30°の角度で一般的に肩甲骨面と呼ばれる）する．

3. 水平内転

目的
肩甲上腕筋群をストレッチ

正しい方法
- 開始肢位としては，胸椎を安定化させるためには股・膝関節を屈曲位にすることが勧められるが，両下肢伸展位でもよい．肩90°外転位から，他動的に水平内転する．
- 肩を90°に屈曲する場合に，反対側の手で肘頭が胸を横切るように他動的に押して水平内転する．
- 5〜10秒間この位置を保持し，いったん力を抜いたあとで再びストレッチする．ストレッチ中に肩甲骨は治療台に接触したままでなければならない．患者は，肩甲帯の後方筋群に伸張感を感じるべきであり，もし痛みが肩関節に起こったら，そこで運動を中止すべきである．
- 6〜10回反復したあと，反対側も実施する．

特別な留意点
- 肩甲骨-上腕骨間筋群が短縮している場合，しばしば肩甲骨の代償運動が起きる．そのため，運動中には肩甲骨は固定されている必要がある．
- 関節の前面に痛みが出現したら，上腕骨を他動的に水平内転する場合には肘頭の後方への圧迫（上腕骨長軸方向）を強めるとよい．肩関節屈筋群のリラックスを

確実に実施することも，症状を軽減させるのに役立つ．

小胸筋のストレッチ (Chapter 8, p 421)

目的
- 前胸部での小胸筋のストレッチ
- 肩甲骨の前傾の減少
- 肩甲骨の可動性を改善

正しい方法
A. 介助ストレッチ（背臥位）
  1. 患者は固い治療台に背臥位になり，体側に両腕を置いてエクササイズを開始する．介助者はテーブルの横に立ち，自分の手の"ヒール"あるいは母指球を患者の両肩甲骨の烏口突起上に置く（両側のストレッチによって一側のストレッチで起こる可能性のある胸椎回旋を最小限に抑える）．介助者は両手を交差すると，容易に実施できることが多い（介助者の右手が患者の右肩を押さえるようになる）．
  2. 押す圧は，筋線維の方向に向かって与える．すなわち，上腕骨頭に（直接ではなく）向かって，肩を身体から引き離すように治療台に向かって押す．5〜10秒圧をかけ，緩め，これを反復する．患者の胸部には，伸張感があるはずであり直接押している部分に痛みを感じてはならない．

B. 自己ストレッチ（背臥位）
  1. 患者はストレッチする側に向かって寝返りをする．
  2. 床に対して肩甲骨を固定するために，烏口突起に圧をかける．烏口突起への圧を維持しながら，体幹を肩から引き離す方向に回旋する．

C. 介助ストレッチ（腹臥位）
  1. 患者は腹臥位になり，両腕を体側に置く．介助者は患者の横に立ち，肩前面の縦溝に指を当てるために肩の上方から手を入れる．もう一方の手は，腋窩から手を入れて肩前面の縦溝に当てる．次にセラピストは患者の肩を引き上げ，同時に，この筋をストレッチするために自分の身体を後ろに傾ける．
  2. 介助者は，腕を引っ張るべきではない．伸張感は肩ではなく胸部で感じるべきである．

特別な留意点
- 背臥位において，肩甲棘の肩峰端は，介助者によるストレッチによって治療台につくはずである．
- 胸椎後彎がある場合には，ストレッチしても肩甲骨は治療台につかないかもしれない．

側臥位エクササイズ（下肢）
股関節外旋（Chapter 8, p 422）
目的
- 股関節外旋筋群（中殿筋，大殿筋，梨状筋，内・外閉鎖筋，上・下双子筋，大腿方形筋）のパフォーマンスを向上
- 股関節運動の骨盤運動からの分離を学習

正しい方法
- 治療台に対して体幹と骨盤が垂直になるように側臥位になり，骨盤の前後傾を中間位にする．下側の股関節と膝関節は屈曲させておく．上側の下肢は下側の下肢にそろえて，両膝のあいだに枕を挟む．
- 患者は，骨盤の回旋が起こらないように確認しながら，上側の股関節をゆっくり外旋する．その肢位を3～5秒保持し，もとの位置に戻る．
- 5～10回エクササイズを繰り返す．運動は股関節だけで行うべきであり，骨盤と体幹を動かさないようにする．5～10回反復したら，寝返りして反対側でもエクササイズを反復する．

特別な留意点
- 最も一般的な誤りは，股関節の回旋に伴った骨盤の回旋である．
- 縫工筋に対抗して後方の股関節外旋筋群の使用を促通するために，骨盤を前方に回旋（上側の骨盤を前に倒す）した状態で開始するとよい．そうすることによって後方の筋群は重力に対して作用することになるだろう．
- 側臥位にて腰背部痛を呈する患者に対しては，丸めたタオルを腸骨稜の上のウエスト部位に入れると，側臥位に伴った脊柱の彎曲を減少させて，しばしば痛みを軽減することができる．

股関節外転（外旋を伴わない外転と伴う外転）
レベル1：股関節の外旋を伴わない外転
（Chapter 8, p 423）
目的
- 中殿筋のパフォーマンスの向上
- 外側腹筋群のパフォーマンスの向上．もしエクササイズの主な目的が外側腹筋群のパフォーマンスの改善ならば，股関節外旋は重要ではない；もし前捻股がある場合には，このエクササイズは外旋を伴ったエクササイズよりも適切なものであろう
- 患者が，股関節運動を骨盤運動と分離して実施することを学習

正しい方法
- 患者は，骨盤をわずかに前方に回旋（上側の骨盤を前に倒す）した状態で，体幹と骨盤が治療台と垂直になるように骨盤の前後傾の中間位をとって開始する．下側の股・膝関節は屈曲位にしておく．上側の股・膝関節は45°屈曲位にして両膝のあいだに枕を入れておく．
- 患者は，ゆっくり下肢全体を外転させる．この際，大腿部を回旋しないように，あるいは下側の下肢で治療台を押しつけないように枕から持ち上げる．外転位を3～5秒保ってから，ゆっくり下に降ろす．

特別な留意点
- 側臥位で腰背部痛を呈する場合には，脊柱の位置を整えるために，腸骨稜の上のウエスト部分に丸めたタオルを入れたほうがよい．
- 外転運動中も開始肢位に戻るときも，骨盤の側方傾斜を起こすべきではない．
- 股・膝関節の屈曲角度は，患者の股関節外転筋力に合わせて，レバーアームの長さを増やしたり減らしたりして調節することができる．
- 股関節を外転するときに感じる痛みを軽減させるためには，さらに股関節を屈曲させてもよい．

レベル2：股関節の外旋を伴った外転
（Chapter 8, p 423）
目的
- 中殿筋と股関節外旋筋群のパフォーマンス向上

- 骨盤運動をせずに股関節運動をすることを学習
- 外側腹筋群のパフォーマンス向上

正しい方法

- 患者は，骨盤をわずかに前方に回旋（上側の骨盤を前に倒す）した状態で，体幹と骨盤が治療台と垂直になるように骨盤の前後傾の中間位をとって開始する．下側の股・膝関節は屈曲位にしておく．上側の股・膝関節は45°に屈曲して両膝のあいだに枕を入れておく．
- 上側の下肢を外旋，外転して，枕から持ち上げ，3～10秒保ち，ゆっくり下に降ろす．

特別な留意点

- 患者が自分の骨盤上に手を乗せておけば，運動中に骨盤が動いていないことをモニターしたり確認したりできる．
- 下側の下肢の外転（床上の押しつけ）は防ぐべきである．そうしないと，外側腹筋群ではなく，反対側の股関節外転筋群が骨盤の安定化に関与してしまうことになる．

レベル3：股関節外転 (Chapter 8, p 424)

目的

- 後方殿筋群と外旋筋群の強化（これはレベル2エクササイズの次の段階として用いられる．膝を伸展するとレバーアームが長くなり，運動の難易度は増す）
- 治療台に向かって下肢を内転（下降）して，腸脛靱帯をストレッチ

正しい方法

- 患者は，体幹と骨盤をわずかに前方に回旋（上側の骨盤を前に倒す）した状態で，骨盤を前後傾の中間位にする．下側の股・膝関節は屈曲位にし，上側の下肢は伸展させて下側の下肢の上に置く．
- 患者は股関節を外旋させて，膝をわずかに上方に向けて下肢全体を外側に向けるようにする．次に股関節を外転して，わずかに伸展する．骨盤と体幹は動かさずに，下側の下肢を外転（押しつけ）しないようにする．
- 患者は，3～5秒間外旋を保ちながら下肢を保持し，ゆっくりもとに戻す．内転は15°だけにして下肢は治療台につかないようにするとよい．

特別な留意点

- セラピストは，患者に前捻股がないことを確認すべきである．それがある場合には，過度な外旋は患者にとって望ましいものではない．
- もし股関節外転筋群の過度な長さがあれば，両膝のあいだに枕を入れて上側の下肢を支持した状態で開始するべきであり，股関節外転筋群が延長された肢位にならないように，枕の上に下肢を降ろしていくべきである．
- 女性の場合には，骨盤が広いことや上側の股関節を屈曲・内転して側臥位で睡眠する習慣があると，さらに股関節外転筋が引き伸ばされる．この睡眠時の習慣的な姿勢は，両下肢のあいだの枕やウエストの下に丸めたタオルを置いて修正すべきである．

大腿筋膜張筋-腸脛靱帯のストレッチ
(Chapter 8, p 424)

目的

股関節外側構造体のストレッチ

正しい方法

- 患者は，体幹と骨盤を治療台に対して垂直にし，骨盤を前後傾の中間位にする．下側の股・膝関節は屈曲位にしておく．上側の股関節は伸展位，膝関節は約20°屈曲位にする．膝を20°屈曲位にするより90°屈曲位にしたほうがより効果的な患者もいる．
- 患者は，上側の股関節を外旋，やや外転，伸展する．外旋・伸展位を保ちながら，患者は上側の下肢を治療台のほうに向かって降ろしていく．10～15秒間支持なしで下肢を下げたままにしておく．骨盤は側方傾斜させず，股関節は屈曲しないようにしなければならない．
- 下肢を開始肢位に戻す．

特別な留意点

もし膝関節に不安定性があるならば，このエクササイズ中に膝は完全伸展しておく．

筋力強化のための股関節内転 (Chapter 8, p 424)

目的

- 股関節内転筋群の強化
- 腸脛靱帯のストレッチ

正しい方法

- 体幹と骨盤を支持面に対し垂直にする．下側の股・膝関節は伸展位にし，上側の股関節は屈曲・外旋させておき，足部を支持面上に置くことができるように膝を屈曲しておく
- 骨盤が動かないようにしながら，できる限り高く下側の下肢を内転する．内転位を3〜5秒保持してから開始肢位に戻り，エクササイズを反復する

特別な留意点

このエクササイズの別の肢位は，上側の股・膝関節伸展位である．この肢位では，下側の股関節を内転しているあいだに，上側の股関節外転筋も収縮しているだろう．

側臥位エクササイズ（上肢）

肩関節屈曲，外旋，肩甲骨内転 (Chapter 8, p 425)

1. 肩関節屈曲

目的

重力の影響を減じた肢位で，弱化した肩関節屈筋群の強化

正しい方法

- 患者は両股・膝関節を屈曲位にした側臥位になり，体幹を支持面に対し垂直にする．枕を患者の胸の前に置き，肘が肩の高さになるように患者の上腕や前腕を枕の上に乗せる．
- 肘関節は，屈曲位にして枕の上に置く．患者は，腕を頭上に向かってすべらせながら肩関節を屈曲していき，屈曲するにつれて肘関節を伸展していく．
- この肢位を5〜10秒間保ってから開始肢位に戻る．

特別な留意点

- 患者は運動中の肩甲骨の上方回旋について意識することも必要である．
- 患者は，屈曲中に過度の肩甲骨の挙上を避けるべきである．

2. 肩甲骨内転（僧帽筋エクササイズ）(Chapter 8, p 425)

目的

僧帽筋中部・下部線維のパフォーマンスの向上

正しい方法

- 患者は両股・膝関節を屈曲位にした側臥位になり，体幹を支持面に対し垂直にする．枕を患者の胸の前に置き，患者の上腕や前腕を枕の上に乗せる．肩関節120°屈曲位，肘関節20°屈曲位とする．
- 患者は，肩甲骨を上方回旋，内転する．まず上方回旋して，次に内転する．

特別な留意点

肩甲骨の内転に対する最もよく見られる代償運動は，広背筋による肩甲骨の下制である．

3. 肩関節回旋 (Chapter 8, p 425)

目的

患者が腹臥位で快適に回旋のエクササイズを実施するために肩関節の外転（90°）ができない場合に，肩外旋筋群の抵抗運動をすることを目的とする

正しい方法

- 患者は両股・膝関節を屈曲位にした側臥位になり，体幹を支持面に対し垂直にする．枕を患者の胸の前に置き，患者の前腕を枕の上に乗せる．
- 患者の腕は，胸郭の側面に置き，手掌が枕に面するように前腕回内した状態で肘関節90°屈曲位とする．患者は枕から手を持ち上げて，肩関節を外旋する．
- この自動運動の最終域において5〜10秒間保持してから，枕の上に腕を戻す．

特別な留意点

患者は，肩甲骨を動かすべきではなく，上腕骨の長軸を通る回転軸があるかのように腕を動かすべきである．上腕骨の外旋よりも，肩甲骨の内転が起こりやすい傾向がある．

肩甲骨の外転と上方回旋 (Chapter 8, 図なし)

目的

肩関節の運動をしながら肩甲骨の運動を改善

正しい方法

- 患者は両股・膝関節を屈曲位にした側臥位になり，体幹を支持面に対し垂直にする．枕を患者の胸の前に置き，肘が肩の高さになるように患者の上腕や前腕を枕

の上に乗せる．
- 肘関節約45°屈曲位で肩関節約100°屈曲位にする．患者は，腕を枕に沿って肩関節を屈曲する際に，肩甲骨の外転と上方回旋を強調する．肩甲骨の運動が強調されるべきであり，肩甲上腕関節屈曲の達成には重点はおかない．

特別な留意点

セラピストは，患者が肩甲骨を上方回旋させずに外転していないかどうかを確認する．このエクササイズが強調する点は，前鋸筋のパフォーマンスを改善することにある．

腹臥位エクササイズ(下肢)

膝関節屈曲 (Chapter 8, p 426)

目的
- 大腿直筋と大腿筋膜張筋のストレッチ
- 上記した筋をストレッチしているあいだに，骨盤と脊柱の代償運動を防ぐ
- 骨盤に等尺性のコントロールを与えるために，腹筋群のパフォーマンスを改善

正しい方法
- 患者は，両股関節伸展位，内外転および回旋の中間位で腹臥位になる．両膝とも伸展しておく．両上肢は楽な位置においてよい．
- 患者は腹筋群を収縮させたまま可能な限り一側の膝を屈曲する．その際，骨盤と大腿部は固定されたままである．患者は，殿部に手を置くかASISの腹側に指先を置くかによって，骨盤運動の程度をモニターすることが可能である．
- 腹筋群を収縮していても骨盤運動を防ぐことができない場合には，その位置で膝の屈曲を止めるべきである．別法として腹部の下に枕を入れる方法があるが，股関節の下ではない．
- 患者は，膝伸展位の開始肢位まで下肢を戻し，反対側でも同じエクササイズを反復する．

特別な留意点
- 大腿筋膜張筋や腸脛靱帯に短縮あるいは硬さがある患者の場合には，膝屈曲運動を開始する前に，股関節を15°〜20°外転にしておくことによって骨盤運動を防止できる．
- もし膝屈曲中に脛骨が外旋してしまう場合には，患者は膝屈曲中に脛骨を内旋してもよいし，あるいは脛骨の回旋を減少するために，両膝・両足をそろえて同時に両膝を屈曲してもよい．

股関節回旋 (Chapter 8, p 427)

目的
- 股関節回旋筋群のストレッチ
- 患者が骨盤運動を伴わないで，股関節で大腿部を回旋することを練習

正しい方法
- 患者は，両股関節伸展位，回旋および内外転の中間位で腹臥位になる．腹臥位では，症状が悪化したり腰椎の過伸展が顕著になったりする場合には，小さな枕を(股関節部ではなく)ウエストラインの腹側に置くとよい．
- 患者は，腹筋群を収縮させたまま一側の膝を屈曲させる．骨盤を静止させたまま，股関節を外旋させ，次に内旋させる．もし可動域の限界に達したら，5〜10秒間保持した後，中間位に戻る．反対側も同じ方法で行う．
- 股関節の回旋運動を実施する場合，骨盤の動きを防ぐようにモニターする．患者は，両手を殿部に置くか，両手指をASISの腹側に置くことによって，動きをモニターできる．もし大腿部の回旋時に骨盤運動を感じたら，患者は腹筋群の収縮によって骨盤のコントロールを試みるとよい．

特別な留意点
- 股関節外旋運動中に脛骨の外旋が起こったら，患者は足部を内側に回さなくてはならない(脛骨内旋)．この脛骨の外旋は，大腿筋膜張筋-腸脛靱帯(tensor fascia lata-iliotibial band；TFL-ITB)の緊張と膝関節の過度な柔軟性によって引き起こされる．
- もし膝が不安定で脛骨の顕著な運動が認められたら，このエクササイズは禁忌かもしれない．なぜならば，この運動は大腿骨に対する脛骨の側方すべりを起こす可能性があるからである．
- もし股関節外旋中に大転子が大きく偏位してしまうのであれば，セラピストは殿部の尾側の大腿上に手を置

いて大転子の動きを制限することによって，これをコントロールすることができる．この大腿運動の誤ったパターンは，TFL-ITB の短縮による二次的な股関節屈曲であると考えられている．
- もし股関節の前捻や後捻があれば，セラピストは患者に一方向の回旋だけを勧めたほうがよい．

膝関節伸展位での股関節伸展 (Chapter 8, p 428)

目的
- 大殿筋とハムストリングスを強化
- 股関節伸展時にハムストリングスの使用を減らす一方，大殿筋で運動を開始し，その筋の参加を増やすように練習
- 伸展中に，大転子が一定位置に維持され過剰に前方へのすべり運動が起こらないように，大腿近位部のコントロールを改善
- 腸腰筋のストレッチ

正しい方法
- 患者は，両股・膝関節伸展位で腹臥位になる．股関節は，回旋および内外転の中間位である．腹臥位にて，症状が悪化したり腰椎の過伸展が顕著になる場合には，小さな枕を（股関節部ではなく）ウエストラインの腹側に置くとよい．
- 患者は膝関節伸展を維持したまま，股関節を伸展しわずかに外旋する．運動を開始するために大殿筋の収縮を"意識する"必要がある．骨盤は治療台に接触したままで，股関節を 10° だけ伸展する．
- 患者は，両手を殿部に置くか，両手指を ASIS の腹側に置くことによって，動きをモニターすることができる．もし骨盤の傾斜や回旋が感じられたら，股関節を伸展する前に腹筋を収縮させて骨盤運動を防ぐ．
- 下肢伸展位で 3～5 秒保持してから，ゆっくり治療台に戻し，反対側でもエクササイズを実施する．エクササイズを反復してから足を換える．

特別な留意点
- 立位のとき股関節が伸展している患者ならば，腹臥位でも股関節をもっと屈曲させるために，セラピストは患者の腹部の下に枕を使用すべきである．股関節を 10° 以上伸展させないようにする．
- 腰椎伸展で股関節伸展を代償してはいけない．

- 大殿筋収縮は，ハムストリングス収縮の前か同時でなければならない．
- 伸展中に大転子が前方に動く場合には，伸展運動を開始する前に殿筋群を収縮させて股関節を外旋させておく．

膝関節屈曲位での股関節伸展 (Chapter 8, p 429)

目的
- 大殿筋のパフォーマンス向上
- 股関節屈筋群のストレッチ

正しい方法
- 前述のエクササイズと同じ開始肢位をとる．
- 患者は，一側の膝を約 125° 屈曲する．理想的にはハムストリングスをリラックスさせ，下腿の重みで膝を曲げておくとよい．患者は，股関節をわずかに外旋して 10° 伸展する．伸展位を 5～10 秒保ってから，ゆっくり治療台の上に降ろす．同側の足で反復した後，反対側で実施する．
- 骨盤の運動とか反対側の下肢での股関節屈曲（治療台を押す動作）は避けるべきである．患者は両手指を ASIS に置くことによって，骨盤の動きをモニターする．もし骨盤の傾斜や回旋が起きたら，股関節を伸展する前に，"おへそを背骨に近づける" ことによって，腹筋を収縮させる．

特別な留意点
- 大腿直筋はこの肢位によって最大限にストレッチされるので，股関節伸展中に腰椎も伸展しやすい．そのため患者を注意深くモニターする必要がある．
- 立位で骨盤が前傾した患者は，しばしば運動の最終域で大殿筋を使うことが困難であり，運動の最終期では，すでに腰椎の伸展で代償しているだろう．こういった患者は，前屈位からもとに戻るときに十分に股関節を伸展することもできないので，このエクササイズが必要である．
- 必要ならば，腹部の下に枕を入れるとよいが，その患者にはこのレベルのエクササイズは難しすぎるのかもしれない．
- 膝関節屈曲位を保つためにハムストリングスを収縮させなければならない場合は，患者が手で他動的に膝関節屈曲位を保つことができるように，下腿にストラッ

プを装着するとよい．

股関節外転 (Chapter 8, p 430)

目的
- 中殿筋やその他の外転筋群のパフォーマンス向上
- 骨盤や脊柱を動かさずに股関節で大腿部を動かす練習

正しい方法
- 両股・膝関節伸展位，内外転・回旋中間位で腹臥位になる．
- 骨盤傾斜や脊柱の運動がない状態で，可能な限り足を外側にすべらせることによって外転する．その位置を5〜10秒間保持してから，中間位に戻る．
- 患者は，両手を殿部に置くか，両指をASISに置くことによって，骨盤の動きをモニターすることができる．もう一方の下肢でもエクササイズを反復し，交互に実施する．

特別な留意点
- このエクササイズは重力の影響が少ないので，中殿筋後部線維が非常に弱い場合に用いることができる．腹臥位のため，屈曲外転筋群よりも伸展外転筋群を用いる．
- また，このエクササイズは，股関節伸展に伴って起こりやすい腰椎伸展を減らし，股関節伸筋作用の改善を図るのにも適している．

両股関節外転・両膝関節屈曲位での等尺性の股関節外旋 (Chapter 8, p 431 上図)

目的
- 股関節外旋筋群のパフォーマンス向上
- 延長した股関節外旋筋群の短縮化を補助

正しい方法
- 患者は，左右の足部の内側部が接触するように，両膝関節屈曲，両股関節外転，外旋位にした腹臥位になる．
- 患者は，両足部を互いに5〜10秒間押し合うことによって，等尺性の外旋運動をした後，リラックスする．目標とする回数の緊張と弛緩を繰り返した後に，治療台上に足を伸ばす．

特別な留意点
外旋ではなく，股関節屈曲・内旋で代償する可能性がある；そのため，患者が等尺性収縮を実施する際に，殿筋群の輪部の変化を観察して確認しなければならない．また，患者にはエクササイズを実施する際に，殿筋群を収縮することを指導しなければならない．

等尺性の大殿筋収縮 (Chapter 8, p 431 下図)

目的
大殿筋のパフォーマンス向上

正しい方法
患者は腹臥位になり，殿部を緊張させる．殿部の筋群を収縮させる際には下肢を外側に回すように意識し，5〜10秒間維持する．

特別な留意点
患者の腰椎が平坦な場合には，このエクササイズは腰椎屈曲を増強しないように注意深く実施しなければならない．

腹臥位エクササイズ(上肢)

背部の伸筋群の活性化（背部の伸筋群の活動を高めるための肩関節屈曲）(Chapter 8, p 432 上図)

目的
背部の伸筋群のパフォーマンス向上

正しい方法
患者は治療台の端に両手を垂らした状態で，腹臥位になる．患者は自分の肩を90°から170°まで屈曲する．

特別な留意点
- 患者は背部の伸展運動は避けるべきである．
- 患者はいかなる脊柱の回旋も避けるべきである．
- 肩の運動範囲は，肩上部に痛みを誘発しない程度にとどめる．

肩関節屈曲 (Chapter 8, p 432 下図)

目的
- 肩甲骨の運動を改善
- 前鋸筋のパフォーマンス向上

正しい方法

- 治療台の上に2つの枕を縦に置く．患者は下肢を伸展したまま，枕の上に腹臥位になる．両腕は，前腕部が治療台上に位置するように肩伸展・肘屈曲位にして両脇に置く．肩甲骨を正しい位置にするために両肩の下に丸めたタオルを入れる必要があるかもしれない．
- 患者は一側の肩関節を屈曲する．この際，頭上に向かって腕をすべらせて肘を伸ばしながら実施する．腕を挙上するに従って腕を重力に抗して挙上することを意識するよりも，肩甲骨の外転と上方回旋を強調するようにする．患者は，腕を挙上するにつれて，肘と肩甲骨下角を結ぶ糸によって肩甲骨が外転方向に引っ張られるようにイメージするとよい．患者は，完全な肩関節屈曲に焦点をおくのではなく，肩甲骨の運動に集中すべきである．
- 腕を開始肢位へ戻した後，反対側の腕でもエクササイズを反復する．

特別な留意点

- これは重力の影響を減らしたエクササイズであり，肩甲骨の運動が最もやりやすい肢位である．胸郭の重さが肩甲骨にかからないので，背臥位で実施するよりも容易に肩甲骨を動かすことができるはずである．
- この肢位では，肩甲骨の動きを観察しやすく，望ましい運動パターンが起きているかどうかを確認することができる．また，菱形筋群の運動が抵抗になっている場合には，肩甲骨の運動を介助することもできる．

段階的僧帽筋エクササイズ (Chapter 8, p 433)
レベル1：手を頭部に乗せて

目的
僧帽筋中部・下部線維のパフォーマンス向上

正しい方法

- 運動の開始は腹臥位で，両方の肩と肘を屈曲して両手を頭部に乗せる．肩甲骨の前傾を防ぐために，左右の肩の下に丸めたタオルを入れる．
- 患者は，肩甲骨を内転することによって腕を持ち上げる．患者は肩甲骨の対角線的な運動を意識すべきであり，肩すくめ運動(shoulders shrug)をすべきではない．5～10秒間保持してからリラックスする．

特別な留意点

よく見かける運動機能障害は，肩甲骨の内転をせずに上腕骨の屈曲が起こることと，僧帽筋下部線維によって肩甲骨の下制が起こるのではなく，広背筋によって肩甲帯の下制が起きることである．

レベル2：肘屈曲位で肩外転位からの肩甲骨内転

目的
僧帽筋中部・下部線維のパフォーマンス向上

正しい方法

- 患者は腹臥位になり，両腕を頭上に上げ肘を屈曲する．
- 患者は肩甲骨を脊柱に引きつけることによって肩甲骨を内転させる．僧帽筋下部線維の作用を強調する場合には，肩甲骨を脊柱に向かって下内側に引くように指導する．患者は，僧帽筋を収縮させているあいだ，腕と手を持ち上げておく．肩の外旋を強調するために，手は肘よりもやや高い位置に保っておく．

特別な留意点

- 腕を持ち上げるときに，肩をすくめないようにする．
- 菱形筋の作用を示唆するような肩甲骨下方回旋が起きないようにする．

レベル3：肘伸展位で肩外転位からの肩甲骨内転

目的
僧帽筋中部・下部線維のパフォーマンス向上

正しい方法

- 患者は腹臥位になり，両方の肩120°外転位，肘伸展位，前腕中間位で母指が上方を向くような肢位をとる．
- 腕を治療台から2.5～5 cm持ち上げる際には，肩甲骨を脊柱に向かって背側下方に動かす．5～10秒間腕を保持した後，リラックスして治療台に腕を降ろす．
- このエクササイズは両腕同時に実施することもできるし，一側ずつ実施することもできる．

特別な留意点
- 患者は腕を持ち上げるときに，肩すくめをしてはならない（僧帽筋上部線維の代償運動）．
- 手は腕よりも高い位置になければならない．
- 肩峰領域に痛みがあってはならない．
- 患者は僧帽筋下部線維の代わりに広背筋の代償運動によって肩甲帯を下制すべきではない．

肩関節回旋 (Chapter 8, p 434)

目的
- 肩回旋筋群のパフォーマンス向上
- 適切な運動範囲において肩甲骨を動かさないで，上腕骨だけを動かすように練習

1. 外旋

正しい方法
- 患者はベッドか治療台に腹臥位になり，肩90°外転位，肘90°屈曲位，前腕部は治療台の端から下に垂らす．肩甲骨と上腕を適切な位置にするために，上腕近位部に折りたたんだタオルを入れるとよい．肩甲骨を外転したり前傾したりすることなく，また，上腕骨は肩甲骨面上に存在しなくてはならない．
- 患者は前腕が自分の頭部に近づくように，肩甲上腕関節でゆっくりと外旋させる．上腕骨を外旋するとき，肩甲骨の運動を起こしてはならない．患者が分離した上腕骨運動をするのを助けるために，肩甲骨と上腕骨をユニットとして一緒に動くのではなく，上腕を"固定した軸上で回転させる"ように意識を集中することを指導すべきである．5～10秒間保持した後，ゆっくりと開始肢位に戻す．

2. 内旋

正しい方法
- 前述のエクササイズと同じ肢位をとる．
- 前腕が股関節に向かって動くように上腕を内旋する．肩甲骨を動かさずに上腕を"固定した軸上で回転させる"ことによってこのエクササイズをするように指導する．得られた最大運動範囲を5～10秒間保持してから，腕をゆっくりと中間位まで戻す．

特別な留意点
外旋運動中，しばしば肩甲骨は外転して上腕骨に向かって動く．これは，外旋筋の作用が肩甲骨内転筋群と適切に釣り合っていないからである．外旋運動の際に，患者が"努力"することを減らすと，肩甲骨の運動がなくなるだろう．

3. 最終域での内旋

肩甲下筋のパフォーマンスの向上をエクササイズの焦点にするならば，最も重要なのは内旋の最終可動域である．

正しい方法
- 肘屈曲位で肩を最大内旋位にして，治療台に前腕と手を置けるように患者の（体幹の）下にいくつかの枕を縦に入れる．次に最大内旋した状態で，肘をわずかに伸展する．内旋筋の等尺性コントロールは，求心性の活動よりも容易に得ることができる．
- 患者は，数度外旋した位置から（最大限に）内旋して，再び開始肢位に戻るとよい．徐々に外旋，内旋角度を増やしながら，必要に応じてこのエクササイズを反復する．

四つ這い位エクササイズ

四つ這い位での揺さぶり (rocking)
(Chapter 8, p 435)

目的
- 腰痛患者の脊柱への圧迫力の減少
- 脊柱の回旋アライメント異常を修正するための補助（四つ這い位による対称的な四点支持姿勢は圧迫力が少ないので，脊柱が構造的により正常なアライメントに自己調整するのを可能にする．後方へ揺さぶると脊柱がわずかに離開され，それに伴って脊柱起立筋群がストレッチされるので，アライメントの修正に役立つ）
- 腰痛の軽減
- 股関節伸筋群の内の単関節筋（大殿筋，梨状筋など）をストレッチする．これらの筋群と脊柱の伸筋群を比較した相対的な硬さの相違や，代償的な骨盤や脊柱の回旋に対するその影響に注意をはらう
- 股関節伸筋の硬さや短縮に関連した腰椎の代償的柔軟性を軽減
- 胸椎後彎の修正の補助；圧迫力を除くと胸椎の屈曲方向への彎曲異常が逆転する

- 胸椎伸筋群を短縮させ，パフォーマンスを向上
- 短縮した腰椎伸筋群のストレッチ
- 患者自身の，正しい体幹アライメントの"感覚"を培う
- 前鋸筋のパフォーマンス向上
- 脊柱を動かさないで，股関節の屈曲，伸展を練習
- 寛骨臼に対する大腿骨頭後方すべり運動の改善
- 上腕骨頭後方すべり運動の改善
- 肩の屈曲可動域の増加
- 肩甲挙筋のストレッチ

正しい方法

- 患者は，両手と両膝をついて快適な姿勢をとる．頭部は肩の高さにそろえ，肩は手の位置と一致させ脊柱は平坦にする．また，股関節は膝の直上に位置し90°屈曲位をとり，足関節は底屈位をとる．両膝は適度に開き，同一面上に置く．
- セラピストは，患者のアライメントの誤りを修正する．患者は，正しい痛みのない肢位をとれるように練習する．
- もし患者が伸展症候群を呈していたり，股関節屈筋群の収縮で痛みを訴えるならば，腸腰筋の収縮を避けるために，股関節の屈曲によって後方への揺さぶり（移動）をするのではなく，踵に向かって動くために両手で床を押せばよい．
- 患者は正しい姿勢をとってから，監視下で後方への揺さぶりを実施する．運動は，股関節と肩関節だけで起こるべきであり，背中で起こってはならない．背中は真っ直ぐにしたままである．肩関節は，股関節が100°以上屈曲したときに屈曲し始める．もし痛みを感じたら，その位置で中止して開始肢位に戻る．
- 後方への揺さぶりをする場合に，患者の頭部，頸部は伸展しないようにする．もし頭部や頸椎の伸展が起こるのであれば，後方への揺さぶりをする際に，患者はあごを頸部のほうに引いて頸部屈筋群を収縮しておかなければならない．この伸展は肩甲挙筋の短縮の結果である．肩甲骨が上方回旋するにつれて両側の肩甲挙筋が伸張され，頸部と頭部の伸展をまねく結果となる．

特別な留意点

- 股関節の伸筋群に左右非対称の硬さが存在する場合には，後方への揺さぶり運動中に骨盤を水平に維持するために，硬い筋群のある側の股関節は，外旋，外転せざるをえないかもしれない．運動の反復につれて硬さは減少して，股関節のアライメントは適切に整復される可能性がある．
- 一側性あるいは両側性前捻股を呈し解剖学的には中間位にある場合には，骨盤を水平に保つためにあまり股関節を屈曲しないようにしたほうがよい．運動を修正するためには，前捻のある股関節を内旋すべきである．
- 患者が股関節を屈曲し始めたときに脊柱の回旋が起こるのは，股関節の非対称的な硬さの結果かもしれない．この場合，骨盤の回旋あるいは側方傾斜が顕著である．セラピストは，患者の股関節の位置を適切に調節しなければならない．脊柱の回旋は，傍脊柱筋の長さに非対称がある結果である．この回旋は，患者が後方への揺さぶりをするときに，しばしば増加する．この場合患者が後方への揺さぶりをする際に，セラピストは患者の脊柱に対し反作用力を与えるべきである．反作用力を伴った後方への揺さぶりの反復によって，非対称が修正できる可能性がある．セラピストは，この反作用力が症状を誘発しないことを確認しておくべきである．
- 患者の腹部が大きかったり，大腿部が重かったりする場合には，代償的な股関節や腰椎の屈曲運動を伴わないで後方への揺さぶりをすることはできないだろう．
- 腰背部痛のある患者が，非常に大きな腹部をした著明な肥満体である場合，この肢位では突き出た腹部が前方剪断力を増大する因子になりうるので，このエクササイズは禁忌である．
- 患者に心疾患がある場合，この肢位は患者の心臓の出力系にストレスがかかりすぎるので，注意して実施する必要がある．
- 膝に機能異常がある場合には，股関節と膝関節の運動範囲が制限されるかもしれない．
- 股関節屈曲制限を伴った股関節疾患は，代償的な骨盤や腰椎の回旋を増強させるだろう．セラピストは腰椎の過度な柔軟性を避けるために，揺さぶりの範囲を制限すべきである．

前方への揺さぶり (Chapter 8, p 435)

このエクササイズはまれにしか用いられない．というの

は，腰椎の最終伸展域に望ましくないストレスがかかるためである．

目的
- 伸展方向の腰椎の柔軟性を改善
- 腹筋群のパフォーマンス向上
- 股関節屈筋群のパフォーマンス向上
- 前鋸筋のパフォーマンス向上

正しい方法
- この運動はまれにしか用いられない．
- 前述したような四つ這い位で開始する．可能な限り後方への揺さぶりをして，身体の前面で腕が最大限に伸ばされるように，可能な限り両肩を屈曲しておく．
- 患者は肘を伸展位に保ったままにしておき，セラピストに誘導される範囲で前方に揺さぶる．このあいだ，腹筋群は収縮しておかなければならない．

特別な留意点
- 完全に前方に揺さぶるためには，腹筋群の十分な筋力とコントロールが必要である．脊柱伸展の配分にも注意する．1つか2つの分節での伸展運動を避ける．患者の腹筋群が弱いと，腰椎，特に腰仙部の過度な伸展が起こるかもしれない．
- 翼状肩甲（浮き上がり）の出現するポイントを超えて揺さぶってはいけない．翼状肩甲は，体幹の重さによってかかる負荷が，胸郭に対し肩甲骨を保持する前鋸筋の能力を超えてしまっていることを示唆する．肩甲骨-上腕骨間筋群の短縮や，僧帽筋・菱形筋による拮抗的安定化の不足も翼状肩甲に影響している．
- 前方に揺さぶる際に，患者は速度や股関節伸展角度を調節するために，股関節屈筋群を使用しているかもしれない．これが痛みを引き起こす可能性がある．

四つ這い位での四肢の運動 (Chapter 8, p 436)
1. 肩関節屈曲

目的
- 上肢運動中に体幹の回旋を防ぐために，腹筋群の機能を増加
- 背筋群のパフォーマンス向上
- バランスコントロールを改善

正しい方法
- 前述したような四つ這い位になる．患者はへそを脊柱に向かって引っ張ることによって腹筋群を収縮させる．これによって，肘伸展位で上肢を屈曲したときに体幹が回旋するのを防ぐ．肩の屈曲を開始するのと同時に脊柱の回旋が起こる場合には，肩の運動を制限するべきである．この場合，腹筋群は収縮した状態で，肘を屈曲することで手を支持面からわずかに浮かすようにする．このような変法によって，関連した機能障害をコントロールすることが可能になる．
- 患者は，痛みや体幹の回旋を出さずに，170°屈曲位に向かって可能な限り腕を挙上する．この位置で5～10秒間保持してから，開始肢位に戻る．
- エクササイズを反復して，反対側でも実施する．

特別な留意点
- 主要な目的は，非対称的あるいは悪化傾向のある体幹の回旋を防ぐことである．前にも述べたが，患者の挙上するレバーの長さは自分で肘を屈曲することによって調節できるのであって，腹筋群や背筋群の収縮力を減らすことによって肩を挙上しようとすべきではない．回旋をコントロールする能力に基づいて患者に指導する．
- 背筋群の活動は両側に起こるべきだが，反対側がわずかに大きいかもしれない．これは，筋の輪郭の変化によってわかる．
- もし両方の股関節を90°以上屈曲したならば，腹筋群や背筋群への収縮の要求量が減少する．これはエクササイズの負荷を調節するもうひとつの方法だが，患者自身にとっては，エクササイズを調整したり負荷を減らしたりしていることに気づかないまま実施してしまう可能性がある．

2. 股関節伸展

目的
- 体幹と骨盤の回旋をコントロールする腹筋群，背筋群のパフォーマンス向上
- 下肢荷重下および非荷重下での股関節伸展筋群のパフォーマンス向上
- バランスコントロールの改善

正しい方法

膝関節屈曲位での股関節伸展　前述したような四つ這い位をとり，一側下肢での支持中に骨盤が回旋しにくくするためにわずかに股関節を内転位にしておく．患者は，脊柱に向かってへそをへこませるように腹筋群を収縮させる．骨盤と脊柱を一定の位置に維持しながら，膝関節屈曲位のまま股関節を伸展する．患者は，脊柱を伸展してはいけない．運動は股関節に制限すべきである．

股関節・膝関節伸展　エクササイズの難易度を上げるために，股関節伸展中に膝関節も伸展する．運動の最終域で5～10秒間保持した後，開始肢位に戻り，反対側でも実施する．

特別な留意点

他のエクササイズと同様に，下肢運動中に骨盤と脊柱を一定位置に維持できることを目的とする．セラピストは，患者が目的を達成するために適切な難易度を決定しなければならない．患者は腰椎を伸展させないために，股関節の最終伸展を避けるようにする．

3. 肩関節屈曲位での股関節・膝関節伸展

目的
- 腹筋群と背筋群のパフォーマンス向上
- バランスコントロールの改善

正しい方法
- "背骨に向かっておへそを引っ張る"ことによって腹筋群を収縮した後，肘関節を伸展したまま一側の肩関節を屈曲する．次に骨盤と脊柱を一定位置に維持したまま，反対側の股関節と膝関節を伸展する．
- さらにパフォーマンスのレベルを上げるには，腹筋群を収縮させ，肩関節の屈曲，股関節および膝関節の伸展を同時に行う．
- 次に，他の上下肢でエクササイズを実施する．

特別な留意点
- このエクササイズをするためには，脊柱の運動を起こすことなく一側下肢だけで実施できなければならない．
- 運動中に，骨盤と脊柱を回旋させないように注意深く指導する．ほとんどの患者は，骨盤の回旋を起こさないで股関節を完全伸展することができない．
- このエクササイズを正しく実施していない患者が大勢いる．というのは，これはエクササイズ教室で間違ったままよく用いられているからである．正しいテクニックについて，十分に指導を受けるべきである．

頸部の屈曲と伸展 (Chapter 8, p 437)

目的
- 頸部の伸展筋群(肩甲挙筋を含む)のストレッチ
- 頸部の伸展筋群のパフォーマンス向上
- 正しく頸椎を伸展して，後方への剪断力を避けることを学習
- 頸椎の屈曲運動の場合，過度の下部頸椎の運動をせずに，頸椎彎曲を逆転することを学習
- 頸椎の適切な分節での運動を学習

正しい方法

前述の四つ這い位になる．正常な頸椎のアライメントをとり，頸椎彎曲が逆転するように頸部に向かってあごを引くように指導する．この肢位を5～10秒間保持した後に"頭の中心を通る棒の回りで頭を回転させる様子を思い描く"ことによって，頸椎を伸展させる．セラピストは，患者の矢状面上で回旋運動するように指導する．運動軸は頸椎の中間に位置すべきである．

特別な留意点
- 頸椎の左右の筋容量に，顕著な非対称のある患者もいる．このような非対称は，常に頭部を一側にだけ回す水泳のストロークに関連して見られることがある．
- このエクササイズの肢位をとると，肩甲挙筋が著明に浮き出る患者もいる．頸椎の固有伸筋群の活動が少ないため，頸部伸展筋群として肩甲挙筋が目立っていると解釈できる．
- 頸椎伸展が実施される際に，下部頸椎が過度な運動を伴い，上部頸椎の関与が不十分な場合もある．

頸部の回旋 (Chapter 8, p 437)

目的
- 頸部回旋筋群のパフォーマンス向上
- 頭部や頸部の運動が，伸展/回旋とか側屈/回旋のような組み合わせ運動ではなくて，固定された軸回りに正しく実施されるように練習する

正しい方法

前述したような四つ這い位をとる．頸椎の中間位から開始し，患者は痛みのない範囲内で，できる限り一側に頭頸部を回旋させる．"頭と頸部を長軸方向に通る棒の回りで頭を回転させるように思い描きなさい"と，指導する．いかなるタイプの捻れ運動も避けなければならない．5〜10秒間保持して，反対側でも実施する．

特別な留意点

この肢位でいかなる頸部痛も生じてはならないし，痛みを感じたらそれ以上の範囲で運動してはならない．肩甲挙筋が浮き出てはいけない．

座位エクササイズ

膝関節伸展と足関節背屈 (Chapter 8, p 438)

目的

- ハムストリングスとふくらはぎの筋群のストレッチ
- 内側・外側ハムストリングスの筋の長さにおける不均衡の修正
- ハムストリングスのストレッチに伴う代償的腰椎の屈曲と回旋の修正
- 長趾伸筋の使用を避け，前脛骨筋による足関節背屈運動を優位にするようにする
- 腓骨筋群のストレッチ
- 不適切な大腿筋膜張筋の動員を避ける練習
- 座位を保持するために，あるいは膝を伸展する際に，股関節屈筋群を過剰に動員するのを避ける練習
- 膝伸展中に，股関節内旋を避ける練習
- 大腿四頭筋とハムストリングスの不適切な同時収縮を避ける練習
- 膝蓋骨の誤った外側すべりの修正
- 大腿四頭筋と足背屈筋群のパフォーマンス向上
- 腰背部伸筋群の短縮化とパフォーマンス向上
- 膝伸展中の脛骨の外旋を避ける練習

正しい方法

- 患者は座位姿勢をとる．背もたれの真っ直ぐな椅子が好ましい．股関節90°屈曲位，骨盤は垂直位，腰椎は平坦にする．
- 患者は，一側の膝関節をゆっくりと痛みを出さないように，可能な限り伸展する．この際に，骨盤の後傾や回旋，あるいは脊柱の屈曲や回旋が起きないようにする．患者が背もたれ椅子に座っている場合には，膝伸展中に上部体幹を椅子に押しつけて伸展する（等尺性収縮）ように指導する．患者の股関節は中間位に保持されなくてはならない．大腿筋膜張筋やハムストリングスは収縮させてはいけない．膝関節を最大に伸展したときに，足関節を背屈して足部を膝のほうに向ける．足を背屈する際には，足趾の動きが先行したり足部を外がえしするのを避ける．5〜10秒間保持した後に開始肢位に戻る．
- エクササイズを反復し，反対側でも実施する．

特別な留意点

- 内側ハムストリングスが外側ハムストリングスよりも（短縮ではなく）硬い場合には，患者は膝関節を伸展中に股関節を内旋するだろう．しかしながら，中間位を維持するように指導すれば膝の完全伸展が可能になる．もし内側ハムストリングスに短縮があれば，中間位を維持すると伸展が制限されてしまうだろう．
- 膝関節伸展中に股関節が伸展する場合，ハムストリングスを同時収縮させている可能性があり，椅子のシートに大腿部が沈み込むことが証拠になる．膝を他動的に伸展してみると，この仮説の真偽が確認されるだろう．患者が同時にハムストリングスを収縮させると，膝を伸展するのが"容易に"なってしまうだろう．患者に対して，膝伸展のために"大腿四頭筋の2つの線維だけ（訳者注：内側広筋と外側広筋）を用いる"ように意識するように指導することは，有益な口頭指示となる．このような同時収縮パターンは，抵抗をかけた膝伸展運動を頻繁に実施している患者にしばしば見られる．
- 膝伸展中に骨盤や腰椎の回旋が見られる場合，このエクササイズを開始する前に股関節を外転しておくと，しばしばこの代償運動を減らすことができる．大殿筋/腸脛靱帯の硬さや短縮は，このパターンに影響する因子と考えられる．
- 膝蓋骨高位や過度の膝蓋骨外側偏位がある場合には，伸展位から屈曲位に戻るときに膝蓋骨のすべりを補助することによって，短縮した構成体を伸張することができる．
- 大腿部の回旋運動を評価する最もよい方法は，膝関節の伸展運動中に患者の大腿部の上にセラピストが手を

置いておくことである．膝伸展中に股関節が内旋する場合，2つの因子が影響している可能性がある．それは，①内側ハムストリングスの短縮や硬さ，および，②大腿筋膜張筋の不適切な動員，である．大腿筋膜張筋の収縮を減少させるためには，膝関節を伸展しようとする努力を減らす必要がある．

- 槌趾（ハンマートウ）のある患者は，足趾の伸筋で足関節背屈を開始しやすいので，足趾ではなく足関節を動かす練習をする必要がある．回内足のある患者は，足関節背屈時にしばしば足部を外がえしする．外がえしではなく内がえしする患者は，腓骨筋群がストレッチされるので下腿の外側に沿って伸張される感じがするだろう．
- 足関節背屈が制限されている場合には，母指球の下にタオルを通して両手で引っ張ることによって，他動的に足関節を背屈することができる．

股関節屈曲 (Chapter 8, p 439)

目的

- 腸腰筋のパフォーマンス向上
- 股関節屈曲範囲の改善
- 特に，側彎を呈しているように見える筋力の非対称がある場合には，腹筋群によって体幹の回旋の等尺性コントロールを高める

正しい方法

- 患者は，両股関節90°屈曲位，脊柱と骨盤を垂直位，大腿部の横に両手を置いた姿勢で椅子に座る．患者は脊柱と骨盤を動かないように保ちながら，自分の両手で大腿部を胸の方向に持ち上げ，他動的に股関節を屈曲する．エクササイズは他動的に行い，大腿筋膜張筋，縫工筋，大腿直筋の動員を最小限に抑える．屈曲の最終域で，患者は股関節屈筋群を収縮させて屈曲位を保ち，支持手を大腿部から離す．その位置を5～10秒間保持するように努める．
- これが容易に実施できる場合には，自分の手で膝を押し，3～5秒間抵抗をかける．膝を中心線に近づけ，大腿部を内外旋の中間位に保つように注意する．腸腰筋をさらに分離して収縮させるために，股関節をわずかに外旋させるとよい場合もある．
- ゆっくりと開始肢位に戻り，エクササイズを反復してから足を換える．

特別な留意点

- 主に，弱くあるいは長くなった腸腰筋をもつ股関節痛のある患者に適用される．
- 両足が床から浮いた状態で座って実施するよりも，一側の足部が床面を支持していたほうが実施しやすい．
- このエクササイズには体幹筋群による支持が必要である．また，側彎症の患者のように筋力に非対称のある場合に，それを修正するためのエクササイズとしても用いることができる．
- 腰痛患者に適用する場合には，腸腰筋の収縮が圧迫力を伴うために，注意して実施しなければならない．座位では，腸腰筋の収縮によって発生する前方剪断力は背臥位よりは少ない．

立位エクササイズ

肩関節屈曲（壁に背中をつけた立位）(Chapter 8, p 440)

目的

- 頭部，両肩，脊柱の正常なアライメントの方向づけ
- 胸椎後彎あるいは陥没した胸部の軽減
- 肩屈筋群，大胸筋，三角筋前部線維，肩甲骨-上腕骨間筋群，前鋸筋，僧帽筋のパフォーマンス向上
- 小円筋，棘下筋，三角筋後部線維による肩甲上腕関節外旋筋運動のパフォーマンス向上
- 広背筋のストレッチ
- 腹筋群のパフォーマンス向上
- 肩甲上腕関節屈曲位から腕をもとの位置に戻すときに，肩甲骨の前傾や外転あるいは胸椎の屈曲を避ける方法を習得

レベル1：肘関節屈曲位

正しい方法

- 患者は，背中と両肩と殿部を壁につけた姿勢で立つ．頭部は両肩に対して適切に位置させるべきである．後頭部を壁の位置にもってくるために，患者は頸椎伸展を避け，あごを首の方向に引き，頭部と肩を壁に近づけるように胸を引き上げることを意識する．足部は，踵を壁から約7.5 cm離しておく．手は側方に垂らし，肘窩が前方を向き手掌が体側を向くようにする．
- 患者は肘を屈曲して，肩関節を回旋中間位に維持したまま，肩関節を屈曲する．90°屈曲位に達した後は，肘を伸展し，痛みのない範囲で可能な限り肩の屈曲運

動を実施する．（特に指導されていない場合には）屈曲中に肩をすくめることはしない．また，外旋を強調するために，肘頭が常に前方を指すように努める．体幹伸展によって腰痛を引き起こしてはならない．体幹伸展を防ぐためには，運動を開始する前に腹筋群を収縮させておくか，あるいは最大屈曲を達成すると同時に腹筋群を収縮させる．

- 最終運動範囲で5〜10秒間保持した後，運動パターンを逆にしてもとの位置に戻す．肩甲骨の前傾あるいは胸椎の屈曲が起こらないように，注意深く実施しなくてはならない．まず，肩甲上腕関節を最初に動かそうとすべきである．

特別な留意点

- 肘屈曲位は運動中のレバーの長さを減少させるので，上腕骨の過度の上方すべりや肩甲骨の不十分な上方回旋を呈する場合には，このエクササイズが適している．
- 肩峰領域に疼痛が発生したら運動をやめるべきである．50歳以上の女性は，このエクササイズでインピンジメントによる痛みを引き起こしやすい．大きな胸や，なで肩，ブラジャーの肩吊り紐が肩に深く窪んでいるような女性の場合には，特にそうである．このような患者はこのエクササイズを実施してもよいが，痛みが出たら運動を中止する必要がある．屈曲中に上腕骨頭を下制させるという点では，壁と向かい合って実施するほうがより効果的であろう．
- 著明な胸椎後彎がある場合には壁に後頭部をつけることはできないであろうし，完全屈曲しても壁に腕はつかないだろう．このような患者には，そういったことがこのエクササイズの目的ではないことを説明しておく必要がある．
- 肩痛およびなで肩あるいは胸椎後彎がある場合には，体幹の運動を伴ってしまうかもしれないが，痛みのない範囲で最大屈曲まで到達するように試みさせるべきである．そして運動が完了したところで，患者は腹筋群を収縮させて，腰椎の代償的伸展を軽減させる．外腹斜筋群の作用，すなわち胸骨下角を狭くすることによって，腹部を平坦にすることが強調される．また，胸椎の屈曲やそれに伴う胸部の陥凹は許容すべきではない．
- このエクササイズは，肩関節屈曲中に，三角筋の一部が作用することで生じる上腕骨の過度な上方すべりを避けるためのトレーニングとしても，有益であろう．反対に，外転運動を実施する場合には，三角筋全体が収縮することによって，上腕骨に対する上方すべりの作用が著明に増加する．

レベル2：肘関節伸展位

正しい方法

レベル1で述べた肢位で，肘を伸展したまま肩の屈曲運動をする．痛みのない最大屈曲位を達成しようとする一方，患者の目は水平方向を見たままとし，頸椎伸展や頭部の後方傾斜を避ける．腹筋群を収縮させて壁に対して背部を平坦にしたまま5〜10秒間保持する．患者は腕をゆっくり伸展して体側まで戻す．この際に，肩が壁から離れないように注意する．

特別な留意点

このエクササイズは，レベル1の上級編である．なぜなら，肘を伸展することによって運動するレバーの長さが増加し，肩甲帯周囲筋への収縮量の要求も高くなるからである．このエクササイズに進むには，前のレベルの方法が適正に実施できている必要がある．

肩関節外転（壁に背中をつけた立位）(Chapter 8, p 441)

目的

- 頭部，両肩，脊柱の正常なアライメントの方向づけ
- 胸椎後彎あるいは陥没した胸部の軽減
- 大胸筋のストレッチ
- 僧帽筋のパフォーマンス向上
- 肩屈曲/外転位から中間位まで腕を戻すあいだに，肩甲骨や胸椎の動きが伴わないように上腕骨を動かす学習をする

正しい方法

- 患者は，背中，頭部，両肩そして殿部を壁につけた姿勢で立つ．足部は，踵を壁から約7.5 cm離しておく．手は側方に垂らし，肘窩が前方を向き手掌が体側を向くようにする．
- 患者は肘を屈曲し，肘屈曲位で90°外転位まで肩を屈曲/外転（対角線運動）する．肩甲骨と腕は壁につけておく．患者は，ゆっくりと肘を伸展して，頭上に腕をすべらせるように挙上していく．最大挙上位に到達す

るまで，腕は壁につけておく．この肢位を5〜10秒間保持しておき，そのあいだ，腹筋群を収縮させて腹部を引き上げ壁に背中を平坦にしてつけておく．患者は逆方向の運動をして開始肢位に戻る．

特別な留意点
- 胸椎後彎がある場合には，壁まで腕を持ち上げるのは不可能であろう．患者には，背中を反らせてこの運動を実行しないように，忠告する必要がある．
- 大胸筋あるいは小胸筋に短縮がある場合には，（あらかじめ）肘屈曲位で肩90°外転位という正しい開始肢位をとれるようにするための運動を練習する必要があるかもしれない．患者は可能な限り，両肩のストレッチを試すべきである．この肢位が容易にとれなければ，外転角度を増加しようと試みてはいけない．
- 90°外転位に到達しようとしたときに肩関節に痛みを感じた場合，運動中に肩甲骨を内転するとよい．そうすると，肩甲窩の後面での上腕骨のインピンジメントが軽減するので，しばしば問題を軽減することができる．
- セラピストは，運動中上腕骨が上方にすべっていないかどうかを確認するために，患者の肩甲上腕関節の運動をモニターしなくてはならない．上腕骨が一定の回旋の運動軸を維持することができない場合には，三角筋による引っ張りすぎや肩甲上腕関節の関節包や筋の短縮が疑われる．

肩関節屈曲(壁に背中をつけない別の方法)
(Chapter 8, p 442)

異なったパフォーマンスの問題に対応する3つの方法について述べる．これらは，ある状況では可動域を漸増的に改善する方法になるし，肩甲骨や肩甲上腕運動のコントロールを改善する方法にもなる．

目的
- 肩関節屈曲の運動範囲の増加
- 前鋸筋のパフォーマンス向上
- 肩屈筋群のパフォーマンス向上
- 肩屈曲時の代償的な肩甲帯の挙上の軽減
- 肩屈曲中の上腕骨頭の下制促進

1. 壁に向かって立つ

肩甲上腕関節の運動制限や上腕骨の過度な上方すべりがある場合，この方法は肩甲上腕関節の可動性を改善するために最も適している．その他の適用としては，腱板断裂のような著明な屈筋群の弱化がある場合である．

正しい方法
- 患者は壁に近づいて立ち，足部を適度に開く．両肩は中間位をとり，両肘は屈曲して前腕と手の尺側は壁につけておく．
- 両手の尺側縁を壁につけたまま，患者は壁に沿って手をすべらせて肩を屈曲する．患者は，いくらかの圧迫を壁から受けるので，上腕骨頭の下制と後方すべりの力が生み出される．屈曲中に上腕骨の内旋をしてはいけない．肩峰領域に疼痛が発生したら，それ以上は動かさない．このエクササイズは，肩甲上腕関節の機能異常が主要な問題の場合は片側上肢で実施し，肩甲骨の機能異常が主要な問題ならば両側上肢で実施する．最終位置で5〜10秒間保持し，逆方向の運動をして開始肢位に戻る．

特別な留意点
- 能動的な肩の屈曲中に痛みを生じた場合，反対側の手を用いて他動的な屈曲をする．このとき，患側上肢は壁にもたれていて，肩の痛みのある側の手に圧力をかけて上腕骨頭を下制させ，後方にすべらせる．
- 屈曲中に上腕骨の内旋が起きる場合には，肘頭の外側面上を反対の手で保持して，肘を内側に向けさせる．そうすることによって，上腕の外旋を維持したり，外転を防いだりすることができる．
- 回旋筋腱板(rotator cuff muscles)の著明な弱化がある場合には，反対側の手で肩屈曲を助けてもよい．もし，完全な運動範囲に到達できたならば，患者は手を壁から離し，腕を垂直位に保ち，次に壁に沿って腕をすべらせてもとの位置に戻る．この方法は，腕の重量を持ち上げなくてもよいという力学的有利性を利用したものである．なぜならば，垂直位は上肢の重量が減らすし，遠心性収縮を用いることは，上肢をコントロールするための能動的な筋緊張をそれほど必要としないからである．
- 前鋸筋のパフォーマンスを強調するためには，肩の屈曲につれてどのように肩甲骨を外転したり上方回旋し

たりするかを"意識する"方法について指導する必要がある．患者は，肩甲骨の運動ほど肩の屈曲範囲には関心をもつ必要はない．セラピストは肩甲骨の運動を他動的に介助するとよい．それはまた，菱形筋のような肩甲骨上方回旋の抵抗になるものを示唆してくれるかもしれない．

2. 戸口に立つ

肩関節屈曲の範囲を増加させるために用いられる．

正しい方法

患者は戸口に向かって立ち，身体は戸口のやや前に出る戸枠に前腕と手を当て，肘を十分に屈曲する．戸枠で前腕の尺側をすべらせるように肩を屈曲する．肩の完全屈曲，肘の完全伸展を目指しながら手を上方へすべらせる際に，自分の手を戸枠に向かって押しつける．身体の位置は肩より前方になり，それに加えて壁からの抵抗が手にかかってくるので，上腕骨頭の下制と後方すべりが助けられ，十分な肩関節の屈曲範囲が得やすくなる．

特別な留意点

- 必要に応じて，反対側の手で介助するとよい．
- 患者の肩が下制しておりセラピストが僧帽筋上部線維のパフォーマンスを向上することを意図していない限り，患者は肩をすくめるべきではない．

3. 壁に体側を向けて立つ

この方法の適用は，腱板機能異常や関節包運動制限によって問題を起こした外旋運動範囲内において，運動範囲を維持したり再獲得したりする際の一助となる．

正しい方法

患者は，身体の側面を壁に向けて立ち，肩を外旋して肘を十分に屈曲した状態で，壁に前腕と手の背側面をつける．腕を壁の上方にすべらせ，肘を伸展しながら肩を屈曲する．この位置をとると，患者は運動範囲を通じて外旋を維持することができる．

特別な留意点

肩に課される外旋角度は，患者が壁から離れて立つ距離によって見積もることができる．

肩関節外転（壁に向かった立位，僧帽筋エクササイズ）
（Chapter 8, p 443）

目的

- 僧帽筋上部線維のパフォーマンス向上
- 僧帽筋下部線維のパフォーマンス向上
- 肩甲骨上方回旋の可動域増加
- 上腕骨外旋のコントロールの改善

正しい方法

- **僧帽筋** 患者は壁に近づき壁に向かって立つ．身体の前面よりも体側で肘を屈曲する．この肢位では，上腕骨外旋と肩甲骨内転が要求される．前腕と手の尺側が壁につけられる．
- **僧帽筋上部線維** 壁の上方に向かって前腕と手をすべらせることによって，肩を外転する．この運動は，対角線の軌道を描く．肩が90°まで外転したときに，外転／挙上を続けながら，（肩峰を耳に近づけるように）肩をすくめる．この肩すくめ運動は僧帽筋上部線維の活動を誘発するのに用いられる．外転運動が完了したら，肩甲骨を内転することによって壁から手を離して，5～10秒間保持する．
- **僧帽筋下部線維** 患者は，壁の上方に向かって前腕と手をすべらせ，対角線方向の頭上に達するまで外転する．そして，肩甲骨を内転・下制することによって，壁から手を離す．この位置を5～10秒間保持した後，逆の運動によって開始肢位に戻る．また，外転／挙上位を維持したままの状態で壁に手を戻し，それから肩甲帯の内転・下制運動を繰り返すこともできる．

特別な留意点

- セラピストは，患者に肩甲骨の内転を確実に行わせる．そのときに肩甲上腕関節が動いたり，広背筋によって肩甲帯が下制しないようにする．
- 患者が肩を挙上できないならば，下制なしで肩甲骨を内転するように指導もできる．

歩行エクササイズ
股関節と膝関節内旋のコントロール
(Chapter 8, p 444)

1. 骨盤回旋の制限
目的
- 骨盤と腰椎の過度な回旋防止
- 腹筋群による骨盤・脊柱のコントロールの改善

正しい方法
- 正面を向き，わずかに足を開いた直立姿勢で開始する．
- 患者は，"背骨に向かっておへそを引っ張る"ことによって腹筋群を収縮させる．両手を腸骨稜に置いて骨盤の運動をモニターする．そして，骨盤の回旋を防ぎながら歩行練習をする．特に股関節屈筋群が短縮していて腹筋群の弱い場合には，しばしば歩幅を狭くすることが必要となる．

特別な留意点
骨盤後傾をするために両側の大殿筋を収縮させるべきではない．それをすると，股関節屈曲が実施しにくくなる．

2. 股関節内旋の制限
目的
- 立脚相における股関節の過度の内旋防止
- 立脚相における膝関節の過度の内旋防止
- 股関節の過度の内旋に伴う足関節の過度の回内防止

正しい方法
- 正面を向き，わずかに足を開いた直立姿勢で開始する．
- 治療側の踵が接地する際に，股関節の過度の内旋を予防するために，殿筋を収縮させるように指導する．

特別な留意点
踵接地期に膝を過伸展してはいけないが，正常範囲での膝屈曲はしてもよい．身体が立脚側の足を超えたときには，膝を伸展する．

股関節内転の制限 (Chapter 8, 図なし)
目的
- 立脚相における過度の内転防止
- 弱化した中殿筋に伴う体幹側屈防止
- 中殿筋のパフォーマンス向上

正しい方法
- 正面を向き，わずかに足を開いた直立姿勢で開始する．
- 踵接地期に殿筋群を収縮させて，同側への体幹の側屈を防ぐ．そして，立脚相を通じて収縮を維持する．

特別な留意点
- 立脚側への体幹の側屈は，股関節内転(落ち込み)が起きるときよりも，もっと中殿筋が弱化している徴候と考えられる．このような場合には，杖の使用が必要である．
- 肩幅の広い男性の場合，わずかな体幹の側屈でも股関節外転筋群への負荷を減らすことができるので，理学療法士による注意深い観察が必要である．

膝関節過伸展の防止 (Chapter 8, p 445 上図)
目的
- 膝関節後面に対する過度な伸張を減らすために膝関節の過伸展を防止
- 膝関節の過伸展に伴った股関節へのストレスを軽減
- 大腿四頭筋のパフォーマンス向上

正しい方法
- 正面を向き，わずかに足を開いた直立姿勢で開始する．
- 踵接地期に膝関節を過伸展しないように指導する．立脚中期で身体を前方に移動するときに，足部の母指球で床を押し，足底屈筋群の使用を増加する．

特別な留意点
足底屈筋群は，踵接地から立脚中期での脛骨の前方移動をコントロールする助けとなる．足底屈筋群は，膝関節が過伸展するのを防ぎ，膝のコントロールに役立つ．そのタイミングは重要である．なぜなら，足底屈筋群の収縮が早すぎると，膝関節の過伸展を増強してしまうからである．

膝関節回旋の制限（Chapter 8, 図なし）

目的
　立脚相で体重がかかったときに，それを意識させ，膝の位置をコントロールすることを指導する．

正しい方法
- 正面を向き，わずかに足を開いた直立姿勢で開始する．
- 患者は，わずかに足部を外側に向けて一歩前方に踏み出す．踵が接地したときに殿筋群を収縮させて，膝関節の内旋と過伸展を防ぐ．体重が前方に移動して足部の回転が起きたときには，母指球部で床を押す必要がある．踵接地において，膝はわずかに屈曲し，体重移動につれて正面を向く．身体が足部の前方に移動すると膝が伸展して，歩行は踵接地から足底接地に進む．

特別な留意点
- ある程度の股・膝関節内旋は正常である．過度な回旋を鑑別することが重要である．
- セラピストは，大腿骨と脛骨が相対的に一定の位置関係を維持して全体的に内旋している場合と，脛骨に対して大腿骨が過度に回旋している場合を区別しなければならない．
- 前捻股の影響で，外観上股関節が過剰に内旋しているように見える．この構造的な要素を位置的な機能異常と考えるべきではない．

足関節底屈（Chapter 8, p 445 下図）

目的
- 踵接地から足底接地のあいだにおける足底屈筋群の活動不足を修正
- 足底接地から足趾離地のあいだにおける足底屈筋群の活動不足を修正

正しい方法
- 正面を向き，わずかに足を開いた直立姿勢で開始する．
- 踵接地において，患者は床を押すように意識して，膝の前方移動をコントロールする．足底接地から足趾離地にかけて，足底屈筋群を収縮させて母指球で床を押し，踵を上げる．

特別な留意点
- 膝の痛みのある患者は，しばしば，踵接地から足底接地における足底屈筋群の活動増加によって助けられる．
- けり出し（プッシュオフ）を増やすように指導することは，引きずり歩行を呈しているように見える患者にとって，しばしば有益であろう．
- アキレス腱炎の患者にも，正しいけり出しの指導が必要なことが多い．特に前足部の屈筋群が強く，下腿三頭筋の検査で弱化を示す場合には"爪先で進む"のではなく，"踵を上げる"ように指導すべきである．

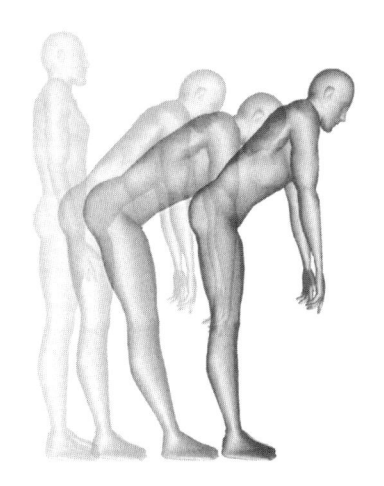

Chapter 8
運動機能障害症候群を修正するためのエクササイズ

前屈：腰椎を平坦に保った股関節屈曲	**401**
レベル1：上肢で支持した前屈	**401**
レベル2：上肢で支持しない前屈	**401**
脊柱と股関節屈曲を伴った前屈	**402**
脊柱の側方への屈曲—側屈位	**402**
片脚立位：片側の股関節と膝関節の屈曲	**403**
反対側の股関節と膝関節を最大限に屈曲して，股関節と膝関節の伸展	**404**
股関節・膝関節屈曲位からの股関節・膝関節伸展	**405**
他動的，自動的それぞれでの股関節・膝関節伸展位からの股関節・膝関節屈曲	**406**
股関節・膝関節伸展位から踵をすべらせての股関節・膝関節屈曲	**407**
下部腹筋力の増大（段階的下部腹筋エクササイズ，レベル0.3〜5）——一側の股関節屈曲	**407**
レベル0.3：一側の足を床につけたまま，反対側の足を挙上する	**407**
下部腹筋力の増大—膝を胸で抱えて股関節屈曲	**408**
レベル0.4：一側の膝を胸に抱え，反対側の足を挙上する	**408**
レベル0.5：一側の膝を軽く胸のほうに抱え，反対側の足を挙上する	**408**
下部腹筋力の増大—他方の足の支持なしで股関節と膝関節の屈曲	**409**
レベル1A：一側の股関節を90°以上屈曲したまま，反対側の足を挙上する	**409**
レベル1B：一側の股関節を90°屈曲したまま，反対側の足を挙上する	**409**
下部腹筋力の増大—股関節と膝関節の伸展	**410**
レベル2：一側の股関節を90°屈曲したまま，反対側の足を挙上してから，その足を股関節と膝関節が伸展するまで床面をすべらせる	**410**
レベル3：一側の股関節を90°屈曲したまま，反対側の足を挙上してから，床面に触れないように下肢を伸展する	**410**
下部腹筋力の増大：両股関節と膝関節の屈曲	**411**
レベル4：両足を床面に沿ってすべらせて，伸展したのちに屈曲に戻す	**411**
レベル5：両足を床面から持ち上げ，両股関節を90°屈曲してから両膝を伸展し，最後に床面まで両下肢を降ろす	**411**
上部腹筋力の増大（段階的上部腹筋エクササイズ，レベル1A〜3）：トランクカール-シットアップ（起き上がり）	**412**
レベル1A：トランクカールのみ：脊柱の屈曲（最も容易）	**412**
レベル1B：トランクカール-シットアップ：脊柱と股関節の屈曲（中等度）	**412**
レベル2：トランクカール-シットアップ：脊柱と股関節の屈曲（難）	**412**
レベル3：トランクカール-シットアップ：脊柱と股関節の屈曲（最も難）	**412**
股関節・膝関節屈曲位からの股関節外転/外旋：屈曲した膝を左右に倒す	**413**
レベル1	**413**
股関節・膝関節屈曲位からの股関節外転/外旋：膝伸展	**414**
レベル2（難）	**414**
膝伸展位下肢挙上（SLR）：膝を伸展した状態での股関節屈曲	**415**
股関節屈筋（二関節筋）のストレッチ	**416**
肩関節屈曲—肘関節伸展での挙上と広背筋のストレッチ	**417**
肩関節屈曲—肘関節屈曲での挙上	**418**

399

肩関節屈曲/外転	**419**	レベル3：肘伸展位で肩外転位からの肩甲骨内転	*433*
肩関節外転―従重力	**419**	肩関節回旋―腹臥位	**434**
肩関節回旋―背臥位―水平内転（屈曲）	**420**	外旋	*434*
内旋―外旋筋群のストレッチ	*420*	内旋	*434*
外旋―内旋筋群のストレッチ	*420*	最終域での内旋	*434*
水平内転	*420*	揺さぶり（移動）―四つ這い位	**435**
小胸筋のストレッチ	**421**	四肢の運動―四つ這い位	**436**
介助ストレッチ―背臥位	*421*	肩関節屈曲	*436*
自己ストレッチ―背臥位	*421*	膝関節屈曲位での股関節伸展	*436*
介助ストレッチ―腹臥位	*421*	股関節・膝関節伸展	*436*
股関節外旋―側臥位	**422**	肩関節屈曲位での股関節・膝関節伸展	*436*
股関節の外旋を伴わない外転と伴った外転―側臥位	**423**	頭部と頸部の屈曲と伸展―四つ這い位	**437**
レベル1：股関節の外旋を伴わない外転	*423*	頸部の回旋	*437*
レベル2：股関節の外旋を伴った外転	*423*	膝関節伸展と足関節背屈―座位	**438**
レベル3：股関節外転	*424*	股関節屈曲―座位	**439**
大腿筋膜張筋‐腸脛靱帯のストレッチ	*424*	肩関節屈曲―壁に背中をつけた立位	**440**
筋力強化のための股関節内転―側臥位	**424**	肘関節屈曲位での肩関節屈曲	*440*
肩関節屈曲，外旋，肩甲骨内転―側臥位	**425**	肘関節伸展位での肩関節屈曲	*440*
肩関節屈曲	*425*	肩関節外転―壁に背中をつけた立位	**441**
肩甲骨内転（僧帽筋エクササイズ）	*425*	肩関節屈曲―壁に向かった立位	**442**
肩関節回旋	*425*	壁に向かう	*442*
膝関節屈曲―腹臥位	**426**	戸口に立つ	*442*
股関節回旋―腹臥位	**427**	壁に体側を向けた立位	*442*
膝関節伸展位での股関節伸展―腹臥位	**428**	肩関節外転―壁に向かった立位―僧帽筋エクササイズ	**443**
膝関節屈曲位での股関節伸展―腹臥位	**429**	僧帽筋上部線維	*443*
股関節外転―腹臥位	**430**	僧帽筋	*443*
両股関節外転・両膝関節屈曲位での等尺性の股関節外旋	**431**	僧帽筋下部線維	*443*
等尺性の大殿筋収縮	**431**	歩行時の股関節と膝関節内旋のコントロール	**444**
背部の伸筋群の活動を高めるための肩関節屈曲―腹臥位	**432**	歩行時の膝関節過伸展の防止	**445**
肩関節屈曲―腹臥位	**432**	足関節底屈	**445**
段階的僧帽筋エクササイズ―腹臥位	**433**		
レベル1：手を頭部に乗せて	*433*		
レベル2：肘屈曲位で肩外転位からの肩甲骨内転	*433*		

（訳者注：Chapter 7と合わせて読むことを勧める．またChapter 8は患者指導用のため表現を平易にしてある．なお，それぞれの説明において，☐のチェック欄は，患者の状態やレベルに応じてできるエクササイズをチェックするようになっているので詳細はChapter 7を参照すること）

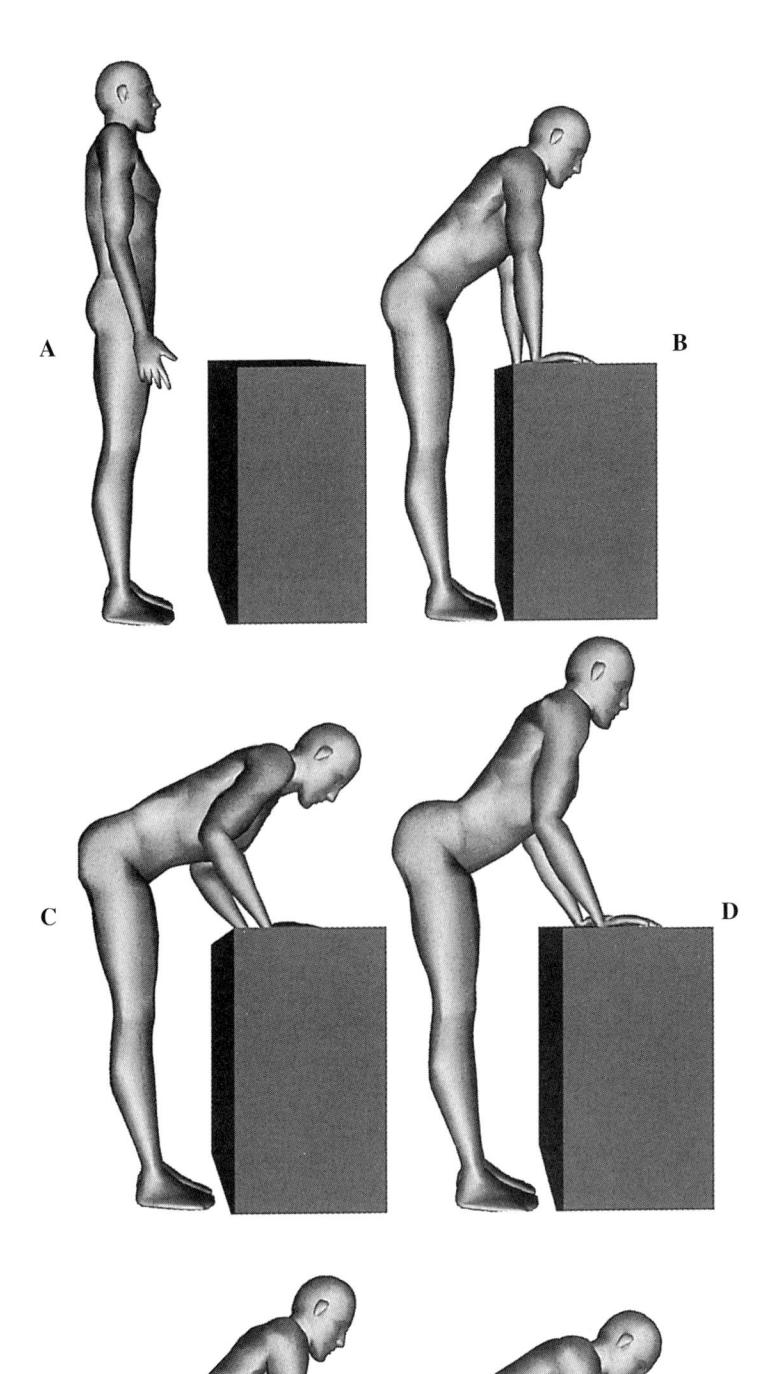

前屈：腰椎を平坦に保った股関節屈曲（A～F）

目　的：
- 腰部の柔軟性を減少．
- 股関節の柔軟性を増加．
- 腰椎を過度に屈曲せずに両股関節を動かす能力を改善．
- 殿筋群のパフォーマンスの向上．

開始肢位：足は楽な幅で立つ．

レベル1：上肢で支持した前屈（A～D）

方　法：　四角（☐）にチェックがある場合には，その方法を用いてこのエクササイズを実施する．

下方へ
治療台の上に両手を置く．
両手の上に上半身の体重をかけるようにする．
股関節を屈曲する "殿部を突き出すことを意識しなさい"
背中は曲げない．
背中はそらさない（Dは間違った姿勢を示す）．
☐両膝関節を屈曲する．
両肘関節を屈曲する．
できるだけ屈曲し，痛みが生じたら止める．

戻り（復位）
殿筋群を収縮させる．
直立位に戻るあいだは両股関節を動かす．
骨盤が前方に動くのを避ける．

反復回数：＿＿＿＿＿

レベル2：上肢で支持しない前屈（E～F）

股関節で曲げるように両手を床のほうへ伸ばす．
"レベル1：上肢で支持した場合"と同様に続ける．

反復回数：＿＿＿＿＿

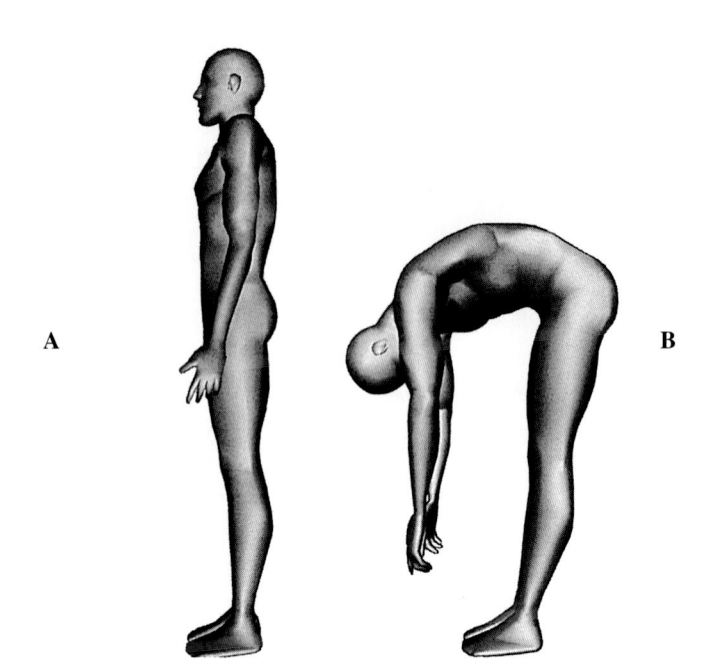

脊柱と股関節屈曲を伴った前屈（A～B）

目　的：● 胸椎または腰椎の柔軟性を増加．
　　　　● 殿筋群のパフォーマンスの向上．

開始肢位：足は楽な幅で立つ．

方　法：　四角（☐）にチェックがある場合には，その方法を用いてこのエクササイズを実施する．
☐ 前屈するとき，上・下背部を曲げる．
☐ 前屈するとき，腰部だけで曲げるようにする．
☐ 前屈するとき，腹筋群を収縮させる．殿筋を収縮させながら戻る．直立位に戻るあいだは両股関節を動かす．

反復回数：＿＿＿＿＿＿＿

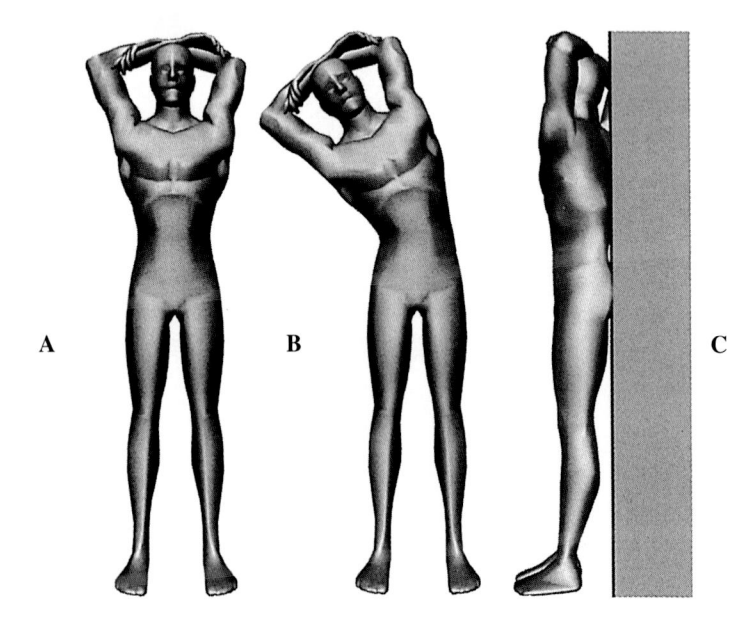

脊柱の側方への屈曲—側屈位（A～C）

目　的：● 傍脊柱筋群の柔軟性を増加．
　　　　● 腹筋群の柔軟性を増加．
　　　　● ある脊柱分節の過度な柔軟性を減少．

開始肢位：両足を楽な幅にして立つ．両腕を頭上に上げて両手を握り合う．

方　法：　四角（☐）にチェックがある場合には，その方法を用いてこのエクササイズを実施する．
回旋を避けるため，壁に背中をつけて立つ．
頭の上に両手をのせる（**A**）．
横に傾ける（**B**）．
ウエストから動かすのではなく，肩を傾かせることを意識する；痛みが生じたら止める．
直立位まで戻る．
☐ 深呼吸をし，胸を持ち上げる．
☐ ウエストの高さの体側に手を置く．そして頭の上に両手をのせて行う方法と同じように運動を続ける．

反復回数：＿＿＿＿＿＿＿

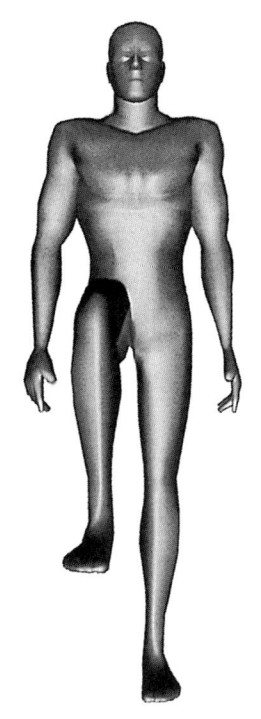

A：理想　　B：股関節が下がる

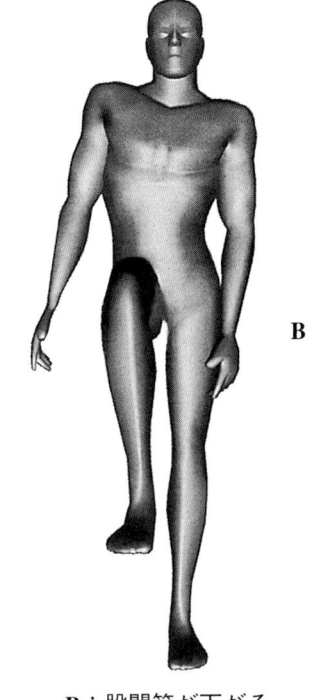

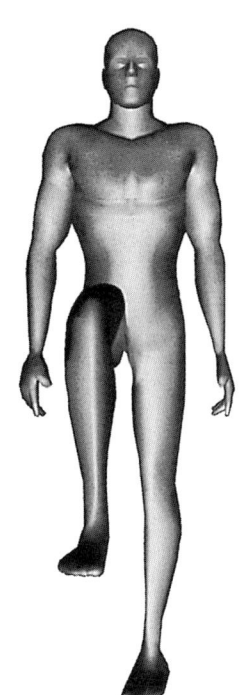

C：膝関節が内方を向く 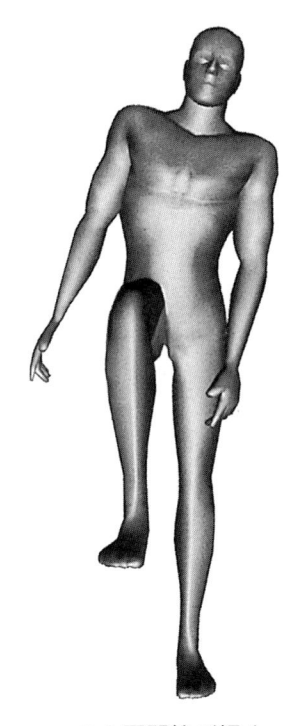　　D：肩関節が傾く

片脚立位：片側の股関節と膝関節の屈曲（A〜D）

目 的：
- 殿筋群のパフォーマンスの向上．
- 腹筋群による等尺性コントロールを改善．
- 股関節，骨盤，そして脊柱の代償運動を防止．
- 大腿の内旋を防止．

開始肢位：両足を閉じぎみにして立ち，立脚側への重心移動をしないようにする．

方 法：　四角（❏）にチェックがある場合には，その方法を用いてこのエクササイズを実施する．
　立脚側へ体重を移す．
　立脚側の下肢の殿部の筋群を収縮させる．
　身体の前まで他側の大腿を持ち上げ，同時に膝を曲げる．
❏ 腹筋群を収縮させる．
❏ 骨盤を同じ高さに保つ．
❏ 動きをモニターするために骨盤に手を置く．
❏ 挙上側の股関節が下がらないようにする（**B**）．
❏ 立脚側の膝関節を内方に向けないようにする（**C**）．
❏ 肩関節を側方に傾けないようにする（**D**），体幹を動かさずに保つ．
❏ 立脚側の足を回内（すなわちアーチが落ちこんだり，または内側に回る）させない．

反復回数：＿＿＿＿＿

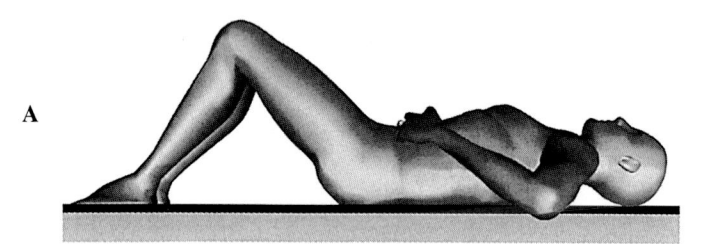

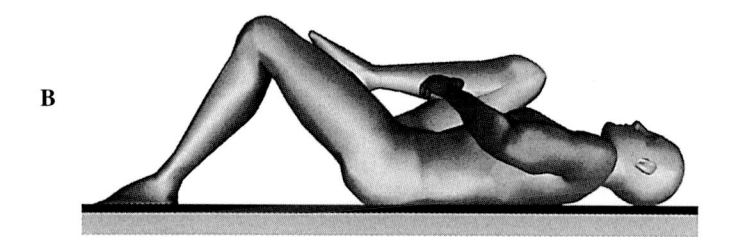

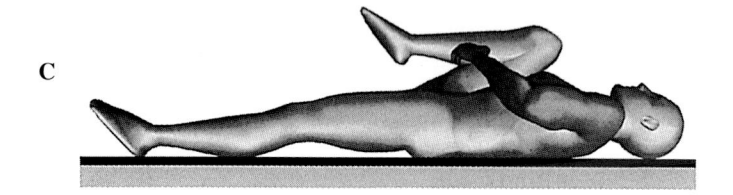

反対側の股関節と膝関節を最大限に屈曲して，股関節と膝関節の伸展（A〜C）

目　的：
- 股関節屈筋群のストレッチ．
- 腹筋群による骨盤のコントロールを改善．

開始肢位：両股・膝関節を屈曲する；足は床につけておく．

方　法：　四角（☐）にチェックがある場合には，その方法を用いてこのエクササイズを実施する．
　腹筋群の上（すなわち，骨盤と肋骨のあいだの腹部の外側）に指を置く．
　"背骨のほうへおへそを引っ張る"ことによって腹筋群を収縮させる．
　胸のほうへ一方の膝を持ち上げる．
　胸のところに手で膝を抱え込む．
　必要なら，腹筋群の収縮を強める．
　もう一方の下肢を下方へすべらせ，痛みを背中に感じたときは止める．
☐ 下肢を下方へすべらせ，そのあいだ腹筋群を収縮させておく．
　骨盤が傾くなら止める；開始肢位へ戻る．
☐ 骨盤の上に手を置く；そして，骨盤の前傾の動きを防ぐ．
☐ 下肢を外側下方へすべらせる；反復するにつれて，他方の下肢のほうへ近づけるようにする．
　開始肢位まで下肢をすべらせ戻す．そのときに，腹筋群は収縮させておく．

反復回数：＿＿＿＿＿＿　もう一方の下肢で繰り返す．

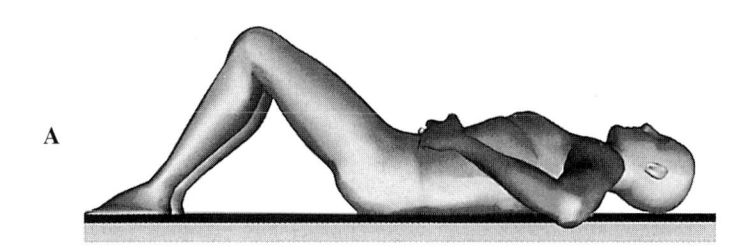

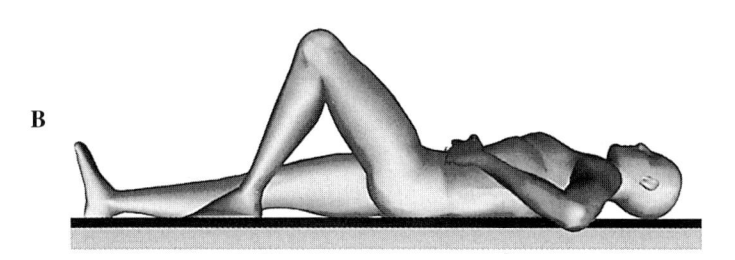

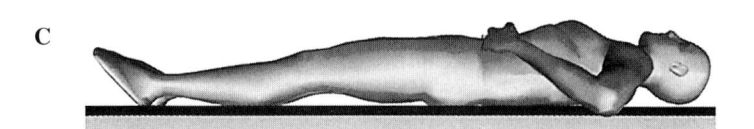

股関節・膝関節屈曲位からの股関節・膝関節伸展（A～C）

目　的：● 腹筋群による骨盤傾斜のコントロールを改善．
　　　　● 股関節屈筋群のストレッチ．

開始肢位：両股・膝関節は屈曲する；足は床につけておく．

方　法：　四角（☐）にチェックがある場合には，その方法を用いてこのエクササイズを実施する．
　　　　腹筋群の上（すなわち，骨盤と肋骨のあいだの腹部の外側）に指を置く．
　　　　"背骨のほうへおへそを引っ張る"ことによって，腹筋群を収縮させる．
　　　　一方の下肢を下方へすべらせ，そのあいだ骨盤を動かさないようにする．
　　　　もし，痛みを感じないなら，もう一方の下肢を下方へすべらせる．
　　　　次に一方の下肢をすべらせて戻す；必ず腹筋群を収縮させておく．
　　　☐ 胸部と頭部の下に枕を置く．

反復回数：＿＿＿＿＿＿

他動的，自動的それぞれでの股関節・膝関節伸展位からの股関節・膝関節屈曲（A〜C）

目　的：● 股関節屈曲の柔軟性を増加．
　　　　● 股関節伸展筋群のストレッチ（大殿筋・梨状筋）．
　　　　● 腹筋群による骨盤の等尺性コントロールを改善．
　　　　● 痛みを伴わずに下肢を動かす．

開始肢位：他動的；一方の下肢を真っ直ぐにして他方の股関節と膝関節を屈曲して背臥位になる．
　　　　　自動的；両下肢を真っ直ぐにして，背臥位になる．

方　法：四角（❏）にチェックがある場合には，その方法を用いてこのエクササイズを実施する．

他動的（A〜B）
❏ 胸に膝を引き寄せるため，大腿の下に＿＿片手（両手）あるいは＿＿タオルを使う（用いる物の下線の上に〇をつける）．
❏ 胸に膝を引き寄せるとき，股関節筋群を必ずリラックスさせる．
　もし，鼠径部や背中に痛みを感じたときには止める．
❏ タオルを数回折りたたんで腰部の下に置く．
❏ 足が治療台につくまで下肢を下ろす．そのあいだ股・膝関節は屈曲位にしておく．
❏ 同じ下肢で＿＿回繰り返す．
❏ 他方の下肢で上記のように＿＿回行う（**B**）．
❏ 胸部と頭部の下に枕を置く．

自動的（C〜E）
❏ "背骨のほうへおへそを引っ張る"ことによって，腹筋群を収縮させる．
❏ 治療台に沿って足をすべらせ，両股・膝関節を屈曲させ，そのあいだ，治療台に足をつけておく．
❏ 股関節筋群を使って，膝を胸に持ってくる．
❏ 大腿が垂直に，あるいは股関節が90°になれば，両手を使って膝を胸に引く．
❏ 他方の下肢で床を押さない．
❏ 足底が床につくまで股・膝関節は屈曲したままで下肢を降ろす．
❏ 下肢を開始肢位へ戻す．
❏ 他方の下肢でも繰り返す（**E**）．
❏ 胸部と頭部の下に枕を置く．

反復回数：＿＿＿＿＿＿　　他方の下肢：＿＿＿＿＿＿

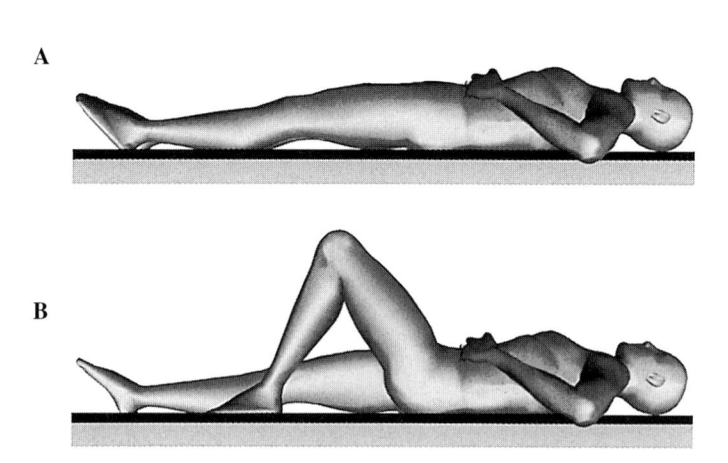

股関節・膝関節伸展位から踵をすべらせての股関節・膝関節屈曲（A～B）

目　的：● 骨盤の動きのコントロールをするため腹筋群のパフォーマンスを向上．
　　　　● 股関節屈筋群のストレッチ．

開始肢位：両下肢を真っ直ぐにして背臥位になる．

方　法：　四角（❏）にチェックがある場合には，その方法を用いてこのエクササイズを実施する．
　　　　腹筋群の上（骨盤と肋骨のあいだの腹部外側）に手を置く．
　　　　"背骨のほうへおへそを引っ張る"ことによって，腹筋群を収縮させる．
　　　　股・膝関節を屈曲し，足が治療台の上で止まるまで治療台に沿って一方の足をすべらせる．
　　　　リラックスする．
　　　　腹筋群を収縮させる．
　　　　足を下方にすべらせ（ヒールスライド），安静肢位に戻る．
　　　　他方の下肢で動作を繰り返す．
　　　　❏ 胸部と頭部の下に枕を置く．

反復回数：＿＿＿＿＿

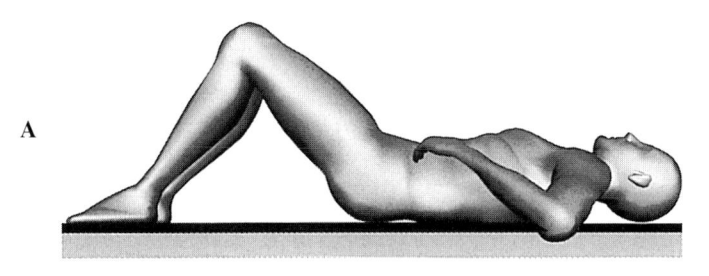

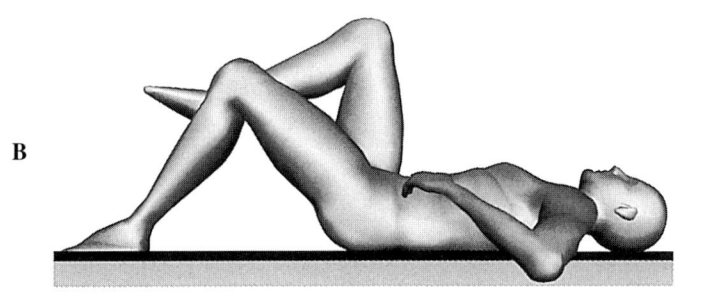

下部腹筋力の増大（段階的下部腹筋エクササイズ，レベル0.3～5）－一側の股関節屈曲（A～B）

目　的：● 腹筋群のパフォーマンスの向上（外腹斜筋・腹直筋・腹横筋）．
　　　　● 下肢の動きに伴って，腰椎が動かないようにすることを学習する．

開始肢位：床に足をつけて両股・膝関節を屈曲する．腹筋群の上（骨盤と肋骨のあいだの腹部外側）に指を置く．

レベル0.3：一側の足を床につけたまま，反対側の足を挙上する

方　法：　四角（❏）にチェックがある場合には，その方法を用いてこのエクササイズを実施する．
　　　　"背骨のほうへおへそを引っ張る"ことによって，腹筋群を収縮させる．
　　　　治療台から一方の足を持ち上げる．
　　　　腹筋群の収縮を維持したままで治療台へ足を降ろす．
　　　　❏ もし痛みを感じたときは，足を治療台から持ち上げているあいだに他方の足で治療台を押しつける．
　　　　❏ 胸部と頭部の下に枕を使う．
　　　　他方の足でその動作を繰り返す．

反復回数：＿＿＿＿＿

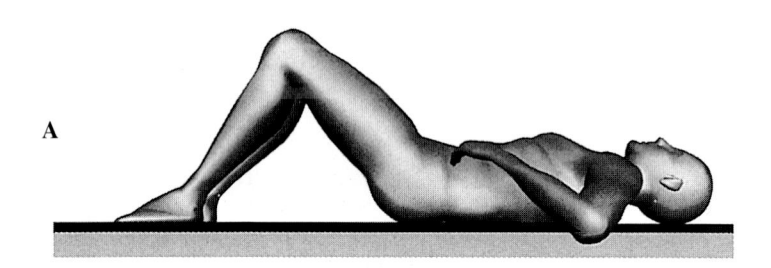

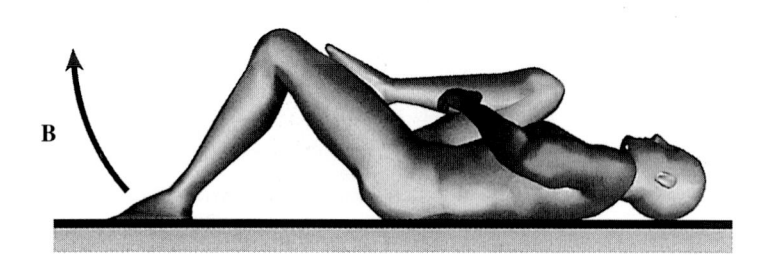

下部腹筋力の増大—膝を胸で抱えて股関節屈曲（A〜B）

目　的：
- 腹筋群の等尺性パフォーマンスの向上（たとえば，外腹斜筋・腹直筋・腹横筋）．
- 脊柱や骨盤を動かさないで，下肢を動かす．

開始肢位：足を床につけて両股・膝関節を屈曲する．

四角(☐)にチェックがある場合には，その方法を用いてこのエクササイズを実施する．

レベル0.4：一側の膝を胸に抱え，反対側の足を挙上する

方　法："背骨のほうへおへそを引っ張る"ことによって，腹筋群を収縮させる．
　　胸のほうへ一方の膝を持ち上げる．
　　手で胸のほうへ膝を抱えこむ．
　　一方の手だけで膝を抱えこむことが可能なら，腹筋の上（骨盤と肋骨のあいだの腹部外側）に他方の手を置く．
　　腹筋群が収縮していることを確かめる．
　　他方の足を治療台から持ち上げる
　　腹筋群の収縮を維持したままで治療台へ足を降ろす．
　　＿＿回繰り返す．
　　他方の下肢でこの動作を繰り返す．

反復回数：＿＿＿＿＿＿

四角(☐)にチェックがある場合には，その方法を用いてこのエクササイズを実施する．

レベル0.5：一側の膝を軽く胸のほうに抱え，反対側の足を挙上する

- ☐ もし，前のレベルを10回行ったときに痛みを感じなかったらレベル0.5を開始する．
- ☐ 治療台から下肢を持ち上げるとき，前のレベルと同じくらいには，胸に膝を抱え込まない．
- ☐ 下肢を治療台から持ち上げて，胸から膝を離して手で膝を軽く抱える．

反復回数：＿＿＿＿＿＿

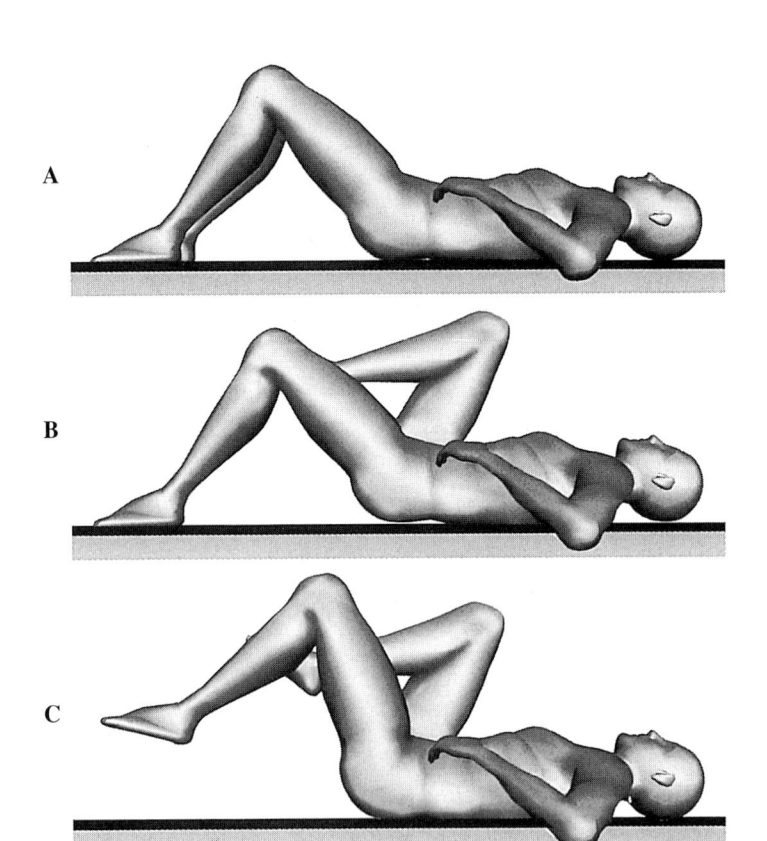

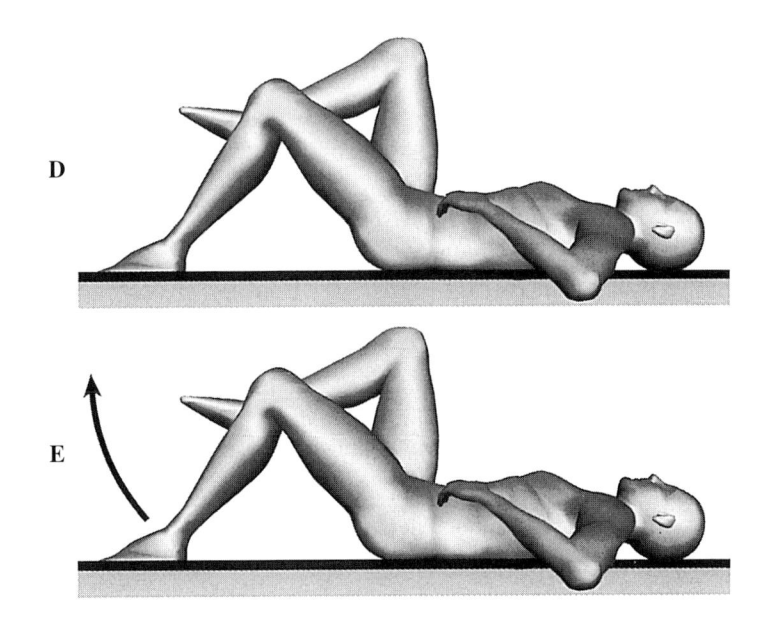

下部腹筋力の増大—他方の足の支持なしで股関節と膝関節の屈曲（A〜E）

目　的：
- 腹筋群のパフォーマンスの向上（たとえば，外腹斜筋・腹直筋・腹横筋）．
- 骨盤や脊柱を動かさないで，下肢を動かす．

開始肢位：足を床につけて両股・膝関節を屈曲する．腹筋群の上（骨盤と肋骨のあいだの腹部外側）に両指を置く．

レベル1 A：一側の股関節を 90°以上屈曲したまま，反対側の足を挙上する（A〜C）

方　法：　"背骨のほうへおへそを引っ張る"ことによって，腹筋群を収縮させる．
一方の足を床から持ち上げ，そして90°以上胸のほうへ膝を持ってくる．
もし必要なら，腹筋群をさらに収縮させる．
他方の足を床から持ち上げる．
背中を動かさない．
腹筋群の収縮を維持したままで，最後に持ち上げた足を降ろす．
最初に持ち上げた下肢を開始肢位へ降ろす．
他方の下肢で繰り返す．

反復回数：＿＿＿＿＿＿

レベル1 B：一側の股関節を 90°屈曲したまま，反対側の足を挙上する（D〜E）

方　法：　"背骨のほうへおへそを引っ張る"ことによって，腹筋群を収縮させる．
一方の足を床から持ち上げ，股関節が90°屈曲し，大腿が天井のほうを指したときに止める．
もし必要なら，腹筋群をさらに収縮させる．
他方の足を治療台から持ち上げる．
背中を動かさない．
最後に持ち上げた下肢を降ろし，開始肢位へ戻る．
最初に持ち上げた下肢を開始肢位へ降ろす．

反復回数：＿＿＿＿＿＿

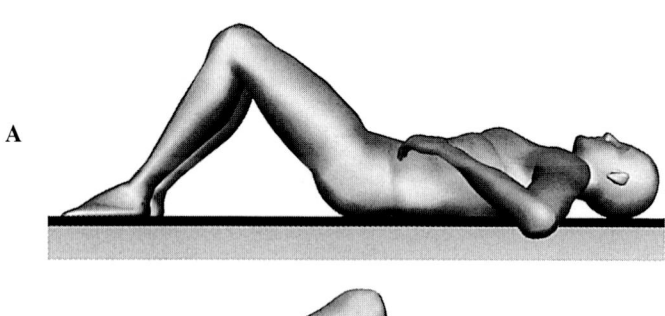

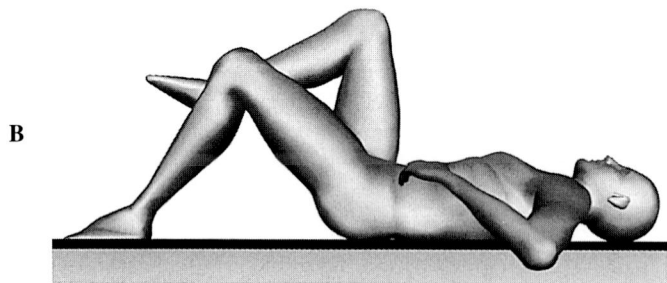

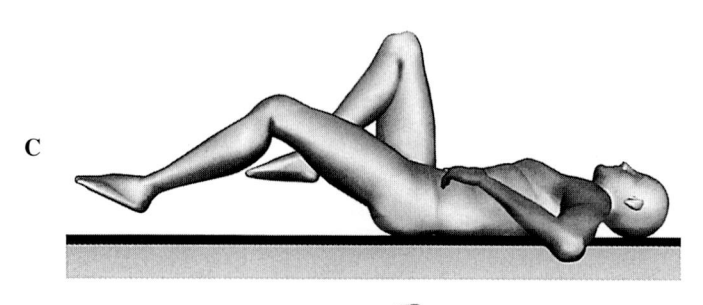

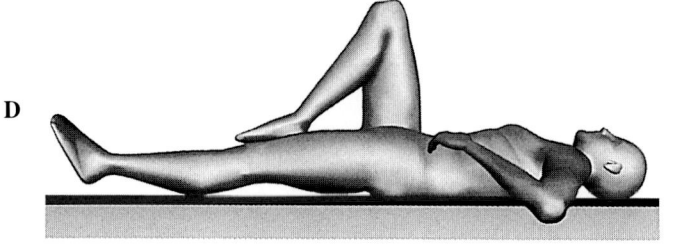

下部腹筋力の増大—股関節と膝関節の伸展（A～D）

目　的：● 腹筋群の等尺性パフォーマンスの向上（たとえば，外腹斜筋・腹直筋・腹横筋）．
　　　　● 脊柱や骨盤を動かさないで，下肢を動かす．

開始肢位：足を床につけて両股・膝関節を曲げる．腹筋群の上（骨盤と肋骨のあいだの腹部外側）に両指を置く．

レベル2：一側の股関節を90°屈曲したまま，反対側の足を挙上してから，その足を股関節と膝関節が伸展するまで床面をすべらせる（A～B）

方　法：　四角（❏）にチェックがある場合には，その方法を用いてこのエクササイズを実施する．
　　　　"背骨のほうへおへそを引っ張る"ことによって，腹筋群を収縮させる．
　　　　股関節が90°屈曲し，大腿が天井のほうを向くまで一方の下肢を持ち上げる．
　　　　もし必要なら，腹筋群をさらに収縮させる．
　　　　腹部を膨らませない．
　　　　後頭部で支持面を押さない．
　　　　呼吸をする．
　　　　他方の足を治療台から持ち上げる．
　　　　その足を軽く治療台に触れさせたまま下方にすべらせる．
　　　　下肢を完全に真っ直ぐにする．
　　　❏ リラックスする．
　　　　腹筋をさらに収縮する．
　　　　足を開始肢位まですべらせて戻す．
　　　❏ 同じ下肢で繰り返す．
　　　❏ 動かしていない下肢を治療台に降ろす．それで，両足は治療台の上にのる．
　　　❏ 反対の下肢で繰り返す．

反復回数：＿＿＿＿＿＿

レベル3：一側の股関節を90°屈曲したまま，反対側の足を挙上してから，床面に触れないように下肢を伸展する（C～D）

方　法：　下記のものを除いて，レベル2と同じ動作を行う．
　　　　足を治療台から離し，下肢を真っ直ぐにする．
　　　　下肢を治療台の上に降ろす．
　　　　足を治療台から離して，下肢を開始肢位へ戻す．
　　　　確実に，腹筋群を収縮させる．
　　　　背中を動かさない．
　　　　反対の下肢で繰り返す．

反復回数：＿＿＿＿＿＿

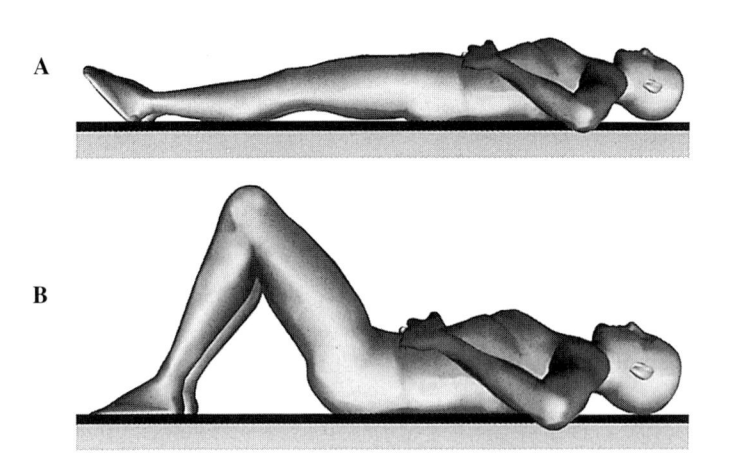

下部腹筋力の増大：両股関節と膝関節の屈曲（A〜B）

目　的：● 腹筋群のパフォーマンスの向上（たとえば，外腹斜筋・腹直筋・腹横筋）．

開始肢位：両股・膝関節を真っ直ぐにして背臥位になる．

レベル4：両足を床面に沿ってすべらせて，伸展したのちに屈曲に戻す

方　法：　"背骨のほうへおへそを引っ張る"ことによって，腹筋群を収縮させる．
両踵を治療台に沿ってすべらせて，両股・膝関節を屈曲する．
両股関節を90°屈曲するように両足を治療台から持ち上げる．
開始肢位に戻るために逆の動作をする．

反復回数：＿＿＿＿＿＿

レベル5：両足を床面から持ち上げ，両股関節を90°屈曲してから両膝を伸展し，最後に床面まで両下肢を降ろす

方　法：　"背骨のほうへおへそを引っ張る"ことによって，腹筋群を収縮させる．
両足を治療台から持ち上げ，両膝を胸に近づけることによって両股・膝関節を屈曲する．
両股関節を90°で保持し，そして両膝関節を真っ直ぐに伸展する．
治療台に両下肢を降ろし，開始肢位に戻る．

反復回数：＿＿＿＿＿＿

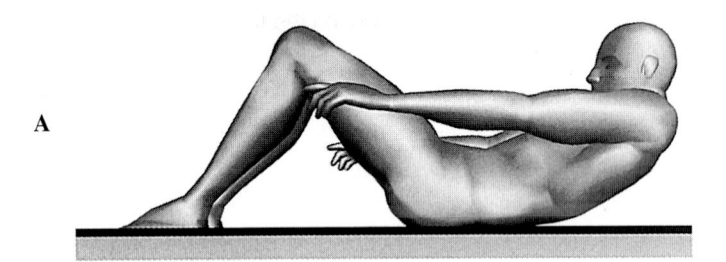

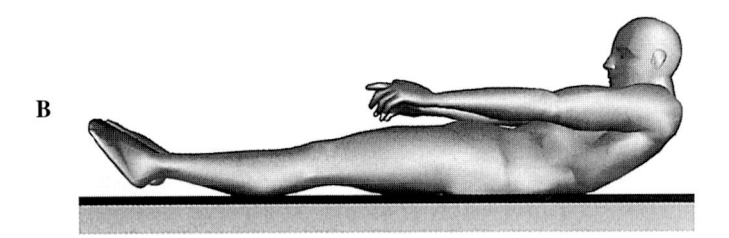

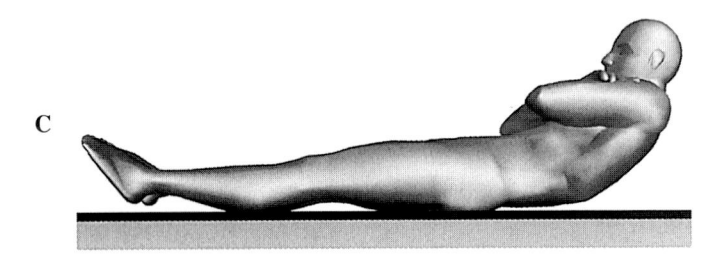

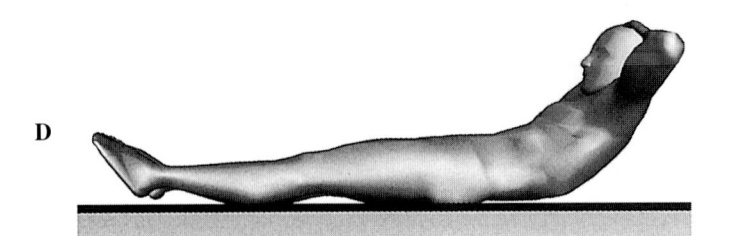

上部腹筋力の増大(段階的上部腹筋エクササイズ,レベル 1A〜3):トランクカール-シットアップ(起き上がり)(A〜D)

目　的：● 上部腹筋群のパフォーマンスの向上（たとえば、外腹斜筋・腹直筋・腹横筋）．

開始肢位：枕を両膝の下に置き、両腕を身体の前に持っていき、両股・膝関節を屈曲する(A)．両股・膝関節を真っ直ぐにし、そして身体の前に上肢を置く(B)．

レベルアップに関しては Chapter 7 参照

レベル 1 A：トランクカールのみ—脊柱の屈曲(最も容易)

方　法：　首の付け根のほうへあごを持ってくる．
　　　　　できるだけ体幹をカールする(巻きこむ)．
　　　　　両股関節が屈曲し始める．または、足部が台から持ち上がる直前に止める．

レベル 1 B：トランクカール-シットアップ：脊柱と股関節の屈曲(中等度)

方　法：　首の付け根のほうへあごを持ってくる．
　　　　　できるだけ体幹を巻きこむ．
　　　　　カールを維持する．
　　　　　起き上がるまで続ける．

レベル 2：トランクカール-シットアップ：脊柱と股関節の屈曲(難)

方　法：　胸の上で腕組みをする(C)．
　　　　　首の付け根のほうへあごを持ってくる．
　　　　　できるだけ体幹を巻きこむ．
　　　　　カールを維持する．
　　　　　起き上がるまで続ける．

レベル 3：トランクカール-シットアップ：脊柱と股関節の屈曲(最も難)

方　法：　頭上に両手を置く(頭の後ろではない)(D)
　　　　　首の付け根のほうへあごを持ってくる．
　　　　　できるだけ体幹を巻きこむ．
　　　　　カールを維持する．
　　　　　起き上がるまで続ける．

反復回数：＿＿＿＿＿＿

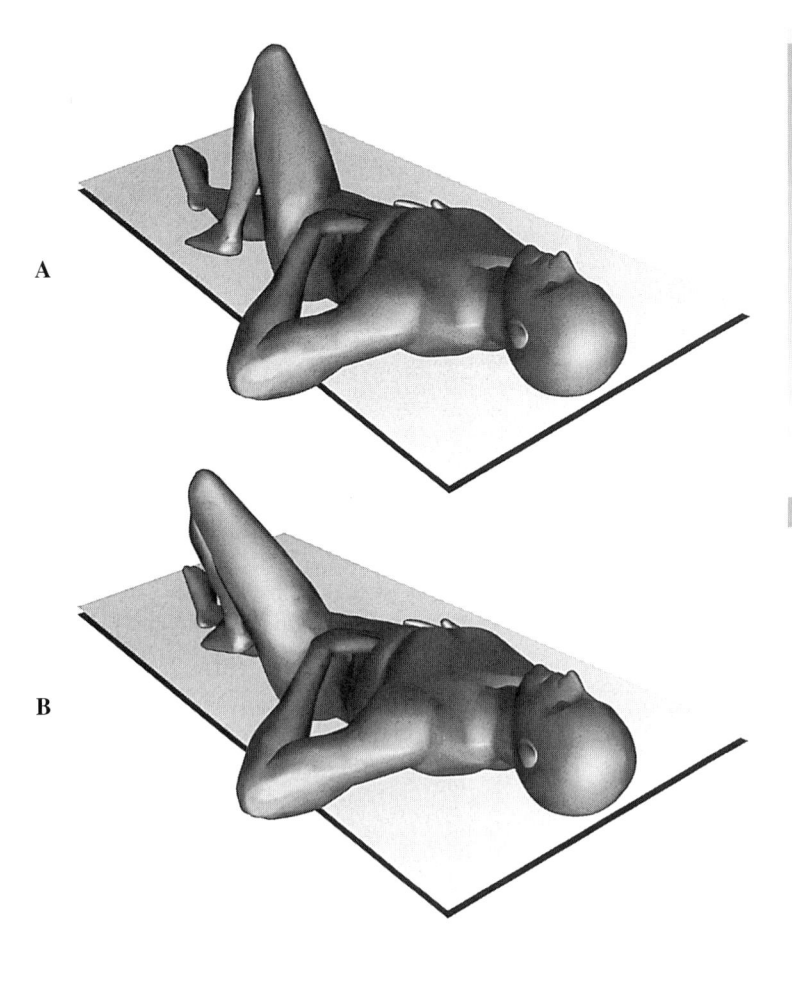

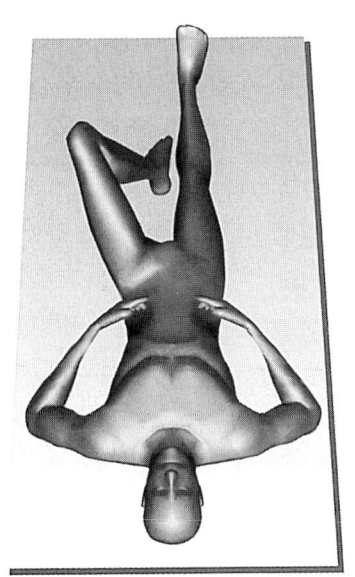

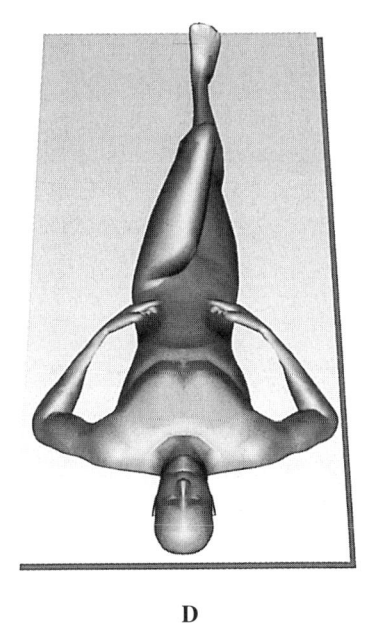

股関節・膝関節屈曲位からの股関節外転/外旋：屈曲した膝を左右に倒す（A〜D）

目　的：
- 骨盤の回旋を防いで，腹筋群の等尺性パフォーマンスを向上．
- 骨盤を動かさないで下肢を動かす．
- 股関節内転筋群のストレッチ（たとえば，大腿の内側筋群）．

開始肢位：骨盤の上に両手を置く．足を床につけて，一方の膝を曲げる．
　　　　他方の下肢は，真っ直ぐにする．屈曲している下肢の側面に沿って，クッションを置く．

レベル1

方　法：　四角（❏）にチェックがある場合には，その方法を用いてこのエクササイズを実施する．
　　　　　"背骨のほうへおへそを引っ張る"ことによって，腹筋群を収縮させる．
　　　　　膝を外方へ動かし，身体から離すようにする（B〜C）．
　　　　　骨盤を動かさずに保つ．
　　　　　膝を開始肢位へ戻す．
　　　　❏膝を反体側の下肢のほう，すなわち身体の内側に持ってくる（D）．
　　　　　開始肢位へ戻す．
　　　　　____回動作を繰り返す．
　　　　　他方の下肢で行う．
　　　　❏真っ直ぐにしている下肢の膝の下に枕を置く．
　　　　❏屈曲した膝の外側に沿って，枕を置く．

反復回数：_____

Copyright © 2002 by Mosby, Inc. May be copied for patient use only.

414 Chapter 8：運動機能障害症候群を修正するためのエクササイズ

A

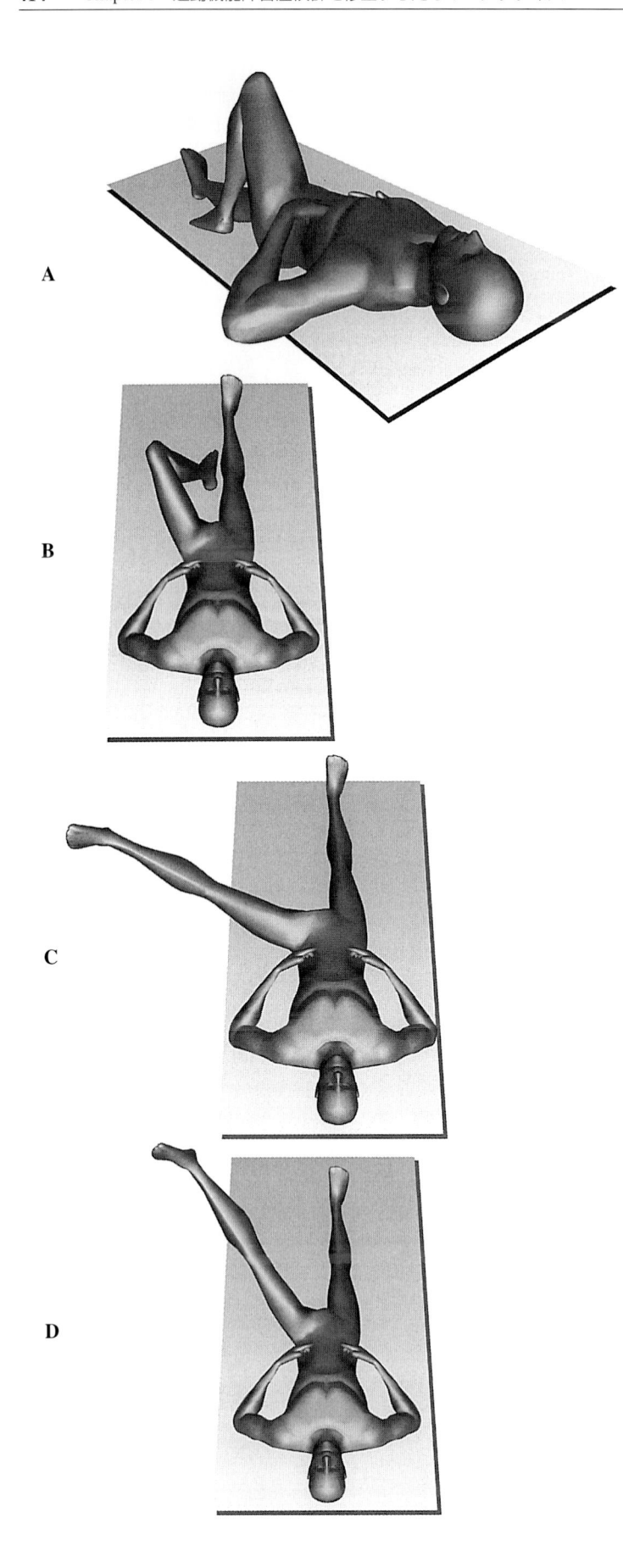

B

C

D

股関節・膝関節屈曲位からの股関節外転/外旋：膝伸展（A〜D）

目　的：● 骨盤の回旋をコントロールするために，腹筋群の等尺性パフォーマンスを向上．
　　　● 骨盤あるいは脊柱を動かさないで下肢を動かす．

開始肢位：骨盤の上に両手を置く．一方の下肢を真っ直ぐにする．足を床につけて，一方の股関節と膝関節を屈曲する．

レベル2（難）

方　法：　四角（❏）にチェックがある場合には，その方法を用いてこのエクササイズを実施する．
　　　　"背骨のほうへおへそを引っ張る"ことによって，腹筋群を収縮させる．
　　　　膝を身体から離す（**B**）．
　　　　その位置から膝を真っ直ぐに伸ばす（**C**）．
　　　　動かない側の下肢で治療台を押しつけないようにする．
❏ 膝を曲げる
❏ 開始肢位へ戻す
❏ 下肢のこの肢位を維持して，＿＿＿回膝を伸展と屈曲を繰り返す．
❏ 開始肢位へ戻す．
❏ 上記のように繰り返す．
❏ 膝を真っ直ぐに保持したままで，股関節を動かして（屈曲・内転），反対側の肩のほうへ下肢を持ってくる（**D**）．
　　　　他方の下肢で動作を繰り返す．

反復回数：＿＿＿＿＿＿

Copyright © 2002 by Mosby, Inc. May be copied for patient use only.

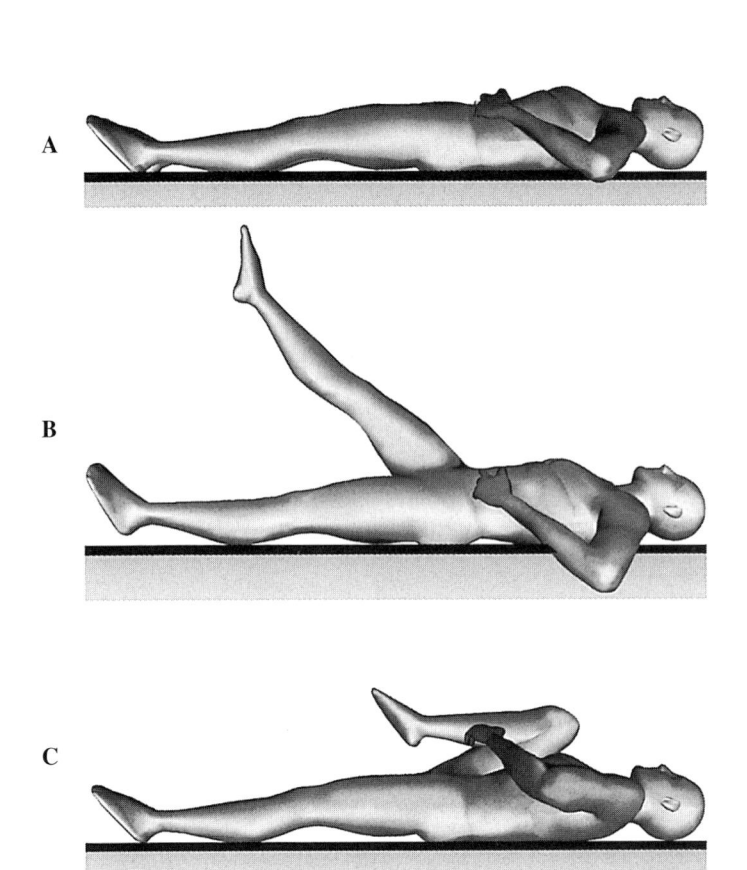

膝伸展位下肢挙上(SLR):膝を伸展した状態での股関節屈曲(A～D)

目　的：● 腹筋群のパフォーマンスの向上.
　　　　● 股関節屈筋群のパフォーマンスの向上.
　　　　● ハムストリングスのストレッチ.

開始肢位：両股・膝関節を真っ直ぐにする.腹筋群の上(骨盤と肋骨のあいだの腹部外側)に両指を置く.

方　法：　四角(❏)にチェックがある場合には,その方法を用いてこのエクササイズを実施する.
　　　　"背骨のほうへおへそを引っ張る"ことによって,腹筋群を収縮させる.
　　　　膝を真っ直ぐに保持する.
　　　　膝を真っ直ぐに保持したままで,下肢を挙上する.
　　　　動かさない側の下肢で治療台を押しつけない.
　　　　腹筋群を収縮させたまま,下肢を開始肢位まで降ろす.
　　または
　　❏ 股関節と膝関節を屈曲し,胸のほうへ膝を持ってくる(**C**).
　　❏ 大腿が天井のほうを向くように股関節を90°に保持し,膝関節を真っ直ぐにする(**D**).
　　❏ 膝を伸ばすあいだ,手で大腿を抱える.
　　❏ 膝を真っ直ぐに保持し,そして開始肢位へ下肢を降ろす.
　　　　他方の下肢で動作を繰り返す.

反復回数：_____

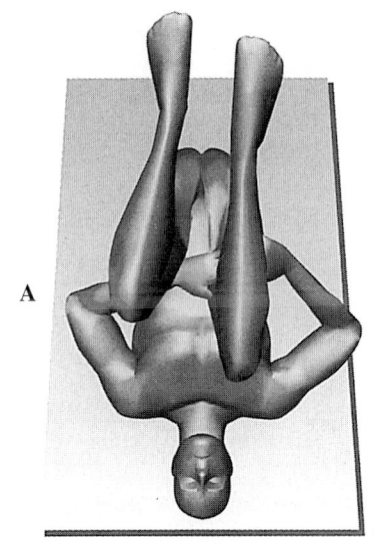

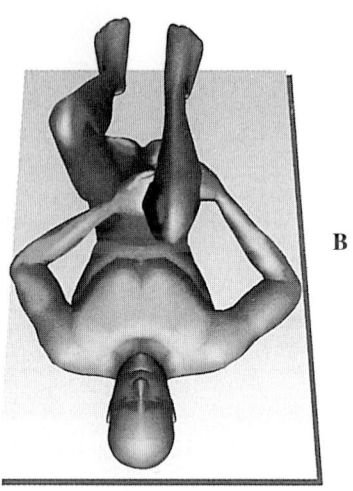

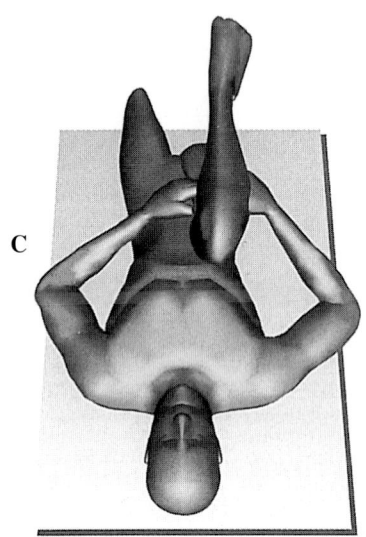

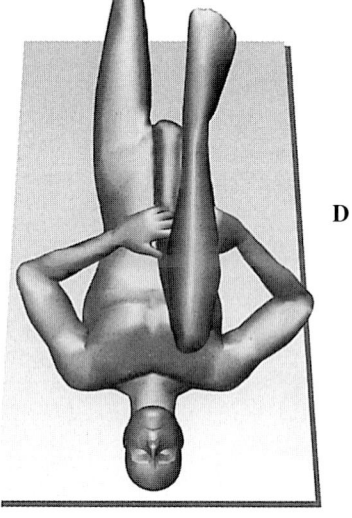

416 Chapter 8：運動機能障害症候群を修正するためのエクササイズ

股関節屈筋(二関節筋)のストレッチ(A～E)

目　的：● 股関節屈筋群のストレッチ(たとえば，大腿筋膜張筋・大腿直筋・腸腰筋)．
● 骨盤前傾あるいは回旋の代償を防止．
● 脛骨の回旋の代償を防止．

開始肢位：背中を平坦にして，固い治療台の上で背臥位になる．両膝を胸に持ってくる．しかし一方の膝だけ両手で胸に抱える．

方　法：　四角(❑)にチェックがある場合には，その方法を用いてこのエクササイズを実施する．
　平坦にした背中と骨盤が動かないように，一方の膝を胸で抱える．
　"背骨のほうへおへそを引っ張る"ことによって，腹筋群を収縮させる．
　他方の下肢を治療台の外へ向けて降ろす．
❑ 下肢の回旋を防ぐため，降ろす側の足を他方の足のほうに向ける．
　下肢を全部治療台に降ろす；可能なら，背中は確実に動かさないようにする．
　降ろした大腿を他方の下肢のほうへ引っ張る．
　20～30秒間その位置を保持する．そして下肢を再び治療台の外へ向けて降ろす．
　大腿を内側に向かせないようにする．
　痛みを膝に感じた時点で，降ろした大腿を他方の下肢のほうに引き寄せることを止める．
❑ 繰り返す：＿＿回引き寄せる．
❑ もし，大腿が治療台につかないなら，下肢を20～30秒間たれ下げさせる；確実に背中を平坦に保つようにする．
　他方の下肢でこの動作を繰り返す．

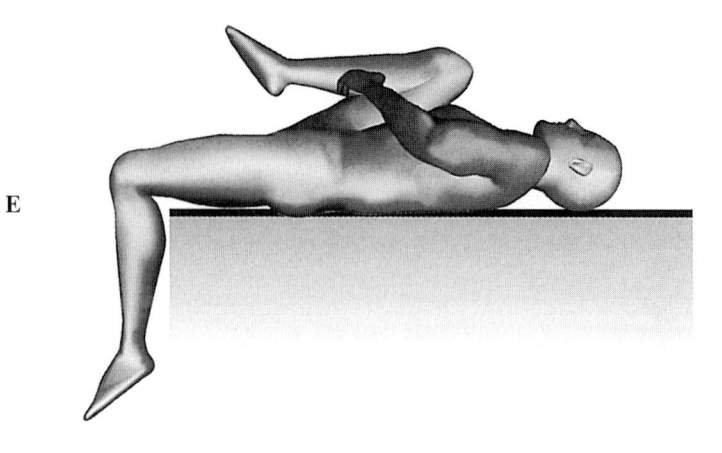

反復回数：＿＿＿＿＿

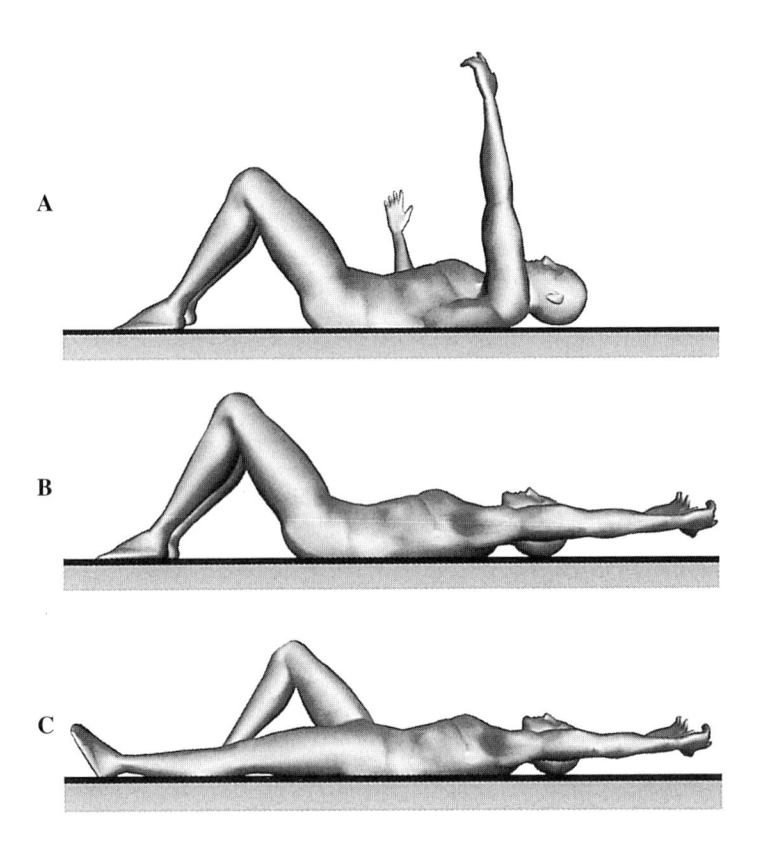

肩関節屈曲—肘関節伸展での挙上と広背筋の ストレッチ(A〜C)

目 的： ● 広背筋のストレッチ．
● 大胸筋の柔軟性を増加．
● 肩関節の可動域を増加．
● 上背部の彎曲を減少．
● 腹筋群のパフォーマンスの向上．

開始肢位：両足を床につけ，両上肢は体側に置き，両股・膝関節を屈曲する．

方　法： 四角(❏)にチェックがある場合には，その方法を用いてこのエクササイズを実施する．
❏ "背骨のほうへおへそを引っ張る"ことによって，腹筋群を収縮させる．
❏ 可能な限り頭上に一方の上肢を挙上させる．もし，何らかの痛みや不快感を肩上面に感じたら止める．
❏ 可能な限り頭上に両方の上肢を挙上させる．もし，何らかの痛みや不快感を肩上面に感じたら止める．
❏ ＿＿一方の手で＿＿kg使用する．
❏ ＿＿両方の手で＿＿kg使用する．
❏ ＿＿秒間，治療台のほうへ上肢の重みで引かせる．
❏ 両上肢を頭上に，そして背中を平坦に保持しているあいだ一方の下肢を下方へすべらせる．
❏ 他方の下肢を下方へすべらせる．そのため，両下肢は真っ直ぐになる；両上肢を頭上に，そして背中を平坦に維持して置く(**B**)．

反復回数：＿＿＿＿＿

A

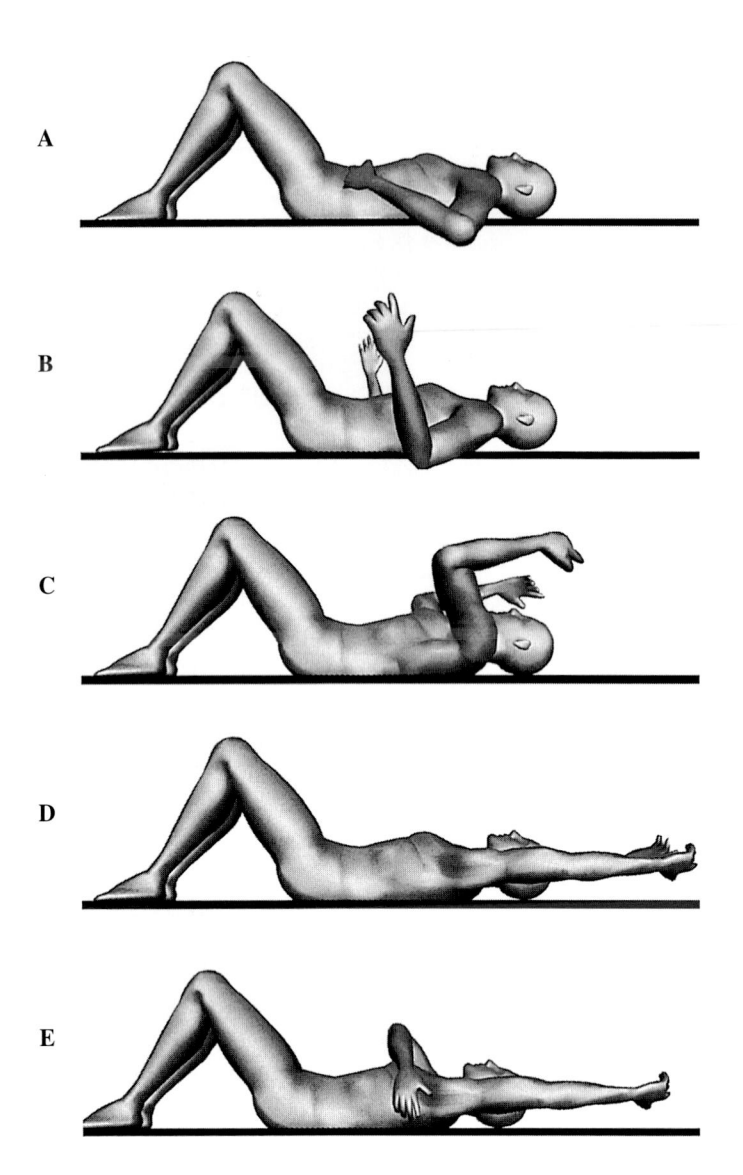

B

C

D

E

肩関節屈曲―肘関節屈曲での挙上（A～E）

目　的：● 肩関節の可動域を増加．

開始肢位：両足を床につけ，両上肢は体側につけて，両股・膝関節を屈曲する．

方　法：　四角（❏）にチェックがある場合には，その方法を用いてこのエクササイズを実施する．
　　　　　肘を屈曲し，肩関節を屈曲することで腕を頭上に持ち上げる．
　　　　　上肢が頭上の位置に近づくにつれて肘を真っ直ぐにする．
　❏ 頭の横に沿って，枕を置き，そして枕に沿って上肢をすべらせる．
　❏ もし，痛みを肩上面に感じたら止める．
　❏ 上肢を頭上に挙上しているときに他方の手を肘に置き，腕を床のほうへ引き下げるようにする．
　❏ 肩甲骨筋群を伸張する．
　　　　　上肢を90°までストレッチするように持ち上げる．
　　　　　肩甲骨が動かないように，他方の手で肩甲骨の外側をおさえる．
　　　　　肩甲骨の動きを制限すると同時に，上肢を頭上に持ち上げる．

反復回数：＿＿＿＿＿＿

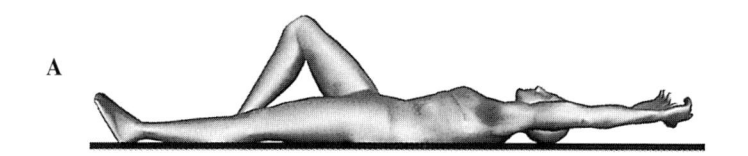

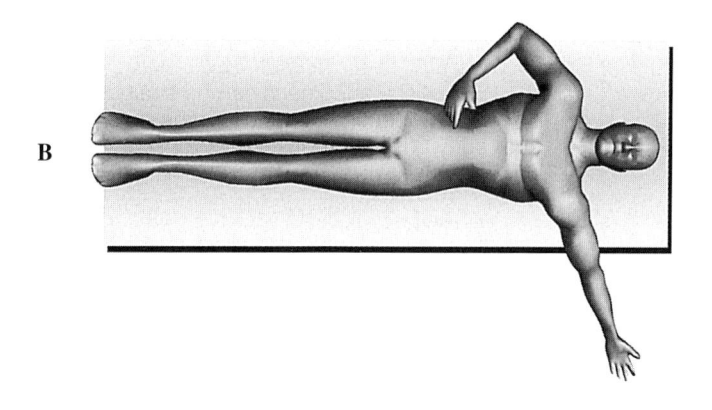

肩関節屈曲/外転(A～B)

目　的：● 腹筋群のパフォーマンスの向上．

開始肢位：両足を床につけ，両上肢は体側につけて，両股・膝関節を屈曲する．

方　法：　四角(☐)にチェックがある場合には，その方法を用いてこのエクササイズを実施する．
　　　　　床に足をつけて，両股・膝関節を屈曲する．
☐ ＿＿一方の手で＿＿kg 使用する．
☐ ＿＿両方の手で＿＿kg 使用する．
　　　　　上肢(または両上肢)を頭外側方向に挙上する．
　　　　　"背骨のほうへおへそを引っ張る"ことによって，腹筋群を収縮させる．
☐ 上肢(または両上肢)を持ち上げ，反対側の股関節の方向で天井のほうに動かす．
　　　　　両肘を真っ直ぐに保つ．
☐ 上肢が垂直になったところで止め，頭上の位置に戻す．

反復回数：＿＿＿＿＿＿

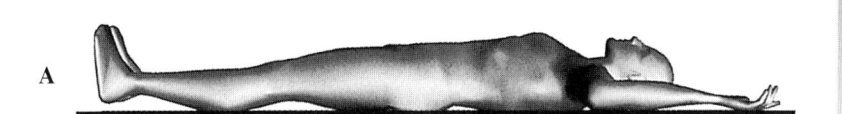

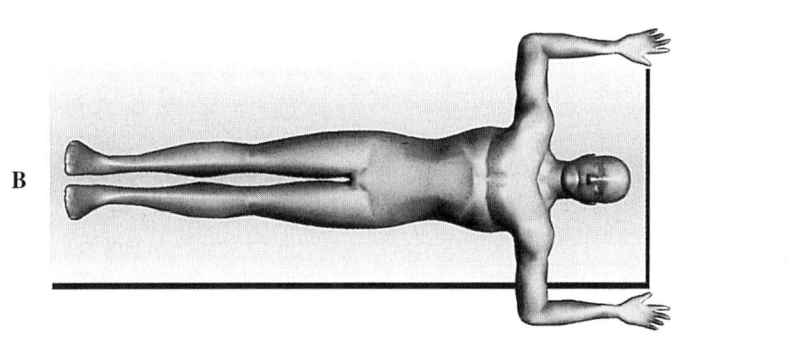

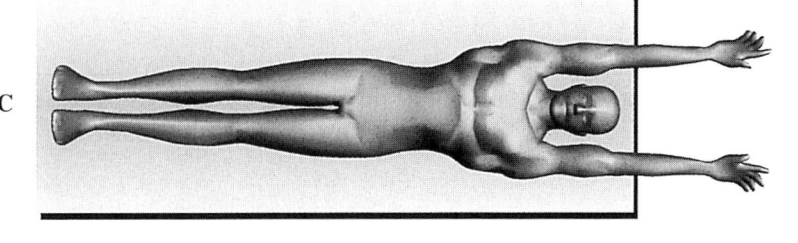

肩関節外転―従重力(A～C)

目　的：● 肩関節の可動域を増加．
　　　　● 肩甲骨から上肢までの筋のパフォーマンスの向上．
　　　　● 大胸筋のストレッチ．
　　　　● 肩関節内旋筋群のストレッチ．

開始肢位：両股・膝関節は，真っ直ぐにするかあるいは床に足をつけて屈曲する．肘を90°屈曲して肘が肩の高さになるまで身体から離す．

方　法：　四角(☐)にチェックがある場合には，その方法を用いてこのエクササイズを実施する．
　　　　　両上肢を耳に近づけながら，頭上にすべらせる．
☐ 枕を頭のそばと上肢の下に置く．上肢を枕に沿ってすべらせる．
☐ 腹筋群を収縮させる．
　　　　　もし痛みを肩上面に感じたら止める．
☐ 両上肢を動かしているあいだ，両肩をすくめない．
☐ 両上肢を動かしているあいだ，両肩をすくめる．

反復回数：＿＿＿＿＿＿

420 Chapter 8：運動機能障害症候群を修正するためのエクササイズ

A

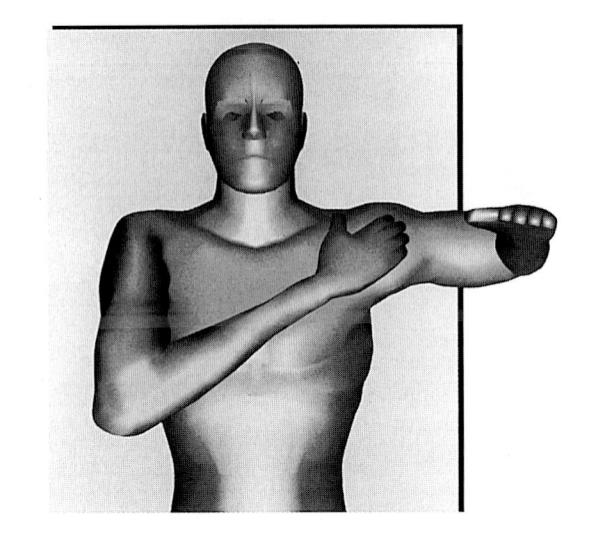

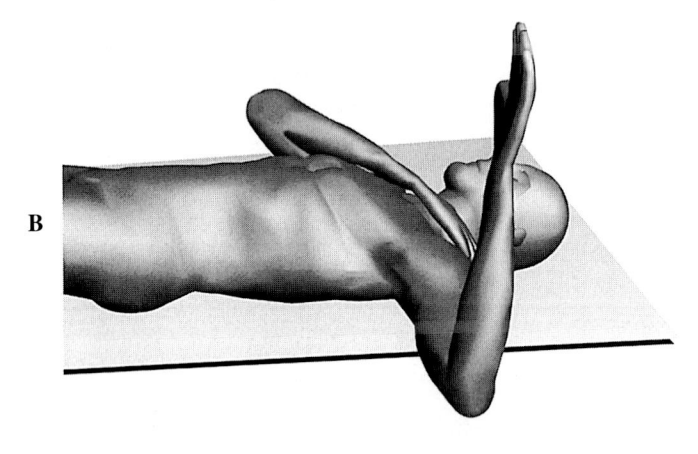

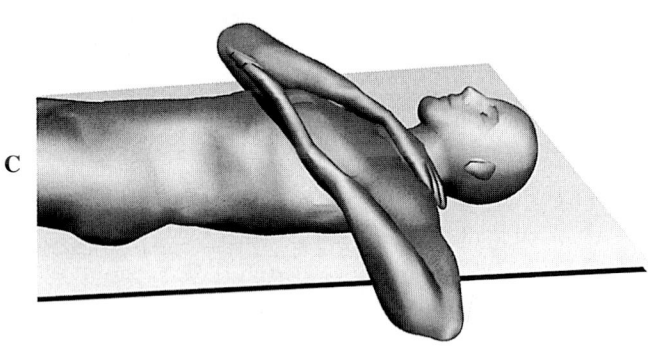

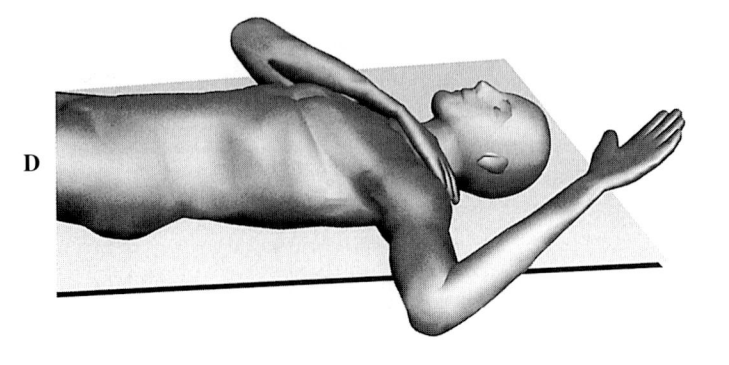

B

C

D

肩関節回旋 —背臥位—水平内転（屈曲）（A〜D）

目　的：● 肩関節回旋の可動域を増加．
　　　　● 上肢を動かしているあいだ，肩甲骨の代償運動を防止．
　　　　● 上肢を動かしているあいだ，上腕骨頭の代償運動を防止．
　　　　● 肩関節回旋筋群のパフォーマンスの向上．

開始肢位：肘を90°屈曲して肘が肩の高さになるようにし，両股・膝関節は真っ直ぐにするか屈曲する．上肢を動かすとき代償運動を防ぐため，反対側の手を肩に置く．セラピストに勧められるなら，上腕と肘の下に折りたたんだタオルを入れる．

四角（❏）にチェックがある場合には，その方法を用いてこのエクササイズを実施する．

内旋—外旋筋群のストレッチ（C）

方　法：　股関節のほうに手を動かす．そのとき，反対側の手の圧迫によって肩あるいは上腕骨頭が代償的に動かないようにする．
　　　❏ 90°ではなく，＿＿＿°で上肢を置く．
　　　❏ 手に＿＿＿kgの重りを保持する；手を治療台のほうへ引く．
　　　　もし，痛みが肩関節に生じたら止める．
　　　　肘を真っ直ぐにしない．
　　　　開始肢位へ戻す．
反復回数：＿＿＿＿＿

外旋—内旋筋群のストレッチ（D）

方　法：　手を頭のほうに動かし，上腕骨頭が抑えている手に突き当たらないようにする．
　　　❏ 90°ではなく，＿＿＿°で上肢を置く．
　　　❏ 手に＿＿＿kgの重りを保持する；手を治療台のほうへ引く．
　　　　もし，痛みが肩関節に生じたら止める．
　　　　開始肢位へ戻す．
反復回数：＿＿＿＿＿

水平内転

方　法：　上肢を持ち上げ，肩甲骨を治療台につけたまま，腕を身体の前に持ってくる．
　　　　腕が身体の前にあるとき，肘が天井のほうを指すようにして，他方の手を使って，さらに身体を横切るように反対側の肩のほうに上肢を引っ張る．
　　　❏ 動かすにつれて，手を使い上肢を治療台のほうへ押し下げる．
　　　❏ 治療台に肩甲骨をつけたままにしておく．
反復回数：＿＿＿＿＿

Copyright © 2002 by Mosby, Inc. May be copied for patient use only.

小胸筋のストレッチ

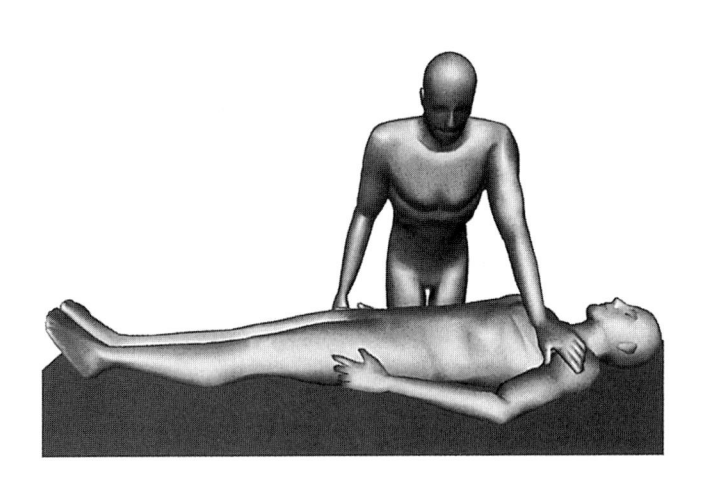

目　的：● 小胸筋のストレッチ．

開始肢位：足を床につけて両股・膝関節を屈曲する．あるいは，両下肢を真っ直ぐにする．両上肢を体側に置く．

四角（❏）にチェックがある場合には，その方法を用いてこのエクササイズを実施する．

介助ストレッチ―背臥位

方　法：　介助者は上腕骨の上ではなく，肩関節の前面の烏口突起部に手のひらを置く（図）．
　　　　　介助者は胸から離れる方向で治療台のほうに圧をかける（すなわち，身体から斜め下方向）．
　　　　　圧を____秒間かける．
　　　　　胸が動かないようにする．
　　　　　伸張感が肩でなく胸に感じられるべきである．
　　　　❏介助者が患者の右側に立つなら，介助者の左手は患者の左肩に，介助者の右手は患者の右肩に置くように両手を交差して患者の両肩におく．

自己ストレッチ―背臥位

方　法：　ストレッチする肩のほうに向かって寝返り，肩甲骨を床にしっかり固定する．
　　　　　肩関節前面の烏口突起部に圧をかけるため，反対側の手のひらを使う．
　　　　　肩から体幹を引き離すように回旋する．

介助ストレッチ―腹臥位

方　法：　両上肢を体側に置き，腹臥位になる．
　　　　　介助者は患者の横に立ち，肩の前面の縦溝に指を当てるため，肩の上方から手を入れる．
　　　　　もう一方の手は肩の前面の縦溝に指を置くため腋窩から手を入れる．
　　　　　介助者はそれから肩を引き上げ，同時に筋を伸張するため自分の上体を後ろに傾ける．
　　　　　腕を引っ張るようにしない．伸張感は肩関節でなく胸に感じられるべきである．

反復回数：_____

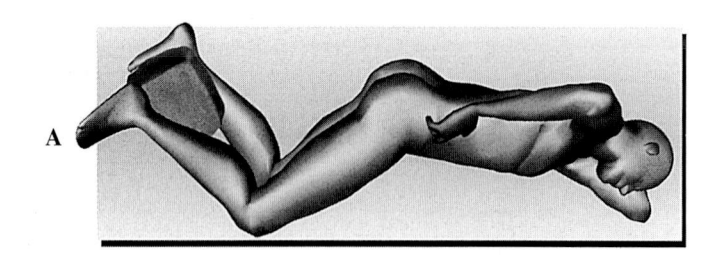

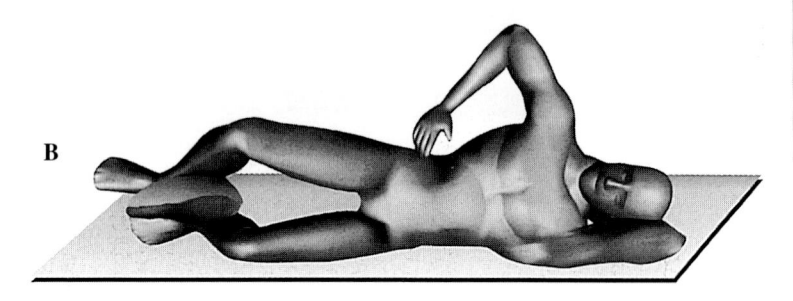

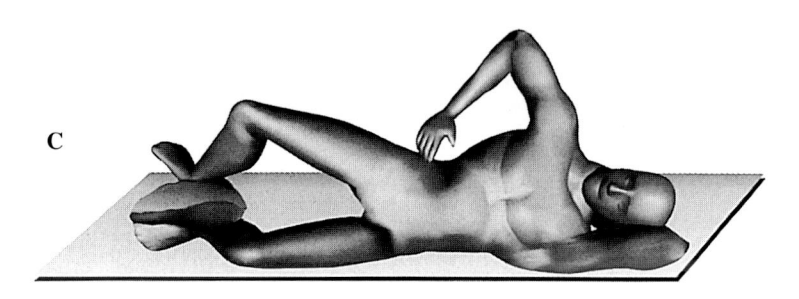

股関節外旋—側臥位（A〜C）

目 的：
- 股関節外旋筋群のパフォーマンスの向上．
- 骨盤を動かさないで股関節を動かす．
- 外側腹筋群の等尺性パフォーマンスの向上．

開始肢位：側臥位で下側の股関節と膝関節を屈曲する．骨盤をわずかに前方に回旋する（上側の骨盤を前に倒す）．上側の股関節と膝関節を屈曲し，下側の下肢の上あるいは両下肢のあいだの枕の上に置く．骨盤の上に手を置く．

四角（☐）にチェックがある場合には，その方法を用いてこのエクササイズを実施する

方 法：☐ 両膝あるいは両足のあいだに枕を置く．
　　　　膝が上方へ向くように上側の下肢を回旋させる．
　　　　股関節だけを動かす．
　　　　骨盤は回旋させない．

反復回数：＿＿＿＿＿＿

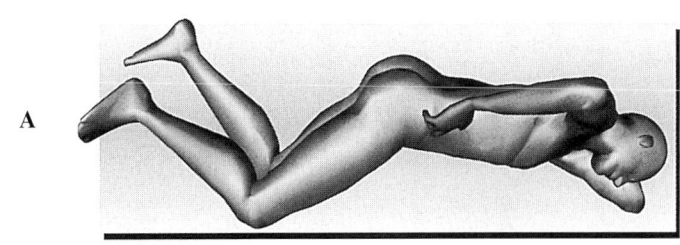

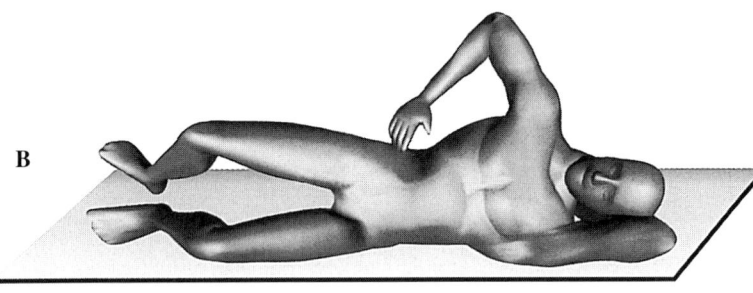

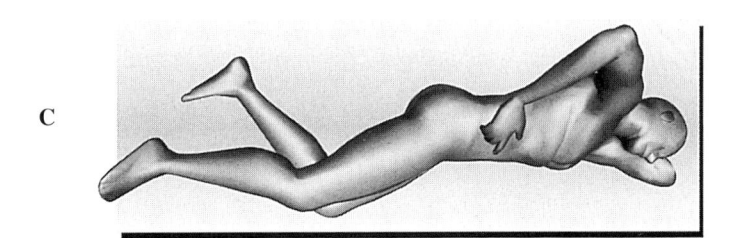

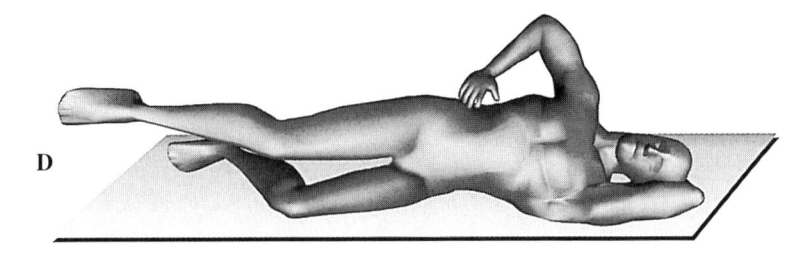

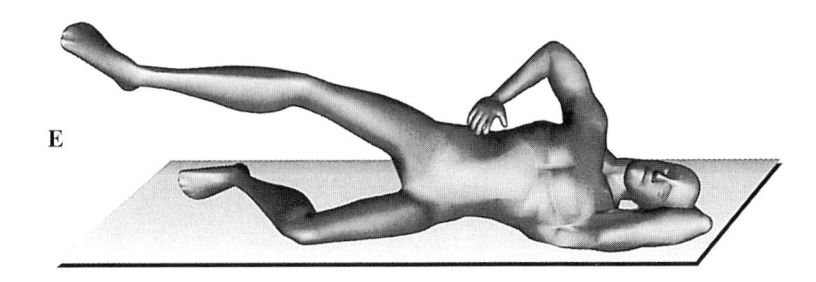

股関節の外旋を伴わない外転と伴った外転―側臥位(A～H)

目　的：
- 股関節外転筋群のパフォーマンスの向上．
- 股関節外転筋群のストレッチ(大腿筋膜張筋-腸脛靱帯)．
- 外側腹筋群の等尺性パフォーマンスの向上．
- 骨盤を動かさないで股関節で動かす．

開始肢位：側臥位で下側の股関節と膝関節は屈曲する．骨盤はわずかに前方に回旋する(上側の骨盤を前に倒す)．手は，骨盤の上あるいは中殿筋の場所に置く．

四角(❏)にチェックがある場合には，その方法を用いてこのエクササイズを実施する．

レベル1：股関節の外旋を伴わない外転(A～B)

方　法：　上側の股関節と膝関節を約45°屈曲する．
　　　　　膝蓋骨がわずかに上方を向くように，膝をわずかに回旋させる；股関節で大腿を持ち上げる．
　❏両膝のあいだに枕を置く．
　❏ウエストの下に折りたたんだタオルを置く．
　❏股関節を動かしているあいだに骨盤が動かないように骨盤に手を当てる
　❏中殿筋に指を置く．
　　高く持ち上げない．
　　下側の下肢で治療台を押しつけない．
　　下肢を開始肢位へ降ろす．

反復回数：＿＿＿＿＿＿

レベル2：股関節の外旋を伴った外転(C～E)

方　法：　上側の下肢の股関節と膝関節をわずかに屈曲する．
　　　　　膝がわずかに上方を向くように上側の下肢をわずかに回旋させ，股関節で大腿を上後方に持ち上げる．
　❏両膝のあいだに枕を置く．
　❏ウエストの下に折りたたんだタオルを置く．
　❏骨盤の動きをモニターするために骨盤の上に手を置く．
　❏中殿筋の上に指を置く．
　　骨盤を傾斜させない．
　　下側の下肢で治療台を押しつけない．
　　下肢を開始肢位へ降ろす．

反復回数：＿＿＿＿＿＿

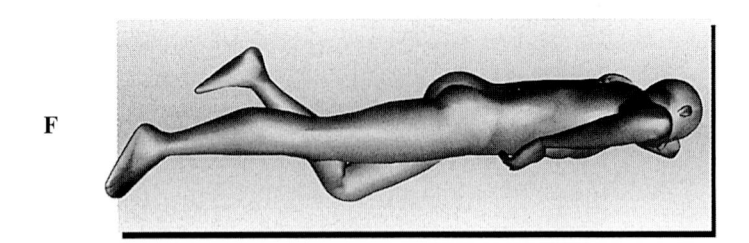

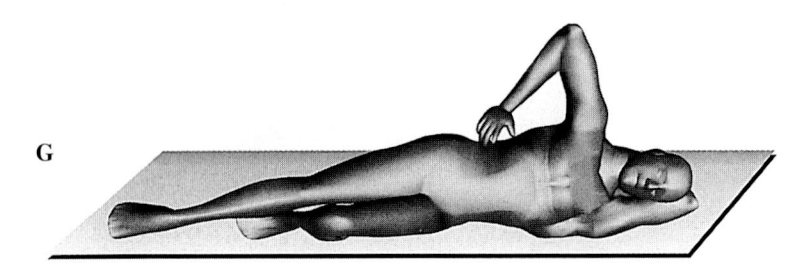

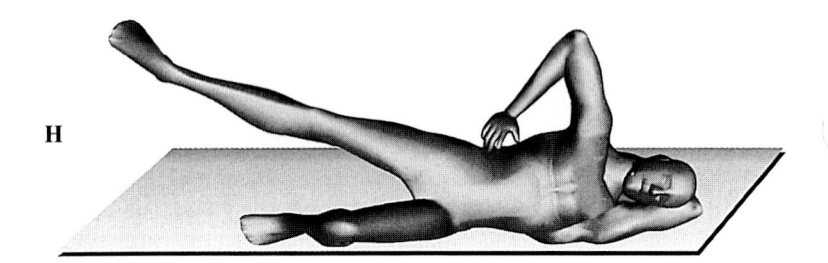

レベル3：股関節外転（F～H）

方　法：　股関節と膝関節を真っ直ぐにする．
- ☐ 骨盤の動きをモニターするために骨盤の上に手を置く．
- ☐ 股関節を後方に保ち，中殿筋の上に指を置く；下肢を天井のほうに向かって上方へ持ち上げる．
  下肢を高く持ち上げない．
  膝を内方へ向けない．
  骨盤を傾斜させない．
  下側の下肢で床を押し下げない．
  下肢を開始肢位へ降ろす．

反復回数：_____

大腿筋膜張筋-腸脛靱帯のストレッチ（F～G）

方　法：　骨盤の動きをモニターするために骨盤の上に手を置く．
下肢をわずかに前方に置く．
膝を真っ直ぐにする；わずかに上に向ける．
下肢を天井のほうに向かって上方へ持ち上げる．
下肢がわずかに身体の後方になるように股関節を使って下肢を後方に持ってくる．
股関節を後方に持ってくるとき，骨盤が動かないように，あるいは背中が弓なりにならないようにする．
治療台のほうに下肢を降ろす．
骨盤を動かさない．
もし下肢が股関節の高さより下に15°内転できないならば，下肢を外旋させて上を向かせている筋群を除いて，股関節筋群をリラックスさせるために15～20秒間垂れ下げさせる．
下肢をリラックスさせて動作を繰り返す．

反復回数：_____

筋力強化のための股関節内転―側臥位

目　的：
- ● 股関節内転筋群のパフォーマンスの向上．
- ● 股関節外転筋群のストレッチ．

開始肢位：　運動する下肢を下にした側臥位になる．下側の下肢の股関節と膝関節を真っ直ぐにする．支持面に対して垂直に骨盤と体幹を保持する．上側の下肢の股関節を外旋させる；膝は足が下側の下肢前方の床に置くため屈曲する．体幹を安定させるため床側の頭部に手を置く．

方　法：　四角（☐）にチェックがある場合には，その方法を用いてこのエクササイズを実施する．
膝を真っ直ぐ，そして膝蓋骨が真っ直ぐ前方を向くように保持する．
下側の下肢を，上側の下肢のほうに持ち上げる．
- ☐ 上側の下肢の股関節と膝関節を真っ直ぐにする；下側の下肢を平行に持ち上げて保持する；上側の下肢に触れるように下側の下肢を持ち上げる．
開始肢位へ下側の下肢を戻す．

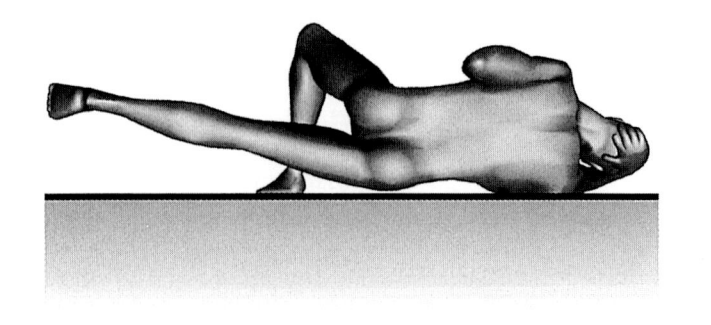

反復回数：_____

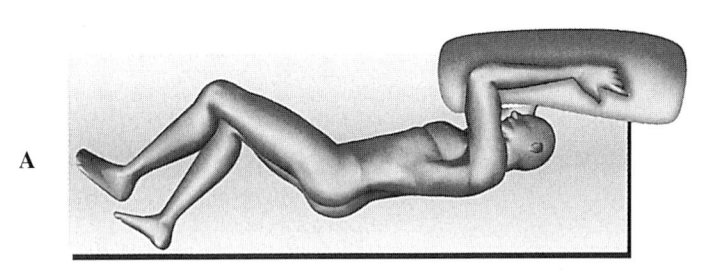

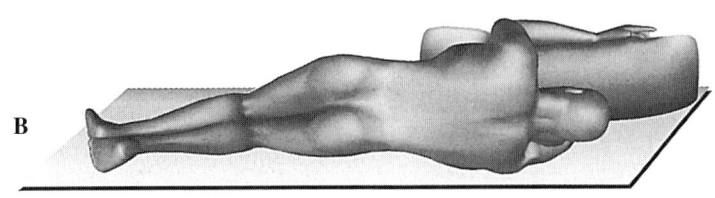

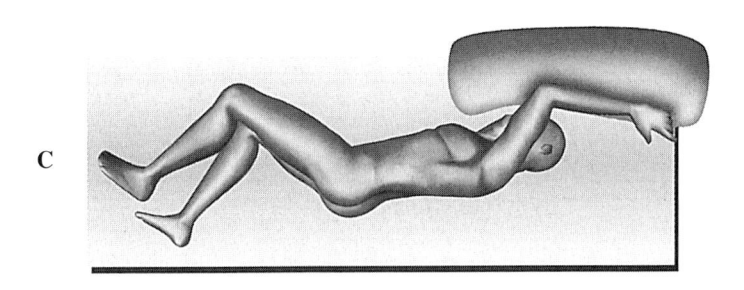

肩関節屈曲，外旋，肩甲骨内転—側臥位（A〜C）

目　的：
- 上肢を頭上に挙上する肩関節筋群のパフォーマンスの向上．
- 上肢を回旋させる肩関節筋群のパフォーマンスの向上．
- 肩甲骨の動きを増加．
- 僧帽筋のパフォーマンスの向上．

開始肢位：側臥位になり，両股・膝関節を屈曲する．腕は肩関節の高さで肘を屈曲し枕の上に置く．

四角（☐）にチェックがある場合には，その方法を用いてこのエクササイズを実施する．

肩関節屈曲（A〜C）

方　法：　腕をできる限り頭上にすべらせる．
　　　　　腕を頭上に動かすにつれて肘を真っ直ぐにする．
　☐ 肩甲骨を上方，そして身体の前面のほうへ動かすようにする．
　　　　　腕を開始肢位へすべらせて戻す．
　　　　　肩をすくめない．

反復回数：＿＿＿＿＿＿

四角（☐）にチェックがある場合には，その方法を用いてこのエクササイズを実施する．

肩甲骨内転（僧帽筋エクササイズ）（C）

方　法：　腕を少し頭上の位置で枕の上に置く．
　☐ 肩甲骨を脊柱のほうへ引く（B）．
　☐ 肩甲骨を脊柱のほうへ引くことによって，腕を枕から挙上させる．

反復回数：＿＿＿＿＿＿

肩関節回旋

方　法：　上腕を身体の横側に置く．
　　　　　肘を90°に屈曲する．
　　　　　前腕を腹部にもたれさせる．
　　　　　上腕は動かさず，前腕と手を肩関節を回旋させることによって天井のほうへ上げる．
　　　　　前腕と手を開始肢位へ戻す．

反復回数：＿＿＿＿＿＿

A

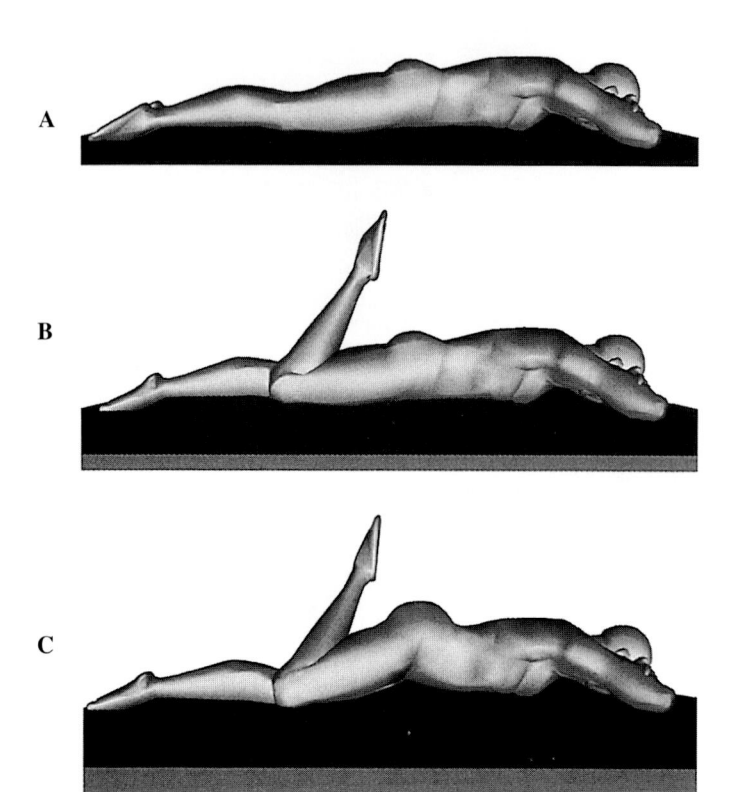

B

C

膝関節屈曲—腹臥位（A～C）

目　的：
- 骨盤と脊柱の代償運動を減少．
- 大腿四頭筋と大腿筋膜張筋の柔軟性を改善するためにストレッチ．
- 腹筋群のパフォーマンスの向上．

開始肢位：両下肢を真っ直ぐにし，閉じぎみにして腹臥位になる．

方　法：　四角（☐）にチェックがある場合には，その方法を用いてこのエクササイズを実施する．
　　　　　　"背骨のほうへおへそを引っ張る"ことによって，腹筋群を収縮させる．
　　　　　　膝を屈曲する．
　　　　　　骨盤を動かさない（**C**は間違った姿勢を示す）．
　　　　　　激しく引かない．激しく引くと，大腿の後面に痙攣を起こすことがある．
　　　　　　下肢を開始肢位へ戻す．
　　　　　☐ 腹部の下に枕を置く．
　　　　　☐ 骨盤の動きをモニターするために，両殿部あるいは骨盤の前面の骨に両手を置く．
　　　　　　もう一方の下肢で繰り返す．

反復回数：＿＿＿＿＿

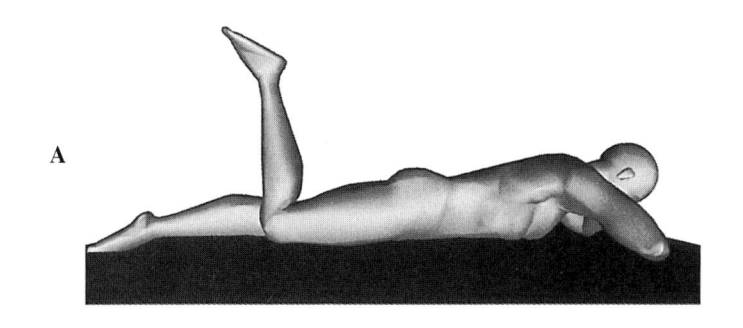

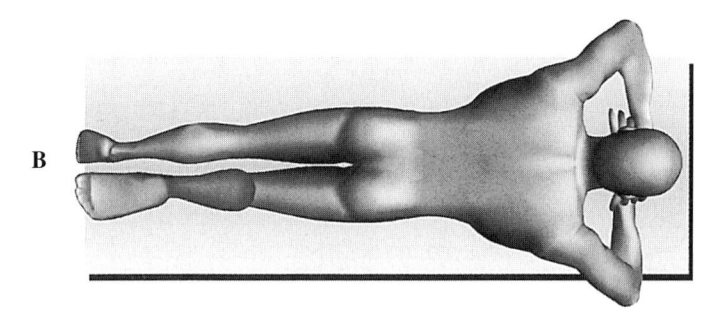

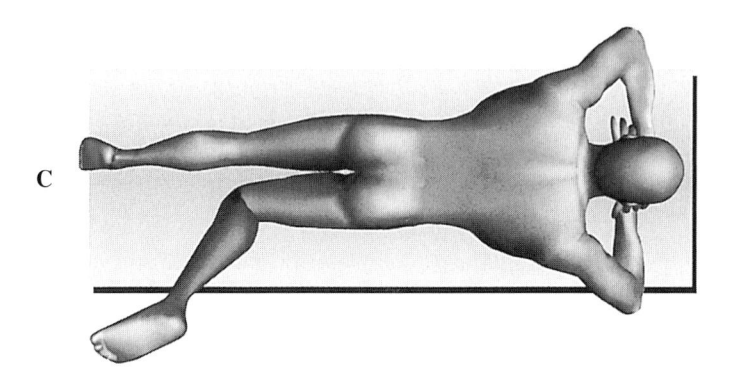

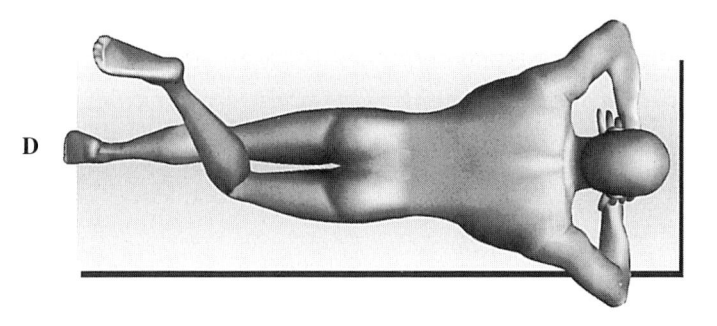

股関節回旋―腹臥位(A〜D)

目 的：
- 股関節運動のあいだ，骨盤の代償運動を減少．
- 股関節回旋筋群の柔軟性を改善するためにストレッチ．
- 腹筋群のパフォーマンスの向上．

開始肢位：両下肢を真っ直ぐにし，閉じぎみにして腹臥位になる．

方 法： 四角(❏)にチェックがある場合には，その方法を用いてこのエクササイズを実施する．
❏ 腹部の下に枕を置く．
❏ 骨盤の動きをモニターするために，両殿部あるいは骨盤の前面の骨に両手を置く．
 "背骨のほうへおへそを引っ張る"ことによって，腹筋群を収縮させる．
 膝を90°に屈曲する(下腿は垂直にする；A)
 動かす足を反対側の下肢から離すことによって股関節を外旋し(C)，それから反対側の下肢のほうに倒すことによって内旋する(D)．
 骨盤を動かさずに保つ．
 一方の下肢で＿＿＿回動作を繰り返す．
 開始肢位へ戻す．
 他方の下肢で動作を繰り返す．

反復回数：＿＿＿＿＿＿＿

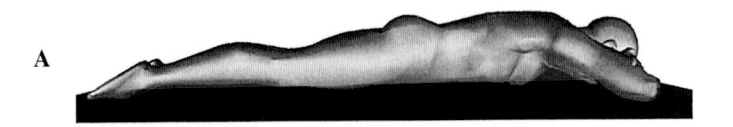

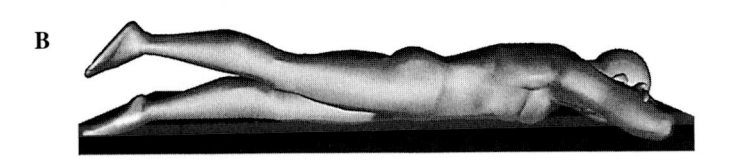

膝関節伸展位での股関節伸展—腹臥位（A〜B）

目　的：
- 大殿筋とハムストリングスのパフォーマンスの向上．
- 股関節屈筋群のストレッチ．
- 背筋群のパフォーマンスの向上．
- 腹筋群のパフォーマンスの向上．

開始肢位：両下肢を真っ直ぐにし，閉じぎみにして腹臥位になる．

方　法：　四角（❏）にチェックがある場合には，その方法を用いてこのエクササイズを実施する．
　　　　　　"背骨のほうへおへそを引っ張る"ことによって，腹筋群を収縮させる．
　　　　　　下肢全体を支持面から持ち上げるために，殿部の筋群を収縮するとき下肢をわずかに外方に持ち上げることを意識する．
　　　　　　骨盤を動かさない．
　　　　　　下肢を高く持ち上げない（この方向で股関節の動きによって10°だけ）．
　　　　　　この位置を3〜10秒保持する．
　　　　　❏下肢を開始肢位へ戻す．
　　　　　❏腹部の下に枕を置く．
　　　　　❏骨盤の動きをモニターするために，骨盤の前面の骨に指を置く．
　　　　　　他方の下肢で繰り返す．

反復回数：＿＿＿＿＿＿

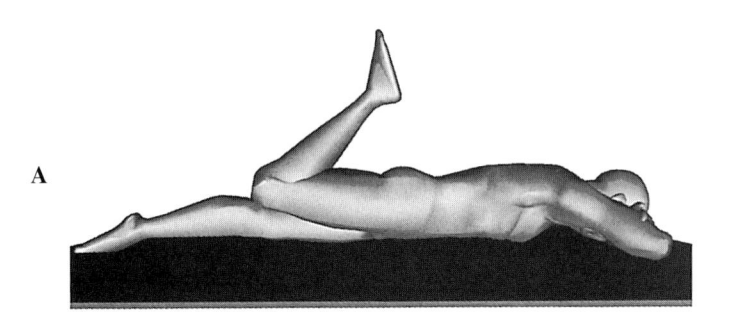

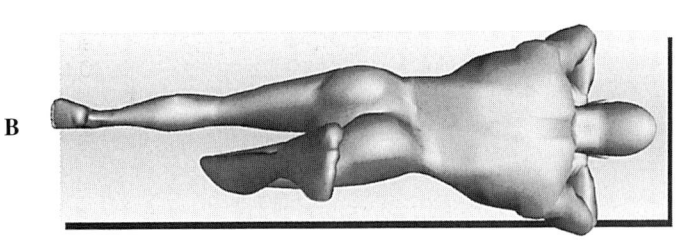

膝関節屈曲位での股関節伸展—腹臥位（A～B）

目　的：
- 大殿筋のパフォーマンスの向上．
- 股関節屈筋群のストレッチ．
- 背筋群のパフォーマンスの向上．
- 腹筋群のパフォーマンスの向上．

開始肢位：両下肢を真っ直ぐにし，閉じぎみにして腹臥位になる．

方　法：　四角（❏）にチェックがある場合には，その方法を用いてこのエクササイズを実施する．

　　　　　　膝を屈曲する；もし可能なら，ハムストリングスをリラックスさせるために下腿を大腿の上にのせるようにする．

❏ 下腿を椅子のシートにもたれさせるか，足部を壁にもたれさせる．

　　　　　　"背骨のほうへおへそを引っ張る"ことによって，腹筋群を収縮させる．

　　　　　　下肢全体を支持面から持ち上げるために，殿部の筋群を収縮させる．

　　　　　　下肢を高く持ち上げない（この方向で10°だけ）．

　　　　　　骨盤を動かさない．

　　　　　　この位置を3～10秒保持する．

　　　　　　楽な肢位へ戻す．

❏ 腹部の下に枕を置く．

❏ 骨盤の動きをモニターするために，骨盤の前面の骨に指を置く．

　　　　　　他方の下肢で繰り返す．

反復回数：＿＿＿＿＿＿

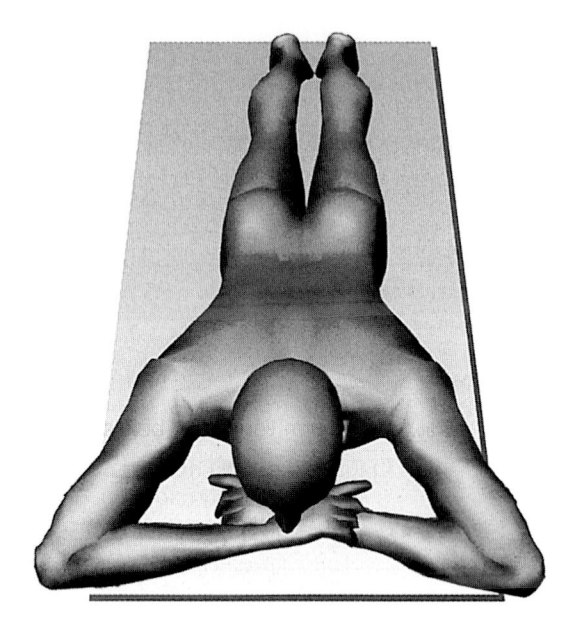

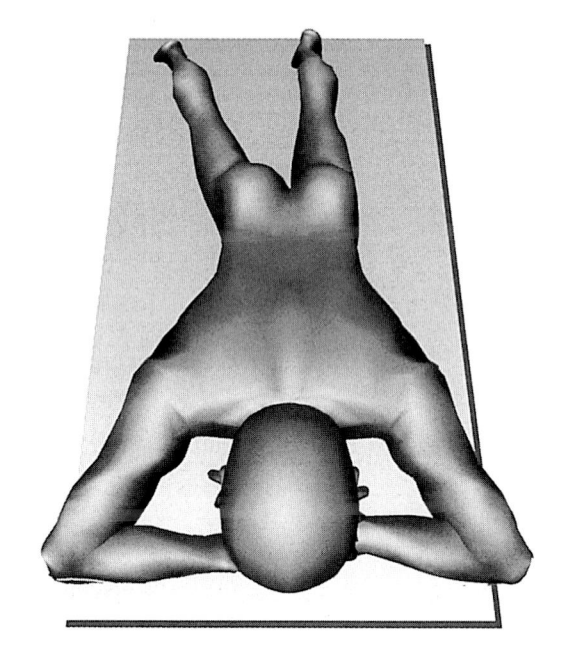

股関節外転—腹臥位(A～B)

目　的：● 股関節外転筋と中殿筋のパフォーマンスの向上.
　　　　● 股関節伸展筋群のパフォーマンスの向上.
　　　　● 股関節内転筋群のパフォーマンスの向上.

開始肢位：両下肢を真っ直ぐにし，閉じぎみにして腹臥位になる．

方　法：　四角(☐)にチェックがある場合には，その方法を用いてこのエクササイズを実施する．
　　☐ 腹部の下に枕を置く．
　　☐ 動きをモニターするために，骨盤の前面の骨に指を置く．
　　　下肢を外側にすべらせるために，殿部の筋を収縮させる．
　　　骨盤を動かさない．
　　　下肢を開始肢位へ戻す．
　　　他方の下肢で繰り返す．

反復回数：_____

A

B

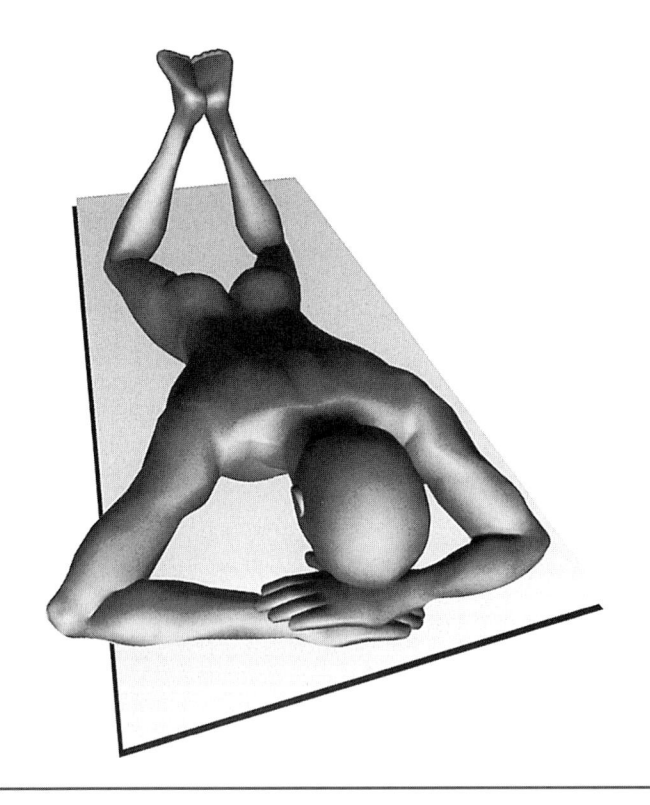

両股関節外転・両膝関節屈曲位での等尺性の股関節外旋

目　的：● 股関節外旋筋群のパフォーマンスの向上．

開始肢位：両膝関節を離し，そして屈曲し，腹臥位になる．両足部が触れるように，両股関節を回旋する．

方　法：　四角(❏)にチェックがある場合には，その方法を用いてこのエクササイズを実施する．
　　　　❏ 腹部の下に枕を置く．
　　　　　開始肢位から両足部を押し合って殿部を硬くさせる．
　　　　　この位置を5～10秒保持する．
　　　　　リラックスし，そして動作を繰り返す．

反復回数：＿＿＿＿＿＿

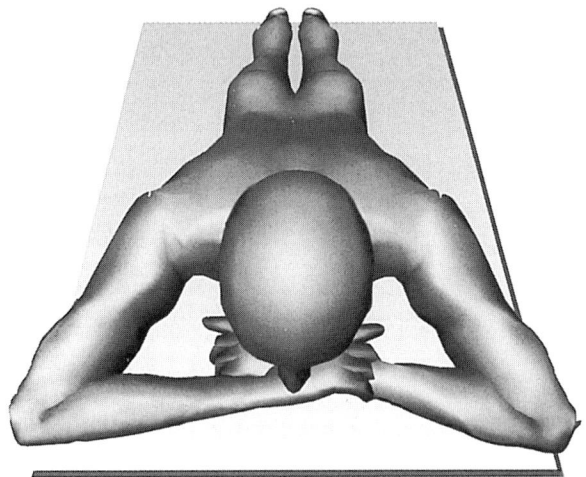

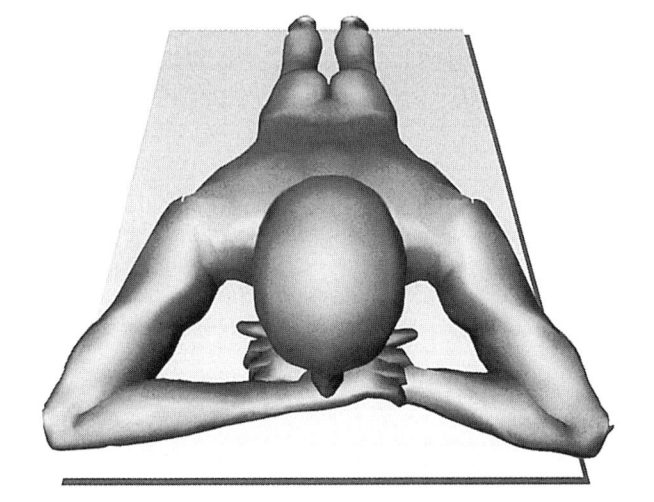

等尺性の大殿筋収縮（A～B）

目　的：● 大殿筋のパフォーマンスの向上．

開始肢位：両下肢を真っ直ぐにし，閉じぎみにして，腹臥位になる．

方　法：　四角(❏)にチェックがある場合には，その方法を用いてこのエクササイズを実施する．
　　　　　殿部の筋群を硬くさせる．
　　　　　殿部の筋を収縮させると同時に，両下肢を外方に向けることを意識する．
　　　　　この位置を5～10秒保持する．
　　　　　リラックスする．

反復回数：＿＿＿＿＿＿

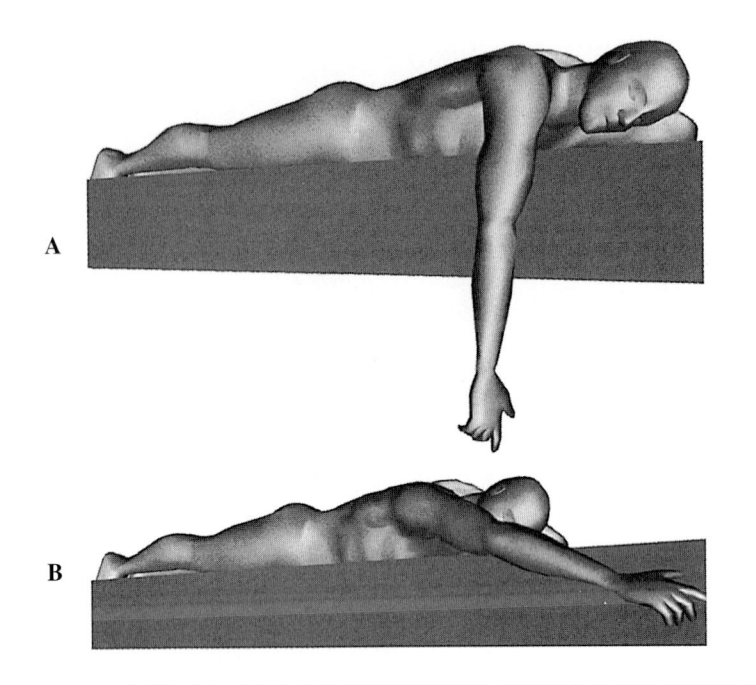

背部の伸筋群の活動を高めるための肩関節屈曲—腹臥位（A〜B）

目　的：● 背筋群のパフォーマンスの向上．

開始肢位：上肢がテーブルの端から垂れ下がるように，腹臥位をとる．

方　法：　上肢を頭上に持ち上げる．
　　　　　この位置を5〜10秒保持する．
　　　　　楽な肢位に戻す．
　　　　　同じ上肢で繰り返す．
　　　　　反対側の上肢で繰り返す．

反復回数：＿＿＿＿＿＿

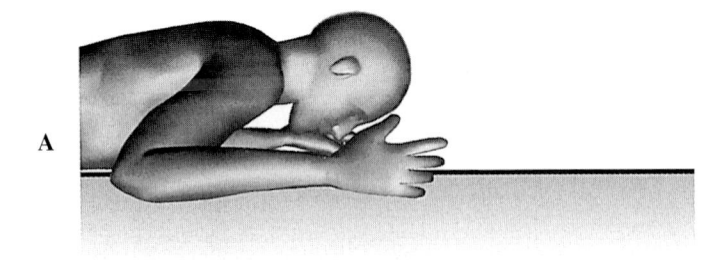

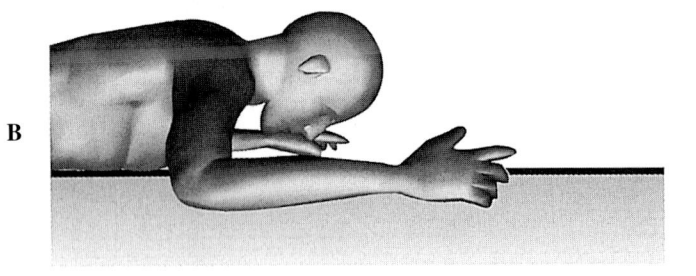

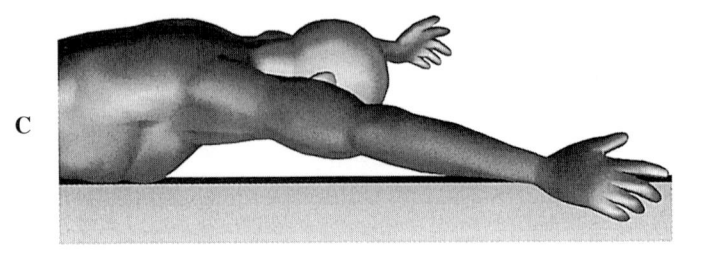

肩関節屈曲—腹臥位（A〜C）

目　的：● 肩関節屈曲の可動域を増加．
　　　　● 肩関節屈筋群のパフォーマンスの向上．
　　　　● 前鋸筋による肩甲骨の動きを改善．

開始肢位：肘を屈曲した両上肢が苦痛なく体側に置くことができるように胸部と骨盤の下に枕を置き腹臥位をとる．前腕と手の小指側は支持面と接触させる．額を折りたたんだタオルで支える．

方　法：　四角（☐）にチェックがある場合には，その方法を用いてこのエクササイズを実施する．
　　　　　両上肢を頭上にすべらせる．もし，痛みが肩上面に生じたなら止める．
☐ 肩甲骨の下角が前上方に動くように，肩甲骨を動かすことを意識する；動きは，肘から肩甲骨の下角までついている紐がピンと張るような感じである．
☐ 肘が肩の下にあるとき，すべりの動作を行うと肘の上にいくらかの体重がかかる；もし痛みを肩関節に感じたら止める．
　　　　　両腕を頭上にすべらせるとき，体側から両肘が離れないようにする．

反復回数：＿＿＿＿＿＿

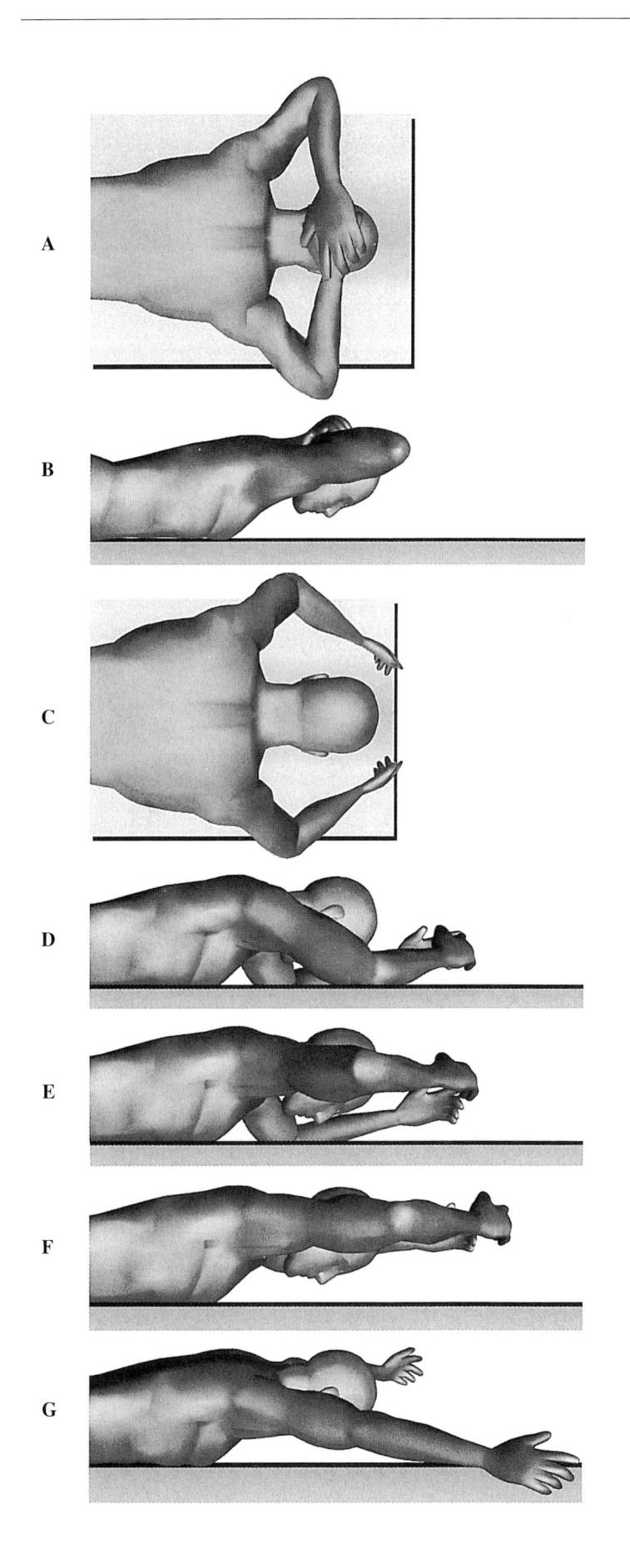

段階的僧帽筋エクササイズ— 腹臥位（A〜G）

目 的：● 僧帽筋のパフォーマンスの向上．

四角（☐）にチェックがある場合には，その方法を用いてこのエクササイズを実施する．

レベル1（A〜B）：手を頭部に乗せて

開始肢位：両上肢を頭上に，両肘を屈曲，そして両手を頭の後ろにおいて腹臥位をとる．

方　法：☐ 胸の下に枕を置く．
　　　　肩甲骨を両方一緒に引くことによって両肘を持ち上げる．
　　　　この位置を5〜10秒保持する．
　　　　両肘を開始肢位へ戻す．

反復回数：＿＿＿＿＿＿

レベル2（C〜F）：肘屈曲位で肩外転位からの肩甲骨内転

開始肢位：両上肢を頭上に，両肘を屈曲，両方の親指を上方に向けて両手を頭のそばに置き，腹臥位をとる．

方　法：☐ 胸の下に枕を置く．
　　　　両肩甲骨を一緒に引くことによって両上肢を持ち上げる．
　　　　肘より高く手を保持する．
　　　　この位置を5〜10秒保持する．
　　　　両上肢を楽な肢位へ戻す．

反復回数：＿＿＿＿＿＿

レベル3（G）：肘伸展位で肩外転位からの肩甲骨内転

開始肢位：両上肢を頭上に，そして少し外側に開き，両肘は真っ直ぐ，両方の親指を天井を向くようにして，腹臥位をとる．

方　法：☐ 胸の下に枕を置く．
　　　　両肩甲骨を一緒に引くことによって両上肢を持ち上げる．
　　　　肘より高く手を保持する．
　　　　この位置を5〜10秒保持する．
　　　　両上肢を楽な肢位へ戻す．

反復回数：＿＿＿＿＿＿

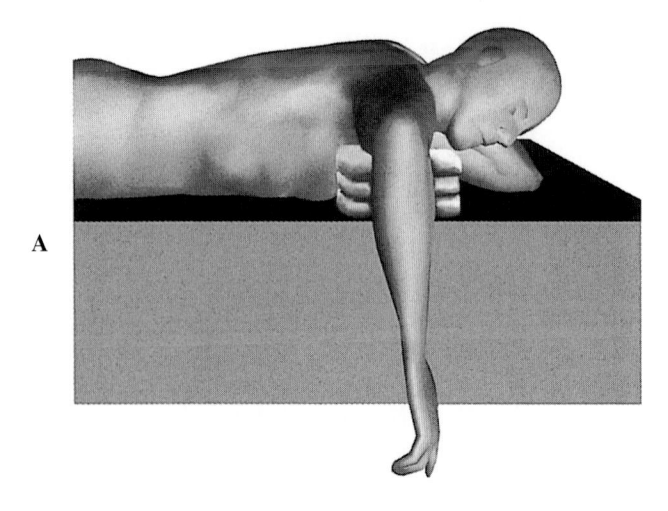

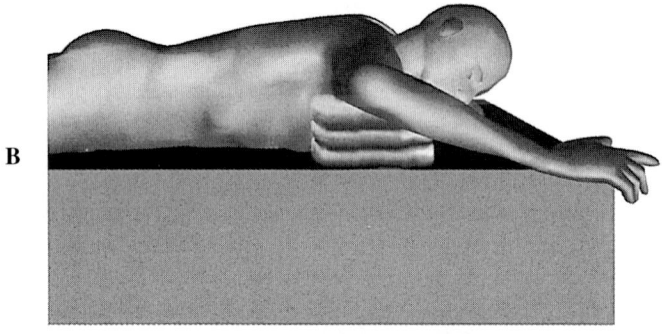

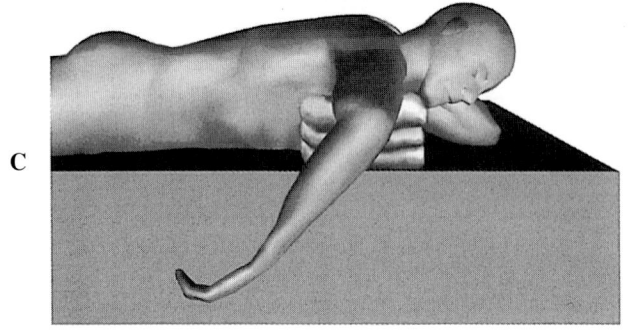

434　Chapter 8：運動機能障害症候群を修正するためのエクササイズ

肩関節回旋—腹臥位（A〜C）

目　的：● 肩関節回旋筋群のパフォーマンスの向上．

開始肢位：上腕を肩関節の高さに持っていき，タオルの上にのせて，治療台やベッドの上で腹臥位になる．肘を屈曲し，そして前腕を治療台の端から垂れ下がるようにする（**A**）．

四角（☐）にチェックがある場合には，その方法を用いてこのエクササイズを実施する．．

外旋（B）

方　法：　手を頭のほうに持っていく．
　　　　　上腕を貫通している軸が前腕を回旋させるようなイメージをもつ．
　　　　　肩甲骨は動かさない．
　　　　　上腕をタオルから持ち上げない．
　　　　　可動域の最終域でこの位置を5〜10秒保持する．
　　　　　☐ 手に＿＿＿kgの重りを持つ．

反復回数：＿＿＿＿＿＿

内旋（C）

方　法：　手を股関節のほうに持っていく．
　　　　　上腕を貫通している軸が前腕を回旋させるようなイメージをもつ．
　　　　　上腕をタオルから持ち上げない．
　　　　　可動域の最終域でこの位置を5〜10秒保持する．
　　　　　☐ 手に＿＿＿kgの重りを持つ．

最終域での内旋

開始肢位：肩関節の高さで上腕をタオルで支持し，治療台上の2つの枕の上で腹臥位になる．前腕を股関節のほうに回旋し，そして手を治療台の上に置き，肘を屈曲する．

方　法：　上腕はそのままの位置で手が治療台から離れるように内旋する．
　　　　　この位置を5〜10秒保持する．
　　　　　もし，この位置で手を保持するのが困難なら手を治療台に戻す．
　　　　　もし，前腕と手をコントロールすることができるなら，前腕を床のほうに回旋させ，続いて股関節のほうに回旋させて戻す．
　　　　　上腕をタオルから持ち上げない．

反復回数：＿＿＿＿＿＿

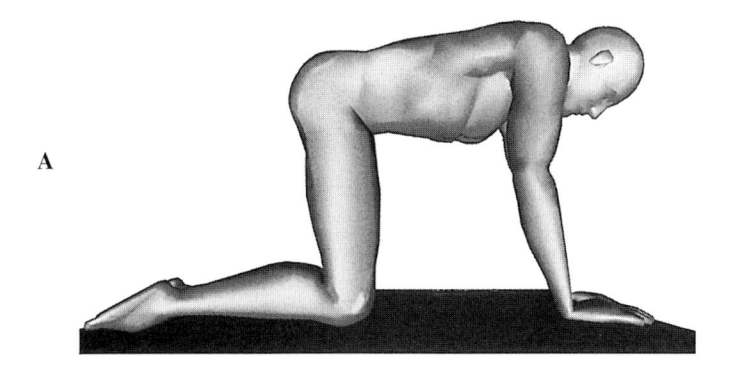

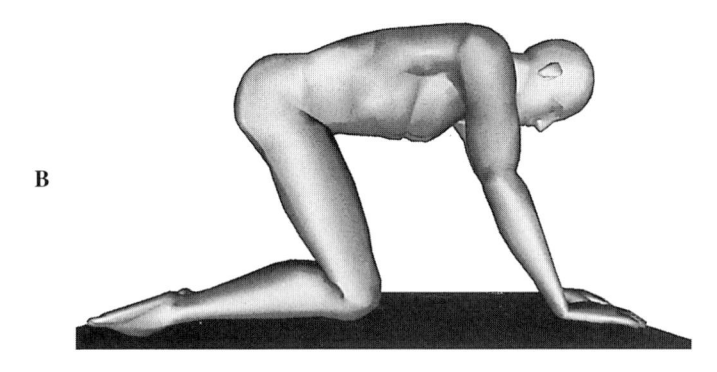

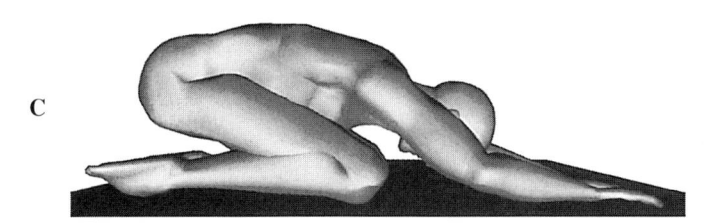

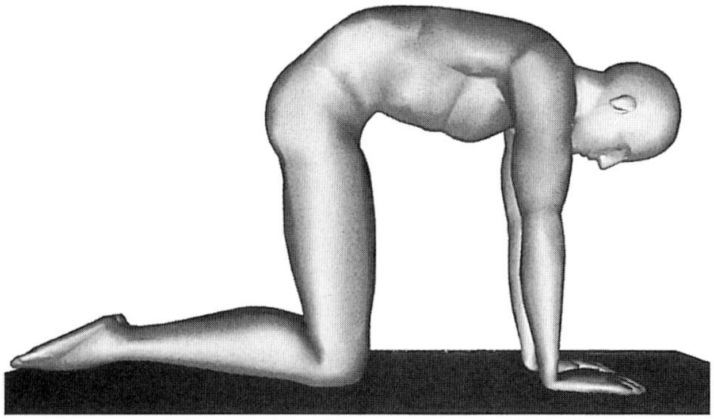

揺さぶり（移動）—四つ這い位（A〜D）

目 的：
- 脊柱にかかる圧迫力を減少．
- 殿筋群の柔軟性を改善するためにストレッチ．
- 股関節の屈曲の動きを改善．
- 腰椎の後彎を減少．
- 胸椎の後彎を減少．
- 腰椎の前彎を反対にする．
- 脊柱の回旋を減少．
- 前鋸筋のパフォーマンスの向上．

開始肢位：両足は身体から離れる方向に向けて，両手と両膝は床につけ，膝関節の真上に股関節があるようにする．そして両膝関節は数 cm 離す．両股関節は 90°，脊柱は真っ直ぐ，両肩は両手の真上，そして頭は身体と一直線になるようにする．

方 法：　四角（☐）にチェックがある場合には，その方法を用いてこのエクササイズを実施する．
　　　　　脊柱を真っ直ぐに保つ．
　　　　　股関節を使って踵のほうに向かって後方へ動かす；"殿部を天井のほうに向けるように意識する"
　　　　　もし，痛みを感じたら止める．
- ☐ 踵のほうに向かっていくらか後方へ揺さぶる（**B**）．
- ☐ 踵のほうに向かってできるだけ後方へ揺さぶる（**C**）．
- ☐ 背部を丸めないようにする（**D** は正しくない姿勢を示す）．
- ☐ 両手で後方に押す．そして股関節筋群を収縮させない．
- ☐ できる限り後方へ揺さぶり，両上肢をストレッチする；脊柱を真っ直ぐに保つ．
- ☐ 脊柱が上方へのアーチを形成するようにする（**D**）．
- ☐ 脊柱が下方へのアーチを形成するようにする．
- ☐ 両膝をさらに離しておく．
- ☐ 両膝を外方に向け，そして両足を内方に向ける．
　　　　　楽な肢位へ戻す．
- ☐ 腹筋群を収縮させて前方へ揺さぶる．

反復回数：＿＿＿＿＿＿＿

436 Chapter 8：運動機能障害症候群を修正するためのエクササイズ

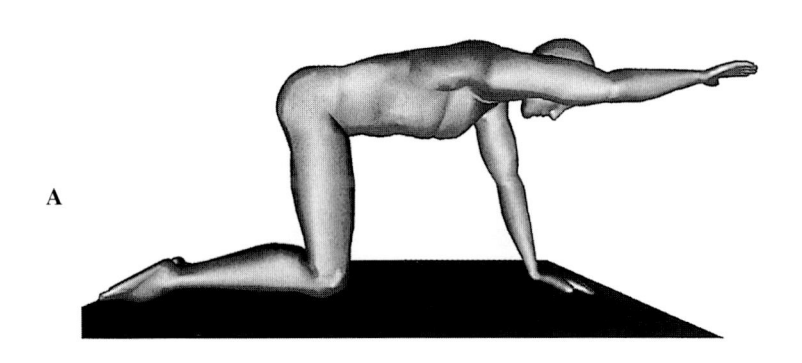

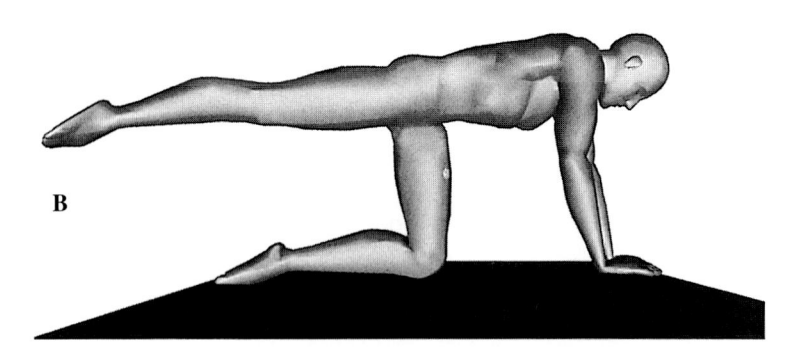

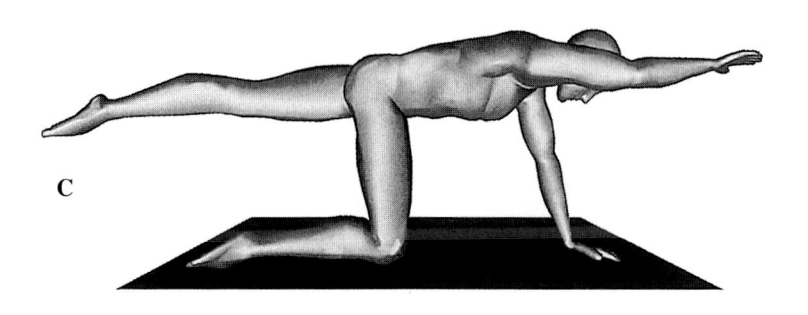

四肢の運動—四つ這い位

目　的：
- 腹筋群のパフォーマンスの向上．
- 脊柱を回旋させないで脊柱のコントロールを改善．
- バランスコントロールを改善．
- 骨盤のコントロールを改善．

開始肢位：両足は身体から離れる方向に向けて，両手と膝は床につけ両膝関節の真上に両股関節があるようにする．そして両膝関節は数 cm 離す．両股関節は 90°，脊柱は真っ直ぐ，両肩は両手の真上，そして頭は身体と一直線になるようにする．

四角（❏）にチェックがある場合には，その方法を用いてこのエクササイズを実施する．

肩関節屈曲（A）

方　法：　"背骨のほうへおへそを引っ張る"ことによって，腹筋群を収縮させる．
　　　　❏ 肘を屈曲することによって手を支持面から少し持ち上げる．
　　　　❏ 一方の上肢を頭上に持ち上げ，この位置を 5〜10 秒保持する．
　　　　上肢を持ち上げているとき，体幹を動かさない．
　　　　支持面に手を戻す．
　　　　他方の手で動作を繰り返す．

反復回数：＿＿＿＿＿＿＿

膝関節屈曲位での股関節伸展

方　法：　"背骨のほうへおへそを引っ張る"ことによって，腹筋群を収縮させる．
　　　　膝を屈曲位で保持したまま，下肢を股関節によって後方へ持ち上げる．
　　　　骨盤や脊柱を動かさない．
　　　　この位置を 3〜10 秒保持する．
　　　　開始肢位へ戻す．
　　　　他方の下肢で繰り返す．

反復回数：＿＿＿＿＿＿＿

股関節・膝関節伸展（B）

方　法：　"背骨のほうへおへそを引っ張る"ことによって，腹筋群を収縮させる．
　　　　股関節と膝関節が真っ直ぐになるようにし，下肢を後方へ持ち上げる．
　　　　骨盤や脊柱を動かさない．
　　　　この位置を 3〜10 秒保持する．
　　　　開始肢位へ戻す．
　　　　他方の下肢で繰り返す．

反復回数：＿＿＿＿＿＿＿

肩関節屈曲位での股関節・膝関節伸展（C）

方　法：　"背骨のほうへおへそを引っ張る"ことによって，腹筋群を収縮させる．
　　　　上肢と反対側の下肢を同時に持ち上げる．
　　　　下肢を後方へ，そして上肢を頭上に持ち上げる．
　　　　骨盤や脊柱を動かさない．
　　　　この位置を 3〜10 秒保持する．
　　　　開始肢位へ戻す．
　　　　他方の下肢で繰り返す．

反復回数：＿＿＿＿＿＿＿

Copyright © 2002 by Mosby, Inc. May be copied for patient use only.

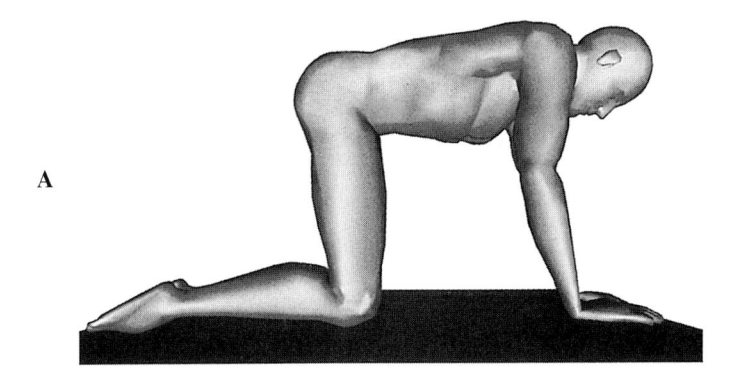

頭部と頸部の屈曲と伸展—四つ這い位（A〜D）

目　的：
- 頸部の伸筋群と屈筋群のパフォーマンスの向上．
- 肩甲挙筋のストレッチ．
- 首の動きのコントロールを改善．

開始肢位：両足は身体から離れる方向に向けて，両手と両膝は床につけ，両膝関節の真上に両股関節があるようにする．そして両膝関節は数cm離す．両股関節は90°，脊柱は真っ直ぐ，両肩は両手の真上そして頭は身体と一直線になるようにする．

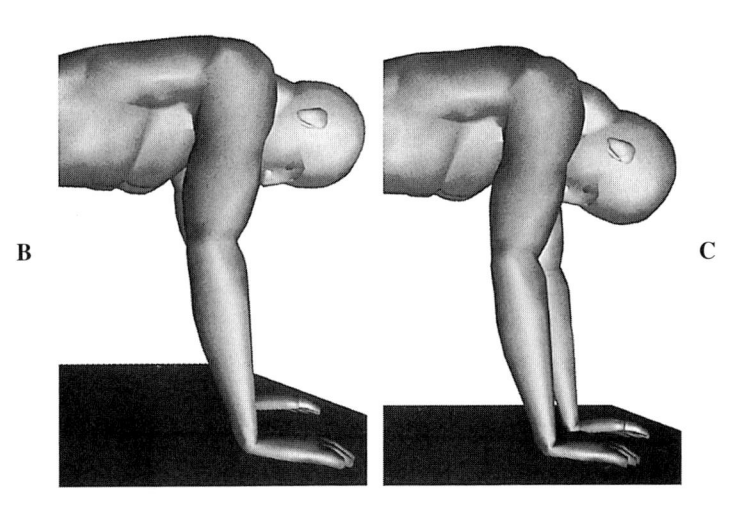

方　法：首の付け根のほうへあごをもっていく（**B**）．
首がついている身体のつけ根で首を前方に垂らすようにしない（**C**）．
頭を開始肢位より少し上方にもち上げる（**D**は正しくない姿勢を示す）．
頭をずっと上方にはもち上げない．

反復回数：＿＿＿＿＿＿

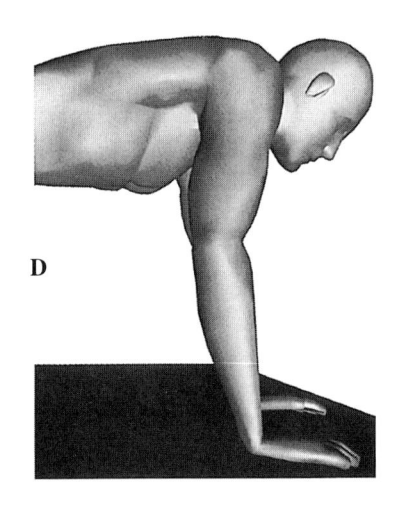

頸部の回旋

方　法：頭と首を真っ直ぐに，そして身体と一緒の高さとし，開始肢位から頭を一側へ回旋させる．
頭をねじるのではなく，頭の中心を真っ直ぐに通っている棒の周りを頭が回旋することをイメージする．
開始肢位へ戻す．
反対方向の回旋を繰り返す．

反復回数：＿＿＿＿＿＿

A

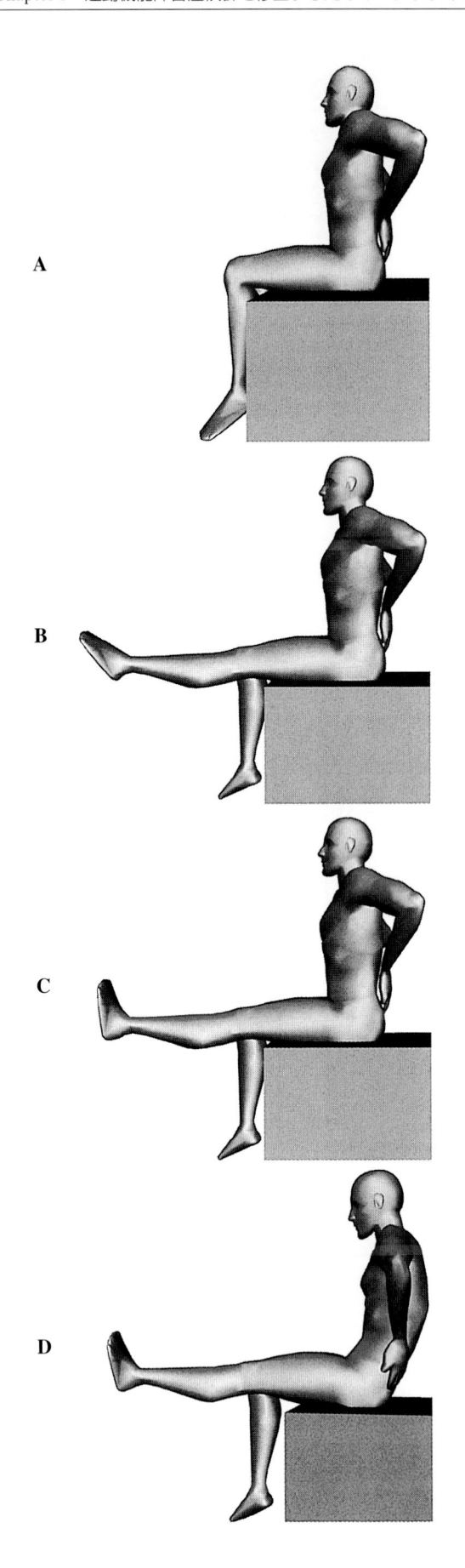

B

C

D

膝関節伸展と足関節背屈―座位（A～D）

目　的：● ハムストリングスの長さを改善．
　　　　● 背筋群のコントロールを改善．
　　　　● 背中が屈曲する傾向を減少．
　　　　● 膝を動かすとき，望ましくない股関節の回旋をコントロール．
　　　　● 膝蓋骨に付着する筋群のストレッチ．
　　　　● ふくらはぎの筋群のストレッチ．
　　　　● 足首を背屈する筋のコントロールを改善．

開始肢位：望ましいように背中を真っ直ぐにして椅子に座る．体幹と両肩関節が両股関節と一直線のラインにあり，両股関節が正しい角度にあるようにする．両足は，床上にあってもよい．もし，椅子に背もたれがないなら，背中を動作のあいだモニターしておく（**A**）．

方　法：　四角（❏）にチェックがある場合には，その方法を用いてこのエクササイズを実施する．
　　❏ 上背部を動かさないようにするために上背部で椅子を押す．
　　　できる限り膝を真っ直ぐに伸ばす（**B**）．
　　　爪先が膝のほうへ向くように足首を動かす（**C**）．
　　　背中を曲げない（**D** は正しくない姿勢を示す）．
　　　足を動かすとき，足先部で誘導しない．
　　❏ 足を動かすとき，母趾側で誘導する．
　　❏ 両手でタオルをもち，足の丸く膨らんだ部分（母指球・小指球）の周りにタオルを引っかけ，両手で膝のほうへ足を引っ張る．
　　　大腿を支持面から離さない．
　　　大腿を内方へ向けない．
　　❏ できる限り大腿の前面の筋を使わないことを意識する．
　　　この位置を5～10秒保持する．
　　　開始肢位へ戻す．
　　❏ 下腿を下げるとき，膝蓋骨の周囲に手の母指と他の指を置き，開始肢位へ膝を戻すまで，膝蓋骨を下方そして少し内方へ導く．

反復回数：_____

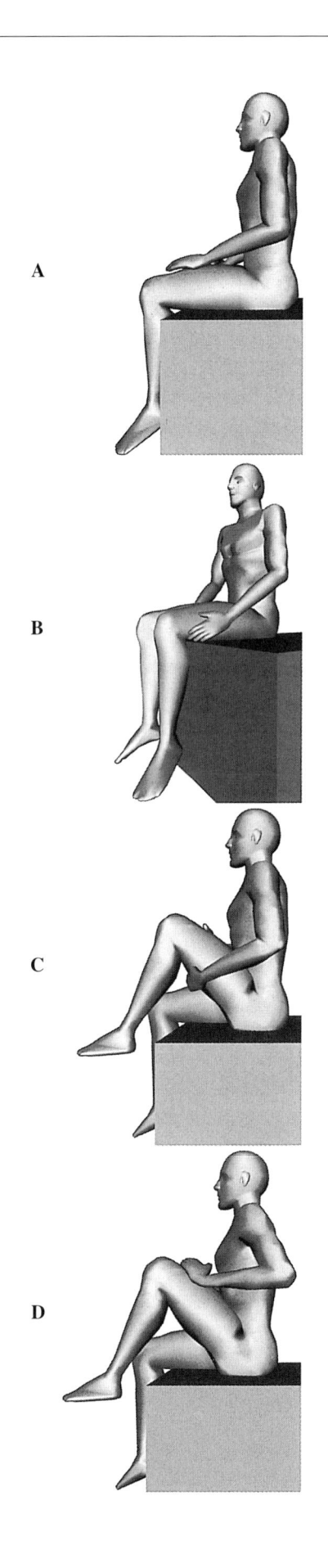

股関節屈曲—座位(A～D)

目 的：
- 胸のほうへ下肢を持ち上げる筋群のパフォーマンスの向上．
- 体幹筋群のコントロールを改善．
- 股関節殿筋群のストレッチ．

開始肢位：望ましいように背中を真っ直ぐにして椅子に座る．体幹と両肩関節が両股関節と一直線のラインにあり，両股関節が正しい角度にあるようにする．両足は，床上にあってもよい．

方 法：
四角(❏)にチェックがある場合には，その方法を用いてこのエクササイズを実施する．
大腿を，痛みを起こさずできるだけ高く持ち上げるために，両手を使う(**B**)．
大腿を持ち上げるあいだ，股関節筋群を使わない．
できるだけ大腿を持ち上げた後，手の支持を離し，股関節筋群を使う．
この位置で大腿を5～10秒保持する(**D**)．
大腿を開始肢位へ戻す．
❏ 大腿を上方で保持し，手で5～10秒大腿を押す(等尺性)．
❏ 他方の下肢で動作を繰り返す．

反復回数：＿＿＿＿＿＿

Copyright © 2002 by Mosby, Inc. May be copied for patient use only.

440 Chapter 8：運動機能障害症候群を修正するためのエクササイズ

A

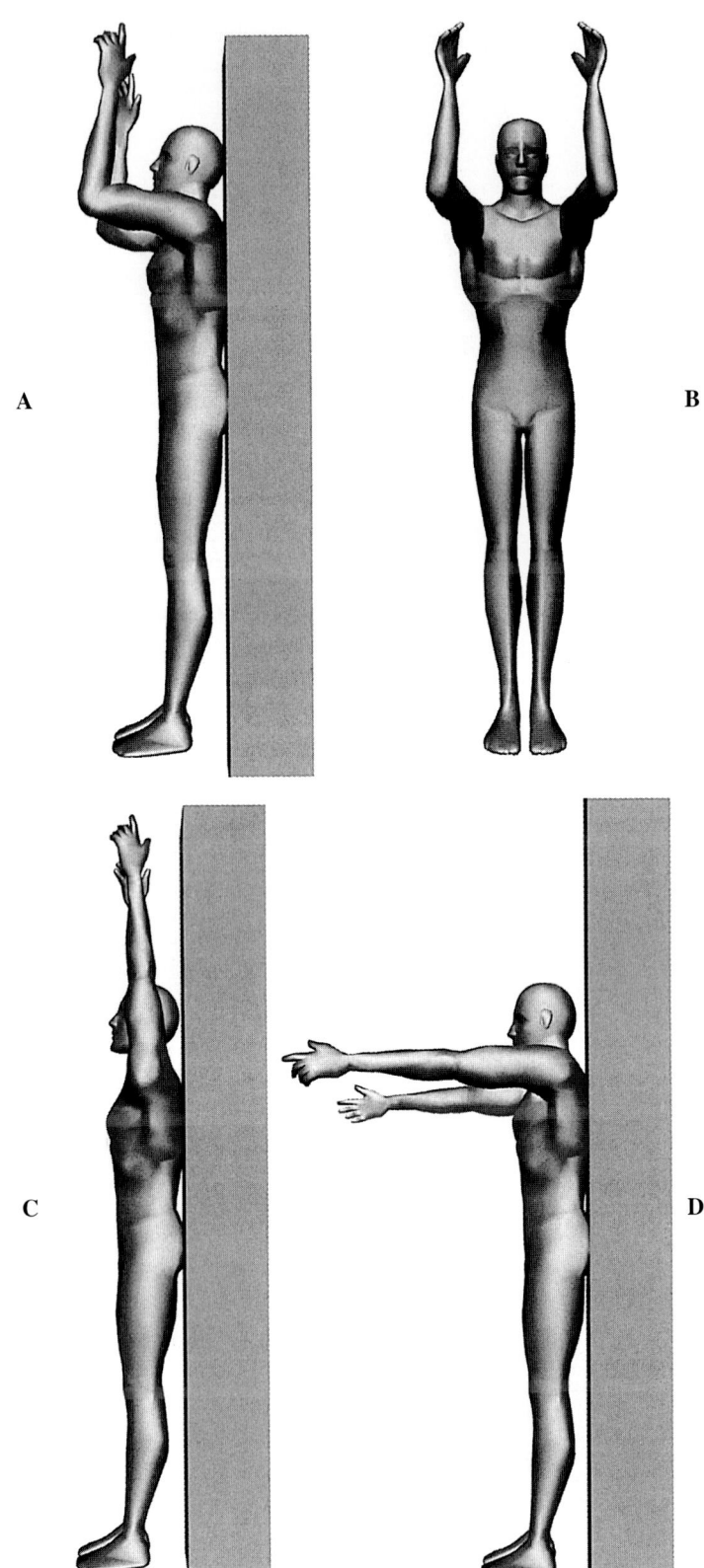

B

C

D

肩関節屈曲―壁に背中をつけた立位（A〜D）

目　的：
- 僧帽筋のパフォーマンスの向上．
- 広背筋のストレッチ．
- 肩関節の可動域を増加．
- 肩関節外旋筋群のコントロールを改善．
- 上背部のアライメントを改善．

開始肢位：壁に背中をつけて立つ．両足の踵は壁から約 7.5 cm 離す．両上肢は体側に置く．

肘関節屈曲位での肩関節屈曲

方　法：　四角（☐）にチェックがある場合には，その方法を用いてこのエクササイズを実施する．
両肘関節を屈曲する．
両肘が前方を向くように両腕を前方に持ってくる．
両腕が頭上にいくにつれて，両肘関節を真っ直ぐにさせ，両腕を頭上に持ってくる．
両手と両腕の背側を壁につけるようにする．
両腕を頭に近づけて保持する．
背中を丸めたり，壁から離したりしない．
☐ 壁につけている腰部を平坦にするため，腹筋群を収縮させる．
この位置を 5〜10 秒保持する．
肩上面に痛みを生じさせるべきではない；痛みを感じる場所の手前で動作を止める．
☐ 深呼吸をし，そして＿＿回繰り返す．
開始肢位へ戻す．

反復回数：＿＿＿＿＿＿

肘関節伸展位での肩関節屈曲

方　法：　両肘関節を真っ直ぐに保持する．
両腕を頭上に挙上する．
両腕が壁に近づくにつれて，両方の手掌を上方に向け，そして後方に向けて保持する．
両腕を頭に近づけて保持する
背中を壁から離さない
この位置を 5〜10 秒保持する．
開始肢位へ戻す．

反復回数：＿＿＿＿＿＿

Copyright © 2002 by Mosby, Inc. May be copied for patient use only.

肩関節外転―壁に背中をつけた立位（A〜C）

目 的：● 僧帽筋部のパフォーマンスの向上．
　　　● 肩関節の可動域を増加．
　　　● 大胸筋のストレッチ．

開始肢位：壁に背中をつけて立つ．両方の踵は，壁から約 7.5 cm 離す．両上肢は，体側に置く．

方　法：　四角（❏）にチェックがある場合には，その方法を用いてこのエクササイズを実施する．
　　　　　両腕を肩関節の高さまで挙上する．
　　　　　両肘関節を 90°屈曲する．
　　　　　両腕・前腕そして手を壁に接触させる．
　　　❏ 両腕の背側を壁につけるが，押しつけてはならない．
　　　　　両腕を頭のほうに向かって壁に沿って上方にすべらせる．
　　　　　両腕が頭上を動くとき，両肘を真っ直ぐにする．
　　　　　両腕を頭に近づける．
　　　　　もし肩上面に痛みを感じたら止める．
　　　❏ 壁につけている背中を平坦にするため，腹筋群を収縮させる．
　　　　　この位置を 5〜10 秒保持する．
　　　　　肩関節の高さまで両腕を戻す．

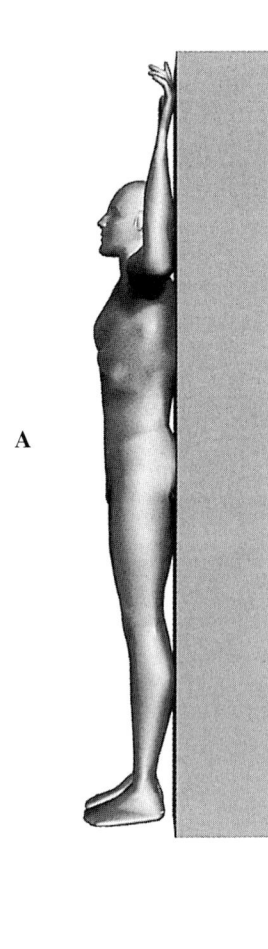

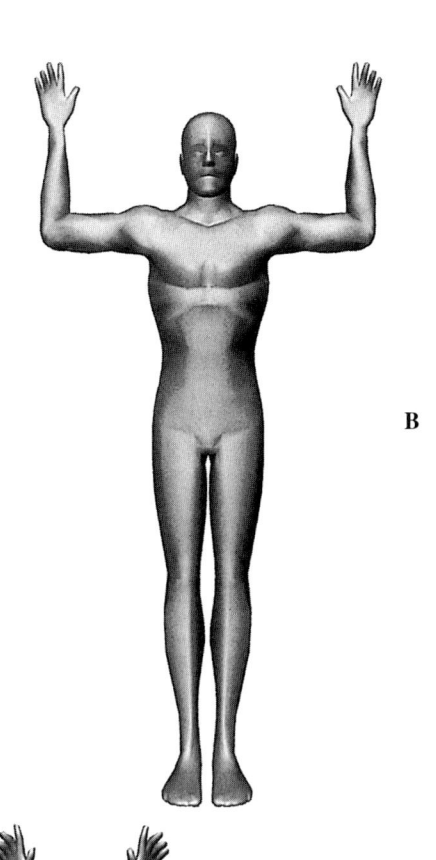

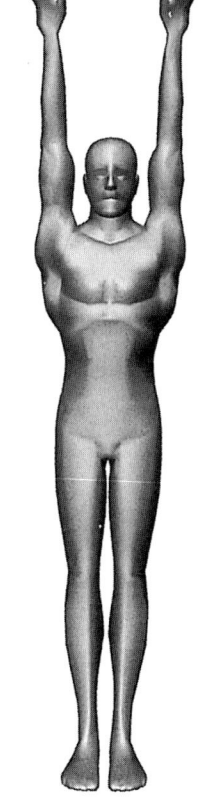

反復回数：＿＿＿＿＿＿

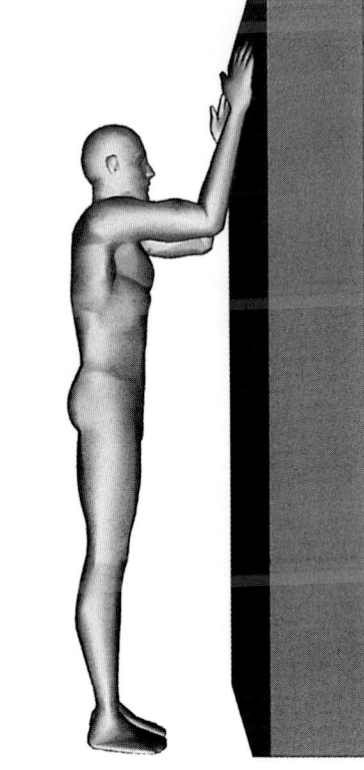

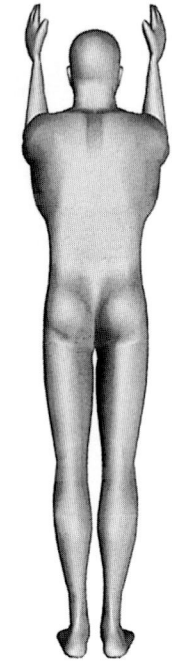

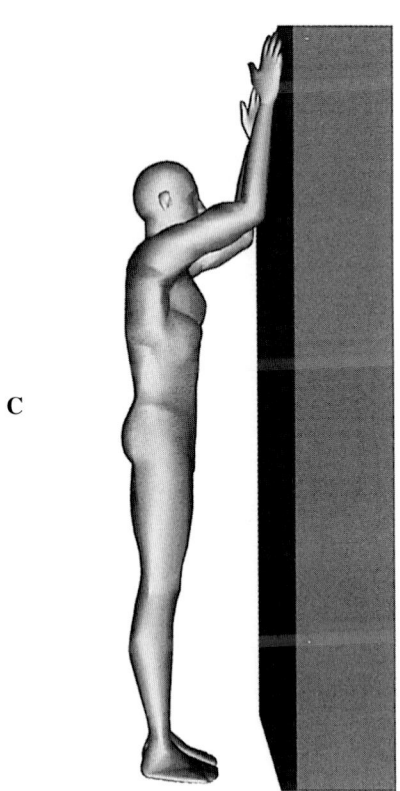

肩関節屈曲─壁に向かった立位（A～C）

目　的：
- 肩関節屈曲の可動域を増加．
- 僧帽筋のパフォーマンスの向上．
- 肩関節外旋筋群のパフォーマンスの向上．

開始肢位：両肘を屈曲し，前腕の側面と手の小指側を壁につけて，できるだけ壁の近くに向かい合って立つ．

四角（☐）にチェックがある場合には，その方法を用いてこのエクササイズを実施する．

壁に向かう

方　法： 片手（両手）を頭上まで壁に沿って上方にすべらせる．
もし肩上面に痛みを感じたら止める．
☐ 頭上にある腕（両腕）を，肩甲骨を脊柱のほうへ引くことによって壁から離す．
☐ 腕を頭上にすべらせるとき，肩をすくめないようにする．
☐ 腕を頭上に動かしているとき，肘を壁に向けて保持する；肘を外方に向けない．
☐ 他方の手は，運動する腕の肘下あるいは障害がある腕を頭上に持ち上げることを助けるため，手首を握る．
☐ 肘が外方に向かないように他方の手を使う．
開始肢位へ戻す．

反復回数：＿＿＿＿＿

戸口に立つ

方　法： 戸口に向かって立ち，肘を屈曲し，手掌を身体に向け手を戸枠につけて置く．
手をできるだけ高く，戸枠に沿って上方にすべらせる．
もし肩上面に痛みを感じたら止める．
☐ 頭上にある腕は，身体を戸枠のほうへそらすことによってさらに伸びる．
☐ 頭上にある腕は，肩甲骨を脊柱のほうに引くことによって，戸枠から離す．
この位置を5～10秒保持する．
両手を戸枠に戻し，そして下方へすべらせる．
開始肢位へ戻す．

反復回数：＿＿＿＿＿

壁に体側を向けた立位

方　法： 運動する側を壁に向けて立ち，肘関節を屈曲して手の背側を壁につける．
腕を頭上にすべらせる．
この位置を5～10秒保持する．
もし痛みがあるなら，壁から少し離れて動かす．
開始肢位へ戻す．

反復回数：＿＿＿＿＿

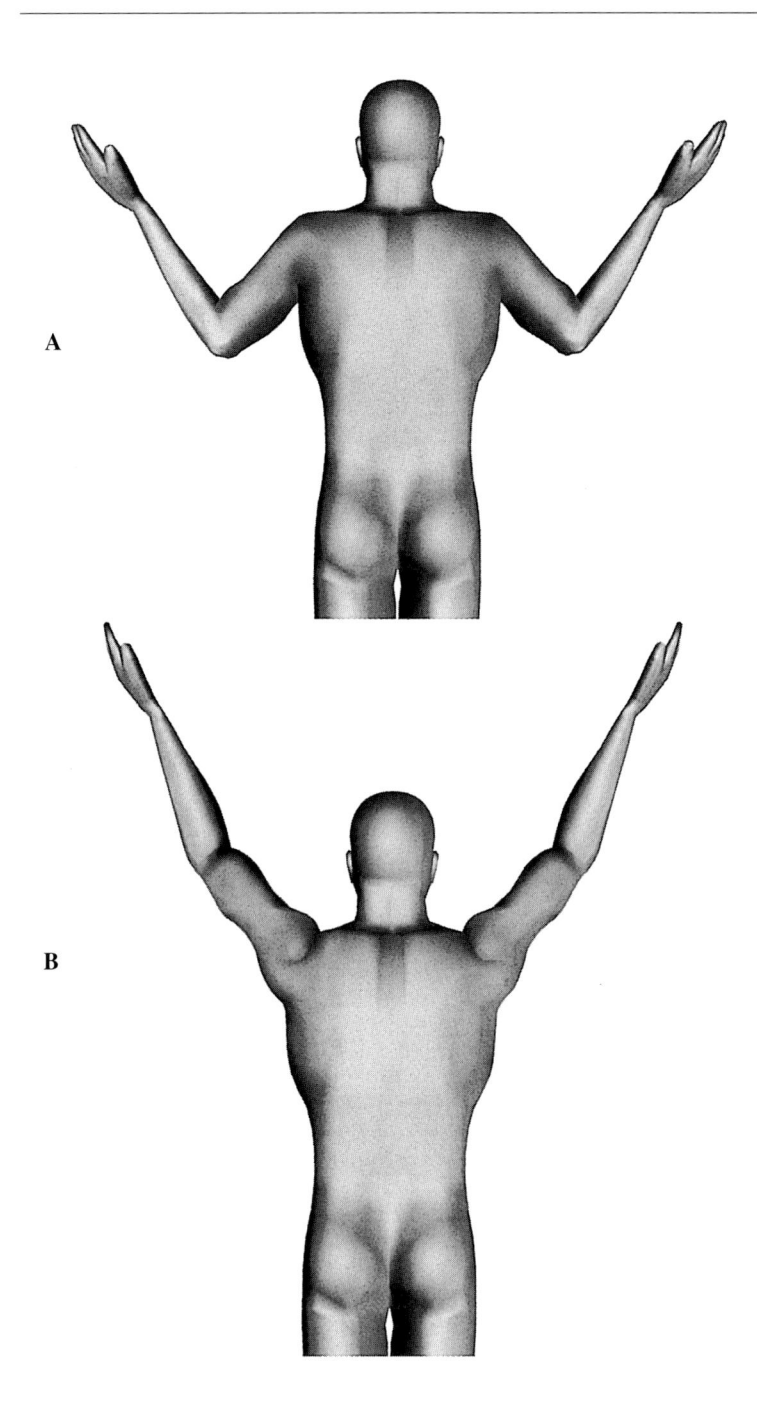

肩関節外転―壁に向かった立位―僧帽筋エクササイズ(A〜B)

目　的：● 僧帽筋のパフォーマンスの向上.
　　　　● 肩関節の可動域を増加.

開始肢位：両肘を屈曲し，手の小指側を壁につけて，壁の近くに壁と向かい合って立つ．両腕は，両肘を両手より身体に近づける．

僧帽筋上部線維

方　法：両手を頭上方向へ壁に沿ってすべらせる．しかし，真っ直ぐに伸ばして頭に近づけるよりむしろ少し外側方向へすべらせる．
　　　　上腕が肩関節の高さにあるとき，両手を壁に沿って上方へすべらせながら両肩をすくめる．
　　　　両腕ができるだけ真っ直ぐになるとき
　　　　● 肩甲骨を脊柱のほうへ引くことによって，両上肢を壁から離す．
　　　　● この位置を5〜10秒保持する．
　　　　● 両手を壁に戻し，開始肢位へすべらせて戻る．

反復回数：_____

僧帽筋

方　法：両手を頭上方向へ壁に沿ってすべらせる．しかし，真っ直ぐに伸ばして頭に近づけるよりむしろ少し外側方向へすべらせる．
　　　　両腕が頭上をすべるとき，両肩をすくめないようにする．
　　　　両腕ができるだけ真っ直ぐになるとき
　　　　● 肩甲骨を脊柱のほうへ引くことによって，両手を壁から離す．
　　　　● この位置を5〜10秒保持する．
　　　　● 両手を壁に戻し，開始肢位へすべらせて戻る．

反復回数：_____

僧帽筋下部線維

方　法：両手を頭上方向へ壁に沿ってすべらせる．しかし，真っ直ぐに伸ばして頭に近づけるよりむしろ少し外側方向へすべらせる．
　　　　両手が壁に沿って上方へすべるとき，両肩をすくめないようにする．
　　　　両手が頭上にあるとき，肩甲骨を脊柱のほう，そして下方へ引くことによって，両手を壁から離す．
　　　　この位置を5〜10秒保持する．
　　　　両手を壁に戻し，そして開始肢位へ下方へすべらせて戻る．

反復回数：_____

A　　　　　　**B**

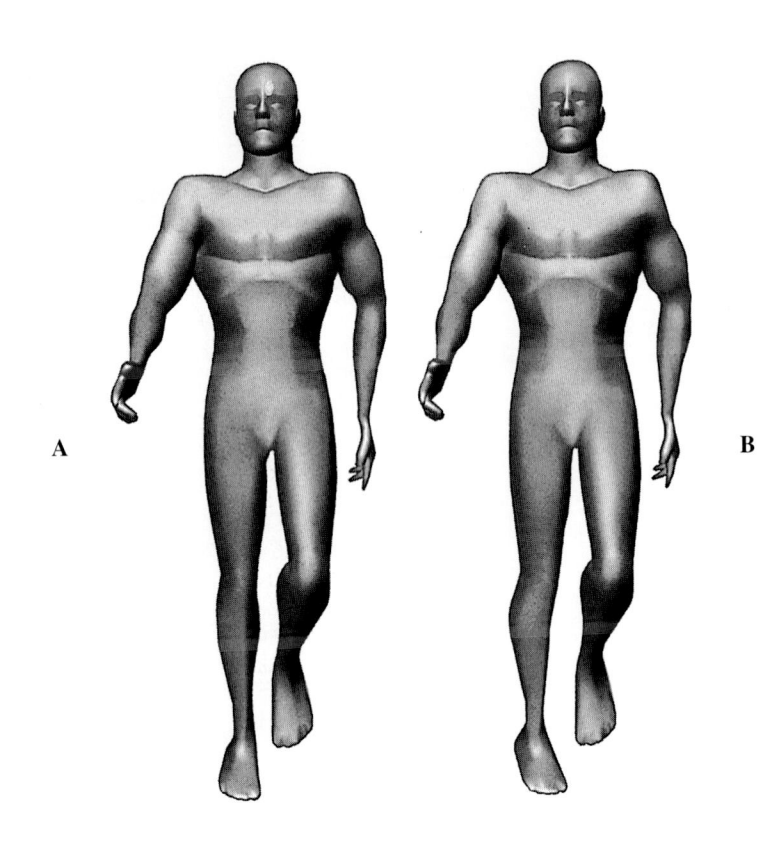

歩行時の股関節と膝関節内旋のコントロール

目　的：
- 股関節外旋筋群のパフォーマンスの向上.
- 過度な股関節内旋を減少.
- 過度な内旋による膝関節のストレスを減少.
- 内旋による足部のアーチへのストレスを減少.
- 過度な内旋による母趾へのストレスを減少.

開始肢位：立位をとり，そして障害された下肢を一歩出す準備をする.

方　法：　四角(❏)にチェックがある場合には，その方法を用いてこのエクササイズを実施する.

　歩行で踵が地面につくとき，下肢に体重がのるにつれて，膝の向きが変わることなく真っ直ぐ前方を向くようにするため殿筋群を硬くする.

　身体を下肢の上に持ってくるにつれて強く殿筋群を収縮させる.

　膝を内方に向けない(**B**は正しくない姿勢を示す).

❏ 身体を足部の前方に持ってくるとき，膝を母趾の内側のライン上ではなく第2趾のライン上を通るようにする.

　身体が足部の上にくるにつれて，足部のアーチをつぶさないようにする.

❏ アーチがつぶれないように，足部の筋群を硬くする.

　身体が足部の前方にいったあとは殿筋群をリラックスさせ，足が地面から離れる.

　それぞれの足で繰り返す.

反復回数：＿＿＿＿＿

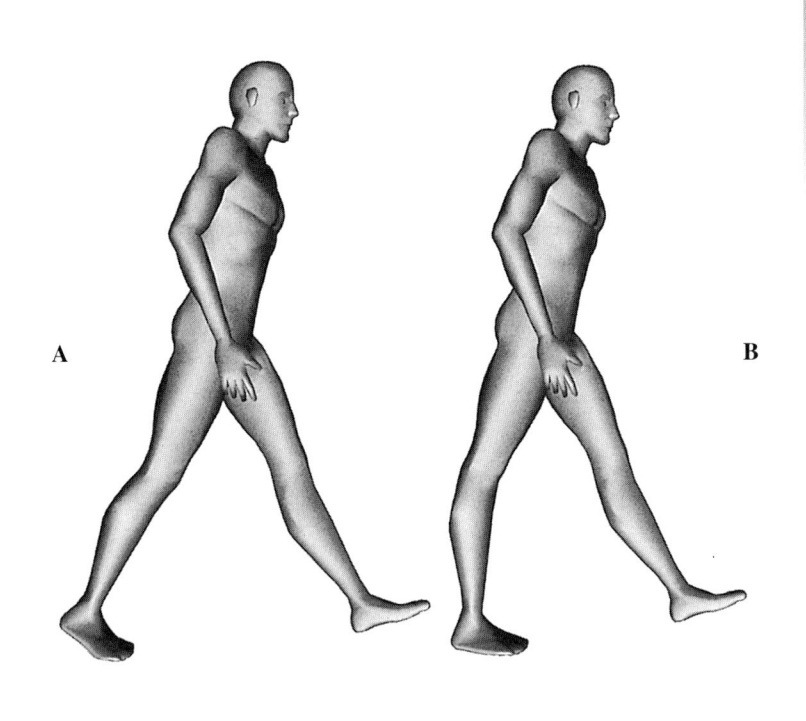

歩行時の膝関節過伸展の防止(A〜B)

目　的：● 歩行時，膝関節が反張にならないように防止．

開始肢位：立位をとり，そして障害された下肢を一歩出す準備をする．

方　法：　歩行で，あなたの身体が膝上を越えたとき；
　　　　　爪先のほうへ動き，ふくらはぎの筋を収縮させることによって，踵を持ち上げる(A)．
　　　　　膝関節が反張にならないようにする．（おそらく，膝関節が屈曲しているように感じるだろう；Bの右膝は正しくない姿勢を示す）．
　　　　　爪先が地面を離れるにつれて，ふくらはぎと膝の筋群をリラックスさせる．
　　　　　それぞれの足で繰り返す．

反復回数：_____

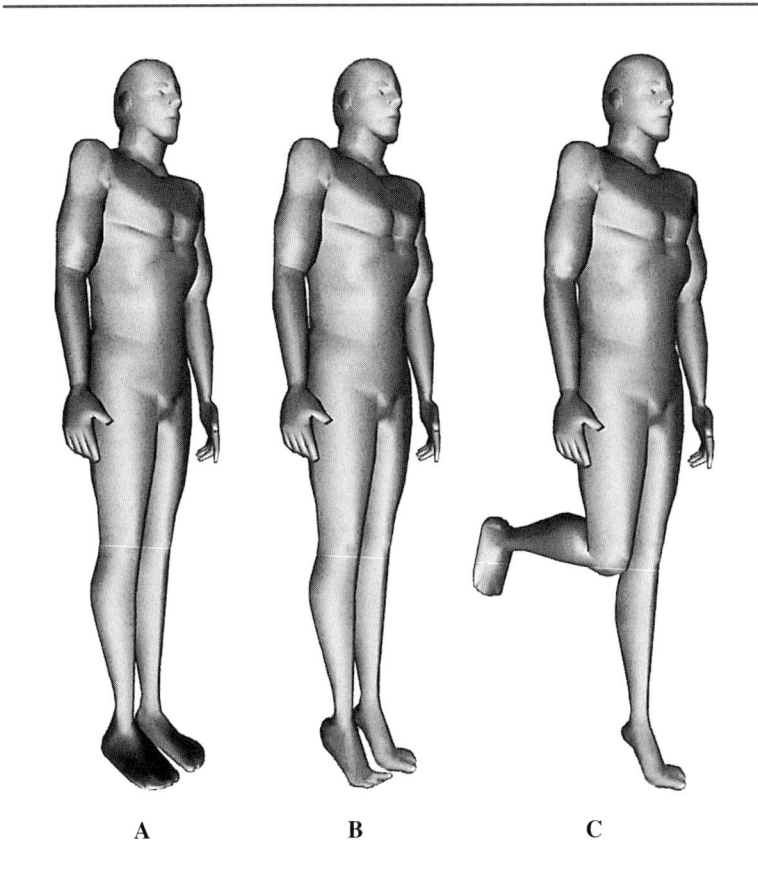

足関節底屈(A〜C)

目　的：● ふくらはぎの筋のパフォーマンスの向上．

開始肢位：足は楽な幅にして立つ．ステップの端に足部の前方をのせて立つ．踵の下で支持しないようにステップの端に足部の前方をのせて立つ．そして踵は足部の前方より低くなるようにしている．

方　法：　四角(❏)にチェックがある場合には，その方法を用いてこのエクササイズを実施する．
　　　　　母指球で上げるように踵を持ち上げる．
　　　　　できるだけ高く上げる．
　　　　　この位置を5〜10秒保持する．
　　　　　開始肢位へ戻す．
　　　　❏ 膝関節を屈曲して一方の足を地面から持ち上げる．
　　　　❏ 一方の下肢で立ち，母指球で立つようにふくらはぎの筋を収縮させることによって，踵を持ち上げる．
　　　　❏ この位置を5〜10秒保持する．
　　　　　開始肢位へ戻す．

反復回数：それぞれの下肢で_____

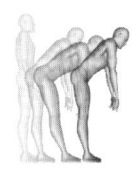

索引

あ

アイソメトリックサイドサポートエクササイズ	73
アウトレット型	194
アクチン	16,26
アクチンフィラメント	20
アライメント	52,81,88,93,99,155,162,165,167,
	169,173,194,215,218,222,224,229,233,236,239
アライメント機能障害	230
アライメント障害	194,195,198,199
アライメントと筋出力	193
亜脱臼	217
圧迫	64,107

い

インディアン座位	127
インピンジメント	193,217,244
インピンジメント症候群	23,39,194,212
萎縮	16,29
移動	435
痛み	216,222,223,226,230,232,235,238

う

浮き上がり	197,199,204,226,305
運動	365
運動開始アライメント	199
運動学	41,43
運動学的機能障害	43
運動学的モデル	9
運動機能異常	11
運動機能障害	11,77,88,93,97,102,142,144,152,
	155,162,165,167,169,172,193,206,218,222
運動機能障害症候群	4,5,45,73,193,215,229,399
運動系	9
運動系バランス	3,7,74
運動系バランスアプローチ	43
運動系バランス概念	1
運動制御	38,366
運動制御の機能障害	45
運動タイミング	209
運動タイミング障害	209
運動パターン	18
運動パターン機能障害	224,226,230,239
運動パターン障害	232,236
運動病理学的モデル	12,13,45
運動力学	41,43

え

エクササイズ	365,399
遠心性収縮	39

お

起き上がり	374
横突間筋	67
横突棘筋	66

か

カールアップ（巻きこみ）エクササイズ	68
カールエクササイズ	69
下肢運動	369
下肢長差	124
下制	195,197,199
下制位	194
下腿三頭筋	140
下部四半分	261
下部腹筋	371
下部腹筋力	407,408,409,410,411
下方回旋	195,199
下方すべり	135
過少可動性	169,167
過剰可動性症候群	188
過伸張	19
架橋	19,29
介助ストレッチ	380,421
回旋	61,134
回旋筋腱板	217
回旋-伸展症候群	74
回内足	368,369
外旋	198,379,381,383,388,420,425,434
外旋を伴う大腿骨前方すべり症候群	151
外側広筋	138
外側すべり	135
外側すべり症候群	184
外側ハムストリングス	139
外転	134,196,197,198,199,423
外捻	130
外反膝	125,129,130,132,368
外反母趾	368,369
外腹斜筋	69,135,371
確認検査	83,90,95,99,104,147,152,155,162,165
	167,170,173,219,222,227,230,233,237,239
重なり合い	23
片脚立位	367,403
肩	194
肩外旋筋群	379
肩関節回旋	379,383,388,420,425,434
肩関節外転	394,396,419,441,443
肩関節屈曲	383,386,390,393,395,417,418,425,
	432,436,440,442
肩関節屈曲位	391,436
肩関節内旋症候群	235,236,238,256

か（続き）

肩すくめ	208,388
肩すくめ運動	387
肩すくめ訓練	220
肩内旋筋群	379
肩の外転運動	378
硬い	28
硬さ	28,104,152,155,162,165,167,169,173,219
	222,224,226,230,233,237,239
壁に体側を向けて立つ	396
壁に寄りかかった立位	89
関節アライメント	33
関節運動	7
関節運動学	43
関節可動域検査	44
関節制御	143
関節制御のアンバランス	143
関節の特定方向への運動の起こりやすさ	43,121
関節副運動	43
関節包徴候	169
関連診断	216,222,223,226,230,232,235,238
鑑別検査	28

き

基礎的要素	9
機能障害	10,52,54,59
機能的帰結	11
機能的制限	11
逆仕立屋の座位	127
逆仕立屋の肢位	125
挙上	195,198,199,204
挙上位	194
胸郭-肩甲骨間筋群	206
胸郭-上腕骨間筋群	206,210
胸郭出口	217
胸郭出口症候群	244
胸鎖関節痛	217
胸椎	198
胸椎後彎症	135
胸部陥没	135
共同筋	37
棘下筋	215
棘間筋	67
棘筋	65
棘上筋	213,217
棘上筋腱炎	193
棘上筋腱疾患	193
局所的筋骨格系障害	5
近位部の力	131
筋萎縮	18
筋活動	206

447

筋・筋膜性症候群	5	肩甲上腕関節機能異常	210	骨盤回旋	368,397
筋骨格系異常	5	肩甲上腕関節筋群ストレッチ	378	骨盤後傾	124,134
筋骨格系疾患	5	肩甲上腕筋群	380	骨盤前傾	124,134
筋骨格系疼痛	2,5,365	肩甲上腕リズム	199,210	骨盤側方傾斜	134
筋骨格系疼痛症候群	2,5,216	肩甲帯	193,194	骨盤帯の運動	134
筋細胞	16	肩鎖関節痛	217		
筋節	16	腱炎	193	**さ**	
筋節の減少	25	腱疾患	193	座位	54,81,82,89,95,98,146,162,172,439
筋節の増加	23	腱障害	144,217	座位エクササイズ	392
筋線維	16	腱の病的状態	193	坐骨神経	155
筋組織の機能障害	45	腱板断裂	194,217	最終域	204
筋長検査	20			最終域感	167
筋の硬さ	83,89,95,99	**こ**		最終域での内旋	388
筋の機能障害	219,222,224,226,230,233,237,239	コネクチン	29	最長筋	65
筋の参加	144	コラーゲン線維	26	三角筋	212
筋の伸張	23	コントロールエクササイズ	365		
筋の長さ	19,219,222,225,226,230,233,237,239	股関節	121,124,436	**し**	
筋の平衡作用	206	股関節回旋	384,427	シキソトロピー	29
筋肥大	19	股関節外旋	122,134,381,386,422,431	シットアップ	374
筋力	16,219,222,225,226,230,233,237,239	股関節外旋筋群	381,386	シットアップ（起き上がり）エクササイズ	69
筋力強化	382,424	股関節外旋症候群	164,190	シンスプリント	34,41
筋力増強運動	365	股関節外転	381,382,386,424,430	四肢の運動	436
		股関節過伸展位	124	矢状面	128
く		股関節屈曲	134,366,393,401,439	自己ストレッチ	380,421
クリープ	26,59	股関節屈筋ストレッチ	369,376,416	自動的安定化反応	30,31
クリティカルゾーン	193	股関節屈筋戦略パターン	143	自動的筋収縮不全	221
クレイグ検査	126	股関節・膝関節伸展	391	膝関節	128
クロスカールエクササイズ	69,72	股関節伸展	122,134,385,390,428,429,436	膝関節回旋	398
クロスカール（斜め巻きこみ）エクササイズ	68	股関節伸展症候群	161,184,186	膝関節過伸展	42,124,397,445
偶力	12,35,152,193,206	股関節内旋	134,368,369,397	膝関節屈曲	384,426
偶力作用	206	股関節内転	122,368,382,397,424	膝関節屈曲位	385,429,436
屈曲	58,198	股関節内転筋群	382	膝関節伸展	392,436,438
		股関節内転症候群	154,180,182	膝関節伸展位	385,428
け		股関節の運動	134	膝伸展位下肢挙上	68,376,415
脛骨過労性骨膜炎	34	股関節の運動機能障害症候群	144	膝内反	42
脛骨内反	130	股関節の筋活動	135	手根管症候群	39
脛骨捻転	130,132	股関節の副運動	135	収縮要素	16
傾斜	196,197	股関節・膝関節伸展	391	修正	365
傾斜角	125	硬化	146	修正エクササイズプログラム	90,95,99,104,
頸体角	127,129	膠原線維	26	147,152,156,162,165,167,170,173,209	
頸部	391,437	構造的多様性	81,99,122,128,218,222,224,236,239	重心線	41
頸部痛	217	硬直	131	柔軟性	51,89,95,99,155,162,167,169,173,374
頸部の回旋	391	硬直した足部	141	従重力	419
肩甲下筋	215	後傾	125	瞬間回旋軸	58
肩甲挙筋	207,217,389	後脛骨筋	141	瞬間回旋中心	12
肩甲骨	193,195	後天性障害	99	瞬間回旋中心の軌道	12,44,57,147,152,172,206
肩甲骨浮き上がり・傾斜症候群	250	後天的機能障害	81	症状	216,222,223,226,230,232,235,238
肩甲骨浮き上がり症候群	226	後天的障害	122,128,218,222,224,237,239	症状と痛み	74,88,92,97,102,144,152,154,161,
肩甲骨外転症候群	223,232,235,248	後捻	34,125,129	165,167,169,172	
肩甲骨下制症候群	222,246	後捻股	125	障害モデル	7
肩甲骨下方回旋症候群	216,232,244	後部シンスプリント	141	小円筋	215,378
肩甲骨症候群	216	後方すべり	135,207	小胸筋	209,379
肩甲骨上腕関節過少可動性症候群	258	後彎	54,199	小胸筋ストレッチ	380,421
肩甲骨-上腕骨間筋群	206,211	広背筋	64,210,379	小殿筋	137
肩甲骨内転	383,387,425	広背筋ストレッチ	378,417	上・下双子筋	138
肩甲骨の外転	383	骨運動学	44	上後腸骨棘	52,134
肩甲骨の上方回旋	383	骨粗鬆症	366	上前腸骨棘	52,134
肩甲骨面	241,252	骨盤	31,122,369	上部四半分	261
肩甲上腕関節	214,216			上部腹筋群	374

上部腹筋力	412	前鋸筋	208,386,389,390	大腿二頭筋	139
上方回旋	197,199	前屈	58,366,401,402	大腿四頭筋	138,426
上方すべり	135,169,212,215	前傾	125,199	大殿筋	36,136,385,386,388,406
上方すべりを伴う大腿骨過少可動性	169	前脛骨筋	140	大殿筋収縮	386
上腕骨	197,229	前縦靱帯	61	大殿筋ストレッチ(自動的)	370
上腕骨過少可動性症候群	238	前捻	33,125	大殿筋ストレッチ(他動的)	369
上腕骨症候群	229,230	前捻股	125	大転子	145
上腕骨上方すべり症候群	232,235,254	前部シンスプリント	140	大内転筋	138
上腕骨前方すべり症候群	230,232,252	前方すべり	135,207,211	体幹巻きこみ	374
上腕骨頭	205	前方すべり症候群	144	耐久性訓練	365
上腕骨頭後方すべり	389	前方頭位姿勢	220	第三腓骨筋	141
上腕骨の亜脱臼	217	前方への揺さぶり	389	代償運動	27,30,31,193,368
上腕骨の不安定性	217	前方偏位	194,198	脱神経症状	226
上腕二頭筋腱炎	214	前彎	36	縦に長い骨盤	122
神経絞扼	217	前彎症	52	短趾屈筋	142
神経伸張感受性	163			短趾伸筋	142
身体活動	107	**そ**		短軸方向への離開	172
伸展	60,198	相対的柔軟性	65,83,121,146,152,165,219,222,	短縮	25
伸展 DSM	373		224,226,230,233,237,239	短内転筋	138
伸展症候群	389	相対的柔軟性による代償運動	30	短腓骨筋	141
		相対的な柔軟性	104	蛋白質	29
す		僧帽筋	35,207,396,443	段階的下部腹筋エクササイズ	371,407
スウェイバック	36,41,124,136,366,373	僧帽筋エクササイズ	383,396,443	段階的上部腹筋エクササイズ	374,412
ストレス	51	僧帽筋下部線維	35,396,443	段階的僧帽筋エクササイズ	387,433
ストレスモデル	45	僧帽筋上部線維	35,207,217,396,443	弾性構造	29
ストレッチ	25,210,426,427	側臥位	78,82,94,98,172,422,423,424,425		
ストレッチング	20	側臥位エクササイズ(下肢)	381	**ち**	
スプリット	144	側臥位エクササイズ(上肢)	383	恥骨筋	138
スプリング	29	足関節底屈	398,445	治療	83,90,95,99,104,147,152,155,162,167,170,
スモール・スクワット	368	足関節背屈	392,438		219,222,225,227,230,234,237,239
スランプ検査	162	足部	131	中間広筋	138
水平内転	380,420	側屈	367,402	中殿筋	381,386
		側彎	199	中殿筋後部	125,137,142,155
せ		側屈	62,402	中殿筋後部線維	386
セッティングフェーズ	199	損傷	18,20	中殿筋前部	137
制御運動	365			中殿筋歩行	155
制御能力障害	118	**た**		肘関節屈曲位	393,440
正常なアライメント	194,195,197,198	タイチン	29	肘関節伸展位	394,440
生体力学	41	多裂筋	66	長胸神経	226
生体力学検査	4	大円筋	215,378	長趾屈筋	141
生体力学的	40	大胸筋	210,378,379	長趾伸筋	140
生体力学的な機能障害	45	大胸筋ストレッチ	419	長内転筋	138
生体力学的要素	9	大腿筋収縮	431	長腓骨筋	140,141
生理的運動	121,167,229	大腿筋膜張筋	146,377,384,416,426	長母趾屈筋	141
生理的外反	236	大腿筋膜張筋-腸脛靱帯	126,127,133,136,142,	調節の要素	9
生理的断面積	16		384	調節要素	34
静止張力	19	大腿筋膜張筋 - 腸脛靱帯ストレッチ	382,424	腸脛靱帯	382
静力学	41	大腿筋膜張筋外側すべり症候群	172	腸腰筋	67,135,136,369,377,385,416
脊柱	205	大腿筋過少可動性症候群	186	腸腰筋滑液包炎	144
脊柱アライメント不良	51	大腿筋前方すべり症候群	144,176,178,180	腸腰筋腱障害	144
脊柱管狭窄症	61,74	大腿骨頭後方すべり	389	腸肋筋	65
脊柱機能異常	51	大腿骨の外側すべり	122		
脊柱起立筋	65,136	大腿骨の過少可動性	122	**つ**	
脊柱不安定症	74	大腿骨の前方すべり	122	椎間関節症候群	74
脊柱分節	367	大腿骨の前方すべり症候群	124	椎間板ヘルニア	75
脊椎すべり症	74	大腿骨副運動	121,167	椎間板変性	74
仙腸関節機能異常	106	大腿骨副運動過剰可動性	167	使いすぎ症候群	5
戦略	34,83	大腿骨副運動の過剰可動性	122	槌趾	140,141,142
前額面	129	大腿直筋	30,31,138,377,384,416		

て

テーピング	240

と

トランクカール	374
トランクカール-シットアップ	374,412
トレンデレンブルグ検査	155
ドロップアーム検査	217
戸口に立つ	396,442
徒手筋力検査	1,15,139
徒手療法	43
等尺性	386,431
疼痛回避歩行	129,155,167
疼痛症候群	3
頭部	437
動員	18,38
動員パターン	34,37,83,89,95,99,104,144,146, 152,155,162,165,167,173,224,230,233,237,239
動力学	41,43
特定方向への運動の起こりやすさ	4,51,78,261

な

内・外閉鎖筋	138
内旋	198,379,388,420,434
内側広筋	138
内側すべり	135
内側ハムストリングス	138,139
内転	134,196,199
内転症候群	154
内反股	127
内反膝	129,130,368
内腹斜筋	135,374
長さのアンバランス	28

ね

捻転角	125,127

は

バイオメカニクス	40
パフォーマンス	365,371
ハムストリングス	30,31,35,139,145,376,385,415
ばね	29
背臥位	82,89,93,98,102,144,172,420
背臥位エクササイズ	369
背筋群	64
薄筋	138
半腱様筋	138
半膜様筋	138
反張膝	41
反復伸張傷害	5

ひ

ヒールスライド	370,407
ヒラメ筋	141
非アウトレット型	194
微小損傷	3
肥大	29,30

腓腹筋	139
肘屈曲位	387
肘伸展位	387
病理運動学	10
病理運動学的モデル	10,11

ふ

ファベレ検査	167
プッシュアップエクササイズ	68
復位	60
腹横筋	73,135,371
腹臥位	78,82,89,95,98,102,145,162,173,426, 427,428,429,430,432,434
腹臥位エクササイズ(下肢)	384
腹臥位エクササイズ(上肢)	386
腹直筋	73,135,371,374
腹筋	35
腹筋群	68,390
副運動	121,144,207,229

へ

平衡作用	211
平坦	199
平坦な腰椎	123
平背	42,52,122,373
閉鎖運動連鎖	131
並進運動	64

ほ

ポッピングヒップ	172
歩行	81,89,155,172
歩行エクササイズ	397
歩行時	444,445
補助的要素	9,46
縫工筋	136
傍脊柱部	53

ま

巻きこむ前屈	367
摩擦学	12

み

ミオシン	16,26
ミオシンフィラメント	29

も

モーターコントロール	366

ゆ

揺さぶり	56,306,350,388,435
有痛弧	245,247

よ

四つ這い位	80,89,95,98,102,146,172,390,435, 436,437
四つ這い位エクササイズ	388
腰椎	31,51,52
腰椎回旋	263
腰椎回旋-屈曲症候群	97,116

腰椎回旋症候群	92,114
腰椎回旋-伸展症候群	74,118
腰椎屈曲可動域	58
腰椎屈曲症候群	102,110
腰椎骨盤	31
腰椎最終屈曲角度	58
腰椎伸展	263
腰椎伸展症候群	88,112
腰背部痛	367
腰部運動機能障害症候群	51
腰部症候群	121
腰部変形性脊椎症	75
揺変性	29
腰方形筋	67,136
翼状肩甲	39,197,305,390
翼状肩甲症候群	39

ら

ランジ	164

り

梨状筋	137,388
梨状筋症候群	154
力学	41
立位	52,77,88,97,102,155,162,172
立位エクササイズ	366,393
菱形筋	205,208

る

累積外傷	5

わ

彎曲	52

A

accessory motion	121
angle of declination	125
angle of inclination	127
angle of torsion	125
antalgic gait	130
anterior shin splint	140
anterior superior iliac spine	52
antetorsion	33,125
ASIS	52,134

B

biomechanical examination	4
biomechanics	41

C

capsular signs	169
carrying angle	236
closed kinetic chain	131
clunking	244
compensatory relative flexibility	30
coxa vara	127
Craig 検査	126,127,128
creep	26
cross bridges	19

crunches	*69*
cumulative trauma	*5*

D

degenerative disk disease	**74**
depressed chest	*135*
diagonal crunches	*69*
directional susceptibility to movement	*4,43,51,261*
DSM	*4,43,51,78,**121**,261*
dynamics	*41,**43***

E

end-feel	*167*

F

Fabere 検査	*167*
facet syndrome	**74**
flat back	*42,52,122,373*
flat lumbar spine	**123**
force couple	*12,35,193,**206***
force couple action	*206*
forward head posture	*220*

G

genu valgus	*125*

H

herniated intervertebral disk	*75*
hip flexor strategy pattern	*143*

I

IAR	*58*
ICR	*12*
iliopsoas tendinopathy	*144*
Indian sitting	*127*
instantaneous axes of rotation	*58*
instantaneous center of rotation	*12*

J

joint's directional susceptibility to movement	**121**

K

kinematics	*41,**43***
kinetics	*41,**43***
knock-knees	*125*
kyphosis	*54*

L

lordosis	*52*
low back syndrome	*121*
lunge	*164*

M

manual muscle test	*1,15,139*
mechanics	*41*
micro trauma	*3*
MMT	*1,15,139,208*
motor control	*38*
movement impairment syndromes	*4,5*
movement system balance	*3,43,74*
movement system balance concept	*1*
MPS	*2,5*
MSB	*3,7,43,74*
MSB アプローチ	*43,44*
MSP	*2,5*
musculoskeletal disorders	*5*
musculoskeletal dysfunction	*5*
musculoskeletal pain	*2,5*
musculoskeletal pain syndromes	*2*
myofacial syndromes	*5*

N

nerve tension sensitivity	*163*
non-outlet 型	*194*

O

O 脚	*129*
osteoarthritis of the lumbar spine	*75*
outlet 型	*194*
overlap	*23*
over-stretch	*19*
overuse	*19*
overuse syndromes	*5*

P

path of instantaneous center of rotation	*12,44*
path of the instant center of rotation	*57,147*
path of the instantaneous center of rotation	*206*
PCSA	*16*
PGM	*125,142,155*
physical activity	**107**
physiologic cross-sectional area	*16*
physiologic motion	*121*
physiologic motions	*167*
PICR	*12,44,57,147,152,172,206,215*
"popping" hip	*172*
posterior gluteus medius	*125*
posterior shin splint	*141*
posterior superior iliac spine	*52*
proximal forces	*131*
PSIS	*52,134*

R

recruitment	*18,**38***
regional musculoskeletal disorder	*5*
relative flexibility	*65*
repetitive strain injuries	*5*
retrotorsion	*34,125*
reverse tailor sitting	*127*
rigid	*131*
rigid foot	*141*
rocking	*56,306,350,388*

S

scapular plane	*241,252*
shoulders shrug	*387*
sit up	*69*
SLR	*68,376*
Slump 検査	*162,163*
spinal instability	**74**
spinal stenosis	**74**
spondylolisthesis	**74**
sprain	*19*
statics	*41*
stiff	*28*
stiffness	**28**
straight leg raising	*68*
strain	***18,19,20***
strategy	*34,83*
supraspinatus tendinistis	*193*
supraspinatus tendinopathy	*193*
swayback	*36,41,124,136,366,373*

T

tall pelvis	*122*
tendinistis	*193*
tendinopathy	*144,193*
tendinosis	*193*
tensor fascia lata-iliotibial band	*127, 384*
TFL	*146*
TFL-ITB	*126,127,**133**,136,142,155,384*
thoracic kyphosis	*135*
Trendelenburg 検査	*155*

W

W 座位	*125,127*
winging 症候群	*226*
Wolff の法則	*42*

X

X 脚	*125,129*

Z

Z 線	*20*

運動機能障害症候群のマネジメント
―理学療法評価・MSIアプローチ・ADL
指導―

ISBN978-4-263-21285-1

2005年4月15日 第1版第1刷発行	日本語版翻訳出版権所有
2021年9月10日 第1版第13刷発行	

原著者 Shirley A. Sahrmann
監訳者 竹 井 　 仁
　　　 鈴 木 　 勝
発行者 白 石 泰 夫

発行所 医歯薬出版株式会社
〒113-8612　東京都文京区本駒込1-7-10
TEL. (03)5395－7628(編集)・7616(販売)
FAX. (03)5395－7609(編集)・8563(販売)
https://www.ishiyaku.co.jp/
郵便振替番号 00190-5-13816

乱丁・落丁の際はお取り替えいたします. 　　　印刷・永和印刷／製本・榎本製本
Ⓒ Ishiyaku Publishers, Inc., 2005. Printed in Japan

本書の複製権・翻訳権・翻案権・上映権・譲渡権・貸与権・公衆送信権(送信可能化権を含む)・口述権は,医歯薬出版(株)が保有します.
本書を無断で複製する行為(コピー,スキャン,デジタルデータ化など)は,「私的使用のための複製」などの著作権法上の限られた例外を除き禁じられています.また私的使用に該当する場合であっても,請負業者等の第三者に依頼し上記の行為を行うことは違法となります.

[JCOPY] ＜出版者著作権管理機構 委託出版物＞
本書をコピーやスキャン等により複製される場合は,そのつど事前に出版者著作権管理機構(電話03-5244-5088,FAX 03-5244-5089,e-mail:info@jcopy.or.jp)の許諾を得てください.